刘燕池《内经讲义》授课讲稿

（1963 年 9 月 ~ 1966 年 5 月）

刘燕池 / 编著

中国健康传媒集团

中国医药科技出版社

内 容 提 要

本书是刘燕池教授在其师王玉川教授所赠之 1963~1966 年北京中医学院编写的《内经讲义》基础上，旁征各典，羽翼原书框架，增加了经文分析串讲内容，参以临床经验，既有益于学习经典，又有助于临床。内容分上下二篇。上篇概论内容，是基础，又是对《中医基础理论》的升华；下篇包括《素问》《灵枢》《难经》的重点篇章讲解与阐释，此部分内容不仅是着重于字词解释，更处处体现中医临证思维，满纸零金碎玉，无论是中医学者，中医临床工作者，都可从中受益。

图书在版编目（CIP）数据

刘燕池《内经讲义》授课讲稿 / 刘燕池编著 . — 北京：中国医药科技出版社，2019.7
ISBN 978-7-5214-1215-4

Ⅰ . ①刘⋯　Ⅱ . ①刘⋯　Ⅲ . ①《内经》—中医学院—教材　Ⅳ . ① R221

中国版本图书馆 CIP 数据核字（2019）第 113710 号

美术编辑　陈君杞
版式设计　也　在

出版　**中国健康传媒集团**｜中国医药科技出版社
地址　北京市海淀区文慧园北路甲 22 号
邮编　100082
电话　发行：010 - 62227427　邮购：010 - 62236938
网址　www.cmstp.com
规格　787 × 1092mm $\frac{1}{16}$
印张　42 $\frac{3}{4}$
字数　772 千字
版次　2019 年 7 月第 1 版
印次　2019 年 7 月第 1 次印刷
印刷　三河市万龙印装有限公司
经销　全国各地新华书店
书号　ISBN 978-7-5214-1215-4
定价　149.00 元

获取新书信息、投稿、为图书纠错，请扫码联系我们。

编 委 会

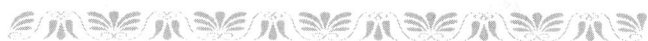

编 著	刘燕池		
整 理	蒋 燕	马淑然	范 璐
	刘晓燕	许筱颖	
协 助	任愉嫱	王小娟	刘 淼
	毕 晋	成 西	刘鑫源
	耿金海	王凯利	李晨浩
	方 辉	莫婷婷	南梦蝶
	舒 畅	周卓荦	

杏坛辉煌忆师恩

——深切怀念恩师王玉川教授

此稿为余在内蒙古医学院三年授课的《内经讲义》讲稿，此稿基于北京中医学院1962年度所编写的统编二版《内经讲义》试用教材，又得益于王玉川老师亲传给我的二版《内经讲义》讲稿启发而成。王老是扶掖我上马，支持我开课主讲全国统编二版《内经讲义》主干课程的启蒙导师，亦指导我登堂入室，深研《内经》《难经》，创编《中医基础理论》，培育我成才，使我理论教学辉煌，有所成就的伯乐导师。往事依稀，师恩深厚，当铭感终身。

今欣逢盛世，中医药学术传承发扬，渐成高潮。北京中医药大学今又设理论教育专项平台，倡导整理、研究、出版名老教授之个人教案、讲稿，此诚是恢复和提升我校素称理论、经典教学水平声誉的聪明之举。余之所以愿将五十年前（1963年9月）登台主讲内蒙古医学院中医系五年制本科主干课程全国统编二版《内经讲义》之授课讲稿贡献出来，公之于世，由我研究室的主力团队进行整理出版，以供国内外中医经典教学界同道参考，其重要意义有如下三个方面。

一是该讲稿的基础内容和原稿是导师王玉川教授慨然借阅予我的北京中医学院1962年度所编写的统编二版《内经讲义》内部试用教材的首轮试用讲稿。其创编的体例、框架、理论内涵和实用价值，以及篇、章、节选和精炼阐释等各方面，都具有创新和奠基意义。这充分体现和反映了恩师王玉川教授在创编中医高等教育经典学科《内经》统编一版、二版教材、讲稿等方面的时代水平、历史功绩和巨大贡献。

二是开启了余精研经典、完善理论体系的心志，树立了讲授《内经》《难经》主课获取辉煌的信心。应当承认，在见到玉川恩师的赠阅讲稿之后，压力变为动力，信心誓比天高。自1963年3月～1963年5月30日，余日夜苦读苦学，整整九十余天，堪比"读硕""读博"之用尽心力。其成果是不仅弥补了六年本科学习之不足，撰写出该年九月份开课应用的授课讲稿，才有了本书稿的面世，重要的是余思维豁然开朗，洞悉了经典学科《内经》《难经》的理论体系和篇章内涵，坚定了终身从事《内经》经典教学的信心。更为可喜的是，突然萌发了作为现代中医院校的基础教学，应有自己的启蒙和奠基课程的想法。因为过早开设《内经》等经典提高课程，对学生学习启蒙来说，确有难以消化之感。此一思维火花，无疑即是余终生从事中医基础理论体系系统、完善、构建之良好开端，亦应是余后来编著《中医基础学》（1972 年，内部出版）及主持编写全国统编五版《中医基础理论》教材，创编"病机学说"章节（1983 年，上海科学技术出版社）历程的奠基启示。此后之诸多成就，亦应是精读玉川恩师 1962 年《内经》讲稿使余思维升华之体现。

三是玉川恩师学识渊博，提携后进，爱护学生，热心于中医的传承培育，堪为后世垂范。余承其惠泽，自属有幸，常想自古至今，少有学生借助导师讲稿登堂授课，成就辉煌，恐无二人。而在国内首届中医院校毕业生中，第二年即敢承诺主讲《内经》课者，余亦当属首位。若无玉川恩师讲稿为基础和启发，又谁敢应之。当然，借助导师优秀高水平讲稿之启示，余从 1963 年 9 月～1966 年 5 月为西北边陲中医界，培养了一批理论水平较高的人才，亦当属幸事，更应归功于玉川师之恩德所赐。

此外，玉川恩师对我的后续培育亦历历在目。20 世纪七八十年代，玉川师身任北京中医学院（现北京中医药大学）副院长，主管教学、科研，对余从煤炭部筹建医院调回母校，充实高教队伍起了决定作用。并陆续调余参加《汉英大辞典》编委会（重新撰写词条 1100 条）；1980 年组成《中国医学百科全书·中医基础理论》编委会，任命余为编委及任应秋恩师学术秘书，并主持编委会工作。1981 年又任命我为协编、组织并主持全国统编五版教材《中医基础理论》编委会工作，从编写大纲、教学大纲及全部书稿的三次改写（从 52 万字初稿，压缩至 21 万字），均是在恩师的鼓励和支持下完成的。师生知遇之情，恩同再造，如今回忆，亦不禁涕零。

最后，应指出，通过余奋斗成长的过程，以及数十年不懈努力所取得的成就，可否说明高校的正规教育加上名师的亲授提携，应是中医药学后继高级人才辈出及传承发展的有效途径，确应值得推广和发扬。当然，人生短暂，如白驹过隙，若想立身于博大精深的中医学术领域，有所成就，没有个人的某些天赋及始终不渝的刻苦努力，亦是难有成效的。此即当年余身居西北偏隅，主讲《内经》，依仗恩师无私援手，助我课堂精彩，终入主流，学业有成，奋斗终生的始末历程。谨以此讲稿，纪念恩师王玉川教授，使恩师的教学思想得以传承和发扬。

刘燕池　于北京中医药大学

2019 年 5 月

上篇 《内经》概论

下篇　医经选读

上篇 《内经》概论

绪言

课　题：《内经》简介及学习方法。

目　的： 1. 首先使学生明确《内经》是中医学基础理论之一，学好《内经》对学习其他各科具有重要的意义。

2. 使之明确，《内经》理论是我国劳动人民长期生活、生产实践中与疾病做斗争，经过反复验证的丰富经验总结，2000 年来一直指导着医疗实践，从而体会中医学宝库之伟大，巩固和加强继承发扬中医学遗产的决心，做中医事业的接班人。

3. 学习之前，首先了解《内经》之学术思想，其具有朴素的唯物主义世界观和自发的辩证法。

中心内容： 1.《内经》是春秋战国时代的产物。

2.《内经》理论是古代劳动人民长期与疾病做斗争的经验和知识总结，非出自一时一人之手，黄帝、岐伯乃假托之词。

3.《内经》之学术思想，具有朴素的唯物论和辩证法观点。

4.《内经》在中医学中的科学价值和学习《内经》之重要性以及学习方法。

讲课提纲： 1.《内经》是什么？

（1）《内经》的成书年代。

（2）《内经》的作者。

（3）《内经》的学术思想。

（4）本课程内容简介。

2. 为什么首先要学习《内经》？

（1）《内经》在中医学中的价值。

（2）学习《内经》为临床课及医疗实践开阔道路。

3. 如何学习《内经》

（1）掌握中医学术的辨证思想。

（2）理论结合实践。

（3）充分发挥主观能动性，多看、多想、多讨论。

思 考 题： 1.《内经》学术思想的主要观点是什么？

2.《内经》在中医学中有什么价值？我们应树立什么样的学习态度。

一、什么是《内经》

《内经》它是一部书的书名，叫作《黄帝内经》。为什么叫作"内经"呢？相对而言必然有部书叫作"外经"。《外经》，见于《汉志》三十七卷，佚（丹波元胤《中国医籍考》）。《内经》之内容主要包括：一是叙述人与自然之关系；二是人体生理、病理活动规律；三是诊断、治疗大法；四是有关病证，等等。

即是讨论人的生命活动，病理变化及其内外在的联系影响，从而树立正确的认识和进行恰当处理各种问题。正如班固的《汉书·艺文志》所载："医经者，原人血脉、经络、骨髓、阴阳、表里，以起百病之本，死生之分，而用度针石汤火所施，调百药齐合之所宜。""原"，是指源泉，探求。"起"，即知也。"本"，是根本。死生之分，是指知死生之因。"度"，即度量也。针石，是砭石。调百药齐合之所宜，即是调和百药使之适宜。

由此可见，《内经》是中医学的理论基础，也是学习中医必先学习与掌握的学科。《内经》包括两个组成部分，即《素问》和《灵枢》，各有八十一篇，共合一百六十二篇。但在我们《内经》课中所要讨论的仅是其中重要的、有代表性、概括性强、临床实用的部分理论，并非《内经》全部原文。《内经讲义》这是六年制学院教材，是近代中西医理论工作者经过多次整理而完成的教科书，我们即以此为蓝本，简明扼要地选讲其理论。

（一）《内经》的成书年代

关于《内经》成书年代，说法颇多，但多从文字记载或文字结构上去寻找根据，沿用历史发展观点去分析《内经》的学术思想和产生的历史条件，因此也就很难得出正确的结论。现在我们试从历史背景及其社会政治经济条件等方面探讨如下。

1. 首先可以肯定《内经》的成书年代是汉以前

汉代张仲景所著《伤寒论》序文中已提到《素问》，并明确说明《伤寒论》是在《内经》理论基础上进一步发展而成的。《伤寒论》仲景自序："乃勤求古训，博采众方，撰用《素问》《九卷》《八十一难》《阴阳大论》《胎胪药录》。"

2. 秦朝

秦始皇统一中国以后，实行了极端的中央集权，人民没有言论自由，而秦始皇其本人则是迷信神仙、追求长生。在这样的社会条件下，要写出反对神鬼、迷信的《内经》是不可能的，同时秦始皇曾"焚书坑儒"，在其仇视书儒的情况下，更不能容许学术书籍的新生。

3. 夏、商、周朝

春秋战国以前是夏、商、周。夏商是奴隶社会，迷信于鬼神，统治阶级利用天帝主宰一切的迷信观念来约束奴隶。从西周开始，进入封建社会，也是以尊敬天帝、畏天知命作为统治人民的思想工具。因此从社会制度、经济基础以及文化、科学发展情况来推究，包含有朴素唯物观点和自然辩证法的《内经》理论，不可能产生在这一个时期。

4. 春秋战国时期

秦汉以前是春秋战国时期，从历史发展推断，《内经》成书于此时代是比较可靠的，再以春秋战国的社会背景来分析，则更可以证实。春秋战国已进入封建社会。土地变为私有，广大奴隶有了一定的人身自由，生产积极性提高，同时铁器在农业上广泛应用，农业、手工业发达，商业繁盛，市场繁荣。周天子统治极权崩溃解体，诸侯争霸，群雄纷起，各自为政，给百家争鸣准备了历史条件。在社会和经济的剧烈变动客观形势下，学术思想受到了很大的刺激，诸子百家著书立说，形成了"诸子蜂起，百家争鸣"的新局势。当时，我国的天文数学等自然科学都得到了很大的进步，医学也不能例外。因此从春秋战国时期的社会制度和经济基础，以及当时的科学文化、哲学思想来分析，可以肯定《内经》是产生于这一时期。

（二）《内经》的作者

从《黄帝内经》书名来看，其作者应是黄帝。但《内经》成书于春秋战国，距离氏族公社之黄帝时代则尚遥远。黄帝时代远在公元前 2697~2597 年之间，相当新石器时代的晚期，当时不可能有完整的文字记载，更不可能有此巨大的著作出现。由此可以说明"黄帝"著内经是伪托之词。《内经》究竟何人所作？

我们知道，社会是人类与自然斗争的组织形式，科学则是劳动创造世界的经验积累。医学既然属于自然科学的范畴，因此医学的产生和发展是随着人类与自然的斗争经验、斗争方法的不断改进提高而逐渐积累和丰富的。恩格斯曾说："自从有了人类，就有了医药活动。"人类在劳动创造世界的过程中，一方面不断的遭受自然灾害和疾病之威胁，但另一方面也在与自然灾害斗争的过程中，不断地寻求到和创造出解除和避免疾病的方法。并通过自身与疾病反复的斗争实践中，医药知识得到积累和提高。

至春秋战国时代，"诸子蜂起，百家争鸣"。由当时医药学家加以收集整理，并有机地结合了当时的阴阳、五行、朴素的唯物哲学思想，把医疗保健提高到朴素的唯物论原则，创立了中医学的基本理论，形诸文字记载，完成了《内经》巨著（起码在公元前 221 年以前）。由此可见，《内经》理论是医学经验知识的总结，非是出自一时一人之手，是由我国古代劳动人民长期与疾病斗争过程逐步丰富与完成的，春秋战国之医家只不过是起到收集整理之加工作用而已。

（三）《内经》学术思想

1. 朴素的唯物论和自发的辩证法观点

《内经》理论以阴阳、五行学说作为思想方法和说理工具。阴阳、五行学说原是古代认识自然、解释自然变化的朴素唯物哲学，以后经过实践逐步运用到医学中来，成为医学的说理工具。在阴阳学说中，认为任何事物都具有内在的相互对立的两方面，这相互对立的两方面之相互联系，相互作用，不断地运动，乃是宇宙间一切事物（包括人体在内）存在、运动、发展和变化的根源。五行学说以木、火、土、金、水五种物质属性，运用其生克制化的演变法则，来认识和解释事物在运动、发展变化过程中的多种多样的内、外在联系关系。

由此可见，阴阳、五行学说是古代朴素的唯物论和辩证法，贯穿在医学中成为医学的主导思想和说理工具。正因为《内经》理论以阴阳五行为主导思想和说理工具，所以《内经》也必然是反对当时鬼神迷信观念的。如《素问·五脏别论》明确提出："拘于鬼神者，不可与言至德。""至"，极也，深奥。"德"，指真理。这就充分体现了《内经》理论是以客观物质运动变化的规律为准则，以客观存在为基础的主导思想。所以在《素问·汤液醪醴论》论述医生与患者之关系时，明确地指出了病人及其病理变化是主要的，是客观的存在，而医生的诊断和治疗则是根据客观存在、经过分析研究而做出的决定和措施。故提出"病为本，工为标"的正确论点。"醪"，指浊酒。"醴"，指甜酒。

当然古代朴素的唯物论和辩证观点，并不等于现代的辩证唯物论。毛主席在《矛盾论》中说："辩证法的宇宙观，不论在中国，在欧洲，在古代就产生了。但是古代的辩证法，带有朴素的性质。根据当时社会历史条件，还不可能有完备的理论，因此，不能完全解释宇宙。"说明这种朴素观点解释宇宙是不彻底的。因此，我们不能将古代的朴素唯物辩证法与现代的辩证唯物论等量齐观，这是我们必须要明确的。

2. 人与自然的整体观念

在中医学理论中，对人与自然的整体认识观点是非常突出的，《内经》认为人生活在宇宙之中与自然界是密切联系，是不可分割的统一整体。衣、食、住、行以及疾病诊断治疗、预防，都与自然界有密切关系，即是说人不能脱离自然界而生存。如《素问·宝命全形论》说："天地合气，命之曰人。""命"，指生命、生机。"法"，是指规律。即人必由天地之气相应才能生存，"人以天地之气生，四时之法成"。

《内经》不仅认为人与自然是一个整体，同时也认识到人体内部各脏器之机能活动也是相互影响密不可分的。因此，《内经》对人体生理活动、病理变化，以及诊断、治疗皆贯穿着机体内部统一并与内外环境的统一精神，此即是中医学之特点——整体观念的精神实质。

（四）《内经讲义》的内容

这本《内经讲义》是中医学院六年制本科的教科书，并不包括《内经》的全部内容，仅是选择了其中切合实用的基本内容，运用了现代的分类方法，以现代语言简明扼要的加以论述。因此，本讲义原则性较强，带有纲要性质，在讲授时准备适当补充一些内容。

1. 概论部分

绪言，简略地介绍了《内经》成编、作者，学术观点，及在中医学地位。导论：分人与自然、阴阳、五行三部分，主要叙述中医理论的主导思想和辨证方法。藏象、经络，各脏器组织的生理功能及其在生命活动中的联系规律。病机，包括发病、病因、病理及其辨证方法。诊法，诊断疾病的基本法则。治则，治疗大法、处方用药的基本规律。这些内容是基础理论，须要牢固的掌握。

2. 医经选读

教材包括《素问》29篇，《灵枢》20篇，《难经》29难。我们准备摘要选讲其中诸篇，举一反三，使同学懂得自学医经原文的方法，以便自己研读。

二、为什么首先要学习《内经》

（一）《内经》在中医学中的价值

（1）《内经》成编，总结了春秋战国及以前的医疗经验，在中医学史上是第一次较为全面的医学理论与医疗经验的总结。

（2）《内经》理论，将医疗保健的实践提高到朴素的唯物论的理论原则，以朴素的辩证法指导了医疗实践。

（3）《内经》奠定了中医学的理论基础。几千年来中医医疗保健之成就，以及在医疗技术和医学理论方面的不断发展，都是在《内经》医学理论基础上通过实践进一步充实和提高起来的。

（二）学习《内经》为其他临床各科学习及医疗实践开阔思路

《内经》是中医学理论宝库之一，学习它、研究它、发掘它对创立我国新医药学派有重要的现实意义。因此，《内经》是学习中医学必读之书，也是首先学习之课程。经验证明，《内经》学习之好坏是学好中医之关键。古代医家对《内经》理论很重视，如金元四大家之一朱丹溪（丹溪名震亨，字彦修。学习从罗知悌得刘完素、张从正、李东垣真传，著有《格致余论》《脉因证治》等 10 余部）曰："起度量，立规矩权衡，必须从《素》《难》入手。"度量，长短。规矩权衡，园、方、锤、秤。王冰注："权谓秤权，衡谓星衡，规谓圆形，矩谓方象。"又如明代医家王仲元，曾问医于戴元礼（丹溪弟子名思恭）如何学好医学之方法，答曰："熟读《素问》耳。"王钻研三年，复与戴元礼谈医。元礼大惊，认为王仲元的医学水平优于自己。由此可见《内经》之重要性，要想学好中医，必须首先要学好《内经》。

三、如何学习《内经》

目前中医教学尚无成熟的一套教材，仅就教与学两方面提出几点不成熟的个人看法，同时希望同学们通过实践，逐渐摸索创造出自己学习的方法和经验。

（一）掌握中医学术的辨证思想

对于人体生理活动、病理变化以及与外在的自然环境之关系，我们应用整体的观点，联系各有关方面去看问题，研究问题。《内经》是运用阴阳、五行这一朴素的唯物哲学作为辨证方法和说理工具的。这就提示我们在学习过程中，不能用机械的观点来理解人体的生命活动，不能把人看作一部机器，把复杂的运动简单化。否则就会学不通，甚至可以否定中医的一切。

（二）理论结合实践来体会

一方面《内经》理论产生于实践，经过了反复的实践验证，但是目前还不能完全用实验科学来实验，也不能用现代自然科学完全的、正确的阐明它。另一方面，《内经》是基础理论课，又是首先开课，同学尚未掌握一般的中医知识，没有临床实习。由于上述两原因，给我们的学习造成一定的困难。但这并不是说《内经》理论不须要实践，相反只有通过临床实践，才能使我们对《内经》理解的更加深刻。因此，我们在讲课过程中尽量多举一些临床应用的例子，同学们多从举例中去体会理解，或者多从日常生活现象中去体会，以求理解深刻。

（三）充分发挥主观能动性，多看、多想、多讨论

我们的讲课方法和学习方法与中学有所不同，课堂讲授仅是原则性、启发性重点讲解，不能根据讲义逐字逐句去讲，更不是填鸭式讲授。因此要求同学们充分发挥自己的主观能动性，端正学习态度，积极主动的学习。多看参考书，多思考，多讨论，广泛的吸收前人研究《内经》的成就，通过我们自己的分析、消化，有助于我们对问题的深入理解和全面体会。集思广益、相互讨论是学习《内经》重要的经验，应予以重视，以达共同提高之目的。

（四）全面掌握，重点巩固，前后联系，融会贯通

学完一篇、一章或一个单元以后，结合参考书和课堂中所获知识，充分发挥独立思考能力，开动脑筋，进行综合分析、归纳。从个别问题去认识整体，再从整体去研究个别问题，达到全面掌握，重点巩固，前后联系，融会贯通。不加思考、人云亦云，不能说懂，更不能说通，这样不符合要求，将来不能在临床应用，更不能起到继承发扬中医学的作用。

（五）所引重点经文，及"选读"重点章节，要求背诵

这样做的目的是为了提高理论水平，不背诵就不能记忆，以后运用就会造成困难。最后希望同学做到如下几点：一是做好课堂前预习，二是做好课堂笔记，三是课后复习。本课程教学除采用课堂教学外，还采取如下方式：一是课堂提问，二是抽查笔记，三是课外作业（抽查），四是临时测验，五是课堂讨论。

主要参考书

1. 山东省中医研究所.《黄帝内经素问白话解》[M].北京：人民卫生出版社，1958 年 9 月.

2. 江苏省中医学校内经教研组.《黄帝内经素问语译》[M].南京：南京中医学院出版社，1959.

3. 陈璧琉，郑卓人.《灵枢经白话解》[M].北京：人民卫生出版社，1962.

4. 清·张隐庵.《黄帝内经素问集注》[M].上海：上海科学技术出版社，1959.

5. 清·张隐庵.《黄帝内经灵枢集注》[M].上海：上海卫生出版社，1957.

6. [日本]，丹波元简.《素问识》[M].北京：人民卫生出版社，1955.

7. [日本]，丹波元简.《灵枢识》[M].上海：上海科学技术出版社，1959.

8. 明·张介宾.《类经》[M].北京：人民卫生出版社，1965.

9. 吕维柏，林平青.《中医理论概说》[M].北京：人民卫生出版社，1959.

第一章　人与自然

　　人体与外在自然环境存在着密切的关系，并且具体地贯穿在生理、病理、诊断、治疗和预防等各个方面。任何事物都不能脱离自然事物而存在，人体当然亦不能例外。人类生活在自然界中，必须利用自然财富，创造性地使自然为人类服务。我们知道无论衣、食、住、行，人类皆取源于自然，故也可以说自然界是人类生命的源泉。如《素问·宝命全形论》所言："人以天地之气生，四时之法成。"即依赖天地大气、水谷精气而生存，随四时生长收藏规律而成长。《素问·六节藏象论》又说："天食人以五气，地食人以五味……气和而生，津液相成，神乃自生。""五气"，是指风暑湿燥寒。"五味"，是指酸苦甘辛咸。气和而生，津液相成是指气味相合维持生命，清者为津，浊者为液，化生而成。神乃自生，是指神者水谷之精气也，水谷充足则生机旺盛。

　　这说明古代医家很早已认识到人与自然之间存在着密不可分的关系，人之生存取物于自然，同时也支配着自然，相反自然界之运动变化也直接或间接随时地影响着人体，相应的反映出生理变化和病理变化。如《灵枢·岁露》指出："人与天地相参也，与日月相应也。"这是指人体与天地四时自然界密切相关，与日月运行转移相应。相参与相应便明显地反映了人与自然的不可分割的相互关系。

一、自然变化与人体生理

（一）四时气候与生物的关系

生物之有生命，与自然界是分不开的，特别是与四时气候之变化更有密切之关系。因此要了解其关系，须先知道自然气候的变化。

1.阴阳消长是气候变化之根源

一年分为四时，即四季。中医学又加上一个长夏，故四时应以五时而言。五时之气候寒、热、温、凉亦有所不同，并且按一定之次序循环更替着。即五时由春、夏、长夏、秋、冬，依此规律循序更换，寒温亦由春温、夏热、长夏湿热、秋凉、冬寒，依此规律循序更换。

（1）五时气候何以有温、热、凉、寒之变化

五气分主五时。春主风气："风"，指温暖和煦气流，春季温暖。夏主热气："热"，指较高温度气流，夏季炎热。长夏湿气："湿"，指湿润气流，长夏湿热蒸腾。秋主燥气："燥"，指干燥气流，秋季凉爽。冬主寒气："寒"，指低温度气流，冬季寒凉。五气性质有风、热、湿、燥、寒之不同，故五时有上述寒热温凉之变。

（2）为什么循一定规律而变化

这是由于天地运行、日月运行、阴阳两气消长所致。阴气盛则寒而收敛，阳气盛则热而升散（生发）。因为一年之中阴阳之气消长有其一定之规律，所以形成五气分主五时而有规律性的发生温、热、湿、凉、寒的气候变化。上半年阳升阴降（冬至一阳生）。春季阳气初生，为少阳，气候温和（风气主令）。夏季阳气隆盛，为太阳，气候炎热（热气主令）。由春到夏，阳气由初生到隆盛。夏至一阴生，下半年阴升阳降。秋季阴气初生，为少阴，气候清凉（燥气主令）。冬季阴气隆盛，为太阴，气候寒冷（寒气主令）。由秋到冬，阴气由初生到隆盛。故《素问·脉要精微论》指出："冬至四十五日，阳气微上，阴气微下。夏至四十五日，阴气微上，阳气微下。"即冬至45日，经小寒、大寒至立春，每节气平均15天。夏至45日经小暑、大暑至立秋节，每节气平均15天。夏至生阴，冬至生阳，正是天地阴阳盛衰、消长之变化，所以气候四季有寒温之异。故汉·王充说："寒温之气，系于天地，而统于阴阳。"是说联系于天地之气变化，统一于阴阳的盛衰。如图2-1-1所示。

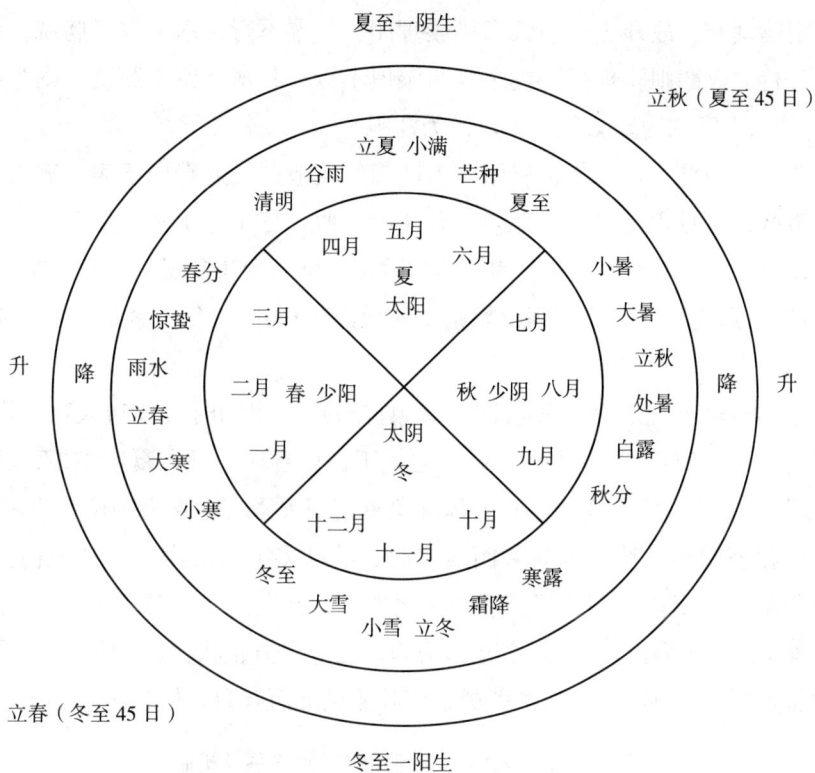

图 2-1-1　二十四节气与自然界阴阳关系

2. 四时五气对生物之影响

四时五气对生物有什么影响呢？如表 2-1-1 所示。

表 2-1-1　四时五气对生物的影响

五时	五行	五气	性质	对生物影响
春	木	风	阳气升发，生机发动	叶木萌芽（主生气）
夏	火	热	阳气盛极，生机旺盛	叶木繁茂（主长气）
长夏	土	湿	由阳交阴，叶木结实	化育缓结（主化气）
秋	金	燥	阳气始敛，生机始收	生物潜伏（主收气）
冬	水	寒	阳气内藏，生机蛰伏	生物蛰伏（主藏气）

故生物的生、长、化、收、藏，是与四时阴阳之气消长相应，人体生理活动亦与之相应。

（二）四时气候与人体的关系

《素问·金匮真言论》说："春生夏长，秋收冬藏，气之常也，人亦应之。"生物的生、长、化、收、藏的变化反映到人体亦与之相应。《灵枢·五癃津液别》说："天暑衣厚，则腠理开，故汗出……天寒则腠理闭，气湿不行，水下留于膀胱，则为溺与气。"马莳曰："天寒则腠理闭，内之气与湿俱不行，其水下留于膀胱，则为前溺与后气耳。"为什么天寒则为溺与气、天热则为汗呢？

春（温）生，夏（热）长，属阳，人体阳气发泄，气血趋向于表，表现为皮肤松弛，腠理疏张，可见多汗少溺，属热。秋（凉）收，冬（寒）藏，属阴，人体阳气内藏，气血趋向于里，表现为皮肤紧闭，腠理致密，可见少汗多溺，属寒。如《灵枢·岁露》所言："寒则皮肤急而腠理闭，暑则皮肤缓而腠理开。"急，紧张。闭，闭密。缓，舒缓。

脉象是气血运行之表现，故从四时脉象亦可反映出四时气候对人物之影响。《素问·脉要精微论》说："四变之动，脉与之上下，以春应中规，夏应中矩，秋应中衡，冬应中权。"是指四时寒暑变迁又和人体脉象有密切关系。春夏为生长繁荣之时，故脉多滑盛，而象征规矩。秋冬为收敛闭藏之时，故脉多毛散沉潜，象征权衡。"四变"，是指四时阴阳气候变化。"上下"，即指脉之浮沉。脉上为浮，脉下为沉。"中规"，规者园也。言脉象轻虚圆滑。"中矩"，矩者方也。言脉象方正状盛。"中衡"，衡是指秤杆，言脉象浮而外见。"中权"，权是指秤锤；言脉象见沉而有力。如表2-1-2所示。

表2-1-2　人体脉象与四时气候关系及机制

四时	脉象	取法	机制
春	弦	浮取可得	应春生之气，阳气初生，开始升腾，趋向于表
夏	钩	轻取可得	应夏长之气，阳气旺盛，万物壮盛充盈，气血旺于表
秋	毛	中按乃得	应秋收之气，阳气内敛，万物荣平，肌腠敛束，气血趋向于里
冬	石	重按乃得	应冬藏之气，阳气闭藏，肌肤敛，气血在里

上述脉象是机体受四时气候影响和阴阳升降，相应在气血运行方面所引起之适应性变化，这是正常生理现象。具体脉象可参考《素问·脉要精微论》。

（三）昼夜晨昏阴阳消长与人体之关系

四时之中，春夏为阳，秋冬为阴。四时有阴阳消长之变，仅就一日而论也同样如此。白昼为阳，夜晚为阴。昼夜之更替也存在阴阳消长，所以昼夜晨昏，古人亦比拟为四时。如《灵枢·顺气一日分为四时》曰："以一日分为四时，朝则为春，日中为夏，日入为秋，夜半为冬。"与四时同样，人体之阴阳昼夜晨昏亦有着盛衰消长的变化。因人身之阴阳不仅与四时相适应，同样与一日之阴阳也相适应。如《素问·生气通天论》说："故阳气者，一日而主外，平旦人气生，日中而阳气隆，日西而阳气已虚，气门乃闭。是故暮而收拒，无扰筋骨，无见雾露，反此三时，形乃困薄。""平旦"，是指早上6时。"日中"，是指中午12时。"日西"，是指下午6时。如图2-1-2所示。

日中为夏

午
巳 11　1 未
9　　　3
夏　　　申
白昼
辰
7　　　5

朝则为春　卯　―― 春 ―――――― 秋 ――　西　日入为秋
5　　　　　　　　　　　　7
寅　　　冬　　　戌
黑夜
3　　　　　　9
丑　　　亥
1　　11
子

应申为冬

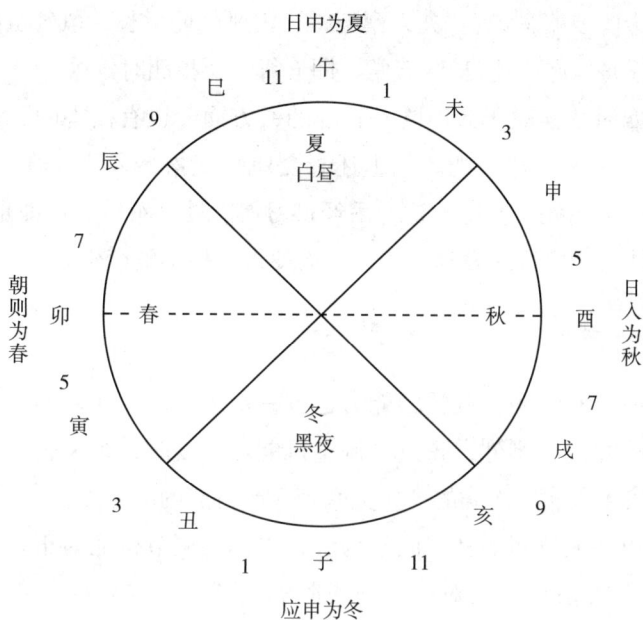

图 2-1-2　昼夜晨昏阴阳消长与人体之关系

　　说明阳气是有开有阖的，阳气在白天主外。平旦，人之阳气初生。日中，人之阳气隆盛。日西（傍晚），人的阳气衰退，气门（又叫玄府，即汗毛孔）也就随而关闭。说明人在调养神气之时，不仅要顺应四时之序，一日之中也要顺其阴阳消长规律养神。因之在傍晚阳气收敛之时，不要再劳累筋骨、扰乱阳气，也不要到外面去接近露雾之潮湿，以避免寒凉之气所侵。如若相反，白天不去运用阳气，夜晚反而劳损阳气，由于阳气失去卫外作用，形体则将被邪气所侵而患病了。

（四）地理环境与人体的关系

　　地区方位不同，地理环境与气候也不一致，因而使得人之体质也有差异，在一定程度上也影响着人体。如东南地区，多海洋性气候，气候温和，人之肌肤疏松；西北地区，多高原性气候，气候干燥，人体肌肤紧密。热带地区，发育较早；寒带地区，发育较迟。江南地区，气候温润，多食柔润，鲜甜；北方地区，气候干燥，多食坚脆，辛辣。南方、北方之人由于地理气候环境之不同，生活习惯亦不一样，故人更换居住地往往会引起不适感。如从北至南，则感觉湿重困迫；从南至北，则往往可见口鼻干燥，甚至出现咽痛、衄血以及呕吐、泄泻等水土不服现象。但这只是暂时的，当经过一定时间之后，人体对新环境亦能逐步适应。

二、自然变化与疾病之关系

　　四时气候之变化是生物生长收藏之重要条件，但是反常亦可成为对生物的不利因素。如张仲景《金匮要略》说："夫人禀五常，因风气而生长，风气虽能生万物，亦能害万物，如水能浮舟，亦能覆舟。"五常，即五行，泛指四时气候。

由此可见，四时气候对于人体既有长养的一方面，也有损害的一方面。但是能否得病，还决定于人体之调整机能。如上述春夏肌腠疏松、多汗少溺；秋冬肌腠紧密，少汗多溺；以及异地而处，初感不适，后经过习惯能处之泰然，这即是人之调整机能。在一定条件下人体之调整机能发挥作用，从而使得疾病不致产生。

（一）疾病的产生

人体之调节机能有强弱，调整的能力也有一定的限度，如果调整机能不能与气候相适应，或气候变化过于剧烈，超过其调整机能之限度时，则失去了正常的生理平衡状态，从而就会发生疾病。疾病的产生关系到人与自然的两方面。

自然变化足以使人致病的外在因素为邪，人体的调节机能为正。疾病的形成与转归，决定于邪正两方面势力的对比。即正胜邪，则不病或病退。邪胜正，则患病或病进。如《灵枢·百病始生》所言："风雨寒热，不得虚，邪不能独伤人。卒然逢疾风暴雨而不病者，盖无虚，故邪不能独伤人。此必因虚邪之风，与其身形，两虚相得，乃客其形。其中于虚邪也，因于天时，与其身形，参以虚实，大病乃成。"疾风暴雨，是指非时之气。盖无虚，指机体不虚。两虚，指人天之虚。参以虚实，指天人之虚实。

《灵枢·刺节真邪》说："邪气者，虚风之贼伤人也，其中人也深，不能自去。正风者，其中人也浅。"四时不正之气，伤人带有残贼性质，例如应热反冷，应温反寒，是使人害病之气候，称之谓虚邪贼风。"虚风"，即凡四时不当令所起之风，四时不当气候。"正风"，指符合时令而至的风，来势柔弱，中于人体较浅。由此说明外感之形成，主要决定于人之正气。邪气外侵，乘人之虚，其病深。若正气充实，虽遇虚邪，亦不致为病。

（二）四时发病特点

四时反常之气候，其特点各不相同。因此各季节有特殊之季节性流行病，有各季节之多发病。这与各季节之气候有很大关系。《素问·金匮真言论》说："故春善病鼽衄，仲夏善病胸胁，长夏善病洞泄寒中，秋善病风疟，冬善病痹厥。"

"春善病鼽衄"：鼽，音求，指鼻流清涕；"衄"，指鼻出血。春为阳气始升，阳气外达，人之阳气亦相应上升，故病多发头面。春为风木之气当令，应于人之肝脏，风热上扰则病头风。肝阳上亢，风寒上袭则鼻流清涕。

"仲夏善病胸胁"：孟、仲、季每一季节分三段，仲夏五月，其应为心火。心为阳中之阳脏，胸胁为阳中之阳位，五月阳盛季节，最易损伤心气，多见有心胸烦闷、胸胁不畅之症。《素问·金匮真言论》说:"南风生于夏,病在心,俞在胸胁。"

"长夏善病洞泄寒中":长夏,是指夏天六月;洞泄,是指空洞如底,泄泻直冲而下。寒中,寒邪直中脏腑的里寒证。长夏阳盛阴生季节,湿气当令,人体阳气盛于外而虚于内,因而中阳不振,阴寒湿邪乘虚内侵脾土,脾土困于寒湿。

"秋善病风疟":风疟为疟证类型之一。主症为恶寒、发热、自汗、恶风。成因多为夏伤于暑,秋又感寒凉而诱发,暑热外邪欲外泄,秋凉阴气欲内敛,内外交争发为风疟。

"冬善病痹厥":痹,是指气血阻闭不通,四肢肌肉关节顽麻、酸痛;厥,是指四肢厥冷。由阳气不能温于四末所致。患痹病是由于卫阳失固,不能抗御风寒湿邪,乘虚而成,血气阻滞。厥病成因是阳气衰微或阴阳不相顺接以温养四末。冬季阴气内盛,阳气内藏,如若潜藏不密,或阳气不足,或有所损耗,不能起卫外之作用,遇风寒湿气侵袭则为痹。若阳不外达,四肢失温则为厥冷。

(三)昼夜晨昏对疾病之影响

病变之轻重同样与昼夜晨昏阴阳消长有关,所以病变有昼轻夜重之变化。

1. 阴阳盛衰消长与疾病之关系

《灵枢·顺气一日分为四时》说:"夫百病者……邪气独居于身,故甚也。"总结如表 2-1-3 所示。

表 2-1-3　自然界阴阳盛衰消长与疾病转归之关系

时间	自然界阳气变化	人与自然相应	机转	病势发展
晨(旦)	阳气初生	人之阳气应自然界而生长	病邪相对衰退	旦慧
午(昼)	阳气隆盛	人之阳气旺盛	抑制邪气	昼安
暮(夕)	阳气已虚	人之阳气收敛	病邪相对活跃	夕加
夜(夜)	阳气内潜	人之阳气入脏	邪气嚣张,无与对抗	夜甚

应说明两点:一是正能胜邪则病衰,故旦慧,昼安;二是邪气胜正则病甚,故夕加,夜甚。例如:外感病,如温病伤寒可见潮热,谵妄,发于申酉。内伤病,如虚损肺痨可见日晡骨蒸潮热,有昼轻夜重的规律。仅是一般的规律,不是必然的,如五更泻与此相反。

2. 五行休旺关系

《灵枢·顺气一日分为四时》说:"其时有反者何也,岐伯曰:是不应四时之气,脏独主其病者,是必以脏气之所不胜时者甚,以其所胜时者起也。""不应四时之气,脏独主其病者",是指疾病变化不与四时相应,是脏腑本身所主之病。"甚",指严重。

因此必与五行生克有关。五脏之气主病，五脏应五行，五脏五行之气本病。"所不胜"，时日五行所克。"以所胜"，脏气五行能克制时日五行。所不胜时，病重；所胜时，病轻。如肝病到申酉时加重，是金克木。肝病到丑未时减轻，是木克土。以上说明昼夜晨昏对人体之影响。如表2-1-4。

表 2-1-4　四时五行与五脏关系

五行	木	火	土	金	水
五时	春	夏	长夏	秋	冬
五脏	肝	心	脾	肺	肾
十二时	甲乙寅卯	丙丁巳午	戊己辰戌丑未	庚辛申酉	壬癸亥子

（四）地方环境对疾病的影响

许多疾病的发生与地方环境有密切之关系，如《素问·异法方宜论》说："南方者，天地所长养，阳之所盛处也，其地下，水土弱，雾露之所聚也，其民嗜酸食胕，故其民皆致理而赤色，其病挛痹。""食胕"，是指经人工加工而成之腐干、鱼肉食品。南方自然界多长养气候，阳气最盛，地势低下，人们喜吃酸类腐臭食品。人体皮肤致密带红色，发病多为筋脉拘急、麻木不仁。（以下参考《异法方宜论》）东方气候温和，出产鱼和盐。鱼性属火，会使人热积于中，过盛能耗伤血液。故人体皮肤黑，腠理疏松，得病多为痈疡。西方多山旷野，沙漠千里，自然环境属秋令之气。自然之气收敛引急，人们依山居住，宅简多风，水土刚强。多食鲜美酥酪等食。对外界抵抗力强，外邪不易侵其体表，得病多为内伤。北方多寒冷，如闭藏之天气（阳气闭藏），人居住常处风寒冰冻之气候中，喜游牧。吃食多以牛羊、乳类食品。因此多见内伤受寒，多发胀满。中央平地，潮湿。多发病为痿厥、寒热。

三、自然与疾病的治疗

由上述既然明确了自然气候、地方环境对人体生理、病理有着一定的影响，故在治疗上，就不能孤立地对待疾病，不能把病人看作与外在环境无关，必须注意，外在环境与人体的统一性。如何注意外在环境与人体之统一性？临床治疗除了认识疾病的原因，掌握病情变化，在治疗时必须注意外在环境与病理变化的有机联系，对疾病的辨证处理才能正确完善。

（一）适时论治

四时气候有温、热、寒、凉之异，人体生理活动，必与之相适应。如春夏阳气在外，肌腠疏松，多汗少尿；秋冬阳气内藏，肌肤致密，多尿少汗。如果发生疾病，施治处方必须考虑到四时气候之变化，即掌握适时而治。

药物性有寒、热、温、凉，天时气候也有寒、热、温、凉，疾病之外表证候亦非寒即热。因此，用温药勿犯天时之温气，用热药勿犯天时之热气，用凉药勿犯天时之凉气，用寒药勿犯天时之寒气。如：夏季天时暑热，阳气外泄，如用辛温之药应采取较缓和之品，或根据体质减轻用量，否则就会耗损阴气。因辛温能表散发汗。暑热盛，汗外泄之时，过用表散之品津液必伤，出现口唇焦枯，大便闭结，小便短少，高热大汗，甚至抽搐动风。冬季天时严寒，阳气内藏，不宜重用苦寒，不宜多用开泄之品。多用苦寒增其内寒，多用苦泄，则阳不能安藏，阳衰于内出现自汗、恶寒、食减、腹痛、腹泻等症。所以《素问·五常政大论》曰："必先岁气，无伐天和。""岁气"，是指当年气候之变化，即天时有序，四时有令，阴阳有节。"无"，禁止之意。"天和"，是指生长化收藏之自然变化规律。

这也就是说，医者必须掌握当年气候变化，治疗时不应违背人与自然相应之自然规律。现在一般有"桂、附、麻黄，炎夏慎用。犀、羚、石膏，严寒谨施"之诫，亦即无犯天和之诫言。但是这也不能机械地死守此一教条，非相反之用寒于夏，用热于冬不可。主要是须结合病情，参和四时气候，随症加减，灵活掌握为宜。

（二）因地异治

地区有南北之别，地势有高下之异，气候有燥湿之别，发病亦不一致，因此因地异治，也是外在环境与人体统一性在临床治疗过程中必须注意之一环。故《素问·五常政大论》曰："地有高下，气有温凉，高者气寒，下者气热……西北之气，散而寒之；东南之气，收而温之。所谓同病异治也。"说明不同地区有不同环境，不适应环境就可能发病。环境不同，体质也有所不同，故同一疾病治法不同，应该同病异治。

西北之气，散而寒之。表散外邪，清泄里热。西北势高气寒，寒伤于外，热郁于中，即阴寒外感，阳热内伏，宜表散外寒，清泄里热。东南之气，收而温之。药用收敛外泄之物，温腹中之寒凉。东南势低气热，发泄于外，收涩固表。外热内寒，寒生于内，宜温中祛寒。这是因为东南地区天气炎热，饮食多食瓜果，嗜食寒凉，故致寒生于内。阳在外，阴在内。

此外，由于人体之禀赋体质有所不同，生活习惯，男女老幼亦有差异。故除了注意因时、因地制宜地进行治疗外，故尚须遵循因人施治之原则，方能全面了解与掌握病人之具体情况，做出正确的诊断，进行全面正确的治疗。

附　简化导论

人体与外在自然环境存在着密不可分的关系，此关系且贯串在生理、病理、诊断、治疗、预防等各个方面。任何事物都不能脱离自然事物而存在，人体当然更不能例外。人生活在自然界中，必须利用自然财富，使自然为人类服务，无论衣、食、住、行皆依赖于自然，所以自然界是人类生命的源泉。如《素问·宝命全形论》说："人以天地之气生，四时之法成。"即以天地大气、水谷精气而生存，随四时生长收藏规律而成长。《素问·六节藏象论》亦说："天食人以五气，地食人以五味……气和而生，津液相成，神乃自生。"五气，是指风暑湿燥寒。五味，是指酸苦甘辛咸。气和而生，津液相成，是指气味相合维持生命，清者为津，浊者为液，化生而成。神乃自生，是指神者水谷之精气也，水谷充足则生机旺盛。

这说明古代医家已认识到人与自然之间存在着密不可分的关系，人之生存取物于自然，同时也支配着自然。反之，自然界之运动变化同样也直接或间接地随时影响着人体，相应反映出各种不同的生理活动和病理变化。兹分三方面进行论述。

一、自然变化与人体生理

（一）四时气候对人体的影响

1. 根据阴阳消长四时气候变化有不同的特点

一年四季（中医学上又加上一个长夏）气候寒热温凉有所不同，并按一定顺序而演变循环。五时的变化是指由春–夏–长夏–秋–冬。其寒温的变化是由温到热到湿（热）到凉到寒。春属木，主风气，其气温。故春季温暖，阳气初升。夏属火，主热气，其气热。故夏季炎热，阳气隆盛。长夏属土，主湿气，其气湿。故长夏湿热。秋属金，主燥气，其气燥。故秋季凉爽，阴气初生。冬主水，主寒气，其气寒。故冬季严寒，阴气隆盛。

可以看出四时寒温是根据阴阳之气，由初生到隆盛而循环所产生的。正是因为阴阳的消长有不同变化，一年之中有一定的规律，因而对生物的影响就产生了春生、夏长、长夏化、秋收、冬藏等相应的适应性变化，由萌芽、开花、结果、到收藏产生一系列变化过程。当然于人体亦不例外。

2. 四时气候与人体生理的关系

《素问·金匮真言论》说："春生夏长，秋收冬藏，气之常也，人亦应之。"如对人体气血之影响,《灵枢·五癃津液别》说:"天暑衣厚,则腠理开,故汗出……天寒则腠理闭,气湿不行,水下留于膀胱,则为溺与气。"如表 2-1-5 四时气候与人体生理的关系。

表 2-1-5　四时气候与人体生理的关系

气候	阴阳	人体变化	临床表现
春(温)生	为阳	人体阳气发泄 气血趋向于表	皮肤松弛,腠理疏张 多汗少溺
夏(热)长			
秋(凉)收	为阴	人体阳气内藏 气血趋向于里	皮肤紧闭,腠理致密
冬(寒)藏			少汗多溺

3. 昼夜晨昏阴阳消长对人体之影响

《灵枢·顺气一日分为四时》说:"以一日分为四时,朝则为春,日中为夏,日入为秋,夜半为冬。"又《素问·生气通天论》说:"故阳气者,一日而主外,平旦人气生,日中而阳气隆,日西而阳气已虚,气门乃闭。"人气指的是人体的阳气。平旦即早晨。气门即汗孔,又称之为玄府。这说明阳气白天主外,同样也有由初生而隆盛,而虚弱的过程,与四时阴阳消长同样道理。其他如地理环境、气候差异、生活习惯等对人体生理皆有一定的影响。但是应该说明上述四时自然环境对人之影响不是绝对的。经过锻炼,加强本身之适应性,则能逐步的改变暂时的不适应。

二、自然变化与疾病

(一)疾病的发生

人体适应外在环境变化保持正常生理活动的能力有一定的限度,而且个体之间调节机能有强有弱,调整能量有大有小。若调整机能不能与气候相适应,或气候变化过于剧烈,超过其调整机能之限度时,则失去了正常的生理平衡状态,从而发病。疾病的形成关系到"邪"与"正"两方面。邪,是指自然变化足以使人致病的外在因素。正,是指人体的调节机能加上抗病机能。

疾病的形成与转归,取决于邪正两方面势力的对比。正胜邪,则不病或病退。邪胜正,则患病或病进。故《灵枢·百病始生》说:"风雨寒热,不得虚,邪不能独伤人。卒然逢疾风暴雨而不病者,盖无虚,故邪不能独伤人。此必因虚邪之风,与其身形,两虚相得,乃客其形。其中于虚邪也,因于天时,与其身形,参以虚实,大病乃成。"疾风暴雨而不病,虽非时之气,但人调节机能尚能适应。虚邪之风,是指四时不当令之风,如当寒反暖等。两虚者,天人之虚。古人曰:"邪之所凑,其气必虚",即是此意。

（二）四时发病有不同特点

因每一季节都有其不同之特点，因此常发生一些季节性的多发病。如《素问·金匮真言论》说："长夏善病洞泄寒中，秋善病风疟"。夏天多发生泄泻病，即消化系统病，因多食生冷瓜果所致。洞泄，指泄下如洞无底，形容病势发展快。寒中，指中寒，里寒如腹痛等。秋天多发生疟疾，这在南方潮湿地方多见，在北方不常见。而北方在冬季多发腰腿疼（风湿关节炎），或克山病等。因之在治疗时，能掌握季节与疾病之关系，则对诊断、预防有很大意义。

（三）昼夜晨昏对疾病发展的影响

《灵枢·顺气一日分为四时》说："夫百病者……邪气独居于身，故甚也。"

同样这也反映了"正"与"邪"势力的对比，这皆是相对的。病势在一日之内虽有变化，亦不易觉察，临床不可一味追求之。此外，许多疾病之发生多与地区有关，如南方多湿、热，易发疟疾，血吸虫病，而北方则少见。北方地处高原，则常见布氏杆菌病、克山病及大骨节病。

三、自然环境与治疗

临床治疗除了认识疾病的原因，掌握病情变化（病机）外，亦必须注意外在环境与病理变化的有机联系。因此，因时、因地、因人制宜，恰当的给予处理，则成为中医治病的重要原则。

（一）适时论治

根据四时气候对人体之影响，因之提出在不同季节因时制宜，《素问·五常政大论》说："必先岁气，无伐天和。"即说明用温药无犯天时之春气，用热药勿犯天时之热气，用凉药勿犯天时之凉气，用寒药勿犯天时之寒气。例如：夏季应慎用辛热辛温之品，因暑热盛为汗外泄之时，过用表散辛热则伤阴津。冬季严寒阳气内藏，不宜多用苦寒，因苦寒伤阳而增其内寒。所以后人有"桂、附、麻黄，炎夏慎用；犀、羚、石膏，严寒谨施"之说。但这也不是教条，应临床灵活掌握，有是症即用是药，亦不会错。

（二）因地异治

《素问·五常政大论》说："地有高下，气有温凉，高者气寒，下者气热……西北之气，散而寒之；东南之气，收而温之。"西北势高气寒，寒伤于外，阴寒外感，治以表散外邪，热郁于中、阳热内伏，清泄里热。东南势低气热，气泄于外、阳虚于表，治以收涩固表。若嗜食生冷瓜果，寒盛于中（内寒自生），治以温中祛寒。说明了不同地区，有不同的外在环境，致病情况所不同，其治疗方法也要适当地加以改变，但同样也不能机械执行，必须参考病情灵活掌握。另外，虽然四时气候，地理环境，生活习惯之不同对疾病之发生发展有一定之关系，但因人禀赋不同，老少有异，男女有别，所以治疗时，除适当因时、因地注意外（体质），特别值得提出的还是必须遵循因人施治的原则。

四、小结

（上述内容要求理解）

（1）四时气候寒热温凉对人体之生理有不同之影响，春夏阳盛气血趋表，秋冬阴盛气血趋里。

（2）四时发病仍不同的特点，昼夜晨昏因阴阳消长之变化，因而对病势发展亦有旦慧、昼安、夕加、夜甚之影响。

（3）关于治疗，我们首先要正确理解与掌握"必先岁气，无伐天和"之理论，适当掌握因时、因地、因人施治的原则。通过上述建立我们正确的治疗观点。

复习题

1. 四时寒温阴阳消长对人体生理有何影响？
2. 如何理解疾病之轻重转归，旦慧、昼安、夕加、夜甚？
3. 为什么要适时论治、因地异治，能否举例说明？

第二章　阴阳五行

▷ 概 说 ◁

阴阳五行学说，是中医学用以认识和概括说明人体一切生理现象和病理变化的理论。

一、医学中阴阳五行学说的应用

阴阳五行原是我国古代朴素的唯物哲学理论。古代劳动人民通过长期的医疗实践认识到人体脏腑、经络、精血、津液是"形"与"神"的基础。自然界物质变化规律如日、月；木、火、土、金、水等与人体的生理活动，两者是相生、相应的。人与自然互相适应，只有相适应才能生存。经过分析、归纳、探讨，很自然地就应用了这些自然变化的现象和规律来阐述人体的一切生理活动和病理变化，于是逐渐演变而为医学上的阴阳五行学说。

二、医学上阴阳五行学说的基础

这一学说以脏腑、经络等为物质基础，与自然界物质现象的运动变化规律密切相关，故能将生理、病理、诊断、药物、治疗、预防等各方面有机地联系起来，成为统一的理论。

三、价值

经过历代医家反复的验证，证明了阴阳五行学说确能反映出人体内部统一的整体观，能反映人体生理活动的规律性，能说明疾病的发生部位、性质及演变机转、预后良恶，有效的指导临床实践。总之，这一学说经过历代医家的丰富和发展，并经过几千来历史的反复考验，证明阴阳五行学说并非空谈和虚构，确实是能够指导临床实践，行之有效的理论。

第一节　阴阳学说

一、阴阳的基本概念

阴阳是事物的两种属性，是从各种具体事物中体现出来的。古人从长期的生活和生产实践中认识到自然界是物质的，一切事物都在不断地运动、变化、发展着。而其根源则在于一切事物都具有既对立而又统一的两个方面，这两个对立方面之间的内在联系，相互作用，不断运动和转化，乃是事物生长、变化、消亡的根源。这两方面，就是用阴阳这两个代名词来概括的。因此，阴阳即是事物存在及其生长、变化、新生、成败的根源，所以《素问·阴阳应象大论》曰："阴阳者，天地之道也，万物之纲纪，变化之父母，生杀之本始，神明之府也。""道"，规律也，天地之道，即宇宙间一切事物发生发展的基本规律。"纲纪"，大总为纲，小散为纪，此即纲领之意。"变化"，物极为之变，物生谓之化。"父母"，指根由。"生杀"，是指生成，衰颓。"神明"，变化莫测谓之神，事物昭着谓之明。此讲阴阳变化深奥、难以测知，但表现在具体事物上则皆有所见。

（一）阴阳学说对宇宙的认识（宇宙观）

阴阳学说是我国古代朴素的唯物辩证思维方法，它认为世界是物质的，宇宙间的一切事物都是永远地在不断发展、变化着的。在阴阳学说未产生以前，由于生产力的落后，自然科学的不发达，另一方面统治阶级为了利用神权迷信来维护其统治，所以人们被迷信、神权思想所统治着。例如：对于四时昼夜，风雨雷电等自然现象的变化，虫蛇走兽等伤害生命，都看作是鬼神之主宰，过着一切听命于鬼神的迷信生活。随着历史之发展，在长期的与自然斗争过程中，通过对自然现象的观察，人们逐渐改变了对宇宙世界的认识，探求到宇宙世界的本质，产生阴阳学说。认为宇宙是运动不息的统一整体。

1. 宇宙以一定规律在不停地运动着

古人对宇宙的认识是从自然现象开始的。经过长期的自然观察，从日夜的变化、寒来暑往四时的反复更新，认识到宇宙一切事物都在运动变化着，而宇宙本身就是一个运动不息变化着的整体。同时也已认识到大地是在宇宙之中，被大气所举，循着一定的方向不停地运转。《素问·五运行大论》曰："帝曰：动静何如？岐伯曰：上者右行，下者左行，左右周天，余而复会也……夫变化之用，天垂象，地成形，七曜纬虚，五行丽地。地者，所以载生成之形类也，虚者所以列应天之精气也。形精之动，犹根本之与枝叶也，仰观其象，虽远可知也。"

"动静"，是指天地运动。"上者右行"，是指天体自左而右，从东向西运行。"下者左行"，即地球自右向左，从西向东转行。"左右周天"，是指左右旋转一周为一年。"余而复会"，指一年而回归原来位置。"夫变化之用"，是指宇宙变化作用。"天垂象"，即显露晨之象。"地成形"，即形成物质。"七曜纬虚"，是指日月五星运行轨道。"五行之星"，指金木水火土"五星"，亦称五纬。"曜"，即音照。"五行丽地"，指五行之气附着于地。大地附着物质皆由五行之气所构成。"五气""五方"，指五行之气而成形章著于地也。地者，所以载生成之形类也，是指大地是盛载由五行之气所形成物质的。"虚"，是指太虚。"列"，指陈布。"形精之动"，是指在天之日月五星，在地之物质运动。犹根本之与枝叶也，是指其变化运动是密切联系的。"仰观其象，虽远可知也"，是指宇宙虽然辽阔，但观其变化是可知的，大地之静是相对的。

上述说明：宇宙是可知的，是物质的。宇宙是一个运动不息的整体。天体运动与地面上物质的运动变化具有密切的联系。《素问·五运行大论》又曰："帝曰：地之为下，否乎？岐伯曰：地为人之下，太虚之中也。帝曰：冯乎？岐伯曰：大气举之也。"地之为下，是指在宇宙之下。否乎，即对不对。地为人之下，是指大地在人之下。太虚之中，即宇宙之中。冯乎，即是依何物存在？"冯"，通凭，依凭。"举"，是升举，任持，维持。说明大地（地球）是在宇宙大气包围之中，循着一定方向运动。

从上述可看出，整个的宇宙在运动，宇宙间的大地及其事物也在运动。我们从现象来说，某些事物可见到显著地在动，某些事物看上去似乎是静止的，但静是相对的，而不是绝对的。实际上天在动，地也在动，整个宇宙万物都不停地在运动着。《内经》这种宇宙运动理论与波兰哥白尼1530年发表天体运动学说相比起码要早500年以上，这不能不说是祖国自然科学的伟大发现。

2. 新生与衰败之不断交替是运动的结果

事物的发展是新生与衰败的不断交替的过程，新生与衰败本身就是运动的结果，也就是显著动和相对静的表现。当事物新生之时就已伏有衰退的因素在内，事物衰败本身就孕育着新事物新生之机。故《素问·六微旨大论》说："成败倚伏生乎动，动而不已，则变作矣，帝曰：有期乎？岐伯曰：不生不化，静之期也。"倚伏，即相因，隐伏。"动"，是指运动。"动而不已"，即运动不息。"变作矣"，是指变化，发展。"有期乎"，即何时可静止。"期"，即期限。"不生不化"，静之期也，是指生化停止，绝对之静。但任何事物都在不断地生化，不生化则死亡，所以事物之静是相对的。

以上说明内经对宇宙的认识：认为宇宙是一个不断运动的统一整体，宇宙中一切事物也都在不断运动，运动之动与相对的静皆是事物发展的过程。同时也暗示着物质是不会消亡到无有，只是由这一形态转变为另一形态。故整个世界是物质构成的，而这些物质都在不息的运动之中。既然物质是在不断地运动中，运动的方式则是如何呢？古人把运动的方式归纳为升降、出入。

（二）升降出入是物质运动的普遍现象

1. 升降出入是事物内在运动与外界的联系交换运动的概括

升降，指事物内在的上下运动。出入，指事物运动变化的内外联系。故可以看出，事物不仅有内在的活动，同时还具有内外之联系。《素问·六微旨大论》说："出入废则神机化灭，升降息则气立孤危，故非出入则无以生长壮老已，非升降则无以生长化收藏，是以升降出入，无器不有。故器者，生化之宇，器散则分之，生化息矣。""是以升降出入无器不有"，是指天地万物无一可缺升降出入之气。"器"，即有形之物。"生化之宇"，是指居屋曰宇，生化之所在。"散"，即瓦解，物质消散。"分之"，即升降分离。"生化息"，是指生化运动息止。

何谓神机、气立？《素问·五常政大论》说："根于中者，命曰神机。根于外者，命曰气立。"中者，是指内在上下升降。外者，是指出入内外交换。根于中、根于外，实际上是不可分的，即"内外互根"的关系，是维持物质存在之关键。变化莫测谓之神。指物质上下升降非人力之使，理深渊奥。外在自然四时之气，事物之存在必赖外界环境之联系，与自然界交换而存在。神机，即生机。气立，即生活条件。实际上升降出入仅是概括出来的借以说明问题的运动方式。升降息则气立孤危，是指事物没有内在升降运动，则无生化之机能。出入废则神机化灭，是指事物没有外界的联系交换，则不能孤立存在，比如与大气的交换。非出入则无以生长化收藏，即生、长、壮、老、已是生命的整个过程，生、长、化、收、藏是生命过程中的某一过程。如人之一生是生、长、壮、老、已的过程，皆赖内在的升降运动不息而发展。但在人之一生中必然和四时气候与自然界交换所需物质（春生，夏长，长夏化，秋收，冬藏），必有其相应的摄生方法，如养生，养长，养收，养藏之法等。又如植物在一年之变化是生长化收藏，而其多年生植物亦有着生、长、壮、老、已的生命过程。

所以说一切事物之所以能存在、发展，必然具有内在之升降运动与外在的联系，即与外在环境有密切之关系。升降出入无器不有，器，指形质、物体。任何一个形质物体，都具有升降出入的运动本能。所说"器者，生化之宇"，即指形质、物体本身就是生化作用的所在，运动就存在于事物本身之中，即事物内部亦有运动。如果一旦形质瓦解，则升降出入之运动也就息止（但并不是说物质消灭而是以他种形式改变运动）了，故说"气散则分之，升降息矣。"分之，即指分化，变化之意。

2. 升降出入运动的普遍性

任何物质都不能没有内在活动，不能脱离周围事物而孤立存在，故升降出入是物质运动的普遍现象。虽然有各种不同的情况存在，但不论范围大小，时间远近，总不外升降出入运动。故《素问·六微旨大论》说："故无不出入，无不升降，化有大小，期有远近，四者之有，而贵常守。""化有大小"，是指生化范围大小。"期有远近"，指时间期限长短。"四者"，即升降出入。"而贵常守"，是指关键在于保持正常一定规律。

这说明不管事物变化的大小，生命之长短如何，升降出入的运动规律是永远不会停止的。正由于物质是在不断地运动变化，所以其变化也就无穷无尽了。诚如《素问·六微旨大论》所说："故高下相召，升降相因，而变作矣。""高下相召"，即上下感应。"相因"，即互为因果。"变作"，是指变化无穷。事物的变化也就是事物的前进发展，所谓变化也就是新生与衰亡，所以新生与衰亡也就推动了事物的不断发展。

（三）物生到物极，物极到物生，推动事物发展

何谓变化？《素问·天元纪大论》说："故物生谓之化，物极谓之变。""化"，即事物的新生。"变"，即物之极而衰亡。事物由初生而到成长壮大，当它发展到极度的时候，就归于消亡而变为另一种新生的事物。《素问·六微旨大论》亦说："夫物之生，从乎化；物之极，由乎变。变化之相薄，成败之所由也……成败倚伏生乎动，动而不已，则变作矣。""生"，是指初生。"从乎化"，即从乎气化。"物之极"，是指万物之成熟。"由乎变"，是指由于形变。变化之相薄，是指阴阳变化之交迫。成败之所由也，是指成败根于变化而出。成败倚伏，是指成败因素互相蕴伏。

由物生到物极，再由物极到物生，这就是由化到变之过程。所以当新事物成熟时，就倚伏着消亡之因。当旧事物衰败时，则孕育了新生之机。这样不断地由化到变、由变到化，由新生到衰亡、由衰亡到新生。不停地除旧布新，循环更替，即推动了事物之发展，形成事物的螺旋式的上升。

二、阴阳的对立统一

（一）事物包含着相互对立的阴阳两方面

首先应知道，阴阳是从无数事物中抽象出来的概念。古人在树立了运动变化的观点以后，就必须要求进一步探求事物变化的根源，从而发现一切事物和现象之所以能运动、变化、发展，就是由于一切事物之统一体中，无不存在着相互对立的两个方面。由于这两方面的相互对立，相互作用，从而促使事物不停地运动发展，这两方面即由阴阳来概括。故阴阳两方面是对立的，又是相辅相成的。正如《素问·六节藏象论》所说："天为阳，地为阴，日为阳，月为阴。"天地日月都是统一的相对两方面。天日为阳，地月为阴，天地气交，万物生化。日出月没，月出日没，日月消长而分昼夜，形成昼夜的不停循环向前发展。如表2-2-1所示。

表 2-2-1　事物、现象阴阳属性归纳表

属性	空间			时间	温度	亮度	水火	运动状态					成败
阳	上	天	左	昼	热	明	火	动	出	升	前进	兴奋	成
阴	下	地	右	夜	寒	暗	水	静	入	降	后退	抑制	败

又如《素问·阴阳别论》说："所谓阴阳者，去者为阴，至者为阳；静者为阴，动者为阳；迟者为阴，数者为阳。"这是指脉象上之阴阳而言。脉搏波动起伏，起至、伏

去。至为阳，去为阴。脉搏波动性状，平静和缓为阴，躁动为阳。脉搏波动次数，数为阳（数是指快，一息六至以上），迟为阴（迟是指慢，一息四至以下）。

由此可知，任何事物必具相对的两方面，没有相互对立的两方面，就不能成其为事物，就不能存在。故阴阳是存在于任何事物中而贯串于事物之始终的。阴阳本身并不是物质，它仅是事物对立、统一的观念，是古人从无数事物的运动变化中抽象出来的概念。

（二）阴阳本身是相对的，相辅相成的

在阴阳任何对立的两方面中，又有其相对的两方面。这说明阴阳对立两方面不是绝对的，而是相对的。这是客观事物运动复杂性的反映。如《素问·金匮真言论》说："阴中有阳，阳中有阴。平旦至日中，天之阳，阳中之阳也；日中至黄昏，天之阳，阳中之阴也；合夜至鸡鸣，天之阴，阴中之阴也；鸡鸣至平旦，天之阴，阴中之阳也。""黄昏、合夜"，是指日落时，天色玄黄而昏昏然，故曰黄昏。天色鏊黑而合于夜，故曰合夜。

这是以昼夜来说明阴阳的任何一方面必具有相对的一方面，说明统一体中具有多方面的对立面，但是这两个相对的对立面是相辅相成的，无阴即无所谓阳。正是因为有了白昼，才显出了黑夜。正是因为有了上半夜，才可能有下半夜。正是因为有了上午，才可能有下午。不管阴阳这相对的两个对立面如何复杂，两者之间的关系就是这样：是即对立而又统一的。从而也就说明了客观事物内在矛盾的复杂性和相对性。如图 2-2-1 所示。

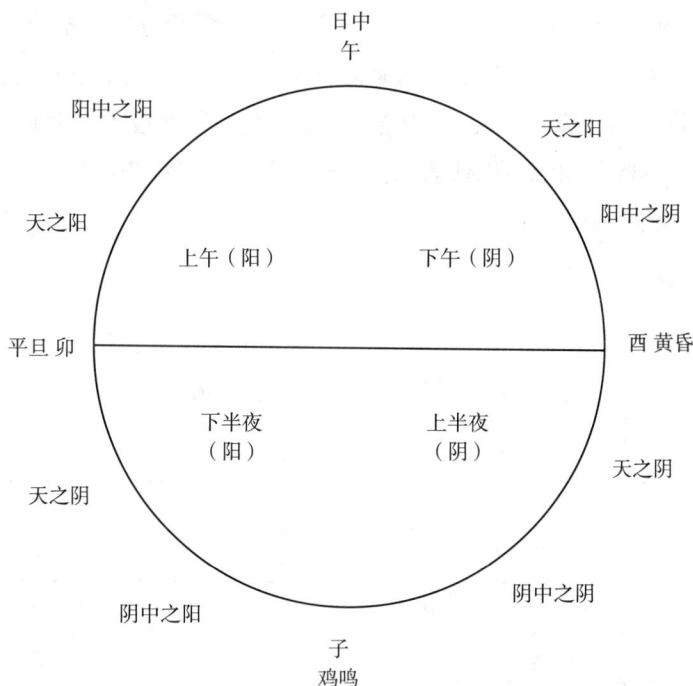

图 2-2-1　昼夜的阴阳属性

通过上述不难看出，古人对宇宙事物的认识基本上是正确的。认为世界是物质的，一切事物都在不断地运动、变化、发展着，而其根源则在于阴阳两方面的对立和统一。这两方面有其内在联系，能相互作用，从而促进事物的运动、变化、发展。由此可以看出，阴阳是朴素的唯物论观点，是朴素的自发的辩证方法，也就是原始的辩证法。这在当时是先进的，是古人通过长期对自然现象的观察和实践，从认识自然现象到掌握事物发展规律而总结出来的科学理论。我们应该用历史唯物主义观点一分为二地来认识这一学说，既不能一概否定也不能认为完美无缺，只有这样才能正确地理解阴阳学说的价值。

三、阴阳学说的发展

阴阳学说具有自发的朴素的辩证法观点。阴阳学说虽然具有对立统一的辩证法观点，但是它不是建立在高度科学分析的基础上，只是感性的、直观的、笼统的把事物看成是互相联系的。对其对立统一的关系，也只是认识到了互相依存、互相制约、互相转化的关系。而对事物的对立斗争及螺旋式的发展，则认识不够透彻。所以它具有自发的（不是自觉的）、朴素的性质。不能与现在的科学的唯物辩证法等同看待，并应对其不断地加以充实提高。

（一）阴阳概念

阴阳是代表相互对立而又统一的两个方面，是一切事物和现象矛盾双方的概括。《素问·阴阳应象大论》说"阴阳者，天地之道地，万物之纲纪，变化之父母，生杀之本始也。"《素问·六微旨大论》说："物之生，从乎化，物之极，由乎变，变化之相薄，成败之所由也。"因此阴阳既可以代表具体物质，又代表某些事物所具有的对立面，来说明事物矛盾的发展变化。

1. 阴阳的普遍性

中医用阴阳是来说明人体生理、病理、疾病发生发展的一般属性，所以阴阳具有普遍性，这是古人在长期生活生产实践中，通过观察而认识到的。见表2-2-2。

表2-2-2　阴阳属性归类表

		阴	阳
代表具体物质		水	火
		血	气
代表属性		寒	热
		弱，衰退的	强，强壮的

	阴	阳
代表状态	重浊的，静止，抑制的	轻清的，运动，兴奋的
	晦暗的，慢的	明亮的，快的
	有形的，物质的	无形的，功能的
代表部位	下	上
	内	外
代表运动	下降	上升
	向里	向外
代表变化	减退的	增长的
	成形的	化气的
……	……	……

这说明凡是对立而又统一的事物，皆可以用阴阳来表示。

2. 阴阳的相对性

阴阳不是绝对的，其概念是相对的。事物的阴阳属性随着一定的条件的改变而改变，随着事物对立面的转化而改变。也就是说阴的事物中有阴有阳；阳的事物中同样也有阴有阳。例如：五脏为阴（部位在里，性质属阴），六腑为阳（多与外通，性质属阳），五脏之中又可各自按功能和位置不同而分阴阳。以心肾来说，心主动居于上，以阳气为主，心属阳。肾居于下，肾主水液的排泄，属阴。同时每一脏本身又可分为阴阳。心有心阳心阴，肾有肾阳肾阴，等等。阴阳在一定条件下还可以相互转化，阴转化为阳，阳转化为阴。多发生在物极阶段，如寒极生热，热极生寒。

（二）阴阳变化的几个规律

1. 阴阳的对立互根

阴阳之间既是相互对立的，又是统一的。任何一方都不能脱离对方而单独存在，双方各自以对方为自己存在的前提。所谓"孤阴不生，独阳不长"，"阳根于阴，阴根于阳"，就说明了这种对立统一、相互依存、相互联结、相反相成的关系，称之为"互根"。这种阴阳对立统一、依存联结关系，始终贯彻于生命活动的整个过程。一旦"阴阳离绝，精气乃绝"，生命过程也将终止，即反映了这种对立互根关系的破裂。

2. 阴阳的相互消长

阴阳之间不是处于静止不变的状态，而是处于"阳消阴长""阴消阳长"的互为消长的运动变化状态。生理上的消长关系，是在一定限度内保持着相对的动态平衡状态。如因某种因素破坏了保持相对动态平衡的消长关系，则向病理转化，表现为某一方面的偏盛偏衰。

例如：正常的生理的新陈代谢、人体机能活动（阳），必定消耗一定的营养物质（阴），为阳长阴消。各种营养物质（阴）的代谢，又必定消耗一定的能量（阳），为阴长阳消。这种保持相对平衡的阴阳消长变化，就是人体正常的生理活动过程，即所谓"阴平阳秘，精神乃治"。在外并无寒热的表现。

病理上的阴阳偏盛偏衰，在外则有寒、热的表现，有绝对与相对之分。有如下四种情况：阳胜则热，阳胜则阴病；阴胜则寒，阴胜则阳病。阳盛则热（实热），阳偏盛则耗阴液。阴盛则寒（寒实），阴偏盛则损阳气。这两方面为阴阳的绝对偏盛。阴虚则内热（虚热），指阴不足则阳亢。阳虚则外寒（虚寒），为阳不足则阴盛。这两方面为阴阳的相对偏盛。

3. 阴阳的相互转化

阴阳在一定条件下可各自向相反的方面转化，即是阴可以转化为阳，阳也可以转化为阴。"转化"是阴阳两个方面的运动、变化的结果，即在一定条件下，阴阳的消长运动到了一定阶段，则可发生相互转化。如果说在一个事物的变化过程中，阴阳消长是量变的话，则"转化"即是一个质变的过程。所谓"重阴必阳，重阳必阳"，"寒极生热，热极生寒"（重是盛的意思，极指极端）。"极"与"重"就是代表转化的条件，或一定的阶段，即是说阴阳有了"重"的这个条件则开始互相转化，寒热到了"极"这个阶段则会发生转化。当然如要问究竟是什么条件，到哪一个具体阶段开始转化，则要具体问题具体分析，具体解决。

例如：急性肺炎病人，病势急骤，高热，寒战，胸痛，咳嗽，面红，烦躁，脉数有力。证属阳、热、实证。如治不及时或治疗失当，病情发展到中毒性休克（虚脱）时，则见大汗不止，四肢逆冷，呼吸浅促，面色苍白，体温下降，脉细无力。证属阴、寒、虚证。实热证转化为虚寒证，此即所谓阳证转阴证，重阳必阴，热极生寒。再如慢性支气管炎病人，一般平时咳嗽、喘，咯白色泡沫痰，不发热，遇寒则重。证属阴、寒证。若病性变化（合并感染）则出现发热，气喘，喘嗽，咯黄稠脓痰。证属阳、热证。虚寒证转为实热证。即所谓阴证转阳证，重阴必阳，寒极生热。

（三）阴阳在中医学上的应用

1. 生理方面

《素问·宝命全形论》曰："人生有形，不离阴阳。"

（1）组织结构：如表2-2-3所示。

表 2-2-3　人体组织结构和功能的阴阳属性归类表

	阳	阴
部位	背	腹
	体表	内脏
	腰以上	腰以下
	皮肤	肌肉、筋骨
脏腑	六腑（胆胃大小肠膀胱，三焦）	五脏（心、肝、脾、肺、肾）
五脏	心、肺	肝、脾、肾
每个脏腑	心阳，肾阳，胃阳	心阴，肾阴，胃阴
气血	气	血，津液，精
功能表现	机能活动	组织结构
	功能亢进	功能低下
	……	……

（2）生理功能：从全身来讲，抗御病邪侵袭的卫外力量，为阳。储存于内的物质基础阴精，为阴。《素问·阴阳应象大论》所谓："阴在内，阳之守也；阳在外，阴之使也。"说明阴精在内，为卫外阳气的物质基础。阳气作用于外，是阴精的作用。抗御病邪则是阳气作用于外的表现。从脏腑功能来讲，每一脏的功能属阳，如心主血脉、推动血液循环的功能，肺主气、司呼吸的功能，属阳。而心脏、肺脏的器质，则属阴。心血、肺津，属阴。对于各种生理现象的描述也不乏例。

例如，《素问·阴阳应象大论》说："清阳出上窍，浊阴出下窍；清阳发腠理，浊阴走五脏；清阳实四肢，浊阴归六腑。"说明阳是体内轻清之气，可由皮表散发，也可营养及充实四肢以供活动。而阴则属较重浊之物质，阴精可藏于五脏，剩余的糟粕也可由六腑排出体外。

2.病理方面

如《素问·阴阳应象大论》说："阴盛则阳病，阳盛则阴病；阳盛则热，阴盛则寒。"阴阳偏盛包括阴偏盛则损阳（机能障碍或减退、浊阴积聚），为外寒；阳偏盛则耗阴（机能亢进，高热伤损阴液），为外热。这两个病证均属实证。如图 2-2-1，2-2-2 所示。

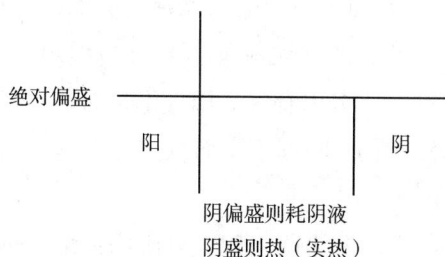

图 2-2-1　阳盛则热

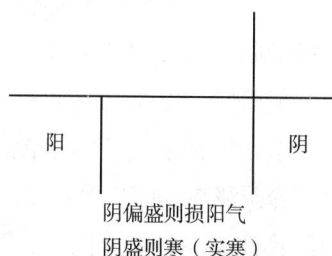

图 2-2-2　阴盛则寒

阴阳偏衰包括阴不足则阳亢（精血津液亏耗，机能虚性亢奋），为内热；阳不足则阴盛（全身性机能衰退），为内寒。这两个病证均属虚证。如图 2-2-3，2-2-4 所示：

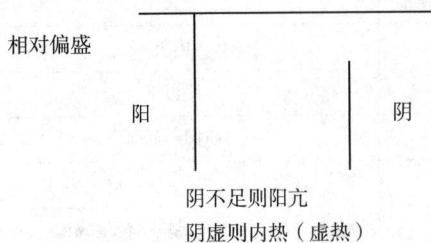

相对偏盛

阳　　　　　阴　　　　　　　阳　　　　　阴

阴不足则阳亢　　　　　　　　阳不足则阴盛
阴虚则内热（虚热）　　　　　阳虚则外寒（虚寒）
图 2-2-3　阴虚则热　　　　　图 2-2-4　阳虚则寒

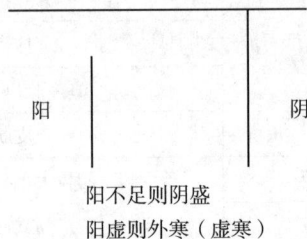

外感邪盛多使阴阳一方面偏盛，而使另一方面受损伤，其关键表现在于偏盛方面，受损方面临床表现不多，故出现实性体征。内伤体衰，多导致机体阴阳一方面的不足，从而形成另一方面的相对的有余。关键在于正气不足这一方面，故多出现虚性亢奋的体征。

凡临床表现为急性的、运动的、强实的、兴奋的、功能亢进的、代谢增高的、进行性的、向外（表）的、向上的，均属阳证。与此相反，凡属慢性的、静谧的、虚弱的、抑制的、功能低下的、代谢减退的、退行性的、向内（里）的、向下的，均属阴证。

3. 在诊断方面

在四诊中，如《素问·阴阳应象大论》提出："善诊者，察色按脉，先别阴阳。"中医学以阴阳为辨证论治的理论工具，运用望、闻、问、切四诊之法，去寻因求本，以辨别疾病的表里、寒热、虚实，故阴阳为八纲辨证的纲领。凡表证、热证、实证，属阳证。里证、寒证、虚证，属阴证。例如：望诊，面色明亮润泽为阳，面色沉浊晦暗为阴。切诊，脉浮、滑、数为阳，脉沉、涩、迟为阴。从上述可以看出，无论四诊、八纲皆以首先辨别阴阳为主。

4. 在治疗上的应用

确定治疗原则为调理阴阳，即如《素问·至真要大论》所言："谨察阴阳所在而调之，以平为期。"以及"寒者热之，热者寒之。"《素问·阴阳应象大论》提出："阳病治阴，阴病治阳。"阳热太过损阴液，以寒凉治阳热，即"热者寒之"，兼以滋阴生津。阴寒太过，损阳气，以温热治阴寒，即"寒者热之"，兼以补气。阳气不足而致阴寒内盛，以温补益阳以消阴，即"损者益之"（阴病治阳）。阴液不足而致阳热亢盛，用滋阴以潜阳，养阴清热，即"损者益之"（阳病治阴）。

归纲药物性能。升降分阴阳：升、浮为阳，降、沉为阴。四气分阴阳：温、热为阳，凉、寒为阴。五味分阴阳：辛、甘（淡）为阳，酸、苦、咸为阴。《素问·阴阳应象大论》曰："阳为气，阴为味。味厚者为阴，薄为阴之阳；气厚者为阳，薄为阳之阴。"

由上述可以看出，我们了解了证之阴阳与药物阴阳之关系，即可运用药物之阴阳，以改善病理引起之阴阳失调关系，使其达到在新的基础上的新的相对平衡，从而达到治疗的目的。

第二节　五行学说

一、五行的基本概念

（一）五行是一种认识方法，说理工具

五行，即木、火、土、金、水。是指日常生活中不可缺少的五种物质，古代又称之为"五材"。这五种物质经过加工或化合，可以构成人类各种生活必需品。从这一现象出发古人逐渐认识到宇宙万物万事是由各种不同的基本物质构成的。根据古人所体会到的"五材组合变易"的认识，把这不同的基本物质归类为五种，即木、火、土、金、水。因此即以木、火、土、金、水五种物质为构成万物之基本元素。五行学说对宇宙的认识即是这五种基本元素之所以能组成事物，以及事物能变化、发展，就是由于这五种元素是在不断地运动着，而且在其运动过程中，五种基本元素是相互联系、相互影响的。五者之间的关系，即是相互资生、相互制约。古人把五行作为说理工具，运用于解释与说明事物变化规律以及其内在联系，于是形成了五行学说。

由此可见，五行学说原来本是指人们日常生活中最熟悉的五种物质，即木、火、土、金、水等具体物质，而后来经过发展则以木、火、土、金、水五者来代表多种事物的属性，来解释和说明他们已经认识到的事物发展变化的相互关系。从而我们可以看出，五行学说是古人在生活实践中，通过对自然界长期的观察与体验而概括出来的理论，是古人对事物的认识方法和说理工具。

上一节我们谈过，阴阳主要是说明事物内部，对立统一发展变化的辩证规律，而五行则主要是说明事物发展变化，内在联系的基本规律。这两种认识方法都是建立在宇宙是物质的，宇宙的一切事物都是不断地运动发展变化的正确认识基础上的。事物之发展变化，不断运动，不但有阴阳对立、统一规律，而且有彼此之间的相互联系、相互影响的规律。阴阳与五行学说的结合，从而更具体、更细微、更完备地对事物的发展变化规律进行了比较明确的阐述，故此也可以说五行学说是发展了阴阳学说。

（二）事物属性之五行归类

古人为了便于了解和掌握人与自然之关系及人体内在变化规律，以便进一步指导医疗实践，所以古代医学家把人体脏腑组织、生理现象、病理现象及与人类生活有关的自然界事物，以取类比象方法，按其作用、形态、性能，分别归属于木、火、土、金、水等五类。其目的在于通过这样的归纳，使比较复杂的事物能够系统、清楚。并且作为观察事物变化的方法，有利于了解各事物之间的联系，并相应的阐明了脏腑之间的复杂关系和体内与外环境相互关系。见表 2-2-4。

表 2-2-4　自然界和人体有关事物和现象的五行归类表

自然界								五行	人体						
五音	时间	方位	五味	五色	气候	发展过程	时令		脏	腑	五官	形体	情志	五声	变动
角	平旦	东	酸	青	风	生	春	木	肝	胆	目	筋	怒	呼	握
徵	日中	南	苦	赤	暑	长	夏	火	心	小肠	舌	脉	喜	笑	忧*
宫	日西	中	甘	黄	湿	化	长夏	土	脾	胃	口	肉	思	歌	哕
商	日入	西	辛	白	燥	收	秋	金	肺	大肠	鼻	皮	悲	哭	咳
羽	夜半	北	咸	黑	寒	藏	冬	水	肾	膀胱	耳	骨	恐	呻	栗

注：* 忧当作扰

从这一归类表中我们可以看出，作为观察事物变化的方法，这样的归类把许许多多复杂事物理出头绪，有利于了解各种事物之间的联系。但是为什么要这样归类呢？现在我们仅介绍五方与五时，五时五气与五行，五脏与五行，五行与五味，其余类推之。理由今后将逐步讲到，现在不多作重复。

1. 五方与五时

五方与五时归类是：东属春，中属长夏，南属夏，西属秋，北属冬。主要原因有二。

（1）根据古代天文学而来

民间流传着这样的谚语："斗柄指东，天下皆春。斗柄指南，天下皆夏。斗柄指西，天下皆秋。斗柄指北，天下皆冬。"什么叫作"斗柄"？怎样指法？天空之北斗星，在现在天文学上属于大熊星座，共由七个星组成，位置恒在北方，所以叫作北斗星。名称为天枢、天璇、天玑、天权、玉衡、开阳、摇光。北极星属小熊星座，虽略移动，但恒于北方，它是夜间方向指针。从天旋、天枢引直线五倍，即是北斗星环绕北极星运转一周等于一年。因此将天空划分十二度，即可根据斗柄所指，而测知是何月份，是何季节。（晚 7~8 时观察）因为北极星在北方，所以斗柄指北极星上方为南，下方为北。

如图 2-2-5 所示。

由此可知，春、夏、秋、冬与东、南、西、北的配属是古人从天象观察而得出的，至于长夏因在春夏、秋冬之中，故以中央相配。

（2）根据阴阳关系，五方象征五时之气而来

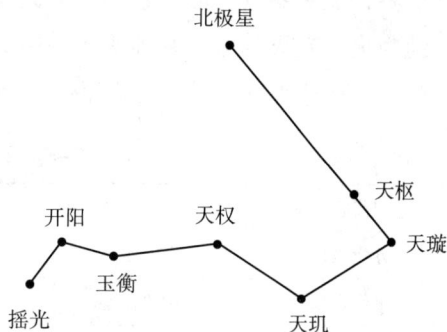

图 2-2-5　北斗星座图

"象"，有形也。"征"，证也，以一事物比证另一相类事物。四方阴阳属性为东南属阳，西北属阴。"东"，是指东方。是旭日初升之地。春季是阳气初生的季节，因此将旭日初生的阳方，象征阳气初生的东方，故东春同属。南，是指南方，属阳，为向阳的方向。夏季是阳气最盛的季节，因此向阳的南方象征阳气最盛的夏，南夏同属。西，是指西方，是夕阳西坠之地。秋季是阳气渐敛，阴气始升的季节。因此夕阳西坠的阴方象征阳敛阴升的秋季，西秋同属。北，是指北方，属阴，为向阴的方向。冬季是阴寒最盛的季节，因此向阴的北方象征阴寒最盛的冬季，故北冬同属。中央，是指中央兼括四方，万物生化。因此中央象征由阳交阴万物化生的长夏，故中央长夏同属。

2.五时、五气、五行与生化

（1）何谓五时、五气

"五时"，即是春、夏、长夏、秋、冬。"五气"，即指温、热、湿、燥、寒。春，主风气。风为春季在天之气，风气性温，故春季气候温和。夏，主热气。热为夏季在天之气，热气性炎热，故夏季炎热。长夏，主湿气。湿为长夏在天之气，湿气性湿润，故长夏气候湿热。秋，主燥气。燥为秋季在天之气，其气干燥敛肃，故秋季气候凉爽。冬，主寒气。寒为冬季在天之气，其气性凉则而寒，故冬季气候严寒。

（2）五时、五行与生化

五行之气，即指木气，火气，土气，金气，水气。五行之气为五时在地之气。各时天气地气的交合，影响促进生物发展过程之生、长、化、收、藏。春，在天为风气，在地为木气，温暖之风与木气相影响，万物萌芽生长、显露成形，所以木气为生发之气。春为木气所主，又主生气。夏，在天为热气，在地为火气，热气、火气相互影响，气候炎热，生物生长丰茂，故主长气。湿为备化（备化，准备生化）之气，长夏为湿气所主，故又主化气。秋，在天为燥气，在地为金气，燥金之气相合，气候凉爽，草木敛肃萧条。所以燥气为敛肃之气，秋为燥气所主，故主收气。冬，在天为寒气，在地为水气，寒水之气相合，气候严寒，草木凋零，生机潜伏，所以寒气为闭藏之气，冬为寒

气所主，又主藏气。故《素问·天元纪大论》说："在天为风，在地为木。在天为热，在地为火。在天为湿，在地为土。在天为燥，在地为金。在天为寒，在地为水。故在天为气，在地成形，形气相感而化生万物矣。"上述关系连起来，即如表2-2-5所示。

表 2-2-5　五方、五时与五行的关系

东方代表春季	东方生风	风生木	东春风木为一类，并互生
南方代表夏季	南方生热	热生火	南夏热火为一类，并互生
中央代表长夏	中央生湿	湿生土	中央长夏湿土为一类，并互生
西方代表秋季	西方生燥	燥生金	西秋燥金为一类，并互生
北方代表冬季	北方生寒	寒生水	北冬寒水为一类，并互生

所谓生、长、化、收、藏，也就是天地气交，地气受天气影响，而呈现生物之生长、发育。因此生化现象也就在于地之五行之气的显现。

3. 五脏与五行

五脏之五行归属是根据五脏之性能与五行之性质，取类比象而得出的。

①木气主升发。人体之肝脏，其气也主升发。正因为肝气主升发，而恶抑郁，所以肝气不疏，则易于患肝气抑郁之疾病，治疗宜于疏肝解郁。

②火气主炎上。人体之心脏，其气也主炎上。正因为心气主炎上，故心病多见心火炎上之症，治当清心泻火。

③土气主化育。万物生于土，人体脾脏其气主灌养周身。如脾气虚弱不能灌养周身，则病多营养不足之症，治当健脾益气。

④金气主敛肃、主收。人之肺脏其气也主肃降。正因为肺气主肃降，故肺病多见肺气上逆造成喘息，咳嗽之症，治当肃降肺气。

⑤水气主闭藏。人之肾脏其气也闭藏，人体之生机藏于肾。故肾病多见肾不藏精之症，治当补肾以生精。

总之，正因为五脏之气与五行之气相通，而五行之气又与五时相应，因此人体之五脏在生理活动中，必须与五时气候的变化取得相适应，才不致生病。

4. 五行生五味，五味生五脏

（1）木生酸，酸生肝

木生酸，原始之说法可能是从树木所生之果实，多具酸味这一事实而发展的，后来抽象化以后成为解释酸味产生的一种方法。认为味酸者，皆木气之所化。

酸生肝：酸味之物能助长肝气，因此凡酸味之物皆入肝经。在人体来说，生理情况下也产生少量之酸，但人感觉不到。在病理上酸味产生过多，往往有酸水上泛，通常见于某种胃病。其病理机制即是"肝木犯胃"，也就是肝气太盛，所以产生大量的酸水，犯胃而向上泛出。"木生酸"在病理上也就是肝生酸，治当抑木扶土，疏肝和胃。这便是木生酸，酸生肝的理论指导了临床实践。

（2）火生苦，苦生心

火生苦，原始说法即凡物经火焚，其味皆苦。抽象化以后，凡苦味之物，皆火气之所生。苦生心，在临床上常见热病或刚发过高热之人有口苦之症。在药物来说，味苦之药，大都入于心经，并能助长心气。并非所有苦味药皆能助长心气，相反的也有泻心的，这是以泻为补。如心气实（火盛），用苦味药泻心火。虽然是泻，但从另一方面来说，泻心火则是使心火得平，则心气恢复，也即等于补。但是苦味泻心之药，多服或久服也会造成相反之结果，使火反盛，如黄连多服化火，临床不可不予注意。

（3）土生甘，甘生脾

土生甘，原始说法即百谷味甘，皆生于土。抽象化后，凡物之味甘皆由土气之所化。甘生脾，味甘之物能滋补脾脏，如牛肉、粳米之类。凡甘味药物一般都入脾经。临床上自诉凡口甜之病人多属脾虚，就是甘生脾。

（4）金生辛，辛生肺

金生辛，金属经火其味辛，抽象化以后，凡物之味辛者皆金气之所生。辛生肺，凡辛味之药物，多具有通利肺气之作用，也就是能助长肺气，故辛味药大都能入肺经。凡病人自诉鼻有辛味者，多属肺热，这就是辛生肺之道理。

（5）水生咸，咸生肾

水生咸，水性本甘，久浸其地，变而为卤，卤味乃咸。抽象化以后，凡物之味咸者，皆水气之所生。临床肾虚之人，往往自觉口有咸味，称之谓"肾水上泛"，即肾生咸或水生咸之义。咸生肾，味咸之物能助长肾气，咸味之药多入肾经，凡欲治肾药品多用盐水炒，即咸入肾之道理。

诸如上述，这即是以五行为基础之归类法，通过这样的归类，把人体内脏组织的联系和外在四时、五行、生化现象密切联系成为一个系统整体，从而说明人体内部与外在环境的统一整体观。故《素问·阴阳应象大论》曰："天有四时五行，以生长收藏，以生寒暑燥湿风，人有五脏化五气，以生喜怒悲忧恐。"正是说明这一道理。（情志配属五脏即心主喜，肝主怒，肺主悲，脾主忧思，肾主恐。）

二、五行的联系规律

> **目　的:** 1. 使学生认识到某一事物运动变化发展、不仅是阴阳对立统一的规律在起作用，而且一切事物彼此之间又是相互影响，相互联系的，即五行学说，从而树立学生对人体认识的统一整体观。

2. 了解五行主要精神，掌握五行联系法则，为学习生理、病理、治疗确立辨证的思想基础。

中心内容： 1. 五行生克规律是说明一切事物是运动变化的，彼此相互影响的。

2. 相生相克是不可分割的两个方面，既矛盾又统一，相反相成。

3. 相生相克不能完全说明人体内在的全部联系，因此又衍化出乘侮规律，从而说明五行规律之应用不是机械刻板的。

提　　纲： 1. 相生，2. 相克，3. 制化，4. 乘侮。

思 考 题： 1. 为什么说生克是一个作用不可分割的两个方面？

2. 结合阴阳学说，体会人体的统一整体观念。

五行学说运用到医学上，把人体内脏组织，以及与人体有关的外在事物分别以五行归类，形成医学上之五脏系统，运用五行之联系规律来说明人体内外的整体关系。五行的联系规律，总的来说，不外是相生、相克两方面，但由于相生、相克又相互联系，从而演变出乘侮、制化等法则，这充分反映了事物联系的复杂性。

（一）相生

1. 什么叫相生

相生就是相互资生、相互助长、相互促进的意义。相生的顺序是：木生火，火生土，土生金，金生水，水生木。即是木能生火，火能生土，土能生金，金能生水，水能生木。这样就能构成一个相互资生的整体联系关系，这一资生的整体联系关系，如果以五行实体来讲是：木燃烧能生火，物经火焚则变为土，砂土之中能淘出金属，金熔化则能成为液体，水能供给树木生长，这是原始意义。

现在如果这样理解它不光没有什么意义，而且也不是五行学说相生的本质精神。但其本质精神是什么呢？五行相生的本质精神是用这一联系关系来说明每一个事物的运动发展不是孤立的，而是和它周围的事物联系着和互相影响着的。

①以五时来讲：五行木生火，火生土，土生金，金生水。五时春（生）、夏（长）、长夏（化）、秋（收）、冬（藏）。生不能作生养讲，应当以助长促进意义去理解。春季以后是夏季，秋季以后冬季，这五时之更迭乃自然演变之规律，循序之更换，则内含促进之意。

②以五气来讲：五气为风、热、湿、燥、寒。所以五时寒热温凉之变化，就是由于五气分主五时，五气相应五时所致其循序之变化，亦含有促进、资生、助长之联系。

③从发展过程来看：生、长、化、收、藏，同样也含有促进之意。

④联系人体五脏来讲：肝、心、脾、肺、肾五脏之间的相生联系，主要反映两种

情况：一是反映了五脏机能活动之整体性；二是反映了相互助长两个脏器之间的内在生理联系。如《素问·阴阳应象大论》说："筋生心，血生脾，肉生肺，皮毛生肾，髓生肝。"

筋生心，即木生火。肝主筋，筋主运动，心主血，筋在收缩弛张运动之时，一方面促使肝脏释放出多量的血液，以供运动之需要（肝有调节血量功能）；另一方面促进血液流通加速，使心脏之收缩能力加强。故所谓筋生心，即是说筋之收缩弛张运动对心脏的功能有促进之作用。

血生脾，即火生土。血是周身营养物质，脾只有依靠血之滋养方能正常生化运输。另外，血生脾关系，在病理上亦很显著，如血虚之病其症往往伴有消化不良，甚至四肢头面浮肿，此乃因血虚不能生脾，脾虚所致。脾虚不能运化水谷精微，故消化不良，脾虚不能运化水湿，故浮肿。当此之时，治宜补脾补血，如单纯补脾之气而血虚未复，则疗效不固，故须兼以补血，血复则脾健，故血生脾。

肉生肺，即土生金。脾主肉，脾运化水谷精微强健则肺气方足。另有一种肺病患者常用培土生金之法，不单治肺而兼治脾，方能收到很好的疗效。此即脾主肌肉，肉生肺的理论。

皮毛生肾，即金生水。皮毛为阳气疏通之路，皮毛不固则阳气消耗量增加。肾主水而藏精，精是阳气的源泉，阳气是肾精所化生（精化为气）。阳气损耗则肾精封藏受到影响，而阴精大泄。故曰皮毛固密，则能保证肾精不泻。阳气潜藏，则肾精能以封藏，而肾亦能强健，故曰皮毛生肾。

髓生肝，即水生木。肾亏病人由于水不生木，往往导致肝阴不足，肝阳上亢。治疗则应滋肾水以涵肝木。故曰髓能生肝。

上述内容可以说明五行相生规律是说明五脏相互资生的功能联系的，非单指脏与脏实体之关系。

2. 我生，生我

从五行相生的次序来看，相生的任何一行皆具有生我、我生的关系。生我者为之母，我生者为之子，如《难经·十八难》说："此皆五行子母，更相生养者也。"这一母子关系，应用于病理传变上则有母病及子，子病犯母，从而治疗上就有虚则补其母，实则泻其子等理论。如图2-2-6所示。

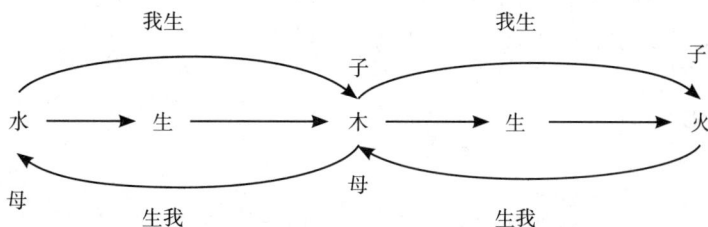

图 2-2-6　生我与我生的关系

（二）相克

1. 什么叫作相克

相克就是相互制约，相互抑制，相互克服。相克顺序为：木气能抑制土气，土气能抑制水气，水气能抑制火气，火气能抑制金气，金气能抑制木气。如图 2-2-7 所示。

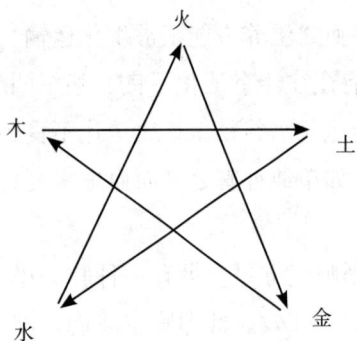

图 2-2-7　五行相克关系

由于这种相克关系也就形成一种能相互制约的连锁关系。故《难经·七十五难》曰："金、木、水、火、土，当更相平。"平者，平治也。即是指这一抑制的整体联系，如以五行之实体来说则是，如《素问·宝命全形论》曰："木得金而伐，火得水而灭，土得木而达，金得火而缺，水得土而绝。"这仅是原始的说法，乃是根据五种物质之性质及应用体验而创立的，但经抽象化以后，则成为解释事物现象在变化过程中相互抑制关系的说理工具。

2. 我克，克我

在五行相克的关系中，任何一行都具有我克、克我两方面的关系。《内经》书中克我者称"所不胜"，我克者称"所胜"。相生、相克说明了一切事物在其运动发展过程中都不是孤立的，而是彼此密切联系着的。它们之间既是相互资生、相互促进、相互助长，而又是相互抑制、相互克服的。生与克本身就是矛盾的，但是两者又统一于（人体）这个整体之中，而事物则就是在这种矛盾的关系中变化发展的。没有相生，就没有相克。没有相克，就没有相生，亦就没有事物之存在。由此可以看出人们在研究某一事物之时，必须联系到其他方面，必须从整体出发，来考虑问题。

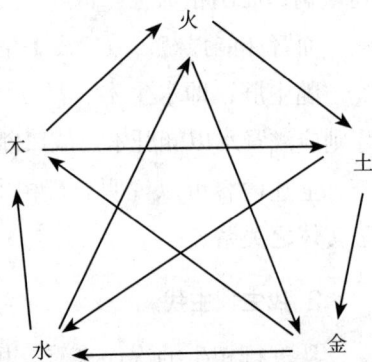

图 2-2-8　相生和相克关系图

我们如把相生相克关系联系起来看，则形成生克的连锁网，如图 2-2-8 所示。木生火，火生土，木克土。

（三）制化

1. 胜复

从生克之联系关系中，可以看到既有相互资生，同时又有交叉的相互抑制。只有如此才能维持消长之中五行之间的相对平衡，没有偏盛偏衰现象出现，使之相互协调，运行不息，从而促进了事物的变化和发展。例如，胜气：木克土。复气：金克木。如图 2-2-9 所示。

木有余加强了对土的抑制，土弱减轻了对水的抑制而水亢，水亢加强了制火力量则火衰，火衰则制金力弱而金旺，金亢则加强制木之力，使之有余之木变为不足。从这一关系中产生了"胜气"和"复气"。再继续发展，正因为木的胜气被抑，代之而起者则是金之有余，于是金便由

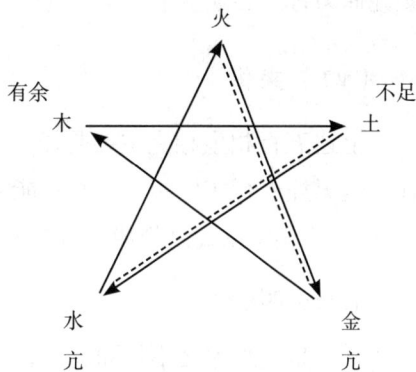

图 2-2-9　五行胜复图

"复"而变之为"胜"。按上述规律演变，本来有余的变为不足，本来不足者变为有余。五行之"胜复"如下：木克土，土生金。金克木，木生火。火克金，金生水。水克火，火生土。土克水，水生木。

所以"胜"之后，则出现"复"。"复"之后，又变成新的"胜"。胜气与复气的关系，即是胜气已出现，复气则已萌生，复气不断的成长到一定量的时候，使之变而为胜气，新的复气则又已萌生。如此由胜变为复，由复变为胜，不断的消长运动，永远在不平衡之中，求得相对平衡，而平衡又被新的不平衡所代替，从而不断的推进事物的运动变化和发展。故《素问·天元纪大论》曰："谓五行之治，各有太过不及也。故其始也，有余而往，不足随之，不足而往，有余从之。"五行之治，是指事物发展规律。有余而往，即始为太过。不足随之，即继而不足。不足而往，即指始而不及。有余从之，即指继之太过。

2. 亢害承制

《素问·至真要大论》说："胜至则复……复已而胜，不复则害。"所谓不复则害，即有胜而不复，某一方开始有余的时候没有另一方面相应的克制，那么五者之间的协调关系就会被破坏而发生变化，事物则不能按正常之规律变化，以至于发展至"害"，就是损害不能发展的意思。所以《素问·六微旨大论》说："亢则害，承乃制，制则生化，外列盛衰，害则败乱，生化大病。"承乃制，指承制，制约。制则生化，即有胜有复则生化。这说明五行相克的抑制关系，乃是事物运动发展的必然现象，即所谓承乃制，制则生化。如果产生有胜无复的抑制关系，则事物就不能按照正常规律变化、发展，而产生病变，即所谓亢则害，害则败乱，生化大病。

总起来说，相生相克是联系而不可分割的两方面，没有生则没有事物的发生与成长，没有克则不能维持正常协调关系下的变化与发展，两者乃是相反相成的关系。故张景岳《类经图翼》说："造化之机，不可无生，亦不可无制。无生则发育无由，无制

则亢而为害。必须生中有制，制中有生，才能运行不息，相反相成。"

（四）乘侮

上述五行相生相克主要是说明事物在变化发展过程中既矛盾，而又统一的联系规律，但只凭五行相生相克，并不能完全反映出客观事物之联系。就其应用于人体来说，《内经》中尚有乘侮之规律，以补充说明人体内脏活动之完整性。

1. 什么叫乘侮

乘，是指乘彼之不足而克之，谓之乘（相克）。侮，是指持己之强，侮彼之弱，谓之侮（反克）。例如：金克木，为相乘；木反侮金，为侮（但必须在一定条件下）。

2. 乘侮规律

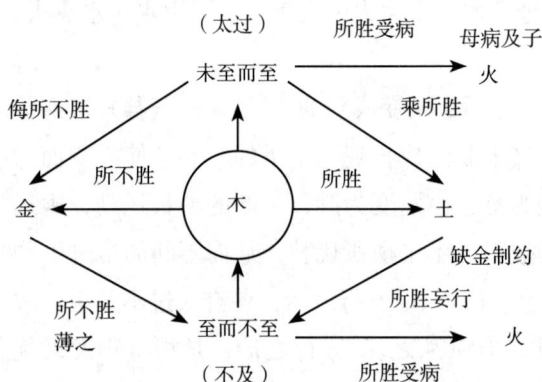

图 2-2-10　五行太过不及的乘侮关系

以时气乘侮为例：《素问·六节藏象论》说："未至而至，此谓太过，则薄所不胜而乘所胜也……至而不至，此谓不及，则所胜妄行，而所生受病，所不胜薄之也。"所谓"未至而至""至而不至"，前一"至"乃指时令，后一"至"乃应时之气。薄者，通迫，侵犯也。如图 2-2-10 所示。

这是说明时气太过和不及所造成的乘侮关系。

脏腑乘侮的规律，如《素问·五运行大论》说："气有余，则制己所胜而侮所不胜；其不及，则己所不胜侮而乘之，己所胜轻而侮之。"如图 2-2-11 所示。

此指本脏之脏气太过不及而产生的乘侮关系。如以肝病为例，因某种原因，肝木太过，则制己所胜，木旺制土，可以影响到脾胃，症见消化不良，脘腹痛胀，大便泄泻等。也可由于木旺而侮所不胜，影响到肺，临床除见脾胃症状外，往往同时兼见呼吸不畅，胸闷气逆等肺金症状。若肝木不及，除肝脏本身应有的目眩、头晕等症状外，往往也见到肺气不畅和消化障碍等脾胃症状。

综上可以看出，五行既有相生相克的联系规律，又有相乘相侮的联系规律，因此五行在应用上，必须结合具体情况加以综合分析方能全面。如果在医学上把五行

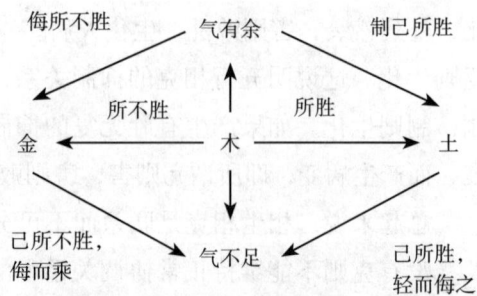

图 2-2-11　五脏太过不及而产生的乘侮关系

之相生相克，仅看作是固定不变、机械的公式，则就失掉了辨证论治的基本精神，失掉了指导临床的应用价值。

三、五行在中医学上的应用

> **目　　的：** 通过本节学习，使学生知道五行学说在医学中的具体运用，从而明确五行学说指导医疗实践的科学价值。
>
> **中心内容：** 1. 以五行生克规律，说明人体内脏活动的整体性。
>
> 　　　　　　2. 以发病、疾病传变、气候变化对疾病影响，来说明五行在病理上之运用。
>
> 　　　　　　3. 举出补母泻子，培土抑木，壮水制火等临床治疗法则，说明五行在治疗方面之运用及其指导医疗实践的价值。
>
> **提　　纲：** 一、生理方面。
>
> 　　　　　　二、病理方面：1.发病。2.疾病传变。3.气候变化对疾病影响。
>
> 　　　　　　三、诊断治疗方面：1.相生应用于治疗。2.相克应用于治疗。
>
> **思 考 题：** 1. 怎样体会五行运用在医学上的比较系统地论证了人体脏腑组织之间以及体内与体外环境之间的完整统一性？
>
> 　　　　　　2. 为什么说五行在治疗法则上具有指导作用？

五行学说在医学上的应用，即是根据上述所说的事物属性、归类方法，运用"生克乘侮"之变化规律，具体地来解释人体生理功能、病理改变、诊治大法及与外界环境的关系，现从如下几方面来论述。

（一）生理方面

说明了人体内外，局部与整体之生理关系。

五行生克是相反相成，生中有制，制中有生的。人体脏腑组织之间同样也是相互联系，相互制约的。任何一个脏器的生理活动，都是整个人体生理活动的组成部分，它们之间无不存在着相互资生和相互制约的辩证关系。这就是以五行来配属于五脏之道理。如图 2-2-12 所示。

正是由于五脏之间有生、有克，存在着资生制约关系，所以人体脏腑活动才能保持正常的生理状态。另外任何脏腑活动无不与外在环境存在着密切关系，因此研究脏腑生理必须联系到其他

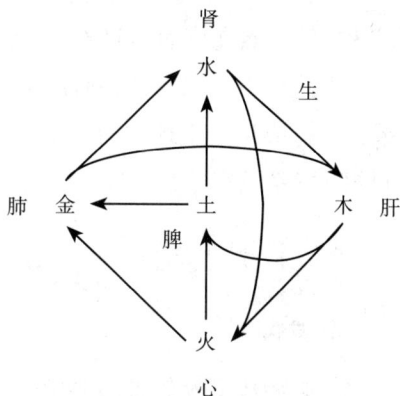

图 2-2-12　五脏之间相生相克图

有关方面，如五脏与五时五气以及饮食五味等方面。但是，正常人体生理活动中脏腑相互资生和相互制约的关系，并不能被我们显著地觉察到。故举例病理以反证之。如图 2-2-13 所示。

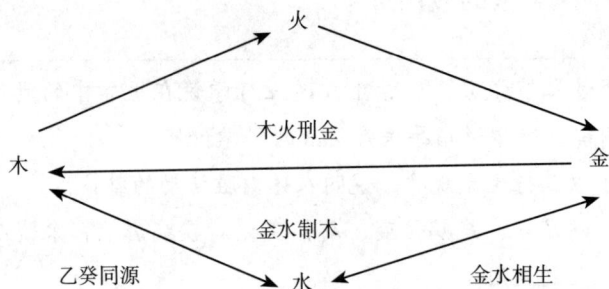

图 2-2-13　肝与肺肾的关系

首先得弄清几个名词。

乙癸同源：即是肾与肝的关系。天干：是指甲（阳）、乙（阴）、丙（阳）、丁（阴）、戊（阳）、己（阴）、庚（阳）、辛（阴）、壬（阳）、癸（阴）。其中，甲乙为木，丙丁为火，戊己为土，庚辛为金，壬癸为水。所以乙丁己辛癸是五阴干，其中乙木，即阴木，肝阴。癸水，即阴水，为肾阴。在一般情况下，五脏各有阴阳。肾阳为火（命门），阴为精。肝阳为火，阴为血。心阳为火，阴为血。脾阳为火，阴为津液。肺阳为火，阴为津。故肾水（精）即癸水。肝阴（血）即是乙木。

所以乙癸同源是说肝阴和肾阴，水生木，肾水能滋养肝阴之意。由于肾水之精液的滋润，从而使肝阳不亢。如果肾水不足，则乙木失去滋养，肝阴亦虚。肝阴不能制约肝阳，水不制火，则会肝阳上亢。因此治疗则须滋水以涵木。正因为肾水与肝阴为同一泉源，故称之为"乙癸同源"。

金水相生：即是肺与肾的关系。肾水之产生，虽来源于脾胃水谷之精微，但必赖肺金之肃降，方能纳气于肾。如果肺失肃降，则肾水亦必干涸，治则以清金以滋水。另一方面肺金之气能以肃降，必须肺阴、肺阳的协调。肺阴又必赖肾水的化气上承，肺火方能不致亢盛而灼阴津，两者是相互为用的，故称之谓"金水相生"。

由此可以看出，某一脏腑生理活动都与其他脏腑存在着相互资生和相互制约的关系，五行应用于生理方面，即在于主要说明人体脏腑组织之间以及人体与外在环境之间相互联系的完整统一性。

（二）病理方面

1. 发病

五脏病患之发生常与季节、气候有关，能根据五行属性归类，运用其生克制化乘侮规律来阐述或说明。

（1）五脏各以其时受病

即五脏常常在其相应的季节发病，如春得肝病，夏得心病，长夏多脾病，秋多肺病，冬多肾病等，故《素问·金匮真言论》说："东风生于春，病在肝；南风生于夏，病在心；西风生于秋，病在肺；北风生于冬，病在肾；中央为土，病在脾。"

（2）五气为病以胜相加

风、热、湿、燥、寒五气与人体五脏、五体（筋、骨、脉、肌、皮）之间有着相克的关系。所以五脏疾患不仅有"各以其时受病"的规律，而且还有"以胜相加"之发病。所谓"以胜相加"，是五气为淫克贼于相胜之脏器。故《素问·至真要大论》说："清气大来，燥之胜也，风木受邪，肝病生焉。热气大来，火之胜也，金燥受邪，肺病生焉。寒气大来，水之胜也，火热受邪，心病生焉。湿气大来，土之胜也，寒水受邪，肾病生焉。风气大来，木之胜也，土湿受邪，脾病生焉。"

比如，风木之气太过，可以导致肝阳过亢而出现头痛、眩晕等症，也可以侵侮脾土而发生腹痛泄泻等症。热气太过，可以导致心阳亢盛而见中暑厥等症，也可侵袭肺金而见气喘、咳嗽上逆等症。其他如湿、燥、寒诸气为病，亦可依次类推。

当然五时五气虽能导致五脏病变，但主要还是决定于内在脏气的虚实。如肝气和平，虽在春季，亦不致病。肝脏不虚，虽燥气盛行也不致受邪发病。反之，如果内脏气虚，不仅时气会致病，即胜我之气亦可导致疾病的发生。所以《素问·脏气法时论》又说："夫邪气之客于身也，以胜相加。"

2. 疾病的传变

传变是指一脏有病可传至他脏。一般说来有如下几种情况：疾病传变有相生传变和相克传变。相生传变包括母病及子和子病及母。相克传变包括传其所胜和传其所不胜。

（1）相生传

依循五行相生关系传变。

母病及子（生我传）：按照五行相生关系，由母及子。如《难经·五十三难》说："假令心病传脾，脾传肺，肺传肾，肾传肝，肝传心，是子母相传，竟而复始，如环无端，故言生也。"如肺传肾，《素问·气厥论》说："肺移热于肾，传为柔痓。"痓，音翅，亦作痉。痉证，即颈项强急，头动摇，卒口噤，背反张，有汗为柔痉，无汗为刚痉。肺属金，肾属水，金水相生。母病及子，肺热不能生水，则肾水不足。肾水不足，则不能回环上升，以承于肺。肺失水精上承，则肺津更伤，肺火亢盛，金水不能相生。肺津伤而不能敷布津液，筋脉失去阴津之濡润而强直成痉。但是必须说明，痉病不一定都是由于肺移热于肾，大热伤津而成，亦有由失血、亡津，血亏不能养筋而成者。

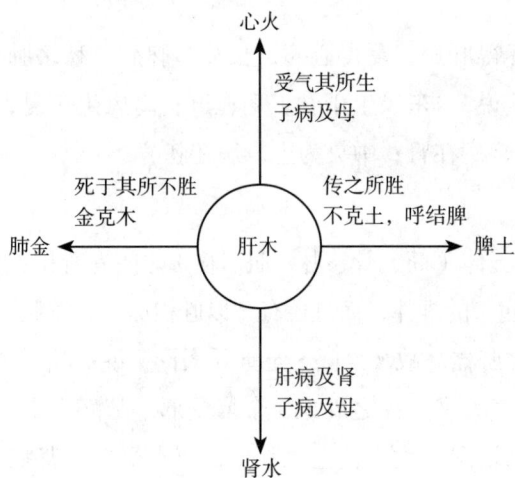

图 2-2-14　肝与四脏的关系

子病及母（我生传）：依循五行相生之序反传，如《素问·玉机真脏论》说："五脏受气于其所生，传之于其所胜，气舍于其所生，死于其所不胜……肝受气于心，传之于脾，气舍于肾，至肺而死。"以肝病为例：肝受气于心，气舍于肾，均为子病及母（我生传）。又如：肺痨病，可以见到脾土衰败之消化不良，泄泻等症，所谓"肺损传脾"，即是子病犯母。治应培土以生金。又如咳嗽、喘息由肾亏而得者，治应壮水以生金。如图 2-2-14 所示。

（2）相克传

依循五行相克关系传变。

顺传（传其所胜），是指按照五行相克顺序传变。如《素问·玉机真脏论》说："今风寒客于人，使人毫毛毕直，皮肤闭而为热，当是之时，可汗而发也……弗治，病入舍于肺，名曰肺痹，发咳上气。弗治，肺即传而行之肝，名曰肝痹，一名曰厥，胁痛，出食……弗治，肝传之脾，病名曰脾风，发瘅，腹中热，烦心，出黄……弗治，脾传之肾，病名曰疝瘕，少腹冤热而痛，出白……弗治，肾传之心，病筋脉相引而急……弗治，满十日，法当死。"

这是《内经》的举例，心感受外邪从开始发病起到死亡的发展过程。按照肺、肝、脾、肾、心顺序传变，即是顺传其所胜。这一节经文不仅指出了传变的次序问题，同时根据各阶段所出现之症状可以推断病变的所在。掌握病变所生及传变规律，在治疗及预防传变上亦有很大意义。

逆传（传其所不胜），是指依照相克顺序相反方向的传变。如《素问·气厥论》曰："脾移热于肝，则为惊衄。"肝藏魂，热则魂不安而惊。肝藏血，热则迫血妄行而鼻衄。"脾移寒于肝，痈肿筋挛。"脾主肉，寒气客于肌肤，气血不行，郁为痈肿。肝主筋，寒则挛急。如图 2-2-15 所示。

上述疾病传变，都是以五行生克乘侮规律来解释和说明的，同时也说明了某一脏器的病变可以是原发的，也可以是他脏传变而来。这就说明了每一脏器之病变，同时可以

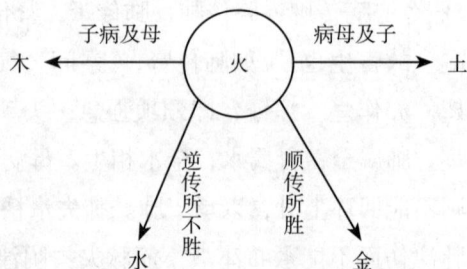

图 2-2-15　心与四脏的关系

影响到其他脏器。疾病之传变虽有其规律，但亦因病邪性质、邪气之胜衰、体质之强弱以及环境、治疗、护理等原因而有变化。而且其传变并不是一程不变的固定公式。故《素问·玉机真脏论》曰："然其卒发者，不必治于传，或其传化有不以次。"这说明疾病之发展都是有条件的、可变动的，而不是机械的。临床应用则必须根据具体情况，既要掌握五行相生相克规律，又要根据具体症状变化来辨证施治。常中有变，变中有常，绝不是死板的规定。

（三）诊断方面——综合四诊，推断病情

五行应用于诊断，主要是根据望诊和切诊所得之材料，运用五行生克规律来推断病情。因为面部、五色和脉象等皆可以反映出内脏生克胜复关系是否正常。如《难经·六十一难》说："望而知之者，望见其五色，以知其病。闻而知之者，闻其五音，以别其病。问而知之者，问其所欲五味，以知其病所起所在也。切脉而知之者，诊其寸口，视其虚实，以知其病，病在何脏腑也。"有关这方面的问题，将在诊断课较具体地进行讨论，故不赘述。

（四）治疗方面——指导辨证立法

疾病的生成或发展，既然可以由于内脏生克胜复之失常所致，故治疗则应根据生克胜复来加以调整，以达到治疗目的。因此治疗的关键不外两方面：一是某一脏器功能过亢或过弱，从而影响整个人体之功能，治疗方法为太过者应抑制其亢，不及者应扶助其衰，所谓"实则泻之，虚则补之"，从而恢复其平衡关系；二是某一脏器之病变，往往又从别脏传变而来，其传变规律往往依循五行生克关系而传变。因此治疗时对病变本脏进行处理外，还须考虑到其他脏腑而调整其相互关系，必须运用生克规律以达到治疗目的。

例如：肝病，它既可以由于生克乘侮关系由心、脾、肺、肾所传来，同样也可以通过生克关系而传至他脏。故治疗则应全面照顾到，以调整其整体关系。故《难经·六十九难》说："虚则补其母，实则泻其子。"由此可以看出，根据五行相生相克规律所确定的治疗原则，充分体现了中医学在治疗学中的整体观。举例如下。

1. 五行相生应用于治疗

①母病及子：采用虚则补其母。母脏虚而引起子病，治法除治疗病脏外，还应补其母脏。如培土生金：是指脾虚不能固金，形成肺虚咳嗽，培补脾土，脾复则能资助肺金，如参苓白术散。补火生土：是指命门火衰，中下焦虚寒，出现反胃、呕吐、飧泄、五更泻，如四神丸。滋水涵木：是指肾阴不足，肝失所养，肝阴虚，肝阳上亢，出现头目眩晕，如杞菊地黄丸。

②子病犯母：采用实则泻其子。子实而引起母实，治法除治病脏外，尚应泻子脏。如泻火平木：心气盛实，木火上炎，出现头痛、眩晕、心悸、烦躁，如当归芦荟丸。胃肠积热，心火亢盛，出现便结、腹痛、溺赤、烦躁、口干舌燥，釜底抽薪，如大承气汤。

2. 五行相克应用于治疗

采用抑强扶弱法治疗。如扶土抑木：是指肝木亢盛，伐克脾土，可见腹痛、泻泄，如痛泻要方。泻南补北：即壮水制火，是指肾阴不足，心阳独亢，如知柏八味丸。佐金平木：是指木火上炎，肺金失肃，可见头目眩晕、衄血、吐血，如青黛散。培土制水：是指土虚水邪泛滥，症现水肿，如实脾饮。

五行学说在治疗上应用，不仅适用于药物之运用，同时也适用于精神疗法及针灸疗法。《素问·阴阳应象大论》曰："怒伤肝……悲胜怒"即金克木，"喜伤心……恐胜喜"即水克火，"思伤脾……怒胜思"即木克土，"忧伤肺……喜胜忧"即火克金，"恐伤肾……思胜恐"即土克水。例如：张子和《儒门事亲》喜胜忧案，治疗忧愁不安。朱丹溪传中治疗疾病用以情胜情法，如怒胜思案，通过激怒患者，以治疗久思郁结、伤脾不食。

3. 根据五行预后疾病发展

疾病的预后发展，受着气候变化的影响，同样也运用五行生克规律来解释。如《素问·脏气法时论》曰："病在肝，愈于夏，夏不愈，甚于秋，秋不死，持于冬，起于春。"如肝病（木），春（木）季木气自旺，不足则愈。太过夏发（起）。夏（火）季，木生火，子养母气，病愈。秋（金）季，金克木，木气被制，病甚。冬（水）季，水生木，木得涵育，病持，即缓和。其他四脏依此类推。

四、阴阳五行评价

"阴阳""五行"学说，它具有原始的、自发的、辩证观点和朴素的唯物主义思想，因此是反迷信的，近于科学的理论。它的思想方法是进步的。这一学说的产生从而使当时人们对物质世界有了进一步比较正确的认识，并大大打击了当时以神鬼为主宰的唯心迷信观念，并在某种程度上动摇了当时的神权宇宙观。正如郭沫若在《十批判书》中所说："这一思想（指阴阳五行学说），在它最初发生的时候，我们宁当说它是反迷信的，更近于科学的。在神权思想动摇的时代，学者不满足于万物为神所造的那种陈腐的观念，故尔有无神论的出现，有太一、阴阳等新观念产生。对这种新的观念犹嫌笼统，还要更分析入微，还要更具体化一点，于是便有原始原子说，金、木、水、火、土的五行出现。万物的构成，求之于这些实质的五个大元素，这思想应该算是一大进步。"

之所以说是朴素的、自然的唯物辩证法，因为它毕竟与当代科学的辩证唯物主义还有所不同。阴阳、五行理论尚不能完全地解释宇宙。因此在学习之时，我们应用辩证唯物主义的观点和思维方法去理解它，以弥补其不足之处。毛泽东在《矛盾论》中即指出："辩证法的宇宙观，不论在中国，在欧洲，在古代就产生了。但是古代的辩证法带有着自发的朴素的性质，根据当时的社会历史条件，还不可能有完备的理论，因而不能完全解释宇宙，后来就被形而上学所代替。"所以说"阴阳、五行"不完全。比如阴阳之规律有对立、制约、依存、转化等，但却无相互斗争之含义在内。又如五行学说亦或多或少的包含有"循环论"及"均衡论"的内容在内，这不能不说是很重要的缺陷。这在学习《内经》的阴阳、五行理论时不可不知。

中医学中的阴阳五行学说并非神秘的玄学，而是古代医家把阴阳五行之原始的、自发的辩证法和朴素的唯物论思想有机的运用到医学理论之中，从而来阐述和认识人体脏腑、经络、生理、病理、诊断、治疗、方剂、药物、疾病预防等复杂变化的一般规律，从而构成内脏活动的整体观念，以及内脏活动与外在环境之间有机联系的统一整体观点。因此，阴阳五行学说对中医学发展起了很大积极作用，使上古流传下来无数之医疗经验成为一个有理论、有系统的独特医疗体系，并长时期来指导医疗实践，普遍的应用于中医临床。

但是在继承与整理医学中阴阳五行理论的时候，我们也应了解到，由于其理论产生的历史及社会生产条件的限制，因此其本身也存在有一定的缺点，解释医学理论或生理病理机制方面尚不够彻底。因此我们一方面要深入学习它，另外亦不能忽视对其不合理地方进行必要的批判，发扬其精华，并逐渐用近代科学进行研究与证实，使之能更快的成为合乎近代科学理论的东西。因此，解决下述问题对当前中西医界对阴阳五行学说的存废、发展有着重要的意义。一是用现代的语言明确地说明中医理论的实质。二是用现代观点来解释和阐明古代的认识，特别是用近代科学技术来研究和阐明"阴阳""五行"学说之理论机制。

五、小结

①在长期的医学实践中，认识到人与自然存在着密不可分之关系，人体是不断运动中的整体，局部组织与全身是统一的整体。

②阴阳五行学说是以自然变化规律来探讨人体生理活动变化规律和病理变化的理论，即是天人合一的概括性说理工具，是临床指导实践的准则，只有认识到这些客观规律，才能认识疾病，因人、因时、因地制宜地进行相应的正确治疗，达到治愈与预防疾病之目的。

附　五行学说自学参考资料

一、五行的归类

《素问·阴阳应象大论》曰："天有四时五行，以生长收藏，以生寒暑湿燥风。人有五脏化五气，以生喜怒悲忧恐。""神在天为风，在地为木，在体为筋，在脏为肝，在色为苍……在窍为目，在味为酸，在志为怒……其在天为热，在地为火，在体为脉，在脏为心……在色为赤……在窍为舌，在味为苦，在志为喜……其在天为湿，在地为土，在体为肉，在脏为脾，在色为黄……在窍为口，在味为甘，在志为思……其在天为燥，在地为金，在体为皮毛，在脏为肺，在色为白……在窍为鼻，在味为辛，在志为忧……其在天为寒，在地为水，在体为骨，在脏为肾，在色为黑……在窍为耳，在味为咸，在志为恐。"《灵枢·五色》曰："以五色命脏，青为肝，赤为心，白为肺，黄为脾，黑为肾。"《灵枢·论疾诊尺》曰："目赤色者，病在心，白在肺，青在肝，黄在脾，黑在肾。"

二、五行相生

《素问·天元纪大论》曰："天有五行御五位，以生寒暑燥湿风。"《素问·六节藏象论》曰："天食人以五气，地食人以五味……东方生风，风生木，木生酸，酸生肝，肝生筋，筋生心……南方生热，热生火，火生苦，苦生心，心生血，血生脾……中央生湿，湿生土，土生甘，甘生脾，脾生肉，肉生肺……西方生燥，燥生金，金生辛，辛生肺，肺生皮毛，皮毛生肾……北方生寒，寒生水，水生咸，咸生肾，肾生骨髓，骨髓生肝。"

三、五行相克

《素问·宝命全形论》曰："木得金而伐，火得水而灭，土得木而达，金得火而缺，水得土而绝，万物尽然，不可胜竭。"《素问·六节藏象论》曰："春胜长夏，长夏胜冬，冬胜夏，夏胜秋，秋胜春。"《素问·玉机真脏论》曰："肝受气于心，传之于脾……心受气于脾，传之于肺……脾受气于肺，传之于肾……肺受气于肾，传之于肝……肾受气于肝，传之于心。"

四、五行制化

《素问·六微旨大论》曰："亢则害，承乃制，制则生化。"《类经图翼》曰："盖造化之机，不可无生，亦不可无制，无生则发育无由，无制则亢而为害，必须生中有制，制中有生，才能运行不息，相反相成。"张介宾注曰："亢者，盛之极也。制者，因其极而抑之也。盖阴阳五行之道，亢极则乖，而强弱相残矣。故凡有偏盛则必有偏衰，使强无所制，则强者愈强，弱者愈弱，而乖乱日甚。所以亢而过甚，则害乎所胜，而承其下者，必从而制之。"

五、五行相乘相侮

《素问·五运行大论》："气有余，则制己所胜而侮其所不胜。其不及，己所不胜，侮而乘之，己所胜，轻而侮之。"

六、五行应用方面

1. 疾病传变顺逆

《素问·玉机真脏论》曰："五脏受气于其所生，传之于其所胜，气舍于其所生，死于其所不胜。病之且死，必先传行，至其所不胜，病乃死。此言气之逆行也，故死。"

2. 疾病的诊断辨证

《难经·六十一难》曰："望而知之者，望见其五色，以知其病。闻而知之者，闻其五音，以别其病。问而知之者，问其所欲五味，以知其病所起所在也。"

3. 疾病的治疗立法

《难经·六十九难》："虚则补其母，实则泻其子。"具体治疗方法如培土生金、滋水涵木、扶土抑木、壮水制火、佐金平木、补火生土等。

藏象

第一章　脏腑

◈ 概　说 ◈

一、藏象的定义

"藏"与"脏"通。指藏于体内的各种脏器组织（脏腑等）而言。"象"与"像"通。即"徵像"或"徵兆"，是外在形体上可以看到或查到的迹象。这种迹象，客观地反映了内在脏腑的机能变化与联系。故王冰曰："象，谓所见于外，可阅者也。"因此简单地说"脏"指脏腑，"象"指"徵象"，内脏活动反映于外的表象。通过藏象就可以推论或断定脏腑机能变化的趋向，所以藏象即是研究人体脏腑生理功能、病理变化及其相互关系的学说，是中医学的基本理论之一。

二、藏象的内容及其研究范围

藏象学说既然是根据生命活动的现象，来研究内脏活动的规律，所以它的内容包括了人体内外一切器官组织和其功能活动的规律。人体脏器组织：心、心包、肝、脾、肺、肾、胆、胃、小肠、大肠、三焦、膀胱等十二脏腑外，还有脑、髓、骨、脉、女子胞以及经络、气、血、营卫、精气神、津液、皮毛、筋肉、爪、发、耳、口、舌、鼻以及前后阴等。

上述脏器，除了"经络"是一特殊独立系统，另立篇章做专题讲解外，其他皆是我们藏象篇须要探讨之内容。在这些脏器组织中，通过长期的观察和研究，掌握了某些脏器在功能上、性质上、部位上基本共同点与不同点，因此将其归类为：五脏，指心、肝、脾、肺、肾。六腑，指胆、胃、大肠、小肠、膀胱、三焦。奇恒之腑，即脑、髓、骨、脉、胆、女子胞。五体，指筋、骨、脉、肌、皮。五官，即耳、目、鼻、口、舌。九窍，是指五官见于头面，为七窍，加上前后阴，成为九窍。

脏、腑、奇恒之腑是构成人体的三种不同的组织结构，各脏腑均具有不同的功能特点，而且彼此之间又存在有极为密切的联系，这一生理关系是有机的联系，从而体现出整体的生命活动。在生命活动中，"精"是其活动基础；"气"是生命活动动力；"神"是活动表现。故此，精气神是脏腑活动衍生产物和能量，两者是相互依存、相互促进的。另外，藏象除了以五脏为中心，阐述其脏腑生理功能及脏腑间或与外在组织器官的复杂关系外，又能将人与自然，局部与整体进行有机的联系，体现于生理学与病理学中。

本篇重点阐述有关脏腑生理学的理论，有关病理者待病机中再讲，所以从某种意义上来说，藏象学说也可以看作即是中医的生理学。

三、藏象学说的理论基础

（一）藏象学说与古代解剖学

如果不通过解剖学对体内脏器进行实地观察，则不可能将人体内脏细致的区分出三十多种，由此可以看出藏象学说是基于解剖学的发展而产生的。当时对解剖是怎样认识呢？《灵枢·经脉》说："若夫八尺之士，皮肉在此，外可度量切循而得之，其死可解剖而视之。其藏之坚脆，腑之大小，谷之多少，脉之长短，血之清浊，气之多少，十二经之多血少气，与其少血多气，与其皆多血气，与其皆少血气，皆有大数。"大数，是指自然之定数。由此说明：中国解剖学在《内经》成书以前就开始存在了，到《内经》《难经》成书时则已有了相当的研究。当时对内脏形态、体积、容量与血脉长短、清浊已作了观察和研究，并有了一定的成就。

例如：难经对消化道七冲门的观察，如《难经·四十四难》曰："唇为飞门，齿为户门，会厌为吸门，胃为贲门，太仓下口为幽门，大肠小肠会为阑门，下极为魄门。"消化道七个关口如下：飞门，是指飞者动也，言唇受水谷，转动而入也；户门，是指户主开合；吸门，是指会厌，其为音声门户，呼吸之出入，故曰吸门；贲门，是指胃之上口，胃言虎贲之士，勇猛之将，汇聚食物上下通达；幽门，是指胃之下口，言其幽隐不易发现；阑门，是指大小肠交汇处，分阑清浊之门也；魄门，是指肛门，肺合大肠，肺藏魄故曰魄门。魄与粕通，糟粕出外之门。近百年来，学者翻译西洋医学亦采用这些名词，说明有很高的实用价值。

（二）藏象统一整体观

藏象学说认为人体的内脏组织虽然各具功能，但在人体生命活动中彼此则是相互联系，相互影响的。并且与外界环境有密切的联系，从而构成了藏象学说内在统一，内外在统一的整体观点。其整体观点是用阴阳五行来体现的。阴阳说明体内、体内与体外的对立统一。五行说明体内各脏联系关系，及内脏与外在气候联系规律。

（三）藏象学说与经络的关系

经脉是气血运用的通道。因其"内属于脏腑，外络肢节"，气血借代以运行内外，从而经络的作用即有使各脏器组织进行有机联系，构成整体活动。维持脏腑之间对立、统一关系，有效地进行机能调整。在藏象学说中，脏腑相关之表里相合关系，即依赖于十二经脉的络属关系，所以荣卫气血之经络运行是藏象学说理论的主要根据。

（四）藏象学说的重要性

一是中医学的理论核心之一，脏腑经络是中医学之理论核心。二是脏腑生理现象与病理现象，反映了整体机能协调与失调。可作为临床辨证施治的主要根据，能指导临床治疗。故唐容川说："业医不知脏腑，则病原莫辨，用药无方。"

四、脏腑的区分

《内经》将人体内某些脏器，根据它们的功能、性质的共同点，归纳为脏腑两类。在腑之中又区为六腑与奇恒之腑的不同。所以脏腑中包括：五脏、六腑、奇恒之腑三类。

（一）五脏与六腑的区别

脏有六：是指心、心包、肝、脾、肾、肺。其中心与心包功能是一致的，故又将心与心包合为一脏，称为"五脏"。腑有六：是指胆、胃、大肠、小肠、膀胱、三焦。其中三焦称为孤脏，因此除去三焦则为五腑，习惯称为"六腑"。另有一说，认为胆既属奇恒之腑，因此以有胆无胆作为"五腑""六腑"区分之根据。五脏六腑有何区别呢？

1. 从属性来说

脏为阴，腑为阳。脏主内、主里，腑主外、主表。《素问·金匮真言论》说："夫言人之阴阳，则外为阳，内为阴。言人身之阴阳，则背为阳，腹为阴。言人身之脏腑中阴阳，则脏者为阴，腑者为阳。肝、心、脾、肺、肾，五脏皆为阴，胆、胃、大肠、小肠、膀胱、三焦，六腑皆为阳。"

2. 从功能来说

脏，是藏之意。腑，是聚的意思。但是藏什么？聚什么？《灵枢·本神》说："五脏者，所以藏精、神、血、气、魂、魄者也。六腑者，所以化水谷而行津液者也。"所以五脏的主要功能是藏精气。精神、血气、魂魄均为精气之所化。化水谷而行津液，是指饮食物的消化、吸收与排泄。所以腑的主要功能是受纳水谷，进行消化吸收和敷布津液，排出废料与残渣。聚即饮食物聚集的意思。精气是生命活动的基础，只宜藏而不宜泄。水谷是后天精气的来源，除吸收其精而分藏于五脏外，其余之糟粕只宜泻而不宜藏。《素问·五脏别论》说："所谓五脏者，藏精气而不泻也，故满而不能实，六腑者传化物而不藏，故实而不能满也。所以然者，水谷入口则胃实而肠虚，食下则肠实而胃虚。故曰实而不满，满而不实也。"

"藏精气而不泻也"，指精气是生命活动基础，宜藏不宜泄。"满"，是指精气盈满。"实"，是指水谷充实，集聚。五脏藏蓄精气，宜盈满而不宜聚结成实。六腑充实水谷，进行消化排泄，宜充实而不能满。"实而不能满"，即水谷应经常充实，不能满而不泻。水谷入口则胃实而肠虚，食下则肠实而胃虚，是指水谷经过肠胃一实一虚，一虚一实，交互变换。胃肠俱实，则生胀满。

这说明五脏之作用在于储藏精气，滋养机体，所以不泄于外。但精气虽须充分储备，但却不能像物质那样凝聚充实，故说藏而不泻，满而不实。六腑是受纳水谷，吸收精气，传送糟粕，时刻运行不停留的，因此六腑在受纳水谷时即满，经过吸收与排泄后即空虚，不像五脏那样经常储藏充盈，故称为泻而不藏。至于胃实肠虚，肠实胃虚则是消化道传化过程中的自然规律。

3. 从经脉分布来说

十二经脉内属脏腑。五脏经脉分布在四肢者，多在阴侧。六腑经脉分布在四肢者，多在阳侧。另除五脏六腑外，还有一类脏器，它们之性质功能介于脏、腑之间，非藏非腑，称之为"奇恒之腑"，无经脉络属。

（二）传化之府（六腑）与奇恒之腑的区别

奇恒之腑在人体内都是密藏精气，濡养机体，作为运动之资源，象征着地气之生育万物。《素问·五脏别论》曰："脑、髓、骨、脉、胆、女子胞，此六者，地气之所生也，皆藏于阴而像于地，故藏而不泻，名曰奇恒之府。"皆藏于阴而像于地，指把精气藏于脏腑之间不泄于体外。故张景岳解释曰："凡此六者，原非六腑之数，以其藏蓄阴精，故曰地气所生，皆称为腑。"地气所生，亦象征地气生化万物。

这说明奇恒之腑与六腑有区别：六腑，属阳，像天，能传化水谷，泻而不藏。奇恒之腑，属阴，像地，能蓄藏阴精，藏而不泻。如胆藏胆汁，脉藏营血，骨内生髓，女子胞孕育胎儿等。从相配来说，奇恒的"奇"，奇数，无以为偶。六脏六腑，互为表里，阴阳相偶。奇恒之腑，无表里相配。胆既属六腑之一，又为什么属奇恒之腑？因为胆所藏之精汁与其他腑传之浊物不同。《灵枢·本输》曰："胆者中精之府。"王冰曰："胆与肝合，而不同于六腑之传泻。"既然奇恒之腑为蓄藏阴精器官，而女子胞有排泄经血作用，为何亦列为奇恒之腑呢？《素问·五脏别论》曰："胞虽出纳，纳则受纳精气，出则化出形容。"

（四）奇恒之腑与五脏之区别

相同点：均可藏蓄阴精，属阴，像地。不同点：奇恒之腑无阴阳表里相配，无经脉相系，不同于五脏之藏神。

（五）脏腑组织系统之归类

以五脏为中心，配合五行，将五体、五官、九窍、五华等有机地联系起来，并用五行生克规律去说明它，指导临床实践。脏腑组织系统，归类如表 3-1-1。

表 3-1-1　脏腑组织器官的五行归类表

五行	五脏	六腑	五体	官窍	五华
木	肝	胆	筋	目	爪
火	心（心包）	小肠	脉	舌	面
土	脾	胃	肉	口	唇
金	肺	大肠	皮	鼻	毛
水	肾	膀胱、三焦	骨	耳、二阴	发

从五脏组织划分可看出：一是意味着脏腑体窍不是孤立的活动，而是有联系，有规律地活动；二是五脏系统是用五行规律来论证相互关系和运动规律的；三是从生理、病理现象得出的规律，有客观基础，能指导实践。我们对藏象学说应有如下认识：一是每一脏器都不仅是解剖学上的实质器官，更主要的是包括了该脏器的生理功能、生理活动规律与他脏的关系；二是藏象学说充分地反映了人体内在统一和人体与外在环境的统一性；三是从阴阳五行来论证，以解剖学、医疗实践、生活实践知识为基础。

第一节　五脏

五脏，即心、肝、脾、肺、肾五脏。五脏属阴，以五行归类则肝木、心火为阳；肺金、肾水为阴，脾土为至阴。五脏功能各有不同特点，但互相联系不可分割。

一、心

（一）心的部位及络属

心本脏部位在胸中，横膈膜上，两肺叶之间，外被心包包裹。《难经》曰：重十二两。在五体与脉相合。心的经脉下络小肠，故心与小肠相表里。开窍于舌或耳。

（二）心的功能

心是人体生命活动之主宰，又称十二官之主宰。人体情志精神意识活动无不以心为中心。主血脉，是人生命活动之中枢。

1.心为君主之官而主神明

君主，如同皇帝，有最高领导之意。神明，是指精神意识活动及这些活动所反映了的聪明智慧。古人体会到心是人生命活动的主宰，五脏六腑必须在心的统一领导下进行活动，才能取得相互协调，共同维持正常的生命活动。而精神意识思维活动以及聪明智慧的产生也都与心有着密切的联系。所以《素问·灵兰秘典论》说："心者，君主之官，神明出焉。"

神明，即是精神意识思维活动。这与"变化莫测为之神"的自然变化规律是不同。心是精神、意识、思维活动的主宰，又称为"心藏神"。《素问·六节藏象论》说："心者，生之本，神之变也。"生之本，是指生命活动之本。神之变，是指聪明智慧思维变化之源。聪明智慧、思维活动本来是大脑皮层的功能反映，古人归属于心的范围，这就说明中医学中所谓的心并非仅指近代解剖中的心脏而言，是否可以理解为所谓心脏乃是同时概括了大脑皮层的活动在内。

《内经》中特别强调心功能的重要性，认为它是五脏六腑之大主，居于首要地位，五脏六腑在心之神明主宰下进行统一协调的生理活动。如果心有病变，心神不能自主，则五脏六腑之活动就会失去协调，从而导致整个五脏六腑生理活动的紊乱而发生病变。《素问·灵兰秘典论》曰："故主明则下安，主不明则十二官危。"

由此可见心主神明的重要性，能够影响到十二官（六脏六腑）之功能正常与否。如心发生病变，其他脏腑亦要受到影响。病重则可出现神志失常等症，甚至危及生命之正常。《灵枢·邪客》曰："心者，五脏六腑之大主也，精神之所舍也，其脏坚固，邪弗能容也；容之则心伤，心伤则神去，神去则死矣。"心是一切精神意识、活动的主宰，若它的器质坚固，一般外邪不易损伤心脏，所以邪不能侵犯之，即使是邪留心脏亦是手厥阴心包代心受邪。假如外邪盘踞损伤心脏，则会神气散失，生命活动终止。即使是邪侵包络，亦属危重之候。

2. 心主血脉

血有营养作用，脉为血行的管道。在《内经》里称脉为血行之隧道，如《灵枢·决气》说："壅遏营气，令无所避，是谓脉。"指出脉是护裹血液迫使其不向外溢散而循一定方向而行的管道。所以心与血脉是相联系的。在推动血液的循环方面，心与血脉是相互合作的，而且起主导作用的是心。故《素问·痿论》说："心主身之血脉。"这也就说明血脉的运行周身，须赖心之主导作用方能实现。血虽有营养周身功能，但只有靠心之鼓荡才能运行全身，才能起营养全身之作用。正如《素问·五脏生成》所说："诸血者，皆属于心。"正是如此。

脉为血之隧道，血为心主，且脉又与心相通，故心主血脉。正因为心与血脉相关，因此心虚者，血亦虚。血虚者，脉亦空虚。反之脉虚则血必不足，心气亦虚。心既主神明，而又主血脉，神明与血脉关系如何呢？

心之功能，归纳有二。一是主神明为五脏六腑之大主。二是主血脉为血液循环之动力。后世医家把前者称为神明之心，把后者称为血肉之心。神明之心，包括精神、意识、思维等等活动。血肉之心，是指血液的循环运行，包括实质心脏器官。我们认为后世医家这种发展是必要的。如李梴《医学入门》曰："心者，一身之主，君主之官，有血肉之心，形如未开的莲花，居肺下肝上是也。有神明之心，神者，气血所化，生之本也。"李氏所说的血肉之心虽有语病，但他明确地提出了心之形态与位置，而且对神明与血肉之关系有卓越的阐述，不失为较大发现。有了神明之心，对于"主明则下安，主不明则十二官危"亦容易解释。既然神为血气之所化，因此要保证神明的旺盛，必先保养血气之充足。故《素问玄机原病式》说："血气者，人之神，不可不谨养也。"

3. 其华在面，故面色反映心的盛衰

面部的色泽变化，是心与血脉活动之反映。诸阳脉经气上聚与头部，故称头为诸阳之会。人身之血气随阳气而充盛于面，故《灵枢·邪气脏腑病形》说："其血气皆上于面而走空窍。"心主血脉、气血随脉上充于面，面色当然能反映心气与血脉之盛衰。故《素问·五脏生成》说："心之合脉也，其荣色也。"荣有二意：一是营运的意思，即由血液运行，色见于面；二是荣华的意思，颜色红润、面形有神，心血充足。由此可以说明，通过面色的改变可以测知心、血、脉三者的盛衰虚实。心功能健全，血脉充盛，循环通畅，面色红润光泽，奕奕有神是正常生理反应。心气不足，血脉空虚，则其人面无血色，㿠白不华。心气衰弱，血行障碍，血行凝涩，脉道不畅，则面色紫绀（紫中带黑）。

4. 心在五行属火，与夏相应

火性热而上炎，为阳盛之象。应南方长养之气，心在五脏为阳中之阳脏，其气上

炎应阳盛之南方，归属五行之火。心阳当夏令之时，受夏气之影响，心阳亦必旺盛。因此夏令对人体五脏影响最大者是心脏。心与夏气相适应，气血充盛于表，故夏季脉亦有所改变。夏季应时之脉，名曰"钩脉"或称"洪脉"。《素问·玉机真脏论》说："夏脉者，心也，南方火也，万物之所以盛长也，其气来盛去衰，故曰钩。"《难经·八十一难》说："万物之所盛，垂枝布叶，皆下曲如钩。"这是因为心应夏令，心气旺盛，血量充盛过多，络脉尽量舒展，以能与所充盛血量相适应，所以来盛去衰。"来盛"，是心气旺盛血量增加之象。"去衰"，是由于脉络舒畅，血流无阻。这便是"钩"象，夏令应时之脉，即心脉。

由此可以说明，心在五行属火，在五时与夏相应，在人体主血脉，在色为赤（心阳旺盛，气血充盈于肌表，红润鲜艳之象）。故《素问·六节藏象论》说："心者，生之本，神之变也；其华在面，其充在血脉，为阳中之太阳，通于夏气。"说明心主神明之变动，为生命之本，心主血。血充盛脉中，则面部光泽、红润。心属火，其气通于夏，为阳中之太阳。

附 心包与膻中

（一）心包络

1.何谓心包络

心包是心的外膜，络者，络附于膜，是通行气血的道路。所以心包络即是包裹心脏的膜络，为心的外围组织。

2.心包络之功用

心包络裹护心脏，具有保护心脏的作用，故又称"心主包络"，即是为心所主使之包络。《灵枢·邪客》说："包络者，心主之脉也。"所以心包之功能有二：一是保护心脏，代心受邪。《灵枢·邪客》又说："故诸邪之在于心者，皆在于心之包络。"清代叶天士据此理论，将温邪犯肺所发之"神昏谵语"，发展为"温邪上受，首先犯肺，逆传心包。"病邪虽然在于心包，但足以影响心脏之功能。因而出现心病症状，如神昏谵语、昏不识人、目赤狂越等。治法上仍用清心泄热或清心安神等法。二是代君行令。心在志为喜，喜乐出于心，但由心包络所传出。《素问·灵兰秘典论》说："膻中者，臣使之官，喜乐出焉。"此膻中指心包而言，非指膻中穴位。

（二）膻中

1.膻中

膻中在膈上两孔间是心之包络的屏障。所以《灵枢·胀论》说："膻中者，心主之宫城也。"另一说法是膻中为气之海，为宗气，即胸中大气。《灵枢·邪客》说："宗气积于胸中，出于喉咙，以贯心脉而行呼吸焉。"《灵枢·海论》亦说："膻中者，为气之海。"

2. 膻中功能

膻中为宗气所聚之处，又称气海。呼吸天地精气，水谷之精气相互结合积于胸中，谓之宗气。因膻中在膈上，又称为上气海。下气海位于脐下气海穴。气海能为心肺转输气血，协调阴阳，为呼吸、言语之动力，亦为血脉运行之动力，总的来说主气。在五脏肺也主气，因此膻中与肺最为密切相关。故《灵枢·海论》说："膻中者为气之海……气海有余者，气满胸中，悗息面赤；气海不足，则少气不足以言。"气海有余不足，直接关系到肺。气海有余，故肺气实。肺气壅盛，则气满胸中，喘息面赤。气海不足，则肺气虚，上承无力，则气短不足以言。

（三）小结

①心为精神意识思维活动主宰，血脉运行动力，五脏六腑皆在心的统率下，分工合作。因此对整个生命活动影响最大。

②心主血脉，头为诸阳之会，气血皆上走于面，故从面色之变化可推测心、血脉之盛衰。

③心在五行属火，与夏相应，故夏季心阳旺盛，络脉通畅，气血充盈于肌表，在色为赤，夏脉为钩。

④心包为心之外围，代心受邪，传达君令而主血脉。

⑤膻中为气血之源泉，为气海，为血脉运行及语言、呼吸之动力。

二、肝

（一）肝部位及络属

肝位于左胁下。左肝右肺，肝升肺降，指气化作用而言。《难经》曰：重二斤四两。肝的经脉络胆，与少阳胆为表里，在五体与筋相合，开窍于目。

（二）肝的功能

肝主全身血液的贮藏与调节，主一身筋骨关节运动。人体精神意识调节活动，与肝亦有密切关系（除心外）。

1. 肝为将军之官而主谋虑

《素问·灵兰秘典论》说："肝者，将军之官，谋虑出焉。"将军，是指掌握军权，指挥作战，有勇有谋，性质刚强，易动易怒。"谋虑"，是指事先议划曰谋，思有所图谓之虑。为什么肝主刚强和谋虑出之于肝？

肝主疏泄：是指肝性喜条达而恶抑郁不伸。肝应东方木之气而主升发，与五时相应属春，行阳生之令。肝在人体总司人体阳气的敷布，故肝气主升。因肝气主升发，升则不能曲，故其气刚直，气急易亢，恶抑郁喜条达而主疏泄。因此在生理状态下，肝之升发之气不宜太亢。

肝藏魂，在志为怒：魂是什么？《灵枢·本神》曰："随神而往来者，谓之魂。"神明是意识思维之最高主宰，因此魂是在神的支配下进行活动的。故神静则魂安，人之思维正常。神昏则魂荡，则易为无意识的活动。在志为怒，《素问·阳阴应象大论》说肝"在志为怒"，肝气主升发，条达疏泄，所以不宜抑郁不畅。如肝气抑郁，则形成肝郁之症，出现郁闷。这都是肝性刚直，将军之官性能之表现。所以肝主疏泄，主怒。怒是肝气亢盛之故，怒则不复有思虑。故发怒之时对问题考虑往往不周。反之，推测人之平时计划、策略、深谋远虑皆是肝之功能，而发怒则是肝的应急非常作用。

又肝主升发之气，蕴藏无限生机，而人之策略、谋虑亦无穷无尽。所以肝气不宜过亢，亦不宜抑郁，亦不宜不足。若肝气太过，肝阳上亢，则会使人性躁善怒。肝气不足，失去其刚强之性，使人恐惧胆怯。性躁善怒与恐惧胆怯，都是肝之本性失去正常作用而致。都会影响到精神意识活动而不能正常进行，从而致使遇事不能深谋远虑。

2. 肝藏血

心主血，肝藏血，对血的作用来说两者是不同的。心主血指心脏的活动是血液循环的动力。肝藏血指肝脏有调节血量的功能。人体气血全依靠心肺。心主血，肺主气，心肺功能正常，才能使周身气血和畅。而且人之气血在体内之运行与自然界阴阳之变化是互相适应的。因此，日夜、动静对血液之运行皆有影响。人体各部分之运动须要血液之供养，肢体脏腑之运动亦赖血液滋养。运动有缓急，运动剧烈活动量增加，所需血量也相应地增加。休息静止活动量减低，所需血量也相应地减少。由此可见，人体血液之流通及其运行情况并不是一成不变的，而是跟随运动的缓急、根据昼夜的盛衰，而有增减迟速的变化。

但是人体的血液有一定的量，不能在短时间内有突然的增加或减少。因此势必需要由调节血脉脏器功能适时的来调节，而这一调节血流通量的器官就是肝脏。如《素问·五脏生成》曰："故人卧则血归于肝，肝受血而能视，足受血而能步，掌受血而能握，指受血而能摄。"说明了运动需血液滋养和调控，肝能调节血量。为什么肝能调节血量呢？因为肝藏血。

（1）肝主血海

血液是流行不止的，血海是血液归宿之处，冲脉为血海，但冲任之血液聚于肝。故当动作之时，则血运于诸经。当休息之时，则血归于血海，藏之于肝，故肝藏血。王冰曰："肝藏血，心行之。人动则血运于诸经，人静则血归于肝藏。何者？肝主血海故也。"不光指出肝藏血，而且对心、肝功能区别亦有明示。即是心主血，心行之，血运以心为原动力。肝藏血，储藏血液，调节血量。

（2）血赖肝气之温煦

肝属木、应春阳升发之气，当人休息血行归于血海而汇聚于肝，必赖肝升发之阳气不断温煦，才能供给再次活动之需要。否则冲任之血失却肝木升发之阳气，便为死血。反之肝气也赖血之灌溉。如肝气失去血液之滋灌，则肝阳上亢，亢则为害。故气血是互资的，阴阳互生，气寓于血，血寓于气。如肝病则失藏血之职，出现魂不守舍，而见多梦易惊、卧寐不宁等症。

3. 肝主筋

何谓筋？《素问·五脏生成》说："诸筋者，皆属于节。"王冰曰："束络机关，随神而运。"由此可知，筋是联络于骨节、主司收缩、弛张运动，由之成束而有力之筋腱。通过筋的收缩，可使关节随意识而运动自如。但是如果持久地运动，不能适当地进行休息，就会导致筋力不足而疲劳，甚至伤筋使关节屈伸不利。故《素问·宣明五气》曰："久行伤筋。"但为什么筋为肝所主呢？

（1）筋为肝所充

充，是指充养，荣养之意。运动虽是筋之功能，但筋力之来源则在于肝。肝散其精以养筋，筋得其养才能运动有力，收缩自如。所以《素问·经脉别论》："食气入胃，散精于肝，淫气于筋。"散精于肝，是指精微一部分入肝。王冰曰："淫溢精微入于脉。"即浸淫溢满之意。故《素问·阴阳应象大论》说："肝生筋"（生养筋）。相反如肝脏精气衰微，或肝气因某种原因不能充分营养筋脉，那么筋的活动能力也就减弱，肌体运动也就不灵活了。故《素问·上古天真论》说："丈夫……七八肝气衰，筋不能动。"由于筋之充养在肝，筋司运动，而运动时收缩弛缓，又必须适量的血液调节，血液之调节作用亦在于肝，正因为肝对运动有双重的关系，因此人体之耐劳与否与肝有密切关系。故《素问·六节藏象论》说："肝者罢极之本。"罢，同疲。

（2）肝络诸筋

《灵枢·经筋》说："足厥阴之筋……上循阴股，结于阴器，络诸筋。"《灵枢·经脉》说"筋者，聚于阴器，而脉络于舌本也。"《素问·厥论》亦说："前阴者，宗筋之所聚。"说明筋脉之气聚于阴器，为肝经所络。由上可知，肝与筋之关系不外如下两方面：一是筋脉之气聚于前阴，肝的经脉经过阴器而络诸筋；二是筋须肝之充养，筋之营养来源于肝，筋之运动亦依赖肝藏血之调节。

4. 其华在爪，故爪能反映肝与筋之虚实

《诸病源候论》说："爪为筋之余。"余是多出部分，即体表末梢部分。爪是筋之末端。筋赖肝之充养，爪为筋之余，故肝与爪有内在联系，《灵枢·本脏》说："肝应爪。"所以肝供筋营养充足，则筋脉强健而爪甲也滋润丰厚。相反肝供养不足，则筋柔弱，爪甲枯槁。故爪甲可以反映肝的虚实。《素问·五脏生成》曰："肝之合筋也，其荣爪也。"《素问·六节藏象论》："肝者……其华在爪，其充在筋，以生血气。"故凡筋力强壮者，爪甲多坚韧。筋衰无力者，爪甲多薄而软。肝有病，爪甲常脆裂，或枯无光泽，或爪甲变形。

5. 在五行属木，与春气相应

木气为春季在地之气，春季风气主令，风性温暖，在风气影响下木气生发，则草木生机发动，故春木之气主升发。肝在人体主阳和之气，亦为初生阳气由肝所生发，故肝与风木、春季相应。故《素问·阴阳应象大论》说："东方生风，风生木……在天为风，在地为木，在体为筋，在脏为肝。"

（三）小结

①肝气主升，急而易亢，其性刚直，恶抑郁而主疏泄、条达。

②肝藏血，有储藏与调节血流量之功能。人体运动则血出于肝而量相对增多，人卧则血入于肝，而血量相对减少。

③肝主筋，筋主束络机关以司运动，筋赖肝气以养。肝筋充足，方运动自如。爪为筋之余，故肝其华在爪。爪甲色泽变化能反映肝之虚实。

④在五行属木，与春升发之气相应。

三、脾

（一）脾的部位及络属

脾位于胁下，腹中，位居中焦。脾的经脉络胃，与胃相表里。在体合肉，开窍于口，其华在唇。

（二）脾的功能

主运化水谷，输布营养精微，升清降浊，为营血生化之源。营养四肢百骸、五脏六腑，主肌肉四肢。脾具有益气、统血、化湿、化痰生理功能。

1. 脾主运化

脾之运化功能，包括运化水谷精微和运化水湿两方面。

人身之营养物质及血液之生源，乃为饮食物所化。如无饮食，人就不能生存，故古人曰"得谷者昌，失谷者亡"。由此可见，水谷对人生命之重要性。饮食物从口而入，首先经过脾胃的消化作用。故《素问·灵兰秘典论》说："脾胃者，仓廪之官，五味出焉。"五味，是指饮食物生化之营养物质。饮食之物聚于脾胃，进行消化吸收是各有所司的。消化作用主要依靠胃，而营养物质的吸收、转输则主要依靠脾。脾胃两者是互为表里的，在功能上亦是相互合作、不可分割的。

（1）脾主运化水谷精微

脾主散精的作用是通过经脉实现的。《素问·太阴阳明论》说："脾与胃以膜相连耳，而能为之行其津液，何也？岐伯曰：足太阴者，三阴也，其脉贯胃属脾络嗌，故太阴为之行气于三阴。阳明者，表也，五脏六腑之海也，亦为之行气于三阳。脏腑各因其经而受气于阳明，故为胃行其津液。""三阴"，是指手足三阴经。"五脏六腑之海也"，是指营养供给之地方。"三阳"，是指输送至三阳经。由此可以说明，水谷精微之气的输送必经经脉，皆经过脾的作用方能达于各部位，所以，五脏、六腑、四肢、百骸、筋肉、皮毛皆依赖脾的运化作用而取得给养。故脾有"后天之本"的称谓。

脾为湿土，胃为燥土，燥湿相济，水谷乃化。脾主升，胃主降，升降相因，分别清浊。脾胃为人身营养之源泉，生化根本，但其性质又有不同。脾胃均属土，脾属脏，属阴。胃为腑，属阳。故脾为阴土，胃为阳土。水为阴，火为阳，故脾胃各从其阴阳本性而化。脾为阴土，阴土化湿，而生水气。胃为阳土，阳土化燥，燥则热，而生火气。阴阳相合，万物化生，脾湿、胃热，水火相济，湿热熏蒸，水谷方能得以腐化。

饮食物在胃腑，经过燥湿既济，水火相交而消化后，其中营养物质（水谷之精气亦称之为清气），须经吸收、转输的作用才能敷布全身。清气的上升敷布过程，主要是脾的作用，所以说脾气主升。所升的是胃中水谷之清气。胃中水谷之浊气，即残渣、废料，须经下降作用方能排出体外。所以说胃为阳，主降，主传导水谷。一脏一腑、一阴一阳、一升一降，升降相因，燥湿既济，这样上下才能通行，水谷运化。清气上升，浊气下降，相反相成，脾胃功能相互合作，方能完成运化水谷之整个过程。

（2）脾主运化水湿

脾不仅能输送胃中津液到全身各个部分，供给各脏器组织以营养；而且能运化全身水湿之气，促进水液的环流和排泄，以维持人体内之水液代谢平衡。

必须指出：机体内脏活动是整体性的。饮食消化、津液的敷布，虽然是脾胃的主要功能，但是与其他脏器的活动有很大关系。必须取得协调，特别是肺与肾的关系。肺主气，属金，为呼吸要道，位居上焦，其气象天之肃降。脾敷布之精气必得肺气之助，才能运百脉周身，故肺又称为"百脉之朝会"。另外，肾为水之下源，内藏命门之火。水湿之气无命门之蒸腾，亦不能气化。通调水道，下输膀胱，故肺、肾与脾运行水湿之关系颇为密切。故《素问·经脉别论》曰："饮入于胃，游溢精气，上输于脾，脾气散精，上归于肺，通调水道，下输膀胱。"

饮水入胃后变成水谷精气，由脾吸收，上输于肺脏，与肺气吸入之清气相合。肺气主降，为百脉之朝会。由肺下渗于三阴经脉。再由太阴脾通过表里关系，转输于阳明经，而归于三阳经脉，使周身皮毛得到营养。周身皮毛得到营养后，水湿之气再经脾之转输，肺之肃降，下达膀胱，得气化之通调，而排出体外，即所谓"通调水道，下输膀胱"。也就是津液气化，水液成形、下降的气化过程。

如果脾虚不能健运，水湿储留，气化不行，则会发生浮肿、痰饮等症。水湿之邪溢于肌腠，发而为肿。湿热凝聚而成痰，水液聚于胸胁而为饮，水湿留于脏器之间而为痰饮。虽然水湿停留之原因并非脾虚一种，肺肾机能的失调当然也可以导致水肿，但是水湿停蓄反过来亦足以影响脾的功能，所谓"湿困脾土"就是这个道理。

（3）脾主湿而恶湿，胃喜燥而恶燥

水湿过多亦能困脾，影响脾的运化。胃热过盛，则消谷善饥，亦影响腐化之功能。水湿太过，泛滥成灾，湿困脾土。脾失健运，体内水湿之气不能及时转输、敷布，储留于内，则为痰饮。所谓脾为生痰之源，治痰不理脾胃，非其治也。脾复健运之常则痰自化。饮储留肌肤，则为水肿。故《素问·至真要大论》曰："诸湿肿满，皆属于脾。"饮储留于肠胃，则为泄泻，故"湿甚则濡泄"。

（4）运化与他脏关系

消化、吸收、转输、敷布，虽是脾胃功能，然而不仅与肺、肾关系密切，而且与小肠、大肠、三焦、膀胱的功能，以及与消化转输及人体水液代谢也有密切的关系。这些脏器在消化系统、水液代谢、泌尿系统各有职责，如其中任何一脏功能失职，都会影响整个的消化、吸收及排泄过程。所以《素问·六节藏象论》说："脾、胃、大肠、小肠、三焦、膀胱者仓廪之本，营之居也，名曰器，能化糟粕，转味而入出者也。""营"，是指营养物质。"器"，指储物之器。"能化"，指能泌别糟粕。"转味而入出者"，是指传导水谷，转化五味。

2. 脾主肌肉，其荣在唇

饮食入胃，通过脾的运化吸收转输，以营养肌肉，营养充足则肌肉丰满，所以肌肉之营养赖脾之运输。故《素问·五运行大论》说："甘生脾……脾生肉。"甘为谷之味，味甘则入脾，补养脾脏。脾健则布精于肌肉，肌肉荣养充足，则生脂丰满。王冰曰："谷味入脾,自脾脏布化,生长脂肉,故曰脾生肉。"若脾病则消化、吸收发生障碍,肌肉失养,能致肌肉逐渐消瘦。

另外,脾主肌肉,脾病除消瘦外,还会出现他种病变,如脾热烁津,津液缺乏,肌肉缺乏津液濡润,发生干枯、萎缩等症。故《素问·痿论》说:"脾主身之肌肉……脾气热则胃干而渴,肌肉不仁,发为肉痿。"胃干而渴,是指胃不得湿而燥。"不仁",是指麻木不仁。"骨痿",是指骨无力,肌肉萎缩。

"其荣在唇",是指口唇能反应脾与肌肉的生理病理状态:脾与唇在生理上有密切的联系,脾藏之精气,常反映于口唇之色泽变化上。故《素问·五脏生成》说:"脾之合肉也,其荣唇也。"《素问·六节藏象论》说脾:"其华在唇四白,其充在肌。""四白",是指口唇四周赤白肉际。

3. 脾主四肢

四肢之活动,主要依赖于阳气的充沛。这些阳气也就是来自饮食物所化之清阳之气。故《素问·阳明脉解》说:"四肢者,诸阳之本也。"四肢动则生阳,四肢赖阳气而活动。即四肢活动,则促进四肢功能的加强。营养物质生成于胃,转输于脾。由于脾之功能加强,转输旺盛,能支持四肢活动的持续,因此四肢与阳气是相互作用的。《素问·阴阳应象大论》说:"清阳实四肢。"指由饮食物所化之清阳之气,主要充实于四肢。如果四肢阳气不充足,则四肢清冷。

如果脾病之后,四肢有什么影响呢?《素问·太阴阳明论》说:"脾病而四肢不用,何也?岐伯曰:四肢皆禀气于胃,而不得至经,必因于脾,乃得禀也。""禀",是指承受。"而不得至经",是指胃之津液不能直达四肢经脉。这说明脾所以主四肢,主要在于能为胃行其津液,输布精微于四肢。正因为脾主四肢,所以脾脏病变也必然会影响四肢。又说"今脾病不能为胃行其津液,四肢不得禀水谷气,气日以衰,脉道不利,筋骨、肌肉皆无气以生,故不用也。""脉道不利",指阳气不利。说明脾气不足,则四肢痿废不用。如脾气太过,则引起四肢实证。《素问·玉机真脏论》说脾:"太过则令人四肢不举。"此"不举"指肥胖不举。

4. 脾统血

统,统率,统摄,裹护之意。脾不仅有运化输布营养精微、濡养全身的功能,而且还有统摄血液之作用。脾统血是后世的说法,在内经里称为"藏营""裹血"。如《灵枢·本神》说:"脾藏营。""营",就是荣气,是血的营养物质,是血的组成物质(容后再讲)。《难经·四十二难》说:脾"主裹血,温五脏"。所以脾气旺盛,才能裹护血液,充养营气,维持血液的正常运行而不致溢散。如果脾之统摄失职,血液就会由脉外溢,常导致各种出血疾患。如便血(指便后下血),以及妇女月经过多,崩漏不止等,治疗多用补脾摄血之归脾汤。

5.脾在五行属土，与长夏相应

长夏湿气与脾同属土湿，两气相应。长夏气候潮湿主化，而人之脾脏吸收转输精微，以化生气血，可使肌肉丰满。故《素问·阴阳应象大论》说："其在天为湿，在地为土，在体为肉，在脏为脾。"所以，长夏季节多患脾湿之症。

（三）小结

①脾主运化。脾健则能运化水谷精微以营养周身，能运化水湿敷布津液。主湿而恶湿，与胃相合，化五谷、水液，为后天之本。

②脾主四肢。四肢阳气来源于水谷之精气，依赖脾之运化转输而成。脾输送水谷精微以营肌肉。脾健则肌肉丰满，且主要反映在口唇的色泽变化上。

③脾统血，以维持血液之正常运行。

④脾湿，胃燥。消化、转输水谷精微，象征土生万物，与长夏相应，长夏多见脾病。

四、肺

（一）部位及络属

肺位于胸中，居膈上。因在五脏六腑中位置最高，下覆诸脏，故又称其为五脏六腑之"华盖"。肺的经脉下络大肠，故与大肠相表里。在体合于皮毛。开窍于鼻。

（二）肺的功能

1.肺主气

气是人体赖以维持生命活动的重要物质，古人认为气是构成物质的肉眼所看不到的最小单位。通常所说的阴气、阳气、木气、土气、火气、金气、水气、精气、谷气等皆是如此，在中医学中，关于气的概念，简括起来有两方面：一是最细微的物质，包括构成人体的最小单位物质，如精气、谷气等；二是机能活动的表现，如五脏之气。

肺主气，是指人体一身之气为肺所主。这一身之气的来源有二：一是饮食水谷精微之气；二是吸入体内之大自然清气。但是怎样主气呢？主要是肺主气之呼吸。呼吸是生命活动的重要一环。有呼吸则生，有气则生。无呼吸则死，无气则死。这是自然道理。吸入之气，称谓天地之精气。天地之气，从吸而入。呼出之气，称谓谷化之气。谷化之气，从呼而出。故《素问·六节藏象论》说："天食人以五气，地食人以五味。五气入鼻，藏于心肺，上使五色修明，音声能彰。五味入口，藏于肠胃，味有所藏，以养五气，气和而生，津液相成，神乃自生。"

由此可见，体外自然之气由肺吸入，体内谷化之气，经脾脉转输上注于肺，两者相合积于胸中，谓之"宗气"。胸中又称气海。《灵枢·邪客》说："故宗气积于胸中，出于喉咙……贯心脉，而行呼吸焉。"说明由内外所形成之宗气（自然之清气由肺吸入，浊气由肺呼出）出于喉咙而进行呼吸运动，即肺司呼吸。吸入之气与脾胃上输之谷气结合于胸中，必须通过心脉才能布散周身，所以说贯心脉。由此可见肺主气之含义，不仅指肺司呼吸作用，而是说整个人体上下表里之气皆由肺之所主。所以《素问·五脏生成》说："诸气者皆属于肺。"

2.肺为相傅之官，而主治节

傅，是指辅佐，辅助。治节，是指管理的有条不紊。指能保持脏腑的正常生理而言。人体各个脏器组织之所以能依着一定的规律活动，虽然是心主神明之功，但还得依靠肺的协助，心肺协调则人体生理活动正常而不紊。所谓治节，即肺辅佐心脏而治理调节。故《素问·灵兰秘典论》说："肺者，相傅之官，治节出焉。""相傅"，是指古代官名，如宰相、太傅、少傅，指近君之臣，辅佐君政。肺辅佐心而主治节，主要表现在神明与血脉两方面。神明方面，是指神与魄的密切关系。血脉方面，是指人体血液必须在脉道之中循环不休运行，虽属心脏所主，但亦必依赖气的作用。

心主血，肺主气。人体凭借气血的循环运行，以输送养料，维持各脏器组织机能活动和相互间正常关系。如有血无气，则血亦不行，为死血。有气无血，则气失依附，势必涣散。所以两者是密不可分的。《灵枢·邪客》说："故宗气积于胸中，出于喉咙，以贯心脉而行呼吸焉。"这在临床有很大指导意义。若血行障碍，瘀血停滞，除用活血祛瘀药外，必须配以行气之药，如四物汤中用川芎，即是此意。因此，血之运行必须在肺气舒畅的情况下，才能贯心脉而通达全身。

3.肺气肃降，通调水道

由前述肺吸入之气与谷化之气相合，积于胸中谓之宗气。宗气一方面可以出于鼻而行呼吸。一方面可以贯心脉，布散周身，以行气化之功能，进行新陈代谢作用。宗气之所以能布散周身而行气，就在于肺气的宣化与肃降。另外人体内水液的循行与排泄，虽与脾之健运有关，而且与肺气主肃降功能亦有密切关系。只有肺气肃降，才能使水道通调而下行于膀胱。故《素问·经脉别论》说："饮入于胃，游溢精气，上输于脾，脾气散精，上归于肺，通调水道，下输膀胱。"如果肺失肃降，则可以上逆为喘、为咳（称谓肺气上逆）。肺失肃降可以影响整个人体水液代谢，导致水液潴留，甚则小便不通。因此临床小便之通利与否，常与肺气的肃降有关，故又称肺为"水之上源"。

4. 肺主皮毛

肺主宣化，外合皮毛之功能，主要表现有二。

一是，肺主气而司呼吸，为体内外气体交换的主要器官，而皮肤之汗孔也有散气作用。《素问·生气通天论》称汗孔为"气门"，曰："日西而阳气已虚，气门乃闭。"说明皮毛不单是人体抵御外邪最外的一道防线，且具有保护作用，而且有司启闭、调节气之功能。故《素问·水热穴论》说："所谓玄府者，汗空也。"玄，为水色。汗空，是指汗孔。所以皮毛亦有发泄气分与发泄水液，调节机体气化功能之作用，后世医家也有"遍身毛窍俱暗随呼吸之气以为鼓伏"。（唐容川《读医随笔·论喘》）

二是，皮毛为肺所营养，只有依赖肺气的温煦，皮毛才能润泽。相反皮毛的荣枯、色泽也可以反映肺气的盛衰。故《素问·六节藏象论》说："肺者气之本……其华在毛，其充在皮。"华，是指光滑色泽。充，是指充养。《素问·五脏生成》说："肺之合皮也，其荣毛也。"合，是指肺与皮毛相应。

饮食物经消化后的精微亦随肺气而达于皮毛。故《素问·经脉别论》说："食气入胃，浊气归心，淫精于脉，脉气流经，经气归于肺，肺朝百脉，输精于皮毛。""食气入胃，浊气归心"，是指食气与水气相比为浊。"浊气"是指谷气，心居胃上，故浊气归心，而且心与小肠相表里。"淫精于脉"，是指淫溢精微入于血液，心主血脉。输精于皮毛，循经脉输布精气于皮毛。反之肺气虚弱，不能行气以温皮毛。皮毛营养不足，则会憔悴、枯槁、不润泽。故《灵枢·经脉》说："手太阴气绝，则皮毛焦。"

4. 肺在五行属金，与秋气相应

秋季燥气当令，阳气敛而阴气升，人体阳气亦敛束，皮毛濡润之气减少。皮肤由夏气之疏松而收缩闭密，肺与皮毛皆属金，故与秋气相应。故《素问·阴阳应象大论》说："其在天为燥，在地为金，在体为皮毛，在脏为肺。"

（三）小结

（1）气是人体赖以维持生命活动的重要物质，为肺脏所主。自然之气与水谷之气积于胸中，称之为"宗气"。

（2）肺主治节，辅佐心脏，助主神明，而行气血。心肺协调，则一切机能活动正常。血与气是相互为用的关系。

（3）肺气宣化肃降，才能通调水道，下输膀胱，才能维持人体各组织水液的运行与排泄，保证正常水液代谢的进行。

（4）肺与皮毛相合。主要在于皮毛汗孔为散气之调节门户，皮毛正常亦在于肺气的温养。

五、肾

（一）部位及络属

肾左右各一（包括命门），位于腹部后侧之腰部，左右各系于脊，故称"腰为肾之府"。肾的经脉络膀胱，与膀胱相为表里。在体合骨。开窍于耳。

（二）肾的功能

肾藏精，为发育、生殖之源泉。主骨，生髓。在液为唾。主水液，以维持体内水液代谢之平衡。肾气充于耳，故听力在于肾功能正常。肾在人体极为重要，为人生命之根本，故称肾为"先天之本"。

1. 肾藏精，主人体的生长发育与生殖

精，是生命的基本物质。精分先天与后天两种。先天之精，即男女媾合之精，是生育繁殖的根本。后天之精，是后天水谷化生而成，是人体维持生命的营养物质。广义的来讲，后天之精包括血、津、液。精是构成人体的基本物质，故《素问·金匮真言论》说："夫精者，生之本也。"阐释如下。

先天之精与后天之精是什么关系呢？先天之精是生命的原始物质，是生命之源泉。先天之精禀受于父母。从胚胎开始，维持人体经过生、长、壮、老、已全过程，一直都是先天之精在不断地发挥着作用，发挥其生命活力，维持其滋生化育，故称肾为先天之本。但是先天之精的形成，特别在出生脱离母体以后，则有赖于饮食水谷化生之精微，即后天之精的营养。而饮食水谷之能以化生为精，亦须靠先天之精。两者有着密不可分的关系，是相互为用的。

后天之精源于脾胃，濡养储藏于五脏。为什么藏于肾呢？主要在于这些精气除本脏活动消耗外，有余者下藏于肾。经肾之综合气化，成为肾所藏精之生殖之精。故《素问·上古天真论》说："肾者主水，受五脏六腑之精而藏之，故五脏盛，乃能泻。"即五脏所藏之精充盛，乃下泄于肾，化为生殖之精。

肾主生殖，精藏于肾。肾所藏之精是先天、后天之精的综合。肾藏精的功能对人体本身的生长发育以及后代繁衍生殖有密切的关系。肾精充足，则肾气盛。肾精不足，则肾气衰。肾中精气之盛衰直接影响人体的生殖发育和生殖。故《素问·上古天真论》说："女子七岁肾气盛，齿更发长。二七而天癸至，任脉通，太冲脉盛，月事以时下，故有子。三七肾气平均，故真牙生而长极。四七筋骨坚，发长极，身体盛壮。五七阳明脉衰，面始焦，发始堕。六七三阳脉衰于上，面皆焦，发始白。七七任脉虚，太冲脉衰少，天癸竭，地道不通，故形坏而无子也。丈夫八岁肾气实，发长齿更。二八肾气盛，天癸至，精气溢泻，阴阳和，故能有子。三八肾气平均，筋骨劲强，故真牙生

而长极。四八筋骨隆盛，肌肉满壮。五八肾气衰，发堕齿槁。六八阳气衰竭于上，面焦，发鬓颁白。七八肝气衰，筋不能动。八八天癸竭，精少，肾脏衰，形体皆极，则齿发去。"

"天癸"，又称元阴，元阳。"真牙"，即智齿。"盛壮"，是指强壮。"面始焦"，是指面部憔悴。"堕"，是指脱落。"面皆焦"，是指面部整个憔悴。"地道不通"，是指月经消失。"形坏而无子"，是指形体衰老而不能生育。"精气溢泻"，是指肾精肾气充满能泄精。"阴阳和"，是指夫妇同房。"隆盛"，即发育到极点。"发堕齿槁"，是指头发脱落，牙齿枯槁。"七八肝气衰，筋不能动"，是指由于肾虚水不生木，筋失所养，动作不灵活。"形体皆极"，是指身体衰竭。

以上说明两点：一是人体由生而少，由壮而老的整个生命过程，也就是肾气由生到盛而壮而衰之过程。二是肾气乃由肾精所化。肾能藏精，而肾精是由先、后天之精综合气化而成，故肾藏精功能在人体占有重要之地位。

何谓肾气（广义）？肾阴、肾阳、水火既济所化生之气即是肾气。肾阴，指肾所藏的精液，又称真阴、元阴，是肾功能的物质基础。肾阳，指肾精所发生的动能，是人体生命活动之本源，又称元阳、真阳。火为阳，是动力之原，故又称为"真火"。所以称肾为水火之脏。肾之一水一火必须相互既济，一阴一阳相互协调，才能维持正常健康状态。肾气就是水火既济所化生之气。

2. 肾主水液

肾主水，是说人体内水液环流代谢之过程为肾所主。在水液代谢过程中肾起着重要的作用，如肾病失其主水之功，则不能维持体内水液代谢之平衡。但是肾主水是如何作用的呢？主要是通过肾阳，能使水化气而上升（即气化作用）来完成的。

水液在人体内环流蒸化，其过程是：人体之水液来自体外，为直接饮水或夹附于饮食物中，入于胃。经消化吸收，由脾上输于肺。肺主肃降，则水下流而归于肾。这是升降大概过程。实际上水有清浊之分，水液入肺后（清者），清中又分清浊。清中之清者，由肺之气化，输送至皮毛，而为汗。清中之浊者，由肺之肃降而经三焦下归于肾。在肾中之水液为浊，再经过肾气的分化，浊中又分清浊。浊中之浊者，是废物残渣，通过膀胱而排出体外。浊中之清者，藏于肾为津液。肾之津液依赖肾阳（真火）之熏蒸气化，经三焦而复还于肺再应用，然后再复降至肾。如此分清、泌浊、上升、下降，一方面不断的排出体外，一方面由脾胃不断补充水液，形成人体水液不停地环流代谢，从而保持了体内水液代谢之平衡。

至于肠胃中之分清浊则不是这种情况，经过"小肠主液""大肠主津"，可吸收的津液与水谷精微，已被脾运化、转输所吸收。因为肠胃中所分出之浊是没有浊中清的，而且肠胃之气，即本身之作用也没上升的。因此水液之浊，只能混于水液渣宰废料中，而排出体外。所以讲水液之清升浊降，主要在于肺、肾、三焦。人体水液代谢如图 3-1-1 所示。

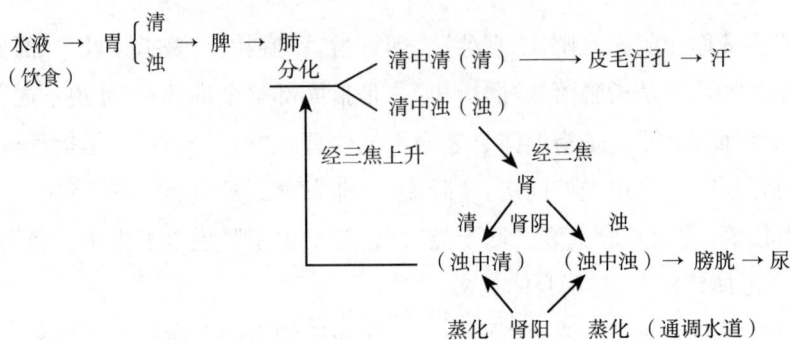

```
水液 → 胃 ┃清 → 脾 → 肺
(饮食)   ┃浊      分化 ┏ 清中清（清）————→ 皮毛汗孔 → 汗
                      ┗ 清中浊（浊）
         经三焦上升        经三焦↓
                          肾
                   清   肾阴   浊
                （浊中清）（浊中浊）→ 膀胱 → 尿
                   蒸化  肾阳  蒸化（通调水道）
```

图 3-1-1　人体水液代谢图

由上可以看出，水液之代谢除脾脏外，主要还是肺、肾两脏之作用。而主要的关键在于肾阳（命门真火）之蒸腾气化。临床上，肾阳不足不能使水化气，可导致水液潴留，形成水肿，亦是如此。由此可见，临床之水肿疾患，大多与脾、肺、肾三脏有关，虽其机制不外脾气不升，水不敷布；肺不肃降，水不下行；肾阳衰微，水不化气三种。但三脏有密切关系，脾、肺功能必借肾火之蒸化，火能生土，土能生金，肾为根源。故水肿的形成，其关键即在于肾。临床用金匮肾气丸温阳行水，治疗慢性肾炎水肿，道理即在于此。

3. 肾生髓而主骨，其华在发

髓是藏于骨中的物质，而骨骼亦须髓之充养。故《素问·脉要精微论》说："髓者，骨之充也。"髓之来源乃为肾精，所以髓为精所化。肾主藏精，肾精藏于骨，则为髓。《素问·阴阳应象大论》说"肾生骨髓"，《素问·脉要精微论》亦说："肾者，髓之府。"所以肾生骨髓，亦可以看作是肾精功能之一部分。肾生髓，髓养骨，这就是肾生髓而主骨的道理。

发为肾之外华。发之营养来源于血，所以又称发为"血之余"。发为血余，血为阴精之一，所以说血为精髓所化，发之生机来源于肾。故张志聪"血乃精髓所化。"既然精髓能化血，肾藏精。肾精充沛，则气血旺盛，发的血养充足，则头发光泽而丰茂。故曰发之生化根源于肾气，发为肾之外华。故《素问·五脏生成》说："肾之合骨也，其荣发也。"因此，发之生长状态，色泽改变，是肾气强壮与否的反映。青壮年肾气充盛，其发光泽。年老之人肾气渐衰，其发花白而易于脱落。

4. 肾为"作强之官"出技巧

作强，指精神健旺，动作强而有力。技巧，是指灵敏，多能，智巧，精巧。人体的一切动作，都以精气为基础。精力充沛，动作强劲有力。所以肾主作强、技巧，实际上也是肾藏精、生髓、主骨的反映。但动作是复杂的，涉及于五脏所主，如：脾主肌肉，脾气强，则肌肉强。肝主筋膜，肝气强，则筋强有力。肺主皮毛，肺气强，皮毛固密。心主血脉，心气强，血脉通利。肾主骨髓，肾气强，则髓充骨坚。五脏皆藏精，都为动作产生之源，但为什么归于肾呢？因肾主闭藏，为五脏之精归宿之处。肾精充，则五脏之精气充足。故称肾为作强之官。

肾藏精，精生髓，脑又为髓海。故《素问·五脏生成》曰："诸髓者，皆属于脑。"肾精充足，则髓丰满，而脑髓充足。表现为意志坚强、灵敏、多能。因此技巧出于脑而根于肾。所以《素问·灵兰秘典论》曰："肾者，作强之官，伎巧出焉。"伎，是指技巧。相反，如果肾亏精虚而髓少，则腰痛酸楚（腰为肾之府），骨弱无力，精神疲惫，头昏，健忘，耳目不聪。

5. 在五行属水，与冬气相应

水性润下而寒，肾主闭藏居于下焦。冬季气候寒冷，生机潜藏于肾，象征水之润下封藏。故肾在五行主水，冬主闭藏，肾也主闭藏，故与冬相应。故《素问·阴阳应象大论》说："其在天为寒，在地为水，在体为骨，在脏为肾。"

（三）小结

①肾藏精，为生长、发育、生殖之源。肾精是先天与后天之精的综合生化所成。

②肾生髓而主骨，作强与技巧，皆是肾精、骨、髓的综合表现。

③肾主水液。肾阳的化气功用使之水液上升，保证了水液的正常循环，是水液代谢之关键。

④五行属水与冬相应。

附 命门

（一）命门的位置

关于命门的位置，《难经》及后世医家各有不同的说法，从三十六难及三十九难指出，人体左为肾，右为命门。但后代医家不同意这种看法，认为命门在于两肾之间。明·赵献可《医贯》说："越人曰左为肾，右为命门，非也。命门即在两肾各一寸五分之间。"清·周学海说："命门居两肾之间。"

但是命门究竟是右肾，还是两肾之间？命门到底是什么呢？我们仍从《难经》中来探讨：《难经·八难》说："诸十二经脉者，皆系于生气之原。所谓生气之原者，谓十二经之根本也，谓肾间动气也。"后人对《难经》之"肾间动气"，认为即指命门。

即"命门乃两肾间动气"。"肾间动气"这一解释是比较合适的，因为：一是命门意义即人生命之门，犹言生命活动之根本，而生命活动之根本即是肾气；二是命门指两肾间动气，实指肾气而言；两肾都有动气，并非另有一脏；三是阐明了肾与命门的关系。

肾在五脏属水，从肾内部来说，则有阴阳、水火。命门即是生命活动之根本，是肾气。那么以肾与命门相对而言，即肾属阴，为水。命门属阳，为火。以肾中阴阳水火而言，即肾中火，为元阳，是肾阳，为命门火。肾中水，为元阴，为肾阴。由此可见命门实指肾气、肾阳、肾火而言。

（二）命门的功能

1. 命门主相火

火为动力，人之生理非火不能动。在生理范畴讲，也即指元气、元阳而言。这里所谈之火，非六淫之火。人体生理上，心为君主，故为"君火"。命门为元气之根，为人生命活动源泉。与君火相对，助君以行事，故称相火。因此人之生命活动在于命门相火之蒸腾。所谓元气在一定意义上说，即是相火所化之气。

2. 生气之源

即人体生命活动根本之气的发源处，也就是"原气之所系"。所谓原气之所系，乃系于先天，为先天之精化生之气。即先天之精所禀赋的生命力，是人生命活动的根本，故称之为"生气之源"。人体五脏六腑能以活动，无不以此气之为动力。所以称其为五脏六腑之本，十二经之根，三焦之源（气化之源）。

3. 精神之所舍

精属阴，神属阳。肾为水火之脏而藏精。水火协调，则精能化神。所以说命门为精神所藏舍。

4. 呼吸之门

呼吸为肺所司。命门为元气之根。元气是生命活动根本之气，人之气化依赖下焦命门元气之推动。因此气化必发于元气，非元气不能上通心肺，中达脾胃，下达肝肾。所以《难经·四难》说："呼出心与肺，吸入肾与肝。"因此呼吸虽为肺所司，实根于命门元气。故称呼吸之本为"命门"。这一论点价值颇高。如果肾阳不足，火不归元，肾不纳气，就会使肺气无根，壅盛于上，出现喘息之症。治则摄纳肾气。

5. 生殖之本

肾主藏精，命门又为元气之根，生长发育之本。《难经·三十六难》说命门"男子以藏精，女子以系胞，其气与肾通"。因此不仅孕育繁殖源于命门，生长发育亦关系命门之气正常与否。

（三）命门与各脏关系

1. 肾与命门

元阴元阳客于其中，即肾之真阴真阳。元阳为先天之真火，元阴为先天之真水。肾与命门之关系，既是水火相济，阴阳互根的关系。命门之气与肾相通。所以命门通过肾，参与骨髓的生成、生殖、生长发育等活动。所以命门之作用极为重要。

2. 心与命门

心肾经脉本相贯通。心为君火，命门为相火（命门真阳），乃周身相火之源（三焦相火，少阳相火，厥阴心包相火）。君相之间同气相求，所以命门又有"小心"之称。心得命门相火之助，才能有效地发挥主神明的作用。

3. 脾与命门

命门为先天，脾为后天。脾土的生化，必赖先天命火之温养。但先天真阳，必靠后天脾土生化精微不断的供养，才不致匮乏。所以许知可说："补脾不如补肾"；李东垣亦说"补肾不如补脾"。这两种不同的说法，正是说明了先后天不可分割的关系。

4. 三焦与命门

命门为三焦相火的发源地，又与肺有密切关系。命门火衰，则釜底之火不旺。三焦气化失司，水道不能通调，则能发生痰饮、水肿、食积等证，在肺则为气喘。

5. 命门与十二经脉

命门阳气通过督脉而传达至十二经脉，并与脑、肾、膀胱取得密切联系。由此可见，命门在人体是非常重要的器官。

第二节　六腑

胆、胃、大肠、小肠、膀胱、三焦合称六腑。六腑的主要功能为：受纳、腐熟水谷，输出化物、传送糟粕，疏通水道、运送水津，受盛精汁等。总之，六腑的功能表现为营养物质的代谢和水液代谢过程。

一、胆

（一）胆的部位及络属

胆附于肝叶下面，胆内贮有精汁（胆汁）。《难经·四十九难》曰："胆在肝之短叶间……盛精汁三合。"胆之所以能参加消化水谷工作，就是由于胆中贮有精汁。胆的经脉络肝，与肝相表里。

（二）胆的功能

1.贮藏精汁

胆为中精之府，以助消化。"精汁"，是指一般所说的胆汁。正因为胆中贮有精汁，所以又称之为"中精之府"。如《灵枢·本输》说："胆者中精之府。"胆所贮藏的精汁的来源，在于肝。如《脉经》曰："肝之余气溢于胆，聚而成精汁。"胆中所贮之精汁是清净之汁液，与传化之府的六腑所盛之浊质不同。故《备急千金要方》说胆是"中清之府"。又因为胆有藏精之特点，所以胆既属六腑，又称为奇恒之腑。

胆汁味苦，故胆的病变中，若胆气上逆多见口苦之症。《素问·奇病论》说："故胆气虚上溢而口为之苦。"胆虚则湿热蕴盛，胆液随之上逆而为口苦。另外胆之实火亦可见口苦之症，是指脾土受胆木影响，胃气上逆，胆汁上犯于胃，随胃气上逆至口，则发作呕苦之症。《灵枢·四时气》曰："邪在胆，逆在胃。胆液泄则口苦，胃气逆则呕苦。"

2.胆性刚直而主决断

《素问·灵兰秘典论》曰："胆者，中正之官，决断出焉。"决断，是指果断、判断。中正，是指刚强正直，不偏不倚。胆为什么是中正之官，而主决断，表现在哪方面？

一是表现在神明方面。胆之决断功能，对于防御与消除某些精神刺激（如大惊、惊恐等）有很大作用，以保证维持和控制气血的正常运行，确保脏器间相互协调关系。如胆气强，则处理事物刚毅果断。胆气弱，则遇事懦弱不前，畏首畏尾。关于胆气之强弱关系到勇与怯，习惯所谓之"胆大勇敢，胆小懦弱"。《内经》中提出的这一观点，与气血及体质皆有关系（当然有锻炼因素在内）。肝胆是相合的，在五行均属木。胆禀少阳之气为阳木，肝禀厥阴之气而为阴木。阴阳刚柔相济，精神方能正常。

二是表现在气化功能方面。《素问·六节藏象论》说："凡十一脏，取决于胆也。"这说明十一脏之安危，皆取决于胆。原因一是胆气盛，对于外界刺激事过境迁，五脏六腑仍能安和。胆气虚，则五脏六腑不安，影响本脏功能。二是胆秉春阳升发之气。胆气上升，则肝与春升之气相应，气化生发，十一脏皆安。胆气不升，肝气不能与春气相应，则五脏六腑不安。综上所述胆之功能为贮精汁而助消化，性刚直而主决断。

二、胃

（一）部位及络属

胃位于横膈膜下，上与食道相接，下与小肠相通。胃的经脉络脾，与脾相为表里。胃之上口与食道相接处名曰贲门，又名上脘。胃口下口与小肠相接处名曰幽门，又名下脘。上下脘之间，又名中脘。三部统称胃脘。脘，是指胃。《辞源》曰：胃之内腔曰脘。饮食物经口腔咀嚼后，通过食道，容纳于胃。胃为水谷之仓库，因此胃又名之为"太仓"。

（二）胃的功能

1. 主纳食，腐化水谷

胃的主要功能是容纳水谷，消化水谷。饮食从口而入，经过食道，容纳于胃。如《灵枢·胀论》说："胃者，太仓也；咽喉小肠者，传送也。"《灵枢·玉版》亦说："谷之所注者，胃也。"胃之消化水谷作用，又称为腐熟水谷。如《难经·三十一难》说："中焦者，在胃中脘，不上不下，主腐熟水谷。"但是如何腐熟呢？

一是胃主燥热。胃为阳腑，属阳明，为多气多血之经。燥能生热，热蒸则水谷腐熟。但燥热太过，亦为灾害，则可见消谷善饥。故胃性燥而恶燥。二是脾湿胃燥，脾为胃行津液。脾为阴土，胃为阳土，湿燥相成，水谷乃能腐化。王叔和《脉经》说："脾湿胃燥，湿与热相为熏蒸，故能消磨水谷也。"另外，脾主转输，水谷经胃腐熟后，其精微津液由脾为之转输（脾脏已有详述）。由此可说明，胃之能消化水谷须赖脾之为助。三是下焦真火上蒸（火生土）。下焦真阳为胃阳之动力。胃府居中，必得下焦真火熏蒸，中焦才能腐熟水谷。如陈修园《医学实在易·脏腑易知》所言："胃如釜，釜下有薪是为真火。"所以，脾肾阳气对胃之消化均具有极为重要之意义。

2. 胃为水谷气血之海

胃能容纳水谷，腐熟水谷，营养人体之气血。水谷精微皆出于胃之腐熟，故称之为"水谷之海"，"仓廪之官"。如《灵枢·海论》说："胃者，水谷之海。"《灵枢·玉版》说："胃者，水谷气血之海也。"水谷之所以能化生气血，在于脾胃的生理活动。故胃腑为多气多血之腑，阳明胃经为多气多血之经。所以胃又称为"水谷气血之海"，为后天之本。胃气强则生，胃气弱则病，胃气绝则死。故古人又有"得谷者昌，绝谷者亡"的论点。

（三）小结

①胃主受纳与腐熟水谷。为气血化生之源。为水谷气血之海。
②胃性燥而恶燥。必须脾湿胃燥，燥湿相合，水谷方能腐化。

三、小肠

（一）部位及络属

小肠位于腹腔之内。小肠上端接幽门与胃通，下端与大肠相接，相接处曰阑门（分阑清浊）。小肠的经脉络心，小肠与心相表里。

（二）小肠功能

小肠的主要功能是受盛化物，分别清浊。水谷入胃后，经胃的腐熟，腐熟后的水谷通过幽门下传入于小肠，进行细微的消化和分别清浊的过程。这一消化及分别清浊之过程，也就是小肠的化物作用。

在小肠所分别的清浊，清者为水谷之精华与水液。清者经吸收后，分别转输于全身各部以营养全身。水液则由小肠之别络归入于膀胱。其浊者为残渣与糟粕，经过阑门而下注于大肠。所以《素问·灵兰秘典论》说"小肠者，受盛之官，化物出焉。""受盛"，是指承受存储。"化物"，是指分别清浊。

（三）小结

小肠是承受胃中腐熟之水谷，进行消化、泌别清浊之脏。所分清浊，清中清者布散营养周身，清中之浊者渗于前为溺，由膀胱排出。其浊者为糟粕，过阑门入大肠。

四、大肠

（一）部位及络属

大肠，包括回肠和直肠（中医名广肠）二部分。大肠与小肠会合之处名为阑门。下端为肛门。大肠的经脉络肺，故大肠与肺相表里。

（二）大肠的功能

大肠的主要功能为传送、排泄糟粕。使饮食物的残渣变化成形，而排出体外。由小肠下注的糟粕，再经大肠气化，吸收其中水分，使之变化为成形之粪便。然后由大肠传送至肛门而排出体外。所以大肠是传送糟粕的通道。亦有吸收水分，使之变化成形的功能。所以《素问·灵兰秘典论》：说"大肠者，传道之官，变化出焉。"传道，指糟粕变化成形，而从肛门排出。

如果大肠有病，则吸收水分成形功能丧失。有两种情况即虚、实两方面病变。如大肠虚寒，则不能吸收水分，而产生肠鸣、切痛，大便溏泄等症。这是阳明燥气不足，吸收水分障碍，大肠内水分增加，不仅糟粕不能成形，同时因过多水分停留大肠，发生切痛、出现肠鸣。如大肠实热，则消烁水液过多，大便失去润滑，则出现大便闭结不通等症。所以《中藏经》曰："大肠者……手阳明是其经也，寒则泄，热则结，绝则利下不止而死，热极则便血。""手阳明是其经也"，是指大肠经为多气多血之经，而主燥热。"绝则利下不止"，指大肠阳气绝，泄利不止。"热极则便血"，是指热盛则阳络损而大肠出血。"寒则泄，热则结"，这是大肠病变影响大便变化的一般情况，但也有与此相反的变化，即寒则结，热则泄者。如：老年阳衰，虚寒邪气内结，而致大便闭结，此乃阳衰津亏，鼓动无力所致，称为寒则结。暑为阳邪，暑热之气内攻，再饮食生冷而内伤，造成暑热腹泻，谓之热则泻。

（三）小结

大肠性燥，有吸收水分的功能，故主变化。又有传送糟粕的功能。若大肠虚寒，失去泌别水分之功能，则有肠鸣、切痛、大便溏泄之症。反之，大肠实热，燥气太过则肠液干枯，则可发生大便燥结之症。

五、膀胱

（一）部位及络属

膀胱位于下腹部，下通前阴。膀胱的经脉络肾，故膀胱与肾相为表里。

（二）膀胱的功能

主要是排泄小便和贮存尿液。《内经》曰："藏津液"。中医学认为所贮存之尿液，仍属津液范畴。

1. 主排泄小便

人体水液的气化过程中，所分离出来的剩余水液在排出体外过程前，贮藏于膀胱，故膀胱是容纳储藏尿液的脏器。因此膀胱的功能是聚集水液，排泄小便，所以称之为水道。《灵枢·经水》曰："内属于膀胱而通水道焉。"但如何排泄呢？《素问·灵兰秘典论》说："膀胱者，州都之官，津液藏焉，气化则能出矣。""州都之官"，是指水液聚会之处。所以尿液的排出与津液的气化，尤其是肾的气化有关。

2. 贮藏津液

津液是人体有用的营养物质，而小便是剩余水液废料。膀胱既能贮存尿液，排泄尿液，为什么能藏津液呢？小便的来源是人体体液所化，在未化生之前是人体的有用体液，经过脏腑组织的利用，气化以后其中的剩余水分从小便排出而为溺。因此小便是从体液中分离出来剩余物。所以膀胱藏津液是说津液是小便之源。故《诸病源候论》

说："津液之余者，入胞脬则为小便。""胞脬"，即膀胱。津液之所以能分离出尿液，尿液之所以能渗入储存膀胱，以及膀胱之尿液能排出体外，均是通过气化而行。如果气化机能失职，水液不能渗于膀胱，留于大肠，清浊不分，则为泄泻。又如果膀胱贮藏尿液而不能排泄，则小便闭塞不通。所谓"气化"则由三焦所主（以后详讲）。

这里必须指出：津液在气化过程中，所分离出来的剩余水液，除从小溲排出外，另一条道路即是成汗，由肌肤排出。汗与小便均为津液之所化，两者同源而异流。因此，小便、汗与津液是互为影响的，如果津液亏乏，则小便不利而短少，汗亦少。反之，小便过多，汗出过多，也会损伤津液。正因为水液之排泄主要的两条道路是小便与汗，因此水肿病在某种情况下，就可以利用发汗或利尿的方法，以除水消肿。此即《素问·汤液醪醴论》所说："开鬼门，洁净府。""鬼门"，即汗孔。"发汗法"，即是开鬼门。"洁净府"，即利小便，逐水。

（三）小结

膀胱主贮藏水液，排泄小便。小便的形成与排出在于气化作用。汗、小便同为津液所化，津液伤则小便少。反之小便过多、发汗过多，也伤津液。

六、三焦

（一）部位及络属

三焦分属胸腹，是水谷、津液出入之道路。三焦的经脉散络心包，故三焦与心包相表里。

（二）三焦之功能

三焦总司人一身之气化活动，具有疏通水道之作用。所以在维持周身水液代谢平衡方面，它是一个重要的器官。它的功能是主气主水。三焦是元气敷布、水谷出入气化之道路。气和水谷的疏导和生化，也就是人体的气化活动。所以《难经·三十一难》说："三焦者，水谷之道路，气之所终始也。"

1. 三焦主气

即三焦司周身的气化。气化的内涵主要有三方面：一是脾胃水谷之气，赖三焦而通行周身内外，以维持机体新陈代谢；二是水谷之气的生化敷布，必须依赖命门元气，命门元气是三焦之气的根本，也就是说人之气须依靠命门原阳，如釜底之薪；三是肺呼入之大气，也是三焦气化之重要一环。由此说明元气、谷气、肺气，三气相合为一，借三焦之通道，运行于周身内外，布散于十二经脉、五脏六腑、肌肉组织，完成人体气化代谢过程。

再重点谈谈元气。元气出于命门，为先天真火。三焦与命门一气相通，所以三焦主少阳相火。三焦引导命门元气和胃气分布于周身，以促进各脏腑组织生理活动的正常进行，所以三焦有元气之别的名称。故《难经·三十八难》说："所以腑有六者，谓三焦也，有原气之别焉，主持诸气。"《灵枢·五癃津液别》说："三焦出气，以温肌肉，充皮肤。"所以，三焦为水谷之道路，气之所终始，即是此理。

2.三焦主水

三焦主持诸气，司一身之气化。气化能使某些有形物质化之为气，同时气化又能将无形之气化为某些物质。简言之，即饮食物在体内的化气、利用、排浊的生化过程。故《灵枢·营卫生会》说："上焦如雾，中焦如沤，下焦如渎。""如雾"，是形容上焦之气如雾一样弥漫，向全身敷布。"沤"，即渍也。"如沤"，是形容中焦腐熟水谷，热气蒸腾，泡沫浮动。"如渎"，是形容下焦水液之排出，如沟渠一样缓缓下流。

所以说，三焦是水谷出入之道路，为人体水液环流与排出通路。具有疏通水道，保持水液畅行无阻之功能。因而我们说三焦主水。如《素问·灵兰秘典论》说："三焦者，决渎之官，水道出焉。""决"，即行也。"渎"，即水道。说明三焦是水液代谢的通路，有通调水道之作用。三焦水液下流，则贮蓄于膀胱，而排出体外。所以说三焦为决渎之官，下属膀胱。膀胱为水液行藏之腑，而肾为水脏。故在水液的环流上，三焦与膀胱均为肾所统率。

综上所述，三焦之功能有二：一是主持诸气，主全身之气化；二是疏通水道，司人体水液之运行。然而三焦之主气、主水与其相连之脏腑是分不开的。在上焦必赖心肺之气，在中焦必赖脾胃之气，在下焦则又必赖肝肾之气。所以上、中、下三焦之功能，有所不同，兹分述如下。

（1）上焦的功能

一是主纳而不出，即主纳气和纳谷。二是敷布水谷之气，温养肌肤，通调腠理。如《灵枢·决气》说："上焦开发，宣五谷味，熏肤，充身，泽毛，若雾露之溉，是为气。""开发"，是指肺气开而发布。"宣"，即宣敷、熏肤，即温养肌肤。"溉"，即滋养。

上焦所出为水谷生化之精微阳气。清阳之气敷布周身，如雾露一样，故说上焦如雾。故《医学入门》说："上焦主出阳气，温于皮肤分肉之间，若雾露之溉焉。"溉，是灌溉之意。所以上焦主出，是指出阳气；上焦主纳，是指谷气。

（2）中焦的功能

一是主腐熟水谷，蒸化津液，泌别糟粕。二是生化营气，使水谷营养物质通肺脉之转输气化以化生营气。故《灵枢·营卫生会》说："中焦亦并胃中，出上焦之后。此所受气者，泌糟粕，蒸津液，化其精微，上注于肺脉乃化而为血，以奉生身，莫贵于此。故独得行于经隧，命曰营气。""出上焦之后"，指其气生化于上焦之气后。"此所受气者"，指所受水谷精气。"泌糟粕"，是泌别糟粕。"蒸"，是蒸化，即生化。"化其精微"，是指转化水谷精微而成营气。"独得行于经隧"，是独行于经脉之中。"营气"，即水谷精微与津液相合之营养物质。故《灵枢·决气》曰："中焦受气取汁，变化而赤，是谓血。"中焦接受营养物质，吸收精微，经气化作用变成红色液体。指出中焦的功能为腐熟水谷，蒸化津液为精微，化荣化血。所以说荣气出于中焦。

（3）下焦功能

一是泌别清浊，进一步排出废液和糟粕，主出而不纳。其气是下行的，"下焦如渎"，象征水液缓缓下流。二是卫气出于下焦。卫气之所以出于下焦是与肾阳有关，卫阳与肾阳同为元阳之气，所以《灵枢·营卫生会》说："卫气出于下焦。"

综观上述，上、中、下三焦功能，包括了受纳水谷、消化饮食、化生气血、输送营养、排泄废料功用的五脏六腑、十二经脉在内。三焦的功能关系着整个人体的气化活动和全过程。所以《中藏经》说："三焦者，人之三元之气也。三焦通则内外左右上下皆通也。其于周身灌体，和内调外，营左养右，导上宣下，莫大于此。""三元之气"，是指人体上、中、下三焦之气。"导上宣下"，指上升下降，内外交换皆以三焦之气为本。

第三节　奇恒之腑

奇恒之腑包括脑、髓、骨、脉、胆、女子胞。"奇"，是指异也。"恒"，是指常也。奇恒之腑即说明不同于上述一般的传化之腑。因为这些脏器还有藏精之功能，藏而不泻，又多为空腔脏器而似腑，所以区别于一般的脏腑，谓之奇恒之腑。其中胆既属奇恒之腑，又为六腑之一。

一、脑、髓、骨

（一）脑

1.部位

脑藏于头颅骨内，上至头顶，下至风府穴（颈后入发际一寸）。风府以下脊椎骨内之髓，称之为脊髓。脊髓往项后，上通于脑，合称为脑髓。故《灵枢·海论》说："脑为髓之海，其输上在于其盖，下在风府。""输"，是指气血输注。"盖"，是指天灵盖，即头顶。"风府"，是指穴名。

2. 脑与髓的关系

脊髓与脑以风府为界。风府穴以上为脑，风府穴以下为脊髓。正因为脊髓与脑相通，脑为髓聚合之处，所以说"脑为髓之海"。脑不仅与脊髓相通，它与周身之骨髓亦有其内在之联系，人身之骨髓借骨孔而与血脉相连，血脉得以濡养骨髓。故《灵枢·卫气失常》说："骨之属者，骨空之所以受益而益脑髓者也。""属"，是指联系之处。"空"，是指骨节间空隙。"受益"，《甲乙经》受益当作受液。正因为脊髓与脑通，骨髓又与脑联系，所以《素问·五脏生成》说："诸髓者，皆属于脑。"从"脑为髓海""诸髓皆属于脑"说明了脑与髓之密切关系。因此髓虚，也会导致脑髓之不足。

3. 脑的功能

脑为清灵之府，精明、灵巧皆出于脑。记忆力之充沛与否，行动的灵活、耳目的聪敏，以及正常的精神意识活动，皆为脑所主。因此，脑髓的虚实多表现在记忆力的强弱，肢体运动的灵活与否，耳目的聪明，以及精神的充沛、疲困等方面。

脑髓充盈，身健有力，记忆、精神等正常。脑髓空虚，则头眩耳鸣，胫酸无力，两目昏花，视力发生障碍，或全身怠废不能活动，甚则昏冒不知人事。所以《灵枢·海论》说："髓海有余，则轻劲有力，自过其度。髓海不足则脑转耳鸣，胫酸眩冒，目无所见，懈怠安卧。"脑在人体是极重要之脏器，关系生命安全，不能遭受丝毫损伤。如受微伤，亦有生命之危险。故《素问·刺禁论》说："刺头，中脑户，入脑，立死。"脑户，为腧穴名，在枕骨上。说明不能随意刺脑，脑为极重要的器官。

（二）髓、骨

肾能生髓，故髓之来源在于肾机能之强盛。髓藏于骨中，为骨之养。骨遍布于周身，骨具有坚刚之性，能支持形体，为人身之支架。人之坐、卧、行走及站立无不依赖骨的支架作用。故《灵枢·经脉》说："骨为干。"干，是指主干或支架。骨之所以能保持坚刚之性，实依靠骨髓之营养。骨得髓养，才能起支架作用。才能维持坚强、刚硬之性。如果骨失所养，则失坚刚之性，痿软无力，则不能久立，或行则振掉。

由此可看出，脑与髓都深藏在骨腔之中。但是有骨孔与外相沟通。后天饮食物所化生之精微，可以依靠骨孔而入内补益脑髓。若因病失血之后，脑髓之津液亦要减少。所以往往临床易见骨屈伸不利，色夭，胫酸，耳鸣等脑髓亏虚之症。脑、髓、骨与肾之关系：肾藏精，精生髓，髓养骨。骨能藏髓，髓通于脑。因此脑、髓、骨均为肾所主。

（三）小结

脑为清灵之府，主记忆、耳目聪明、灵活等精神意识活动。肾生髓而主骨。因此肾、脑、髓、骨有密切联系，其关键在于肾。

二、脉

脉为气血运行之通路（隧道），又称为"脉为血府"，是聚集流通血液的器官。

脉之功能，主要有二方面：一是约束与促进气血循一定通道和方向正常运行；二是运载气血，输送水谷精微以营养周身。如《灵枢·决气》说："壅遏营气，令无所避，是谓脉。"即指脉约束血行功能。"遏"，是指约束。"无所避"，是指顺脉而行，无所散避。正因为脉约束血气，是气血通行的隧道，遍布全身，人之营养物质，即通过脉随气血而至全身各部，以营养之，供活动的需要。前面所讲之"肺朝百脉，输精于皮毛"，即指荣养物质与血相合而流行于脉中，输送到皮毛各部。

血脉运行依赖于气，即所谓"脉为血府，以气为本"。气为血帅，气行则血行，气滞则血滞。心主血，肺主气，脉运载气血，因此脉与心肺有着极为密切之关系。三者相互为用，分工合作，才能完成气血的循环运行。相反，脉亦可反映气血的正常与否，血病多因于气，气病亦可及血。而且人体之脉搏，亦可反映出气血的多少、运行的迟速和气血关系，而这些血脉又直接与内脏活动有关。所以通过"切脉"，可以推断病理变化。故切脉是为四诊之一。

总之，脉为血液运行之通道，能输送营养达于周身。气血在运行上是相互为用的，气为血帅，血为气母。另气血运行变化能反映内脏活动，故切脉为四诊之一。

三、女子胞

（一）部位

女子胞位于下腹部。胞宫的络脉与肾相系。女子胞又称胞宫，简称胞，即子宫。

（二）女子胞功能

女子胞的功能主月经与孕育胎儿。还关系到奇经八脉的冲任二脉。王冰注《素问》曰："冲为血海，任主胞胎"。如冲任二脉充盛，就会来月经，能受孕有子。冲任二脉衰虚，则月经闭止，孕育胎儿作用消退。故《素问·上古天真论》说："女子二七而天癸至，任脉通，太冲脉盛，月事以时下，故有子……七七，任脉虚，太冲脉衰少……地道不通，故形坏而无子也。"月经与孕育胎儿关系到冲任，为什么又说由女子胞所主呢？一是冲任二脉皆起于胞中，如《灵枢·五音五味》说："冲脉、任脉皆起于胞中。"二是胞宫是孕育胎儿的场所，朱丹溪《格致余论》曰："阴阳交媾，胎孕乃凝，所藏之处名曰子宫。"

（三）女子胞与心、肾有密切关系

胞宫与心有络脉相连。如月经闭止之症，《素问·评热病论》说："月事不来者，胞脉闭也。胞脉者属心而络于胞中。今气上迫肺，心气不得下通，故月事不来也。"胞宫与肾有络脉相连系。妇女妊娠九月，有时可出现音哑不能出声者。肾脉上系于舌本之廉泉穴，多因这一络脉被胎儿压迫阻绝，喉舌失润而发声哑，名曰"子喑"是指音哑。如《素问·奇病论》说："人有重身，九月而喑，此为何也？岐伯对曰：胞之络脉绝也。""绝"，即阻隔不通。

（四）小结

①女子胞主月经及孕育胎儿，与冲任二脉之虚实有密切关系。
②胞脉与心肾有连系，故妊娠与月经病往往多与心肾二脏有关。

第四节　脏腑间的相互关系

一、五脏之间的关系

五脏之间在生理上有着相生、相克，即相互依赖、又相互制约的关系。举例如下。

肝与肾：肝属木、肾属水，肝木得肾水之滋养，肝阳则不致过亢（乙癸同源）。如果肾水亏虚，不能涵养肝木（水不涵木）则会形成肝阴不足，阴不制阳，肝阳上亢之症。

心与肾：心属火，为阳中之阳脏；肾属水，为阴中之阴脏。心肾相交，水火互济，才可以维持人体正常的生理活动。如果火无水制，则亢极伤阴。水无火温，则寒甚伤阳。所以临床心肾不交，阴阳升降失调，则会产生心悸、失眠、遗精等病症。

肺与心：肺属金而主气，心属火而主血。气血之协调，决定于心肺关系之正常。

肾与脾：肾为先天之本，主藏五脏精气；脾为后天之本，输布水谷之精微以养五脏。人之生命活动，取决于先后天之互养。

当然，五脏相关，功能活动错综复杂。总之只有五脏相互促进、协调，才能确保其正常生理活动的进行。

二、六腑之间的关系

六腑之功能虽有不同，但它们都是传化水谷而行津液的器官。促进饮食物消化、吸收，津液输布，废物排泄，即是在六腑分工合作下所进行的活动。因此六腑必须相互协调，才能维持其实而不满的生理状态。

三、五脏与六腑的关系

脏与腑的关系，即是表里相合。脏主藏精，腑主化物。五脏为阴，六腑属阳。阳者主表，阴者主里，阴阳表里相合。表里相合之连系在于：经脉的络属，及营卫气血正常调控运行。肺合大肠，心合小肠，肝合胆，脾合胃，肾合膀胱、三焦。

为什么肾合两脏呢？《灵枢·本输》说："肾合膀胱，膀胱者，津液之府也。少阳属肾，肾上连肺，故将两脏。三焦者，中渎之府也，水道出焉，属膀胱，是孤之府也。"少阳属肾，是说手少阳三焦归属于肾脏。三焦等于水沟渠道，是全身水液通行的路径，有疏通水液之作用。肾统率膀胱、三焦两个脏器，曰故将两脏。另一看法，是在六腑中各有一脏与之相配，独三焦无与以配，故又称它为孤之府。

第五节　脏腑与身体五官诸窍

一、脏腑与体表形态

体表指的是人体之躯壳而言。躯壳是由筋骨、肌肉、皮毛、血脉所构成。而内脏都直接或间接地与躯壳体表有密切关系。通过观察体表形态，可以测知内在脏腑的活动情况。筋、骨、肌肉、皮毛、血脉又称之为五体。五脏与五体相应关系是：肝应筋爪、脾应肌肉、肾应骨髓、心应血脉、肺应皮毛。由于这些脏器分别由其相应的内脏精气所充养，所以筋、骨、肌肉、皮毛、血脉称为五脏之所充。只有在五脏安和、精气充沛情况下，五体才能发挥其正常功能。故《灵枢·本脏》说："肺合大肠，大肠者，皮其应。心合小肠，小肠者，脉其应。肝合胆，胆者，筋其应。脾合胃，胃者，肉其应。肾合三焦、膀胱，三焦膀胱者，腠理毫毛其应。视其外应……以知其内脏，则知所病矣。"由此可以看出脏与腑相合，五体应脏，因而能反映其脏腑的病变。

关于肾与三焦相合：一是肾为水脏，三焦主水、亦为水腑；二是肾之命门主真火原气，三焦为原气之别使。从脏来说，肾本应骨，这里主要是讲肾合于形，肾与膀胱相为表里，膀胱属太阳，太阳主表。腠理毫毛为一身之表，故由太阳膀胱之所主。三焦能出气以温肌肉皮肤。故《金匮要略》说："腠理三焦，元真通会之处。""元真"，即元气、肾气。所以膀胱、三焦应于腠理。由此，如果我们能掌握五体应于五脏之规律，则能够推断脏腑之病变。

二、脏腑与五官、九窍

目、舌、口、鼻、耳称为五官。五脏与之有密切关系，如鼻为肺之官，目为肝之官，口唇为脾之官，舌为心之官，耳为肾之官。九窍指见于头面者为七窍，加上前后阴则为九窍。凡五官、九窍无不与脏腑密切相关。脏腑虽深藏于体内，但由五官九窍之变化，亦可以察知内脏的活动。故《灵枢·五阅五使》说："五官者，五脏之阅者也。""阅"，是指见于外者。

（一）耳

1. 耳与肾

耳属肾。耳之所以与肾通，是因为耳与脑髓相通。如《灵枢·五阅五使》说："鼻者，肺之官也。目者，肝之官也。口唇者，脾之官也。舌者，心之官也。耳者，肾之官也。"《素问·阴阳应象大论》说："肝在窍为目，心在窍为舌，脾在窍为口，肺在窍为鼻，肾在窍为耳。"

而脑之虚实，决定于精的虚实。脑髓充沛，则耳目聪明；脑髓不足，则耳鸣耳聋。又因为脑髓的虚实，关系到肾精的盈亏。肾生髓而脑为髓海，所以肾精虚少，则两耳失聪。所以耳属肾，故《灵枢·脉度》说："肾气通于耳，肾和则耳能闻五音矣。"如果肾气不和或肾精不足，则耳的听觉就会下降甚或失聪。故《灵枢·决气》说："精脱者，耳聋。"因此临床所见肾虚患者，除见腰酸楚痛，两足无力，怠倦神疲，健忘外，常伴有耳聋、耳鸣之症。所以可以从耳的听力的情况，可以测知肾气的盛衰。

2. 耳与心

心主一身之血脉，耳之听觉能正常，全赖充分的气血供养，此其一。另外，心之络脉通于耳，《素问·缪刺论》说："邪客于手足少阴、太阴、足阳明之络，此五络皆会于耳。"如果心气不足，或脉中气血空虚不能上奉于耳，或气血不利，则可导致听觉失常。如《灵枢·邪气脏腑病形》说："心脉微涩，厥为耳鸣。""微涩"，指脉象往来滞涩不利，为血不足之脉。如果心气有余，心火亢盛，同样气血上逆，壅盛于耳，也可以见到耳鸣、耳聋之症。综上所述，耳在生理上与心肾最为密切。另外，肝、胆、胃等脏病变，虽也可以引起耳聋，但其根本原因仍在于精血两方面，因肾主藏精，心主血脉，故仍应以心肾为主。

（二）目

1. 目与肝

肝主藏血，目为肝之窍。目之所以属于肝，即在于气血及经脉相通。故《素问·五脏生成》说："肝受血而能视"，肝应作目。《灵枢·脉度》说："肝气通于目，肝和则目能辨目色矣。"在经脉联系方面，《灵枢·经脉》说："肝足厥阴之脉……循喉咙之后，上入颃颡，连目系。"正因为目为肝窍，所以肝病之虚实证都可以影响到目的病变。如肝血虚，血不养目，则目不能视。《素问·脏气法时论》曰："肝病者……虚则目䀮䀮如无所见。"如肝气太旺，肝火上亢，气血上充之肝实证，多见两目红肿，目眦疡（眼角溃疡）。

2.目与心

心主神明，又主血脉。目必须借气血的供养才能视，而视觉又为神明之所主，所以心的活动与目也有很大关系，故曰"目得血而能视"。如《灵枢·大惑论》说："目者，心使也。""使"，是指役使也。

3.目与其他脏器

诸脉皆属目：目虽为肝窍、心使，但与诸脉关系颇为密切。如《素问·五脏生成》说："诸脉者，皆属于目。"足太阳经脉，起于目内眦。少阳脉，起于目锐眦。阳明脉，起于目锐眦。阴阳跷，交于目内眦。厥阴脉，入脑连目系。督脉，入脑、通目系。心经别络属目系。

五脏六腑之精，皆上注于目：五脏六腑之精气，通过血脉的传递都上灌于目。眼睛是由瞳子、黑眼、白眼、眼络、眼睑目系等所组成。"瞳子"，是指肾与骨髓之精气所注。"黑眼"，是指肝与筋脉精气所注。"眼络"，是指心与血脉精气所注。"白眼"，是指肺精气所注。"眼睑"，是指脾与肌肉精气所注，包括筋骨、血气之精，与脉络合并而成目系，上系于脑。故《灵枢·大惑论》说："五脏六腑之精气，皆上注于目而为之精。精之窠为眼，骨之精为瞳子，筋之精为黑眼，血之精为络，其窠气之精为白眼，肌肉之精为约束，裹撷筋骨血气之精而与脉并为系，上属于脑，后出于项中。"所以目与脏腑之关系是：五脏六腑之精气上注于目，目系通于脑，目为肝之窍，心之使。

（三）鼻

1.鼻与肺

肺主呼吸，鼻为肺呼吸之门。故《灵枢·口问》说："口鼻者，气之门户也。"鼻是肺之门户，故为肺之窍。肺气和调，则鼻能辨别香臭。故《灵枢·脉度》说："故肺气通于鼻，肺和则鼻能知香臭矣。"如果肺气虚，则鼻塞不利、不闻香臭；如果肺气实，其气上壅，则发作喘息、鼻煽。如《灵枢·本神》说："肺气虚则鼻塞不利，少气；实则喘喝胸盈仰息。"

2.鼻与其他脏

胃、大肠均属手足阳明经，其经脉皆与鼻相通。故手足阳明之经病变，即可影响及鼻。如《素问·缪刺论》即有"邪客于足阳明之络，令人鼽衄。"

（四）口

口主纳食，脾主运化。口为迎粮之官，胃为水谷之海。另外胃脉挟口、环唇，故口与脾胃关系最为密切。口为脾之窍，脾健则知饥欲食，能知五味。故《灵枢·金匮真言论》说："脾气通于口，脾和则口能知五味矣。"临床所见到口涎多多与脾有关，故《素问·宣明五气》说："脾主涎。"相反，脾虚则食欲不振，饮食不香。如脾热，则患者口中出现甜味（脾主甘）。如胃经气绝，因胃脉环唇，所以可以出现撮口等症。

（五）舌

1. 舌与心

舌主味觉，而味觉又为心所主，故舌为心之窍。这是因为心与舌经脉相连，同时心气之所注。故《灵枢·经脉》说"手少阴之别……循经入于心中，系舌本。"舌之主要功能为司味觉，这与心气正常有关。心气和，则能知五味。心气不和，则食而不知其味。如《素问·脉度》曰："心气通于舌，心和则舌能知五味矣。"正因为心之别络系于舌本，因而心经有热时，往往发生舌卷舌硬等症。另因为舌还与发音、语言有关。舌病则可影响言语。故《灵枢·忧恚无言》说"舌者，声音之机也。"《素问·脉要精微论》说："心脉搏坚而长，当病舌卷不能言。"心脉搏坚而长，即脉坚强而长，搏而有力。当指实热为患。舌卷不能言，说明心之络挟舌本。

2. 舌与其他脏器

（1）小肠

心与小肠相为表里，小肠病变亦可波及于舌。如小肠有热，可见舌赤、舌生溃疡等。此乃小肠火热之邪上传于心，熏蒸口舌而生疮也。

（2）心包、肝、脾、肾四经

心包、肝、脾、肾均与舌本相通。如《灵枢·经脉》说："脾足太阴之脉……挟咽，连舌本，散舌下。""肾足少阴之脉……循喉咙，挟舌本。""肝足厥阴之脉……循喉咙之后。"所生病变影响及脾，如"是动则病，舌本强"。《素问·热论》说："五日少阴受之。少阴脉贯肾、络于肺，系舌本，故口燥，舌干而渴。"《素问·诊要经终论》说："厥阴终者……甚则舌卷卵上缩而终矣。"由此可以看出，虽然心包、肝、脾、肾与舌均有关系，但惟舌与心关系至为密切，故谓心之"在窍为舌"。

（六）前阴

1. 前阴与肾

前阴为小便排出之道。肾藏精，前阴又是肾精外泄之道，为生殖之本。故《灵枢·刺节真邪论》说："茎垂者，身中之机，阴精之候，津液之道也。"前阴为宗筋所聚，肾为胃关，而司二便。故前阴为身中机关，津液之府，水液排泄之道。

上述指出前阴为肾所司，其原因是肾为胃之关，肾藏精，为津液之府。前阴为阴精外泄及水液外流之道。由此可见，肾司前阴之原因，一是肾气通于前阴；二是肾司水液，为水液排泄之道。因此，前阴之病变，多与肾功能有关。而如肾气亏损，阳衰则可产生阳痿不举，或早泄，子宫寒冷等症。若肾气不化（气化不行），则小便不通。肾阳衰微，气化不足，则夜尿频数。

2. 前阴与肝

前阴为宗筋聚会之所，筋为肝所主。故《素问·厥论》说："前阴者，宗筋之所聚也。"《灵枢·经脉》说："肝者筋之合也，筋者聚于阴器。"肝脉络阴器。《灵枢·经脉》说："肝足厥阴之脉……入毛中，过阴器。"因此肝与宗筋之病变，反映在前阴病变上。如肝足厥阴之脉气终绝，睾丸上缩。肝主宗筋，肝气虚则宗筋无力，而致阳痿、阴茎不举。

3. 前阴与其他脏腑

前阴除了与肝肾有关外，还与脾、胃、任、督亦有较密切关系。若脾湿热下注前阴，则发疝气、癃疡（小便不通，疹疡）。阳明虚不能濡润宗筋，则宗筋痿软（胃为水谷之海，主润宗筋而利关节）。任脉为病，可见七癥、八瘕、六聚等。《素问·骨空论》说："任脉为病，男子内结七疝，女子带下瘕聚。"督脉为病，如《素问·骨空论》说："督脉为病，脊强反折……此生病，从少腹上冲心而痛，不得前后，为冲疝，其女子不孕；癃、痔、遗溺、嗌干。"任、冲、督脉并起于胞中，所以少腹上冲心而痛（任脉部位）、大小便失常或为冲痛之疝病、癃以及不孕、痔、遗尿及喉干渴等症，均为前阴之病。

（七）后阴

后阴，即肛门或称魄门。其称为魄门的原因：一是魄，通"粕"；二是大肠与肺相为表里，肺藏魄。后阴除与胃肠有密切关系外，主要亦与肺肾有关。

1. 后阴与肺

肺与大肠相表里，肛门即大肠之下端。故肺热病人，往往有大肠不通、肛门生痔等症。如《医学入门》说："肺主魄门，肺热则肛门闭，肺寒则肛门脱。必温补肺气……以肺与大肠相表里也。"这说明肺虚亦可致肛门脱垂。但一般所见之脱肛，乃是脾虚中气下陷所致。

2. 后阴与肾

肾司二便，开窍与二阴，肾司二阴之启开。如《灵枢·邪气脏腑病形》说："肾脉微涩，为不月、沉痔。""不月"意为闭经，"沉"为脱肛，"痔"为痔疮。肾虚气血不足，冲任失调，故可见闭经。火不生土，中气虚而下陷为脱肛，气血运行不利瘀滞而为痔。

总之，通过上述讲解，我们基本了解了五官九窍与内脏的联系，这对我们通过官窍表象反映脏腑病变本质来进行诊断有重要意义。

第二章 精、气、神

❧ 概 说 ❧

一、精、气、神的重要性

精、气、神三者是生命的根本，即生命活动产生的根源。如《灵枢·本脏》说："人之气血精神者，所以奉生而周于性命者也。""奉"，即是奉养、供养之意。"周"，是给予，周全之意。这说明性命之存在依赖于精神的供养，血气精神是人体生命的根本。可见精、气、神三者在人之生命活动中发挥极为重要的作用，所以古代养生学家称精、气、神为人身之三宝，认为对精、气、神三者的调摄极为重要，提出了"呼吸精气，独立守神"（《素问·上古天真论》），积精会神等养生延寿却病的论点。

二、精、气、神三者的关系

精、气、神虽各有不同，而实际上则又是不可分割之整体。精为神之宅，有精则有神，积精可以全神。精伤，则神不守舍而失守。精为气之母，精虚则无气。人无气，则死亡。所以三者一体不可分离，存则俱存，亡则俱亡。例如：精与气而言，《素问·阴阳应象大论》说："气归精，精归化……精化为气。""气归精"，是指气能生精（精由气而化）。"精化为气"，是指气由精化生。精与神而言，《灵枢·本神》说："两精相搏谓之神。"《灵枢·平人绝谷》说："故神者，水谷之精气也。"说明精气是产生神的物质基础，所以有"精为神之宅"的说法。但神为人一身之主宰，因此精气的生化又为神所主宰。所以三者关系是：神为精所化，精气互生，精气又为神所主。精能化气，精为气之母。气能生精，气为精之源。精为神之物质基础，精为神之宅。神又能统驭精气，神为精之主。

第一节　精

精是物质的精华。在人体来说，它既是构成人体身形的物质，又是营养人体、维持生命活动的基本物质。因此其内容分为广义与狭义两种。广义的精应包括精（先后天）、血、津、液等，这些都属精之范围。狭义之精指五脏六腑藏于肾的肾精。包括生殖之精及构成身形、脏器组织的基本精微物质的精。精是在不断消耗与不断补充滋生的，从而能维持人体的生命活动的正常进行。

一、精（狭义）（包括先天之精与后天之精）

（一）精的来源

精是与生俱来的。禀受于先天（先天之父母），为生命的起源物质，故为"先天之精"。所以《灵枢·本神》说："故生之来谓之精。"《灵枢·经脉》亦说："人始生，先成精。"《灵枢·决气》说："两神相搏，合而成形，常先身生，是谓精。""两神相搏"，指男女交媾。"合"，是指两神相合。"常先身生"，是指先身而有。"是谓精"，是身形原始物质。所以说万物化生，必从精始。男女之精相合，便能孕育成形。所以精是先身而有的，人体即由精所构成。

但是先天之精发育成为人体以后，以及人体脱离母体后之生长发育，必须依赖后天饮食物的营养才能不断地滋生。这些来自饮食物的营养物质，也称为精。因其是在人出生之后，通过本身脏腑活动，由饮食物化生而成，不同于先身而有，故名为"后天之精"。因此后天之精是机能活动的内在物质基础，它是供给有机体代谢作用的物质资源。所以《素问·经脉别论》说："食气入胃，散精于肝，淫气于筋。""食气入胃，浊气归心，淫精于脉，脉气流经，经气归于肺，肺朝百脉，输精于皮毛。"

后天之精，来自饮食水谷。经脾胃消化吸收，转输于肺，布散于五脏六腑，成为五脏六腑之精。然后发展滋生而至充盈，乃下归于肾。不断地补充先天之精，生化成为生殖之精，成为肾所藏之精，具备生殖、繁衍后代之能力。所以，女子必至二七，男子二八，方能天癸至而有子。故《素问·上古天真论》说："肾者主水，受五脏六腑之精而藏之，故五脏盛，乃能泻。"五脏盛乃能泻，是指五脏之机能旺盛，乃能生殖。总之，精之来源不外先天和后天。先天之精，受之父母，先身而有。后天之精，来自水谷，后天而生。

（二）精的功能

1. 主生殖、发育

精，富有生命力，是构成人身一切组织器官的基本物质，是人身元气的物质基础。故又称为"真阴""元阴"。肾脏之真阴、元阴，具有生殖发育的能力。如《素问·上古天真论》说："丈夫八岁肾气实，发长齿更；二八肾气盛，天癸至，精气溢泻，阴阳合，故能有子。"但是肾脏之精所以能孕育成胎，除精本身具有生命力外，且与肾经、冲任等脉有关。此问题在肾脏中已有详述，不再重复。

2. 适应外在环境变化，抗御病邪

精为阴，是人身元气之物质基础，又称元阴。气为阳，元气为元阳，是人体机能活动之原动力。元气充沛，则机能旺盛，身体强健，能适应四时气候环境之变化。精能化生阳气。阳气充足，则卫外功能强健（故说卫出下焦）。阴精充足，则精气充盛（元阳充盛），因而卫阳固密而邪不能侵。人体就能抵抗不良因素的刺激，而免生病患。所以精能适应外在环境变化，而抗御病邪内侵。如《素问·金匮真言论》说："夫精者身之本也。故藏于精者，春不病温。"也就是说冬藏于精，则卫阳固密。卫外有力，邪不能侵而春不病温。反之，精耗阴虚，则卫外无物质基础。阳气失密而卫外不固，则易受外邪内侵，抵抗能力大减，疾病亦随之而生。

总之，精是生命基础。精强则生命力强，适应力、抵抗力皆强。精虚则生命力弱，适应力、抵抗力弱，则疾病丛生。

二、血

（一）血的生成

血是水谷之精华，是饮食物通过气化作用而生成的一种赤色物质。血的生化之源，在于中焦脾胃。饮食入胃，化为水谷之精微。通过脾之运化，上注于肺脉，乃化为血。故《灵枢·决气》曰："中焦受气，取汁，变化而赤是谓血。"水谷之精气，取其中之汁液，经气化作用化生成血。《灵枢·营卫生会》亦说："中焦亦并胃中……化其精微，上注于肺脉，乃化而为血……命曰营气。""化其精微"，指化生饮食水谷中精微物质。

由此说明血液的生成来源于饮食水谷，是营气与津液相合而化生成的红色液体物质，是通过中焦脾胃的作用而生成。所以说中焦脾胃是变化水谷的场所，是化生血液之来源。

（二）血的功能

血液既为水谷精微之所化，其中所含的营养物质，循环运行于脉道之中，以奉养全身。并能化生神气。所以凡人体皮毛、骨肉、脏腑，皆依赖于血液之濡润、滋养。如《灵枢·邪客》说："营气者，泌其津液，注之于脉，化以为血，以营四末，内注五脏六腑。"四末，指四肢。例如：目之能视，足之能步，掌之能握，指之能摄，及皮肤之感觉等，无不依赖于血液之运行以供应营养。如果因某种原因血运发生障碍，则皮肤得不到足够之血液，可发生麻木不仁。四肢得不到血液营养，则手足不温，甚至痿废不用。故《素问·五脏生成》说："肝受血而能视，足受血而能步，掌受血而能握，指受血而能摄。卧出而风吹之，血凝于肤者为痹，凝于脉者则涩，凝于足者则厥。"卧出而风吹之，指人卧血归于肝，卫表不固，邪气易侵入内。

总之，内而脏腑，外而皮毛，无不以血液营养而维持其正常功能。故《素问·八正神明论》说："血气者，人之神，不可不谨养。"

三、津液

（一）津液之来源及功用

津液是存在于人体内一切水液及其化生物的总称。津液为水谷所化，但是功用与运行道路稍有差别。津是人体液之一，来源于饮食物。其运行随三焦之气出入于肌肤腠理之间，起到温养肌肉、充润皮肤的作用。津出于腠理，则为汗。津下达于膀胱，则为尿。如《灵枢·五癃津液别》说："水谷皆入于口……津液各走其道，故三焦出气，以温肌肉，充皮肤，为其津，其流而不行者为液。"《灵枢·决气》说："腠理发泄，汗出溱溱，是谓津。"《诸病源候论》曰："津液之余者，入胞脬则为小便。"所以津、汗、尿有密切关系。腠理闭，则津不能为汗而下达，故尿则增多。汗多则津不能下达而尿少。冬夏汗尿变化即是如此。相反，伤津则汗尿变少，汗尿多则伤津。

液也是体液之一，亦由水谷化生而成。由三焦敷布，主要流注于关节、脑髓等处，起滑润关节，补益脑髓，灌溉、濡润耳、目、口、鼻之作用。如《灵枢·决气》说："谷入气满，淖泽注于骨。骨属屈伸，泄泽补益脑髓，皮肤润泽，是谓液。""淖泽注于骨"，指满而外溢，渗润于骨髓。"骨属屈伸"，是指使骨屈伸滑利。"补益脑髓，皮肤润泽"，是指液在内润泽、补益脑髓，在外渗润皮肤，使之光泽。所以《灵枢·口问》说："液者，所以灌精濡空窍者也。""灌精"，是指渗灌精气。"濡空窍者"，是指渗灌精微，润滑孔窍。

（二）津液的区别

津液同为水谷之所化，但有清浊、稀稠之不同，其功能亦有某些区别。津液属阴、属阳，主表、主里，仅是相对而言。故张景岳说："津液本为同类，然亦有阴阳之分。盖津者，液之清者也；液者，津之浊者也。津为汗而走腠理，故为阳；液注骨而补脑髓，均属阴。"另外要说明一点，津液虽有区分，但在临床上则常是相提并论，并不严格加以区分。津与液的区别如表 3-2-1。

表 3-2-1　津与液的区别

名称	属性	性质	功用	表现	表里
津	阳	质清而稀	充皮肤、温腠理	外泄为汗、溺	主外
液	阴	质浊而稠	润关节、濡空窍	养内补益脑髓	主里

（三）津液之还流

上述的津液分布于肌腠、筋骨、脑髓以及其他各部分，以起润养作用。在各组织多余的无用水液，则由汗、溺排泄于体外。而其剩余的津液则再渗入于孙络之中，与血相合，还归于经脉之中，仍成为血液的组成部分。经过三焦气化的作用，还流于肺，形成津液的代谢还流。故《灵枢·痈疽》说："余闻肠胃受谷，上焦出气，以温分肉，而养骨节，通腠理。中焦出气如露，上注溪谷，而渗孙脉，津液和调，变化而赤为血。血和则孙脉先满溢，乃注于络脉。皆盈，乃注于经脉。""上焦出气"，是指上焦出卫气。卫为清阳之气，以温养肌肉、骨节，通调肌肉纹理。"中焦出气如露"，是指中焦输出营气，分泌如雨露样之津液。"溪谷"，是指肌肉大、小会合处。

由此可以看出津液的还流和多余水分的排泄作用，是维持体内液体平衡的关键。其环流途径，仍为经脉。如若津液还流障碍或排泄失常，则能导致水肿、痰饮等病变。

四、小结

①精能化气，气能生精。精为神之宅，神为气之主。精、气、神三者是人生命之根本。

②精包括精、血、津液。精的来源有先、后天之分，但二者是相互依存、相互为用的。精除了是构成人体之物质基础外，又有主生殖、发育及抗御病邪之作用，为正气主要成分。

③血为水谷所化。出于中焦，环运周身，以奉养周身。化生神气，内注五脏六腑，外充皮肤、筋骨，为生命活动的重要物质。

④清而稀者为津，浊而稠者为液。两者皆由水谷化生，通过三焦敷布周身。两者具有某些不同功能。津液的还流及排出，是保持体液平衡之关键。

第二节 气

气在中医学里运用颇为广泛。无论在生理、病理、诊断上，可以说无不以气作为重点。例如：在生理学中有荣气、卫气、宗气、脏腑之气等；病理学中有邪气、淫气、病气；在诊断上则有神气、脉气；治疗上有补气、调气、和气等。现仅就生理上之气作如下论述。

一、气的含义

气的含义，总的来说，不外有形之气和无形之气两方面。

（一）有形之气

有形之气是指流通着的微小、难见的物质。其内容包括自然界存在之气，即呼吸之气和人体内营养物质的水谷之气。这些物质虽然难以看见，但是都是物质的存在，则都是有形之气。如《灵枢·决气》说："上焦开发，宣五谷味，薰肤，充身，泽毛，若雾露之溉，是谓气。"这是指出，上焦宣发之五谷精微之气，微细的犹如雾露一样，它是温养肌肉，充养皮肤的营养物质。

（二）无形之气

无形之气是指人体各个脏器组织的活动能力。这些活动能力无形，与物质代谢有不可分割的联系，所以称之为无形之气。如五脏六腑之气、经脉之气等。

因此，从人体本身来说，所谓有形之气，概指流通之微小、难见的物质。无形之气，概指脏腑组织活动能力。

（三）气的来源

气的来源，总的来说不外有先天与后天两个途径。后天之气，来源于后天饮食水谷所生化之水谷之精气与呼吸的大自然之气。先天之气，是与生俱来，为先天之精的所生之气。其中又有元阳之气与元阴之气的分别。先天之气与后天之气的结合，则成为人体根本之气。这种根本之气，称之谓真气。如《灵枢·刺节真邪》说："真气者，所受于天，与谷气并而充身者也。""天"，所指有二：一指肺吸入之自然清气；二指先天之元气。所谓真气，即先天之元气。真气、肺吸入之清气与水谷之精气，三者结合，即是先后天之结合体。真气是人体根本之气，是生命力的根本，它的功用是维持人体一切正常生理机能，而又分为各种不同名称。

二、气的分类

（一）元气

元气，又称原气。包括元阴和元阳之气。元气禀受于先天，而依赖后天之水谷营养的不断滋生。它是由先天之精所化生，所以原气发源于肾（命门），藏于丹田（下气海）。元气之功用是借三焦之道路，通达周身。从而推动五脏六腑等一切脏器组织的正常活动，为人身生化动力之泉源。（参见命门）

（二）营气

营，营养之意。谓其具有营养作用，通荣，谓其荣运周身，灌注遍体。故营气又称"荣气"。

1. 营气的生成

营气的生成，来源于饮食物，由水谷精微所化生，为饮食水谷之精气。如《素问·痹论》说："荣者，水谷之精气也。"《灵枢·卫气》亦说："六腑者，所以受水谷而行化物者也。其气内于五脏，而外络肢节……其精气之行于经者，为营气。"指出营气的来源，是水谷之精气。饮食物入胃的消化吸收，是中焦脾胃的功能。因此营气生于水谷而源于脾胃，出于中焦。故《灵枢·营卫生会》说："营出于中焦。"

2. 营气的功用

营气的功用主要是化生血液，营养周身。如《灵枢·营气》说："营气之道，内谷为宝。谷入于胃，乃传于肺，流溢于中，布散于外，精专者行于经隧，常营无已，终而复始，是谓天地之纪。"所谓"流溢于中"，是指内而营养五脏六腑。"布散于外者"，则可润泽筋骨、皮毛。故独行于经脉之中，持续进行营养作用，往复循环，终而复始。又如《灵枢·邪客》说："营气者，泌其津液，注之于脉，化以为血。以营四末，内注五脏六腑。"此说明所吸收之津液和荣气，注于脉中，化生血液，外能营养四肢皮肤，内而营养五脏六腑。故营气主要功能是化生血液，营养周身。

3. 营气的运行

营气的运行是出于中焦，注手太阴肺经，循行十四经道路，昼夜不停运行于周身、上下、内外各部分。

（三）卫气

卫是防卫、保卫的意思。卫气，是保卫机体之阳气。故《素问·生气通天论》说："阳者，卫外而为固也。"

1. 卫气的生成

卫气亦生于水谷，源于脾胃，出于上焦。出于上焦水谷之精气，有清浊之分。清者属营，浊者为卫。营行于脉中，卫行于脉外。如《灵枢·营卫生会》说："人受气于谷，谷入于胃，以传于肺，五脏六腑，皆以受气。其清者为营，浊者为卫，营在脉中，卫在脉外，营周不休。"

清和浊仅是相对而言，指营卫都是来源于水谷。卫气与荣气之别，即在于一清一浊。一行脉中，一行脉外。卫气和营气虽然皆为中焦脾胃所生化，但卫气卫外作用与肾阳有关。认为命门真阳上蒸脾胃，化生营卫。卫阳是从肾而上行。故《灵枢·营卫生会》说："卫出下焦。"

2. 卫气的性质

卫气与营气的性质正好相反。营气是清精、柔顺，故行于脉中。卫气是慓悍、滑利，故行于脉外。故《素问·痹论》说："卫者，水谷之悍气也，其气慓疾滑利，不能入于脉也。""悍"，是指勇暴刚悍之意。"慓疾"，是急而快速之意。说明卫气的性质是慓疾、滑利、强悍，故行于脉外。

3. 卫气的功用

卫气的主要功能是温分肉，充皮肤，司汗孔之启闭。卫为阳气，熏于肓膜，散于胸腹，则能温养五脏六腑。外循皮肤之间、分肉之内，能温煦肌肉、皮肤，保卫机体。如《素问·痹论》说：卫气运行"不能入于脉也，故循皮肤之中，分肉之间，蒸于肓膜，散于胸膜。""肓膜"，指腹腔肉理之间，上下空隙之处，皆谓之肓。凡肉理脏腑之间其成片连络之薄筋膜，皆谓之膜。故《灵枢·本脏》说："卫气者，所以温分肉，充皮肤，肥腠理，司开阖者也……卫气和则分肉解利，皮肤调柔，腠理致密矣。"即是说，因为卫气具有温分肉，肥腠理，司开阖之功能。所以卫气功能正常，则体表、肌肉以及皮肤的生理功能才能正常，腠理才能致密。因此卫气不但能温养内外一切脏器组织，而且具有保卫体表，抗御外邪之功能。

4. 卫气的运行

由于卫气其性慓急、滑利，虽行于脉外不受脉道之约束，但仍依傍脉道而行。其运行且与日夜之变化有关，与营气之运行亦不一致。白昼寤则行于阳，黑夜入寐则行于阴。行于阳，是行于体表手足三阳经脉。行于阴，是行于内在之五脏。行于阴是从足少阴肾经注于肾，而后心、肺、肝、脾，复还于肾。故《灵枢·卫气行》说："阳尽于阴，阴受气矣。其始入于阴，常从足少阴注于肾。肾注于心，心注于肺，肺注于肝，肝注于脾，脾复注于肾为周。"

关于卫气循行可参考《灵枢·卫气行》原经文。相反营卫之功能失去协调，可出现一系列之病变。如《素问·气穴论》说："荣卫稽留，卫散荣溢，气竭血着。外为发热，内为少气。"《素问·热论》亦说："五脏已伤，六腑不通，荣卫不行。"后世医家根据这些理论，探讨了热性病与营卫气血之间的关系。到清代叶天士、吴鞠通则将其发展为温热学说。

（四）宗气

1. 宗气的生成

饮食物所化生之荣卫之气，由脾胃之脉上注于肺。与肺吸入之自然界之清气相结合，积于胸中，藏于气海，即是宗气。如《灵枢·五味》说："谷始入于胃，其精微者，先出于胃之两焦，以溉五脏，别出两行，营卫之道。其大气之搏而不行者，积于胸中，命曰气海。出于肺，循喉咽，故呼则出，吸则入。"

说明饮食物的水谷精微出自中焦脾胃。所化生的营卫之气，由中焦脾之运输到上焦肺，而敷布周身，灌溉五脏。这是由两条道所行的，一行脉中，一行脉外。以敷布濡养，当其聚于胸中，藏于气海者，则名曰宗气，总司气之出入于喉咙，而进行呼吸。气海，是指气的汇聚之处，即是气的归宿处，又是一身之气运动的出发点，周流于全身之气发自气海，亦归于气海。此处之气是气之根本，故称作为宗气。宗即根本，大宗会聚、宗始之意。

2.宗气功用

宗气上出于喉咙而行呼吸，下贯于心脉以行血气。故《灵枢·邪客》说："故宗气积于胸中，出于喉咙，以贯心脉，而行呼吸焉。"《灵枢·刺节真邪》说："宗气留于海，其下者，注于气街。其上者，走于息道；故厥在于足，宗气不下，脉中之血，凝而留止。""息道"，是指呼吸之道。即说明宗气的功用，上行出于肺，行于喉咙，进出于呼吸之道，而行呼吸。贯心脉，下行则注于气街（冲脉起点，谓肾经气街穴）。经气街至足，使血发挥营养作用。如宗气不下，不能进行温养，则两足厥冷。在这种情况下，两足脉中之血则会凝滞不行。

总之，宗气功能有二：一是，走息道以司呼吸，凡语言、声音、呼吸之强弱，均与宗气有关；二是，贯心脉而行血气，以保证肢体温度与活动能力之持续。

3.宗气与元气之关系

宗、元二气，一藏于胸中（膻中）上气海，一藏于丹田下气海。一为后天之气（宗气），一为先天之气（元气）。两者在生理活动中，是互相联结，不能分开的。宗气与元气相结合谓之真气。故《灵枢·刺节真邪》说："真气者，所受于天，与谷气并而充身者也。"故宗气与元气相互联系、相互结合，运行循环于经脉之中，才能起到充养周身、维持生命之作用。因此运行于经脉中之气，实际是吸入之自然界之清气、水谷之精气、元气（先天之气）的结合体。故《素问·离合真邪论》说"真气者，经气也。"

三、小结

①气有有形与无形之别。有形之气，指流通着的微小难见物质。无形之气，概指脏腑组织的活动。其来源亦有先、后天之别。

②先天之元气，有元阳、元阴之别。后天之气，来源于后天水谷精气和自然界之清气。先、后天相结合，谓之真气，是人体生命活动之根源。由于真气所在部位的不同，又有宗气、营气、卫气等不同名称。

③营气、卫气，俱来自水谷。一行脉中，一行脉外，相伴而行。营气功能，为内

荣五脏六腑，外营筋骨皮毛。卫气功能，是温分肉，充皮肤，司汗孔之启闭，保卫体表。二者荣内、卫外运行不息。

④宗气为水谷荣卫之气与自然界之清气的结合。聚于胸中，藏于气海。宗气之功能，是以上走息道以司呼吸，下贯心脉以行血气。真气之在于经络，则为经络之气。藏于脏腑，则为脏腑之气。总之气名虽多，其来源不外上焦宗气、中焦谷气、下焦元气而相合之而已。

第三节　神

神是人体生命活动现象的总称。广义的神，既包括了神、魂、魄、意、志、思、虑、智等在内，也包括了生命活动及精神、思维、意识等活动在内。分述如下。

一、神

神，即是精神，意识，知觉，运动等，是一切生命活动的最高统率。凡人体一切机能活动，无不以神为其主宰。

（一）神的生成

神的物质基础是精。神是由先天之精所化生而成。当胚胎形成的时候，生命之神就产生了。但是神虽生成于先天，但必依靠后天之精气以滋养，才能保证人之神逐渐充盛及永远旺盛。如《灵枢·本神》说："故生之来谓之精，两精相搏谓之神。"故《灵枢·平人绝谷》说："故神者，水谷之精气也。"说明后天水谷之精气充足，五脏才能和调，神的生机才能保证充盛和旺盛。

（二）神的重要性

神在人体居于首要地位。神气充足，则身健灵活有力。神衰，则身体衰弱。神气存在，人则能维持生命活动。如果神气散去，则人即死亡。唯有神之存在，才能有人之生命活动。总之，神是由先天而来，赖后天之调养而维持。先天之精是神之基础，后天之精是神的给养，两者不可缺一。

二、魂

魂舍于血，而藏于肝。魂也是精神活动的一种表现。如《灵枢·本神》说："随神往来者谓之魂。"又说："肝藏血，血舍魂。"说明魂与神都是精神活动。魂是随神而往来的。在正常情况下，魂的活动是反映不出来的。如果产生病变，魂未随神而往来，就会出现如梦游、呓语及梦中幻觉等不正常现象。这都是血虚、魂不守舍、神魂失守的缘故。

三、魄

魄亦是精神活动的一部分。《左传》说："人生始，化曰魄。"魄是属于本能的感觉与动作。如耳的听觉、目的视觉、皮肤的冷热痛痒、手足四肢的应急动作，初生儿的吸乳动作和啼哭等，都属于魄的范畴。即是人体之本能感觉与功能。张景岳《类经》说："魄之为用，能动能作，痛痒由之而觉也。"魄的生成与人体之基本物质精是密切相关的。精足，则体健魄全。魄全，则动作灵敏而正确。故《灵枢·本神》说："并精而出入者，谓之魄。"

四、意志

意是意识、回忆。志是意识和经验的存记（记忆力）。如《灵枢·本神》说："心有所忆谓之意，意之所存谓之志。"意和志的活动是人类特有的功能。人是高级的动物，人出生以后，意和志是不断发展的。意和志是神明活动、分析综合活动的产物。古人认为，意和志这一功能活动与肾气的充沛与否有密切的关系。如年老衰迈肾气虚衰，则会出现健忘。而且病理上的健忘，也多与肾气不足有关。

五、思、虑、智

思为反复思考；虑即深谋远虑；经过思虑做出正确的判断，谓之智。因此人们对于事物的认识与处理事物的行动，是否合乎客观规律必须反复思虑。多方面考虑后，针对具体情况，采取正确的方法与步骤，才能保证完成所预想要达到的目的。这里的思、虑、智，即是思维活动的一般规律。故《灵枢·本神》说："因志而存变谓之思，因思而远慕谓之虑，因虑而处物谓之智。"

总之，魂、魄、意、志、思、虑等活动，其主宰还是神。都是在神的统一领导下进行的。心主神明，为君主之官，心之神可以统率、支配认识事物与处理事物的所有精神活动。故《灵枢·本神》说："所以任物者谓之心。"相反，心神之活动失常，则魂、魄、意、志、思、虑等精神活动就会紊乱失调。所以《灵枢·大惑论》说："故神劳，则魂魄散，志意乱。"

经络

❧ 概　说 ❧

一、经络的含义

经络，本属于藏象的范畴。由于经络比较复杂，遍布于全身内外组织，既与脏腑联系，又有其独特的系统。因为它与针灸疗法有着特别密切的关系，因此前人留有单独提出研究的记载，我们也另立一章进行专门讨论。经络对人体的生理活动和病理变化、诊断、治疗都有极重要的关系，因此它是中医理论体系的重要组成部分。历代医家对经络皆非常重视。但是什么是"经络"呢？《素问·调经论》说："五脏之道，皆出于经隧，以行血气。"道，是指相互联系之道路。元·滑寿《十四经发挥》说："谓之经者，以血气流行，经常不息者而言。"因此，经络是人体气血运行的道路，是和机体内脏器官具有有机联系的重要的组织系统。

经和络虽然都是气血通行之道路，但根据其分布、大小，二者亦有一定的区别。经，象征如路径一样，无所不到，无所不通。"络"，含有网络、围绕之意，像网络一样错综网络，围绕周身。由此可以看出，经是气血运行主要干路，络是经的旁支。有的亦说"大者为经，小者为络"。明·张景岳更把经络比喻为江河之流行。他说："经犹大地之江河，络犹原野之百川。"(《类经》)"川"，是指小河。故此经络是一个统称，代表了全身经络整个系统，有时临床亦把经络混称为经脉。但这与血脉（血管）有着本质的差别。据现代医学研究，经络实质是区别于血管、淋巴管的独立系统。

二、经络的分类及其分布

经络系统组成和分类见表4-1。

表4-1　经络系统组成和分类

经络系统	正经（十二）	手三阴	手太阴肺经
			手少阴心经
			手厥阴心包经
		手三阳	手太阳小肠经
			手少阳三焦经
			手阳明大肠经
		足三阴	足太阴脾经
			足少阴肾经
			足厥阴肝经
		足三阳	足太阳膀胱经
			足少阳胆经
			足阳明胃经
	奇经八脉	冲脉、任脉、督脉、带脉、阴跷、阳跷、阴维、阳维	
	十二经别	十二经脉别出之正经	
	络脉	大络	络之较大者
		别络	由本经别走邻经者谓之别络，共有十五别络
		孙络	络脉之分枝细小者
		浮络	孙络之浮于肌表者
	十二经筋	经络运行气血通过经筋以联络四肢百骸	

经脉，大者纵者为经（仅带脉围腰一周为横行），深在伏行分肉之间。络脉，小者横者为络，浅行于皮下。除内脏系统之络脉外，一般皆浅行于肌表。如《灵枢·经脉》说："经脉十二者，伏行分肉之间，深而不见……诸脉之浮而常见者，皆络脉也。"明·李梴《医学入门》："经者径也，径直者为经，经之支派，旁出者为络。"

三、十二经脉命名

十二经名称分别冠以阴阳、手足以及脏腑。

1. 分阴阳

以经络循行躯体内外来分：阳经，行于四肢的外侧；阴经，行于四肢的内侧。以脏腑属性来分：阳经，内系于腑，腑为阳；阴经，内系于脏，脏为阴。

2. 分手足

循行上肢者，为手经。循行下肢者，为足经。

3. 分属脏腑

十二经脉，分别内系脏腑。内系于何脏何腑，即冠其该脏腑之名称，以示其与内在脏腑之关系。

4. 确立太、少、厥、阳明

少阳为阳气初生。少阴为阴气初生。太阳为阳气太盛。太阴为阴气太盛。阳明为阳气盛极。厥阴为阴气将尽。

可以看出，太、少、厥、阳明是顺应自然界阴阳之气消长之规律，并根据六经之气与天地阴阳二气相应的关系而确立的。顺从名称之太、少、厥、阳明，即可以说明天人相应之规律。体现了如下两方面：一是标志着人体阴阳经气的盛衰情况；二是说明人体阴阳经气与自然界阴阳二气是消长相应的。关于奇经八脉、十五别络等名称，于如下各节再予介绍。

四、经络的作用

经络是人体气血运行内外的通道。人体的五脏六腑、四肢百骸、五官九窍，以及筋骨皮毛等等，无一不以经络作为有机的联系。换言之，即人体的气血循经络的通路而运行不息，从而构成有机的整体，维持着生命活动之协调。因此经络在生理、病理、诊断、治疗等各方面，都具有非常重要之作用。

（一）在生理上的作用

人体是一有机整体，内而五脏六腑，外而皮毛筋骨，虽各具不同功能，但他们之间并不是孤立的，而是依靠经络有机联系着的。正是由于经脉之内属脏腑，外络肢体，从而维持着整体活动的协调。故《灵枢·海论》说："夫十二经脉者，内属于脏腑，外络于肢节。"

经脉在生理中的作用，不仅构成了有机的整体联系，同时也籍经脉的网络密布，气血得以渗溢肌腠，进行新陈代谢作用，并且还借经气的作用与外在环境相适应，进行着机能活动的调节。气血是奉养全身，维持生命活动的重要物质。气血之所以能渗溢肌腠，即是依赖经络所形成的上下内外网络样之联系。故凡经络所布之区，亦即是气血通达之区域。

同时人与自然界阴阳消长相应，因此，随季节气血的趋向于表，或趋向于里，以及机体的适应性调整机能等，亦依靠经脉之运行及经气之调节作用。所以无论气血之循行，筋骨关节之营养，除依靠气血运行之血脉外，经气亦起着不可忽视的推动和调节作用。故《灵枢·本脏》说："经脉者，所以行血气而营阴阳，濡筋骨，利关节者也……是故血和则经脉流行，营复阴阳，筋骨劲强，关节清利矣。"

综上所述可以看出：一是由于经络之联系，使人体构成了有机的整体；二是经脉是气血通行的通路，而气血在脉道中之运行，也受经气之推动，从而气血循行不息，以达营养周身，发挥新陈代谢之作用；三是人体亦借经气的调整作用，使之与外在环境取得协调。

（二）在病理上的作用

疾病的发生从致病因素来说，分为两大类，即内伤和外感。外感是病邪从外侵入人体。内伤是病发自内脏，从内而生。但是不论病生于外之外感，或病发于内之内伤，都与经脉有关。主要原因如下。

1. 经络受病可以内侵脏腑

外邪侵入人体，先犯皮毛，次入络脉，再入经脉，以至脏腑。故一般次序是"由表及里，由浅入深"。所以其内侵的途径，也是籍经脉之内连脏腑所致。故《素问·缪刺论》说："夫邪之客于形也，必先舍于皮毛，留而不去，入舍于孙脉，留而不去，入舍于络脉，留而不去，入舍于经脉，内连五脏，散于肠胃，阴阳俱感，五脏乃伤，此邪之从皮毛而入，极于五脏之次也。"《素问·调经论》说："风雨之伤人也，先客于皮肤，传入于孙脉，孙脉满则传入于络脉，络脉满则输于大经脉。血气与邪并客于分腠之间。"《素问·皮部论》说："是故百病之始生也，必先于皮毛，邪中之则腠理开，开则入客于络脉，留而不去，传入于经，留而不去，传入于腑，廪于肠胃。"

以上是说明外邪侵入人体之一般次第和途径，反映了病邪入侵之规律，即皮毛、络、经、腑、脏。但是这仅是一般的层次，并不是千般一律，不变公式，所以《灵枢·邪气脏腑病形》又说："邪之中人，或中于阴，或中于阳，上下左右，无有恒常。"另外，由于经脉不但内外相贯，而且也是上下通联的，因此邪气也可由上传下。如下肢受寒，可以引起头痛、鼻音，或腹痛、腹泻等症。这就是寒邪借经络之道，由下而上传之缘故。

2. 脏腑病变可反映于体表

由内伤而引起的脏腑病变，同样可以籍经脉而反映于体表。《素问·脏气法时论》说："肝病者，两胁下痛引少腹，令人善怒……心病者，胸中痛，胁支满，胁下痛，膺背肩胛间痛……肺病者，喘咳逆气，肩背痛，汗出。"《灵枢·卫气》说："能别阴阳十二经者，知病之所生；候虚实之所在者，能得病之高下。"

如肺病而见肩背痛，肺经所循之处。心病而见胸中痛，胁下痛。膺背肩胛间痛，心经所过之处。肝病见两胁痛，肝脉布胁肋。可以看出此乃由内脏疾患通过所属经脉在体表之反映。同样，上下病变亦是如此。如六腑病变，亦可反映于体表。如肠胃有热，宿食积热，可以出现轻则齿痛，重则口唇疮疹。综上所述，正由于经络贯通人体上下内外，病邪则可借此由表入里，由内及外，由下而上地进行传变。

（三）作为辨证的依据

中医诊断疾病多用经络学说作为辨证的依据。当脏腑或经络发生病变之时，则其病候反映常与经脉循行及其所系脏腑相呼应，从而得出正确的判断，故经络可作为辨证的依据。就外感来说，《素问·热论》说："伤寒一日，巨阳受之，故头项痛，腰脊强，二日阳明受之……身热目痛而鼻干，不得卧也。"一二三日是病邪传变的不同阶段，非数字一二三天。伤寒病外邪初入，首犯太阳，太阳经脉行头下项，行背贯脊下腰，故出现头项痛，腰脊强等症。所以我们见到如上症状，就可辨证为太阳表证。由太阳而传阳明，足阳明经始于鼻，络于目，故可见身热、目痛、鼻干。故见此症则知邪入阳明，已为外感阳明证。

但是所谓辨证辨的是什么呢？即症状与证候有何区别呢？证候是多种症状的综合，症状是构成证候的单位。如头痛是症状，身痛是症状，发热、恶寒、有汗或无汗皆是单一的症状，如把这些症状有机综合起来，则就是外感表证。而且每个症状，根据其部位、性质的不同，对辨析证候亦有重要的参考价值。如头痛一个症状，有太阳、少阳、阳明之分。如前额部疼痛属阳明（阳明经行于额部），偏侧头痛属少阳（少阳经行于头侧），头项部疼痛属太阳（太阳经行于头顶、头后部）。在外科中应用颇广，如疽证，病名有百会疽、膻中疽、中脘疽等。皆是以经脉穴名命名。属于何经、何脏，往往亦以此来进行辨证。

总之，不论内证、外证，就经络来说，确实是观察病变、辨别证候之重要依据。

故《灵枢·官能》说："察其所痛，左右上下，知其寒温，何经所在。"指出经络在诊断、辨证方面皆有重要作用。只有熟练地掌握经络学说，才能明确诊断，辨证无误。

（四）作为施治准则

《灵枢·经别》说："夫十二经脉者，人之所以生，病之所以成，人之所以治，病之所以起，学之所始，工之所止也。"《灵枢·经脉》说："经脉者，所以能决死生，处百病，调虚实，不可不通。""决死生"，是指诊断而言。"处百病"，是指治疗而言。指出经络在治疗上亦同样有重要的价值。所以，清·喻嘉言《医门法律·明络脉之法》说："凡治病不明脏腑经络，开口动手便错。"中医治疗方法各有不同，有从内服汤药着手，有从针灸着手者，有以按摩为法者，但无论从哪方面来说，都离不开经络学说之指导。

1. 药物归经

在中药中已有详尽介绍，这里仅简单重复一下。药物各具气味性能和主治作用，结合脏腑、经络，从而制定了药物归经的运用法则。如麻黄，辛、苦、温，入肺和膀胱二经。葛根，辛甘，平，入脾、胃二经。柴胡，苦平，微寒，入少阳经。正由于归经不同，因此其治疗作用也不一致。若头痛，头项部疼痛，属太阳经，用麻黄。前额部疼痛，属阳明经，用葛根。偏头部疼痛，属少阳经，用柴胡。

2. 针灸治疗

针灸所用的穴位，一般皆在经络之循行径路上。因经络内联脏腑，故某一脏腑之病变即可以其所属经脉之穴位为主治穴，再配以其他经穴为辅。即所谓循经取穴、邻经取穴等等。又如，病在内取之外，病在上取之下，病在下取之上。例如：上部疾病，可取下肢的穴位；下部疾病，也可取上肢的穴位。其他如按摩、推拿等疗法，都离不开经络学说的指导。故张仲景说："凡欲和汤合药，针灸之法，宜应精思，必通十二经脉。"

总之，通过上述不论生理、病理、诊断、治疗都与经络有密切关系，学习经络是学好中医理论的重要基础之一，我们应予以必要的重视。

第一章 十二经脉

> **课　　题:** 十二经脉循行部位及走向规律。
> **目　　的:** 1. 了解经脉与脏腑及表里关系,从而体会经脉功能及临床意义。
> 　　　　　　2. 熟悉十二经脉的循行径路。
> **提　　纲:** 1. 手足六经的循行部位。
> 　　　　　　2. 十二经脉表里络属。
> 　　　　　　3. 十二经脉衔接及其顺逆。

一、十二经脉走向规律

《灵枢·逆顺肥瘦》说:"手之三阴,从脏走手;手之三阳,从手走头;足之三阳,从头走足;足之三阴,从足走腹。"说明了十二经脉之走行起止,即手三阴经,起于胸部,经臑臂走向手指之端。手三阳经,起于手指端(接手三阴终点),循臂臑而上,行之到头部。足三阳经,起于头面部(紧接手三阳之终点),经躯干、下肢而下行,止于足趾之间。足三阴经,从足趾间(紧接足三阳经)上行,而止于胸腹部。

局部之分布情况:臂臑内侧,按照前、中、后,分别为手太阴肺、手厥阴心包、手少阴心;臂臑外侧,按照前、中、后,分别为手阳明大肠、手少阳三焦、手太阳小肠;躯干部,足太阳膀胱行于背部,足少阳胆行于两侧,足阳明胃经行于胸腹部;股胫外侧,按照前、中、后,分别为足阳明胃、足少阳胆、足太阳膀胱;股胫内侧,按照前、中、后,分别为足太阴脾、足厥阴肝、足少阴肾。内踝八寸以下足厥阴肝在前、足太阴脾在中。

二、十二经脉循行部位

(一)手足、阴阳、六经循行部位

1. 手三阴三阳循行部位

(1)手太阴肺经

肺手太阴之脉,起于中焦[1],下络大肠[2],还循胃口[3],上膈,属肺[4]。从肺系[5]横出腋下,下循臑内[6],行少阴心主之前[7],下肘中,循臂内上骨下廉[8],入寸口[9],上鱼[10],循鱼际[11],出大指之端[12]。其支者[13],从腕后[14]直出次指内廉,出其端。(接

手阳明大肠经）

① 起于中焦：即起始点。经脉是气血运行之通路，气血生成于中焦，中焦为三焦之一，是脾胃之所属。

② 下络大肠：下行，联系网络表里称络。

③ 还循胃口：去而复还，贲门上口。

④ 上膈，属肺：膈，指横膈膜。与本脏相连同属。

⑤ 肺系：指气管。

⑥ 下循臑内：臑音闹，即上膊；臂端上臂内侧。

⑦ 行少阴心主之前：手少阴心，手厥阴心包。

⑧ 循臂内上骨下廉：廉，边缘的意思；下廉：是指下缘边侧；拇指侧臂骨。

⑨ 入寸口：入腕上诊脉之寸口。

⑩ 上鱼：手大指掌里隆起肌肉，称鱼。

⑪ 鱼际：第一掌骨中点桡侧，赤白肉际分界处。

⑫ 出大指之端：是指少商穴，位于大指爪甲角。

⑬ 其支者：支脉。

⑭ 腕后：是指列缺穴部位。

（2）手阳明大肠经

大肠手阳明之脉，起于大指次指之端①，循指上廉②，出合谷两骨之间③，上入两筋之中④，循臂上廉⑤，入肘外廉⑥，上臑外前廉，上肩，出髃骨之前廉⑦，上出于柱骨之会上⑧，下入缺盆⑨，络肺，下膈⑩，属大肠⑪。其支者⑫，从缺盆上颈⑬，贯颊⑭，入下齿中⑮，还出挟口⑯，交人中⑰，左之右，右之左，上挟鼻孔⑱。（与足阳明胃经相接）

① 起于大指次指之端：指商阳穴，拇指侧与肺脉相接。

② 循指上廉：沿食指拇侧上缘。

③ 出合谷两骨之间：拇指食指两歧骨间，指合谷穴。

④ 上入两筋之中：向上经拇指后两筋凹陷处。

⑤ 循臂上廉：臂前方。

⑥ 入肘外廉：肘外侧。

⑦ 出髃骨之前廉：髃骨，指肩胛骨上缘与锁骨关节之肩峰。出肩峰肩胛骨前缘。

⑧ 上出于柱骨之会上：走到脊柱骨上会于大椎穴与诸阳经相合。

⑨ 下入缺盆：复折入下缺盆。

⑩ 络肺，下膈：与本脏相联络，贯穿横膈。

⑪ 属大肠：属大肠本府。

⑫ 其支者：另支脉。

⑬ 上颈：经过颈部。

⑭ 贯颊：通过颊。

⑮ 入下齿中：入下齿龈中。

⑯ 还出挟口：复还，挟口上唇。

⑰ 交人中：在人中互相交叉。

⑱ 上挟鼻孔：上行挟行于鼻之两侧。

（3）手少阴心经

心手少阴之脉，起于心中^①，出属心系，下膈，络小肠^②。其支者，从心系，上挟咽，系目系^③。其直者，复从心系却上肺，下出腋下，下循臑内后廉，行手太阴心主之后^④，下肘内，循臂内后廉，抵掌后锐骨内之端^⑤，入掌内后廉^⑥，循小指之内，出其端。（接手太阳小肠经）

① 起于心中：本脏所属心所系之脉。

② 络小肠：心与小肠相表里。

③ 系目系：眼球内联于脑之脉络。

④ 行手太阴心主之后：行于手太阴

肺，手厥阴心包之后。

⑤ 抵掌后锐内之端：掌后骨之尖端。

⑥ 入掌内后廉：与手太阳小肠经相接。

（4）手太阳小肠经

小肠手太阳之脉，起于小指之端^①，循手外侧上腕，出踝中^②，直上循臂骨下廉^③，出肘内侧两筋之间，上循臑外后廉，出肩解，绕肩胛，交肩上，入缺盆^④，络心，循咽，下膈抵胃^⑤，属小肠。其支者，从缺盆循颈上颊，至目锐眦，却入耳中。其支者，别颊上䪼，抵鼻，至目内眦^⑥，斜络于颧^⑦。（与足太阳膀胱经相接）

① 小指之端：少泽穴。

② 出踝中：踝外骨之高起。

③ 上循臑外后廉：肩端骨缝。

④ 交肩上，入缺盆：过大椎。

⑤ 下膈抵胃：到达胃。

⑥ 至目内眦：到眼内角。

⑦ 斜络于颧：斜联络于颧部。

（5）手厥阴心包经

心主手厥阴心包络之脉，起于胸中，出属心包络^①，下膈，历络三焦^②。其支者，循胸出胁^③，下腋三寸，上抵腋下，循臑内，行太阴、少阴之间，入肘中，下臂，行两筋之间^④，入掌中，循中指，出其端^⑤。其支者，别掌中^⑤，循小指^⑥次指，出其端。"（接手少阳三焦经）

① 出属心包络：属本脏。

② 历络三焦：依次连络上中下三焦。

③ 循胸出胁：经胸出走，经过肋。

④ 行太阴、少阴之间：循行肺经心

经中间。

⑤ 循中指，出其端：中冲穴。其支者，别掌中：劳宫穴。

⑥ 循小指：无名指。

（6）手少阳三焦经

三焦手少阳之脉，起于小指次指之端^①，上出两指之间^②，循手表腕^③，出臂外两骨之间^④，上贯肘^⑤，循臑外^⑥，上肩而交出足少阳之后^⑦，入缺盆，布^⑧膻中，散络心包^⑨，下膈，循属三焦^⑩。其支者，从膻中上出缺盆，上项，系耳后直上，出耳上角，以屈下颊至䪼^⑪。其支者，从耳后入耳中，出走耳前，过客主人^⑫前，交颊^⑬，至

目锐眦[14]。（与足少阳胆经相接）

① 起于小指次指之端：无名指之尖端。

② 上出两指之间：小指、无名指之间。

③ 循手表腕：手表腕，指手腕背面。即手背到侧腕阳池穴。

④ 出臂外两骨之间：前臂外尺骨，桡骨之间。

⑤ 上贯肘：向上贯穿肘。

⑥ 循臑外：上臂外侧。

⑦ 上肩而交出足少阳之后：交足少阳胆经之后。

⑧ 布：分布。

⑨ 散络心包：络绕心包。

⑩ 循属三焦：依次隶属三焦。

⑪ 以屈下颊至𬕂：屈折下行，绕颊部至眼眶。

⑫ 客主人：足少阳胆穴位。

⑬ 交颊：与前支脉交于面颊。

⑭ 至目锐眦：目外角。

（7）小结

手三阴总的分布 ⎰ 由胸部内脏开始，经手臂内侧下行，而到达手指端。

上肢内侧分布，是手太阴肺经在前，手厥阴心包经居其中，手少阴心经在其后。

起止穴位如表4-1-2。

表4-1-2　手三阴经的起点和止点

	起点部位	起点穴位	终点穴位
手太阴肺	中焦	中府	少商（拇指）
手少阴心	心中	极泉	少冲（小指端）
手厥阴心包	胸中	天池	中冲（中指端）

手三阳总的分布 ⎰ 从上肢端开始，经手臂外侧，到达头面。

上肢外侧分布：手阳明大肠在前（与肺对应），手少阳三焦居中（与心包对应），手太阳小肠居后（与心对应）。

起止穴位见表4-1-3。

表4-1-3　手三阳经的起点和止点

	起点穴位	终点穴位
手阳明大肠	商阳（食指）	迎香（鼻旁，与胃接）
手太阳小肠	少泽（小指）	听宫（与膀胱接）
手少阳三焦	关冲（无名指）	丝竹空（与胆接）

2.足三阴三阳循行部位

（1）足阳明胃经

胃足阳明之脉，起于鼻之交频中①，旁纳太阳之脉②，下循鼻外③，入上齿中④，还出挟口环唇⑤，下交承浆⑥，却循颐后下廉⑦，出大迎⑧，循⑨颊车，上耳前，过客主人⑩，循发际，至额颅。其支者，从大迎前下人迎，循喉咙入缺盆，下膈⑪，属胃络脾⑫。其直者⑬，从缺盆下乳内廉⑭，下挟脐⑮，入气街中⑯。其支者，起于胃口⑰，下循腹里⑱，下至气街中而合⑲。以下髀关⑳，抵伏兔㉑，下膝膑中，下循胫外廉㉒，下足跗㉓，入中趾内间（应作次趾外间）。其支者，下廉三寸㉔而别，下入中指外间，其支者，别跗上㉕，入大指间㉖，出其端㉗。（与足太阴脾经相接）

① 起于鼻之交频中：频，音遏，指鼻梁；鼻旁手阳明络穴，迎香穴上行左右相交于鼻根。

② 旁纳太阳之脉：经过睛明穴。

③ 下循鼻外：沿鼻外侧。

④ 入上齿中：经上齿龈。

⑤ 还出挟口环唇：复出环绕口唇。

⑥ 下交承浆：交唇下承浆穴。

⑦ 却循颐后下廉：沿腮下后方。

⑧ 出大迎：下出大迎穴。

⑨ 循：沿。

⑩ 过客主人：通过少阳胆经上关穴。

⑪ 下膈：过隔膜。

⑫ 属胃络脾：归属本经胃腑，联络表里脾脏。

⑬ 其直者：直行经脉。

⑭ 乳内廉：乳房内侧。

⑮ 下挟脐：挟脐两侧而下行。

⑯ 入气街中：直至阴毛两侧气冲部。

⑰ 起于胃口：约当胃之下口。

⑱ 下循腹里：循腹内下行。

⑲ 下至气街中而合：至气冲与前经脉相合。

⑳ 以下髀关：下行至髀关穴。

㉑ 抵伏兔：抵，达；伏兔，大腿前方肌肉隆起部，形如兔伏。

㉒ 胫外廉：胫骨外侧。

㉓ 足跗：足背部。

㉔ 下廉三寸：膝下三寸处分出。

㉕ 别跗上：从足背面冲阳穴开始。

㉖ 入大指间：进足大趾。

㉗ 出其端：到达尖端。

（2）脾足太阴之脉

脾足太阴之脉，起于大趾之端，循趾内侧白肉际，过核骨后①，上内踝前廉②，上腨③内，循胫骨后，交出厥阴之前④，上膝股内前廉⑤，入腹，属脾络胃⑥，上膈，挟咽，连舌本⑦，散舌下⑧。其支者，复从胃，别上膈，注心中。（与手少阴心经相连）

① 过核骨后：核骨，指是大趾本节与跖骨结合之处。经大趾本节后核骨。

② 上内踝前廉：内踝前面。

③ 上腨：上小腿肚。

④ 交出厥阴之前：与足厥阴交叉。

⑤ 上膝股内前廉：上腹沟侧与腹内

侧前缘。

⑥ **属脾络胃**：归属本脏，联络表里之腑。

⑦ **舌本**：舌根。

⑧ **散舌下**：布散舌下。

（3）足太阳膀胱经

膀胱足太阳之脉，起于目内眦，上额交巅①。其支者，从巅至耳上角；其直者，从巅入络脑②，还出别下项③，循肩膊内，挟脊④，抵腰中，入循膂⑤，络肾属膀胱⑥。其支者，从腰中下挟脊，贯臀⑦，入腘中⑧。其支者，从膊内左右，别下贯胛⑨，挟脊内⑩，过髀枢⑪，循髀外，从后廉⑫，下合腘中。以下贯腨内，出外踝之后，循京骨⑬，至小趾外侧。（与足少阴肾经相接）

① **上额交巅**：交合于巅顶。

② **其直者，从巅入络脑**：直行者，经巅顶深入到脑。

③ **还出别下项**：出下行，通过颈项。

④ **挟脊**：夹行脊柱之旁。

⑤ **入循膂**：沿膂深入内行。膂，夹脊两旁浅层肌肉。

⑥ **络肾属膀胱**：与肾相表里。

⑦ **贯臀**：通过臀。

⑧ **入腘中**：入膝腘窝中。

⑨ **别下贯胛**：通过左右肩胛。

⑩ **挟脊内**：挟脊由内部下行。

⑪ **过髀枢**：经过大转子环跳穴，髀枢指环跳。

⑫ **循髀外，从后廉**：经大腿外后廉。

⑬ **循京骨**：沿小趾本节圆骨。

（4）足少阴肾经

肾足少阴之脉，起于小趾之下①，邪走足心②，出于然谷之下③，循内踝之后④，别入跟中⑤，以上腨内⑥，出腘内廉⑦，上股骨内后廉⑧，贯脊属肾⑨，络膀胱⑩。其直者，从肾上贯肝膈⑪，入肺中，循喉咙，挟舌本⑫。其支者，从肺出络心，注胸中。（与手厥阴心包经相接）

① **小趾之下**：足小趾之下。

② **邪走足心**：斜行入足掌心。

③ **出于然谷之下**：出于内踝之大骨然骨穴部位。

④ **循内踝之后**：沿内踝骨后方。

⑤ **别入跟中**：入足跟部。

⑥ **以上腨内**：经小腿肚。

⑦ **出腘内廉**：出腘窝内侧。

⑧ **上股骨内后廉**：上行沿股后缘。

⑨ **贯脊属肾**：通过脊，属本脏。

⑩ **络膀胱**：与表里之腑联络。

⑪ **上贯肝膈**：上行贯肝部膈膜。

⑫ **循喉咙，挟舌本**：沿喉咙挟舌根。

（5）足少阳胆经

胆足少阳之脉，起于目锐眦①，上抵头角②，下耳后，循颈行手少阳之前③，至肩上，却交出手少阳之后④，入⑤缺盆。其支者，从耳后入耳中，出走耳前，至目锐眦后^⑥。其支者，别锐眦，下大迎^⑦，合于手少阳^⑧，抵于颛，下加颊车^⑨，下颈，合缺盆^⑩。以下胸中，贯膈^⑪，络肝^⑫，属胆^⑬，循胁里，出气街，绕毛际^⑭，横入髀厌中^⑮。其直者^⑯，从缺盆，下腋^⑰，循胸，过季胁^⑱，下合髀厌中^⑲。以下循髀阳^⑳，出膝外廉，下外辅骨之前^㉑，直下抵绝骨之端^㉒，下出外踝之前，循足跗上^㉓，入小趾次趾之间^㉔。其支者，别跗上，入大趾之间^㉕，循大趾歧骨内^㉖，出其端^㉗，还贯爪甲，出三毛^㉘。（与足厥阴肝经相接）

① 目锐眦：眼外角。

② 头角：额角。

③ 循颈行手少阳之前：沿颈上行少阳三焦前面。

④ 却交出手少阳之后：又交叉到手少阳三焦后面。

⑤ 入：进入。

⑥ 目锐眦后：眼外角后方。

⑦ 别脱眦，下大迎：经眼外角分出下行至大迎穴。

⑧ 合于手少阳：与手少阳三焦相合。

⑨ 抵于颛，下加颊车：至眼眶下由颊车上部下行。

⑩ 下颈，合缺盆：至颈下，与前入缺盆之脉相合。

⑪ 贯膈：通过隔膜。

⑫ 络肝：联络表里之脏。

⑬ 属胆：归属本腑。

⑭ 绕毛际：环绕阴毛边缘。

⑮ 横入髀厌中：横入环跳部位。

⑯ 其直者：直行经脉。

⑰ 下腋：下走腋窝。

⑱ 循胸，过季胁：沿胸部下行，通过季胁部位。季胁：胸胁下两侧之软胁部。

⑲ 下合髀厌中：与前支脉合于环跳部位。

⑳ 以下循髀阳：下行沿髀关节外侧。髀，指大转子，髀阳，外侧；髀阴，内侧。

㉑ 下外辅骨之前：下行于腓骨之前。

㉒ 直下抵绝骨之端：直下至外踝上部骨陷处。

㉓ 循足跗上：沿足背上。

㉔ 入小趾次趾之间：入小趾与四趾之间。

㉕ 别跗上，入大趾之间：经足背上分别走入大趾间。

㉖ 循大趾歧骨内：歧骨：骨缝中。沿大次趾歧骨内。

㉗ 出其端：至足大趾尖端。

㉘ 还贯爪甲，出三毛：再转回来，穿过爪甲的三毛外出足。

（6）足厥阴肝经

肝足厥阴之脉，起于大趾丛毛之际^①，上循足跗上廉^②，去^③内踝一寸，上踝八寸^④，交出太阴之后，上腘内廉^⑤，循股阴，入毛中^⑥，过阴器^⑦，抵小腹，挟胃^⑧，属肝^⑨，络胆，上贯膈^⑩，布胁肋^⑪，循喉咙之后^⑫，上入颃颡^⑬，连目系，上出额^⑭，于督脉会于巅^⑮。其支者，从目系^⑯，下颊里^⑰，环唇内^⑱。其支者，复从肝别贯膈，上注肺^⑲。（与手太阴肺经相连）

① 起于大趾丛毛之际：足大拇趾丛毛之边缘。

② 上循足跗上廉：向上行沿足背上缘。

③ 去：到达。

④ 上踝八寸：向上至内踝八寸处。

⑤ 交出太阴之后，上腘内廉：与太阴交叉到足太阴之后膝弯内侧。

⑥ 循股阴，入毛中：沿大腿内侧进入阴毛。

⑦ 过阴器：绕过阴部。

⑧ 抵小腹挟胃：到腹部与足阳明并行挟行。

⑨ 属肝：属于肝脏。

⑩ 上贯膈：通过隔膜。

⑪ 布胁肋：布散于胁肋。

⑫ 循喉咙之后：沿喉后侧。

⑬ 上入颃颡，连目系：经上颚骨上窍，联络于眼与脑相连之络脉。

⑭ 上出额：复上行额部。

⑮ 于督脉会于巅：与督脉会于头顶部百会穴。

⑯ 从目系：从眼脑络脉。

⑰ 下颊里：下行至颊部内侧。

⑱ 环唇：环绕口唇之内。

⑲ 复从肝别贯膈，上注肺：又一支脉从肝脏别行通过横膈，上注肺脏。

（7）小结

足三阳经总分布
- 从头面部开始，太阳行后背，少阳行旁侧，阳明行身前，分三路下行，经骨胫外侧，到达足趾端。
- 在股胫外端的分布：足阳明胃在前，足少阳胆居中，足太阳膀胱在后。
- 足三阳经起止穴，如表4-1-4。

表4-1-4　足三阳经起、止穴位

	起点穴位	终点穴位
足阳明胃	承泣	厉兑（二趾）
足太阳膀胱	睛明	至阴（小趾）
足少阳胆	瞳子髎	窍阴（四趾）

足三阴经总分布
- 从足趾端开始，经股胫骨内侧上行到达胸腹部。
- 在骨胫内侧的分布是：足少阴肾在后，足太阴脾居中，足厥阴肝在前；内踝上八寸，厥阴肝太阴脾，交叉上行，即足太阴行足厥阴之前，足厥阴行足太阴之后而居中。
- 足三阴经起止穴，如表4-1-5。

表 4-1-5　足三阴经起、止穴位

	起点穴位	终点穴位	交接
足太阴脾	隐白（大趾）	大包	支脉从胃到肺注心中，接手少阴
足少阴肾	涌泉（足心）	俞府	支脉从肺出络心包，接手厥阴
足厥阴肝	大敦（大趾）	期门	支脉从肝别贯膈上络肺，接手太阴

贯、交、挟：中间穿过曰贯；彼此交叉叫交；并行于两旁曰挟。

环，却，过，直，合，抵，别：环绕四周曰环；进而退转曰却；通过支节之旁曰过；直行曰直；两支相并曰合；到达那边谓抵；另出分支曰别。

起，络，还，循，上，属，横，出，下，行，入：经脉开始曰起。经脉行其相关之脏腑曰络。其经行又回曰还。沿着走曰循。从下上行曰上。与本脏相连曰属。经脉平行曰横。由深行而浅出曰出。经上而下曰下。走过他经的周围曰行。从外及里曰入。

三、十三经脉流注次序及顺逆

十二经脉分布在人体内外，其经气的运行是循环贯注的。故《素问·举痛论》曰："经脉流行不止，环周不休。"正因为经脉中之气血流行不止，所以十二经脉必然是相互联贯，相互衔接的。但如何衔接，其流注次序又如何呢？如《灵枢·营气》说："故气从太阴出，注手阳明……此营气之所行也，逆，顺之常也。"如图 4-1-1 所示。

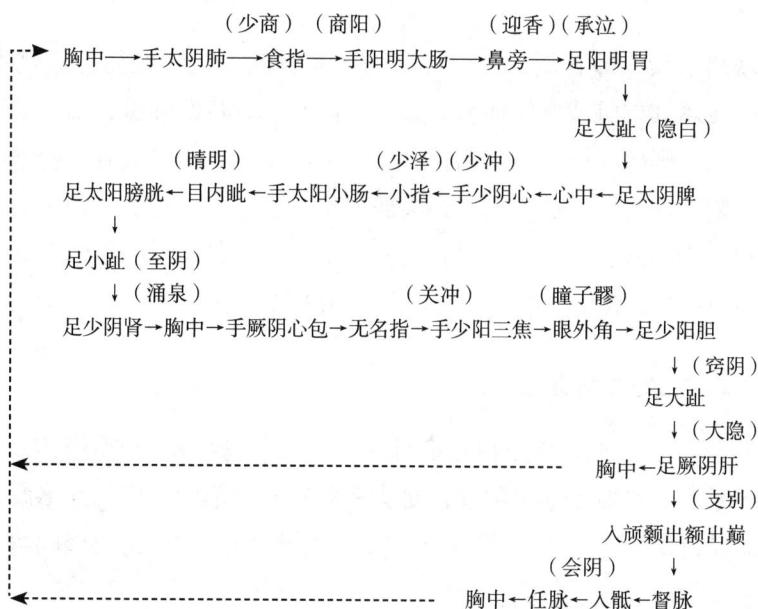

图 4-1-1　十二经脉流注次序

十二（包括任脉和督脉为十四）经脉即按此顺序相互衔接。营气则从而环运不休，周而复始，以供周身营养。十四经脉中之任、督两脉，督脉为阳经经气之总会，任脉为阴经经气的总汇。因此十二经脉之相接，亦可说贯通着任督两脉。由于十二经脉分布于四肢胸背，脏腑内外，因而营气的运行亦有上行、下行之别，有顺逆之分。

顺指由上而下行，逆指由下而上行。手之三阴，从脏走手，由上而下行，为顺行。手之三阳，从手走头，由下而上行，为逆行。足之三阳，从头走足，由上而下行，为顺行。足之三阴，从足走腹（胸），由下而上行，为逆行。督脉，从上而下行，为顺行。任脉，从下而上行，为逆行。

四、十二经脉表里络属

（一）何谓表里

表属阳，里属阴。一个阴经和一个阳经，相互联系，谓之表里，又称相合。如足阳明胃经与足太阴脾经而言，阳明胃为阳经，太阴脾为阴经。胃经与脾经有着密切之联系，阴阳相对，故足阳明胃与足太阴脾，则相为表里。故《素问·血气形志》说："足太阳与少阴为表里，少阳与厥阴为表里，阳明与太阴为表里，是谓足之阴阳也。手太阳与少阴为表里，少阴与心主为表里，阳明与太阴为表里，是谓手之阴阳也。"

（二）何谓络属

络，即联络。属，即直属。十二经脉均内系脏腑，凡各经循行经过本脏腑者均称属，亦即直接属其本脏或本腑而言。如手太阴肺经，行经肺脏，则曰属肺。足厥阴肝经，行经肝脏，则曰属肝。当其循行经过与本经相表里之经或脏、腑之时，则称之为络。如手太阴肺经行经大肠，则曰络大肠。足厥阴肝经行经胆，则曰络胆。故《灵枢·经脉》说："手太阴肺经……下络大肠""手阳明大肠经……络肺"等。所以络属关系，也是一阴一阳之表里关系，即相互络属而已。

（三）十二经表里络属关系

手太阴肺经与手阳明大肠经相互络属，手厥阴心包经和手少阳三焦经相互络属，手少阴心经与手太阳小肠经相互络属。足太阴脾经与足阳明胃经相互络属，足厥阴肝经和足少阳胆经相互络属，足少阴肾经与足太阳膀胱经相互络属。如图 4-1-2 所示。

```
    阴              脏              腑          阳
         属              络            属
手太阴  ────→  肺  ←────→  大肠  ←────  手阳明

手厥阴  ────→  心包  ←────→  三焦  ←────  手少阳

手少阴  ────→  心  ←────→  小肠  ←────  手太阳

足太阴  ────→  脾  ←────→  胃  ←────  足阳明

足厥阴  ────→  肝  ←────→  胆  ←────  足少阳

足少阴  ────→  肾  ←────→  膀胱  ←────  足太阳
```

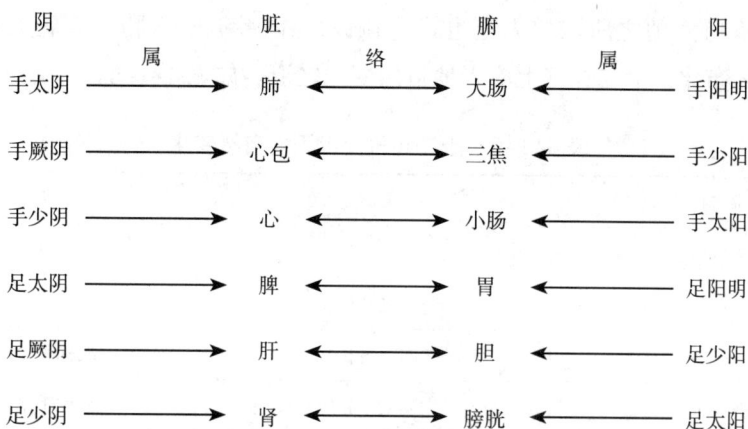

图 4-1-2 十二经表里络属关系

五、十二经脉气血多少

> **课 　题：**十二经脉气血多少。
> **目 　的：**使学生对十二经脉气血多少有概念性认识。
> **中心内容：**一般性介绍六经经气盛衰与各经气血多少不同常数之关系。
> **提 　纲：**1. 自然界阴阳之气消长与六经之气相应。
> 　　　　　2. 三阴三阳经气血多少之常数。

关于十二经脉气血多少，及三阴三阳等名称问题，须待今后进一步讲解，这里仅做一般性介绍。

（一）自然界阴阳之气消长与六经之气相应

自然界阴阳二气之消长变化，一般分为三个阶段。如《素问·天元纪大论》说："阴阳之气各有多少，故曰三阴三阳也。"这说明三阴三阳之名称，正是由于阴阳之气消长多少关系之反映，故太、少、厥阴和阳明正是三阶段之名称。唐宗海《医经精义》说："太者，阴阳之至大，少者，阴阳之初生，明者，阳气之盛极，厥者，阴气之竭尽。"

阴阳气初生，为少阴，少阳。阳气盛极，为阳明。阴阳气太盛，为太阴，太阳。阴气竭尽，为厥阴（厥者，缺也）。阳盛之极之阳明，又是少阳、太阳两阳之气相合，故又称之为两阳合明，谓之阳明。如《素问·至真要大论》说："阳明何谓也，两阳合明也。"阴气竭尽之厥阴，又是太阴与少阴两阴之气交尽，故又称两阴交尽，谓之厥阴，如《素问·至真要大论》说："厥阴何谓也……两阴交尽也。"

自然阴阳气多少消长变化，对人体生理活动有一定影响。《灵枢·经别》说："十二经脉者，此五脏六腑之所以应天道也。"阴阳六经内系五脏六腑，故五脏六腑之气借十二经脉为之布化，十二经气上应天地自然变化之道。如表4-1-6。

表4-1-6　十二经气上应天地自然变化

脏腑	天道	命名
膀胱与小肠	太阳之气相应	故称手足太阳
胃与大肠	阳明之气相应	故称手足阳明
三焦与胆	少阳之气相应	故称手足少阳
脾与肺	太阴之气相应	故称手足太阴
心与肾	少阴之气相应	故称手足少阴
心包与肝	厥阴之气相应	故称手足厥阴

（二）三阴三阳经气血多少之常数

三阴三阳气血多少，《内经》有三种说法，三者略有不同。一般以《素问·血气形志》之说为准。如《素问·血气形志》说："夫人之常数，太阳常多血少气，少阳常少血多气，阳明常多气多血，少阴常少血多气，厥阴常多血少气，太阴常多气少血，此天之常数。"

为什么多血少气，少血多气？阳主气，阴主血。太阳，为阳气盛极，阳极则阴生。阴主血，故多血。阳极则衰，阳故少气。因此所谓太阳之多血，乃曰阴之生。气之少，乃曰阳之衰。厥阴，与冲任二脉相通。冲为血海，任主胞胎，均主血，肝又为藏血之脏，故多血。厥阴又为阴竭而微阳初生，故为阴中之阳，故阳气少。少阳，为阴气始衰，阳之初盛，阴气始衰而少血，阳气始盛而多气。少阴，阴气始生而未盛，故少血。肾为生气之源，故多气。太阴，阴极当衰，故少血。阴极而生阳，故多气。阳明，为太、少二阳之合明，太阳之多血与少阳之多气相合。阳明又为水谷气血化生之源，故多气、多血。

（三）气血多少理论之应用

1.通过表里相合，保持人体生理功能之相对协调平衡

太阳为表，多血、少气。少阴为里，少血、多气。少阳为表，少血、多气。厥阴为里，多血、少气。阳明为表，多气、多血。太阴为里，多气、少血。由此可以看出，表里两经相应，十二经气血虽有多少差异，但相辅相成，亦能保持气血和调，维持相对的平衡协调关系。惟有其中阳明为生化气血之源，故经常为多血多气，但并不影响其协调关系。

2. 应用于临床指导，针灸医疗实践

如《素问·血气形志》说："刺阳明出血气；刺太阳出血恶气；刺少阳出气恶血；刺太阴出气恶血；刺少阴出气恶血，刺厥阴出血恶气也。""恶"，音勿，不宜也。"出血"，指放血泻血之法。"出气"，指行气导气之法。由上述可以看出，凡十二经多血少气者，皆出血恶气。凡十二经多气少血者，皆出气恶血，这是应遵循的规律。

最后再说明，所谓气血之多少，并不完全是指实质的气血多少，很大程度乃是反映了经气阴阳的盛衰。为医者不可不知。

第二章　奇经八脉

课　　题：奇经八脉的功用及其分布。

目的要求：了解奇经八脉的一般功能及其分布概况。

中心内容：略述奇经八脉的命名、功用及其分布。

提　　纲：1. 奇经八脉的意义及其功用。

　　　　　　2. 八脉的命名及其分布。

奇经八脉，即任、督、冲、带、阴跷、阳跷、阴维、阳维。如《难经·二十七难》说："凡此八脉者，皆不拘于经，故曰奇经八脉也。"

一、奇经的意义及其功能

奇，即异也。对正经而言，即有异于正经。正因其有别于正经，故称谓奇经。其相异之点：一是无表里相配，不与脏腑直接相连系；二是除督任外，其余均以正经之穴为穴位；三是其功用是主司十二经脉气血的调节。奇经八脉之主要功能，是调节正经的气血。十二正经气血满溢，则储藏于奇经之中。这是人体生理之常态，犹如沟渠之水满而溢流于江河、湖泊一样。正如《难经》所说，正经比如沟渠，奇经比如湖泊。正经中气血丰盛，就蓄积于奇经。奇经有调节正经血气的作用。因此，它不同于正经的循环流转。故《难经·二十八难》说："其奇经八脉者……比于圣人图设沟渠，沟渠满溢，流于深湖。故圣人不能拘通也。而人脉隆盛，入于八脉，而不环周，故十二经亦有不能拘之。""不能拘通"，是指不能控制其流通之意。"不环周"，徐灵胎曰："不环周，言不复归于十二经也。"

二、奇经八脉的命名及其分布

（一）任脉

任脉循行部位，如《素问·骨空论》说："任脉者，起于中极之下，以上毛际，循腹里，上关元，至咽喉，上颐，循面，入目。"任脉有两种意义，担任总揽和总任一身之阴经，故又称任脉为"阴脉之海"。其原因包括：一是手三阴均与任脉有关。手太阴肺经起于中焦，穴位为中脘，位于脐上四寸。手少阴心经下膈、络小肠，在下脘穴，位于脐上二寸。手厥阴心包经下膈、历络三焦，经过膻中穴，膻中在两乳间。二是足三阴均与任脉有关。足太阴脾入腹、属脾、络胃，过关元穴，位于脐下三寸。足少阴肾经属肾、络膀胱，经过中极穴，位于脐下四寸。足厥阴肝经抵小腹，经过曲骨穴，位于耻骨合缝。任脉循行于腹正中线，腹部属阴，故任脉属阴，为阴脉之总纲。《难经·二十八难》亦说："任脉者，起于中极之下，以上毛际，循腹里，上关元，至咽喉。"

（二）督脉

"督脉者，起于少腹以下骨中央，女子入系廷孔①。其孔，溺孔之端也。其络循阴器②，合篡间，绕篡后③，别绕臀④，至少阴与巨阳中络者合⑤，少阴上股内后廉⑥，贯脊，属肾⑦。与太阳起于目内眦⑧，上额交巅上，入络脑，还出别下项，循肩髆内，挟脊抵腰中，入循膂络肾⑨。其男子循茎下至篡，与女子等。其少腹直上者，贯脐中央，上贯心，入喉上颐⑩环唇，上系两目之下中央⑪。"（《素问·骨空论》）

① 廷：直也、正也。廷孔言正中之直孔，即溺孔也。

② 其络循阴器：循绕阴户合于会阴。

③ 绕篡后：篡：前后阴之间会阴部。复绕会阴后肛门部。

④ 别绕臀：别行绕臀部。

⑤ 至少阴与巨阳中络者合：到少阴与太阳之中络阳经会合。

⑥ 少阴上股内后廉：少阴从股内后面而上。

⑦ 贯脊，属肾：穿脊而连属脑、肾。

⑧ 与太阳起于目内眦：又与足太阳起于眼内角。

⑨ 入循膂络肾：入内循膂连属于肾。

⑩ 颐：口唇角。

⑪ 上系两目之下中央：上连系于目之下中央。

《难经·二十八难》亦说："督脉者，起于下极之俞，并于脊里，上至风府，入属于脑。""起于下极之俞"，是指下极之会阴穴。"并于脊里"，即顺脊内上行。

（三）冲脉

冲脉循行部位，上行于头，下行于足。

1.行于身前

"冲脉者，起于气街①，并少阴之经②，挟脐上行，至胸中而散。"（《素问·骨空论》）

① 气街：是指气冲。

② 并少阴之经：合并于足少阴与足阳明之经上行。

2.行于背里

"冲脉任脉皆起于胞中①，上循背里②，为经络之海。其浮于外者③，循腹右（《太

素》无右字）上行④，会于咽喉，别而络唇口⑤。"（《灵枢·五音五味》）

① 胞中：如张景岳说："所谓胞者，子宫是也，此男女藏精之所，皆得称为子宫；唯女子于此受孕，因名曰胞。然冲、任、督脉皆起于此，所谓一原而三歧也。"

② 上循背里：是指上循脊柱之里。

③ 其浮于外者：即浮行于体表者。

④ 循腹右上行：是指沿腹部上行。

⑤ 别而络唇口：是指别行网络唇口。

3. 行于背部

"冲脉者，为十二经之海，其输上在于大杼。"（《灵枢·海论》）

指其气血输注出入重要部位，在足太阳之大杼穴。

4. 行于上者

"夫冲脉者，五脏六腑之海①也，五脏六腑皆禀焉②。其上者出于颃颡，渗诸阳，灌诸精③。"（《灵枢·逆顺肥瘦》）

① 五脏六腑之海：为五脏六腑十二经气血之海。

② 五脏六腑皆禀焉：是指五脏六腑依靠它滋养。

③ 渗诸阳，灌诸精：是指有渗灌诸阳气和精气之作用。

5. 行于下者

"其下者，注少阴之大络①，出于气街②，循阴股内廉③，入腘中④，伏行骬骨内⑤，下至内踝之后属而别⑥；其下者⑦，并于少阴之经⑧，渗三阴⑨；其前者，伏行出跗属，下循跗⑩，入大趾间⑪，渗诸络而温肌肉⑫。"（《灵枢·逆顺肥瘦》）

① 注少阴之大络：是指流注大钟穴。

② 出于气街：指浮出足阳明气冲。

③ 阴股内廉：是指大腿内侧。

④ 入腘中：即入膝腘窝中。

⑤ 伏行骬骨内：是指隐伏行于小腿内侧。

⑥ 下至内踝之后属而别：是指下行内踝后跟骨上缘分出。

⑦ 其下者：即下行旁支。

⑧ 并于少阴之经：即与足少阴并行。

⑨ 渗三阴：是指渗灌肝脾肾三脏。

⑩ 其前者，伏行出跗属：即行于前之支脉者浮出跟骨结节上缘。

⑪ 入大趾间：下沿足背进入足大趾间。

⑫ 渗诸络而温肌肉：有渗灌温润肌肉之作用。如《灵枢·海论》说："冲脉者，为十二经之海，其输上在于大杼，下出于巨虚之上下廉。"即气血输注下出于上巨虚、下巨虚。

6. 合阳明，属带脉，络督脉

"冲脉者，经脉之海也，主渗灌溪谷①，与阳明合于宗筋②，阴阳揔③宗筋之会，会于气街④，而阳明为之长⑤，皆属于带脉⑥，而络于督脉⑦。"（《素问·痿论》）

① **主渗灌谿谷**：能渗透灌溉分肉肌腠。

② **与阳明合于宗筋**：即阳明为五脏六腑之海，主润宗筋。

③ **揔**，即总。

④ **会于气街**：是指气血回合于阴毛两旁动脉处。

⑤ **而阳明为之长**：是指诸经皆受阴阳之气滋养。

⑥ **皆属于带脉**：是指均约束于带脉（十二经与冲任）。

⑦ **而络于督脉**：是指络属于督脉。

（四）带脉

带脉，环绕腰周围一周，绕身如带，总束诸脉，故名。如《难经·二十八难》说："带脉者，起于季胁，回身一周。"

（五）阴跷脉

跷，跷捷之义。以其起于足跟，行于内侧，故称阴跷脉，禀足少阴肾经之脉穿而别出，故旧称"阴跷如少阴之别"。阴跷脉是阴阳经气相交之脉。循行部位，如《灵枢·脉度》说："跷脉者，少阴之别，起于然骨之后，上内踝之上，直上循阴股，入阴，上循胸里，入缺盆，上出人迎之前，入頄属目内眦，合于太阳、阳跷而行。""入阴"：是指脊为阳，腹为阴，指深入于位在里的腹腔，入阴循胸里相并少阴肾而行。"入頄"：即入颧骨部。目内眦：即眼内角。合于太阳：是指会合足太阳而行。

（六）阳跷脉

阳跷脉，起于足跟，行于外侧，故称阳跷。阳跷禀足太阳脉气而出，故又称"阳跷为太阳之别"。循行部位，如《难经·二十八难》说："阳跷脉者，起于跟中，循外踝上行，入风池。"阴阳跷脉上交于目内眦，下交于足跟，一为少阴之别，一为太阳之别，阴经气盛则阴跷脉满，满则目瞑欲睡。阳经气盛则阳跷脉满，满则目瞋欲寤。如《灵枢·寒热病》说："阴跷阳跷，阴阳相交，阳入阴，阴出阳，交于目锐眦。阳气盛则瞋目，阴气盛则瞑目。"阳入阴，阴出阳：指阳气由阳入阴，由阴入阳。

《灵枢·脉度》又说："气并相还，则为濡目。气不荣，则目不合。"阴跷、阳跷之气，并行回还，上交于目内眦，则能起到濡润眼目之作用，而两目闭合有度。如二脉之气不能荣于目，则目失濡润，不能闭合。寤寐瞑目与眼睛和自然有关，人体卫气运行与自然界阳气消长有关。

（七）阴维、阳维

阴维、阳维循行部位，如《难经·二十八难》说："阴维起于诸阴交也"，"阳维起于诸阳会也"。关于阴维、阳维，《十四经发挥》中作了具体补充，所言："阴维起于小腿内侧，沿股内侧上行，入腹，与足太阴经会于腹侧（府舍、大横、腹哀），又与足厥阴经会于胁肋（期门），循胸入乳，与任脉会于颈部（天突、廉泉）。阳维脉发于足跟金门，上出外踝，沿足少阳经（阳交）上行，过髀枢，循胁肋后上行，与手足太阳及跷脉合于腋后（臑俞），上肩又与手足少阳相合（天髎、肩井），上颈与督脉相会（哑门、风府），入风池，沿足少阳经上头循额（风池、脑空、承灵、正营、目窗、临泣、本神等穴），而络于眉上（阳白）。"

三、小结

1.奇经小结

①奇经无表里相合，有别于十二正经。

②督脉总督一身之阳，行于背部正中线。任脉总任一身之阴，行于腹部正中线。冲脉为脏腑气血之要冲，上行于头，下行于足；前行于腹，后行于背；内行于脊里。带脉横束诸脉，围束于腰。阳跷脉主一身左右之阳。阴跷脉主一身左右之阴。阳维脉主一身之表，维系周身。阴维脉主一身之里。

③奇经八脉中除督任二脉本身有腧穴，其余均以十二经之穴为穴。任督二脉与十二经脉合称为针灸学上的十四经。

2.经络小结

①经络有网络全身，沟通内外，联系表里之作用，促成机体进行有机联系之整体活动。

②经络是运行气血之通路，内联五脏，外达百骸、四肢，通过气血濡养灌溉周身。因之气血能以正常运注。经络具有重要意义。

③经络学说以十二正经与奇经八脉为主，十二经别，十二经筋，与十五别络各有其不同之作用。

④经络学说与藏象学说有密不可分之关系。五脏六腑相合，内外器官之相联系，气血之敷布周身，皆赖经络之沟通、维系，方能构成人体内外活动之整体性。

病机

第一章　发病

课　　题：发病机制。

目　　的：1. 明确发病是邪正相搏，并体会正气为主的精神实质，从而知道治疗、预防，必须重视正气之道理。

2. 理解受邪之后即发与伏而发病的机制，并为伏气温病之讲述进行准备。

提　　纲：1. 发病机制。

2. 邪正差异，发病不一。与病者的体质，邪气轻重，邪气中人部位和病邪性质有关。

3. 新感与伏邪。

思 考 题：1. 为什么说疾病之发生是以正气为主？

2. 病者体质不同，邪气轻重，邪中部位的差异与疾病的发生有何关系？

❧ 概　说 ❧

在开始讲"发病"以前，我们先来谈谈关于"病机"的一些概念。

何谓病机？病机就是疾病的发生、发展、变化的机制，其内容包括发病机制、导致疾病的原因、疾病的内在变化以及外现症状等问题。故其内容与范围是非常广泛的，实质上包括了中医的病因学、发病学及病理学等等。

所谓病因学是指关于疾病发生的原因和条件的学说，其研究内容是探索它们在疾病发生上的意义，因此从病因学的角度来看一切疾病都是原因和条件综合作用的结果。至于发病学则是研究疾病的发生、发展、经过及其转归的学说。故《素问·至真要大论》说："夫百病之生也，皆生于风寒暑湿燥火，以之化之变也。"六淫风寒暑湿燥火即指病因，"之化之变"乃说疾病的发生、发展、变化。不同的病因、不同的体质就有不同的病机转变。就外感疾病而言，寒极则化为热，热甚则反现寒象。从病因来说是寒邪，寒化热，热见寒均属病理机转。就内伤疾患来说，阴虚生内热，阳虚生外寒，阴虚阳亢，阳虚阴胜等，则均为病理机转。

中医病机特点：古人对病机的认识是以客观反映为基础的，主要对人体内在整体性及人与环境的统一性给予了很高的评价。因之病机的内容贯穿着人与自然环境的统一整体观，在阐述中以客观存在的藏象、经络疾病变化为主，以阴阳五行作为说理工具来加以阐述，经分析、总结构成了中医学的病理生理理论。

学习目的：认识疾病，了解病情，明确疾病的原因，掌握病理机转变化，从而正确地进行预防和治疗。明代李中梓作过比喻，以强调明确疾病的病因病机之重要性。如他在《内经知要》中说："人之有病，犹树之有蠹也。病之有能，犹蠹之所在也。不知蠹之所在，遍树而斫之，蠹未必除，而树先槁矣。不知病之所在，广络而治之，病未必去，而命先尽矣。"

一、发病机制

疾病的产生必须具备两方面的因素，是条件性因素与致病性因素。即人体本身的虚实和致病性因素。

（一）两个因素，"邪"与"正"

所谓人体本身的虚实，即是"正气"的虚实。致病的因素即所谓邪气。邪气，包括外在气候反常致病因素"六淫"，内在精神情志变动"七情"，饮食劳伤等各种致病因素。正气的强弱取决于两个条件：一是，人体各种脏器组织的机能活动力。其活动强，即正气强盛。其活动力减弱或衰退，即正气衰弱；二是，人体各种机能活动之间相互联系的协调机制。这两者具有密不可分的联系，而且以精充气足为基础，以神明为主宰而表现于外。因此，精充气足，则脏腑机能活动力强盛，协调机能起正常作用，即所谓正气充沛。如精乏气虚或神衰，则其机能活动力弱，协调机制亦失常，正气即虚。因此说正气之虚实，其根源实质则在于精、气、神的盛衰。因此往往我们把精气神也包括在正气之范畴内。

（二）邪与正在发病中的关系

1. 正气存内，邪不可干

人必然要与自然气候接触，与社会环境接触，并发生情志方面的变动，同时也必须要饮食的补充与正常的劳动。这些因素对人体健康是有利的，但如不当也会是有害的。只有在这些矛盾中，随时取得平衡统一，才能维持人的生存，其关键在于人体的适应机能。而适应机能的强弱，则取决于正气的强弱。正气强，则适应能力强，邪气就不能为害。正气虚，适应与调整机能衰弱，如受到邪气之侵，则能为害为病。故《素问·刺法论》说："黄帝曰：余闻五疫之至，皆相染易，无问大小，病状相似，不施救疗，如何可得不相移易者？岐伯曰：不相染者，正气存内，邪不可干，避其毒气。"

"疫"，是指流行性传染病。"五疫"，即五运疫疠之气侵袭而发病。"木火土金水五疫"，是指：甲乙，土疫；乙庚，金疫；丙辛，水疫；丁壬，木疫；戊癸，火疫。

2. 邪之所凑，其气必虚

由上述说明，正气存内，邪气即不能乘虚为害。虽在疫病（传染病）流行之际，亦不致感染，因抵抗力强盛之故。只有在正气虚的情况下，邪气才能侵犯入内而发病。由此可知疾病之发生在于邪正两方面，而正气为主要因素，邪气为重要的条件。必须指出，《内经》所说"正气存内，邪不可干"，并不意味着否定外因的重要性。在某些场合，邪气仍起着重要的决定作用。正气虚与邪气应看作不可分割的相互作用的两个必备因素。如《灵枢·百病始生》说："风雨寒热，不得虚，邪不能独伤人，卒然逢疾风暴雨而不病者，盖无虚，故邪不能独伤人，此必因虚邪之风，与其身形，两虚相得，乃客其形。""两虚相得"，指的是虚邪与正气虚，两虚相得，相互作用，方能病邪客其形体而成病。这充分说明了正邪两者的重要性及相互的作用。

3. 对正气虚和病邪的正确理解

我们经常说"邪之所凑，其气必虚"。正气不足，不能胜邪气，谓之虚证。既然发病是由于正气虚而病邪入内，是否任何病都是虚证，而没有实证呢？不然。正气虚有两种情况：一是正气根本性的不足，一旦外邪入内，就成虚证，如《伤寒论》的寒邪直中三阴病；二是卫外阳气有了某些不足，邪气乘虚而入内，于是发病，并不是根本性的正气不足。但在疾病发展中随邪正的相搏，疾病初期则邪气胜为实证。如正气渐衰，则可由实证转为虚证。

例如：汗出露衣，肌腠开张，湿衣之寒气乘肌肤开张而入侵。或入寐失于覆盖，邪气入于里，虚于表，为风寒之邪乘虚而入，非人体正气之真正虚弱。所以可以明显看出，外感病的发病机制也是"邪之所凑，其气必虚"。关于病邪，中医学并不否定其重要性，《素问·刺法论》除了强调对五疫之气"正气存内，邪不可干"以外，并提出"避其毒气"的见解，以此说明病邪特别是具有传染性的病邪，在一定条件下能起重要的致病作用。

（三）小结

由上述可以看出，中医学对发病的因素与条件的理解是：正气虚是形成疾病的主要因素，外来邪气乃是构成疾病的重要条件。且病邪在某些场合亦能起重要的致病作用。其发病过程是：由于正气不足，或失于保养，以致卫外作用暂时失固。此时如有外邪来犯，则能乘虚入内，而发疾病。

二、影响疾病发生、发展变化、预后的因素

（一）季节气候的不同

疾病的发生随四时之气的不同，亦有不同的外邪乘虚入内，而发生不同的疾病。春温、夏热、秋凉、冬寒，生长化收藏皆有一定规律，反常则为病。如《素问·四气调神大论》说："春三月……逆之则伤肝，夏为寒变，奉长者少。"指不能顺春天之生气，培养夏天之适应能力，故至夏季每多寒病，如腹泻等。即不能顺乎自然，以奉长者。又如《素问·生气通天论》说："四时之气，更伤五脏。"四时之气处于正常状态，人则不易生病。如四时之春温、夏暑、秋凉、冬寒各有偏胜，则不仅能伤害人之气化，且能进一步损害人之五脏。导致肝、心、脾、肺、肾发生不同的病变。

（二）饮食五味之不和

饮食五味之不和，也可伤人正气，而生不同病变。饮食五味不和，大多指五味酸、苦、甘、辛、咸之太过而言。五味太过，会导致疾病。如《素问·生气通天论》说："味过于酸，肝气以津，脾气乃绝。"过酸则肝盛而木旺，木旺则制土，故脾气抑制而衰弱。"味过于咸，大骨气劳，短肌，心气抑"，咸入肾，肾主骨，咸能软坚。过食咸则伤骨与肌肉，肾水凌心则心气抑郁而减退。"味过于甘，心气喘满，色黑，肾气不衡"，甘入脾而性滞腻，过食甘则喘满。脾土胜则克肾水。肾主黑色故呈肤色黑，肾水受克则肾气不平而生病态。"味过于苦，脾气不濡，胃气乃厚"，"乃厚"，即胀满。过苦则心火受伤，心火衰不能生土（暖土）。脾为胃行其津液，脾气失濡，则胃气燥热亢盛，可发生胃气胀满之病。"味过于辛，筋脉沮弛，精神乃央"，"乃央"，是耗散之意。过食辛辣则肺气盛，肺金胜则克肝木。肝主筋，肝筋失养，故筋脉弛缓。辛主发散，过辛故精神涣散。

（三）邪正差异

邪正差异不同则发病不一。《灵枢·五变》说："余闻百疾之始期也，必生于风雨寒暑，循毫毛而入腠理，或复还，或留止，或为风肿汗出，或为消瘅，或为寒热，或为留痹，或为积聚。奇邪淫溢，不可胜数，愿闻其故。夫同时得病，或病此，或病彼……"说明疾病的发生，虽然由于正虚而邪侵，但由体质差异、强弱，病邪之不同，受邪之轻重，邪中部位之深浅，因此产生不同疾病。不同的变化，从而产生不同的后果，故有风肿，消瘅，留痹，积聚等不同疾病的产生。

1. 病者的体质

如《灵枢·五变》说："肉不坚，腠理疏，则善病风。五脏皆柔弱者，善病消瘅。小骨弱肉者，善病寒热。粗理而肉不坚者，善病痹。"体质的不同，对疾病的发生、发展变化有很大的影响。肉不坚，是指脆弱不密，荣气虚，腠理疏泄，营卫俱虚，卫外无力，易被邪所袭。五脏皆柔弱，指五脏阴虚不足。

消瘅病，是指消渴病，即上消、中消和下消。上消，由肺阴不足，内生燥热，上焦有热，可见渴而多饮。治宜二冬汤（天冬、麦冬、花粉、黄芩、知母、人参、甘草）。中消，脾胃阴不足，内生燥热，可见消谷善饥，口干消瘦。治宜生地八物汤（生地、山药、知母、麦冬、黄芩、黄连、黄柏、丹皮、荷叶）。下消，肝肾阴精不足，内生燥热，可见口渴多饮，小便数而如膏脂混浊，味甘。治宜六味地黄丸。"小骨肉弱"，是指骨气不足为小骨，肌肉不坚为肉弱。属脾肾先、后天之阳气不足，不能固卫，故发寒热。"粗理而肉不坚"，是指腠理疏松，肌肉不坚，卫外失职，易被风寒湿所侵而发痹证。

2. 邪之轻重

如《灵枢·官能》说："虚邪之中身也，洒淅动形；正邪之中人也微。"邪气的轻重，对发病的轻重有很大的关系。一般来说邪轻则病轻，邪重则病重。"虚邪"，亦称虚风，指与季节相反的气候。"洒淅"，寒湿伤人。"动形"，即伤形。"正邪"，实风，即急骤风邪。虚邪之中身，其病甚，故"避虚邪之道，如避矢石也"。

3. 邪中部位

邪中部位不同，发病亦不一样。所述如下。

（1）中五体

五体指筋、脉、肉、皮、骨。如《灵枢·刺节真邪》说："虚邪之中人也，洒淅动形，起毫毛而发腠理。其入深，内搏于骨，则为骨痹。搏于筋，则为筋挛。搏于脉中，则为血闭，不通则为痈。搏于肉，与卫气相搏，阳胜者则为热，阴胜者则为寒。寒则真气去，去则虚，虚则寒。搏于皮肤之间。其气外发，腠理开，毫毛摇，气往来行则为痒，留而不去则痹，卫气不行则为不仁。"

"搏"，即袭击，积聚。指卫气行于肌肉纹理内，与邪气相搏。"气往来行"，是指邪气往来，与卫气相争而不固定于一处。"留而不去"，是指邪不得外泄，痹留于一处。由于邪中部位有脉、筋、肉、骨的不同，其发病也有为痹、为痛，为筋挛、为不仁的不同。这都是虚邪伤形，未入内脏的病证。如再深入一步，侵入内脏，则又有五脏不同的病证。

（2）中五脏

《灵枢·五邪》说："邪在肺，则病皮肤痛，寒热，上气喘，汗出，咳动肩背。""邪在脾胃，则病肌肉痛，阳气有余，阴气不足，则热中善饥；阳气不足，阴气有余，则寒中，肠鸣腹痛。""邪在肾，则病骨痛，阴痹。阴痹者，按之而不得，腹胀，腰痛，大便难，肩背颈项痛，时眩。""邪在肝，则两胁中痛，寒中，恶血在内，行善掣节，时脚肿。""邪在心，则病心痛，喜悲，时眩仆。"

"病皮肤痛"，是指肺与皮毛相表里。"上气"，即肺主气，肺气不降而上逆。"喘"，指肺气上逆。"汗出"，是指皮毛为肺门，腠理疏则汗出。"咳动肩背"，是指肺气壅盛。"热中善饥"，是指阳邪入于胃腑，则消谷善饥。"寒中肠鸣腹痛"，是指阴邪入脏，脾寒则肠鸣腹痛。"病骨痛，阴痹"，是指肾主骨，寒邪所中，痹于骨髓。"按之而不得"，是指凉在骨髓，故按之不得缓解。"腹胀"，即由于火不生土，中州不运而致。"腰痛"，是指腰为肾府，痹阻不通，故痛。"大便难"，是指肾司二便，肾气不化，排便困难。"两胁中痛"，是指肝脉布胁肋。"寒中"，即木乘脾胃，脾胃阳虚而中寒。"掣节"，是走路关节牵引作痛。"喜悲"，即心气实则喜，心气虚则悲。"时眩仆"，即时发眩晕、昏仆。

上述为邪客五脏，产生不同之见症。由此可见，关于邪中部位有中五体，即筋、骨、脉、肌、皮者，亦有中五脏，即肝、心、脾、肺、肾者。

三、发病时间及潜伏期之不同：新感与伏邪

由于患者体质不同，所感病邪不同，因此患病时也就发生发病时间及潜伏期长短不同，病程有所反复的情况。即立刻发病，中医称新感；不立刻发病，待机而发，成为伏邪。时而复发，新感引动伏邪，因正气时衰时胜而复发。

（一）何谓新感与伏邪

新感，指感受六淫风、寒、暑、湿、燥、火之邪，随感而发病，谓之"即发"。伏邪，是指感受邪气不马上发病，邪藏体内，遇时而发，谓为伏邪。前人有这样的记载：感而即发，谓之新感。伏而后发，谓之伏邪。先有伏邪，后又因加而发，谓之新感引动伏邪。

（二）伏邪与因加而发之病理（举例说明）

伏邪发病，如《灵枢·贼风》说："夫子言贼风邪气之伤人也，令人病焉。今有其不离屏蔽，不出室穴之中，卒然病者，非不离贼风邪气，其故何也？""此皆尝有所伤于湿气，藏于血脉之中，分肉之间，久留而不去。若有所堕坠，恶血在内而不去，卒然喜怒不节，饮食不适，寒温不时，腠理闭而不通。其开而遇风寒，则血气凝结，与故邪相袭，则为寒痹。其有热则汗出，汗出则受风，虽不遇贼风邪气，必有因加而发焉。"

"堕坠，恶血在内而不去"，是指从高处跌落，使瘀血留滞在体内。病因，一是故邪，湿气藏于血脉分肉，堕坠产生瘀血；二是因加而发，情志变化，寒温不时，失于调控，饮食失常，重感风寒（新感）。病理机制为故邪影响机体气血运行，腠理闭涩，气血凝结不通，再感风寒之邪而成寒痹。

又曰："其毋所遇邪气，又毋怵惕之所志，卒然而病者，其故何也？唯有因鬼神之事乎？……此亦有故邪留而未发，因而志有所恶，及有所慕，血气内乱，两气相搏。其所从来者微，视之不见，听而不闻，故似鬼神。"

上述说明：故邪留于内未发病，可积渐而成。新病因，指所恶（音勿）、所慕（朝思暮想），慢性的情志因素所诱发。病机为血气内乱，两气相搏（即新邪、故邪两气）。特点为发病缓慢。不易发觉，待发觉，则病已成。

（三）有关伏邪为病的记载

如《素问·生气通天论》说："是以春伤于风，邪气留连，乃生洞泄。夏伤于暑，秋为痎疟。秋伤于湿，上逆为咳，发为痿厥。冬伤于寒，春必病温。"《素问·阴阳应象大论》说："冬伤于寒，春必病温；春伤于风，夏生飧泄；夏伤于暑，秋必痎疟；秋伤于湿，冬生咳嗽。"《灵枢·论疾诊尺》说："冬伤于寒，春生瘅热。春伤于风，夏生后泄、肠澼。夏伤于暑，秋生痎疟。秋伤于湿，冬生咳嗽。""飧泄"，是指完谷不化之溏泄。属泄泻病证。洞泄，是指喷射样如洞无底之泄下病证。"后泄"，即泄泻。"肠澼"，是古病名，即今痢疾。

1. 春伤于风，邪气留连，乃为洞泄

病理机制为：春为风木之令，肝为风木之脏，风气入通于肝。肝受风邪，则肝木偏胜。木邪犯土，脾虚不能健运，则为洞泄。症状可见腹痛，肠鸣，痛一时，泻一阵，泻有泡沫。治疗上用培土抑木法。即健脾疏肝或加少量泻肝中药。

2. 夏伤于暑，秋为痎疟

病理机制为：暑为阳邪，其性发散，本当汗出发泄。若发而未尽，留邪于内，即

为伏邪。暑邪最易使人汗孔舒张，卫外不固，至秋季加感新凉、水湿之气，新故病邪相合，而成疟疾。

3. 秋伤于湿，上逆而咳，发为痿厥

病理机制为：湿邪如上干于肺是谓上逆。湿邪袭肺，肺气失宣，上逆为咳。湿为阴邪，性沉于下，故湿邪伤人多从下受。风为阳邪，升于上，故风邪伤人多从上受。痿证的病理主要概括为：一是，湿热留滞经隧，筋骨为湿所困，兼失血之濡养成痿。故《素问·生气通天论》说："湿热不攘，大筋緛短，小筋弛长，緛短为拘，弛长为痿。"二是，五脏内热成痿。五脏内热，灼液津枯，筋脉失养，而成痿病。故《素问·痿论》说："五脏因肺热叶焦，发为痿躄。"

4. 冬伤于寒，春必病温

冬感寒邪，未发散，伏藏体内。至春阳之气发动，寒邪蕴郁化热，发为温病。或由新感触动伏邪，发为温病。

（四）伏邪在之部位

关于其部位，历代医家意见不一：王叔和认为邪伏肌肤；巢元方认为邪伏肌骨；柳宝诒认为邪伏少阴；吴又可认为邪伏膜原；俞根初认为邪伏募原及少阴。

四、小结

①疾病的发生，必具邪正两因素，关键在于正气。故正气为内在根据，邪气为条件，"正气存内，邪不可干"。

②体质强弱、脏气盛衰、受邪轻重，与邪之性质以及邪中部位之深浅，均有不同，故发病不一，病变有不同。

③感而即发，谓之"新感"。伏而后发，谓之"伏邪"。后世伏气温病，即源于此。

④人体受邪后，不发病，留于体内，待机而发，谓之"故邪"。

⑤故邪的发作，必有所因，所谓"因加而发"。

⑥因加而发的新邪有喜怒不节、饮食不适、寒温不调等。

⑦阐明了邪正相搏、气血内乱、正气虚为主的观点，且故邪发病多与季节有关，因此季节性疾病常不离以下原因。

第二章 病因

中心内容：1. 中医病因学分类简介。
2. 六淫致病的一般规律及内生六气机制。
3. 七情致病的一般规律。
4. 饮食劳伤致病的一般规律。

讲课提纲：1. 病因学分类。
2. 六淫：风、寒、暑、湿、燥、火。
3. 七情：喜、怒、忧、思、悲、恐、惊。
4. 饮食劳伤：饮食包括饥饱不时、过食肥甘厚味、寒温过度、五味偏嗜；劳伤。

思 考 题：1. 古代养生家为什么提倡"恬淡虚无""精神内守""春夏养阳，秋冬养阴""饮食有节，起居有常""虚邪贼风，避之有时"等方法？
2. 掌握六淫、七情、饮食劳伤等的发病规律，对临床有何意义？

❧ 概 说 ❧

一、病因定义

导致疾病之原因，谓之病因。病因是多种多样的，其分类也是非常仔细的，中医学病因分类也是在中医学发展过程中逐步丰富与完善起来的。

二、病因学发展简介

（一）《内经》分类

为最早分类方法，按病邪之性质，以阴阳分类，即分为属阴、属阳两大类型。如《素问·调经论》说："夫邪之生也，或生于阴，或生于阳，其生于阳者，得之风雨寒暑；其生于阴者，得之饮食居处，阴阳喜怒。"外感病自外而来，外受六淫之气侵袭而发。内伤病从内而生，包括生活起居失节，饮食劳伤，七情内伤等。

（二）汉·张仲景分类

依据病邪中人之深浅部位，分为内因、外因及不内外因。如《金匮要略》说："千般灾难，不越三条：一者，经络受邪入脏腑，为内所因也；二者，四肢九窍血脉相传，壅塞不通，为外皮肤所中也；三者，房室金刃，虫兽所伤。以此详之，病由都尽。"经络受邪，入于脏腑，为邪中部位深，为内因。四肢九窍血脉壅塞，邪中部位浅，为外因。均属客气邪风。房室、金刃、虫兽所伤，不属客气邪风，为不内外因。

（三）宋·陈无择

陈无择的分类宗《内经》，而有所发展。其所著《三因极一病证方论》创三因学说。六淫外感为外因，外邪所触而发病。七情内伤为内因，五脏情志所伤。饮食、房室、金刃、跌仆、虫兽所伤，为不内外因。

第一节　外感六淫

六淫是指风、寒、暑、湿、燥、火六种外感病邪的总称。风、寒、暑、湿、燥、火，为天之六气，应于五时，可促进万物的长、生、化、收、藏。如出现四时六气发生太过，或非其时而有其气的反常现象，则成为致病因素，即称为"六气淫胜"。如《左传》说："天之六气，遇则为灾，是谓六淫。"如人体不知摄生，当适应能力或抵抗力削弱之时，虽在正常气候下，六气亦能成为致病之因。

六淫为外感病致病因素，包括物理性致病因素和传染性致病因素。正因为六气是五时的主气，六淫是六气的太过不及，所以六淫发病多与季节有关。春季多风病，夏季多暑病，长夏多湿病，秋季多燥病，冬季多寒病。四季皆可发生火热病。这是六淫为病的一般规律。但气候变化是错综复杂的，人之感受性亦有不同。所以外感为病，其性质、病邪及症状往往也是不同的。

一、风

六淫致病以风邪为病最广泛。

（一）风的内涵

一是泛指自然界之风气而言。四时常在，终岁皆有。二是指温暖的气候而言。如风为春季主气，春季易患风病。三是指抽搐、动摇的症状。风性振摇，动荡不定。因此，风邪致病广泛。

（二）风为百病之始

如《素问·骨空论》说：“风者，百病之始也。”《素问·风论》曰：“风者，百病之长也。”正因为风为六淫之首，不独为春令主气多生风病，其他四时皆有风之流行。因此风邪成为一般外感病的先导，且多与其他五气相合，而产生不同病变。如，与寒相合为风寒，治以辛温，祛风散寒；与湿相合为风湿，治以苦温，祛风除湿；与热相合为风热，治以辛凉，祛风解热；与火相合为风火，治以苦寒，泻火息风；与燥相合为风燥，治以甘寒，润燥化风。

（三）风邪特性

风善行而多变化。风邪的特性是流窜不定，善动而多变。因此风邪致病，或在肌肉、腠理，或在经脉、膜原。其在表多留于皮毛，入里则损伤脏腑。上逆则侵犯巅顶（风为阳邪，风邪上受则头痛、鼻塞、咳嗽，治宜参苏散），下侵则伤及膝胫。故《素问·风论》说：“风者，善行而数变……故风者百病之长也，至其变化，乃为他病也，无常方，然致有风气也。”“无常方”，指无不变的规律，方，即矩也。

（四）风邪侵犯部位

虽然风邪善行而数变，但其侵犯之体，则常先自阳经及上部开始。故风邪首先犯表，甚则克伐脾土。如《素问·太阴阳明论》说：“故犯贼风虚邪者，阳受之……故伤于风者，上先受之。”《素问·至真要大论》亦说：“风气大来，木之盛也，土湿受邪，脾病生焉。”风气太过，肝木之气亢盛。木甚则克脾土，故生脾病。此为风邪稽留不去而致之病变。

（五）风邪为病之症状

外风：感受风邪，乃生表证，多见头痛、项强、恶风、畏寒等症。如《素问·骨空论》说：“风从外入，令人振寒，汗出头痛，身重恶寒。”感受风邪，亦可以发生消化不良，可见腹胀，腹泻等脾经症状。因风为木之气，风气通于肝，木能克土，也可以使脾土受邪为病。如《素问·至真要大论》说：“风气大来，木之胜也，土湿受邪，脾病生焉。”“风淫所胜……民病胃脘当心而痛，上支两胁，鬲咽不通，饮食不下，舌本强，食则呕，冷泄，腹胀，溏泄，瘕痕，水闭，蛰虫不去，病本于脾。”《素问·气交变大论》说：“岁木太过，风气流行，脾土受邪，民病飧泄，食减，体重，烦冤，肠鸣，腹支满。”

内风：在病变过程中，易发作风象，这种风病习惯上称为内风。内者，是指从内而生，在病变过程中产生。内风，病理表现可见眩晕、抽搐、震颤、掉摇等症。这些

症状都由筋脉收缩、弛缓失职所致。肝主筋，因此内风多发于肝经，且多为肝阳上亢，所以又称肝风内动，

肝风内动同时也有虚实之别。

常见虚证如下：下焦阴虚，阴不敛阳，为水不涵木，肝阳上亢，治以育阴潜阳。久病伤阴，津液损耗，为肝阴损耗，肝阳上亢，治以增液息风。高年血虚，血不养筋，见头摇震颤，筋惕肉瞤，不能自持，或手松发麻，为虚风内动，治以养血息风。

常见实证如下：燥热太甚，木火相煽，为燥热伤津，肝阳上亢，治以清热润燥息风。暴怒伤肝，肝气上逆，为气血上逆，肝阳上亢，治以调气开郁息风。痰涎上涌，痰升风动，肝阳上亢，治以豁痰利气。

二、寒

寒邪是冬季的主气，故冬令多发寒病，然也见于其他时令。

（一）寒邪特性

寒为阴邪，易伤人体阳气。寒性收引，易使筋肉拘急收引，经脉蜷缩。有感而即发，或伏而后发。如《素问·生气通天论》说："冬伤于寒，春必病温。"

（二）侵犯部位

由浅入深，由表而里。邪从卫表，到肌肉、筋脉、经络，到五脏。

（三）寒邪所主病证

寒为热病之因。如《素问·热论》说："今夫热病者，皆伤寒之类也……人之伤于寒也，则为病热。"热病是传统的病名，其中分中风、伤寒、湿温、热病、温病。因此伤寒有广义与狭义之分。寒为阴邪，最易伤人阳气，寒性收敛，当寒邪袭人，则阳气不能宣通，郁而为热。如《素问·水热穴论》说："帝曰：人伤于寒而传为热，何也？岐伯曰：夫寒盛则生热也。"冬季感寒发于当时，为伤寒，寒气当令，治以辛热。发于春末、夏至以前，为温病，春温当令，治以清宣。发于夏至以后，为暑病，暑热当令，治以凉解。

寒为疼痛之由。寒性收缩，在表留滞于经络、关节之间，在里留于胸腹之间。血遇寒则凝，同时性收引，阻碍气血的流行，使筋脉拘急，筋肉收引因而发为痛楚。如《素问·痹论》说："痛者寒气多也，有寒故痛也。"《素问·举痛论》说："寒气入经而稽迟，泣而不行。客于脉外则血少，客于脉中则气不通，故卒然而痛。"寒邪客于脉外，血行不畅，经脉拘急。客于脉中，营气不通，故卒然而痛。因寒所致之疼痛，主要由于气血不通所致，所谓痛则不通。因此在治疗上宜用温散通气活血之法，散其寒

气，血脉通行则不痛。虚寒腹痛，用理中汤，温中止痛。实热腹痛，用承气汤，泄热荡积。

寒邪伤人的部位不同，疼痛出现部位也有不同，如头痛、胁痛、腹痛、四肢痛等等，以及轻重、缓急等。寒仅为疼痛的原因之一，并非一切疼痛皆由于寒，临床必须随证施治。

寒邪可以引发心病。寒为水之气，水能克火。心火受制易生心病，而见心烦、心悸、谵妄、心痛等症。如《素问·至真要大论》说："寒气大来，水之胜也，火热受邪，心病生焉。"《素问·气交变大论》说："岁水太过，寒气流行，邪害心火，民病身热，烦心、躁悸、阴厥上下，中寒，谵妄心痛，甚则腹大胫肿，喘咳，寝汗出，憎风。"心主神明，心火受制，心气不足，故心悸。寒久化热，热扰神明，故谵妄。心主血脉，心火不宣，心阳不达，故见心烦、心痛。关于治疗，阳虚生内寒，温补阳气；寒痰内阻，温化痰浊；肾阳不化，水饮内停，温阳行水；中寒腹痛，温中散寒。

三、暑与火

（一）暑与火的性质

暑与火是夏天的主气，是火热之气所化。亦包括高温及火热所迫等因素。如《素问·五运行大论》说："其在天为热，在地为火，其性为暑。"所以暑与火在性质上是相同的。暑热与火邪为阳热之邪，主升、主散。故暑热侵入则腠理开，泄而多汗则伤津，甚则耗损元气。

火热、暑邪最易刑金伤肺。因肺金为水之上源，为五脏之华盖，火热之邪灼液伤津，故首先伤肺。

（二）邪中部位

由表入里。

（三）病机特点

1.暑热伤气

暑热属阳属火，主升主散，故伤于暑邪则腠理开泄而多汗。腠理开，汗大泄，故易伤气耗阴，所以说暑热伤气。如《灵枢·岁露》说："寒则皮肤急而腠理闭，暑则皮肤缓而腠理开。"《素问·阴阳应象大论》说："热伤气。"感受暑邪，对于体质虚弱，元气不足者，也往往不耐暑热，甚至易感暑邪而致病。如《素问·刺志论》说："气虚身热，得之伤暑。"阳气为暑邪所伤，则会出现头晕、气短、心烦、渴饮等症状。治疗可培元清暑，白虎加人参汤、东垣清暑益气汤、生脉散等。

2. 暑邪伤津液

暑邪伤人不仅耗伤阳气，亦耗伤阴津。原因是汗为阴液，阴液损伤，阴不敛阳，则致气虚。故在阴阳俱伤的情况下，往往会出现卒然晕倒，不省人事，即所谓中热证。如《素问·举痛论》说："炅则腠理开，荣卫通，汗大泄，故气泄矣。"《诸病源候论·中热暍》说："夏月炎热，人冒涉途路，热毒入内……至阴气卒绝，阳气暴壅，经络不通，故奄然闷绝，谓之暍。"《素问·六元正纪大论》亦说："炎火行，大暑至……故民病少气，甚则瞀闷懊恢，善暴死。"

3. 五气化火

六淫之风寒暑湿燥五气皆可化火，称五气化火。此乃邪留不去，郁久化热、化火所致。盖从阳则化热，从阴则化寒。感受风寒患伤寒的阳明里热证，可见痞满、燥、实、坚，如白虎汤证。风温所致温病，若中焦实热，如白虎汤证；上焦壮热，如清营汤证。

（四）证与治

1. 伤暑

伤暑症状可见面垢，昏倒，不省人事，自汗。治以开窍，用苏合香丸。清心涤暑，可用益元散加竹叶石膏汤。此外，尚有阴暑之病，乃为纳凉于广厦，或过食生冷，夏日伤寒，阴静而得之。

2. 热淫伤肺

暑热之气乘其所胜，则有刑金之患（火克金）。肺受灼烁，则见少气、咳、喘等症。如《素问·至真要大论》说："热气大来，火之胜也，金燥受邪，肺病生焉。"《素问·气交变大论》说："岁火太过，炎暑流行，肺金受邪，民病疟，少气咳喘，血溢血泄注下，嗌燥，耳聋，中热，肩背热。"

3. 暑生疡疹

一是暑热熏蒸，腠理开张，邪热乘虚入内，伤及营血，气血壅遏，发为肿疡。二是腠理开张，再感水湿之气，阻塞汗液排泄之道，暑热之病邪无以泄越，暑湿交搏，郁滞肌肤，发而为疡疹。如《素问·气交变大论》说："复则炎暑流火……湿性燥，病寒热，疮疡，痱疹，痈痤。"治疗应用清心涤暑，凉血之法治之。

4. 热生疡疹

火为热甚之气，火热之气多与心气相通，故火邪为病多在心与血脉。外来之火乃炎热气候及高温所致，使人体不能适应。又因心主神明，主血脉，故而出现热病疡疹。

5. 火热耗气，伤津，损神伤血

同样亦能克金灼肺。耗气，是指火热而致多汗，汗多耗气。伤津，指火热灼津，津液枯竭，阴液亏少。热伤心神，指心神不宁，心烦懊侬。伤血，是指心主血脉，火伤血分，则生疮疹、肿痈，血溢流注，目赤心热。同样乘克肺金亦可见肺脏病变。

此外，内生虚火，属于虚证，虚火宜补。如阴虚火旺，可壮水之主以制阳光，用滋阴法。劳伤气虚发热，宜补气，用补中益气汤。内火又有五志之火，情志郁结之火。所谓君相之火，君火指心火。相火指命门火、肝胆之火、三焦火、包络之火等。所谓壮少之火，壮火指病理之火，少火指人体的阳气。

四、湿

（一）湿邪性质

湿为长夏之主气，故长夏多发湿病。"在脏为脾"。湿为阴邪，其性重浊腻滞，故最易伤人阳气，阻塞气机，故为病则缠绵难愈。湿邪最易伤人下部。如《灵枢·邪气脏腑病形》说："身半以下者，湿中之也。"湿邪亦常易与其他之外邪相合为病。

（二）产生条件

湿邪伤人多因外感湿邪及内生所致。外感，则指外伤雾露，或汗出沾衣，或以水为事，或涉水淋雨，或居处潮湿所致。内生，是由于脾之运化失职所致。

（三）常见病证

1. 伤及上下表里

伤于上：则清窍被蒙，首如裹。头为诸阳之会，湿邪上困，清阳之气不能上达，清窍蒙闭。故《素问·生气通天论》说："因于湿，头如裹。"

伤于下：湿邪伤下，浸淫筋脉，气血被阻，筋脉失养，则足痿不收，行善瘈，脚下痛。如《素问·气交变大论》说："岁土太过，雨湿流行，肾水受邪，民病腹痛，清厥意不乐，体重烦冤，上应镇星。甚则肌肉痿，足痿不收，行善瘈，脚下痛，饮发中满食减，四肢不举。"

伤于表：湿邪犯表，或湿伤于内，肌肉筋脉困于湿，则肉痿软或不仁，四肢不举。如《素问·阴阳应象大论》说："地之湿气，感则害人皮肤筋脉。"

伤于里：湿邪伤于里，则能直接伤及本脏脾及肾脏，发作食欲减退及引发中满等症。水湿入里，脾不运化水湿。湿邪太甚亦可影响到其所胜之脏，即肾脏，产生肾的病变。如《素问·至真要大论》说："湿气大来，土之胜也，寒水受邪，肾病生焉。"

湿为土之气，肾为水之脏，土能克水，导致湿邪之病乃及于肾，又曰："湿淫所胜……民病饮积心痛……少腹痛肿，不得小便。"三焦气化失司（腑证），见少腹满肿，不得小便（膀胱气化不利）。

2. 脾湿内生

脾有健运水湿之能，主转输津液。脾气失运，津液无以布散，流溢于体腹或肌腠，聚而成水湿，从而导致水溢储留之疾患，故说脾虚生湿。如《素问·六元正纪大论》说："湿胜则濡泄，甚则水闭胕肿。"胕，同肤。脾阳虚，健运失司，水湿壅滞于里，见胀满。水湿渗溢于肠，见濡泄。水湿流溢于肌表，见肤肿。水湿停留膀胱气化不行，见水闭，小便短少。治以健运脾阳脾气。另外应指出：命火衰微，不能生土，亦可致水湿留聚，则应补命门之火，生土以消水湿。

3. 湿与风、寒、热相合

湿与风相合则为风湿痹症，即关节炎之疼痛等。湿与寒相合则为寒湿，产生肌肉痿痹等症。如《素问·痿论》说："有渐于湿，以水为事，若有所留，居处伤湿，肌肉濡渍，痹而不仁，发为肉痿。故《下经》曰：肉痿者，得之湿地也。"《素问·痹论》说："风、寒、湿三气杂至合而为痹也。"如果湿邪蕴郁过久，从阳而化热，则成为湿热证。湿热影响筋脉，则筋脉收缩失职，出现四肢挛急，或痿弱不用。如《素问·生气通天论》说："湿热不攘，大筋缏短，小筋弛长，缏短而拘，弛长为痿。"不攘，指不能消除。缏短，指屈而不伸。弛长，指伸而不屈。

五、燥

（一）燥邪的性质

燥为秋季主令之气，与肺气相应。肺气通于皮毛，与大肠相表里。燥之气其性清肃，其性干燥。燥气为病有兼凉、兼温之别。

（二）邪侵部位

一是多侵犯肌表皮肤。二是伤及肺胃及肝（金克木）。

（三）燥邪病证

1. 燥伤肺胃

多见于秋季。盖燥属金之气，性收敛，而皮肤肌腠则宜润滑。肺为娇脏，为五脏华盖，宜湿润，"若雾露之溉"。今燥气过亢，灼伤津液，致使燥病伤肺。燥为金之气，其气应秋而通于肺。在六气之中，阳明属于燥金，故为病应于阳明胃。一是肺主皮毛，开窍于鼻。肺受燥伤，则津液亏乏。临床可见皮肤皱折，咽燥，鼻干，咳喘，咽痛等症。治疗可用俞氏清燥救肺汤。二是胃属阳明，阳明受邪，则化燥化热，乃见承气汤、白虎汤等证。

2. 燥邪伤肝

燥邪淫胜，乘其所胜，则能耗伤肝阴（耗液损血），而显现肝病之症状。如：目赤、眦痛，是由于肝开窍于目，肝阴不足，目失濡养所致。胁痛、少腹痛，是由于肝脉循少腹，布胁肋。筋脉拘急，肝主筋，筋失所养而致。故《素问·至真要大论》说："清气大来，燥之胜也，风木受邪，肝病生焉。"《素问·气交变大论》亦说："燥气流行，肝木受邪，民病两胁下少腹痛，目赤，眦痛。"

3. 凉燥与热燥

深秋季节，既有秋天之燥气，又有近冬之寒气，西风肃杀，感者易患凉燥证。久晴无雨，或风热过盛；既有初秋之燥气，又有夏末之热气，感者多患温燥。如表 5-2-1 所示。

表 5-2-1　凉燥与温燥的区别

	共同症状	不同症状
凉燥	咳嗽，口干，鼻干，咽痛	恶寒，口不渴，或渴喜热饮，宜杏苏散
温燥		身热口渴，喜冷饮，宜清燥救肺汤

内燥产生因素，多由大出血，伤血，汗、吐、下太过伤耗津液，房室劳伤、过度失精等所致。症状可见口鼻咽干，皮肤干皱，肌肤甲错，烦渴引饮，大便艰涩，小便短少，手足痿弱无力，脉细涩而微。宜用甘润生津及滋阴润燥药物治之。

第二节　内伤七情

一、概说

（一）何谓七情

人之喜、怒、忧、思、悲、恐、惊七种情志称为"七情"，这些情志的变动本属正常的情志变化，但如这些情绪波动太过则成为直接引起疾病的因素。

（二）七情的产生

七情之产生条件不外乎如下两方面。一是五脏精气所化之反应。外界事物对人刺激引起过于激烈的情绪波动。所以情志活动是以五脏精气及五脏的功能变化为基础，以外界刺激为条件的，当然在五脏精气失常情况下，虽是正常的外界条件亦可产生异常的情志活动。故《素问·阴阳应象大论》说："人有五脏化五气，以生喜、怒、悲、忧、恐。"

五脏化生之五气，分属肝、心、脾、肺、肾，又称为"五志"。肝在志为怒，心在志为喜，肺在志为忧，脾在志为思，肾在志为恐。五志既为五脏精气之所化，所以情志波动达到足以使人致病的程度，则与五脏精气的盛衰有密切之关系。故《灵枢·本神》说"肝气虚则恐，实则怒"，"心气虚则悲，实则笑不休"。肝虚，子乘母虚，易恐（肾志，水母，木子）。肝实，木气旺，易怒（肝志）。心虚，金气来侮，易悲（肝志；金反侮火）。心实，本气盛，易于笑不休（心志喜）。

（三）心对情志变化起着主导作用

心为五脏六腑之大主，此处所说的心非单指解剖学意义的心脏而言，而且包括了精神意识之大脑高级神活动在内。中医认为心亦为精神之所舍，因此在情志变化方面是起着主导控制作用的，正如现代医学所认为，情绪之变化是受着高级神经活动、大脑皮层所支配的一样。如《灵枢·口问》说："心者，五脏六腑之主也……故悲哀忧愁则心动，心动则五脏六腑皆摇。"

心动则五脏六腑皆摇，说明了因心之变化而影响五脏六腑之功能，使五脏六腑皆可产生病变。而且亦随外界刺激变化而异，如受刺激过激或持续过久，亦可发生剧烈病变。如《灵枢·口问》又说："大惊卒恐，则血气分离，阴阳破败，经络厥绝，脉道不通，阴阳相逆，卫气稽留，经脉虚空，血气不次，乃失其常。"即指出情志剧烈变化会致病。

二、七情分述

首先要明确五志之过与五脏有密切关系。如怒伤肝，喜伤心，思伤脾，忧伤肺，恐伤肾。

（一）喜

喜为心志。在正常的情况下，喜能使胸襟豁达，血气和利，营卫通调，心情舒畅。如《素问·举痛论》说："喜则气和气达，营卫通利。"若喜乐太过、失其节制，则伤及心的功能，即"大喜则伤心"，从而使心气涣散，可见神疲，乏力，肢软。故《素问·调经论》说："喜则气下。"气下指神气散下。

心主神明，心气受伤则神明失常而不能安藏于内，故产生神气涣散之证。如《灵枢·本神》说："喜乐者，神惮散而不藏。"神耗散而不能藏，则出现心神不宁，甚至可致狂喜。因此某些精神病患者亦常有因大喜而致病情反复发作。如《灵枢·癫狂》

说："狂者多食，善见鬼神，善笑而不发于外者，得之有所大喜。"喜属心，心属火，恐为肾志。肾为水脏，水能克火，故喜乐太过，可用恐惧来抑制，即"恐胜喜"。

（二）怒

怒为肝志。肝性刚直，性喜条达，肝气升而恶抑郁，如将军之性，刚而喜怒。大怒则伤肝，肝气上逆，则血随气升，气血上冲胸胁。症见胸胁刺痛（肝脉布两胁），面色绯红，或青紫，甚则暴厥昏仆。如《素问·举痛论》说："怒则气上。"《素问·生气通天论》说"大怒则形气绝，而血菀于上，使人薄厥。"绝，指阻绝。菀，音郁，指郁滞。薄，迫使。厥，指昏厥。

此外，气血上逆，致使脉络破裂，就可出现呕血或腹泻之症。如《素问·举痛论》说："怒则气逆，甚则呕血及飧泄。"肝属木而主升，肺属金而主降。金克木，木受金制，故悲能抑怒，所以说悲胜怒。

（三）忧

忧为肺志。肺主金气，金气敛木，抑郁而不解，则多忧愁，故肺病多见忧愁之症。肺主气，忧愁太过则耗伤肺气，以致肺气郁结而不解。所以说忧愁者，气闭塞而不行。临床可见太息，胸痞等肺气不畅之症。如《灵枢·口问》说："忧思则心系急，心系急则气道约，约则不利，故太息以伸出之。"心系急，指心脉拘急。气道约，是指呼吸之道束搏。不利，指气道不畅。太息，即长声叹息，使郁闷之气得以舒解伸展而出。喜胜忧，忧愁太过，其治疗宜用火克金，可以喜胜之。

（四）思

思为脾志。指用心反复思考，即为制定行动计划，必须事先考虑，所以思为有志有决心之存变。如《灵枢·本神》说："因志而存变谓之思。"若过度考虑则伤脾。脾主运化，运化失职，影响饮食，导致纳呆，形体消瘦，夜寐不安，甚则恐惧不安。如《灵枢·本神》说："心怵惕思虑则伤神，神伤则恐惧自失，破䐃脱肉。"思虑之太过，则脾不运化。津液不布，五脏失养，则伤神。心无所养，致恐惧。脾不运化，肌肉失养，则大肉消瘦。脾志属土，怒为肝志，木能制土，故怒可胜思。

（五）悲

悲是肺志，故悲伤过度则伤肺气。肺气受损，则气机不舒，气积胸中，故胸胁满闷不适，意志消沉。如《素问·举痛论》曰："悲则心系急，肺布叶举，而上焦不通，荣卫不散，热气在中，故气消矣。"上焦不通，是指上焦气机不通，肺气郁结。荣卫不散，是指荣卫不利。热气在中，是指气郁而生热。故气消矣，即热则耗气。如《灵枢·本神》说："心气虚则悲"。因肺辅佐心脏而主治节，悲哀过甚则殃及心肺。《素问·宣明五气》说："五精所并……并于肺则悲。"如某一脏不足，则其他脏气乘虚而入，情志即发生变动。

此外，金能克木，悲哀太过则能伤肝。如《灵枢·本神》说："肝悲哀动中则伤魂，魂伤则狂妄不精，不精则不正，当人阴缩而挛筋，两胁骨不举。"足厥阴肝经绕阴器，筋脉拘急，故阴缩而挛筋。肝经布胁肋，故见两胁松弛不举。

（六）恐

恐为肾志。肾藏精，大恐伤肾则伤精。如《素问·举痛论》说："恐则精却。"却是虚却之意。《灵枢·本神》说："恐惧而不解则伤精，精伤则骨酸痿厥，精时自下。"痿厥，是指阴痿，四肢痿厥。肾主下焦，肾精失藏，不能上乘。"恐则气下"，肾气存于下，则下焦胀满。肾为水脏，心为火脏，肾藏精，心主血，水火既济，心肾相交则健康无病。如肾精不足则心血亏乏，血虚不能养神，易生恐惧。如《素问·调经论》说："血有余则怒，不足则恐。"此外，大恐也可以引起神经性疾患。

七情虽为五脏功能之变化所致，但亦随外界刺激之变化而异。如刺激过度或持续过久，即可发生病变。如《灵枢·口问》说："大惊卒恐，则血气分离，阴阳破败，经络厥绝，脉道不通，阴阳相逆，卫气稽留，经脉虚空，血气不次，乃失其常。"外界刺激，情志剧烈变动，大惊大恐，就会导致病态。如《灵枢·癫狂》说："狂言，惊，善笑，好歌乐，妄行不休者，得之大恐。"肾在志为恐，属水，脾在志为思属土，土能制水，故思胜恐。

（七）惊

一般来说惊自外来，恐自内生。内生之恐多由肾虚所致。外来之惊多致神伤不宁。心主神明，故惊又为心志。大惊则伤心，心伤则神乱。如《素问·举痛论》说："惊则心无所倚，神无所归，虑无所定，故气乱矣。"心无所倚，指心气无所依存而不宁。神无所归，指神失其归宿而外散。虑无所定，指谋虑无所定决。此外惊与肝也有关系。如《素问·金匮真言论》说肝："开窍于目，藏精于肝，其病发惊骇。"《素问·痹论》亦说："肝痹者，夜卧则惊。"此乃因肝藏血而舍魂，惊则肝气动摇，魂失所安，其病发骇惊，夜卧尤甚。

第三节　饮食劳伤

饮食、劳动是人类生活之必不可少之本能，故饮食、劳动有所节制，则不为病因。

如《素问·上古天真论》说："饮食有节，起居有常。"然而，若饮食不知节制，起居失常，过劳则成为致病之因。

一、饮食

关于饮食致病主要包括：一是饮食不节；二是过食肥甘厚味，恣饮酒浆；三是寒温失中；四是饮食偏嗜。

（一）饮食不节（主要是指饥饱不节）

过饥：人赖水谷精气之供给，而水谷精气则赖饮食通过脏器活动之生化所得。所以说脾胃为后天之本，如饥而不食或过饱皆成病因。过饥则水谷精气亏乏，脏腑活动失养，致使生气困顿、病变丛生。如《灵枢·五味论》说："故谷不入，半日则气衰，一日则气少矣。"一日二日不是限于日数，仅指饥饿之日数长短不同，故饥饿则人体气血不足。

过饱：恣食过饱，增加胃肠负担，则会引起消化不良，胸腹胀满等症。如《素问·痹论》说："饮食自倍，肠胃乃伤。"同时亦可产生气血阻滞形成肠澼、痔疾。《素问·生气通天论》又说："因而饱食，筋脉横解，肠澼为痔。"筋脉横解，指筋脉横满纵弛。肠澼为痔，指大便下脓血。饱食，若引起肠胃胀满，可导致筋脉纵弛，气血流通失节，发生痔疮。若停食聚饮，导致蕴湿生热，湿热下注，大便脓血，发生肠澼。

（二）过食肥甘厚味，恣饮酒浆

过食肥甘厚味，则令人产生内热，甚至引起痈疽，疮毒。多食厚味之人，体胖脂厚，腠理致密，阳热不易放散，故肥人多恶热。所谓"肥者令人热"。肥厚太过，则多生湿热。内蕴热毒，郁于肌肉血脉之中，而成痈疮。如《素问·生气通天论》说："高粱之变，足生大丁。"高粱之变，指肥甘厚味。丁，同疔，指痈疮肿毒。《素问·通评虚实论》说："气满发逆，甘肥贵人，则膏粱之疾也。"

酒浆为水谷之精华，气味大辛大热，其性悍急猛烈。少饮能和血行气，过饮则动痰生火，且大辛大燥最易伤气。如《素问·生气通天论》说："因而大饮，则气逆。"酒性辛热，大辛则伤肺，热则气上，肺气失却肃降，上逆为病。

（三）寒温失中

食物的寒温，亦对机体有一定的影响。如《灵枢·邪气脏腑病形》说："形寒饮冷则伤肺。"形寒即外寒客于肌表，饮冷则胃受寒，胃肺之脉相通，内外合邪，发为肺咳。如《灵枢·师传》说："食饮者，热无灼灼，寒无沧沧。"就是指食物不可过热与过寒。"灼灼"，火热感。"沧沧"，冰凉感。

（四）饮食偏嗜

饮食物应该是多样化的，有五谷、五果、五畜、五菜等。如《素问·脏气法时论》说："毒药攻邪，五谷为养，五果为助，五畜为益，五菜为充，气味合而服之，以补益精气。""五谷"，是指粳米、大豆、小豆、麦、黄黍。"五果"，是指桃、杏、李、枣、栗。"五畜"，是指牛、羊、鸡、犬、豕。"五菜"，是指葵、藿、韭、薤、葱。饮食物不光多样化，且要求五味平衡适宜，则能达到食物之互补作用。所以五味不可偏嗜，偏嗜则能造成疾病。因为饮食偏嗜导致的疾病，大多可用五行之理论进行解释。

1.饮食过咸

症见血脉凝泣，胫骨酸弱，心气抑郁。或咸过则自伤，水不养骨，故大骨受损，生气乏亏。水反侮土，脾不养肌肉，故肌肉萎缩。咸入肾，血属心属火，水克火，故血脉凝涩，色变暗黑。如《素问·五脏生成》："是故多食咸，则脉凝泣而变色。"故《素问·生气通天论》说："味过于咸，大骨气劳，短肌，心气抑。"

2.饮食过苦

症见皮肤干枯，毛发脱落，腹部胀满。肺主皮毛，火克金，肺气衰而致精微不达皮毛，故皮肤干涩。火不生土，脾所化生的水谷精微不足，肌肉失养。胃气呆滞，消化失常则胀满。如《素问·五脏生成》说："多食苦，则皮槁而毛拔。"《素问·生气通天论》说："味过于苦，脾气不濡，胃气乃厚。"

3.饮食过辛

症见筋脉失养而屈伸不利，精神痿废无力。辛为肺之味，筋爪为肝所主。金克木，肝气衰不能荣养筋脉爪甲。辛能散气，气散则神伤。如《素问·五脏生成》说："多食辛，则筋急而爪枯。"《素问·生气通天论》亦说："味过于辛，筋脉沮弛，精神乃央。"

4.饮食过酸

症见肌肉萎缩，口唇干燥。酸为木之味，脾主肌肉口唇。木克土，脾气衰不能荣养肌肉、口唇，故肌肉缩而唇干如揭。如《素问·五脏生成》说："多食酸，则肉胝䐃，而唇揭。"《素问·生气通天论》说："味过于酸，肝气以津，脾气乃绝。"

5.饮食过甘

症见骨节疼痛，毛发脱落，喘满色黑不适。甘为土之味，肾藏精主骨，其荣在发。土克水，肾气不足则不能生发、荣骨，故骨痛、发落。甘性滞腻，阻滞胸胁，气失通畅，故喘满不舒。土克水，肾主黑色，故见色黑，说明肾水受制，不平衡之故。如《素问·五脏生成》说："多食甘，则骨痛而发落。"《素问·生气通天》说："味过于甘，心气喘满，色黑，肾气不衡。"

上述说明五味过偏则会影响正气而导致疾病，甚至影响生命的安危。故《素问·至真要大论》说："夫五味入胃，各归所喜……久而增气，物化之常也。气增而久，夭之由也。"

二、劳伤

（一）定义

劳伤是指不适当的活动，或超过能力所担负的过度劳动而言。亦包括强用其力、房劳过度。

（二）五劳所伤

久视、久卧、久坐、久立、久行，是谓五劳。如《素问·宣明五气》说："五劳所伤，久视伤血，久卧伤气，久坐伤肉，久立伤骨，久行伤筋，是为五劳所伤。"此为劳倦致病的各种不同内容。劳是过劳之意。坐、卧、立本是安逸之事，但过之亦能致病。

五劳之伤与五脏有密切之关系：久视，心主血，久视则伤血，故病在心；久卧，肺主气，久卧则伤气，故病在肺；久坐，脾主肉，久坐伤肉，故病在脾；久立，肾主骨，久立伤骨，故病在肾；久行，肝主筋，久行伤筋，故病在肝。

（三）强用其力，或房劳过度

中医学理论认为，房劳过度也是劳伤致病的主要内容。强用力则伤骨，房劳过度则伤肾耗精。因肾藏精，精生髓，髓养骨，所以精与骨主要与肾有关。故《素问·生气通天论》说："因而强力，肾气乃伤，高骨乃坏。"《灵枢·邪气脏腑病形》说："有所用力举重，若入房过度，汗出浴水，则伤肾。""高骨"，指腰高之骨。腰为肾之府，高骨坏，即腰动摇受碍。

上述可以看出，五脏功能是相互联系的，如肝受血而能视，久视则能伤肝。肝淫气于筋，强用力也能伤血。所以血伤、气伤等等能影响至整个人体。由于人体是一个有机的整体，必须联系起来看，不能孤立地看问题。

第三章　病理

第一节　基本病理

> **目　　的:** 1. 掌握八纲之病理机制。
> 2. 明确八纲之病理，乃人体邪正阴阳变化的基本理论。从而体会中医理论的统一整体观提纲。

病理，是指疾病变化的机理。由于病因不同，机体内外的环境与条件的异常，因此形成了病理的复杂性。病变部位有表里上下等。病理性质有寒热虚实。病理变化有化风、化火、化燥、化湿、化热、化寒。总之，概括为两方面，即机体内在阴阳的失调和邪正的消长。机体的条件与邪正的消长，密切的相互影响，有不可分割的关系。

一、表里出入

（一）概念

表里，即是内外。它代表病变部位的深浅不同程度。出入，即病势。病邪的出入，亦即标志着病程的恶化与向愈的趋势。

（二）表与里是内外相对的

病邪在经络为表，说明病邪浅而轻。在脏为里，病邪深较重。脏腑相对而言，在腑为表，病浅而轻。在脏为里，病深而重。肌表对内脏而言，邪在皮肤肌腠为表，病浅而轻。在内脏为里，病深而重。以经络言，病邪在三阳经为表，在三阴经为里。病邪在三阳经，在太阳为表，在少阳为半表半里，在阳明为里。

（三）病邪出入机制

1.不同病邪侵犯不同部位

①六淫之邪，由外而入，首先犯表。六淫风、寒、暑、湿、燥、火为外感病因，首先侵犯皮肤、肌腠、经络（脉）。因而外邪与卫阳相搏，可出现表证。所谓表证即头痛、发热、恶寒、无汗或有汗、脉浮、苔白等。皆是肌表、肌腠及经络症状。病在表，

其病势则轻而浅。

②内伤之邪，病起于里，或直中于内。所谓内伤之邪，是指七情过度，饮食劳伤。感则伤及于内，发病于里，多见内脏症状。如胸胁痞闷，呕恶，吞酸，腹胀，腹痛，二便失常，头晕，心悸，身疲气乏。病在里，则病势深而重。《素问·太阴阳明论》说："故犯贼风虚邪者，阳受之；饮食不节，起居不时者，阴受之。阳受之则入六腑，阴受之则入五脏。"

以经脉而言，外感之邪先犯三阳经，再传六腑（表），为阳经传腑。内伤之邪先犯三阴经，再传五脏（里），为阴经至脏。以经脉而言，外感之邪先犯三阳经，再传六腑（表）。内伤之邪先犯三阴经，再传五脏（里）。

③病邪的传变，是逐步深入的。《素问·皮部论》说："是故百病之始生也，必先于皮毛。邪中之则腠理开，开则入客于络脉。留而不去，传入于经。留而不去，传入于府，廪于肠胃。"留而不去，指邪留体内，而不能去除。廪，是积聚之意。

由此可以看出，病邪发展的趋势是由外而入里逐步的。由表入里，即皮毛－腠理－络脉－经脉－六腑。

2. 病势的转化

由表入里，病重势危。由里出表，病轻向愈。人体之脏腑经脉，是表里相通的，病理机制也在不断地变化和发展之中。在表的也可以入里，在里的同样也可以出表。如《素问·痹论》说："五脏皆有合，病久而不去者，内舍于其合也。故骨痹不已，复感于邪，内舍于肾。筋痹不已，复感于邪，内舍于肝。脉痹不已，复感于邪，内舍于心。肌痹不已，复感于邪，内舍于脾。皮痹不已，复感于邪，内舍于肺。"

合者，表里相合之意。风寒湿三气杂至合而为痹，邪留筋、骨、脉、肌、皮，则可成不同痹证。如反复感受邪侵，则内合其脏，故病势深重，因邪入里而伤其脏。反之病邪由里也可以出表，形成向愈的趋势。但决定病势机转因素是什么呢？主要是取决于邪正双方势力的对比。

病机本身就是邪正相搏、进行斗争的过程。正气虚弱，不胜邪气，则表邪可以内陷。正胜邪却，则里病亦可以出表。邪留则伤正，初起正虽不虚，但久之亦能致虚。故对于正邪斗争之理解，亦应辩证地来理解。以外感病为例，病邪由表入里，病进。病邪由里出表，向愈。以伤寒来看，病邪由三阳经到三阴经，病进。由三阴经到三阳经，向愈。

3. 表里出入的症状

邪尚未入里，初见表证，口不渴，小便清利。渐入于里，表证兼见呕恶口苦，心胸脘闷不食。邪已入里，可见烦躁不眠，口渴谵语，或腹痛自利。实则谵语，可见神志昏迷，声高，脉实，语无伦次。虚则郑声，可见反复重言，声低，脉微，神志时清时昧。里证出表，多见由烦躁咳逆，胸闷。继则发热汗出，或见痧疹或斑疹（此是邪热外泄之征）。

二、上下升降

上与下、升与降，说明两类不同的病理。上与下，代表病变不同的部位，即病变发生的所在与病邪外侵入里的部位。升与降，则是体现着阴阳气血正常与紊乱、顺逆的机制，是属于病变发展的过程，即病理变化。

（一）上与下

1. 邪入部位之上下

不同性质之外邪侵袭机体，有上下部位之不同（邪入部位）。风、寒、暑、湿、燥、火六淫之邪，侵袭人体有不同的部位。这是由于六淫病邪的性质，以及阴阳属性所决定的。一般来讲，轻清上浮属阳之外邪，多从上侵。重浊下沉之属阴之邪，气多从下受之。如《灵枢·百病始生》说："清湿袭虚，则病起于下。风雨袭虚，则病起于上。"风为阳邪，风性轻浮，从头部项而入阳部，即上部。如《伤寒论》第一条即有"太阳之为病，脉浮头项强痛而恶寒"。湿为阴邪，湿性重浊，从足胻而入阴部，即下部。如水肿病，涉水、久卧湿地，则湿气浸淫，多见腿部浮肿。

应指出，这只是说明发病最先出现症状的部位，不应该死板地理解为单纯指外邪侵入的部位，如外感病邪，由表入里，并不一定非由头项而入不可，而同样也出现头项的症状。

2. 病机之上下

病变所在，除了说明邪侵部位而外，同时也说明病变的所在。如《素问·至真要大论》病机十九条中属于上、下部位者有两条。即"诸痿喘呕，皆属于上""诸厥固泄，皆属于下"。

喘、呕属上。喘，是指肺气上逆则喘。肺主气，肺受邪则气机不利，不能敷布畅达，从而发为胸满闷郁，呼吸不畅及喘息上气等症。呕，胃气上逆则呕。故喘、呕皆为上焦疾患。诸痿，指包括皮、肉、筋、骨、脉（五体）等痿弱枯软等疾患。虽然痿属五脏，但主要是上焦的功能失常所致。如肺热叶焦，上焦开发敷布之能失常，不能薰肤充身泽毛，可导致皮肉、筋骨、经脉缺乏濡养润泽，则产生痿废不用。因其病机在上，故属于上。《素问·痿论》曰："故肺热叶焦，则皮毛虚弱急薄著，则生痿躄也。"

固、泄、诸厥属下。固，为二便不通。泄，为二便不固。其病机主要在于下焦之实热或虚寒，故病机在下。诸厥，包括四肢逆冷，甚至昏厥不省人事等疾患。其病机乃因阴阳气血逆乱，导致阴阳的偏盛偏衰，从而导致下虚上盛，或上盛下虚等。且其中以下虚而导致上盛者为多见，故诸厥之证的病机亦多在于下焦。

（二）升与降

1.阴阳气血之上升下降

在生理情况下，是在正常脏腑气化功能的基础上所产生的。反之，气血阴阳升降的正常，也保证了脏腑功能的正常。如清气上升，浊气下降，即维持着正常气化功能。气升、血降，此指清阳之气应上至头脑。血属阴液，应闭藏不为外泄或上逆。左肝、右肺，左升、右降，这是指左为肝气上升的部位，肝胆清阳之气应经常上升。右为肺气下降部位，肺主肃降，肺清肃之气宜降而下纳于肾。脾升胃降，脾升指脾气散精上归于肺。胃气下降指胃主受纳五谷，腐熟水谷糟粕，其浊气下传于小肠，故胃气主降。

2.升降失常的病变

在病理状态下，由于经络调节功能的失常，阴阳气上升下降的关系发生紊乱，则产生上下虚实种种不同病证。虽然症状有时相同，但病理机制却不一样。

（1）眩晕耳鸣

如上气不足，清阳之气不能充养头脑而发病。故《灵枢·口问》说："故上气不足，脑为之不满，耳为之苦鸣，头为之苦倾，目为之眩。"此属气虚之证。或肝阳上冲，怒气伤肝，怒则气上而发病。如《素问·本病论》说："人或恚怒，气逆上而不下，即伤肝也。"肝为阴木，木性条达，不宜横逆。如大怒则伤肝，肝气上逆，肝阳上冲亦可出现眩晕、耳鸣之症。但与上述亦有不同，必兼面红目赤，胁痛，脉弦等症，此属阳实之证。

（2）喘咳病证

如肺气失肃降。肺气不利，本应肃降而今上逆，则见《灵枢·五阅五使》："故肺病者，喘息鼻张。"此为肺气失于下降所致。再如肾气上逆，本来肾主纳气，肾气逆上，亦可出现喘咳。如《素问·示从容论》说："咳嗽烦冤者，是肾气之逆也。"

（3）飧泄、脘腹胀病证

飧泄，是指完谷不化泄利。乃由脾阳虚损所致。䐜胀，胃宜实而不能满，今浊气逆上而不下降，充盈胃腑，故见䐜胀、满闷也。此由脾胃升降气化失常所致。脾为胃行其津液，脾主运化精微，脾将水谷精微（清气）上输于肺，方能肺朝百脉而达水精四布。胃气消化吸收营养物质后，再将糟粕传至大肠排出体外。今清气不升而逆下，浊气不降而逆上，故生飧泄、䐜胀。如《素问·阴阳应象大论》说："清气在下，则生飧泄；浊气在上，则生䐜胀。此阴阳反作，病之逆从也。"

（4）此外，升降失常之临床所见还有肾不纳气，孤阳上越；上不制下，气虚下陷；

或心肾不交等。

总之，升降失常、上下虚实不同病机的形成，总不离乎脏腑、经络功能的异常，或气血升降的太过、不及、失调及反作而已。

三、寒热进退

寒，属于功能的病理性衰退（正气衰）；热，属于功能的病理性亢进（正邪交争）。表现在外表证象上，即是寒证和热证。寒热是性质相对的两种病机，是阴阳偏胜的体现。

（一）寒热反映了功能的衰减与亢奋

如以脾胃为例，若热则气盛，消谷善饥。脾胃为后天之本，主腐化水谷，今胃热气盛即功能亢进，消化力过亢，故多食善饥。若寒则气衰。脾主运化，胃主腐熟，脾胃功能衰退，不能正常消谷化物，故出现腹胀而满，完谷不化，消化不良等症。故《素问·刺志论》说："气实者，热也；气虚者，寒也。"《灵枢·师传》说："胃中热则消谷，令人悬心善饥。脐以上皮热，肠中热，则出黄如糜。脐以下皮寒，胃中寒，则腹胀；肠中寒，则肠鸣飧泄。"

（二）反映阴阳之偏盛偏衰

寒热的形成，是阴阳偏胜偏衰所致。阳主热，阴主寒。所以阳偏盛则热，阴偏盛则寒。阳胜则热，阴胜则寒的阴阳盛衰，有两种意思：一是，指人体内部正气而言，正气的盛衰反映为寒热病机的不同；二是，指邪正之间的关系而言。

1. 正气而言

如《素问·逆调论》说："阴气少而阳气胜，故热而烦满也……阳气少，阴气多，故身寒如从水中出。"阴气少而阳气胜，阳胜则热，可见发热、烦满。阳胜的形成主要由阴衰所致（阴消阳长），其临床治疗当以益阴为主。阴胜则寒，可见身寒冷，如出水身凉。阴盛的形成主要由阳衰所致（阳消阴长），其治疗当以补阳为主。

2. 邪正而言

如《灵枢·刺节真邪论》说："阳盛者，则为热。阴盛者，则为寒。"由于阴阳有相互依存、相互制约的关系，故阴阳的偏盛往往能相互影响。阳邪与正气相争，正邪俱盛，阳盛则热（外热）。阴邪与正气相争，正不胜邪，阴盛则寒（内寒）。阳盛则热，所反映的症状是：口渴，喜凉饮，烦躁，面红目赤，气热息粗，溺短赤，大便燥结，苔黄燥，脉洪滑数。阴盛则寒，所表现的症状是：口不渴，或假渴，不能饮水，喜热饮，手足厥冷，面色苍白，气冷息微，溺清长，大便溏泄，苔白滑，脉沉迟。

但是热可由阳盛，亦可由阴虚，即阴虚生内热。寒可由阴盛，亦可由阳衰，即阳虚则生外寒。故《灵枢·刺节真邪论》又说"阴气不足则内热，阳气有余则外热"。

（1）阳虚则生外寒

其病机有二。一是，外感。体表卫阳之气由上焦心肺敷布，即所谓卫出上焦。如风寒之邪侵袭肌表，阻碍卫气通达肌表之道路，皮肤肌表不得卫阳之濡养，卫阳相对为虚，故《灵枢·口问》说："寒气客于皮肤，阴气盛，阳气虚，故为振寒寒栗。"症见振寒、毫毛直，治当散邪为主。二是，内伤。人体表之卫阳是人体元阳之输布于表者。元阳出于下焦，如内伤虚损，元阳衰微，不能温固体表，而导致卫表之阳不固，可症见形寒，自汗，面色㿠白，四肢清冷。治当扶正补阳为主。

（2）阴虚则生内热

其病机亦有二。一是，劳倦伤脾。脾气虚弱，中州不运，胃气不化，水谷之气郁结而生热，临床症见身热、心烦、动作喘息、少语。《素问·调经论》说："有所劳倦，形气衰少，谷气不盛，上焦不行，下脘不通，胃气热，热气熏胸中，故内热。"治当以东垣甘温除热法，用补中益气汤。二是，阴虚火亢，即津液不足，水不制火，阴不胜阳，虚火上炎。如《素问·逆调论》说："两阳相得，而阴气虚少，少水不能灭盛火，而阳独治……逢风而如炙如火者，是人当肉烁也。"症见午后潮热，面颧红赤，唇红舌光，失眠，五心盗汗。治当滋阴清热，宜黄柏、知母合四物汤加减。

（三）寒热病机之转化

《素问·阴阳应象大论》说："寒极生热，热极生寒……重阴必阳，重阳必阴。"指出寒热不是一成不变的，在一定条件可以转化。其条件即是人体的抵抗力（正气）的来复与外界的调理，如饮食的调摄，药物的治疗等等。热极生寒，正气衰弱，正不胜邪，病势发展为难愈。寒极生热，正气来复，病势减轻，向愈。故《灵枢·论痛》说："其身多热者，易已。多寒者，难已。"

（四）寒热的错综复杂

1. 真寒假热

阴盛于内，元阳衰微，不能与阴气相接，阴阳格拒，阳浮于外，阴盛格阳。内真寒，可见下利清谷，手足厥冷，口不渴，腹痛，呕逆。外假热，可见面色红赤，身热反欲得衣。治当回阳救逆。

2. 真热假寒

阳热郁伏，邪热里盛，阴阳阻格，阴不得入内，而拒格于外，为阳盛格阴。内真热，可见烦渴引饮，舌干口燥，大便燥结。外假寒，可见四肢逆冷，甚至周身冰冷，身寒反欲衣。治当清解里热，急下通泄。

3. 寒热上下

寒在上，可见头痛，胸痛，鼻鼽（清涕）。寒在下，可见清浊不分，完谷泄泻，阳痿，遗尿，肢寒，足冷。热在上，可见头痛，目赤，喉痛，牙痛，口舌生疮。热在下，可见腰、足肿痛，二便闭涩，溺痛，遗精，溲浑或溺血。

4. 寒热表里

表寒里热，外邪未解，表寒未罢，里热又作（邪入里）或里热又加感外寒。表热里寒，素属中冷虚弱之体，又新感风热之邪，或内伤生冷又外感风热。

四、邪正虚实

虚实，是邪正相争，邪正消长的反应。邪气盛则实，正气衰则虚。故《素问·通评虚实论》说："邪气盛则实，精气夺则虚。"实证，指邪气有余；虚证，指正气不足。

（一）产生实与虚之原因

1. 实证

主要指邪气亢盛而正气未伤，邪正俱盛，势均力敌，正气受邪气刺激而产生强力亢奋现象。因此实证没有邪气不盛的。导致实证的原因主要为六淫之邪盛，或痰饮、积水、瘀血、宿食等停于体内。例如，邪正俱胜的太阳经之麻黄汤证、青龙汤证，以及阳明经之白虎汤证、承气汤证。

2. 虚证

正气不足，不足以抗御病邪，从而反映出不足之征象。因此虚证没有正气不虚的。导致虚证的原因主要为素体虚弱，邪气过盛；病久缠绵，正气虚弱；气血津液暴失，精气耗伤。形肉已夺、大出血、大汗、大泄、新产及大出血后，正气虚弱。如伤寒少阴病的四逆汤证，可见脉微细，但欲寐。太阴病的理中汤证等。

（二）虚实病程及转化

1. 虚实本证

实证，邪正交争，多属急性发病初期或中期，病程较短。虚证，正不胜邪，邪气流连不去，多见于慢性疾病，病程较长。虚实病证不是不变的，而是相互转化的。

2. 由实转虚

初起邪实正不虚，但病邪久留耗损元气，致使正气逐渐衰弱，而见虚证。一般由病邪传变或治疗失当所致。病邪传变，如伤寒病，太阳表证未解，实证发热恶寒，而少阴先溃，出现脉微细，但欲寐之证。失治与误治，如病在表，宜发汗解表，但因失治病邪蔓延，正气虚损，由实转虚。如过汗虚其表，或误下虚其里。

3. 由虚转实

多因正气来复，病情由虚转实。如病虚寒下利，恶寒，蜷卧，手足逆冷，此属虚寒证候。治疗后下利得止，手足转温，里和阳回，证由阴转阳。

4. 虚实兼杂

此为虚实错杂或虚多实少或实多虚少。后人有"九虚一实"之说，多见于久病患者。病人正气已相当衰弱，呈现一派虚象，但邪留体内，正气无力驱邪外出而成痰、食、水、血、瘀结留滞，证属于虚中夹实。实多虚少，是指新病暴病患者，病多属实。但某些疾病，如久喘、久利等病，此属实中夹虚。

5. 虚实真假

在病证中由于机能紊乱，错综复杂，有时所出现之症状并不能完全反映病机之实质，出现某些假象。真实假虚，内有真实，外有假虚。真虚假实，里有真虚，外现假实。明代李中梓《医宗必读》说："大实有羸状，误补益疾，至虚有盛候，反泻含冤。"如真虚假实证，多由七情内伤或饥饱劳倦，内脏气血不足，运化无力，反而外现胀满、食不得入，气不得舒，便不得利，或虚狂、假斑等假实之象。如真实假虚证，多见外感之邪未除，留于经络，或饮食滞宿未消，大结大聚，或顽痰、瘀血留积内脏，症见默默懒言，眩晕昏花，或泄泻等假虚之象。

（三）虚实证之症状

五实：可见脉盛，浮、弦、数、洪大等皆属盛象。皮热，闷瞀，满闷，昏塞，头目不爽，腹胀，二便不通，均为实邪郁结腹中不得排出，属里实证。此皆是邪盛于表之表实证。

五虚：可见脉细，为气血不足。皮寒，阳虚所致。气少，即气不足以息。泄利前后，饮食不入，为脾阳不足，是里寒证。这是正气不足的阳虚证。

（四）虚实证预后

《素问·玉机真脏论》说："浆粥入胃，泄注止，则虚者活；身汗得后利，则实者活。此其候也。"活，指预后良好。虚，是指浆粥入胃，脾胃后天之气得充。泄注止，是指先天肾阳之气未绝，先后天之气未绝。预后良好。实，如表实证，身汗后表解；里实，如后利，里和后邪出，预后良好。

五、阴阳盛衰

阴阳盛衰，是概括上下升降、寒热进退，邪正虚实的总纲。上述几种病理常交错的存在着，相互关联着，只能从阴阳的关系中可以进行总结。

（一）阴阳的偏旺偏衰是人体病理总的反映

一切疾病，千变万化都不出于阴阳盛衰的变化。所谓阳盛则阴病，阴盛则阳病，说明一切疾病不外乎"阴证""阳证"两大类型。表、实、热，属阳。里、虚、寒，属阴。分而言之，阳盛阴虚则热，阳衰阴盛则寒。表有实热为阳，内有虚寒为阴。升泄太过，上实为阳，孤阳上越，下虚为阴。由此可以说明阴证和阳证是以表里、寒热、虚实为基础的。正是因为阴阳是六纲之基础，所以其间存在着关联与交错的关系。《素问·调经论》说："经言阳虚则外寒，阴虚则内热，阳盛则外热，阴盛则内寒。"

（二）阴阳偏胜偏衰之转化

《素问·阴阳应象大论》说："阳胜则身热，腠理闭，喘粗为之俯仰，汗不出而热，齿干以烦冤，腹满，死，能冬不能夏；阴胜则寒，汗出，身常清，数栗而寒，寒则厥，厥则腹满，死，能夏不耐冬。此阴阳更胜之变，病之形能也。"

阳盛则症见无汗，身热，喘粗，口齿干，烦躁，腹胀满等症。表实，腠理闭。喘粗，肺气上逆。实热可见齿干，烦冤。季节方面，夏主火热，冬主寒。里实热，见腹满。阴盛则症见身寒，汗出，甚则战栗，四肢厥冷。表虚可见汗出身常清。虚寒可见数栗而寒，厥。

阳衰可以导致阴盛：先有阳虚其表，寒邪入内，发展可为阴盛其里。如先有自汗、恶寒、四肢逆冷（阳虚其表），而后有腹胀、食不化、便溏等症（阴盛其里）。

阳盛可导致阴虚：阳盛则外热，热则耗津，可导致阴虚。如阳明实证，失下的后期，非但阳热仍在而阴津已亏，为阳热所耗，形成阴虚内热。阳盛可导致阳虚：阴盛则内寒，可以发展为阳虚则外寒，仍然是内外俱寒（此阳虚为元阳虚，中阳虚）。如先有阴盛于里的腹胀，水肿，而后阳衰于表发现肢冷、形寒，形成表里俱寒。阴虚可导致阳盛：阴虚则内热。但这种阳盛是虚热。

（三）阴阳转化反映了预后的逆顺

阴证转为阳证，为逆变，病情由重变轻，预后良好。阳证转为阴证，为顺变，病情恶化，由轻变重。总之，阴阳是综合病症、分析证候的方式方法，有助于对疾病的进一步认识。因此，掌握阴阳总纲之病理变化，乃为辨证施治准确与否之关键。不可不予重视。

第二节 脏腑病理

脏腑病理，主要论述在疾病演变过程中脏腑功能活动的变化机理及其证候。证候是脏腑经络气血病变的具体反映，应以五脏病机为中心。

一、五脏病理

（一）心的病理

1. 情志异常

①证候：有关精神情志异常疾病，如癫狂，昏迷妄言，喜笑无常，悲不自胜，如丧神守等。

②病因：心神功能失常。心藏神。所谓神，即是指人的情志、思维活动而言。心神之功能失常，情志活动则失去调节作用。心在志为喜，肺在志为悲，故心气有余，则喜笑不休。心气不足，金来反侮火，则悲忧。故《素问·调经论》说："心藏神，神有余则笑不休，神不足则悲。"心神失守，不能内舍，则魂魄飞扬，不能自制，故见癫狂、昏迷。语言本是人情志思维的表达方式，今神识异常，则妄言而不正常。

2. 言语謇涩不利

心开窍于舌，心气通于舌，心有病则常反映于舌上。故《灵枢·脉度》说："心气通于舌。"《灵枢·五阅五使》说："心病者，舌卷短。"心神失常，则不能正常的支配舌的活动。心病则心气不足，舌体挛缩，活动不利，故语言技巧不能正常运用，而致言语謇涩不利、舌卷短。心有热则舌尖赤。

3. 血脉异常

①血运无力或不畅。心主血脉。心是血脉流行之主要动力，心阳衰竭，宗气不足，血流循环不良，血络阻滞不畅或不通，形成血流不畅、运行无力之病机。可见四肢厥冷（营卫不达四末），形寒（阳气衰微，不能营养周身），脉浮（阳浮于外），肤色青黑（瘀血不畅）。所以《素问·痹论》说："心痹者，脉不通。"《灵枢·经脉》说："手少阴气绝则脉不通，脉不通则血不流，血不流，则髦色不泽，故其面黑如漆柴者，血先死。"

②运行逆常（反常）。心火内炽，阳气亢盛，气帅血行。阳盛则血行过速，脉动数急。见症：皮肤色赤（血热），脉洪而数（洪数主壮热，心火亢盛），出血（热迫血

行）。故《素问·痿论》说："心热者，色赤而络脉溢。"

③血热壅滞。心热不解，血热内蕴，而致血脉壅塞不通，热熏肌肉、皮肤，则生疮疡，此亦属于心。另外，一是，心主神明（情志）与主血脉两者是相辅相成的关系（相互影响，相互联系）。血脉不和、血虚、血热，心神失常，引起情志改变。情志变化影响心的功能。如大惊、惊恐（肾五行属水），水克火，神明不守，血脉运行无制，可见心悸、面白（血不荣面）。二是，心为君主之官，其病机关乎人体整体活动。血脉运行营养周身，血脉停止则五脏六腑竭绝，生命告终。三是，心之情志活动异常，影响全身脏腑的功能。心为君主之官的意义即在于此。故《灵枢·口问》说："故悲哀愁忧则心动，心动则五脏六腑皆摇。"心之异常，能导致五脏六腑功能的紊乱，故对心必须加以保养注意。

（二）肝的病理

1.肝主谋虑失常

肝在志为怒，肝的疏泄失去正常节制，则情志异常变化。肝实或肝虚，即发作情志异常病变。见症：病发惊骇，即恐和怒。肝气实则怒（本脏气亢盛）。肝为刚脏，肝气过亢则怒。肝气虚则子盗母气则病发恐惧。肝不足失刚强之性则惊恐。故《素问·金匮真言论》说："东方青色，入通于肝，开窍于目，藏精于肝，其病发惊骇。"《灵枢·本神》说："肝气虚则恐，实则怒。"

2.肝疏泄失调

①肝气郁结。肝为刚脏为阴木，木性条达，喜疏泄畅通，而不宜郁滞不畅。若情志抑郁不伸，寡欢不宁，致使肝不能遂其条达之性，失其疏泄之能，则肝气郁结于中，气不得伸。症见：两胁胀痛（肝主两胁），嗳气不畅（肝主酸，肝气上逆）。故《素问·脏气法时论》说："肝病者，两胁下痛引少腹。"（肝气郁结）《素问·大奇论》说"肝壅则两胁满"（肝气壅塞不通）。

②肝气逆下。左肝、右肺，左升右降。所谓左升乃指肝脏升发之气（胆为阳木，胆寓肝阴木之中，指少阳升发之气）。肝气不升而逆之于下，病见疝痛（不升而气下逆所致）。故《灵枢·经脉》说："足厥阴之别……其病气逆则睾肿卒疝。"足厥阴肝经"循阴股，入毛中，过阴器"。

③肝气横逆。木壅侮土，伤于脾胃，肝胃不和，影响脾胃之消化。脾不为胃行其津液，胃气不降而上逆，则见呕逆、腹胀或泄泻等症。故《灵枢·经脉》说："是主肝所生病者，胸满，呕逆，飧泄。"

④肝气郁久化火。肝气主升，但升散太过，疏泄过极，肝阴不能敛阳以藏之，则肝阳上亢。症见：眩晕（肝主目，肝阳上亢，神明不守），目赤痛（肝火亢盛），甚则

呕血（肝藏血，肝火上逆，热迫血妄行）。

3. 肝风内动

阳热盛伤阴，热极化风，可出现肝风之掉眩，瘛疭，暴厥等症。故《素问·至真要大论》说："诸风掉眩，皆属于肝。"风性善行而数变，善动而又入通于肝（肝主风），肝开窍于目，而又主筋，故可见振掉摇摆，头晕目眩等症。故《素问·至真要大论》说"诸暴强直，皆属于风。"是说突然发作之强直劲急诸病变，皆属于肝病。如中风，半身不遂等。如《素问·六元正纪大论》说："木郁之发……善暴僵仆。"

4. 肝藏血失常，血行异常

因肝藏血对血行调节亦有密切关系。如肝病藏血、调血功能失职，则诸病丛生。一是，肝气郁结，血滞于肝，肝主两胁，则胁痛。二是，肝有蕴热（肝热），肝阳上亢、藏血失职，热迫血妄行，则血逆于上，出现衄血（鼻出血），或呕血（吐血）。

5. 肝阴不足

肝藏血，肾藏精。精血正常，濡养筋、目。如肝血（阴）不足，则血不养筋，则出现筋挛拘急，或痿软不用。血不养目，则目视不明，或干涩、夜盲。

（三）脾的病理

脾之病机主要在于消化吸收功能的失常。胃主消化，脾主转输运化，两者合作，方能完成消化、吸收、输送水谷精微及津液之过程。

1. 健运失职

①脾气不足（中气不足），健运失职。脾为阴土，为胃行其津液。胃为阳土，主消磨水谷。中气不足（脾气虚），直接影响胃腑之消化水谷。水谷不化，饮食停滞于中，影响传导，因此直接影响小肠之化物及大肠之传导。从而发病为腹胀（腐化不行），飧泄（完谷不化）。故《素问·脏气法时论》说："脾病者……虚则腹满肠鸣，飧泄食不化。"

②营血不足。《素问·灵兰秘典论》说"脾胃者，仓廪之官，五味出焉。"水谷五味之营养物质转输吸收输布全赖于脾，而脾又统血。脾气虚水谷精微失充，则营血不足。脾不能尽其中土之职，气生于精（先后天之精），精生于谷，精气不充，则症见：四肢痿弱无力，肌肤羸瘦，或全身机能虚弱。

2. 津液代谢代常

脾虚不能为胃行其津液，脾主湿而喜燥，水湿不能正常运行，循其常道，水湿停留于内，发为水肿，痰饮为患。故《素问·至真要大论》说："诸湿肿满，皆属于脾。"相反"脾恶湿"，水湿留滞过多，阻遏阳气，又会加重脾之虚损。此是相辅相成的恶性循环。

3. 统血之职失权

脾有统血、摄血、裹血的功能。如脾气虚衰失去统摄之职，血液就会溢出于血络之外，发为各种出血性疾患，如便血不已（脾虚下陷，气不摄血）、月经过多，或崩漏不止（脾虚冲任失调，冲任不固）。

（四）肺的病理

肺为一身之华盖，位居膈上，主气而司呼吸，故肺之病机多发于呼吸系统疾患。故《素问·至真要大论》说："诸气膹郁，皆属于肺。"肺之气机不利，不能敷布畅达，发而为胸满，闷郁，呼吸不畅，甚而喘息上逆。

1. 肺气失调

①肺气失宣，或肺失肃降，肺气不降，气机上逆。症见：咳嗽上逆，喘息急促，胸胁胀满不舒，此属实证，治宜宣肺。

②肺气不足，宗气（胸中之阳气）鼓动无力，则现少气、短气、不足以息。所以《灵枢·本神》说："肺气虚则鼻塞不利，少气，实则喘喝胸盈仰息。"《素问·脏气法时论》说："肺病者，喘咳逆气，肩背痛，汗出……虚则少气，不能报息。"肩背痛，是指气郁塞不通，肺脉所过。

2. 肺病致全身衰弱及水液潴留

①肺气衰弱或肺热叶焦，致使后天精微不能敷布。盖饮食入胃，游溢精气，上输于脾，脾气散精，上归于肺。宗气旺盛，肺朝百脉，方能五经并行，全身得营养以进行正常活动。今肺病，不能行气温煦全身，则症见：形体痿弱（宗气不足），皮毛焦枯（肺主皮毛，肺气不达皮毛），盗汗，自汗（肺气不充，卫外不固）。肺虚易受外来之风寒邪气内侵，由表及里。

②肺失肃降，不能通调水道，下输膀胱，致使水液不行，津液代谢失常，以致水液潴留为痰饮，或肺虚及肾，发作水肿。

3. 肺与他脏之关系

肺与他脏之关系也是相互影响的，肺脏有病造成其他脏器病变；其他四脏之病变，也能影响气机，累及肺脏从而引起咳嗽。故《内经》有五脏皆能令人咳，非独肺也的记载，从而指导临床治疗咳嗽。一方面应重视肺之功能恢复，同时亦从整体观点出发，重视肺肾的调理。

（五）肾的病理

肾所主证候：可见不育、早泄、遗精、妇女月经不调。兼见失眠，健忘，多梦，善忘，腰酸，神疲无力等。

1. 肾封藏失调，关系到生殖及性的机能失调

①肾精关不固，精伤则不能收摄，症见早泄、遗精。这是虚之一方面，另一方面相火妄动，亦可导致梦遗、失精等症。

②肾精不充，髓海空虚，则肾志不守，症见健忘，筋骨枯酸、痿软，腰酸痛等。故《灵枢·本神》说："志伤则喜忘其前言，腰脊不可以俛仰屈伸……精伤则骨酸痿厥，精时自下。"

2. 水液代谢障碍

水液之代谢关系到肺、脾、肾、三焦、膀胱乃至大肠、皮毛等脏腑或形体机能，但肾为水脏，主津液，归根在于阳气的蒸腾、推动、分清浊、司开阖，进行升降出入之正常活动。而此阳气即命门真火，所以水闭（小便不通）、水肿胀满、停饮积水等有关水液代谢之疾患，主要责之于肾与命门之火的盛衰。命火衰微不能蒸化津液，致使水湿潴留溢于皮肤，发而为肿。故《素问·水热穴论》说："故其本在肾，其末在肺，皆积水也。"又说："故水病者，下为胕肿大腹，上为喘呼不得卧者，标本俱病。"肾为水之下源，肺为水之上源，但其根本在于肾间动气，即命门相火之蒸化。

（六）小结

①五脏发病并不孤立存在，而是一脏有病累及他脏，彼此关联，相互影响的。

②一脏有病通过乘侮制约关系，表里上下联系，而影响其他全身器官。以肾为例：肾阴不足，阴虚不能制阳，相火偏亢，加之肾阴不足，水不涵木，肝阳有余，火胜克金，导致肺病。肝阳有余，木克土，引起脾病。肾阳不足（命门火衰）火不生土，脾阳失健，土不生金，引起肺病（虚）。如图 5-3-1 所示。其余可以类推。

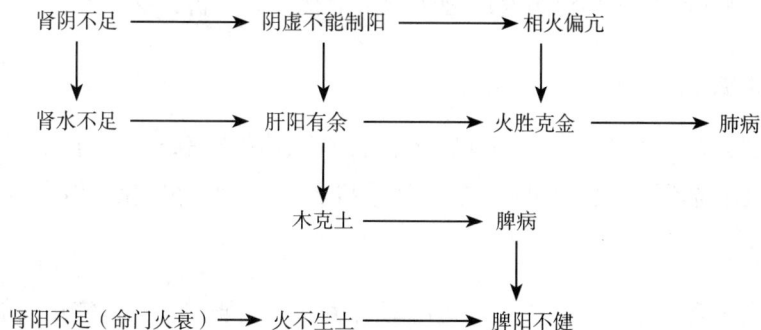

图 5-3-1　肾与四脏病理关系图

二、六腑病理

六腑之病理，包括消化及津液两方面。对于六腑之阐述，《灵枢·本脏》说："六

腑者，所以化水谷而行津液者也。"

（一）消化异常

1.热证

六腑中胃、胆、大小肠皆能病热，影响腐熟消化。胃热证：胃主腐化水谷，产生精微。胃阳亢盛，则消谷善饥。热则胃气上逆，腐化之食热上冲，则呕吐酸臭。胆热证：胆为中精之腑，内贮精汁，参与胃之消化。胆有热，则胃腑消化亢奋，可出现消谷善饥。胆为中正之官，性刚。胆热其刚性减弱，则身体疲怠，懈惰。小肠热证：小肠有热，则不能泌别清浊，而见小便赤涩，少腹疼痛，下利。心与小肠相表里，小肠有热上移与心，上为口糜。故《灵枢·邪气脏腑病形》说："小肠病者，小腹痛，腰脊控睾而痛，时窘之后，当耳前热。"又《素问·气厥论》说："膀胱移热于小肠，鬲肠不便，上为口糜。"大肠热证：大肠有热，则传导失职。热结于下则大便燥结。湿热互结则便泄出如糜，下利后重。如《灵枢·师传》说："肠中热则出黄如糜。"

2.寒证

胃有寒则饮食不下（胃虚寒不能化谷），症见呕吐，哕（胃寒上逆），脘部胀痛（寒邪凝结于胃腑），但按之温之则舒。大小肠有寒，化物、传导之职不行，则发作肠鸣，飧泄（虚寒下利），腹痛（寒凝气滞）。故《灵枢·邪气脏腑病形》说："胃病者，腹䐜胀，胃脘当心而痛，上肢两胁，膈咽不通，食饮不下。"《素问·宣明五气》说："胃为气逆为哕。"《灵枢·师传》说："胃中寒则腹胀，肠中寒，则肠鸣飧泄。"

3.胆气过亢

胆为阳木，胆木过盛，木郁侮土，亦能伤及脾胃功能，可见太息，口苦，呕吐等症。故《灵枢·邪气脏腑病形》说："胆病者，善太息，口苦，呕宿汁。"

（二）津液代谢异常

津液代谢异常，主要涉及三焦和膀胱。三焦为决渎之官，主一身之气化，所生病者即为津液代谢异常。膀胱为州都之官，津液藏之，借三焦之气化而出为小溲。

1.水液停蓄

津液代谢失常，除与肺、脾、肾等脏器有关外，主要在于三焦气化功能不行。上焦气化失常：则腠理闭塞，玄府不通，水津不能化汗外达，应责在肺之气化作用失常。中焦运化失权：水湿停滞，蓄留于肌肤腠理，主要责之于脾之转输运化之能失职。下焦气化不畅：膀胱气化不利，小便癃闭或小腹偏肿而痛，水湿蕴积于下，主要责之肾阳气化（命门之气化）减退。

2.津液不足

津液不足，失其濡润脏腑，可出现胃肠津亏燥热，症见口渴，大小便闭结（小便不利，大便燥结）。相反湿浊过盛，则便溏、泄泻。故《灵枢·经脉》说："大肠……是主津液所生病者，小肠……是主液所生病者。"

（三）小结

从五脏六腑之病机中可以看出，互为表里之腑与脏之间存在有特殊之病理联系。如肺失肃降，影响大肠传导。大肠燥结，浊气不降反而上逆，则引起喘息，膜胀。又如肝属木，内寓少阳相火，木火同气，实则怒，虚则恐，故肝胆病机常相提并论，应给予注意。

第三节　六气病理

六气病理，是疾病发展过程中，机体本身由于内脏机能异常变化而形成的病理状态。这种病理状态有化风、化燥、化湿、化热、化火的不同，属于内部六气变化，非六淫之邪外侵。

一、风气内动

风性善动而数变，肝主风。由于肝藏血，淫精于目，淫气于筋，藏魂而主谋虑。所以风从内生，主要乃因肝的功能失调。因此肝被称为是"风木之脏"。《素问·阴阳应象大论》说："风胜则动。"

（一）症状

风气内动主要见一些关于筋、目、精神等方面的症状，如动摇眩晕等。头目眩晕，是由于风主动，肝不养目所致。振掉、强直，是由于肝主筋、藏血，血不养筋所致。四肢抽搐，为血不养筋，肝风内动所致。卒倒暴不知人，是由于肝风内动，影响神明，神明失守。故《素问·至真要大论》说："诸暴强直，皆属于风。"《灵枢·热病》说："风痉，身反折。"

（二）病理：肝体阴而用阳，易肝风内动

①虚风。阴虚风动，可由大汗（伤津）、大吐（伤津）、大泄（伤阴）、大失血（伤阴）、久病耗阴等所致。津液亏损，液少血枯，血不养筋，肝阴不足，阴不潜阳，肝用

有余而风动。加之肾阴不足、水不涵木，风阳上扰。

②实风。阳盛则热，热甚足以生风，多见于热性病之过程中。燥热太盛或阳明邪实，邪热燔灼肝经，木火相煽，鼓动内风。

③实中夹虚。热盛伤津，津亏而生风。热盛属实，津伤阴虚，筋脉失濡而动风，此为实中兼虚风内动。

二、寒从中生

阳衰气虚表现为虚寒，即机能衰退（见寒热进退）。寒主收引，如《素问·举痛论》说："寒则气收。"气收，为挛急、收缩等病理表现。血脉收引，表现脉急数，蜷缩而少血，血行凝泣不畅行。腠理收引，则毛窍（汗孔）闭塞或收缩而无汗。肌肉筋脉收引，阳气不能达于四肢，冷厥不仁，挛急不伸，或出现痉挛疼痛。内寒中生，阳衰阴盛，阴盛则内寒。水聚、肿胀、痰饮之疾患，皆属此内寒范围。主要因阳气不足，蒸化无权，水不化气所致。而且阳气衰弱之本在于肾，即命门真火虚亏。故《素问·至真要大论》说："诸寒收引，皆属于肾。"症见：小便清长，涕涎、痰涎稀薄清澈，大便清冷无臭，或与其他兼证合参，皆属于寒。

三、湿邪停滞

（一）病机

形成内湿的原因主要有三个方面。一是，久病脾虚。恣食生冷损伤脾土之阳，脾阳不振，不能为胃行其津液，运化转输之职失权。脾失运化，水湿内蕴、聚而成湿，停而成痰、甚则积而为水，留而为饮。故《素问·至真要大论》说："诸湿肿满，皆属于脾。"二是，三焦与肾功能失常。三焦，为津液之府，主一身之气化。肾为水脏，主津液。肾阳式微，命火不蒸，影响及脾，则可导致内湿形成。

（二）症状

湿浊是体内水液运输之能受到障碍而致水湿蓄积停滞形成的病变，主要是阳不化阴所致。湿滞筋肉，而致肢体重滞，或屈伸不便。如项颈部筋肉积湿，而出现筋不柔和，回肩转动不利。《素问·至真要大论》说："诸痉项强，皆属于湿。"湿泛肌肤，则为胕肿。胕与肤通，或跗通。指皮肤肿，或足面肿。即湿邪不得发越于皮肤，客于玄府，行于皮里，发为胕肿。湿滞肠胃，则发生濡泄，甚则水闭（小便不通），而为肤肿。故《素问·六元正纪大论》说："湿胜则濡泄，甚则水闭胕肿。"

（三）外湿（六淫之湿）与内湿相互影响

外因湿邪，伤及脾阳。脾阳不运，内湿停聚。反之，若脾能健运，三焦通利，外湿易于宣化。

四、津伤化燥

燥，指津液不足，或干枯不能濡润，谓之燥。如《素问·阴阳应象大论》说："燥胜则干。"干，即干燥，不润泽。

（一）病因

多由大汗、大吐、大泄、失津，亡血、失精等，造成阴虚津（精）亏，或热性病患者，火热久则耗阴所致。

（二）病机

内燥产生各有不同，多与肺及肠胃有关。虚燥证，多因肺气不足，水精不能四布所致。实燥证，胃与大肠为阳明燥金之腑，主津液所生之病，胃、肠阳明实热之邪灼液伤津，而成实燥。津不化气生燥，肾病气化失常，津不化气，而生内燥。

（三）症状

皮肤憔悴（皮燥），毛发枯焦，爪甲脆折，口唇燥裂，舌上无津，口渴咽燥，目涩鼻干，大便干结，小便短少。上述这些症状皆因津液不足，不能内灌脏腑，外濡腠理孔窍所致。若屈伸不利，挛急反戾则为痉，乃是由于血燥津枯，不能濡润筋骨及关节所致。

五、火热内扰

包括虚热和实热。虚热，阴虚生内热。实热，外邪所化（外邪入内而化热）。所以阳胜气胜乃为实热之病机。火热相比较而言，火比热甚。

（一）热盛开泄（此指外邪所生之热）

阳热亢盛致使外表疏松，邪热随阳气而外泄，热势随后而消减。反之，肌表闭密不开，阳气不得外越，则热郁于里成内热。热在皮肤，可见腠理疏泄，毛窍开张，汗出如泄（大汗）。热在血脉，血流迫急，充盈亢盛，甚则血逆而上，或妄行血溢络脉。热在筋肉，灼热伤津，不濡筋肉，则弛纵不收，懈惰迟缓。

（二）热郁肌腠，则生痤痱，热甚则发为痈肿

热甚郁久则灼液腐肉，血热盛则聚而成脓，肉腐则为肿疡。故痈疡之形成乃由血热凝聚，火热不散所致。痤痱，是指热郁皮肤，湿邪凝滞，重者成痤，轻者成痱（《医学大辞典》）。故《素问·生气通天论》说："汗出见湿，乃生痤痱。"故肿痛、痈疡之

形成主要由血热所致。

心在五脏属火,心主血脉,故诸痛疮疡皆属心经。故《素问·阴阳应象大论》说:"热胜则肿。"《灵枢·痈疽》说:"大热不止,热胜则肉腐,肉腐则为脓。然不能陷,骨髓不为燃枯,五脏不为伤,故命曰痈。"

(三)热郁肠胃脘腹之间

病起多属暴急。热郁影响胃之腐化水谷,大小肠之化物、传导之功能失常,从而出现腹胀。水谷不化,热邪留连,可致便泄,热泄。心与小肠经实热,可见小便黄赤。湿热下注,可见里急后重,大便秽浊,有臭味。热邪上逆,可见呕吐,吐物酸臭。故《素问·至真要大论》说:"诸胀腹大,皆属于热。"热盛气胀,"诸病有声,鼓之如鼓,皆属于热",为热在脾胃。"诸转反戾,水液浑浊,皆属于热。"排泄太过,产生筋急挛缩之病。"诸呕吐酸,暴注下迫,皆属于热",为急性胃肠热性疾患。

(四)火盛神动

精神异常,机能亢奋,热甚则为火,火亢则气逆而上,致使神明内扰,神魂飞扬。火有"少火""壮火"之分,此指实火、壮火而言。

阳明胃腑热甚,或热入营血,火热内燔,扰动心神,因此在热病过程中常见神昏谵语,烦躁不宁,四肢抽搐,甚至狂乱,超越常规等证候。

火热则迫血妄行,气逆则血上溢而呈见喘促闷满,呕血,衄血等症。故《素问·至真要大论》说:"诸热瞀瘛,皆属于火。"瞀瘛,是指神昏,抽掣。"诸逆冲上,皆属于火。"冲上,是指气血上逆。由于热极生风,热伤津液,筋脉失养。"诸躁狂越,皆属于火。"

真热假寒,所致热极似寒,为外假寒而内真热。阳极似阴则是物极必反,阴阳转化的关系。故"诸禁鼓栗,如丧神守,皆属于火。"禁,是指咬牙,牙闭。鼓栗,是指起鸡皮,振战,口噤不能自持。

(五)火之来源与鉴别

火分"少火""壮火"两类。"壮火"食气为病理状态,"少火"生气是生理状态。少火,是指人生之阳气(包括先天真阳,后天阳气)。有养神荣筋,温煦脏腑经络,抵抗外邪侵犯之生理功能,从而得以保持人体正常生理状态,此称之为"少火"。壮火,是指阳气有余,阳气过亢,必致伤阴耗精,而成病理状态。

1. 实火

多由外感六淫之邪(风寒燥湿),或内伤积滞(积食停痰,嗜食酒浆),导致郁久从阳而化热、化火。如伤寒病邪入阳明,发为壮热、大汗、大渴或为痞、满、燥、实等实热内结之病变。五志化火,情志抑郁不伸,郁久化火。如大怒则伤肝,郁久则化火,阳气逆上,肝阳上冲,则使气血并病。故《素问·生气通天论》说:"阳气者,大怒则形气绝,而血菀于上,使人薄厥。"

2.虚火

精血亏损,阴虚阳亢而生内热,则属于虚火。乃由精血津液亏耗,或劳伤过度,阳气被扰,虚火上炎所致。如《素问·生气通天论》说:"阳气者,烦劳则张,精绝,辟积于夏,使人煎厥。"烦劳则张,是指阳气外浮。精绝,是指阴精大伤。辟积于夏,是指累积发病。煎厥,是指目则盲,耳则闭,视听俱废,五脏真气竭厥。

第四节　经络病理

经络是气血运行之路,能联系内外上下。因此当人感受病邪时,能导致气血逆行及联系功能之异常。经络病理应与脏腑病理相互参考。

一、经脉循行经路与病候

十二经循行部位的病候,就是在十二经脉不同循行经路上所反映出来的症状。这些症状大多与循行部位有关。如手阳明大肠经循行部位:起大指次指之端,循臂入肘,上肩,其支者从缺盆上颈贯颊,入下齿中,还出挟口,交人中。病候:可见齿痛(入下齿中),颈肿(上肩,其支者从缺盆上颈贯颊),大、次指不用(起大次指端),热肿(手阳明属阳热,经气有余,实也)。其余各经可参考《灵枢·经脉》原文。

二、所属脏腑与疾病

十二脏腑与十二经脉有相互的络属关系,十二经有病必然要影响到相应的脏腑,出现不同的证候。例如:脾经,入腹,属脾,络胃,脾经有病,可见腹胀,善噫,胃脘痛,食则呕;肾经,从肾上,贯肝膈,入肺中,循喉咙,挟舌本,肾病可见咳唾则有血(肺肝),喝喝而喘(肾不纳气,虚喘)。

三、经气通达与病候

经气通畅,调和气血,十二经赖此以沟通内外、循行上下。

(一)经气滞涩不行,为外邪所阻

手太阴肺,被风寒外邪所束,经气失畅,症见咳逆,或无汗或汗出。足太阴脾经被湿热所阻，湿热蕴结于内，可见黄疸。

（二）经气不畅，孔窍被蒙

目、口、耳、鼻、舌乃为五脏之外窍，经气外达，赖于外窍。如经气不畅，影响外窍之通利，则出现外窍闭涩之症。如肝经有病，郁热化火，阳热上冲，肝之经气不能上达于目，可出现目赤。肾开窍于耳，肾气不充则可出现耳聋。

（三）五志变化影响经气运行

情志的变化常可影响经气的通畅，从而出现不同的临床症候。如抑郁伤肝，肝经气失其条达，常可出现胁痛。思虑伤脾，脾气失其运化，不思饮食。

四、经络病理机转

（一）经气虚实

经气之虚实，气血之多少，与所反映病候有密切关系。

①本经病变。如足阳明胃为多气多血之经，职司消化水谷之功。其病机为实则气盛，身以前皆热，癫狂（足阳明之别）。气有余于胃，则消谷善饥，溺色黄（阳热盛）。虚则气衰，身以前皆栗，胃中寒则胀满，虚则不收，胫枯（气血虚少）。

②表里经相互影响。如肾与膀胱相表里，足太阳膀胱之脉，从巅直络脑，络肾，属膀胱。肾虚，膀胱经气不能相引，太阳之经气上冲头脑。症见头痛引发巅疾。病情发展则直入于肾。关于各经虚实症状，可参考《灵枢·经脉》篇。

（二）经气厥逆

十二经气血运行是阴阳顺接，气血调和的。厥逆是运行反常，致使经脉所属脏腑、部位，皆出现较重病变。如《素问·厥论》说："巨阳之厥，则肿首头重，足不能行，发为眴仆。""眴仆"，是指神气昏乱。足太阳之脉起于目内眦，上额交巅，入络脑，故经气上逆，则发作首肿（头面肿胀），头重如裹，眴仆之症。足太阳之脉下行之脉合腘中，贯腨内，逆于上则虚于下，故足不能行。又《灵枢·经脉》说："足太阴之别……厥气上逆则霍乱。"足太阴之经脉别络肠胃，经气上逆，则肠胃机能为之紊乱。故为清气不升，下为暴泄。浊气不降，上逆为呕。《灵枢·经脉》亦说："足厥阴之别……其病气逆则睾肿卒疝。""卒疝"，是指突然疝痛。足厥阴经之别络，经胫上睾，结于茎，经气厥逆，故发为睾肿、卒疝。对经气厥逆之治疗，主要是调其经气。所以《灵枢·刺节真邪》说："治厥者，必先熨调和其经。"

（三）经气终绝

经气衰竭是疾病发展到严重阶段之病理。因各经之功能不同，所属脏腑不同，故经气终绝时其证候亦各有不同。如太阳经：足太阳膀胱经之脉，起于目，行于背，其气外荣一身之表，所以《素问·诊要经终论》说："太阳之脉，其终也，戴眼反折，瘛疭，其色白，绝汗乃出，出则死矣。"经气绝，失其系目，故戴眼（目上视）。经气衰竭，经脉失养，发生背反张而拘挛抽搐。卫外无能，卫阳衰竭，故绝汗乃出（大汗淋漓，清冷，为亡阳之汗）。其他各经之绝可参考《诊要经终论》。

要证明一点，经脉是互相衔接运行不休的，故一经气绝，则其他十一经亦随之绝竭。这对临床诊识疾病的严重性，判断预后情况，是有重要意义的。为医者不可不了解。

五、奇经八脉病理

奇经八脉，是指冲、任、督、带、阴维、阳维、阴跷、阳跷。与全身十二经脉有密切关系。

（一）督脉病理

督脉下络于肾，上络于脑。总督诸阳，与足太阳膀胱、足少阴肾有密切联系。阳经之病多关系于督脉。如《素问·骨空论》说："督脉为病，脊强反折。"风疟及太阳中风多治督脉。督脉与冲脉同起于胞中，其病理多与妇科疾病有关。故《素问·骨空论》言："督脉为病……其女子不孕。"

（二）冲、任二脉病理

冲任二脉同起胞中，上络于唇口，与肝肾二经有密切关系。肾气盛，天癸至，任脉通，太冲脉盛，在男子则精气溢泻，在女子则月事以时下。所以，冲任二脉之病理，多反映在性机能及生殖机能繁衍后代等方面。如先天性器官机能发育不全，则常责在冲任。如《灵枢·五音五味》曰："其有天宦者……其任冲不盛，宗筋不成，有气无血，唇口不荣，故须不生。"临床多与妇科疾病，如月经不调，崩漏，带下，不孕，流产，癥瘕等有关。故《素问·骨空论》说："任脉为病，男子内结七疝，女子带下瘕聚。冲脉为病，逆气里急。"

（三）带脉病理

带脉束腰，总束直行诸经，如约束任、督及冲脉诸经。其病理：一是，反映为腰部病变。《难经·二十九难》说："带之为病，腹满，腰溶溶若坐水中。"二是，妇科疾病，如赤白带下多与带脉不固有关。

（四）阴阳维脉病理

阴维为阴脉之维系，阳维为阳脉之维系。阳维主要表现阳经证候，如寒热，表证。阴维主要表现阴经证候，如心痛，里证。阴阳不相维系，失其协调，则神不能制其形，可见怅然失志，不能自持。故《难经·二十九难》说："阴阳不能自相维，则怅然失志，溶溶不能自收持。"

（五）阴阳跷脉病理

阴跷为足少阴肾经之别，阳跷为足太阳膀胱之别。阳入于阴，阴入于阳，营卫之气通过少阴太阳二经会合于阴阳二跷，营卫之气方能濡目、养筋，各司其开阖、屈伸运动。

阴阳跷功能失职，一是，筋肉屈伸运动异常。阴跷为病，阳缓而阴急。阳跷为病，阴缓而阳急。二是，眼睑开阖失常。如《灵枢·脉度》说："气并相还则为濡目，气不荣则目不合。"阴、阳二跷之脉气，如能并行回还，则濡养眼目，而睑能正常开合。如气不荣目，则眼睑开合失常。

第五节　病机十九条分析

《素问·至真要大论》提出病机十九条："愿闻病机何如？""诸风掉眩，皆属于肝……必先五胜，疏其血气，令其调达，而致和平，此之谓也。"

何谓病机？凡是导致疾病的原因，疾病的发生发展的内在变化，及其临床表现等内容都属疾病变化的机制问题。张景岳《景岳全书》注曰："机者要也，变也，病变所由出也。"

病机十九条应用辨证的方法来分析，不能机械死板地理解。比如，其属热、属寒都不能绝然对待，不能热仅谓热，寒仅谓寒，必须分辨其虚实、表里，方能真正理解其实质。

对"诸""皆""属"要有正确的理解，不能以词害意。"诸"者，众也。仅表示不定之多数，即大多之意，与凡字不同，凡乃统指一切之词。"皆"者，乃俱也，同也。"属"者，近也，犹为有关之意，不能解为"隶属"之属。举如"诸风掉眩，皆属于肝"。即是说：大多种出现振掉和眩晕的风病，则多与肝之病变有关。

为了便于分析，我们把病机十九条归纳为两大类，即分成"六淫"及"上下五脏"两部分。见表5-3-1。

表 5-3-1　病机十九条归纳类表

病机	六淫	诸热瞀瘛	皆属于火
		诸禁鼓栗如丧神守	
		诸逆冲上	
		诸躁狂越	
		诸病胕肿，疼酸惊骇	
		诸病有声，鼓之如鼓	皆属于热
		诸胀腹大	
		诸转反戾，水液浑浊	
		诸呕吐酸，暴注下迫	
		诸暴强直	皆属于风
		诸病水液，澄澈清冷	皆属于寒
		诸痉项强	皆属于湿
		诸涩枯涸，干劲皴揭	皆属于燥
	上下	诸痿喘呕	皆属于上
		诸厥固泄	皆属于下
	五脏	诸风掉眩	皆属于肝
		诸寒收引	皆属于肾
		诸气膹郁	皆属于肺
		诸湿肿满	皆属于脾
		诸痛疮疡	皆属于心

一、六淫的病机

（一）属火的病机

《素问·至真要大论》说："诸热瞀瘛，皆属于火……诸禁鼓栗如丧神守，皆属于火……诸逆冲上，皆属于火……诸躁狂越，皆属于火……诸病胕肿，疼酸惊骇，皆属于火……"首先应该明确，火与热性质相同，但火并不完全等于热，热也不完全等于火，"火者，热之渐也"，故火指以下几方面而言：一是，指壮热兼有口渴，舌绛苔黄糙，神昏谵语等证候则属火邪为患；二是，痰火，虽无高热之症，但出现狂乱，精神失常等临床表现；三是，肝胆火盛或虚火，此由机能偏胜所致，症见心烦易怒，头晕，耳鸣，舌绛等。

1. 诸热瞀瘛，皆属于火

诸热，唐容川曰："诸热指发热、恶热、瘟暑等证而言。"瞀，是指心中昏闷，神志朦胧。瘛，音赤，抽掣之意。火热上扰神志，神志不清则瞀。热扰筋脉，筋脉挛急则瘛。此火应从如下方面来考虑：即是说多种由于热病进一步而引起的神志不清，或筋脉抽搐之病证，多属于火病范畴。多种热性病（如温热病）在发热过程中，内热过盛或火邪伤人，常扰及神明，而使神昏谵语或神志不清。张景岳曰："热邪伤神则瞀。"火热内燔，则灼伤阴血。血亏而不能荣养筋脉，筋失所养则见拘挛抽搐之症。但临床并非所有神昏、抽搐之症皆属火证，亦有因虚寒而致者。如小儿慢脾风，症见无热而瘛，四肢厥冷，便溏等，此乃因脾胃虚寒所致。

2. 诸禁鼓栗，如丧神守，皆属于火

禁，是指口噤，即牙关紧闭。鼓栗，鼓是鼓颔，栗是身体战抖。如丧神守，是指心神不宁，惶恐不安。大多症见口噤或鼓颔而恶寒寒战，或精神不能自持，神情惶恐不安等病变多属火病范畴。《素问·阴阳应象大论》说："热极生寒……重阳必阴。"此乃由于火热郁久，蕴结于内，而致阳气阻隔于内不得宣发于外，则反见假寒之证。如温热病邪入心包，火邪内陷之时，往往有恶寒，寒战，牙关紧闭，神志烦躁不安，继而神昏朦胧等症。火热为甚则扰动神明，故精神不能自持，烦乱神昏，此皆热极火亢所致。即真热假寒之证，治疗当以清热泻火为法。需要注意的是临床症见口噤鼓栗，亦有属寒、属虚、属表者，详细辨证尤为重要。

3. 诸逆冲上，皆属于火

逆，是反常之意。冲上，凡属于冲逆向上的疾病如呕吐、噫气、呃逆、衄血、喘息等证皆是。火性炎上，有引发气血升降紊乱，随其上逆的作用。故凡冲逆之证大多与火有关。胃热火盛，引致胃失和降，胃气上逆（脾升胃降），可致呃逆、呕吐。肺热火盛，肺失肃降，因而肺气上逆，可致喘息、气促。火热郁结伤及营血，损伤脉络，热迫血妄行上逆可致吐血、衄血。既然上述皆由火热所致，故多以"泄火降逆"之法治之。然临床并非所有冲逆之症皆属于火。以呕逆来说，亦有属寒、属虚者。治疗则当以温法、补法治之。

4. 诸躁狂越，皆属于火

躁，是指躁动不安。狂，是指狂妄，狂乱。越，是指越乎常规如登高而歌，弃衣而走。此说大多出现躁扰不宁、狂乱失常，行动越于常规的病证。多由火邪伤及神明，导致肢体及行动反常，大多属于火证范畴。形成烦躁狂越之因大致有二。一是邪郁化火。热势由轻转重，郁久化火，形成烦躁不安。二是五志化火。情志郁久化火。伤寒、温病多见。或五志郁结煽动痰火，如大怒伤肝，肝气抑郁不舒所致之暴躁易怒，面红目赤，甚至狂妄失常等症，但并无热象。亦须指出，烦躁之症亦有属寒者，如阴躁症则兼见"欲坐井中，但欲饮水，不得入口"（成无己注）。乃因阴盛格阳，水极似火所

致。如伤寒少阴之证多见是症。

5. 诸病胕肿，疼酸惊骇，皆属于火

胕，同跗，足背。有的认为胕肿，即皮肤浮肿，但临床由火邪所引起之全身肤肿确属少见。且全身浮肿与疼酸惊骇同见则更为稀有。故以足跗之肿解，较为确当。此条即临床上大多见足背局部红肿，酸疼非常剧烈，防人触及。而惊骇或梦中因痛而惊醒者，大多属火热范畴（或与火邪为病有关）。足背之红肿热痛，多由于湿热火毒为病。火热之邪郁于经脉，阻塞气血的通畅，则红肿热痛。红肿者阳邪为病。疼酸者，是指气血壅阻，筋失血养而致。因火性炎上，扰动神明。神明失守，故惊骇。凡临床红肿热痛之证，则多用苦寒泻火，清热凉血解毒之剂治之。如黄连、黄柏、双花、公英、丹皮之品。

（二）属热的病机

《素问·至真要大论》说："诸胀腹大，皆属于热……诸病有声，鼓之如鼓，皆属于热……诸转反戾，水液浑浊，皆属于热……诸呕吐酸，暴注下迫，皆属于热……"此热邪与火邪不同，仅是与寒邪相对而已。

1. 诸胀腹大，皆属于热

此言腹部胀满病症，大多属于热病范畴。即指因热而致腹胀之类。此种腹胀一般有两种情况。一是，饮酒过度，恣食肥甘厚味，湿热之邪郁结于脾胃，因而导致运化失职，邪蕴结滞于中而生胀满。二是，里热亢盛燥实为病。燥粪阻结，大便不通，亦可致腹胀腹，在这种情况，当用健脾运湿，清热导滞之法治之。当然，腹胀临床亦有属寒者。属寒之腹胀，其病势多缓（属热者多急），多见大便溏薄，小溲清长，口中和，脉象多见沉细而迟。

2. 诸病有声，鼓之如鼓，皆属于热

鼓之如鼓，腹胀鼓之如叩鼓一样。有声，是指肠鸣辘辘。即大多见有腹胀肠鸣，叩诊腹部则像敲鼓一样。有空响者，大多属于热病范畴。此腹胀病乃指湿热积滞之证而言，多由恣食肥甘厚味，湿热之邪，郁滞不化所致。多由饮食不节损伤脾胃，湿热滞停中焦，不得转输则产生气胀，故鼓之如鼓。内中积气下迫，故有肠鸣。但此实热性腹胀，一般皆伴有大便黏滞不爽，矢气秽臭，口干舌燥等症。同样临床腹胀亦非仅是湿热积滞，亦有虚寒之属者，临床当详查明辨，否则易致虚虚实实之错。

3. 诸转反戾，水液浑浊，皆属于热

转，是指身体左右扭转。反，是指角弓反张。戾，音丽，曲也，身体前曲。此指临床所见肢体筋肉强直拘挛，而兼有小便浑浊不清（小溲多属黄赤）症状，大多属于热病范畴。"转""反""戾"三者，虽症状不同，但总的来说，皆属筋脉挛急之征象。盖因热盛则灼伤津液阴血，筋脉则失去阴血津液的柔润滋养，因而肝风内动，故出现筋脉扭转、拘引，强直痉挛，角弓反张等症。如温热病的后期，热灼阴津，肝肾阴虚，筋脉失养，多见抽搐拘挛。又如燥热太过，热极生风，亦可出现角弓反张，抽搐等症。但应说明，产生筋脉挛急之因很多，还有如诸痉项强，皆属于湿；诸暴强直，皆属于风等证，临床须详加分辨。其鉴别即在于"水液浑浊"（小溲黄赤不清），此因热郁于内，三焦、膀胱通调不利而致，故小溲黄赤浑浊不清，是诊断热病重要的环节。

4.诸呕吐酸，暴注不迫，皆属于热

暴注，即急剧的腹泻，其泻如注。下迫，通迫，形容下利时肛门窘迫，即里急后重。此指症见呕吐酸腐之物，且伴急剧腹泻兼有里急后重者，大多与热病有关。呕吐酸腐，多因饮食失节、湿热积滞不化，故作吞酸嗳腐（非有吐物）。或食滞不化，胃热气逆（胃本主降），则呕吐物酸腐秽臭。暴注下迫，多由肠积滞热，湿热下注，传导失常所致。当然呕酸，下注亦有因寒而致者，其辨证亦当注意：胃虚寒之呕吐，其物多清冷而少有酸腐。属寒腹泻，则多见完谷不化之飧泄。

（三）属风的病机

《素问·至真要大论》说："诸暴强直，皆属于风。"暴，即猝也，突然之意。强直，是指筋脉劲强，肢体僵直征象。此指突然发生之筋脉拘急劲强，肢体僵直的病变，大多与风病有关。"风"在中医学中包括范围较广，一是代表病因、病机，指因风而致病，如外风、内风。一是指某些临床症状，如惊风，暑风等肢体抽搐症状。"诸风掉眩，皆属于肝"是指内风而言，此条"诸暴强直，皆属于风"，指病因，认为它偏重于外风之类（当然也不排除内风之说）。因风气内动所致强直，其病理过程较缓慢，而外感风邪所致的强直，其病理过程则急暴。盖肝主筋而藏血，其化为风。风者善行而数变，风邪外袭伤人，轻则产生风温、中风之外感病症，重则可引发肝风内动，即所谓风邪入肝之变。

（四）属寒的病机

《素问·至真要大论》说："诸病水液，澄澈清冷，皆属于寒。"水液，是指上下所出津液皆属之，包括小溲、涕、泪、唾液及呕吐泄泻的排出物。澄澈清冷，是指澄澈透明，水液淡薄而又有寒冷兼之。此指临床所见，凡上下所出之水液澄澈清冷（清长稀冷），大多与虚寒病证有关。由此可见，分析人体排出物之清浊、寒热，乃是区别寒、热证候的关键。例如：鼻流清涕，多属外感风寒。咳出痰白清稀，多属肺寒。下

利溏薄，多属肠寒。完谷不化，多属脾胃虚寒。呕吐物清稀寒冷，多属胃寒。脓液色淡清稀，多属阴性疮疡（结核性溃疡）。

（五）属湿的病机

《素问·至真要大论》说："诸痉项强，皆属于湿。"痉，是古病名，身体强直之意，包括口噤，项强，角弓反张等症。项强，后颈部强直，不能回顾转动，乃痉病的主要症状。此指大多痉病而出现项部强直症状者，多与湿邪为患有关。但必兼有沉重酸困感。从痉病所出现的症状强直，角弓反张来看，大多属于风邪为病，如"诸暴强直，皆属于风"。本条之痉病强直乃仅指湿邪为患所致。

盖湿为阴邪，其性黏滞重浊，最易阻滞阳气，而筋脉之柔和曲直，除阴血、营气、津液灌溉滋养外，尚须阳气的温煦气化。今湿邪侵袭人体筋脉肌腠，滞留不行，湿浊不化，故多发强直性病变（但必沉重酸困）。其机理有二：一是，湿阻阳气，不能温煦筋脉；二是，湿阻气机，血滞不行，营卫失职，不能濡养筋脉。但是，关于湿邪致痉，临床尚须区别风湿、寒湿、湿热之不同。

二、上下及五脏的病机

（一）诸痿喘呕，皆属于上

《素问·至真要大论》说："诸痿喘呕，皆属于上。"痿，是指四肢痿弱，举动不能。上，指肺胃而言。此指痿证、喘逆、呕吐等证，大多与上焦肺和中焦胃病变有关。以痿证而言，肺居上焦，能行营卫，散津液有宣达朝百脉之能，肺气通调则水谷之精微始能散布全身，以滋养皮肉筋骨。经脉筋骨得养，方能强劲有力，运动自如。如肺敷布作用失调，不能输布津液以滋养全身，则会发生肢体痿软不用的痿证。如《素问·痿论》说："五脏因肺热叶焦，发为痿躄。"

可见五脏皆能致痿，但均与肺热叶焦、津液不能敷布有关。同时与胃腑亦有密切关系，故《医宗金鉴》说："五痿皆因肺热生，阳明无病不能成。"喘、呕，是指肺主气，以肃降为顺，肺气上逆而不降，则发为喘。因肺逆而引致胃气上逆，则引发呕吐。

（二）诸厥固泄，皆属于下

《素问·至真要大论》说："诸厥固泄，皆属于下。"厥，指昏厥或手足厥冷。固，是指二便不通。泄，是指二便不固。下，指下焦肝肾而言，主要指肾。诸厥固泄为何属下？以厥证而言，厥证乃由阴阳失调，气血逆乱所致，厥有寒厥热厥之分。肾阳衰于下，阳气不达四肢，可为寒厥之证；肾阴衰于下，以致阴虚内热，手足心热，可为热厥之证。昏厥亦由于下虚上实所致，其源亦在肾气虚亏，而致实邪蒙蔽清窍。

固，多见便秘、癃闭之证。其病机从肾来看有二。一是，肾阴虚损。真阴不足，津液亏损，可致大小便不利。阴虚则生内热，虚热内蕴而成癃闭。治当滋肾，以增水行舟，水足则自利。二是，肾阳虚损。命门火衰，阳不化气，二便排泄失权，可致大小便不利。这种闭证为寒闭、虚闭。治当温补肾阳，肾阳足则气化自生，二便自通。

泄，包括遗尿、腹泻之证。其病机亦有二。一是，肾阳肾气不足。肾阳不足，火不生土，脾胃虚寒，阳虚不固，而致泄泻、遗尿。治当温肾补阳，火能生土，固摄有力，则自止。二是，肾阳虚损，阳不化阴，湿郁化热，湿热蕴结下注，则为热泻。

总之，上述皆是由下焦肾之病变所引起者，但泄泻亦多由脾胃损伤所致，临床尤当详辨。

（三）诸风掉眩，皆属于肝

《素问·至真要大论》说："诸风掉眩，皆属于肝。"掉，即摇也。眩，即眩晕之意。风有内外之分，"诸暴强直"偏重外风，此条则偏重内风。此指风病症见身体震颤、抽搐动摇，头目眩晕等症状者，大多属于肝病的范畴。《素问·灵兰秘典论》说："肝者将军之官，谋虑出焉。"其性刚强，善动而不居。但不能太过，当因某种原因引动其性亢盛时，则出现变动不居，震颤的症状，可见肢体动摇不定，头目眩晕等症状。

"目为肝之窍""风胜则动""肝主筋""在变动为握"。肝风内动或虚风内动则出现抽搐、拘挛、眩晕等不定风动之象。其病机有如下方面。一是，肝体阴而用阳，肝藏血，肝阴不足血亏，阴不抑阳，肝阳妄动。血不养筋，血不上荣于目，故出现筋脉抽搐，头目眩晕之症。二是，乙癸同源，肾阴虚，肾水不能涵木，引发肝风内动。三是，七情太过，或暴怒伤肝，肝失条达疏泄之能，以致肝气亢逆，气火上炎，痰涌气升，发作眩晕昏厥。四是，温热病后期，肝肾之阴被热煎灼，以致虚风妄动或燥热太过，热极生风等。

总之"内风"亦有虚实之别。虚者应滋阴息风，实者则应清热泄火息风。不管其属虚属实，其风皆内化于肝，故云"诸风掉眩，皆属于肝"。

（四）诸寒收引，皆属于肾

《素问·至真要大论》说："诸寒收引，皆属于肾。"收，即敛也。引，即急也。收引者，拘急之谓，指筋脉拘急，四肢屈伸不利。此指因阴寒过盛所引起之筋脉拘急（收缩），四肢蜷缩（如少阴病之恶寒蜷卧）等大多与肾病有关。"收引"是筋骨关节之病，肾主骨，故关节的收引，属于肾。关节活动依赖气血的濡养。肾为寒水之脏，内藏真火（元阳），为人身化气之源。气血之流行，喜温而恶寒，寒则涩而不流，温则运行通畅，故气血之行亦依赖阳气之温煦。肾阳不足，阴寒过盛，寒性收引而凝涩，不能温煦经脉，故而引起气血营卫之滞涩不畅。气血不能温养四肢筋骨，则形成肢体筋骨蜷缩之症。其总的机制是由于肾阳不足，阴寒气盛所致，故曰"诸寒收引，皆属于肾"。

（五）诸气膹郁，皆属于肺

《素问·至真要大论》说："诸气膹郁，皆属于肺。"膹，即喘急，指胸胁胀满，气出不畅。郁，即郁结，痞闷，即呼吸急迫，胸部痞闷。此指大多上焦气机不利而发生的呼吸喘急，胸部痞闷病证，大多与肺病有关。因肺为清肃之脏，肺主宣降，因某种原因而致肺气机不利，失其宣化肃降之职，因而易致喘促，痞闷之症。此应结合肺之寒、热、虚、实，临床须详加辨证。实则泻之，虚则补之，一实一虚，一补一泻，截然不同。

（六）诸湿肿满，皆属于脾

《素问·至真要大论》说："诸湿肿满，皆属于脾。"肿，是指周身肿胀。满，即腹部胀满。此指凡由于水湿不能正常的输布和排泄，所引起的周身浮肿或腹部胀满之症，多属于脾病之范畴。此浮肿与胀满皆由脾不化湿所形成，其源有二：一是，雨露伤人或久卧湿地，属外湿，先伤肌表营卫，久则内伤于脾而发肿满；二是，内伤生冷、酒饮，脾运被伤，脾伤则不能化湿而化成肿满；三是，水湿在人体之运化，主要靠脾、肺、肾三脏，即脾之运化，肺之敷布，肾之蒸化。李士材曰："脾土主运行，肺主化气，肾主五液，凡五气所化之液，悉属于肾；五液所行之气，悉属于肺；转输二脏以制水生金者，悉属于脾。"因此三者之间脾之转输运化起着关键作用。因此，当脾本身的运化作用和转输功能失调，则水湿不能运化，潴留于体内。水湿外溢于四肢肌腠，即可出现浮肿之症。

脾不化湿，水湿困遏中焦脾胃，则出现腹胀、腹满之症。其治疗当健脾利湿为法，宜用参、苓、术、泽泻等品。亦须提出湿邪每引起肿满，而肿满不一定皆由于湿。前述之"诸胀腹大，皆属于热"等，即是如此。

（七）诸痛痒疮，皆属于心

《素问·至真要大论》说："诸痛痒疮，皆属于心。"痒疮，泛指皮肤和外科病症。如疥疮、黄水疮等，非单纯只痈、疽、疔、疮而言。此指凡有痛痒感的疮疡病症，皆属于心病范畴。但是本句之心不是指解剖学之心，也不是神明之心的心，其含义应是：心属火，主血，其充在血脉。故张景岳《类经》注曰："热甚则疮痛，热微则疮痒。"此因心火盛，血分有热，肉腐、溃脓，气血受阻，则发痒疮疼痛之病症。如上所述，痛痒诸疮之所以属于心，是指偏重于属火一类的某些皮肤病或痈肿而言，多属于阳证。凡阳证则疮必兼痛痒而红肿，当用清热解毒凉血之法治之。其他痈属阴的疮疡，则不兼痛痒且无红肿则又当别论。

以上是《内经》病机十九条之分析，大多属于体内的病理变化。总的来说，则好像是病机的总论。但其中尚缺属燥之病机，后世医家金代·刘河间又补上了属燥的一条，成为病机二十条。

（八）诸涩枯涸，干劲皴揭，皆属于燥

涩，是指涩滞不滑利（皮肤或脉象）。枯涸干劲，枯，是指不荣。涸，是指水液干涸。干，不滋润。劲，是指不柔和。皴揭，即皮肤皲裂，甚则肌肤甲错。此指凡病从燥化，体内津液不足，从而出现皮肤或脉象涩滞不利，津液枯干不柔的病证者，多与燥病有关。其病因有如下二种：一是，热病后期中，热盛伤阴或热久耗阴，津液亏损而化燥病变；二是，五脏本身阴虚，如肺肾津液不足或肝肾阴虚（血虚精亏）而化燥病变。燥必兼热，此属虚热。关于燥病其临床治疗当用甘寒滋润之品。如肺燥，宜甘寒润肺，如清燥故肺汤。胃燥，宜甘寒养胃阴，如白虎汤加人参。肝血虚化燥，宜滋阴养血。肠津不足，大便燥结，宜增水行舟。肾阴亏损而燥，则宜滋肾润燥等。

三、小结

①病机二十条主要是对疾病病理机转进行概括分类的一种归类形式，对临证分析证候属性，确定发病机制，探讨疾病原因，不失为一种良好的推理方法。后世在此基础上更概括的产生了八纲内容，病机二十条与八纲二者在方法性与目的性上是一致的。

②掌握病理机转，须从分析证候入手。因证是医生通过对临床病证的分析，综合内外各种因素所得出的结论，能反映出疾病的性质。所以病机十九条是临床证候的高度概括，有一定的辨证指导意义。

③病机二十条中，属风者一条，属寒一条，属湿一条，属燥者一条，属热者四条，属火者五条，属五脏者七条。从所占比例上看，火热之证在临床最为常见。因一切外感如风、寒、暑、湿、燥、皆可化火（即五气化火），五志可以化火，饮食积滞亦可化火（如痰火、食火）。故火热之证于临床之重要性可想而知。

诊法

> ❧ 概 说 ❧

一、诊法的定义

诊法就是运用一定的方法，以探讨疾病的原因（分辨外感六淫、内伤七情、饮食劳伤），分清证候的属性（阴阳、寒热、表里、虚实），辨认病位的所在（表里、脏腑、筋骨、肌肉），了解病变的机转变化（由表入里、由里出表、由阴转阳、由阳转阴、由热化寒、由寒化热及疾病的虚实传变、向愈恶化等），得出正确的判断，从而确定治疗方法，这即是诊法，简单地说就是诊断疾病的方法。

二、中医诊法之特点

人体是一个有机联系的整体，同时天人合一、人与外在环境之变化也存在着密不可分的关系。《内经》的诊法，不仅在方法上已然奠定了望、闻、问、切四诊的基础，更重要的是在《内经》中即已指出了诊断任何疾病都必须结合内外因素加以考虑，在诊断中不能孤立的来看人体和孤立的看病证，对任何疾病的任何症状，都应该联系到年龄、性别、职业等，四时气候，地方水土，生活习惯，以及体质强弱等方面。运用望闻问切四诊，全面地了解病情，才能做出正确的诊断。故《素问·疏五过论》说："圣人之治病也，必知天地阴阳，四时经纪，五脏六腑，雌雄表里，刺灸砭石，毒药所主，从容人事，以明经道，贵贱贫富，各异品理，问年少长，勇怯之理，审于分部，知病本始，八正九候，诊必副矣。"由此可以说明，诊法的基本观点也是从整体统一的精神为基础的，是全面的结合了内外因素，加以思考而总结出的。

三、诊法的内容

诊法，是指四诊。四诊的范围是非常广泛的，举凡病人的精神、形态、五官、齿舌、肤色、毛发、唾液、二便等，均属望诊范畴。呼吸、气息、臭味等，均属闻诊范畴。居处，职业，生活状况，人事环境，发病经过等，均属问诊范畴。脉象、肤表、胸腹、手足等，均属切诊范畴。这四种诊断方法，包括了望、闻、问、切（现代医学之望、触、叩、听亦是这些内容）简称之为"四诊"，在此基础上，充实、丰富形成了比较全面的一套诊断方法。

本课讲授为了避免与诊断课有所重复，所以不作过多的赘述，现仅就有关四诊的原则及基本精神略作介绍。其目的在于：一是，使同学们了解《内经》中有关诊法的原则精神；二是，为后期诊断课开辟道路，奠定基础。

第一章　望诊

望诊，是通过医者的感官视觉去视察病人的形色变化，从而了解疾病的性质及其发展趋向，推断其预后之顺逆、吉凶。为什么观察病人形色变化，可以了解病情，推断预后呢？因为人体是一个有机的整体，内而五脏六腑，营卫气血，外而筋骨皮毛四肢百骸，都是相互联系着的，五脏六腑相合、五脏所充之五体、五脏所华之五华及五脏与五官九窍之关系等，所以人体内部发生病变，必然会反映到体外。所以，《丹溪心法》曰："有诸内者必形诸外。"察其外，其重要性不外三个方面：即神，观察病人神色的荣枯；色，观察面目五色的变化；形，是指身体形态的变异。

第一节　辨神色

一、辨神色的意义

1. 神色反映脏腑气血的盛衰

辨别神色，首当观察神气、神色两者密不可分之关系。神，是生命活动的体现。来源于水谷，变见于气血。故《灵枢·平人绝谷》说："神者，水谷之精气也。"色，分青、黄、赤、白、黑五色，是五脏精气外荣于颜面的征象，是五脏精气之外华。故《素问·脉要精微论》说："夫精明五色者，气之华也。"

因此，神色的表现是脏腑气血盛衰的外露征象，气血有所变化，则神色即应之。气血旺盛则神色呈现神采、明润光泽。相反，神夭色败，枯萎不荣，则病势危殆。所以神藏则色藏，神露则色露。神色之枯荣标示着正气的盛衰，是生死之关键。

2. 辨五色变化，测五脏精气盛衰

①正常颜色：如《素问·五脏生成》说："生于心，如以缟裹朱"，缟，素白色娟也。其色半透明而明润光泽。朱，朱砂。色白里透朱红色。"生于肺，如以缟裹红"，白中透红色。"生于肝，如以缟裹绀"，音甘，红青色，俗称天青色，深青色染织品，白中隐青红色。"生于脾，如以缟裹栝蒌实"，白娟包黄色东西。"生于肾，如以缟裹紫"，白娟包紫色东西。生者，生气也，真脏之气内藏，隐约外露，而不浮现于外，含蓄而不露。说明五色内应五脏，为五脏精气外华。缟裹五色是形容明泽含蓄而不浮露。

②生色：即明润光泽，五脏生气旺盛之征。病轻易治，预后良好。故《素问·五脏生成》又说："青如翠羽者生"，青如翠鸟之羽。"赤如鸡冠者生"，红得像鸡冠。"黄如蟹腹者生"，黄如螃蟹腹黄。"白如豕膏者生"，豕膏即猪的脂肪。"黑如乌羽者生"，黑如乌鸦之羽。此说明在病中，望诊见五色明润、光彩，为五脏精气未衰之象，生气未绝属病减之兆，即或病重，其预后亦佳良。

③死色：即晦暗枯槁，夭而不泽，为五脏精气已绝之色，则属死候（无神之象）。因之，《素问·五脏生成》明确指出："故色见青如草兹者死"，兹草，青而枯白，死草之色。"黄如枳实者死"，黄黑不润泽之色。"黑如炲者死"，炲音胎，煤烟也，黑黄而无光泽。"赤如衃血者死"，衃音培，死血也，红黑而无华彩。"白如枯骨者死"，白而枯槁无神之色。

此说明如呈现上色，不论病之新久、总属危殆。故神与色是分不开的，色带润泽是谓有神。色夭而枯，是谓无神。有神者吉，无神者凶。辨神色基本大法是，有神，润泽光彩，说明正气旺盛，五脏气血充足。无神，晦暗夭枯，说明正气衰败，五脏气绝。

二、望面色

1. 五色主病

《灵枢·五色》说："青黑为痛，黄赤为热，白为寒。"《素问·痿论》说："肺热者色白而毛败；心热者色赤而络脉溢；肝热者色苍而爪枯；脾热者色黄而肉蠕动；肾热者色黑而齿槁。"关于肺热色白，肝热色青，心热色赤，肾热色黑，脾热色黄，这是根据五脏应五色之关系导出的，在临床有一定指导意义，但宜不需要过多去推敲。

①青黑为痛、肝病、寒、瘀血。血液瘀滞之时，多现青黑色。血脉瘀滞不通则疼痛，故青黑反映痛象。又肝主青色，肝主筋，疼痛则筋脉牵引，连及于肝，故现青黑之色。如因创伤或腹痛剧烈时（如急腹症患者），轻则额现青筋暴露，重则面唇青黑。

这说明疼痛多与肝有关，故说"肝主痛"。风痛，疼痛游走不定，多阵发性。寒痛，著而有位，缓缓作痛。面青、气促，由于惊怖、大恐，而致情志紧张，肝气横逆。乍青乍赤，肝热，津不荣筋，风为肝木之象，肝色青。色青面赤，多由瘀血、气滞血瘀所致。色青而黑，主寒痛、寒凝血瘀。瘀血阻滞不通则痛。故《素问·经络论》说："寒多则凝泣，凝泣则青黑。"

②黄赤为热。赤为心色，心主血脉，属火，热则血气盈溢，故现赤色。黄为脾色，脾主肌肉，黄又为皮肤本色，黄赤为热。赤色有虚实之分：实热，面色缘缘正赤，或面赤如解，呼吸气粗，喜冷恶热。虚热，午后颧赤，或面赤浅红，娇嫩，游移不定。黄又为脾湿之象。如湿热，则色黄而光泽明亮。寒湿，则黄而暗淡或兼青，困倦无力，恶饮，好眠。胃中有火，则见黄而枯燥，口渴，便闭。

③白为寒。寒则血凝血滞，脉沉缓慢，肌肤因寒而收缩，以致皮肤血流量减少，故色白。而肺又与皮毛相为表里，肺其色白，故白为寒，又为肺之色。肺主气，故肺气虚则色白。气血相互为用，故临床若见淡白无华、少泽之象，多是阴虚失血，气血双虚。阳气衰则阴寒内盛，多现寒证。

④黑色主肾虚、寒湿、诊有水气。黑为肾之色，多属肾气虚衰。肾为寒水之脏，肾寒则命火不足，阳不化阴，水湿不化，故面色黧黑，主阴寒有水气。故《金匮要略》说："鼻头色微黑者，有水气。"

但是这里必须说明，赤、青、黄、白、黑五色非单纯而见，且都兼有黄色。盖因黄色为脾胃之色，人以胃气为本，色中兼黄说明胃气尚存。如果纯见五色，则是胃气败绝之兆。

2. 察色之进退浮沉，测病变的深浅轻重

疾病是不断变化的，因此气色也是随着疾病之进退而演变的，而其演变又有浮沉、散抟、上下之不同。故《灵枢·五色》说："五色各见其部，察其浮沉，以知浅深；察其泽夭，以观成败；察其散抟，以知远近；视色上下，以知病处；积神于心，以知往今。故相气不微，不知是非，属意勿去，乃知新故。"积神于心，以知往今，是指长期心领神会，可知既往与现病。故相气不微，不知是非，是指望色不仔细，不能辨别病变。属意勿去，是指抓住表里、远近、病处、成败而测之。新故，是指病之新旧。

浮沉可辨表里。浮，是指色显于肌表为浮，病轻浅而主表。先浮后沉，由表入里。沉，是指色隐约而不显，病深而主里。先沉后浮，由里出表。泽夭可辨预后。泽，是指滋润光泽，气血内充，脏腑精充未败，预后佳良。夭，是指枯夭晦暗，气血内败，脏腑之精气日竭，预后不良。散抟可辨远近。散，是指色淡、疏散而不聚，色开散主病轻，愈期将近。抟，是指色淡而壅滞，色闭，抟主病重，愈期远。上下可辨病处。上，是指色在上，病在上。面部色泽上行，邪气日增病进。下，是指色在下，病在下。

面部色泽下行，邪气日减病退。

总之，色泽以浮、色淡、疏散不聚，色由上而下行，则示病势渐退，预后佳良。色沉夭枯，色凝壅滞，色由下上行，则示病势增进，预后不良。

3. 分部部位

上述察色应观察其出现部位，因五官九窍及头面部位与内脏皆有有机之联系。所以从其各部位分布上之色泽变化，测知其内在病变，也是望诊中重要的一环。简要讲解如下。

（1）头面分部及内应脏腑

如《灵枢·五色》说："明堂者，鼻也；阙者，眉间也；庭者，颜也；蕃者，颊侧也；蔽者，耳门也……明堂骨高以起，平以直，五脏次于中央，六腑挟其两侧，首面上于阙庭，王宫在于下极，五脏安于胸中，真色以致，病色不见，明堂润泽以清。"阙，古代门楼谓阙，指眉间。庭，即天庭。颜，是指额。蕃，同藩，屏障之意，两颊之侧为藩。蔽，是指耳前方的部位。明堂骨高以起，即鼻骨隆起。平以直，是指平正以直。五藏次于中央，是指五脏所主部位，依次排列于中央部位。六腑挟其两侧，六腑挟附在两侧。首面上于阙庭，在上的阙中和天庭，主头面。王宫在于下极，心为君主，部位在两眉心之下，称王宫。五脏安于胸中，是指五脏安和于胸中。真色以致，病色不见，是指各部出现正常颜色，未见病色。

这一段经文中指出三点：一是，头面分部及其名称；二是，五脏六腑在头面的大体属区；三是，脏腑安和，则属区现正色而不现病色。应指出，其所指仅是五脏六腑总的属区，在诊断上尚属笼统，故须明确五脏六腑之部位分属。即《灵枢·五色》说："五色之见也，各出其色部……庭者，首面也；阙上者，咽喉也；阙中者，肺也；下极者，心也；直下者，肝也；肝左者，胆也；下者，脾也；方上者，胃也；中央者，大肠也；挟大肠者，肾也；当肾者，脐也；面王以上者，小肠也；面王以下者，膀胱子处也。"面王，是指鼻准之端。子处，是指子宫。

（2）头面分部具体运用

观察头面分部五色在具体运用上是以五官为主的。故《灵枢·五阅五使》说："余闻刺有五官五阅，以观五气。五气者，五脏之使也……五官者，五脏之阅也……鼻者，肺之官也；目者，肝之官也；口唇者，脾之官也；舌者，心之官也；耳者，肾之官也。"阅，是指为见于外而历历可见。五脏藏于胸腹，五官而见于外，内外相应。所以五脏有病常反映于五官。且五官为五脏之窍，故能各候其脏气病变。接如上述。

"故肺病者喘息鼻张"，肺主气，鼻为肺窍而司呼吸。热邪壅闭，肺为气逆，故呼吸紧迫，而现喘息鼻张之症。多为风热袭肺所致，尤以小儿为多见。故从病者鼻孔和呼吸情况，可测为肺之病变轻重。

"肝病者眦青"，眦，即眼眶也，欲称眼窝。目为肝窍，肝主风，其色青。故肝病眼眶多现青色。

"脾病者唇黄"，脾主运化，其色黄，唇为脾之外窍。故脾病则唇黄。多见于脾失健运，湿热郁遏之际，常有唇黄之征。

"心病者舌卷短颧赤"，舌为心之苗，心主火，其色赤。如果心阳亢盛或心火上炎，阳盛则伤阴，阴津耗竭，在临床上就可见到舌卷短（津亏失养，舌体短缩），两颧发红之象。

"肾病者颧与颜黑"，肾虽开窍于耳，但两颧亦为肾之所主。故肾病在颧与颜则多呈黑色。多由土不制水，水气上泛，临床多见于沉寒虚劳之证。

第二节　察目

目为肝之窍，所以察目可以候肝。但目又为五脏六腑精气之所充注，所以察目不仅可以候肝，也可候精气血脉的盛衰。故察目，亦是中医望诊重要之方法。

1. 查目神

从目的有神无神，可以测知内脏精气的充沛与衰弱。精气充沛则有神，视觉清晰。精气衰弱则无神，视觉不清或紊乱。如《素问·脉要精微论》说："夫精明者，所以视万物，别黑白，审短长，以长为短，以白为黑，如是则精衰矣。"以长为短，以短为长，以白为黑，即是说明精气衰退，视力减弱、昏愦不能分辨之象。

2. 查异常改变

在某些严重经气终绝的证，两目甚至可以出现异常改变。如《素问·三部九候论》说："瞳子高者，太阳不足。戴眼者，太阳已绝。"戴眼、瞳子高，是指目睛上视。多见于惊风、惊厥或精神衰弱的证候，多属危症，如慢脾风。张志聪注曰："太阳之脉起于目内眦，为目上纲，脉气绝，故死必戴眼。"

3. 辨目色

察目色的部位，包括内外眦，上下眼睑。辨五色之现，可以分别疾病之所在。如《灵枢·论疾诊尺》说："目赤色者病在心，白在肺，青在肝，黄在脾，黑在肾。"目赤色，常呈现于两眦。青白色，多见于两眦、眼睑。黄色，多见于白眼。黑色，多见于上下眼睑。此外尚有根据五脏在眼中的分部，即"五轮"来诊断疾病，此在诊断课应有详述，本课不再重复。

总之，辨识目色，尚须与面部色泽合参，相互印证，方能准确无误。正如《内经》

中所指出的，凡是面现黄色者，不论目现何色，皆属易治。若面色夭而无黄色，多属难治之症。盖黄为脾胃之色，面现黄色，说明尚有胃气可存。面无黄色，则表示胃气衰竭，故不易治疗。

第三节　辨络脉

经络能内属脏腑，外联体表。经脉深藏而难见，络脉则浅而易见。故脏腑、经脉气血的病变，常可由络脉反映于体表，而见颜色之不同。如《灵枢·论疾诊尺》说："诊血脉者，多赤多热，多青多痛，多黑为久痹，多赤、多黑、多青皆见者，寒热。"

归纳即是：气滞血凝，痛而色青。久寒久痛，痛而色黑。湿热痈肿，皮热而色黄赤。气虚血少，皮寒而色白。阴阳失调，寒热交错，五色杂见。

诊鱼际与指纹，手鱼际是手大指本节后丰厚肉处，为络脉气血充盛之处，其颜色变化最为明显（为手太阴之经循行处）。后世医家在《内经》理论指导下创造了诊指纹方法，把食指分为风、气、命三关，成为儿科最常用之重要诊断方法。如《灵枢·经脉》说："胃中寒，手鱼之络多青矣。胃中有热，鱼际络赤。其暴黑者，留久痹也。其有赤、有黑有青者，寒热气也。其青短者，少气也。"

另应指出，络脉行于浅层肌肉，易受外界气候之影响。故《素问·经络论》说："经有常色，而络无常变也……阳络之色变无常，随四时而行也。寒多则凝泣，凝泣则青黑；热多则淖泽，淖泽则黄赤。此皆常色，谓之无病。五色具见者，谓之寒热。"说明气候严寒，络血涩滞，色多见青黑。气候炎热，络血滑利，色多见红赤。皆为正常变化。五色具见，即杂见，则为病色。

第四节　望形态

人体是有机的整体，内而脏腑经络、外而筋骨皮毛，都是密切相联系着的。因而病变之轻重，往往可以从体外形态而反映出来。故《丹溪心法》说："欲知其内者，当观乎其外。诊察于外者，斯知其内。"观察形态是望诊之重要一环，有如下几方面。

一、观形之勇怯及体质强弱

《素问·经脉别论》说："诊病之道，观人勇怯，骨肉皮肤，能知其情，以为诊法也。"张隐庵注曰："夫气有勇怯，理有疏密。"一般来说，形体壮则气勇，骨肉皮肤坚厚。形体衰则气怯，骨肉皮肤脆弱。应注意，勇怯不能单纯由形体决定，当有人生观问题。而骨、肉、皮肤之强弱，则关系到肺、脾、肾、三焦等病变。

二、观形态变异，以测不同病变

如《素问·脉要精微论》说："头者精明之府，头倾视深，精神将夺矣。背者胸中之府，背曲肩随，府将坏矣。腰者肾之府，转摇不能，肾将惫矣。膝者筋之府，屈伸不能，行将偻俯，筋将惫矣。骨者髓之府，不能久立，行则振掉，骨将惫矣。"头倾视深，是指头低不抬，视力减退。夺，是指耗损。随，通垂。府将坏矣，即脏腑病变。转摇不能，是指肾精不充。行将偻俯，是指弯腰屈身，不能支持形体。行则振掉，是指站立不稳，行走振动掉摇。惫，即疲惫，衰败。

三、察形体削瘦软弱，以测病势进展

身体之削瘦程度，可以预知疾病的严重程度。如《素问·玉机真脏论》说："大骨枯槁，大肉陷下……破䐃脱肉，目眶陷，真脏见，目不见人，立死。"肾主骨，大骨枯槁，可知肾精已绝。脾主肉，破䐃脱肉，脾气已败。䐃，是指筋肉满聚之处。目眶陷，不知人，真脏脉见，是指五脏元气耗散，神识不清，故病濒危。

第五节　望舌

一、为什么望舌可以诊病

有如下原因。一是，舌为心之苗，心为五脏六腑之大主，神明之所会，血脉之主。二是，脾肾诸脉均上系于舌本，而脾肾则又是先、后天之源。三是，舌面所生之苔为胃气之所蒸化。因此五脏六腑及血脉病变，常反映于舌，望舌也就可以诊病。舌诊主要是观察舌面的润燥、颜色、舌质和形态变化。《内经》记载虽不多，但对以后舌诊发展已奠定了正确的基础。

二、舌面的润燥

主要是人体津液盛衰的反映。津液耗伤，不能上蒸于口，则口干舌燥。如热性病，病邪深入，内热炽盛则耗津，可见舌面干燥。故《素问·热论》说：伤寒"五日少阴受之，少阴脉贯肾，络于肺，系舌本，故口燥舌干而渴。"

三、舌苔之变化

如《素问·刺热论》说："肺热病者，先淅然厥，起毫毛，恶风寒，舌上黄，身热。"此乃表邪入里化热之症。肺合皮毛，外寒之邪袭肺，则必恶寒，毫毛耸起。如寒从阳化热，至热邪深入，则可致舌苔变黄。故苔黄为热邪入里之诊断标志。

四、舌之形态改变

如果热邪不解，进一步亢盛，则可出现舌根糜烂，或溃疡之症。此是热邪内盛，阴液耗损之征，为危殆之候。故《灵枢·热病》说："舌本烂，热不已者死。"若真阴不足，阳气有余之热证，则出现唇舌焦躁，宛如干肉。如《灵枢·刺节真邪》说："阴气不足则内热，阳气有余则外热，内热相抟，热于怀炭……舌焦唇槁，腊干嗌燥。"腊干，是指肌肉干燥。嗌，即咽喉。此是真阴伤极不能滋上之象，如果不急予滋阴潜阳或清热泻火，则病亦危笃。此外，亦有舌卷不伸，多见于卒倒、神昏患者，亦可在热性病后期而见。

诊法 丶 第一章 望诊

第二章 闻诊

　　病人所出的各种声音变化，及排出物，如痰、涕、大小便、汗液等气味，不仅关系到正气的强弱，并且与内脏和情志之变动亦有关系。因此听取病人所发出之种种声音变化，嗅取病人排出物之气味，就可以了解到正气之盈亏与病邪之盛衰。闻诊，是四诊之一，就是依靠医者的听觉与嗅觉，以病人之声音与气味为根据的诊断方法。

　　一般病人的声音主要表现在语言、呼吸、咳嗽、呃逆、呕吐等方面。病人之气味，主要表现在病气、排泄物、痰、涕、大小便等。故闻诊范围主要是两方面。一是听声音，如呻吟，喘息，咳嗽，呃逆，呕吐，肠鸣。二是嗅气味，如病气，痰，涕，大小便，汗液等。就《内经》来说，听声音是指声强而粗，为实证、热证，如狂言、谵语，呼吸粗迫。声细而弱，为虚证、寒证，如郑声、呼吸微弱。闻气味是指排出物腥热、臭浊，属实证、热证。排出物清寒、无臭气，属虚证、寒证。故《素问·脉要精微论》说："五脏者，中之守也，中盛脏满，气盛伤恐者，声如从室中言，是中气之湿也；言而微，终日乃复言者，此夺气也；衣被不敛，言语善恶不避亲疏者，此神明之乱也。"五脏者，中之守也，是指五脏藏精气而不泄，故为中之守。中盛，是指邪盛于中。脏满气胜伤恐者，是指脾气壅塞胀满，恐惧伤肾。声如从室中言，是中气之湿也，是指语音重浊，如隔壁室中说话，是中气被湿气闭塞不畅。复言，是指言语断续而重复。

　　病人气盛湿重，胸腹为湿所困，则发声重浊音不清亮。如病人虚弱到极点，则声息低微，语言断续不贯。若衣被不复盖，胡言乱语，为神志错乱之征。另外，从发音变化亦可了解病情严重程度，如久病出现发言嘶哑或呃逆不止，这都是病势危重之兆。故《素问·宝命全形论》说："弦绝者，其音嘶败……病深者，其声哕。"弦绝，是指病久，如弦亡绝。

第三章　问诊

一、问诊在四诊中占首要地位

病人的自觉症状及发病情况，只有通过患者的主诉才能得到，故问诊是获得第一手资料的最重要的方法。《内经》中明确指出仅仅依靠切脉是不能全面的了解病情的，问诊之重要性可想而知。故《素问·征四失论》说："诊病不问其始，忧患饮食之失节，起居之过度，或伤于毒，不失言此，卒持寸口，何病能中，妄言作名，为粗所穷，此治之四失也。"不失言此，是指不审问而失言此上述四者。

二、问诊进行之环境

应使环境静谧安宁或避免干扰，以便仔细倾听病人之陈述。且凡遇关键之问题，必须步步深入，进行追问。务使明确，不可忽略。故《素问·移精变气论》说："闭户塞牖，系之病者，数问其情，以从其意。"闭户塞牖，是指关上门窗，以清净环境进行问诊。

三、问诊的范畴

问诊内容颇为广泛，不仅要问饮食起居，精神环境，是否中毒，而且要问发病经过之现病史。故《素问·三部九候论》说："必审问其所始病，与今之所方病，而后各切循其脉。视其经络浮沉，以上下逆从循之。"如病起急暴，体力正气未衰，多属外感证，新病邪浅。病起缓慢，饮食日减，身疲力少，多属内伤虚证，久病邪深。

这样即可使医者先得出一个初步印象，然后再进行详细诊察，进而正确的判断疾病。且生活环境、精神状况，也是问诊不可缺少的一方面。故《素问·疏五过论》说："凡欲诊病者，必问饮食居处，暴乐暴苦，始乐后苦，皆伤精气……离绝菀结，忧恐喜怒，五脏空虚，血气离守。"此指医生诊病，必须懂得患者的喜怒哀乐，了解病人之暴乐暴苦，及其生活情况。盖乐则喜，喜则气缓。苦则悲，悲则气消。二者皆能损伤精气。离、绝、菀、结，都是精神上之严重刺激，对气血之影响甚大。所以情绪抑郁不伸，则亦足能使人致病。

此外，了解患者的喜恶对疾病之处理亦有很大之参考意义。如喜热饮者多属寒，喜寒饮者多属热。故《灵枢·师传》说："临病人问所便……夫中热消瘅，则便寒，寒中之属，则便热。"问所便，便者相宜也，取顺之道也（张景岳注）。故热在其中，多食善饥的消瘅病，适宜用寒的治法。寒气内中之证，适宜用温热的治法。

总之，问诊是一项极复杂与细致的工作，要求医者细心询问，缜密分析，后人在《内经》基础上发展为"十问"。如《景岳全书·传忠录》说："一问寒热二问汗，三问头身四问便；五问饮食六问胸，七聋八渴俱当辨；九因脉色察阴阳，十从气味章神见。"后人删后二句，改为"九问旧病十问因，再兼服药参机变。妇人尤必问经期，迟速闭崩皆可见。再添片语告儿科，天花麻疹全占验"。如果这样询问病史，则能全无一失。这对诊断正确，给予了很大保证。

第四章　切诊

切诊，是望、闻、问、切四诊中重要的组成部分，此是一种直接接触病人脉搏、胸腹，探索病情的方法。其范围包括：一是切脉。切循病人的脉搏。二是按诊。切按病人尺肤、胸腹。其中尤其是切诊之切脉，在长期临床实践过程中，积累了大量宝贵的经验，是医者在临床应诊时必须具备的技能。

脉，指病人的脉搏。五脏六腑之气血，无不通于血脉，而血脉则又周布全身以运行气血。故机体有病，则能影响气血的运行，反映出人体阴阳盛衰，邪正消长的异常改变，从而通过切脉诊断病情及其发展。

第一节　切脉

一、切脉部位

据《内经》与《难经》记载，切脉的部位主要有三种：寸口、人迎、三部九候。

（一）脉取寸口

寸口，在两手桡骨动脉应手处，以其脉出太渊，共长一寸九分。寸口又名脉口或气口，属手太阴肺经。

1.为什么脉取寸口

因为寸口属于手太阴肺经所主，肺主气而朝百脉。同时，寸口又为脾胃之气所归，脾胃为五脏六腑气血之海。所以全身脏腑、经脉气血的情况，都可以在寸口脉上体现出来。五脏六腑病变，气血失常，都可变化而反映于气口。故《素问·五脏别论》说："气口何以独为五脏主？胃者，水谷之海，六腑之大源也。五味入口，藏于胃以养五脏气，气口亦太阴也，是以五脏六腑之气味，皆出于胃，变见于气口。"上述说明，足太阴脾是输布水谷精气以养五脏的，上归于肺，肺朝百脉，而百脉行于寸口（气血运行经过寸口），百脉变化现于寸口。

在《难经》中关于寸口的论述，更明确的阐明了寸口为脉之大会，五脏六腑气血之所终始。如《难经·一难》说："十二经皆有动脉，独取寸口，以决五脏六腑死生吉凶之法，何谓也？然，寸口者，脉之大会，手太阴之动脉也……寸口者，五脏六腑之所终始，故法取于寸口也。"

2.寸口分寸、关、尺三部

寸、关、尺以掌后高骨为关部，关前为寸，关后为尺。寸以候阳（反映内脏心肺之病象），尺以候阴（反映内脏之肾、命门之病象）。即左侧寸、关、尺分别为心、肝、肾，右侧寸、关、尺分别为肺、脾、命。故《难经·二难》说："从关至尺是尺内，阴之所治也。从关至鱼际是寸口内，阳之所治也。"《难经·三难》说："关之前者，阳之动也，脉当见九分而浮。关以后者，阴之动也，脉当见一寸而沉。"

（二）脉取人迎

"人迎"，是指颈部两旁动脉，位当结喉两旁。人迎是足阳明胃经所过之处。一是脾胃之气，循经脉必过人迎。二是因其当喉咙，故肺气亦通达其间。所以，通过人迎脉也可以反映全身气血之盛衰。人迎为阳经之脉，寸口为阴经之脉。阴主里，而阳主外。阳气旺于春夏，阴气旺于秋冬。因此通过诊断此二脉之变化与四时气候是否适应，则可诊断机体内阴阳之变化与病变之在表在里。故《素问·至真要大论》说："寸口主中，人迎主外，两者相应，俱往俱来，若引绳大小齐等。"《灵枢·禁服》曰："春夏人迎微大，秋冬寸口微大。如是者，名曰平人。"是说此二脉常应保持一定比例。若失常，则为病态。如人迎脉独盛，则病在三阳之腑。若寸口脉独盛，则病在三阴之脏。此即是太阴行气于三阴，阳明行气于三阳的缘故。

（三）何谓三部九候

三部九候，就是把人体分成上、中、下三部。每部又分成天、地、人三候，三三为九，为三部九候。如表 6-4-1。

表 6-4-1　三部九候的分布

三部九候	上部 （候头面）	天：两额动脉（瞳子髎部位）	足少阴胆循行之处	候头角
		地：两颊动脉（地仓、大迎）	足阳明胃循行之处	候口齿
		人：耳前动脉（耳门）	手少阳三焦循行之处	候耳目
	中部 （候手经）	天：寸口动脉（经渠）	手太阴肺循行之处	候肺
		地：大指次指歧骨间（合谷）	手阳明大肠循行之处	候胸中
		人：掌后桡骨下（神门）	手少阴心循行之处	候心
	下部 （候足经）	天：气街下三寸（五里）	足厥阴肝循行之处	候肝
		地：足内踝跟骨旁（太溪）	足少阴肾循行之处	候肾
		人：大腿内侧，血海上6寸（箕门）	足太阴脾循行之处	候脾

气街，女子可改取本经太冲，在足大趾本节后二寸陷中。

从表可以看出：一是，上部三候在头，中部在手，下部在足，三部九候以诊全身经脉；二是，上部在头，可候头面，五官疾患。中部在手，可候心肺胸中疾患。下部在足，可候肝、肾、脾、胃疾患。除脾是下部所候外，大概是上候上，中候中，下候下的规律。

但是，在《难经》里也提出了三部九候的理论，与《内经》中的不大相同。即三部，指寸、关、尺。九候是指寸、关、尺中皆有的浮、中、沉三候。如《难经·十八难》说："脉有三部九候，各何所主之？然，三部者，寸关尺也；九候者，浮中沉也。上部法天，主胸以上至头之有疾也；中部法人，主膈以下至脐之有疾也；下部法地，主脐以下至足之有疾也。"现在临床基本上是宗《难经》三部九候而用的。浮主表，沉主里。古代医学家非常重视全身性三部九候理论，实大有研究之必要。

二、脉法

脉法是主要讨论切脉的方法和脉搏形象，至数，以及动势、变化等问题。

1.切脉的态度与方法

提出医者应虚心静气的进行工作，病人应在平静安适的状态下就诊，才能做出正确的诊断。如《素问·脉要精微论》说："是故持脉有道，虚静为保。"《针灸甲乙经》保，作宝。又说："诊法常以平旦，阴气未动，阳气未散，饮食未进，经脉未盛，络脉调匀，气血未乱，故乃可诊有过之脉。"指出诊脉应以早晨为宜，亦不可拘泥。只要在平静避免干扰、血气不乱之情况下，即可通过脉诊诊断出病情之变化。

2.衡量脉搏之标准

古代以医者呼吸来计算，正常为一息（一呼一吸）四五至，太过不及均为有病之象。四至以下或仅一息二至为不及。五至以上或一息六至为太过。一息四动以上，为脉绝。乍疏乍数，则为死脉。如《素问·平人气象论》说："人一呼脉再动，一吸脉亦再动，呼吸定息脉五动，闰以太息，命曰平人。平人者，不病也。当以不病，调病人，医不病，故为病人平息以调之为法。人一呼脉一动，一吸脉一动，曰少气。人一呼脉三动，一吸脉三动而躁，尺热曰病温……人一呼脉四动以上曰死，脉绝不至曰死，乍疏乍数曰死。"由此可以说明，忽快忽慢、忽大忽小，皆为不正常脉象。尤其注意有无间歇。因间歇则反映了脏腑血气不足，精气衰减。但间歇不一，有不满十动而歇，二三十动而歇，五十动而一止者。因此诊脉一般应诊五十动以上，方能正确的了解脉象。

三、四时五脏脉

脉象与四时有不同的变化，根据五脏脉之常度，即可查知脏气与四时阴阳的脉时相应或逆顺关系。故《素问·脉要精微论》说："春日浮，如鱼之游在波；夏日在肤，泛泛乎万物有余；秋日下肤，蛰虫将去，冬日在骨，蛰虫固密，君子在室。"春与肝气相应，主升发，脉弦当轻虚而滑，端直而长，有冲和之象。夏与心气相应，主盛长，脉钩，来盛去衰，有冲和之象。秋与肺气相应，主收成，脉毛，轻虚以浮，来急去散，中有冲和之象。冬与肾气相应，主闭藏，脉如营，脉沉而搏，兼有柔和之象。弦、钩（又曰洪）、毛（又曰浮）、营（又曰石），此即是肝、心、肺、肾与四时相应之脉象。其中和柔和之脉象，即为脾脉特征。

（一）辨胃气与真脏脉

脉象首推有无胃气。有胃气之脉象，在动态上表现为虚实和调、阴阳互济、至数分明、从容和缓、不急不躁，即为有胃气。四时之脉，如春弦、夏钩、秋毛、冬石，皆以胃气为本，即是在从容和缓之中，微有弦、钩、毛、石之现象。故《素问·平人气象论》说："春胃微弦曰平，弦多胃少曰肝病，但弦无胃曰死。"

关于"真脏脉"之形象，《素问·玉机真脏论》描述甚为确切，例如："真肝脉至，中外急，如循刀刃，责责然，如按琴瑟弦"，即纯弦象。"真心脉至，坚而搏，如循薏苡子，累累然"，即纯钩象。"真肺脉至，大而虚，如以毛羽中人肤"，即纯毛象。"真肾脉至，搏而绝，如指弹石辟辟然"，即纯石象。

人以胃气为本，真脏脉至说明人之胃气已绝，故主死证。故《素问·玉机真脏论》说："五脏者，皆禀气于胃，胃者五脏之本也；脏气者，不能自致于手太阴，必因于胃气，乃至于手太阴也。故五脏各以其时，自为而至于手太阴也。故邪气胜者，精气衰也。故病甚者，胃气不能与之俱至于手太阴，故真脏之气独见，独见者，脏也，故曰死。"由此可见，五脏之气，皆胃腑水谷之气所滋生。其脏脉见，是病气盛而脏气绝之象。故胃气的多少是区别平脉、病脉、死脉之关键。

（二）脉与病证的关系

1. 脉象主病

不同脉象反映不同之病变，在《内经》中提出了比较系统的辨脉纲领。如《灵枢·邪气脏腑病形》说："五脏之所生，变化之病形……调其脉之缓、急、大、小、清、涩，而病变定矣。"调，是指调查、诊查之意。缓脉，和缓之象，有胃气，正常脉象。异常缓脉常见迟缓，稍迟而无力，虚寒之征。弦缓，脉宽大而弦缓，阳气有余，有热象。弦脉，是指脉端直以长，柔弱迢迢。急脉包括弦急和紧脉，与肝病有关。弦急，如张弓弦，按之坚不移，从中直过，挺然。紧脉，急而有力如转索，坚硬抗指。弦、急二脉主寒、主痛、主挛急诸证。脉来洪大，来盛去衰，为阳气有余之象。大而浮弱，阳气有余，阴气不足，气实血虚，均为大脉。脉形小弱，见于阳部为阳虚，见于阴部为阴虚，三部俱见为气血两亏，春夏及青壮年人，见之不利。滑脉，往来流利，如珠走盘，为阳气盛或气血俱盛。五脏病脉滑者，主气盛。涩脉，往来艰涩不利，势如轻刀刮竹。迟细短涩而难，主血少、气滞，或血滞不畅之证。

2. 脉证逆从

脉证相从主病顺，脉证相逆主病凶。

（1）脉证相从

有其证必有其脉，阳证得见阳脉，阴证得见阴脉。如《素问·脉要精微论》说："夫脉者，血之府也。长则气治；短则气病；数则烦心；大则病进；上盛则气高；下盛则气胀；代则气衰；细则气少；涩则心痛。"长，即过于本位，正气充足。数，是指一息六至以上，发热心烦。短，即不及本位，正气不足。脉洪大，病势发展。上盛，即寸部脉盛大有力，邪壅心肺。下盛，即尺部脉盛大有力，脾胃肝肾诸脏气胀气满。脉有歇止，主气衰。涩，即涩脉，主血少气滞，而发心痛。脉细小，则气少血虚。

（2）脉证与四时变化不相适应

脉从四时，病可治。脉逆四时则危。如春得肺脉，夏得肾脉，秋得心脉，冬得脾脉，说明生机已衰，多难治。脉证不相符，病属难治。如病风热，脉不浮大反见沉细，表明正气内亏。如泄利脱血，阴液大伤，脉应沉细而反见实大，表明正气外脱，皆属逆证。

又如病积于中，脉应有力而反见虚象，或外邪在表，脉当浮滑而反见沉涩，为正气不足不能胜邪。故《素问·三部九候论》说："形盛脉细，少气不足以息者危。形瘦脉大，胸中多气者死。"形盛脉细，是指呼吸不能接续。真气已虚，邪气亢盛。形瘦脉大，是指胸中气逆胀满，脏气已伤，邪气尤存。

四、辨孕脉

《素问·阴阳别论》说："阴搏阳别，谓之有子。"阴阳，是指尺寸。阴搏，指尺脉搏指有力而滑利，多系有孕。但为什么怀孕脉见滑利？这是由于受孕后，母体养胎，月经停止，气血比较旺盛，故脉象滑动有力。故《素问·平人气象论》说："妇人手少阴脉动甚者，妊子也。"《素问·腹中论》说："何以知怀子之且生也？岐伯曰：身有病而无邪脉也。"脉动甚，说明气血充盛滑利，如珠滚盘。但是临床诊断妊娠，应脉症互参，如兼见厌食、呕吐、倦怠、嗜酸等恶阻证候，即可做出明确诊断。

第二节　按诊

按诊包括诊胸腹，即按其胸腹，上下循抚，审察有无痞满、块痛、水肿和诊尺肤，即按其两手尺肘的肌肤，观察其滑涩，肌肉坚脆。

一、诊胸腹

诊胸腹，包括按察胸腹部，后背等方面。

1.按胸部

注意"虚里"之动。虚里为胃之大络，出于左乳下。人以胃气为本，虚里为脉之宗气，十二经脉所宗，所以按诊虚里，可以探查胃气与血脉之流动变化。如《素问·平人气象论》说："胃之大络，名曰虚里，贯膈络肺，出于左乳下，其动应衣，脉宗气也。盛喘数绝者，则病在中；结而横，有积矣；绝不至曰死。乳之下，其动应衣，宗气泄也。"虚里之动，按之应手，动而不紧，缓而不急，为正常现象。按之动微，是指宗气内虚，不及之象。动而应衣，是指宗气外泄，太过之象。搏动特快，多胸腹有积，宗气被逼。停止跳动，宗气已绝，主死证。

2.按腹部

痞满，积块病变，通过按察，可以了解其形状、硬度、大小及喜按、拒按等。一般喜按属虚，拒按属实。喜暖属寒，喜凉属热。

3.诊水气多少及潴留部位

水在皮肤间者，按之窅而不起。如《灵枢·水胀》说："水始起也，目窠上微肿，如新卧蚕之状，其颈脉动，时咳，阴股间寒，足胫肿，腹乃大，其水已成矣。以手按其腹，随手而起，如裹水之状，此其候也。""肤胀者，寒气客于皮肤之间……腹大，身尽肿，皮厚，按其腹窅而不起，腹色不变，此其候也。"水在腹中者，按之可随手而起。窅而不起，是指水在皮肤、肌肉之间，按之凹陷不起。

但应了解，腹大并非皆水气之为病，也可因气血凝结，癥瘕积聚所成。但癥瘕、积聚按之坚硬有块，如肠覃、石瘕等病证，再参酌他症，自不难辨认。

二、诊尺肤

尺肤，是指两臂尺泽至寸口之间皮肤，称为尺肤。尺肤之色泽变化及寒温改变，与气血之盛衰有关。而脏腑病变，皆能导致气血变化，从而反映于尺肤。如《灵枢·论疾诊尺》说："余欲无视色持脉，独调其尺，以言其病，从外知内，为之奈何……审其尺之缓急、大小、滑涩，肉之坚脆，而病形定矣。"皮肤之缓急、大小、缓涩，肌肉之坚实、脆弱，能反映内在疾病之情况和形气之衰盛，同时应注意脉象与尺肤相参。

在诊脉同时，兼诊尺肤，互相印证，则更有助于诊断的正确。如《灵枢·邪气脏腑病形》说："脉急者，尺之皮肤亦急；脉缓者，尺之皮肤亦缓；脉小者，尺之皮肤亦减而少气；脉大者，尺之皮肤亦贲而起；脉滑者，尺之皮肤亦滑；脉涩者，尺之皮肤亦涩。凡此变者，有微有甚。故善调尺者，不待于寸；善调脉者，不待于色。能参合而行之者，可以为上工。"肤急，是指皮肤紧急。肤缓，是指皮肤弛缓。少气，是指皮肤瘦薄少气。皮肤亦贲而起，是指突起。有微有甚，即有显著有不显著。调尺，是指调查尺肤变化。尺肤的寒热，是指与脉相参有助于了解病情。《灵枢·论疾诊尺》说："尺肤热甚，脉盛躁者，病温也；其脉盛而滑者，病且出也。尺肤寒，其脉小者，泄、少气。"泄，即泄泻。少气，气虚所致。

此外，四肢末端之寒热，对诊断病情安危，亦有重要意义。《素问·通评虚实论》说："乳子而病热，脉悬小者何如？岐伯曰：手足温则生，寒则死。"所以，病热而脉微小，是脉证相逆。手足温，则说明阳气尚未衰竭，虽有亏虚，尤可治疗。手足寒，则阳气虚极，多属危殆之征。

治则

◈ 概 说 ◈

一、概念

治则首先见于《内经》。其有关治则条文，乃是中医学治疗原则之鼻祖，故陆九芝《世补斋医书·卷一》说："治病之法，不出内经。内经之治，不外六气。自天元正纪以下六篇，百病之治皆在其间，岂可因其所论皆运气，而忘其为治法之所从出者。"治则，就是治疗的法则。它是从四诊所获得的客观资料中，通过对疾病的分析、综合而提炼出来的临证治疗规律。

治则与治疗立法有所不同。治则，即治疗规律或治疗大法和原则。治法，乃是根据治疗规律和原则，结合到某具体疾病所订立的具体方法。而这些具体方法则正是按照治疗原则而具体订立的。因此，可以说治则，是指制定治疗方法的总则。治法，则是按照治则结合具体病情的灵活运用。

例如，补虚、泻实、温寒、清热。补泻清温，即是治疗虚实寒热证的治疗原则。《内经》所谓"虚则补之，实则泻之""寒者热之，热者寒之"，即是此意。但结合到具体病情，如病人体质、环境条件之不同，则疾病之表现、变化也有差别。如虚证有气虚、血虚、脾虚、心虚等不同，治法就有补气，补血，补脾，补心之不同。所谓补气，补血，则是在虚则补之的治疗原则下，根据具体病情而制定的治疗方法。实证有血瘀、食积、痰饮等之不同。泻实则有破瘀血、消积滞、化痰饮等方法。这些方法亦是在"实则泻之"的基础上，结合具体病情而制定的具体治疗方法。寒证有表寒、里寒等之不同。温寒即有散表寒、温里寒等治疗方法。同样这些治疗方法也是在"寒者热之"治则指导下，结合具体病情而制定的治疗方法。热证有表热、里热、肝热、脾热之不同。清热即有解表热、清里热、清肝热、泻脾热等治疗方法，同样亦是在"热者寒之"的原则指导下制定出来的具体方法。

二、理论基础

治则的制定，是以病理机转为根据的，而病理机转则是以阴阳五行、藏象、经络等为理论基础。因此治则的理论也是以阴阳、五行、藏象、经络等为基础的。换言之，治则也就是这些理论的实践应用。

以阴阳来说，疾病之生，乃阴阳不和，即所谓"阴阳不和，乃生百病"。而治疗原则，即在于调和阴阳。故《素问·至真要大论》说："谨察阴阳所在而调之，以平为期。"即治疗目的在于促进阴阳之恢复平衡。但是在辨析其阴阳不和之中，又当分别其主因，即在阳，还是在阴。从而进一步决定其治疗方法，从阴治，还是从阳治。如阳不密，是指当扶其阳。阴亏不固，即当养其阴。阴虚而导致阳亢，当补阴以配阳。由阳虚而导致阴盛，当扶阳以抑阴。

以五行生克来说，五脏病变又各有虚实，虚则宜补，实则宜泻，这是治疗的原则。但是五脏之间，尚有母子关系、相胜关系，故又应根据其相制、相成以调其虚实，使其复归于协调平衡。如以相生关系制定方法，则有直接补泻其本脏，如肾虚补水，用六味地黄丸。肝实泻木，用龙胆泻肝汤。实则泻其子，如木实泻火，即肝病实邪引发心火亢盛，血分实热上炎，可见目赤，眩晕，尿赤，治用左金丸、当归龙荟丸。虚则补其母，如滋水涵木，肾水不足，肝阳上亢，头目眩晕，用六味地黄丸。又如补土生金，脾肺两虚，咳嗽，纳呆，可用参苓白术散。如以相克关系制定之方法，如金虚不能平木而导致木实，症见咳嗽，虚劳，失血，眩晕，失眠。可清金制木，亦可用俞根初的桑丹泻白散。水虚不能制火而导致火实，肾阴不足，心阳独亢，宜壮水制火，治用知柏八味丸。以上所举木实泻火、滋水涵木、补土生金、清金制木等治疗方法，就是根据五脏病变的子母、相胜关系所制定的治疗方法。

从经络来说，经脉与经脉是相互交通的，阴经与阳经则是相互表里的，经脉与脏腑之间，则又是相互络属的，故根据不同的情况，在针刺选穴组方上，亦是结合不同情况，运用不同的治法。如《灵枢·阴阳清浊》说："故刺阴者，深而留之；刺阳者，浅而疾之；清浊相干者，以数调之也。"刺阴者，是指针刺阴脏在里病证。刺阳者，是指针刺属阳腑在表病证。又如《灵枢·阴阳二十五人》说："气有余于上者，导而下之；气不足于上者，推而休之；其稽留不至者，因而迎之。必明于经隧，乃能持之。"气有余于上者，是指病在上，刺在下之穴位。导而下之，即导气下行。推而休之，是指按尺肤，留针以待气至。其稽留不至者，即经气感来迟滞，则针刺迎之而促其至。经隧，是指经络通达。乃能持之，即方能掌握。

由上述说明治则是以阴阳、五行、经络、藏象等理论为基础的，同时亦是这些理论在临床实践中的具体运用。

三、治则的特点

《内经》有"正气存内，邪不可干""精神内守，病安从来"的经文。其治则特点有如下方面。

一是，扶正祛邪。中医学对于疾病之认识和处理，是以内因为主的，特别重视体内正气的恢复，阴阳的协调。治疗上的祛除邪气，就是为了扶正。扶助正气就是为了祛邪，使正气充足抗邪能力强盛。因此制定治疗法则，不是单纯地看到病邪一方面，必须照顾到正气的一方面，并以正气为主体。例如，实则用泻，但必须在正气可以支持之情况下方能应用，或者应用补泻兼施，或先补后攻。

二是，整体治疗。疾病是由于脏腑功能失调所致，因此治疗中应考虑到整体性。整体观念，是中医学的主导思想，故治疗原则之确定应从整体来进行考虑，从全面着眼来解决问题。绝不能头痛医头，脚痛医脚，局部、片面地进行考虑。如肺气不宣之癃闭证，可用开肺气法；肾虚肺痨用滋肾方法。

三是，异病同治，同病异治。不同疾病，只要在其病变过程中具有共同的病理机转，在此同一基础上，即可运用同一治疗法则来进行治疗处理。与此相反，虽同一疾病，但因其病变过程中各个阶段之病理机转不同，其治疗原则也不同。这是中医学辨证施治、随症加减等原则指导下的治疗方法。更是中医治则的突出的特点。

四、内容与运用

治则的内容包括：治未病、三因制宜、标本、正治反治、分辨逆从、辨证立法、制方、饮食宜忌、精神治疗、针刺大法等方面。中医治则的运用，不光具有原则性，而且具有很大的灵活性，即所谓"通常达变"。如某一治疗法则所适应之对象，并不局限于一个疾病，同时每一个治疗处理方法也不是一成不变的，亦非固定于一法一方一药。只有掌握了其原则性及灵活性，并紧密地结合病情，则立法、处方，方可左右逢源。而其主要关键亦在于洞悉病情，体察入微，掌握八纲，灵活运用四诊，方能治疗确当。这也正是辨证论治思想的具体体现。

第一章　治未病

何谓治未病？治未病，是中医学预防医学思想的具体体现。有两个重要含义：一是防病于未然，即是预防疾病之发生，其主要内容是摄生；二是既病之后，防其传变，即早期诊断、早期治疗，及时控制疾病的发展变化。

一、摄生的意义

摄生即调摄身形，保养生命。即是古代医家认识了人与自然的有机联系，掌握了人体生理活动与疾病发生的变化规律之后，总结出来的进一步增进身体健康、预防疾病发生的理论和方法。《内经》认为，人之寿命本来是可以活的很长，其所以不能尽其"天年"之原因，即在于疾病之侵袭。并认识到疾病是可以防止的，防止了疾病的发生，即能达到长寿之目的，从而把防病与长寿两者联系起来。

疾病的发生发展既然关系到内外两个方面因素，即一个是外在环境变化的致病条件，一个是内在调节机体的能力。因此体会到，为要防病长寿，就必须要获得内外在环境的统一。故摄生对预防疾病的发生有着极其重要的意义。故《素问·四气调神大论》说："是故圣人不治已病，治未病；不治已乱，治未乱。夫病已成而后药之，乱已成而后治之，譬犹渴而穿井，斗而铸锥，不亦晚乎。"

应当指出这种防重于治的指导思想，在中医的医疗实践中，收到了显著的效果。不仅创造出与发展成一套具有民族特点的行之有效的摄生方法，而且其中有不少已进一步成为后世治疗疾病的有效措施，对我国人民繁衍做出了重要的贡献。

二、摄生的方法

摄生之原则，一般可以概括为以下两方面。一是强调人体内在环境的统一。即调摄精神形体，增强身体健康，提高防病机能。二是强调人体内在环境，主要是指人体之正气而言。正气即是精、气、神三者之综合体现。精、气、神前面已然讲过，精是构成人体之基本物质，包括脏器组织之基本材料，以及饮食物生化之后所形成之营养物质，是人体生命活动的物质基础。气，是生命力之表现，包括运动着的极其细微的物质，以及脏器组织的活动能力。神，是生命活动之体现，包括精神意识，思维知觉运动，及表现于外的形象特征。

1. 调摄精神，增强体质

调摄精神形体，增强体质，对于人体能否适应外在环境之变化与抗御疾病的发生有着紧密之关系。《内经》认为人类的精神意识、思维活动、情志变迁是物质存在的反映，因此为要获得精气神之充分协调，就必须注意到精神的修养，从而使精神安宁、舒畅、乐观，只有这样才能使情志活动不发生失调，达到精、气、神之统一。故其内容包括尽量减少不良的精神刺激，防止过度的情志变动，保持心胸开畅和乐观愉快。故《素问·上古天真论》说："恬淡虚无，真气从之。精神内守，病安从来？"即指心情安定，无不当贪欲妄想，精气从之不无故耗散，精气神充足，内守于神机，则病从何生。又曰："把握阴阳，呼吸精气，独立守神，肌肉若一。"

肌肉若一，指精神内守，形神统一。人体之形体肌肉，自少至老是有所改变的，但"若一"可理解为变化少，或看不出有什么变化，所谓"童颜鹤发"之"童颜"即"若一"之表现，即保持着充沛的生命活力。把握阴阳，呼吸精气，属于现代气功之范畴，是中医学创造的特殊的摄生方法，即指掌握四时阴阳消长规律与形体相适应，练功时调节呼吸，排除杂念，意守丹田，不受外界影响，把精神意识集中起来（独立守神），均匀呼吸，从而达到增强体质，益寿延年，并能治疗某些疾病之目的。

2. 节制饮食、起居

饮食、劳动，是人生活中的两件大事。人不饮食，则不能生存。人体不劳动，则不能体魄健壮。这都是人体正常的需求。但是饥饱劳伤（包括过劳或过逸）都能影响人体之精气神，甚至发生疾病。故《素问·上古天真论》说："其知道者，法于阴阳，和于术数，食饮有节，起居有常，不妄作劳，故能形与神俱，而尽终其天年，度百岁乃去。"

道，是指养生之道。法于阴阳，是指人应效法于天之阴阳规律，以求人体之阴阳得以平衡协调。和于术数，"和"，即协调统一，术数，是指运气养生方法，如气功、太极拳等；指与自然阴阳规律取得协调。食饮有节，指饮食有节制，充养其气。起居有常，起居有规律，以养其神。不妄作劳，是指不过劳，以养其精。形与神俱，即形神统一，身安神静，外不劳形与事，内无思想之患。此即是说必须要适应外在环境的变化，为保持身体健康，精神充沛，应对饮食、起居、劳动、休息等都有适当的安排与节制，这样方能达到祛病延年的目的。

《素问·上古天真论》又说："今时之人不然也，以酒为浆，以妄为常，醉以入房，以欲竭其精，以耗散其真，不知持满，不时御神，务快其心，逆于生乐，起居无节，故半百而衰也。"不知持满，是指不能充分保持养生之道。不时御神，是指不能顺四时，调御神气。逆于生乐，是指心藏神，过于贪恋欢乐，违逆，则心神耗散。再逆，则心气耗伤。如表7-1-1所示。

表 7-1-1　不知摄生对机体的影响

不知摄生	伤气	以酒为浆	酒精伤脾，生气乃伤	形神两伤，半百而衰也
		逆于生乐	乐则气缓，更逆更甚	
	伤神	以妄为常	神气浮越	
		起居无节		
	伤精	醉以入房	耗竭失精	
		务快其心		

3. 人体内外在环境的统一，适应四时变化，避免外邪侵袭

人体日常生活中应注意与四时气候的适应，以避免外邪侵袭，是预防疾病产生的重要方面，亦是摄生所必须遵循的重要原则。故《素问·四气调神大论》说："夫四时阴阳者，万物之根本也。所以圣人春夏养阳，秋冬养阴，以从其根，故与万物沉浮于生长之门。逆其根则伐其本，坏其真矣。故阴阳四时者，万物之终始也，死生之本也。逆之则灾害生，从之则苛疾不起，是谓得道。"

夫四时阴阳者，万物之根本也，是指四时阴阳有消长，万物有生长化收藏，四时变化是万物生长之根本。以从其根，是指顺应四时阴阳变化。与万物沉浮于生长之门，指人与万物的生长同样适应四时之规律。逆其根则伐其本，是指逆四时阴阳规律而削弱其根本。坏其真，即损伤元气。从之，即顺应之。春夏养阳，是指春为阳气始生，夏为阳气隆盛，当此之时应保养人体的阳气，使之相应的生发旺盛。秋冬养阴，是指秋为阴气初生，冬为阴气隆盛，阳气内藏之时，当此之时应保养人体之阴精，同时不能使其阳气耗散，以利于阴精之滋生。

4. 关于具体的养生方法

根据上述原则，《素问·四气调神大论》进一步提出了在不同的季节中应使用不同的养生方法。如："春三月，此谓发陈。天地俱生，万物以荣；夜卧早起，广步于庭，披发缓形，以使志生……此春气之应，养生之道也。"即夜晚应早睡，早上早起，到院中去呼吸新鲜空气，头发不可扎的过紧，使全身得以舒适，使精神焕发。

"夏三月，此谓蕃秀。天地气交，万物华实；夜卧早起，无厌于日；使志无怒……此夏气之应，养长之道也。"无厌于日，是指不应厌恶日光，过于贪凉。使志无怒，不应生气发怒。

"秋三月，此谓容平。天气以急，地气以明；早卧早起，与鸡俱兴；使志安宁，以缓秋刑；收敛神气，使秋气平……此秋气之应，养收之道也。"早卧早起，是指早卧以避风寒，早起领略秋爽。使志安宁，收敛神气，是指精神安定，使精神内守。使秋气平，指虽在秋天肃杀之气候中，能顺应秋气而达气血平和之目的。

"冬三月，此谓闭藏。水冰地坼，无扰乎阳；早卧晚起，必待日光；使志若伏若

匿……去寒就温，无泄皮肤，使气亟夺，此冬气之应，养藏之道也。"使志若伏若匿，是指避寒就温，使精神潜藏伏匿。无泄皮肤，不宜腠理疏泄过多出汗，以免阳气随汗外泄。

总之，关于春夏养阳之道，因春夏两季气候由寒转暖，由暖而暑，宇宙万物均充满新生繁茂之机，故应夜卧早起，志气焕发，多劳动作，在室外多活动，以使体内阳气生长充沛周身。又因阳盛季节，人体阳气亦盛于外而虚于内，在饮食生活上，不宜于多食生冷、寒凉食物，不以嗜食寒凉以图快。《素问·金匮真言论》说："长夏善病洞泄寒中。"此因恣食生冷，因体内阳气被伤而虚，寒中下利。妄图寒凉以解暑，不使阳气外泄，暑热气郁于内，易致秋生痎虐。关于发泄太过，耗伤气分，故《素问·举痛论》说："炅则腠理开，荣卫通，汗大泄，故气泄。"

秋冬养阴之道，因秋冬气候转寒，万物趋于收藏状态，故人之生活亦应注意防寒保暖，适当调整作息时间，使阴精潜藏于内，阳气不致外泄，这样便能"阴平阳秘"。故秋冬两季应去寒就温，收敛神志。毋泄皮肤，毋伤精液，忌纵欲过汗。因其大伤津液，故《内经》有冬不藏精，则春必病温。

总观上述养生方法，无论体内也好，体内与体外关系也好，其基本精神则为以内因为主，但不忽视外因，其观点仍是从整体观念出发的。

"春夏养阳，秋冬养阴"之实践，举例如下：如痰饮气喘病人，若肾阳虚，每逢秋冬阴盛即发，春夏则愈。这种病在秋冬发作时治疗，只能减轻症状或暂时性消除症状，而不能从根治疗。若在春夏阳盛之时，补其肾阳，化其痰饮，则可防其发作，乃至达到根治目的。再如阴亏精少之阴虚病人，往往在春夏时病剧，此时给予补阴之品，其症仅可稍减。不如于秋冬之阴精敛藏之时，进补阴之剂有效。

由此说明春夏养阳，以适应秋冬收藏之机，秋冬养阴更为春夏生长之基础。此即突出说明了摄生防病、保健之法的实践意义。

三、预防疾病之传变

治未病的另一个意义是即病防变。其基本精神，即是疾病发生之后，应变被动为主动，在处理上首先防其病邪深入、病势蔓延，避免造成复杂严重的后果。

（一）病变深入，病情复杂

《素问·阴阳应象大论》说："故邪风之至，疾如风雨，故善治者治皮毛，其次治肌肤，其次治筋脉，其次治六腑，其次治五脏。治五脏者，半死半生也。"此说明外邪侵袭，自外而内，由表而里，逐步深入。即外邪先侵袭皮毛，然后到肌肤，然后到筋脉，再到六腑，再到五脏。病邪侵袭入内之后，如果不作及时的正确处理，则病邪就可能逐步深入，侵犯内脏，使病情愈来愈为复杂，治疗更为困难。

善治者，应当在邪未深入之时，及时治疗，能既免其深入，则更能较容易的驱邪外出。如待病邪深入于内，侵至五脏，则正气大受损伤，不仅给治疗造成困难，且对其生命亦有影响。因此邪在表及时治疗，事半功倍。邪入里再治疗，则事倍功半。

（二）治疗用药，防病传变

五脏疾病的传变多与五行相生相克之规律有关，因此治疗疾病之时，应防止其传变。即在其未传之先，予知其将传之趋势，而事先防之，从而达到控制其传变，控制其疾病漫延的目的。但是受传之脏，能否受邪，还决定其脏腑之虚实。一般虚则受邪，实则不受邪。所以五脏生克乘侮之规律不是一程不变的机械公式，必须结合具体病情灵活掌握。但其大法不外如下几个方面：一是乘己实而泻之，则不致其乘传，即治其本脏；二是乘彼之虚而补之，则不致受传，即治其受传之脏。

如肝乘脾之病邪传变，《难经·七十七难》说："所谓治未病者，见肝之病，则知肝当传之于脾，故先实脾气，无令得受肝之邪，故曰治未病焉。"先实其脾气，即脾虚有受邪之势，在治疗肝药中应佐以健脾之品，使脾气实而不虚，实则不受邪传，以达其预防疾病传变之目的，这即是处理内脏疾病防止疾病传变的一种治疗法则。

由此可知，邪正斗争的消长过程，即是疾病的发展过程，邪盛正衰，或正复邪退。所以早期治疗具有重要之意义，一方面可以控制病邪蔓延，另一方面则可以避免正气的过度损耗。在正气损耗不大之时，既易治疗，亦易恢复健康。若因失治，则病邪深入，造成正气衰败，病情逆转，则贻害匪浅。因此要求作为医生要做到早期治疗。

（三）对医务工作者的要求

《素问·八正神明论》说："上工救其萌芽……下工救其已成，救其已败。"即高明医生，不等其病成而治之。差的医生，病初起发作时诊断不出，只能使得病成。有表象于外，方能治疗。由此，作为一个高明之医务工作者，从患者的健康出发，及早诊断、及早治疗，乃是最起码的原则性的要求，临床不可不予重视。

第二章　因时、因地、因人制宜

为什么要因时、因地、因人制宜？从上面讲过，人体与自然界是息息相关的整体，因此在辨证论治时必须要考虑到气候、地理、病人等因素及三者之间的关系，因人、因时、因地制宜。反映了中医学辨证论治的整体性和灵活性，正是说明了中医的治病是考虑全面而又辨证的来看问题，即具体问题具体分析。

一、因时制宜

人体之生理活动，必然受四时气候的影响。因此治疗用药时，亦应首先考虑到病人与四时气候之关系，用药的寒、热、温、凉，亦应适应于四时气候的寒热温凉。

（一）一般情况

如《素问·六元正纪大论》说："用寒远寒，用凉远凉，用温远温，用热远热，食宜同法。"即是说用热药时要注意回避热气主岁的时气，用温药要注意回避温气主岁的时气……余以类推，饮食宜忌亦属同法。此即说明，时逢严寒之冬季，应尽量少用苦甘寒之品，如知、柏、芩、连之属。时逢炎热之夏季，应尽量少用大热之品，如桂、附、萸、姜之属。时逢风温之春季，应尽量少用辛散之品，如麻、桂、葛、防风之属。时逢凉肃之秋季，应尽量少用苦凉之品，如石膏、龙胆草之属。

（二）反常情况

《素问·六元正纪大论》又说："有假者反常，反是者病，所谓时也。"即是在气候与时令相反之时或病邪侵袭使机能紊乱之时，则亦可不受此限制。但在用量，及使用方法、配伍上亦应慎重。

二、因地制宜

在治疗时亦应注意到地理环境，在药物选用上，应考虑当地环境及生活习惯、地方病等。如《素问·异法方宜论》说："医之治病也，一病而治各不同，皆愈何也？地势使然也……故治所以异，而病皆愈者，得病之情，知治之大体也。"在《内经》本篇里，共举出东方之域、西方之域、北方、南方、中央等五种类型，这都是古人通过观察，经过实践而总结出来的经验，可供参考。

至于地理环境、生活习惯在治疗上的影响，亦不胜枚举。例如，南方大夫喜用辛凉之品，远麻、桂，用量极小。北方大夫，喜用辛温之品，麻、桂，用量较大。经方派、时方派（温热派）等用药亦有不同。不可否认有师承之异，但亦有一定的地理条件因素在内。

三、因人制宜

（一）因人之体质而异

一是，人之素质强弱肥瘦，亦应予以分别处理。如《灵枢·论痛》说："胃厚、色黑、大骨及肥骨者，皆胜毒；故其瘦而薄胃者，皆不胜毒也。"脾胃强，肤色黑，骨骼壮，体质强壮肥胖者，对毒性药物有较强的耐受性。脾胃弱、肌肉消瘦之体质，对毒性药物耐受力弱，即不能耐受量大药物之刺激。其毒，是指非毒药之毒，应为药性之偏盛。二是，对于不同耐受性体质之人，在用药上应有所区别。故《素问·五常政大论》说："能毒者以厚药，不胜毒者以薄药。"即用药之气味有厚薄之不同，即一般来讲，体质强壮者，用针用药应略重一些。体质禀赋虚弱之人，用针用药应略轻一些。

（二）因患者之形志哀乐而异

如《素问·血气形志》说："形乐志苦，病生于脉，治之以灸刺；形乐志乐，病生于肉，治之以针石。形苦志乐，病生于筋，治之以熨引。形苦志苦，病生于咽嗌，治之以甘药。"形，指人体之形体。志，即精神意识状态。形乐志苦，是指形体安远无劳，精神苦闷不乐，经脉之气不畅，宜用针灸舒通经脉郁塞。形乐志乐，形体不劳，精神愉快，多由嗜食厚味，肌肉血脉易壅滞而发生疮疡，宜用针刺砭石刺其脓疡。熨引，熨是药物热敷法，引是导引法（气功）。形体劳苦，筋易受伤，但精神愉快，血脉未曾受病，故治以熨引之法，使血脉能营养于筋，则病可愈。形苦志苦，即形体受损，精神抑郁，两者可影响脾胃消化机能，使之不能正常消化水谷，敷布津液和营养，营养脾胃，故病生于咽嗌。甘能益脾，故用甘药以润脾。甘药，《新校正》《甲乙经》作百药。

总之，在治疗时应注意患者的精神状态。但是精神状态对于疾病之进退虽有一定之影响，与治疗的关系则不是绝对的，应灵活掌握。

四、小结

治未病，是中医学内外环境统一整体观念及内因为主在治则中的体现。防病于未然，贯穿着预防为主的医疗思想，既病防其传变，体现了早期诊断、早期治疗的主动精神。这两点在中医学治疗理论及方法中占有重要意义。为医者不可不知。

第三章 标本

一、标本的意义

本为源，标为末。标本之间既是相对，而且其间又具有因果联系，中医学以标本来说明生理活动、病理变化过程中的本源与传变、本质与现象、因与果、缓与急等关系。因而标本本身并不是具体物质，而是从若干具体事物变化中概括出来的概念。标本的运用是极其广泛的，因之其含义也随着运用而有所不同和区别。

二、标本病气举例

如表 7-3-1 所示。

表 7-3-1　标本的划分

事物	人身内外	脏腑	脏腑、经络	病工	邪正	疾病	病时	新旧	病所	六气与六经
本	内	五脏	脏腑	病	正气	病因	先病	旧病	里	六气
标	外	六腑	经络	工	邪气	症状	后病	新病	表	六经（三阴三阳）

六气，是指厥阴风木、少阳相火、太阴湿土、少阴君火、太阳寒水、阳明燥金。总之，疾病的发展变化是错综复杂的、多变的，因此分辨标本是一项细致的工作。例如，病因为本，症状为标。旧病为本，新病为标，如胃有宿疾，又感受外邪，发热恶寒。又因为疾病的发展是变化多端的，因此标本的辨别也往往随着疾病的发展而改变。故《素问·至真要大论》说："是故百病之起，有生于本者，有生于标者，有生于中气者。"这是指内外而言，内在为本，外在为标，这就说明疾病的产生，并不是固定不变的生于本。内在、外在，标和本都可以产生疾病。如感寒为本，所发生之症状头痛、发热、恶寒为标，如果疾病进一步发展，寒邪入里，郁久化热，症见身热汗出，口渴、便闭等症。此时则热邪为本，身热、汗出、便秘等症为标。

由此可见，标本虽有一定之规律，但又是辨证的，不是一成不变的死板规律。正如《素问·标本病传论》说："夫阴阳逆从，标本之为道也，小而大，言一而知百病之害；少而多，浅而博，可以言一而知百也。以浅而知深，察近而知远。言标与本，易而勿及。"阴阳逆从，是指病邪在阴或在阳，治法的逆治或从治。言一而知百、察近知远，言一病而推知百病。因其本而知标的变化，不为标象所迷惑。言标与本，易而勿及，是指标本分析，言之虽易，但具体运用则不简单。

三、标本治疗规律

标本在治疗方面的运用，主要是分析病证的主次先后、轻重缓急，用以来确定先治后治的次序问题。

（一）治病必求其本

本，是根本，是疾病的本质。标是本的现象，是本的反映。本是因，标是果。治病必求其本，就是治疗疾病的根本。在一般情况下，标根于本，病本能除，其标亦随之而解。故《素问·阴阳应象大论》曰："治病必求于本。"如受寒、发热之证，病因寒邪为本，发热症状为标，治当散寒以退热。阴虚发热之证，则阴虚为本，发热为标，治当养阴以退热。

《素问·标本病传论》又说："先病而后逆者治其本，先逆而后病者治其本。先寒而后生病者治其本，先病而后生寒者治其本。先热而后生病者治其本，先热而后生中满者治其标。先病而后泄者治其本，先泄而后生他病者治其本。必且调之，乃治其他病。"逆者，是指胜克之气也。先病后逆，是指由病而造成气血逆乱。先逆后病，是指由气血紊乱而致病。先泄而后生他病，是指腹泻不止，乃脾胃运化失调，不能运化水谷之精气，以养四肢百骸，故生他病，必须调理好脾胃之功能，方能再治他病。治病必求其本是治则中的基本原则，是治则的常法，甚为重要。但又不是一成不变的机械公式。

（二）标本异治

标本异治一般有下列两种情况。

1.急则治标，缓则治本

在疾病过程中如有某种证状特别严重，或原有宿疾，复有新病而新病形势又较急迫之时，则可先治其标，后治其本。这就是"急则治标，缓则治本"的原则。如《素问·标本病传论》说："先热后生中满者治其标……先病而后生中满者治其标……小大不利治其标。"中满，是指腹胀、腹泻。小大不利，是指大小便不通。这都是比较严重的证候，属危急之象，故当先治其标而缓治其本。

可见急则治标是因为病情危重，如不先治其标，标病不除，则能影响病情发展，当此之时，若不能治本，甚至危及生命，则当用急用治标之法。但治标终属权宜之计，治本才是根治之法。治标仅是临床治疗的救急手段，能为治本创造有利的条件。治标的目的仍是为了达到更好地治本。

2. 有余不足，标本异治

在同一疾病过程中，也有标本异常之法则。邪正交争过程，应看正气之盛衰，有先治本的，也有先治标的。如《素问·标本病传论》说："病发而有余，本而标之，先治其本，后治其标。病发而不足，标而本之，先治其标，后治其本。"其内涵有二：一是，说明邪气亢盛的实证，邪气为本、正气（不虚）为标，故应首先治其本病，驱邪为主，后扶其正。邪正俱盛，应祛邪为本，扶正为标，应先祛邪后扶正，以免邪气留恋，耗损正气，此即驱邪以安正的办法。如表证解表，里实证攻下法等。二是，正气虚的虚证，是正气为本，邪气为标，先治其本，后治其标，扶正为先，祛邪为后之法，即是所说的扶正祛邪之法。

3. 标本兼顾，标本同治

如果标病既急而本病又不可缓，标本并重者，顾此则失彼，或疾病轻微可双管齐下者，则可用标本同治，两相兼顾之法治之。例如麻黄附子细辛汤证，温经发表。标病为发热、恶寒、无汗，为表证，用发散法。本病为肢冷、脉沉、下利清谷，为里证，用温里法。又如表里双解之防风通圣散证，表里双解。标病为发病、恶寒、身困、酸楚、有汗或无汗，为表实证，用解表法。本病为便闭、口渴欲饮、腹满或腹痛，为里实证，用攻下法。标本同治方剂，不胜枚举。又如攻补兼施的黄龙汤，消补同用的枳术丸，温清并用的连理汤等。

然而，当任何一方严重之时，则可独治其本，或独治其标。如《素问·标本病传论》说："谨察间甚，以意调之，间者并行，甚者独行。"间，是指邪正之有余不足，二者并存，应并行其治。甚，是指病甚。可单补正气或祛其邪气。以意调之，是指根据情况进行调理。

总之，标本不论在病气方面或治疗方面皆是重要的准则。虽然治病必求其本，但亦必须结合具体情况，分别其先后缓急，分清主次轻重，方能得心应手，达其预期治疗目的。

第四章　正治、反治

疾病产生，多由于阴阳的偏胜偏衰。阴阳偏胜偏衰所表现的证候，不外乎寒证、热证、虚证、实证。治疗的目的也就是调节其偏胜偏衰，使寒者不寒，使热者不热，虚者得复，实者复平。在药物的应用上，就根据不同的证候，采用药物的寒热、补泻，而达到其上述目的。为此从药物之寒热补泻不同，性能与寒热虚实证候之间关系，而归纳出逆治、从治两大类型。

一、何谓正治（逆治法）

正治，即是逆其证象而治。采用与病证完全相反的药物来治疗的方法，又谓之逆治。如《素问·至真要大论》说："寒者热之，热者寒之，温者清之，清者温之。"《灵枢·根结》又说："有余者泻之，不足者补之。"

寒者热之：是指治热证用寒药，如热病用黄连、石膏。热者寒之：是指治寒证用热药，如寒病用附子、炮姜。虚则补之：是指虚证用补药，如气虚用人参、黄芪、当归。实则泻之：是指实证用泻药，如食积用大黄，水停用甘遂。

二、何谓反治（从治法）

反治，即是顺其证象的假象而治。即采用与疾病表象假象性质相同的药物来治疗，又谓之从治。如《素问·至真要大论》曰："热因热用，寒因寒用，塞因塞用，通因通用。"反治大致分为寒热与补泻两方面。

寒因寒用：适用于内真热而外假寒，阳郁不得外达，而表现出真热假寒证，应以寒治寒。热因热用：适用于内真寒而外假热，阳衰不能温养四肢，而表现出真寒假热证，应以热治热。因此，热因热用，寒因寒用的从治之法，最常用于临床阴阳格拒的格阴证、格阳证。

塞因塞用：塞因，是指壅塞胀满，滞塞不通之疾患。塞用，是指补益之法治之，以消虚性胀满。适用于虚性胀满。壅塞胀满之疾患不用疏壅开塞之方法通塞散满，反而用补益之方药塞补。其原因是胀满有虚实之分。实证，宜通宜下，用逆治法。虚证，宜补宜益，用从治法。如李东垣用补中益气汤，治脾阳不振，中气虚衰，健运失司，寒气留滞，肚腹胀满，大便虚闭。故所谓用补益法治胀满，皆是虚胀。若用攻下则更伤其阴津，胀满更甚，因病属虚而非实。

通因通用：即大便泄利的疾患反用攻下方法。适用于内有积滞而出现假利之实证。

例如：张子和用木香槟榔丸治痢疾。痢为泄病，此因内有湿滞积热，故用大黄、芒硝、黑丑以通下治之。张法古用一味大黄散治痢疾。吴鞠通用承气汤治热结旁流。即邪热传入阳明胃腑，粪便与热邪互结，燥结不得下行，热迫水液，利下清水而无粪。可以看出，通因通用是用于肠中确有积滞、肠矢、郁热等实热病证，故用攻下之剂以下其积滞，化其结热，则下利自止。

正治（逆治法），适用于一般病象比较单纯的疾患，或病势不太剧烈的疾患，这是正常的治法。反治（从治法），适用于病情比较复杂，非单用正治法而能取效者，是一种变通的治法。故《素问·至真要大论》说："微者逆之，甚者从之。""微"，即病情单纯。"甚"，则是病情复杂。

三、逆从治法的具体运用

（一）逆治法

热者寒之，用寒凉药物治疗热证。如表热证，辛凉解表，用银翘散。里热证，苦寒攻里，用承气汤。寒者热之，用温热药物治疗汗证。如表寒证，辛凉解表，用麻黄汤。里寒证，辛热温里，用四逆汤。虚者补之，用补益药治疗虚证。如气虚，用四君子汤。血虚，用四物汤。气血两虚，用八珍汤、十全大补汤。实者泻之，用攻泻药物治疗实证。如积水、水肿，用舟车丸。积食燥屎，用承气汤。

（二）从治法

反治运用不外寒热补泻、药物之反佐等方面。热因热用，适用于真寒假热证。如伤寒少阴病，下利清谷，里寒外热，手足厥逆，脉微欲绝，身反不恶寒，其人面色赤，通脉四逆汤主之。（四逆汤：附子、干姜、甘草）。寒因寒用，适用于真热假寒证。如伤寒脉滑而厥者，白虎汤主之（辛凉重剂）。

总之，以热治热、以寒治寒、以补治塞、以泻治通，之所以称之为反治，乃是指药性与外表证象相一致而言，而这些证象一般多属假象。所以实质上从病机来说仍属于热以治寒、寒以治热、补以治虚、泻以治实的范畴，仍属正治法。故《素问·至真要大论》说："必伏其所主，而先其所因，其始则同，其终则异，可使破积，可使溃坚，可使气和，可使必已。"必伏其所主，是指应制伏其主病。先其所因，但必先找出致病之因。其始则同，是指开始似乎与病情一致。其终则异，即终则疗效不一样。可使破积，即可破积滞。溃坚，是指攻溃坚。可使气和，可使气血和调。必已，即痊愈。

四、病能格药

病能格药，这是指药不得入，发生呕吐、心烦、拒药之疾患。用以寒治热，以热治寒且用反佐之方法而达目的，一般有两种方法。

（一）药物反佐

反佐以寒是利用寒性药与表象同性相求之关系，不致拒药，使药热下达，发挥作用，达到以热治寒的目的。热以治寒而反佐以寒。如伤寒论少阴病下利，脉微欲绝，治以白通加猪胆汁汤。药用葱白、干姜、附子（辛热，回阳逐寒），加猪胆汁（苦寒），诱导热药下行。

反佐以热，是利用热与表象同性相投，而达寒药下行，以达病所，发挥其以寒治热的作用。寒以治热而反佐以热。如左金丸，黄连六两、吴萸一两，治肝经火郁，呕吐吞酸。

（二）服法反佐

反佐，即如《素问·五常政大论》说："治热以寒，温而行之。""治寒以热，凉而行之。"热药凉服，寒药热服。李东垣注曰："姜附寒饮，承气热服。"

五、小结

逆其病性而治，为逆治法。顺其标象而治，为从治法。从本质来说，从治法亦是逆治法则的体现。

寒因寒用，热因热用，即是药性从其标象之寒热而治。或以热治寒，反佐以寒。以寒治热，反佐以热，或寒药热服，热药寒服等具体方法。均属于从治的范畴。塞因塞用，是虚性胀满而用补益之品。通因通用，则是积滞泻利病证用通下之法治之。

第五章　辨证立法

一、调理阴阳

调理阴阳是辨证施治之总纲，因此立法首先当辨明阴阳。阴阳包括表里、上下、寒热、虚实等方面，此外阴阳本身尚有偏盛、偏衰之不同，故临床除辨表里寒热外，尚须辨明其相互间之关系，从而确定是治阴、还是治阳。故《素问·阴阳应象大论》说："审其阴阳，以别柔刚，阳病治阴，阴病治阳。定其气血，各守其乡。血实者宜决之，气虚者宜掣引之。"

阳证用阴药进行治疗，阴证用阳药进行治疗，比如：热病用寒药，寒病用热药等，这都是治疗之大法。但是，同样表现为热象，其病理机转则不尽相同。如阳本身亢盛，病本在阳，属实证。阴虚导致阳亢，病本在阴，属虚证。同样表现为阴盛则寒的表象，其病理机转也有不同。如阴本身亢盛，病本在阴，属实证。阳虚而导致阴盛，病本在阳，属虚证。

正因为同为寒热其机转不一，故其治法则有阳病治阳，阴病治阴，阳病治阴，阴病治阳的不同。关于虚热、虚寒证之治法，因阴虚之热非火有余，乃真阴之不足；阳虚之寒非水有余，乃真阳不足。理应填补真阴真阳方为确当。所以王冰提出"壮水之主，以制阳光"，"益火之源，以消阴翳。"故《素问·至真要大论》说："诸寒之而热者取之阴，热之而寒者取之阳，所谓求其属也。"诸寒之而热，即热病用寒药仍热。热之而寒，即寒病用热药仍寒。其治疗关系如图 7-5-1 所示如下。

表 7-5-1　病证寒热与用药寒热的关系

阳病治阳	苦寒	阳盛则热	以寒治热（正治法）（如连、芩）	阳盛得抑则热退
		虚阳亢盛	伤阴助火，益增其热	病热者寒之而热
			病本在阴（因药寒虽能折热但其沉降伤阴助火）	补阴以配阳，阴复热自退（取之阴）
阳病治阴	甘寒	真阴不足	补阴如生地、玄参	壮水之主，以制阳光，用六味丸
阴病治阴	辛热	阴盛则寒	以热治寒（正治法）	阴盛得抑而寒退，如桂、附
		阳虚阴盛	耗散真阳增其虚寒（病寒者热之而寒）	病本在阳
阴病治阳	温补	真阳不足	补阳以配阴，阳复寒自消（取之阳），如参、芪	益火之源，以消除翳，如桂附八味丸

二、发表攻里，越上引下

按照病变部位表里上下之立法，凡属表、实、热证可按发表、攻里、越上引下等法则进行治疗。如《素问·阴阳应象大论》说："其高者，因而越之；其下者，引而竭之；中满者泻之于内。"这是对里证病变部位上、中、下的三种治疗方法。

①其高者因而越之。高，是指病邪在上。越，是指发越，涌吐之法。如痰涎食滞、壅结膈上，可用瓜蒂、黎芦吐之或采用吐法，使其邪从上出。

②其下者引而竭之。邪结于下且有下行之趋势，则引导其下行而除之。如腑实证用承气汤，蓄水证用五苓散，蓄血证用桃仁承气汤。

③中满者泻之于内。中满，即中焦胀满。虚用补，实用泻。这里指实证而言。泻，指健运消导，散郁除满之法。

④若病邪在表，当以发汗解表为主。如《素问·热论》说："三阳经络皆受其病，而未入于脏者，故可汗而已。"《素问·阴阳应象大论》亦说："其有邪者，渍形以为汗；其在皮者，汗而发之。"其有邪者，渍形以为汗，是指邪在表，可用汤液薰浴之法，如芫荽汤熨以透疹，桃、柳叶煎汤浴以发汗。其在皮者，汗而发之，是指邪在皮表，可用发汗解表之法，如麻黄、香薷之品。

⑤表里邪实可用表里双解法，如双解通圣散。如《素问·经脉别论》说："太阳脏独至，厥喘虚气逆，是阴不足、阳有余也；表里当俱泻。"太阳之经气独盛，这是太阳表邪亢盛的表现，厥喘虚气逆。说明邪传入里，太阳、少阴相表里，太阳邪有余，少阴阴不足，邪入里也；当双解表里而泻之。总之，对于实证应用发散法与攻泻法。故《素问·阴阳应象大论》说："其实者，散而泻之。"

三、寒热温清

证候之寒热，根据发病程度之不同，有寒、热、温、清之分。如《素问·阴阳应象大论》说："寒极生热，热极生寒，寒气生浊，热气生清。清气在下，则生飧泄，浊气在上，则生膜胀。"寒极生热，热极生寒，是物极必反之道理。寒气主凝降，故生寒浊于下。热气上升，因而生清。若清凉之气在下，影响中焦脾胃的运化功能，则完谷不化而生飧泄。所以寒、热、温、清是程度不同之表现而已。《素问·至真要大论》亦提出了总的治疗原则："寒者热之，热者寒之，温者清之，清者温之……"

①寒者热之：是指寒证用药热。在表用辛温，如麻、桂。里寒用温中，如理中汤、干姜等。下元虚寒，温补下元，如桂附八味丸。

②热者寒之：是指热证用寒药。里热炽盛，用辛凉重剂，如白虎汤。热甚伤阴，用甘寒养阴，如玉女煎。

③温者清之：是指温热证用清凉透解，如桑菊饮，银翘散。

④清者温之：是指清冷虚寒证用温药热药。中焦虚寒，宜温中，如建中汤。下元虚寒，宜温暖下元，如右归丸。故《素问·至真要大论》说："热淫于内，治以咸寒，佐以甘苦，以酸收之，以苦发之……寒淫所胜，平以辛热，佐以甘苦，以咸泻之。"热淫于内，治以咸寒，是指寒能胜热，咸属水而制火。防其太过用甘苦药佐之。热能耗气以酸味药收敛之，以苦药发泄之。寒淫所胜，是指用辛热之药治之，热能胜寒，辛能发散，恐其太过，佐以甘苦。

四、补虚泻实

病证虚实，法用补虚泻实。但虚实情况多种多样，具体治疗措施亦很复杂。如《素问·至真要大论》说："散者收之，抑者散之，燥者润之，急者缓之，坚者软之，脆者坚之，衰者补之，强者泻之。""高者抑之，下者举之，有余折之，不足补之。""坚者削之，客者除之，劳者温之，结者散之，留者攻之，燥者濡之，急者缓之，散者收之，损者温之，逸者行之，惊者平之，上之下之，摩之浴之，薄之劫之，开之发之，适事为故。"

高者抑之，即邪气上逆，用降逆抑制之法。降气化痰，降逆散痞。下者举之，是指中气下陷，用升陷提举之法。有余折之，是指邪有余，直折其邪。不足补之，是指正气不足，补益之。坚者削之，是指坚结病变，用削坚消瘀之法。客者除之，是指客邪稽留，则驱除之。劳者温之，即虚损证，用温养法。结者散之，即痰结壅滞，用散结之法。留者攻之，是指痰、食、浊、水、瘀血积留，用攻伐之法。燥者濡之，即燥病润之。急者缓之，即筋脉拘急，用缓解法。散者收之，是指精气耗散，用敛涩之法。损者温之，是指虚损病变，用温养之法。惊者平之，是指惊悸不宁病证，用镇逆之法治之。上之，即涌吐。下之，即攻下。摩之，即按摩。薄之，即消磨。浴之，即药浴。劫之，指劫夺其邪。开之，指开窍通窍。发之，即发散之法。

第六章　制方

第一节　药物性能

一、气味之阴阳升降

1. 药物之性味及运用

药之性，即药之气，寒、热、温、凉。又称四气。药之味，即酸、苦、甘（淡）、辛、咸。又称五味。

①四气，即寒热温凉。寒和凉，温和热，仅是程度上之不同。寒甚于凉，热甚于温。因此根据药物四气寒热温凉之性质，可归纳为阴与阳两大类。温热药多具有助阳散寒作用，多用于阴证寒证。寒凉药多具有清热泻火作用，多用于阳证热证。温、热，属阳，助阳散寒。如附子、干姜、肉桂、吴萸之类。寒、凉，属阴，清热泻火。如石膏、知母、黄连、黄芩之类。

②五味，即酸苦甘辛咸。药物之味分阴阳，同时又各有其不同之作用。如《素问·至真要大论》说："辛甘发散为阳，酸苦涌泄为阴。咸味涌泄为阴，淡味渗泄为阳，六者或收或散，或缓或急，或燥或润，或软或坚，以所利而行之，调其气，使其平也。"又《素问·脏气法时论》说："辛散，酸收，甘缓，苦坚，咸耎。"辛散，即发散理气。酸收，即收敛止涩。甘缓，即缓补和中。苦坚，即燥湿泄降。咸耎，即软坚润下。淡渗，即渗泄通窍。上述突出指出，五味之阴阳与各自的性能。举例如表 7-6-1。

表 7-6-1　五味之阴阳与各自的性能

	辛		发散行气	如麻黄、薄荷、陈皮、香附
阳	甘	发散	缓补和中	如人参、黄芪、熟地、甘草
	淡		渗泄利窍	如茯苓、泽泻、木通、滑石
	酸		收敛止涩	如诃子、五味子、石榴皮
阴	苦	涌泄	燥湿泻降	如黄连、黄柏、大黄
	咸		软坚润下	如海藻、海浮石、芒硝

2. 药物之升降、浮沉

阳主升，阴主降。升而上行，浮则向外，故升浮主升散，具有升阳、发表、温里散寒之作用。降则下行，沉则向里，故降沉主降泻，具有潜阳、降逆、清热、渗泄之作用。药物之升降浮沉，取决于气味之厚薄阴阳。如《素问·阴阳应象大论》说："味厚者为阴，薄为阴之阳；气厚者为阳，薄为阳之阴。味厚则泄，薄则通；气薄则发泄，厚则发热。"

气属阳，升浮。气厚，为阳中之阳，主浮。厚则发热（温里散寒），如附、桂、干姜、吴萸。气薄，为阳中之阴，主升。薄则发泄（升阳发表），如麻黄、升麻、葛根、柴胡。味属阴，沉降。味厚，为阴中之阴，主沉。厚则泄（清热泻火），如大黄、黄连、芒硝、龙胆草。味薄，为阴中之阳，主降。薄则通（渗泄下行），如茯苓、泽泻、通草、木通。

3. 药物五味与五脏

《素问·至真要大论》指出："夫五味入胃，各归所喜，故酸先入肝，苦先入心，甘先入脾，辛先入肺，咸先入肾。久而增气，物化之常也。气增而久，夭之由也。"各归所喜攻，五味五脏各有所属，过则伤本脏。这是五脏与五味同气相求之道理，五脏各有其本气，五味入五脏则增加其本气。如多用久服，因其药味本性之偏则增加脏气之偏胜，所谓久而增气，乃事物变化之规律，故曰物化之常，常久如此则使脏气偏胜不救，成为夭败之由。例如：附子，味辛气热，辛能行气，热能温阳逐寒。但辛热虽能逐寒亦能伤阳，辛散热耗，则亦能致阳虚生寒。

二、补偏救弊的作用

药物性味既有厚薄之异，又有四气五味之别，因此药物气味各有其偏。疾病本身的产生亦是阴阳之有所偏胜。所以用药物治疗疾病，就是运用药物之性味偏胜，以纠正、调节人体阴阳之偏颇，从而达到恢复阴阳协调生理状态之目的。清·唐容川说："设人身之气偏胜偏衰，则生疾病；又借药物一气之偏，以调吾身之盛衰，而使归于和平，则无病矣。"

例如：阳虚证，若中阳不足，补益中阳，如参、芪。若下元不足，温养元阳，如桂、附。阳衰，补以气厚之品。阴虚证，若血虚，宜补血，如熟地、当归、阿胶。若精亏，补精，如龟甲胶，鳖甲胶。阴亏，补以味厚之品。所以《素问·阴阳应象大论》说："形不足者，温之以气；精不足者，补之以味。"《素问·至真要大论》说："调气之方，必别阴阳……寒热温凉，衰之以属。"衰之以属，外感内伤，邪退正复为准。

但是用药太过，则病变加重，因药物对人体偏胜之阴阳虽有调节作用，用之不当也有损害的一面，"久则增气""气增而久，夭之由也"，即明确地阐明了这一点，过则不及，反克贼正气，在临床用药不可不予注意。

三、用药寒温，无犯天时

即在用药之时，除区分阴阳偏胜偏衰外，应根据药物之寒热温凉，考虑到天时气候的炎热与寒凉之变迁，不能机械的运用以寒治热，以热治寒的一般原则。如《素问·六元正纪大论》说："论言热无犯热，寒无犯寒，余欲不远寒，不远热奈何？……发表不远热，攻里不远寒。"热无犯热，用热药无犯六时之热。寒无犯寒，用寒药无犯天时之寒。发表不远热，外邪在表应汗解，故发表剂不离热药。攻里不远寒，邪入里多从热化，一般攻里剂不离寒药。

这说明了临证用药的原则性及灵活性。一般讲，天时炎热，应慎重使用热性药物。天时寒凉，应慎重使用凉性药物。即用药勿犯天时气候。但还应指出，风寒外邪表证，虽温热季节，仍须温热药以发散之。里实热证，久留不去，虽寒凉之令，仍须用寒凉药以祛除之。总之，临证治疗用药，应以病情为其主要根据，天时之寒热、地理之差异仅是作为参考而已。

第二节　方剂配伍

据法立方，按方遣药，是方剂配伍的主要问题。因此方剂的组成必须有法，才能药物健全，配伍得当，疗效确切。

一、方剂的组成

君臣佐使是方剂组成的规律。通过君、臣、佐、使可以标志方剂中药物作用的主次地位，而且通过君臣佐使的协同配伍，可以发挥药物的更大效用。《素问·至真要大论》指出："主病之谓君，佐君之谓臣，应臣之谓使。"君，是指针对主证起主要作用的之药物。臣，是指协同加强主药功效的药物。有两种意义。一是协助主要药物发挥多效、多能之药物，适用兼证过多病例。二是针对主药起抑制作用之药。解主药之毒，抑药力之亢过。使，有两种意义。一是引经药，如羌活入太阳，柴胡入少阳，白芷入阳明。二是调合诸药，如甘草。例如：麻黄汤，君药麻黄，发汗解表，苦辛温，发汗力强；臣药桂枝，助麻黄，辛甘温；佐药杏仁，助麻黄平喘，苦温；使药甘草，调和诸药，甘平。总功能为辛以发散，温以逐寒。

二、方剂的分类

《内经》有七方。即大、小、缓、急、奇、偶、复，是谓七方。

（一）奇、偶

《素问·至真要大论》说："君一臣二，奇之制也；君二臣四，偶之制也；君二臣三，奇之制也；君二臣六，偶之制也。"由此可见，奇方偶方是以药味的单数双数为准则来区分的。其意义是病情简单可用一位君药，病情复杂则用多位君药，俱有药味单复及药效单复之意义。奇方，是指病情单纯使用。偶方，是指病情复杂使用。

（二）大、小

一是药用强弱。承气汤，大方。用大黄四两，厚朴半斤。泻心汤，小方。二是药味多寡。大活络丹，130味。小活络丹，90味。三是药味强弱。作用强、数少，为大方。作用弱，数多，小方。临床应用上，邪气强盛，病有兼证，用大方治疗。邪气轻浅，病无兼证，用小方治疗。故《素问·至真要大论》说："君一臣二，制之小也；君一臣三佐五，制之中也；君一臣三佐九，制之大也。""近而奇偶，制小其服也；远而奇偶，制大其服也。大则数少，小则数多，多则九之，少则二之。"近，是指病近于胃。制小其服，是指制方用药量要小。远，是指病远于胃。制大，是指用药量大。大则数小，是指味数少而用量大。小则数多，是指味多量小。

（三）缓、急

缓、急指药力而言。气味薄而药力缓，为缓方。气味厚而药力峻烈，为急方。故《素问·至真要大论》说："补上治上制以缓，补下治下制以急。急则气味厚，缓则气味薄，适其至所，此之谓也。"适其至所，即药力达其病位。其意义如表7-6-2所示。

表 7-6-2　药性缓急的作用

	补正	祛邪
缓	补上部之正，轻清缓药	治上部之邪，轻虚上浮，轻则不能下达
急	补下部之正，急速下达	治下部之邪，沉重下降，重则药过病所

另：病情危急者，治以急方。病情迟缓者，治以缓方。

（四）复方

疾病变化错综复杂，临床治疗时方剂既有奇偶配合，亦可大小缓急同用，甚至多个方剂配合用之，甚至用"反佐"药物以配合之。故《素问·至真要大论》说："奇之不去，则偶之，是谓重方；偶之不去，则反佐以取之，所谓寒热温凉，反从其病也。"所谓反佐，是大剂寒凉药中配以热药，大剂热药中配以寒药，用于寒热真假病证。重方与反佐是治法中之变通。用奇方不效者，则奇偶并用，谓之重方。用重方不效者，则用反佐以取之。由此可见七方之用是随病情而变化的。

第三节 制约适宜

一、用药轻重

疾病是邪正斗争的过程，疾病的痊愈与恶化以正气强弱为转归。在给药之过程中，还要注意用药的限度。药物之性和缓、峻烈不一，攻邪之品虽能祛除邪气，但过之在某种程度上对正气也有一定的损害。因此根据病情，恰当用药至为重要。故《素问·五常政大论》说："病有久新，方有大小，有毒无毒，固宜常制矣。大毒治病，十去其六；常毒治病，十去其七；小毒治病，十去其八；无毒治病，十去其九。谷肉果菜，食养尽之，无使过之，伤其正也。不尽，行复如法。"大毒、小毒，指药物气味、性能、猛烈与平和之不同。十去其六、其七、其八、其九，是指药量大小与病邪轻重，应相适应。切勿过量。因为即使是无毒、和平之药，毕竟亦有其偏，虽人参、黄芪亦是如此，而且补正亦有补气、补血、补精之别，终不如五谷饮食，平和宜人，故应重视饮食调养。但饮食太过亦伤人。

临证用药，适可而止。"三分治疗，七分调养"，尤为重要，即使余邪未尽，宁可再按前法进行治疗，亦不可孟浪行事。

二、正虚、孕妇用药禁忌

正气虚弱体质及怀孕妇人，一般禁用峻烈、攻伐之药。但特殊情况，非峻药不能去邪安胎时，方可用攻药，但切不可过量。故《素问·六元正纪大论》说："妇人重身，毒之何如？……有故无殒，亦无殒也……大积大聚，其可犯也，衰其大半而止，过者死。"有故无殒，张隐庵注曰："设或有病，而欲不远寒，不远热，亦无伤于胎气。"

三、服药方法及时间

一是疾病的部位与服药时间。病位在下焦，食前、空腹服药。目的是使其直达病所。病位在上焦，食后进药为宜。目的是使药效留于上焦。故《素问·至真要大论》说："病所远而中道气味之者，食而过之，无越其制度也。"病所远，病深，远于中焦胃。中道气味之者，指药之气味从中道而行于上下。无越其制度，是指适合制方之规则。二是药物的热饮或凉饮，用于寒热病以避免病药格拒，或吐药等弊病。如《素问·五常政大论》说："治热以寒，温而行之。治寒以热，凉而行之。治温以清，冷而行之。治清以温，热而行之。"说明了寒病用热药，凉后方服。热病用寒药，趁温即进。温热病用辛凉药，少冷即服。阴寒病用温热药，乘热而服。以避免格拒，提高疗效。

第七章 饮食宜忌

一、饮食调养

俗语说"三分治疗，七分调养"。药物有大毒、常毒、小毒、无毒之别，药不及病无济于事，药过于病则伤害正气，变生他患。因此临床调治不能单纯依赖药物，还应特别注意饮食的调养。故《素问·脏气法时论》说："毒药攻邪，五谷为养，五果为助，五畜为益，五菜为充，气味合而服之，以补精益气。"列表 7-7-1 如下。

表 7-7-1　常用各类食物

五味	甘	酸	咸	苦	辛
五谷	粳	麻	豆	麦	黍
五畜	牛	犬	猪	羊	鸡
五果	枣	李	栗	杏	桃
五菜	葵	韭	藿	薤	葱

因此，只有在人体发病、阴阳偏胜之时，方可以用药物以补偏救弊，起祛邪治病作用。在邪去或邪去过半之时，则须依靠谷、肉、菜、果等气味平和之物以调养之，达其补益精气之目的。因此食养、药疗是治病过程中不可缺少的两个重要环节。

二、饮食禁忌

一是，在病程中须注意饮食禁忌。饮食不慎，则可造成不良后果。如对于热性病患者，热势未退而强食，则热邪留连，不易痊愈。热势刚退则进肉食或过食，则可引起热病之反复发作。故《素问·热论》说："诸遗者，热甚而强食之，故有所遗也……病热少愈，食肉则复，多食则遗，此其禁也。"有所遗，是指病势反复或遗留。

二是，五味饮食也应有所节制，对于某些疾病亦应注意。如《素问·宣明五气》说："辛走气，气病无多食辛；咸走血，血病无多食咸；苦走骨，骨病无多食苦；甘走肉，肉病无多食甘；酸走筋，筋病无多食酸。"辛走气，是指辛能散气。咸走血，是指血行凝滞。苦走骨，是指苦味助心火，克制肾水，影响骨病。甘走肉，是指甘性滞腻，多食则肌肉壅满。酸走筋，是指酸性收敛，筋脉拘急。

由此说明，五味虽能补养五脏，但过则不及，反伤气血。故临床对病中饮食宜忌，应详细的嘱咐，以免影响治疗。

第八章　精神治疗

　　所谓精神治疗，即是以一种情志活动，来调整另一种不正常的情志病变，使其恢复正常。此即是精神治疗的内容之一。正如前述，《素问·阴阳应象大论》所说："怒伤肝，悲胜怒……喜伤心，恐胜喜……思伤脾，怒胜思……忧伤肺，喜胜忧……恐伤肾，思胜恐。"其治疗作用正是利用五行相克关系而达到的，实践证明临床治疗确有一定之效果。另外，亦有以精神刺激治疗某些机能活动失调病证，如治干呕或呃逆。故《灵枢·杂病》说："哕……大惊之，亦可已。"

　　但这仅对功能性干呕或呃逆而言，对器质性病变则不可能有效。关于保护性医疗思维和措施，抓住病人的思想，结合具体病情，耐心进行开导、安慰，减轻负担，增强病人信心，主动与医生合作，对于疗效亦具有重要意义。故《灵枢·师传》说："人之情，莫不恶死而乐生，告之以其败，语之以其善，导之以其所便，开之以其所苦，虽有无道之人，恶有不听者乎？"人之情，是指病人之常情。告之以其败，是指告诉他疾病变坏的后果。语之以其善，是指说明情志禁忌的好处。导之以其所便，指导其采用最适宜的情绪。开之以其所苦，是指解释其痛苦疑虑。无道之人，是指蛮不讲理之人。恶有不听者乎，即哪里还有不听医生劝告者。

第九章　针刺大法

针灸是中医学独特的医疗方法之一，在《内经》中占有重要的位置和篇幅。

一、静志候气

针刺治病，是用针刺俞穴方法，通过经络的联系、传导而发生治疗作用。因此针刺疗法，得气与否具有重要意义（即是有否酸胀感和传导感觉）。临床可用针刺手法，促使酸、麻、胀感循经络路线依次传导。

因此对医者的要求又如下几个方面。一是，集中精力，全神贯注。二是，注意正确的俞穴部位。三是，注意针刺深浅程度，即胸背宜浅，四肢可深，特殊部位应禁忌。四是，病人神情，应特别注意。五是，注意得气、候气、导气的手法运用。如《素问·宝命全形论》说："经气已至，慎守勿失，深浅在志，远近若一，如临深渊，手如握虎，神无营于众物。"已至，是指已到。慎守勿失，是指运针专心，意不懈，补泻慎守其法。深浅在志，是指针刺深浅全在医者之意。远近若一，是指气来远近，随心应手。如临深渊，即小心谨慎。手如握虎，是指持针有力而不松懈。神无营于众物，是指精神专一观察病人，不可恋于他事。又如《素问·针解》说："神无营于众物者，静志观病人，无左右视也。义无邪下者，欲端以正也。必正其神者，欲瞻病人目，制其神，令气易行也。"义无邪下者，是指针刺不应使针倾斜，当端以正。欲端以正也，是指针刺端正直下。必正其神者，是指安定病人之精神。欲瞻病人目，是指注意病人眼目。制其神，是指控制病人精神。令气易行也，即让病人经气易于运行。

二、因时因人而异

人与自然是相互联系的，经络气血运行与四时变化是相适应的，因此针刺治疗必须参合天时。

（一）以四时季节决定针刺部位

《灵枢·寒热病》说："春取络脉，夏取分腠，秋取气口，冬取经输，凡此四时，各以时为齐。"春取络脉，是指络脉间穴位。分腠，即分肉，腠理间穴位。秋取气口，即气口部位穴位。冬取经输，是指各经脉穴位。各以时为齐，是指与季节取得一致。故《灵枢·寒热病》又说："络脉治皮肤，分腠治肌肉，气口治筋脉，经输治骨髓。"

而人之经气血脉运行，一日之内，十日之内，六十日之内，也因昼夜阴阳周期不同而有所差异。如《灵枢·九针十二原》说："知其往来，要与之期。"知其往来，是指知往来的经气。要与之期，即使针刺与其周期相合。

（二）针刺的深浅、疾留

由腧穴所在部位、疾病的需要所决定，有一定之规律（针灸课详述）。一般来讲，肥胖体质，针刺宜深。瘦人体质，针刺宜浅。体质强，留针宜长久或稍久。虚弱体质，留针宜短暂。婴儿娇脆，不留针。故《灵枢·逆顺肥瘦》说："年质壮大，血气充盈，肤革坚固，因加以邪，刺此者，深而留之，此肥人也……瘦人者，皮薄色少，肉廉廉然……刺此者，浅而疾之。""肉廉廉然"，是指瘦弱如有皮无肉象。又说："婴儿者，其肉脆，血少气弱，刺此者，以毫刺，浅刺而疾发针，日再可也。"

三、调治阴阳

通过针刺阴阳各经，以调理其有余不足，使阴阳复归于协调平衡。如《灵枢·根结》说："用针之要，在于知调阴与阳。调阴与阳，精气乃光。"

（一）阳病治阳，阴病治阴；阳病引阴，阴病引阳

以针诱导，达到疏通气血目的。故《素问·阴阳应象大论》说："故善用针者，从阴引阳，从阳引阴。"

（二）左病取右，右病取左；上病取下，下病取上

如《灵枢·终始》说："病在上者下取之，病在下者高取之，病在头者取之足，病在腰者，取之腘。"《素问·阴阳应象大论》亦说："以右治左，以左治右。"

四、补泻寒热（与药物治疗类似）

（一）虚用补法，实用泻法，热病用寒法，寒病用热法

如《灵枢·经脉》说："盛则泻之，虚则补之，热则疾之，寒则留之，陷下则灸之，不盛不虚，以经取之。"陷下则灸之，是指气虚下陷，则用灸法。

（二）补泻的针灸手法

有呼吸，迎随，疾出徐按，徐出疾按，摇大其孔，泄气，决血等多种方法。

（三）以针下感觉为依据

如《灵枢·终始》说："邪气来也紧而急，谷气之来也徐而缓。"紧而急，是指针下感觉紧急、迅速。徐而缓，是指针下感觉徐缓、平和。

（四）以病人感觉为标准

如《素问·针解》说："刺实须其虚者留针，阴气隆至，乃去针也；刺虚须其实者，阳气隆至，针下热，乃去针也。"刺实须其虚者，是指泄使其虚。阴气隆至，是指针下感寒凉（气虚乃寒）。刺虚须其实者，即补其虚成实。阳气隆至，是指热气至，针下感热（气实乃热）。

后世医家在此基础上发展出烧山火、透天凉等针刺手法。

五、针刺禁忌

（一）在重要部位上进行针刺尤当注意

头、胸、腹部位应慎刺。如《素问·刺禁论》说："脏有要害，不可不察。刺头中脑户，入脑立死。"脑户，经穴名。《素问·诊要经终论》说："凡刺胸腹者，必避五脏。"动脉、目部、关节部位，不可乱刺，以免造成大出血、目盲、关节不利。故《素问·刺禁论》说："刺阴股中大脉，血出不止死。刺客主人内陷中脉，为内漏为聋。刺膝髌出液为跛。"

（二）针刺须病人情绪安静方能进行

凡过醉、过劳、过饱、过渴、大惊、大恐等经脉气血动荡散乱之人，皆禁刺。故《灵枢·终始》说："凡刺之禁，新内勿刺，新刺勿内；已醉勿刺，已刺勿醉；新怒勿刺，已刺勿怒；新劳勿刺，已刺勿劳；已饱勿刺，已刺勿饱；已饥勿刺，已刺勿饥；已渴勿刺，已刺勿渴。大惊大恐，必定其气乃刺之。乘车来者，卧而休之，如食顷乃刺之；出行来者，坐而休之，如行十里顷乃刺之。凡此十二禁者，其脉乱气散，逆其营卫，经气不次，因而刺之，则阳病入于阴，阴病出于阳，则邪气复生。"内，在此指行房。

六、小结

①治则的主要关键是祛邪、扶正，调和阴阳。
②预防思想在中医学中的体现，即治未病，防病于未然，防病之传变。
③因时、因地、因人制宜，实质是整体观念在治疗中的反映。

④标本是辨证方法及确定治疗主次的原则，在治病求本前提下提出了急则治标、缓则治本的原则，反映了原则性与灵活性的结合。

⑤正治、反治是治疗基本原则，辨证立法、制方是处理疾病的具体方法。只有辨证正确，才能立法无误。

⑥饮食宜忌是病程中之重要问题，必须予以注意。应根据具体病情，斟酌处理。

⑦精神治疗与针刺大法，应很好的掌握其实质精神，作为以后针灸学习和针刺应用等的指导。

医经选读 下篇

素问节选

上古天真论篇第一

篇解及中心大意

素问名释：为什么称"素问"？历代医家各有不同之解释。全元起曰：（隋注"训解"）"素者，本也。问者，黄帝问岐伯也。书陈性情之原，五行之本，故曰素问。"清·姚止庵《素问经注节解》说："凡人之病，不病于已病而病于未病，养之不素则病生，治之不素则病成……则又问之有素，使后人无夭札之患，素之辞义大矣哉。"清·马莳曰："素问者，黄帝与岐伯、鬼臾区、伯高、少师、少俞、雷公六臣，平素问答之书。"所以，"素问"是以朴素的问答体裁，以讨论人体生理、病理、养生、诊断、治则等内容的书籍。

《上古天真论》篇名解释及中心大意：上古，是人类生活很早的一个时代。王冰注"上古，玄古也"。玄者，远也。即是很远之古代。天真，一是淳朴无邪，二是本元之气。（天，是天一，"天一生水，地六成之"，真，真元），姚止庵曰"人生于地，气禀于天，惟人受之，是谓天真。然能克保天真者，其惟上古之人乎。"本篇着重讨论了自古传来之保养精神、归真返朴，以延年益寿等方法问题。亦涉及人体本元之气与发育繁殖等关系问题，故将本篇列为卷首，名之曰《上古天真论》。

分节论释：《素问·上古天真论》共分三部分、五段。第一部分第一段："昔在黄帝……故半百而衰也。"第二段："夫上古圣人之教下也……以其德全不危也。"第二部分第一段："帝曰：人年老而无子者……行步不正，而无子耳。"第二段："有其年已老而有子者……身年虽寿，能生子也。"第三部分第一段："黄帝曰：余闻上古有真人者……亦可使益寿而有极时。"

一

本文说明人体能够长寿，度百岁而健康，乃正常之生理现象，掌握养生之道，节饮食，慎起居，保养精神，则能寿其天年。反之，不注意养生，则易于衰老或得病。所以养生之道是人生很重要的方面，不可不予注意。

【原文】

"昔在黄帝①，生而神灵，弱而能言，幼而徇齐②，长而敦敏③，成而登天④。迺⑤问于天师曰：余问上古之人，春秋皆度百岁，而动作不衰；今时之人，年半百而动作皆衰者，时世异耶⑥？人将失之耶？"

"岐伯对曰：上古之人，其知道⑦者，法于阴阳，和于术数⑧，食饮有节，起居有常，不妄作劳⑨，故能形与神俱⑩，而尽终其天年，度百岁乃去。今时之人不然也。以酒为浆，以妄为常，醉以入房，以欲竭其精，以耗散其真⑪，不知持满，不时御神⑫，务快其心，逆于生乐⑬，起居⑭无节，故半百而衰也。"

【词解】

① **昔在黄帝**：昔在，追叙之词。黄帝，据《史记》所载：黄帝姓公孙，为有熊国君少典之子，都于轩辕之丘，所以又有轩辕黄帝之称。

② **徇齐**：徇，音旬，周到的意思。齐，即迅速的意思。徇齐，言处理事物迅速而周到。

③ **敦敏**：忠厚诚实称为敦，聪明通达称为敏。

④ **成而登天**：成，即成年之意。登天，即登天子之位。

⑤ **迺**：古"乃"字。

⑥ **时世异耶**：是自然天道改变吗？

⑦ **知道**：王冰注："知道，谓知修养之道也。"如养生、养长、养收、养藏之法。

⑧ **术数**：《类经》注："术数，修身养性之法也。"如气功、太极拳等。

⑨ **不妄作劳**：妄，是不循法度的意思。不妄作劳，就是遵循一定的法度去劳动、活动，不过之。

⑩ **形与神俱**：形，指形体。神，指精神。俱，不仅是共存，且有两两相称之义。

⑪ **以耗散其真**：王冰注："轻用日耗，轻用不止则真散。"

⑫ **不知持满，不时御神**：御，用也。不时御神，就是不善于保养精神。应经常使精神持满而不泻损。王注云："言爱精保神，如持盈满之器，不慎而动，则倾竭天真。"林校云："别本'时'作'解'。"

⑬ **生乐**：古本作"真乐"。

⑭ **起居**：犹动静也。

⑮ **真气**：先天之元气。人体正气的一部分。

【提要】

1. 提出了为什么年半百而衰的问题。即老年学问题。可见古人在养生延年益寿方面是非常重视的。

2. 指出养生学（老年学）的重要性，即在于生活、起居、饮食的规律性。"法于阴阳，和于术数"，即顺应自然变化进行养生。"食饮有节，起居有常，不妄作劳"，生活的规律，是度百岁乃去的关键。

3. 相反，不能长寿的关键，在《内经》中提出，即在于其生活之不规律，随心所欲，不注意养生，所谓"以酒为浆，以妄为常"等皆为其内容。因气血受伤，真元不固，形神得不到统一，故半百而衰不能尽终其天年。

【原文】

"夫上古圣人之教下也，皆谓之虚邪贼风①，避之有时，恬惔虚无②，真气从之，精神内守，病安从来。是以志闲而少欲，心安而不惧，形劳而不倦，气从以顺，各从其欲，皆得所愿。故美其食③，任其服，乐其俗，高不下相慕，其民故曰朴。是以嗜欲不能劳其目，淫邪不能惑其心，愚智贤不肖④，不惧于物⑤，故合于道。所以能年皆度百岁，而动作不衰者，以其德全不危⑥也。"

【词解】

① **虚邪贼风**：高士宗解云："四时不正之气，皆谓之虚邪贼风。"

② **恬惔虚无**：张志聪注："恬，安静也。惔，朴素也。虚无，不为物欲所蔽也。"《淮南子》曰："静漠恬惔，所以养性也；和愉虚无，所以养德也。"

③ **美其食**：新校正曰"别本，美一作甘"即甘其食。

④ **愚智贤不肖**：人的智慧有愚、智、贤之分别。

⑤ **不惧于物**：物指外物，即不为外界事物惊扰之意。

⑥ **德全不危**：修养有得于心称为德。危，害也。德全不危，就是掌握了养生之道，才能保全天真不受危害。

【提要】

1. 说明养生之学问在防病中的重要性：虚邪贼风，虽能侵犯人体，亦可避之有时，如能使自己精神修养"恬惔虚无"，则能使天真之气随时充足，卫外固密，使机体精神内守而不外泄，则邪势虽张，弗能为害。故病不能患，即病安从来。

2. 如何提高自己的修养，使之恬惔、精神内守呢？本节提出了志闲、心安、不贪妄、美其食、任其服、乐其俗、高下不相慕、朴实勤德等方面去锻炼自己。不做嗜欲、贪妄不劳其精神，淫邪非为之事，不动其志。努力工作，饮食、起居合于养生规律，只有这样才能使自己身健长寿而动作不衰。事实上百岁以上长寿之人，多是朴实无华的劳动人民，其道理亦是如此。

3. 志闲、少欲，指一般的琐事和不合实际的个人欲望而言。本节经文并非是迷信的佛家思想，应从个人思想修养及思想改造方面去理解，否则谬矣。

二

本文说明人年老有子无子的道理，并通过人体岁数与肾气的关系，说明人体生长、发育的规律性。年龄由少而壮而老，则肾气由盛而壮而衰，这是一般的规律，但如能养生，则能延缓此过程的发展。本文且阐明了延年益寿与生育问题是人为的，并非天赐，故具有破除迷信思想之作用。

【原文】

"帝曰：人年老而无子者，材力尽耶？将天数然也？岐伯曰：女子七岁①，肾气盛，齿更发长；二七而天癸②至，任脉通，太冲脉盛，月事以时下，故有子；三七，肾气平均③，故真牙④生而长极；四七，筋骨肾，发长极，身体盛壮；五七，阳明脉衰，面始焦，发始堕；六七，三阳脉衰于上，面始焦⑤，发始白；七七，任脉虚，太冲脉⑥衰少，天癸竭，地道不通⑦，故形坏而无子也。丈夫八岁，肾气实，发长齿更；二八，肾气盛，天癸至，精气溢泻，阴阳和，故能有子；三八，肾气平均，筋骨劲强，故真牙生而长极；四八，筋骨隆盛，肌肉满壮；五八，肾气衰，发堕齿槁⑧；六八，阳气衰竭于上，面焦，发鬓颁白⑨；七八，肝气衰，筋不能动；八八，天癸竭，精少，肾藏衰，形体皆极⑩，则齿发去。肾者主水，受五脏六腑之精而藏之，故五脏盛乃能泻；今五脏皆衰，筋骨解堕⑪，天癸尽矣，故发鬓白，身体重，行步不正，而无子耳。"

【词解】

①七岁，八岁：是古人根据男女两性不同的发育过程而总结出来的大约数字。

②天癸：是指肾脏所生的一种促进生殖机能的物质。天一生水，癸水也。

又说明人在初生时，此气尚微，须发展至一定阶段始能充实，男子二八，女子二七，天癸开始旺盛，女子来月经，男子开始排泄精液。

③ 平均：《类经》注："平均，充满之谓。"

④ 真牙：一名智齿，俗曰尽头牙。

⑤ 三阳脉衰于上，面始焦：太阳、阳明、少阳，均行头上。焦，与"憔"通，即憔悴之意。足阳明之脉，行于面颊，阳明脉衰故面焦。

⑥ 太冲脉：奇经八脉之一，起于胞中，上行循脊里，为十二经脉之海。

⑦ 地道不通：王冰注云："经水绝止，是为地道不通。"

⑧ 发堕齿槁：肾主骨，齿为骨之余，发为肾之华，肾气既衰，齿发失养，故令发堕齿槁。

⑨ 颁白：同斑白。

⑩ 天癸竭，精少，肾脏衰，形体皆极：这一段十二字，原本在"七八，肝气衰，筋不能动"句下，是男子理当在八八，才能对称。

⑪ 解堕：同"懈惰"。就是懈惰无力，懒散之意。

【提要】

一是，说明人由初生到生长而发育、生殖的规律。关于七数与八数，古人认为女子属阴，阴中必有阳，女子为七。男子属阳，阳中必有阴，男子为八。故以七数与八数来说明男、女发育的时段，但这只是大约的数字，随着寒温气候之不同也稍有区别，如寒带或热带的男女发育年龄即有差异，然不出大局。

二是，人体之发育、生长与肾气有密切之关系。中医学认为"肾"为先天之本，为生命之源，所以人体的生、长、壮、老，以及生殖能力的产生或消退，正是肾气由盛而壮而衰的反映。

三是，肾主水，受五脏六腑之精而藏之，即后天养先天之意。后天五脏六腑之精气满溢，亦能下泻而藏之于肾。因此肾气强盛与否，与后天水谷之纳化，以及五脏六腑机能之强盛有直接关系。五脏盛，肾精才能充足。

四是，回答本节问题：人年老而无子者，非其他原因，乃因五脏皆衰，肾气衰退，天癸竭，生殖机能衰退所致，是生理发展之自然规律。

【原文】

"帝曰：有其年已老而有子者，何也？岐伯曰：此其天寿过度①，气脉常通②，而肾气有余也。此虽有子，男不过尽八八③，女不过尽七七，而天地之精气皆竭矣。帝曰：夫道者，年皆百数，能有子乎？岐伯曰：夫道者，能却老而全形，身年虽寿，能生子也。"

【词解】

① 天寿过度：天寿，指先天之禀赋，加后天之调养。先天之禀赋超过一般常度，又加后天调养得法，谓之天寿过度。高士宗解云："年老有子，此其天寿过

度，七七、八八不能限也。"

②**气脉常通**：即"地道不通"之反。张志聪注："后天之地道尚通也。"

③**此虽有子，男不过尽八八**：姚止庵按："得道之人，精神完固，老而不老，筋骨劲强，无异年少，即前所谓形与神俱也。男不过尽八八二句，言即能生子，亦不出天癸之数之外，是指生子者言。"

【提要】

1. 说明年老而能有子，是因为先天禀赋好，及后天调养充足。先后天相合，则其生殖能力强盛，故年虽老而仍能生育。

2. 天癸竭之男子八八，女子七七，即男 64 岁、女 49 岁，是一般生殖能力的最大限度。虽然年老能生殖，亦不超过此限度。因精气衰竭，不可能生育。但应灵活看，亦有个别男人 70 以上有子者。

3. 凡能善于养生之人，由于能把身体保养得好，形体未衰败，故能年虽达百岁，仍能生子。此观点应批判地理解。

应当注意的是，本节虽讲的是人之生长发育、有子、无子之原因，其着眼点应放在认识人体生理发展规律上，以便注意保护身体健康，以达养生之目的。不要过多限局在有子、无子之文字推敲上。

三

本文由上述"夫道者"而叙述了四种不同的养生之人，由于"真人、至人、圣人、贤人"四种养生之不同，从而得到四种不同的结果：真人寿命最长，其次至人，圣人、贤人再次之。此说明了养生之道的效果及养生程度的层次。但应注意驳斥神话之真人、圣人等迷信思想。

【原文】

"黄帝曰：余闻上古有真人①者，提挈天地，把握阴阳，呼吸精气②，独立守神③，肌肉若一④，故能寿敝天地，无有终时，此其道生。

中古之时，有至人者，淳德全道，和于阴阳，调于四时，去世离俗⑤，积精全神，游行天地之间，视听八远⑥之外。此盖益其寿命而强者也，亦归于真人。

其次，有圣人者，处天地之和，从八风⑦之理，适嗜欲于世俗之间，无恚嗔之心，行不欲离于世⑧，举不欲观于俗⑨，外不劳形于事，内无思想之患，以恬愉为务，以自得为功⑩，形体不敝，精神不散，亦可以百数。

其次，有贤人者，法则天地，象似日月⑪，辨列星辰⑫，逆从阴阳⑬，分别四时，将从上古⑭，合同于道，亦可使益寿而有极时。"

【词解】

① 真人：《淮南子》云："精神反于至真，是谓真人。"按：真人是养生最好的一种人，其次是至人，再其次是圣人、贤人。

② 呼吸精气：即气功中之"吐纳"（胎息）之类。

③ 独立守神：独立即自作主宰，守神即精神内守。

④ 肌肉若一：肌肉匀称结实始终如一，而不衰老之意。

⑤ 去世离俗：王冰注："心远世纷，身离俗染。"但并非出家之意，应理会为精神修养高，而不致被外界事务造成思想负担。

⑥ 八远：原本作"八达"。宋刻本、马莳注本均作"八远"。今从之。《淮南子·地形训》云："九州之外乃有八殥，亦方千里。八殥之外，迺有八纮，亦方千里。"殥：音引，犹远也。视听于八远之外，即养生之后精神充沛，耳目聪明之意，无耳聋失真之病。

⑦ 八风：据《灵枢·九宫八风》说，八风，是指大弱风、谋风、刚风、折风、大刚风、凶风、婴儿风、弱风。可以理解为从四面八方而来之不符合季节的不正常之虚邪贼风。

⑧ 行不欲离于世：世字下原有"被服章"句。林亿校云："疑衍。此三字上下文不属。"按："行不欲离于世，举不欲观于俗"，是相对为文，与下文"外不劳形于事，内无思想之患"同一句法。今从林校，删去。

⑨ 举不欲观于俗：即举动不炫耀于世俗的意思。

⑩ 以恬愉为务，以自得为功：马莳注云："以恬恬愉悦为要务，以悠然自得为己功。"体会此段应认识到内经之经文中夹杂了好多清高思想，甚至是合二而一的调和理论，所以应批判的去理解。

⑪ 象似日月：即仿照日月之盈亏，进行养生。《类经》注："象，放（仿）也。似，肖也。象似日月，即放肖日月昼夜盈亏之运。"

⑫ 辨列星辰：星即星座。吴崑注云："辨列星辰，推步天象也。"辨列星辰，即推步五运六气之变化。

⑬ 逆从阴阳："逆从"连文，乃双义仄用之法，犹急切需要之谓"缓急"也。逆从阴阳，言人之养生必须顺从阴阳。

⑭ 将从上古：循上古，真人、至人养生之法而修养之，以达延年目的。

【提要】

本文举出真人、至人、圣人、贤人四种类型，说明养生之法在于调和阴阳，积精全神，修养自己，以达延年益寿之目的。我们体会，真人之"提挈天地，把握阴阳"，即在于能不满足于客观，有改造自然的意志和延年益寿的理想，即使人寿虽尽，而此理未完而已。至于其他三种，所谓"和于阴阳，调于四时""处天地之和，从八风之理""逆从阴阳，分别四时"，只是说明，养生须把握人体很好地适应自然变化的三种程度而已。这种对养生的看法，在现代气功锻炼中仍有一定之意义。但对上古、中古等厚古薄今思想，应予批判。

▍本篇小结

1. 养生是人类预防疾病，保持健康和延长寿命的有效方法，古人在这方面给予足够之重视，故隋代全元起本《上古天真论》《四气调神大论》在九卷，而至唐·王冰起，移至卷首，正是清楚地说明这一点。

2. 本篇论述了人体生长衰老、有子无子的自然规律，并突出地阐明了肾气的虚实在生长发育中之作用。肾气相当于人体活动机能之源，五脏六腑之精气相当于营养物质，活动机能须借营养之供应，方能发挥其作用，而营养又凭机能活动方能吸收。故五脏衰则肾气不足，肾气衰则五脏不能盛，即"先天生后天，后天生先天"之意。

3. 本篇主要讨论了摄生问题，其具体内容有精神方面的保养、饮食起居的调节、四时气候和周围环境的适应，以及体格之锻炼。如能遵循着一定方法去做，则可预防疾病，保持健康，从而获得长寿。否则势必导致早衰。篇中特别提出，要预防疾病，必须注意两个方面，即避免外界致病因素（六淫）的侵袭和防止精神方面（七情）的刺激，特别是后者居首要地位，为其关键所在。

4. 文末，更举出真人、至人、圣人、贤人所采取的四种不同的摄生方法和成效，仅作为实践之参考。

思考题

1. 养生学说在医疗保健上有何积极意义？

2.《素问·上古天真论》具体提出了哪些养生方法？应如何理解与批判地继承？

3. 为什么说人之生长衰老过程及生育功能主要决定于肾气之盛衰？

四气调神大论篇第二

"四气"指春、夏、秋、冬四时气候。"神"指人们的精神意志。四时气候的变化，是外在环境的一个主要方面。精神意识活动乃是人体内在脏气活动之主宰。内在脏气与外在环境统一协调，才能保证身体健康。本篇主要内容是说明春、夏、秋、冬四时气候变化规律，以及顺应四时的养生方法。在养生学说之中，调养五脏神志的意义非常重大，故篇名曰《四气调神大论》。并反复说明阴阳关系在万物生长过程中的重要性，以及阴阳关系失常时对万物的危害。篇中强调了人身的健康，应以预防疾病为前提。养生的目的，也即是为了达到预防疾病的目的。姚止庵曰："四序推迁，气因时而变。人在气交之中，顺之则得其所，逆之则疾病生。"通篇之旨，盖教人顺时而养其气也。

一

本文阐述根据四时阴阳气候的变化进行养生的方法，以及不顺应四时而所生之病变。示人以人之精神意识应适应外在气候环境之变化而变化，不应逆其规律而行。

主要内容：一是，按天人相应学说，以谈四时人体养生之道。二是，人之精神意识之调摄，在养生中占有主导之地位，精神情绪和组织器官的活动，在一定程度上都会受到自己意志的支配。故《灵枢·本脏》说："志意者，所以御精神，收魂魄，适寒温，和喜怒者也。"三是，经过养生实践所得，春三月"以使志生"，夏三月"使志无怒"，秋三月"使志安宁，无外其志"，冬三月"使志若伏若匿，若有私意，若已有得"。确有其指导养生之意义。

【原文】

"春三月，此谓发陈[①]，天地俱生，万物以荣；夜卧早起，广步于庭，被发缓形，以使志生[②]；生而勿杀，予而勿夺，赏而勿罚[③]，此春气之应，养生之道也。逆之则伤肝，夏为寒变，奉长者少。"

【词解】

① 发陈：发，即发散、发生之义。陈，即布陈、敷陈之义。发陈，就是推陈出新的意思。

② 以使志生：言使志意顺着春天生发之气而活动，以起下文"生而勿杀"

三句之义。

③ 生而勿杀，予而勿夺，赏而勿罚：生、与、赏指所以应春阳生发之气。杀、罚、夺皆指所以折逆春阳生发之气，所以勿杀、勿夺、勿罚也。

【分析串解】

在天，春季是生发之季节，故谓**春三月，此谓发陈，天地俱生，万物以荣**：树木萌发，天地间焕然一新，出现生气勃勃之象。此言天地之气的生发，是春生之气主事。

在人，**夜卧早起，广步于庭**：人是自然界之生物，当然天地之气亦要影响人体，人应顺从四时之变化规律。夜晚应晚睡，早晨应早起，广步于庭，广，宽也，缓也，元简按仓公曰："车步广志，以适骨肉血脉。"巢氏病源作"阔步于庭"，即应到院中去呼吸新鲜空气，并散步以活动筋骨。**被发缓形**，头发也不要扎得太紧，使全身舒畅，血脉调和。其作用，如姚止庵曰："象春气之发生，无令老气抑郁也。"

生而勿杀，予而勿夺，赏而勿罚：春天是万物生育之季节，阳气初发，其势尚少，因此不可过分克夺它们之生长机能，故只应鉴赏而不应诛伐。顺承天时，以养生生之气，**此春气之应，养生之道也**。此即是根据春天生气性质而总结的养生方法。

逆之则伤肝，夏为寒变，奉长者少：若违犯此养生之道，在人体则要伤肝，如人本应旺于春，若人对春天生之性能未适应好，至夏季则要发生寒病，此为削弱了夏季适应机能之故，故为奉长者少。夏为寒变，巢氏《病源》作"夏变为寒"。姚止庵曰："此言人若不能顺时以养其气，则病自生也。"逆春之气何以夏为寒变？盖木旺于春而实火之所自生，既不能应春而养其生发之机，则木衰无以生火，故至于夏，宜热而反寒，是为寒变也。奉者，自下而上，从此达彼之辞。寒变之证，如飧泄、腹痛等证是也。

【提要】

一是，提出春季是生发布陈之季节。二是，说明人应注意睡眠。早起，舒缓其形，锻炼其生长能力。三是，指出相反不注意养生，则夏易生寒病。

【原文】

"夏三月，此谓蕃秀①，天地气交②，万物华实；夜卧早起，无厌于日；使志无怒，使华英成秀，使气得泄，若所爱在外③，此夏气之应，养长之道也。逆之则伤心，秋为痎疟④，奉收者少，冬至重病。"

【词解】

① 蕃秀：蕃，茂也，盛也。秀，华也，美也。

② 天地气交：张志聪注："夏至阴气微上，阳气微下，故为天地气交。"

③ 使气得泄，若所爱在外：马蒔注云："必使此气得泄，若有所爱于外而无所郁。"

④ 痎疟：音，音皆。马蒔注云："痎疟，疟之总称也。"

【分析串解】

在天：夏天是阳气旺盛时节。**夏三月，此为蕃秀**，天地之生物繁茂而秀丽。蕃，茂盛也。秀，华美也。阳自春生，至夏洪盛，物生以长，故蕃秀也。但夏至是阳气盛极，阴气初生之时，天地阴阳之气相交，阳化气，阴成形，形气相结，因而万物由开花而结实，故曰**万物华实**。《素问·脉要精微论》曰："夏至四十五日，阴气微上，阳气微下。"由是则天地气交也。姚止庵曰："华实，犹言开花结实，非秋冬之成实也。"

在人：在此天地气交（阴阳气交）之时，人应像春天一样，**夜卧早起**，即晚睡早起。虽气候炎热，但不应过度的厌恶日光，以避暑就凉。应使自己情志无怒，以免气血郁滞。姚止庵曰："志和则英华畅茂，气泄则肤腠宣通，自内达外，无郁不开，若所爱者然也。"因夏令多热，最忌汗孔闭塞，假如汗闭，则必郁热。故必须使汗外出，使阳热之气宣泄于外，故曰**所爱在外**，此即为夏天养生之道理。故曰**此夏气之应，养长之道也**。**逆之则伤心**，如违背则伤心气，**秋为痎疟**。因心属火，火旺于夏，逆之则心气不旺，**奉收者少**。故《素问·金匮真言论》曰："夏暑汗不出者，秋成风疟。"痎，音皆，指老疟，三日一发疟是也。又曰痎为疟之总称。夏宜疏泄，若过于收敛，则抑郁而不舒，是以秋为痎疟也。**冬至重病**，冬至，非指冬至节，犹言至冬必病重也。心主火而旺于夏，逆夏之气，则心病而火衰，火衰则不能胜水，至所不胜之时，病且转重矣。姚止庵校正：冬至病重。丹波元简按：称据前后文例，四字恐剩文（《素问识》）。

【提要】

一是，夏季阳盛，天地气交，万物华实。二是，人应夜卧早起，使气得泄，使志无怒，所爱在外，无非舒达之意，气血使之调和。三是，逆之，则秋为痎疟之病。

【原文】

"秋三月，**此谓容平**①。天气以急，地气以明；早卧早起，与鸡俱兴；使志安宁，**以缓秋刑**②；收敛神气，**使秋气平**③；无外其志，使肺气清，**此秋气之应，养收之道**

也。逆之则伤肺，冬为飧泄，奉藏者少。"

【词解】

①**容平**：平定之意。容，盛也。平，成也。秋天是万物容盛收成的季节，故称之为"容平"。

②**使志安宁，以缓秋刑**：秋气肃杀，故称"秋刑"。张景岳注云："阳和日退，阴寒日生，故使神志安宁，以避肃杀之气。"

③**收敛神气，使秋气平**：言当收敛神气，以适应秋天容平之气。

【分析串解】

在天：**秋三月，此谓容平**。春生、夏长，秋收、冬藏乃是万物发生发展的规律，故至秋季，言万物形态已然平定，故曰"容平"。**天气以急，地气以明**；秋风肃起而劲急，秋色清肃而明朗。故姚止庵曰："万物夏长，华实已成，容状至秋，平而定也。""急，谓风声切也。明谓物色变也。"

在人：**早卧早起，与鸡俱兴**；在起居上，人应早卧以避风寒，早起则领略秋爽，以舒畅肺气。故姚止庵曰："秋夜露寒宜早卧，秋清气爽宜早起。"**使志安宁**，使精神常安定不受秋天肃杀之气的影响。所谓安宁，即是不急不躁，精神内守。**以缓秋刑**：以缓秋气之肃杀。这样，虽在秋天肃杀气象中，仍可获得和平，肺之呼吸也能够匀整。故姚止庵曰："辑敛神气，谨避肃杀之令，以收气而得肺。"**此秋气之应，养收之道也**：此即是应秋气容平养生之道。**逆之则伤肺，冬为飧泄，奉藏者少**：肺属金，金旺于秋，逆之，则不能适应秋天收敛之机能，到冬天则易生飧泄病（完谷不化），即冬不能藏也。张志聪曰："肺伤，则肾水失其所生，故当冬令而为肾虚飧泄。"水谷杂下，故谓之飧泄也。从而削弱了冬天之适应能力，故曰**奉藏者少**。姚止庵曰："秋宜收敛，敛之不密，则藏之不固。飧泄者，藏而不固之病也。"

【提要】

一是，秋季主收，为肃杀容平之季节。二是，人应早卧早起，收敛神气，使志安宁，以顺其容平收敛之道。三是，逆之则冬易生飧泄病证，而不能藏。

【原文】

"冬三月，此谓闭藏。水冰地坼①，无扰乎阳；早卧晚起，必待日光；使志若伏若匿，若有私意，若已有得②；去寒就温，无泄皮肤，使气亟夺③，此冬气之应，养藏之道也。逆之则伤肾，春为痿厥，奉生者少。"

【词解】

①坼：音策，裂也。

②使志若伏若匿，若有私意，若已有得：张志聪注云："若伏若匿，使志无外也；若有私意，若已有得，神气内藏也。"

都是"无扰乎阳"的意思。

③使气亟夺：气，指阳气。亟，频数也。亟夺，即数夺。使气亟夺，言当保护阳气，勿使受到剥夺也。

【分析串解】

在天：**冬三月，此谓闭藏。水冰地坼**，经过春生、夏长、秋收，至冬天树木凋零，昆虫入蛰，故把冬天称之为闭藏之季节。冬天阴盛而阳气衰，故应**无扰乎阳**。水结冰而地冻裂，是万物闭塞潜藏之时（即地户闭塞，阳气伏藏）。

在人：人在冬天之养生，应让屋子暖和，早卧晚起，多穿衣服，使之除寒固密，阳气不受到扰乱。**早卧晚起，必待日光**；以等待太阳升起，气候温暖。**使志若伏若匿，若有私意**，使精神潜藏伏匿，有丰和之意，已经存于胸中而不外露。**若已有得**；又好像外无所求，若有所得的样子。**去寒就温**，冬天寒冷，应该是避寒就温。**无泄皮肤，使气亟夺**，也不能使皮肤多出汗，以免阳气随而外泄。阳气外泄，谓之夺气，"夺气"多了，叫作"亟夺"。避免阳气"亟夺"，乃是冬天养生之道，违犯了冬天养生之道，在人就要伤肾。肾属水，水旺于冬，如果人不能藏精，则春天易生痿厥之病。姚止庵曰："逆冬之气，何以春为痿厥也，冬令主藏，敛四时之气而藏于密，藏之不固，则发越无基，而痿厥之病见于春也。"

【提要】

一是冬主闭藏，阳气潜藏于内。二是人之养生，应早卧晚起，去寒就温，使志若有私意，无扰于阳，此养藏之道。三是冬不养藏，逆之则伤肾，春为痿厥。

二

【原文】

"天气清净光明者也，藏德不止，故不下也①。天明则日月不明②，邪害空窍，阳气者闭塞，地气者冒明③，云雾不精，则上应白露不下④，交通不表⑤，万物命故不施，不施则名木多死。恶气不发⑥，风雨不节，白露不下，则菀槁不荣。贼风数至，暴雨数起，天地四时不相保⑦，与道相失，则未央绝灭⑧。唯圣人从之，故身无奇病，万物不失，生气不竭。"

【词解】

①**藏德不止，故不下也**：《类经》注云："天德不露，故曰藏德；健运不息，故曰不止。惟其藏德，故应用无穷，惟其健运，故万古不下。"

②**天明则日月不明**：此句承上句，谓天藏德不露者，为不明；若天不能藏德而露者，为天明。如果天明则日月之明隐矣。这里比喻人之真气，也不可泄露，否则虚邪就能入空窍而为病患。

③**阳气者闭塞，地气者冒明**：阳气，指天气而言。天气下降，地气才能上升；天气闭塞而不下降，则地气即昏冒而不上承。

④**云雾不精，则上应白露不下**：精，通"晴"。《史记·天官书》："天精而景星见。"注："精即晴。"全句谓天气不晴则白露不能下降。

⑤**交通不表**：交通，指天地之气互相感应而言。不表，即不彰明，失常的意思。交通不表，言天地之气不相交通也。

⑥**恶气不发**：据《太素》无"不"字。恶气不发，言恶气散发则有风雨不节等变化。

⑦**天地四时不相保**：保，保持也。全句谓不能保持天地四时阴阳变化的正常规律。

⑧**未央绝灭**：央，作"中"字解。未央，即未半。未央绝灭，言生物未至其半而绝灭也。

【分析串解】

在天：**天气清净光明者也，藏德不止，故不下也**。天气是清虚光明的，万物之生、长、化、收、藏，与人之生、老、衰、病、死，均有赖于清净光明的天气，天气之生化能量是没有止息的，也不会下降的。故姚止庵曰："四时成序，七曜周行，天不形言，是藏德也，德隐则应用不屈，故不下也。"七曜：即是日月与金、木、水、火、土五星。

天明则日月不明，邪害空窍，天体是不应自明的（故只日月有明），天若自明，则日月无光，能致生机闭塞，即似人体之空窍（孔窍）被邪气侵害而闭塞一样。故姚止庵曰："天所以藏德者，为其欲隐大明，故大明见到小明灭。天若自明，则日月之明隐矣。所谕者何？言人之真气亦不可泄露，当清静法道，以保天真。苟离于道，则虚邪入于空窍。"张志聪注曰："故天运当以日光明，阳因而上卫外者也，如人之阳不固密于上，不卫护于外，则邪走空窍而为害矣。"

阳气者闭塞，地气者冒明，云露不精，则上应白露不下，天气、地气之相交，皆有赖于日月之光明与运动，如日月停止发光，阳气闭塞，则天之阳气不能下降，因而雾露不清，地气昏暗而不明，则地之阴气不得上升，以应天气，则白露也就不能下降。指天气不晴，则雨露不能下降。但是，这是在天气、地气不停之运动中所产生的。故张志聪注曰："天德惟藏，而无运用不息之机，则地气上乘，而昏冒其光明矣。上言虚其藏德之体，此言失其不止之机，地气升为云为雾，天气降而为雨为露，云雾不精，是地气不升也，地气不升，则天气不降，是以上应白露不下。"

交通不表，万物命故不施，不施则名木多死。 此指阴阳二气不相交通表彰，则万物生命失其滋润施化之源，当此之时，名木大树当应之而死，盖化源失其生机之故也。故张志聪注曰："天地之气，虽上下交通，而不表彰于六合九州之外，则万物之命不能受其施化矣。不施则名木多死，盖木为万物之始生也。"

恶气不发，风雨不节，白露不下，则菀槁不荣。 天地不交，四时气候之顺序亦随之混乱，则将形成秋冬而无肃杀凛冽之气，春天风雨不节，夏天雨露不下，失去四时生长化收藏之序而致万物枯槁不荣。菀槁，菀，音郁。槁，是抑郁，枯槁之意。张志聪注曰："恶气，忿怒之气也……恶气不发，则失其劲肃严凛之令矣。风雨不节，则失其温和明曜之政矣。白露不下，则无渀蒸湿泽之濡矣。四时失序，虽茂木嘉禾，而亦不能荣秀也。"

贼风数至，暴雨数起，天地四时不相保，与道相失，则未央绝灭。 贼风，泛指四时不正之气候。因阴阳之气不得调节，则致气候乖乱，贼风、暴雨也将不断发生。天地四时失于调和维持，形成混乱不调，万物则失其生化之规律而半途夭折。相保，协调维持。未央绝灭，未及半而夭枯也。故张志聪注曰："贼风数至，阳气不正而太过也。暴雨数起，阴气不正而偏胜也。此总结上文，而言天地四时不相保其阴阳和平，而又失其修养之道，则未久而有绝灭之患矣……圣人内修养生之道，外顺不正之时，与万物不失其自然，而生气不绝也。"

在人：唯圣人从之，故身无奇病，万物不失，生气不竭。 言善于养生之人，之所以能在气候环境突变之情况下，也能不得奇病，乃因其能和万物一样，顺其生化之机，故生气亦能不竭，而能延年益寿也。

【提要】

本文以天气日月，比喻人之真气，应当闭藏于内而不泄露于外。否则真气外泄内虚外露，则邪气即能乘虚而入于其内。天地阴阳虽然有突然变化，四时气候亦可能有不正常之情况发生，然人如能顺应其生化之机，则亦能生气不竭而长寿。四时阴阳二气之变化，决定了四时季节的正常与反常，人如能顺应阴阳变化之理，则身无奇病，能和万物一样，顺应生化气机，则生机将能保持旺盛。

三

【原文】

"逆春气则少阳不生，肝气内变；逆夏气则太阳不长，心气内洞^①；逆秋气则太阴不收，肺气焦满；逆冬气则少阴不藏，肾气独沉^②。夫四时阴阳者，万物之根本也。

所以圣人春夏养阳，秋冬养阴，以从其根，故与万物沉浮于生长之门。逆其根，则伐其本，坏其真矣。故阴阳四时者，万物之终始也，死生之本也。逆之则灾害生，从之则苛疾不起，是谓得道。道者，圣人行之。愚者佩之③。从阴阳则生，逆之则死；从之则治，逆之则乱。反顺为逆，是谓内格④。"

【词解】

① 洞：中空也。即虚而不足之义。

② 肾气独沉：沉，当作"消沉"解。即肾气虚惫的意思。

③ 愚者佩之：佩，古与"背"同声，通用。愚者佩之，言愚者则背此养身之

道也。

④ 内格：滑寿《素问钞》云："格，扞格也。谓身内所为，与阴阳相扞格也。"

【分析串解】

逆春气则少阳不生，肝气内变：逆春气规律不能养生，则少阳之气不能发挥其生发之能，则能使肝气产生病变，即春不养生，夏为寒变。**逆夏气，则太阳不长，心气内洞：**逆夏天养生规律，指太阳之气不能发挥成长作用，则会导致心气内虚。即逆夏则秋生痎疟。痎疟，指发寒热往来之证。马莳注曰："太阳者，手太阳小肠经也，小肠属丙火，心属丁火，心与小肠为表里，今太阳不长则心气内洞，内洞者，空而无气也。"

逆秋气则太阴不收，肺气焦满：肺主清肃收敛，肺气不收则清肃失降，故使肺气胀满也。**逆冬气则少阴不藏，肾气独沉：**肾主藏精，少阴之气主闭藏。少阴之气，内通于肾。少阴不藏，肾气虚损。肾气虚损，则腰酸困沉而疲惫。独沉，沉困疲惫之意。张志聪曰："此论阴阳之气随时出入，逆则四时所主之脏自病于内也。"佩之，古佩、背通用。

夫四时阴阳者，万物之根本也：是说万物之能生于春，长于夏，收于秋，藏于冬，是由于四时阴阳变化规律所造成的，故曰四时为万物生长之根本。**所以圣人春夏养阳，秋冬养阴，**是指善于养生之人，能顺应四时养生之道，春夏以养阳，秋冬以养阴，这样即能与万物一样，与生长收藏之规律取得一致，"以从其根"。故人"与万物皆能浮沉于生长之门也"。**逆其根，则伐其本，**若相反不顺其生长变化规律，则等于削伐其生命根本，败坏其真元之气，即"逆其根，则伐其本，坏其真"。故又说阴阳四时之变化，方是万物成长之终始，也是人类死生之根本。违反之，即逆之，则灾害丛生。顺应之则不生严重疾病，即**从之则苛疾不起，**至此，方能称之为已掌握养生之规律，**是谓得道。**苛，是指苛刻而严。

上述认识，只有善于养生之人方能掌握之，而愚者则往往背道而驰。总结上述规律，能顺从阴阳之变化规律则生，即"从阴阳则生"，相反逆之则死，即失于健康。顺

从四时规律则平治康健，逆四时规律则生机紊乱。若体内之阳气不得入，阴气不得出，则"反顺为逆"，即内外格拒为病矣。

【提要】

本文说明不顺应四时之气而患之病变，及养生应注意之点。示人应顺四时，强调把握养生之重要意义。

四

【原文】

"是故圣人不治已病治未病，不治已乱治未乱，此之谓也。夫病已成而后药之，乱已成而后治之，譬如渴而穿井，斗而铸兵①，不亦晚乎？"

【词解】

①兵：即兵器。原本作"锥"，今依《太素》、宋刻本、道藏本改。

【分析串解】

本文提示医者注意医疗预防为主，及早诊断，及早治疗，防病于未然之时。古人之治病，讲究预防为主。平乱，注重在未乱之先。若病已成而后治疗，乱已形成而后平治，犹如临渴而掘井，临战方去铸兵器一样，为时已晚，不宜治之矣，即示养生宜早宜及时也。

【提要】

一是，阐述逆四时之气而患之病变，此与前之四时为病同理，可做参考。二是，提出春夏养阳，秋冬养阴之道理，乃顺四时阴阳之根本，否则可伐其本而坏其真也。三是，示人以预防医疗思想，提示及早诊断，及早治疗，方能防患于未然。及早注意养生，方能长寿。

▌本篇小结

1. 一年四季，春温、夏热、秋凉、冬寒在有规律地转变着，人体亦必须适应四时之气候变化，方能保持健康。

2. 人之内在环境与外在环境是统一的，使体内阴阳与四时阴阳取得平衡，乃是养生防病的目的，这即是中医学"天人合一"整体理念之体现。

3. 采取以天比人之理，强调"春夏养阳，秋冬养阴"之重要性。

4. 指出摄生，即"治未病"方法，明确提出预防医学思想在中医学中的重要性。

思考题

1. 为什么说适应气候变化是养生方法之关键？在四时气候之养生中我们应注意哪些问题？

2. 试联系其他学科，说明"治未病"的预防医学思想在中医学中的体现。

生气通天论篇第三

篇解及中心大意

生气，指生命活动。天，指自然界。气有广义、狭义之分。气指有生命的最小物质。广义的气包括很多方面。如《素问·调经论》曰："神有余有不足，气有余有不足，血有余有不足，形有余有不足，志有余有不足，凡此十者其气不等也。"又如"百病皆生于气"。此均指广义之气，狭义之气则讲不通。

本篇名曰"生气通天"，是说明人之一切生命活动与自然界的变化有着密切的联系。本篇内容，主要是运用阴阳理论，从生理、病理两方面来阐述人与自然之联系，并列举疾病，说明阳气失调在病理上的作用，同时提出了阴阳协调在临床上的重要性。归纳即是：一是人之有生，惟赖此气（生气），天之有生，亦赖此气。人气、天气俱不外乎阴阳。阴阳和，此人之得气而有生。亦阴阳和，此天之得气而有生也（泛指有生命之微小物质）。二是人之阴阳二气与天之阴阳二气是息息相通，不可分离的，此即是天人合一学说的体现。天、人均以阴阳之气生生不已而维其生，亦以息息相通而不相危（危害：亢害承制），故名之曰"生气通天"，本篇主要是谈阳气。故姚止庵曰："生气者何？生生之气，阳气也。通天者，天气轻清而上浮，惟人阳气上与天通。"

一

阴阳二气是人生命之根本，人之阴阳与天之阴阳息息相通，故自然界之气清净调和，则人之意志平治。顺其气候变化，则阳气卫外固密，虽有虚邪贼风，无能为害也。总之，天人之气相通，顺之、失之，唯在乎人，不由乎天。

【原文】

"黄帝曰：夫自古通天者，生之本，本于阴阳。天地之间，六合①之内，其气九州②、九窍、五脏、十二节③，皆通乎天气。其生五，其气三④，数犯此者，则邪气伤人，此寿命之本也。"

【词解】

①六合：指上下四方。

②九州：王冰注："九州谓冀、兖、青、徐、扬、荆、豫、梁、雍也。"

③十二节：节，指关节。上肢腕、肘、肩，下肢踝、膝、股，左右共十二节。《素问识》丹波元简曰："春秋繁露云，天数之微，莫若于人，人之身有四肢，每肢有三节，三四十二，十二节相待而形体立矣。天有四时，每一时有三月，三四十二，十二月相受而岁数终矣。"

④其生五，其气三：五，指五行之气。三，指三阴三阳。《天元纪大论》："阴阳之气，各有多少，故曰三阴三阳也。"《类经》："人生虽本乎阴阳，而禀分五行，其生五也。阴阳衰盛太少有三，其气三也。"

【分析串解】

夫自古通天者，生之本，本于阴阳。通，通畅，流通，相适应之义。人之有生命活动，是与天气、自然界之有生气息息相通的，阴阳二气是物质运动发展之根本，故称生之本（生命之根本），乃本于阴阳之气的运动变化。

天地之间，六合之内，其气九州、九窍、五脏、十二节，皆通乎天气。是说天人合一，天地间六合之内万事万物皆通乎天气，人身一小天地，同样亦是如此。六合，一是指上下四方为六合，一是指一年四时气候季节之变化而言。如《淮南子》曰："孟春始嬴，孟秋始缩；仲春始出，仲秋始内；季春大出，季秋大内；孟夏始缓，孟冬始急；仲夏始修，仲秋至短；季夏德毕，季冬刑毕。"修，生气之生长也。说明阳气生气能反映于四季之生长盛衰。刑毕，衰亡，死亡。天人相应，如天有九州，人有九窍（人体有七阳窍、二阴窍）。天有五音，人有五神，藏于五脏。天有十二节气，人有十二关节，或有十二经脉（丹波元简认为，以十二关节为是）。

其生五，其气三。凡人之生命活动、生存，皆禀赋于五行之气（即金、木、水、火、土）。其气三者，有不同解释：一是指地之五行，上应天之三阴（寒、燥、湿）、三阳（风、暑、火）。如《素问·天元纪大论》曰："阴阳之气各有多少，故曰三阴三阳也。"张景岳《类经》、张志聪皆宗此说。二是指天气、地气、运气，王冰、马莳、姚止庵宗此解释。

数犯此者，则邪气伤人，此寿命之本也。是说"生五""气三"，皆是人体生活环境中的自然变化。如果人体不善于调养，而经常违犯它，则易为外邪所侵而患病，故说阴阳二气乃是生命长短之根本。如王冰曰："犯，谓邪气触犯于生气也，邪气数犯，则生气倾危。故保养天真，以为寿命之本也。"张志聪注曰："如不能调养，而数犯此三阴三阳之气者，则邪气伤人而为病矣。夫人禀五行之气而生，犯此五行之气而死，有如水之所以载舟而亦能覆舟，故曰此寿命之本也。"

【提要】

本文叙述天气与人气相通，实寿命之本，人依五行而生，亦能犯五行而亡。五气（五脏）不固，或犯邪而病，或天、地、运三气相乘为害，或病或死，实寿命之所关也。

【原文】

"苍天之气清静，则志意治，顺之则阳气固，虽有贼邪，弗能害也。此因时之序。故圣人传精神①，服天气，而通神明②。失之，则内闭九窍，外壅肌肉，卫气散解，此谓自伤，气之削也。"

【词解】

① **传精神**：尤怡《医学读书记》："按'传'当作'专'，言精神专一。"

② **服天气，而通神明**：服，从也，顺也。神明，指阴阳的变化。服天气而通神明，即顺应天气，使人气与天气的阴阳变化统一起来。

【分析串解】

苍天之气清静，则志意治，顺之则阳气固，虽有贼邪，弗能害也。此因时之序。苍天，非单指春而言。姚止庵注曰："天之色苍苍，故曰苍天。"言天之气应常清静（无暴风疾雨之清静环境）。由于人之生气通于天气，故人之意志亦应随之宁静清爽。如人能顺应此安静之环境来养生，象法苍天之宁静，不使暴怒暴喜来波动其情志，则身体卫外之阳气就会固密而不泄，即使有虚邪贼风侵犯，亦是无机可乘。故曰："阳气者，卫外而为固也。"任应秋先生说："苍天之气清净。清静者，该凉则凉，该暖则暖。志意，即精神魂魄意志也。"另一说法，《素问·八正神明论》曰："血气者，人之神，不可不谨养。"马莳注曰："盖苍天之气，至清静者也。吾能法天地之清净，则志意自治，阳气自固。当是之时，虽有贼邪弗能害也。"所以人如果能顺天之气候变化，而为人之气，则能长寿。故姚止庵曰："寒暑温凉与天合气，不但志意安和而已，抑且生生之气，永固无虞矣。"

此因时之序，是说其所以志意治，阳气固，邪弗能害之原因，主要关键即在于顺应了四时和掌握了四时变化的规律。**故圣人传精神**。传精神，尤怡曰："传，当作专。言精神专一。"指善于掌握养生规律之人，即能根据四时阴阳变化，精神专一，并运用人体本身之精气，以配合在天之阳气。**服天气，而通神明**。服者，从也，顺也。神明，指阴阳的变化。服天气而通神明，即顺应天气，使人气与天气的阴阳变化统一起来。故马莳曰："惟圣人知之，随四时以运此身之精气，服苍天之阳气，以通天气之神明。"神明，变化不测谓之神明。《淮南子》曰："其生物也，莫见其所养而物长。其杀物也，莫见其所丧而物亡，此之谓神明。"

相反，若**失之，则内闭九窍，外壅肌肉**，指一般人则常违背生气通天之理，以致一旦被邪气侵害，在内可发生九窍闭塞而不通，在外则可发生肌肉壅滞肿胀之疾患。甚致卫外之阳气（卫气）亦涣散不固。这样即可把自身之生气削弱。此乃由于不能顺应四时之故。**卫气散解**，《灵枢》经曰："卫气者，所以温分肉而充皮肤，肥腠理而司开阖者也"。内闭外壅，气已溃乱而散不收矣。吴崑曰："圣人之生气通天如此，气与天相失，则生意息矣，故内闭九窍，外壅肌肉，卫气散解而死也。"**此谓自伤，气之削也**。此由自身原因而使人体之阳气逐步消弱。吴崑曰："自逆苍天之气，违清净之理，不得通乎天气，此自斫而削也。"

【提要】

天气以"清净"为主，顺之则生，失之则病。故人之于天气，可顺而不可失，可服而不可违背。

二

本部分以论述生气中之阳气为主。阳气能因上卫外，收拒而不失其所，此阳气之清净者也。清净则生气安，相反则阳气烦劳不固，开阖不得等之病理产生时，则发生不同之病变。

【原文】

"阳气者，若天与日，失其所，则折寿而不彰。故天运当以日光明，是故阳因而上，卫外者也。因于寒，欲如运枢①，起居如惊，神气乃浮②。因于暑，汗，烦则喘喝，静则多言，体若燔炭，汗出而散③。因于湿，首如裹④，湿热不攘⑤，大筋緛短，小筋弛长⑥。緛短为拘，弛长为痿。因于气，为肿，四维相代⑦，阳气乃竭。"

【词解】

① **欲如运枢**：枢，户枢也。此营卫气卫外而司开阖，如户枢之运转。

② **起居如惊，神气乃浮**：惊，王冰注："卒暴也。"有骤然而动之意。全句谓生活起居有突然变动时，卫气乃浮出以应之也。

③ **体若燔炭，汗出而散**：朱震亨

《格致余论·生气通天论病因章句辨》移此二句于"因于寒"之下，并删"欲如运枢，起居如惊，神气乃浮"三句，可资参考。

④ **首如裹**：即头面沉重不爽，如有物蒙裹。

⑤ **攘**：除也，退也。

⑥ 大筋緛短，小筋弛长：緛，音软，缩也。弛，松懈之意。朱震亨云："大筋緛短者，热伤血不能养筋，故为拘挛。小筋弛长者，湿伤筋不能束骨，故为

痿弱。"

⑦ 四维相代：《类经》："四维，四支也。相代，更迭为病也。"

【分析串解】

阳气者，若天与日，失其所，则折寿而不彰。 人体之有阳气，如天有太阳一样，太阳失常则天地不明。人之阳气失其正常，则将折寿而夭亡。故姚止庵曰："此明前阳气之用也，喻人之有阳，若天之有日，天失其所则日不明，人失其所则阳不固，日不明则天境冥昧，阳不固则人寿夭折。"

故天运当以日光明，是故阳因而上，卫外者也。 是说天体之健运不息，是借太阳之光明。人体之健康无病，是阳因充上而固密卫外。故马莳曰："故天运当以日为之光明，人当有此阳气，以为之卫外，是故阳气因而上行于皮肤分肉之间，所以卫外者也。惟阳气不固，故凡四时之邪气，皆从之而伤矣。所谓不能因时之序者是也。"

因于寒，欲如运枢，起居如惊，神气乃浮。 诸如上述，人之卫气不固，四时之邪气乘机侵袭，在冬季寒冷时候，如果欲心妄动，心神即如运枢一样之不安宁。起居不节，即如受惊样的不安宁，致使神气不能内守，因而浮越于外（一般如此解释）。另有一种说法，"因于寒"，应在"体若燔炭，汗出而散"之上。**欲如运枢**，指阳气运动不息而居其所。人体之阳气要潜藏于内，人体活动时，阳气之使用好像户枢在门臼内转动一样，慎密保护之。如果心欲妄动，起居不规，则神气向外浮越，阳气不能外固。下面内容则说的是阳气卫外不固而产生的病理反应（任应秋）。

因于暑，汗，烦则喘喝，静则多言。 如在夏季为暑邪所伤，病属于阳，往往表现为汗出而烦惊不宁，甚则喘促气粗（或喝喝而喘，大声喘喝）。如郁热不退内攻，亡阳失液，往往会有神经错乱之狂言妄语症状，乃为气虚伤神所致。经曰：暑热伤气。故张志聪曰："天之阳邪，伤人阳气。气伤外驰，故汗出也。气分之邪热盛，则迫及所生。心主脉，故心烦。肺乃心之盖，故烦则喘喝也。如不烦而静，此邪仍在气分而气伤，神气虚，故多言也。"《素问·脉要精微论》曰："言而微，终日乃复言者，此夺气也。"

【校正】

体若燔炭，汗出而散： 暑热内攻之证，不单见狂言多语，阳实证且伴有高热，体热如炭，必须出汗，方能解散，故为其治法。此言其治暑之法也。

但是必须明确，暑热伤气，前之汗乃气虚自汗，现仍发汗是否矛盾？此指阴暑而言（按：暑有阴、阳二证）。张洁古曰："静而得之为中暑，动而得之为中热，中暑者

阴证，中热者阳证。"李东垣曰："避暑热于深堂大厦而得之者，名曰中暑。其证必头痛恶寒，身形拘急，肢体酸痛而心烦，肌肤大热而无汗，是为房室之阴寒所遏，使周身阳气不得伸越，大顺散主之……若行人或农夫于日中劳役得之者名中热，其证头痛燥热，大渴大汗，无气以动，乃天热外伤肺气也，治宜解热。"这是一般的解释，但前后文意似不贯串，文法也不规律，有必要考证。

如按任应秋先生的解释，则应当是：**因于寒，体若燔炭，汗出而散**。即冬寒之季，体表卫阳不固，为寒邪所侵，即肌表固密，寒邪束表，阳郁不解，正邪交争，则发热，恶寒，当以汗法解表以治之，如麻黄汤证、桂枝汤证。此说颇有见解，因《内经》错讹颠倒常有之，可供参考。

因于湿，首如裹，湿热不攘，大筋緛短，小筋弛长，緛短为拘，弛长为痿。人感受湿邪，头重如裹。湿邪郁久则化热，湿热不能攘除，热邪则要耗阴，伤及营血。肝藏血而主筋，血不养筋，筋失其养，则会出现大筋拘而不伸，小筋弛缓而失之证。痿者，痿软不用也。如朱丹溪曰："大筋緛短者，热伤血不能养筋，故为拘挛。小筋弛长者，湿伤筋不能束骨，故为痿弱。"姚止庵曰："湿邪中人，其气上蒸，头面浮肿，如有物裹之者，是宜轻扬发散之剂以去其湿，庶不致邪气内侵。"

因于气，为肿，四维相代，阳气乃竭。病因于阳气壅滞，气血不通，水湿郁积，则为浮肿，气滞而成之浮肿，则四肢必因之而丧失活动正常功能。四维相代，四维，四肢也。相代，更迭为病也。四维相代，即此起彼伏，言肿处不定也，长期四维相代之肿，则伤阳气而致阳气衰竭。故张志聪曰："《素问·阴阳别论》曰：'结阳者肿四肢'。盖阳气伤而不能运行，则荣血泣而为肿矣。四维，四肢也。四肢为诸阳之本，气为邪伤，是以四肢之阳，交相代谢，而阳气乃竭也。"

【提要】

因上、卫外，乃阳气之本能，天因之而光明，人因之而能寿。若惊扰之而失其所，则外邪诸疾杂至，此其所以为生之本也。因于寒、因于暑、因于湿、因于气，乃由于其致病邪气性质不同，方有汗而喘喝、静而多言、体若燔炭、首如裹、大筋緛短、小筋弛长之拘痿证、四维相代之气肿等不同病症，甚而导致阳气衰竭。

【原文】

"阳气者，烦劳则张，精绝，辟[1]积于夏，使人煎厥[2]；目盲不可以视，耳闭不可以听，溃溃乎若坏都，汩汩乎不可止[3]。阳气者，大怒则形气绝，而血菀[4]于上，使人薄厥[5]。有伤于筋，纵，其若不容[6]。汗出偏沮[7]，使人偏枯。汗出见湿，乃生痤痱[8]。高粱之变，足生大丁[9]，受如持虚[10]。劳汗当风，寒薄为皶[11]，郁乃痤。"

【词解】

① 辟：通"襞"，衣裙褶也。

② 煎厥：厥逆的一种。由于阳热亢极所致，若煎迫然，故名。王安道云："亢火郁积之甚，交当夏合火旺之时，使之烦热之极，若煎迫然气逆上也。"

③ 溃溃乎若坏都，汩汩乎不可止：溃溃，水奔流貌。都，同"渚"，蓄水之所。汩汩，水波涌出之声。王安道云："火炎气逆，故目盲耳闭而无所用。此阳极欲绝，故其精败神去，不可复生，若堤防之崩坏，而所储之水奔散滂流，莫能遏之矣。"

④ 菀：同"郁"。

⑤ 薄厥：张志聪注："薄，迫也，气血并逆而使人迫厥也。"

⑥ 不容：描写伤筋以后，四肢弛纵，不能运动自如。

⑦ 汗出偏沮：沮，湿润也。高士宗解："若汗出偏沮，则气血不周于身，故使人偏枯。"

⑧ 痤疿：痤音挫，小疮疖。疿音沸，痱子。

⑨ 高粱之变，足生大丁：《类经》："高粱即膏粱，肥甘也。足，多也。厚味太过，蓄而为热，其变多生大丁。"丁，同"疔"。

⑩ 受如持虚：形容得病之易，如持空虚之器以受物。

⑪ 皶：音渣，指粉刺。

【分析串解】

阳气者，烦劳则张，精绝，春季为阳气始生之时，若过度烦劳，则使阳气不能固密而反泄于外。"张"者，亢极、亢强之意。阳在外，为阴之使，阴在内，为阳之守。阴精失去阳气之卫固，则要绝于内。

辟积于夏，使人煎厥；目盲不可以视，耳闭不可以听，溃溃乎若坏都，汩汩乎不可止。病邪积久不散，直至夏季，仍未能痊愈。夏季暑热邪气，煎灼真阴，使阴精益衰。火热炎上而虚气上逆，使人发为煎厥之证，其症状乃为目视不能见，耳闭不能听。至此，其病势发展之速，犹如堤防被水冲破，水势汹涌不可制。汩，音骨。溃溃如坏都，如储蓄水之所崩坏。故王安道曰："火炎气逆，故目盲耳闭，而无所用。此阳极欲绝，故其精败神去，不可复生。若堤防之崩坏，而所储之水奔散滂流，莫能以遏之矣。"此种证候，可用当归六黄汤、大补阴丸等以治之。

阳气者，大怒则形气绝，而血菀于上，使人薄厥。张志聪曰："菀，茂貌。血随气行而茂于上矣。薄，迫也。气血并逆而使人迫厥也。"指在大怒之时，阳气亦随之上冲，气血并行，气帅血行，亦可致经络形气阻绝而不通。阳气上冲，血郁于胸中，结滞不行，造成气血之紊乱。如张景岳也说："相迫曰薄，气逆曰厥，气血俱乱，故为薄厥。"姚止庵曰："肝者将军之官，主怒而藏血，盛怒则肝伤，肝伤则气浮血涌，厄塞满闷，磅因礴上下，因致厥绝，今之盛怒狂叫，呕血欲死者是也。"

有伤于筋，纵，其若不容。容，作受字讲，即肢体不受意志之支配。如筋受损伤，则会弛缓不收，其肢体行动则不受意志之支配。**汗出偏沮，使人偏枯**。偏，作侧字讲。沮，丹波元简作"袒"字讲。即身体半侧有汗，半侧无汗。在临床上，人如汗出偏于一侧者，则象征将来可能发生偏枯，半身不遂之证。**汗出见湿，乃生痤疿**。出汗之时，汗毛孔疏泄无阻，若侵受凉湿之邪，郁久化生湿热，滞留肌腠，重者则生疖疮，轻者易生痱子（热疹）。痤（cuò，音错），疿（fēi，音非），即小疖与热疹也。

高粱之变，足生大丁，高，同膏，指肥美食物。是说平素嗜食肥甘厚味之人，体内多滞热，故在病变上易生痈疽病证。大丁，泛指痈疡疔疽之类病证。足生大丁，谓足以生疔毒疮痈也，非单指脚生大疔。**受如持虚**，指此病易生，形容患病之易，如持空虚器皿接受之象。姚止庵曰："高粱者，肥甘物也。久食肥甘，后必有变，其为变也，多生丁毒。丁者，火也。大丁，热毒也。热毒伤人，无处不到，岂必在足。注言丁生于足，误矣。足生，谓足以生丁毒也。高粱之子，内纵房劳，体必空虚，外恣口腹，热毒蓄积，如持虚体，受此热毒，其何能堪，是谓受如持虚，今之患痈疽而死者是也。"

劳汗当风，寒薄为皶，郁乃痤。是说劳动活动出汗之后，在有风之处坐卧，风邪乘虚入内化而为热，又为寒邪所迫，则发为皶。皶，音渣，俗名粉刺。积郁过久而不消散，则能由皶而发为痤（小疖类皮肤疾患）。关于皶指粉刺之说可见于王冰曰："时月寒凉，形劳汗发，凄风外薄，肤腠居寒，脂液遂凝蓄于玄府，依空渗涸，皶刺长于皮中如米或如针，久者上黑，长一分余，色白黄而瘦，于元府中，俗名粉刺。解表已。"

【提要】

本文重点说明，阳气因外感、内伤而得病之种种不同见症。烦劳、大怒、伤筋、汗出偏沮、汗出见湿、高粱之变、劳汗当风等，都是扰乱阳气正常功能之原因。其病理不外精亏、血菀、湿热郁久、热毒蕴蓄种种而已。

【原文】

"阳气者，精则养神，柔则养筋[①]。开阖不得，寒气从之，乃生大偻[②]；陷脉为瘘[③]，留连肉腠，俞气化薄[④]，传为善畏，及为惊骇；营气不从，逆于肉理，乃生痈肿；魄汗[⑤]未尽，形弱而气烁，穴俞以闭，发为风疟。故风者，百病之始也，清静则肉腠闭拒，虽有大风苛毒，弗之能害，此因时之序也。故病久则传化，上下不并[⑥]，良医弗为。故阳畜积病死，而阳气当隔[⑦]，隔者当泻，不亟正治，粗乃败之。"

【词解】

① **精则养神，柔则养筋**：吴崑注："此又明阳气之运养也。言阳气者，内化精微，养于神气，外为津液，以柔于筋。"

② **大偻**：即曲背。

③ **陷脉为瘘**：陷脉，邪气深入脉中。瘘，瘘管。

④ **俞气化薄**：言邪气通过经腧而内迫及脏。

⑤ **魄汗**：简素云："魄，白，古通用。《战国策》鲍彪注：白汗，不缘暑而汗也。"不缘暑而汗，谓另有所迫而作汗。

⑥ **并**：王冰注："并，为气交通也。"

⑦ **当隔**：即挡隔，有否塞不通之意。

【分析串解】

阳气者，精则养神，柔则养筋。阳气之功能，可生化精微以养神。阳气温煦而柔和，可以养筋，人之知觉、运动，全凭阳气之温煦，方能活动自如。

开阖不得，寒气从之，乃生大偻。偻，音楼，指背部屈曲。皮肤之正常生理，夏天开泄，冬天固密。若皮肤之玄孔开阖失常，寒邪则能乘虚而侵入其里。寒则伤阳，筋脉失养，以致身体屈偻而行动伸屈不利，行动俯偻。《灵枢》曰："寒则筋急。"大偻，乃筋失其养所致。偻，乃软短为拘，筋脉发生之病变。即头痛、项强之严重者也。

陷脉为瘘，留连肉腠。指寒邪侵入经脉之中，血脉凝涩，郁久不去，寒血留连于肉腠之间，久则发为瘘疮。即经脉部位慢性发作之溃疡、疮疡。

俞气化薄，传为善畏，乃为惊骇。如邪气通过俞穴而内迫脏腑，则易产生恐惧及惊吓之病症。即寒犯五脏，伤及肾精，肾虚而为惊恐病症也。姚止庵曰："气宜兼寒热言，注单作寒解，偏矣。"另一说，脏主藏神，现因邪气内侵，则脏神不安，故出现善畏（属心）、惊骇（属肝）等症。此乃阳气被伤，不能养神之故。

营气不从，逆于肉理，乃生痈肿。此由于邪气入营，营气之运行不畅，甚则循行逆常，气血与外邪阻滞于肉理之中，血郁则热聚，久而化脓，形成痈肿之症。营气运行于周身，乃为从。

魄汗未尽，形弱而气烁，穴俞以闭，发为风疟。魄汗为自汗，为不因暑而作之汗为魄汗。风疟，疟，虐也。比喻寒热交迫症状。（又汗出玄门，亦称魄门。肺主魄，合于皮毛，开鬼门者，即开魄门也）。此言汗出未透，而即为风寒侵袭，俞穴因之而闭塞，使热郁结于内而不出，形气均被热灼而日趋衰弱，使邪气停留体内，寒热交迫发为风疟之证。姚止庵曰："汗何以言魄？魄藏于肺，汗出于玄府。玄府者，皮毛也。皮毛者，肺之合也，故云魄汗。未尽者，汗出不已，病之自汗者也。自汗不止，形自弱而气自烁矣。形气大虚，风邪易入，正亏邪陷，不能外达，至秋而发，病因于风，则为风虐也。"

故风者，百病之始也，清静则肉腠闭拒，虽有大风苛毒，弗之能害，此因时之序也。 此处之风，非狭义之风，乃指风寒外邪而言。百病，诸病也，即包括上述之五种。风寒外邪是百病之因。至于如何防御风邪？提出清静则肉腠闭拒，其关键在于能使形神清静，阳气固密，卫外有力，则腠理自然致密，具备抵抗风邪之条件。大风苛毒，苛者，细也，苛刻厉害也。苛毒，指自然界中大大小小存在之邪气。因能顺从四时之规律，能保持人体正常的生长及收藏程序，则邪不能内侵而为害，此即因时之序也，即能顺四序而达其养生之目的。

故病久则传化，上下不并，良医弗为。 并，王注："并，为气交通也。" 即如病邪过久不祛，病久不愈，则邪气必内传而发生变化（或转化），若延至阴阳上下不能交通之阶段，则病势严重，虽有良医妙药，则无能救矣。此即阴阳上下离绝而致之病候也。故张志聪曰："病久者，邪留而不去也。传者，始伤皮毛，留而不去，则入于肌腠。留而不去，则入于经脉冲俞。留而不去，则入于募原脏腑。化者，或化为寒，或化而为热，或化而为燥结，或化为而湿泻。盖天有六淫之邪，而吾身有六气之化也。"

故阳蓄积病死，而阳气当隔，隔者当泻，不亟正治，粗乃败之。 当隔，即挡隔。即由于阴阳二气大热之证，阳本主发泄，今不能发泄于外，则郁结于内而耗伤阴液，阴竭、阳脱，则致死亡。**阳气当隔，隔者当泻，**《素问·阴阳别论》曰："三阳结，谓之隔。" 指当阳气阻隔之时，宜急投以攻泻之剂，以通其阻隔。如关格证、《伤寒论》之热厥。厥则下之，宜大承气汤，可泻有形之邪；四逆散症，而用四逆散则通无形之阳气。**不亟正治，粗乃则之。** 亟，急字同，如不急于给予正确的治疗，粗浅应付，则疾病就会被耽误治疗而至死亡。这是粗工之所以诊治失败的原因。姚止庵曰："言三阳蓄积，怫结不通，不急泻之，亦病而死，何者？蓄积不已，亦上下不并矣。"

【提要】

本文说明阳气不固，邪陷经俞而产生之诸病变。其中开阖不得，陷脉，俞气化薄，营气不从、逆于肉理，穴俞以闭，乃外邪侵犯人体之不同路径及不同病理。所谓大偻、痿、善畏、惊骇、痈肿、风虐等，乃其不同病理之不同病证。另外，指出病邪郁久则内传而变化，可引起病变丛生。若阴阳上下不交，则危而难愈。若遇阻隔之症，则当用泻、攻。正治之法以通之，为医者不可不晓。

【原文】

"故阳气者，一日而主外，平旦人气生，日中而阳气隆，日西而阳气已虚，气门乃闭。是故暮而收拒[①]，无扰筋骨，无见雾露，反此三时[②]，形乃困薄。"

【词解】

① **暮而收拒**：王冰注："暮，阳气衰，内行阴分，故宜收敛以拒虚邪。"暮，乃日落之时，阳气衰而行于阴分，故宜收敛以拒虚邪。

② **三时**：指平旦、日中、日西。

【分析串解】

此是叙述一日之内调摄阳气之法。

故阳气者，一日而主外，总结上文，言阳是有开有阖的，阳在白天主外，在夜而主内。**平旦人气生**，言早晨人之卫气（卫阳）始生。**日中而阳气隆**，中午时分，人之阳气隆盛。隆者，壮也、盛也。**日西而阳气虚，气门乃闭**。日落，傍晚之时，人之阳气虚衰，气门（玄府），即汗孔，也随之而关闭而不通。

是故暮而收拒，无扰筋骨，无见雾露，反此三时，形乃困薄。是说人之卫阳之气生于平旦，盛于日中，虚以日西，宜顺此阴阳消长之规律来养生。至傍晚日暮之时，因其阳气收敛内藏，故不可再去劳乏筋骨以扰乱阳气，更不要到外面去接触雾露，以免为寒湿所侵。若反此三时（平旦、日中、日西）养阳规律，白天不去运用阳气，夜晚反而劳损阳气，则阳气衰微，失去卫外之能，则形体因之而困顿，即衰退而薄弱也。按《灵枢·卫气行》曰："卫气之行一日一夜五十周于身，昼日行于阳二十五周，即手足六阳经。夜行于阴二十五周，即手足六阴经。"《灵枢》阐明此理：春生夏长，秋收冬藏，是气之常也，人亦应之。以一日分为四时，朝则为春，日中为夏，日入为秋，夜半为冬。朝则人气始生，故旦慧，日中人气长，长则胜邪，夕则人气始衰，夜半人气入藏，是故暮而收敛其气，格拒其邪，无扰筋骨，无见雾露，则形体强健。反之，则形体乃为外邪所困迫也。

【提要】

本文说明一日之内调摄阳气之法，是根据一日内阴阳消长情况。重点提出，夜晚乃阳气潜藏收敛之时，切勿过分消耗或扰动阳气，并避免寒湿雾露之邪所侵，乃是保护阳气重要的方面。

三

本文重要讨论阴精、阳气之间的关系。阴精、阳气休戚相关（休者，善也；戚者，恶也），阳病必及于阴，阴病必及于阳。全段以论阴病为主而兼及于阳病，并述调养阴精之法。总结阴阳之关系，不外三点。一是阴者藏精而起亟也；阳者卫外而为固也。二是阴阳之要，阳密乃固。三是阳强不能密，阴气乃绝。阴平阳秘，精神乃治。阴阳离绝，精气乃绝。

【原文】

"岐伯曰：阴者，藏精而起亟①也；阳者，卫外而为固也。阴不胜其阳，则脉流薄疾，并乃狂②；阳不胜其阴，则五藏气争，九窍不通。是以圣人陈③阴阳，筋脉和同，骨髓坚固，气血皆从。如是，则内外调和，邪不能害，耳目聪明，气立如故④。"

【词解】

① 起亟：亟，急也。起亟，言急起而相应之意。

② 并乃狂：《类经》："并者，阳邪入于阳分，谓重阳也。"阳盛则狂。

③ 陈：顺也。

④ 气立如故：王冰注云："真气独立而如常。"张志聪注："《本经》曰：'根于中者，命曰神机；根于外者，命曰气立。'又曰：'出入废则神机化灭，升降息则气立孤危。'惟圣人敷陈其阴阳，使升降出入，内外调和，是以气立如故也。"

【分析串解】

阴者，藏精而起亟也；阳者，卫外而为固也。阴是藏于内而蓄藏精气者，阳是守于外起保护作用的。起亟者，敏感也。即外界之刺激，可引起卫阳对外有所行动，内在之阴精能敏捷地产生反应（起而应之，即急起而应之）。说明阴虽藏精于内，但对其外在反映是极其敏捷的，故阴阳之在人体是各有所使的。如**阴不胜其阳，则脉流薄疾，并乃狂**；即阴不足而阳气有余之时，可形成阴不胜阳病理状态，可迫使血脉流速加快（薄疾，迫急也）。此乃阴虚不胜阳之证。如本阳盛，又感受阳热之邪，是为两阳相并，谓之重阳（阴不胜阳）。即成阳实之证，出现狂乱病证。相反如**阳不胜阴，则五脏气争，则九窍不通**。盖五官九窍乃五脏之精气所注，今阳虚阴盛，五脏之气紊乱，故脏腑九窍（耳、目、口、鼻、二阴）为之失调不通畅矣。

是以圣人陈阴阳，有秩序而不紊乱，谓之陈阴阳，指养生有得之人，能布陈阴阳，使其各得其宜。因而能达**筋脉和同，骨髓坚固，气血皆从**。即气血皆能各从其道。**如是，则内外和调，邪不能害**，如能这样，则能达到内外阴阳调和之目的。当此之时，虽有外邪侵害，也不能为病。**耳目聪明，气立如故**。若能如此，则其耳目能致聪明，九窍通顺。其人体天真之气能以充盛，身体康健，如常发挥作用。

【提要】

此说明阴不内守，阳不外固，乃是内外诸病所由生之源。阴阳调和，气立如故，则邪弗能害。

【原文】

"风客淫气^①，精乃亡，邪伤肝也。因而饱食，筋脉横解^②，肠澼为痔。因而大饮，则气逆。因而强力，肾气乃伤，高骨^③乃坏。"

【词解】

① 风客淫气：风邪客于人身而浸淫入里。

② 筋脉横解：横，音桄，盛气充满也；在此作"郁积"解。解，通"懈"，弛缓之意。《类经》："横满则有损伤，故筋脉弛解。"

③ 高骨：腰间之脊骨。

【分析串解】

风客淫气，精乃亡，邪伤肝也。风气应于肝，风客淫气伤心，可致内外失调。过盛之风邪伤人，易伤于肝，而致精血伤亡也。盖肝藏血，水能生木。风为阳邪，若风邪伤肝，木火以动，久则伤肾，阴精大伤。**因而饱食，筋脉横解，肠澼为痔。**横，音桄，盛气充满也，即郁积。解，通懈。《类经》曰："横满则有损伤，故筋脉弛解。"饱食之时，胃肠充满，则筋脉弛张。肠内若经常有蓄积不消化之水谷，则直肠筋脉长期处于弛张状态，可形成肠澼下痢，或者痔疮。阳明属燥金之气，燥热则充满，胃肠之气受伤。木火之气加上阳明燥金之气旺盛，则伤损筋脉，郁热、湿积充满胃肠，则可成为肠澼下痢，或成为瘀血痔疮。

因而大饮，则气逆。阳明为多气多血之经。大饮酒浆，酒性属热（酒者，水谷之悍气也），能先胃气而行。热迫肺气，以致肺气上逆，则可发作气喘、咳嗽，即木火刑金等症。**因而强力，肾气乃伤，高骨乃坏。**若纵欲无度，频繁强力进行房室生活，久则伤肾气。高骨，指腰脊椎骨而言。肾主骨，肾伤则髓枯少，可使腰骨损伤。另一种解释，高，即羔也。羔者，精也。高骨乃坏，因而出现一系列的肾虚症状，如腰酸、腿软、疲惫等症。

【提要】

此说明阴阳不调，可产生的不同病证。风邪伤肝，饱食阻滞筋脉。大饮（嗜酒）伤气，勉力同房，久则伤肾。示人养生，应重视这些方面，应调和阴阳，以保持身体之健康。

【原文】

"凡阴阳之要，阳密乃固^①。两者不和，若春无秋，若冬无夏。因而和之，是谓圣度^②。故阳强不能密，阴气乃绝。阴平阳秘，精神乃治；阴阳离决，精气乃绝。"

【词解】

①阳密乃固：张隐庵注："此总结上文之义，而归重于阳焉。盖阳密则邪不外淫，而精不内亡矣。无烦劳，则阴不

外张，而精不内绝矣。"

②圣度：法度。最好的养生规律。张隐庵注："是谓圣人调养之法度。"

【分析串解】

凡阴阳之要，阳密乃固。两者不和，若春无秋，若冬无夏。因而和之，是谓圣度。总结上述，凡阴阳关系之主要关键，在于阳气的致密而固护于外（阳者，卫外而为固也）。如果阴阳失去了相互之间的平衡和谐，则就像一年之中，只有春而无秋，只有冬而无夏一样。故能使阴阳调和平衡，乃是养生学中调养身体的最好法度。

故阳强不能密，阴气乃绝；阴平阳秘，精神乃治；阴阳离绝，精气乃绝。所以如"阳强不能密"，即阳气过于亢盛，不能固密而外泄，则阴气乃绝于内，精气亏耗而致于衰竭。因此阴阳两者之间的关系是密不可分的。阴气平和，阳气固密，精神气血方能正常。若阴阳离绝，则精气亦可随之而衰竭。故如下篇《素问·阴阳应象大论》所述："阴阳为天地之道，万物之纲纪，变化之父母，生杀之本始，乃为神明之府也。"

【提要】

论述了阴阳关系之重要性。强调指出，阴平阳秘，精神乃治。阴阳离绝，则可致精气衰竭。

四

　　本部分经文主要论述如下：一是，论述了感受四时不正之气即虚邪贼风，可发作新感与伏邪所形成之病证。二是，论述了五味应用过甚所发生之病证。盖五味能生阴精，亦能伤阴精，惟在于良工损益之权衡。精不足者补之以味，人尽知之，但太过亦足以伤精，人多昧而不察。故以太过立论以晓人，但非谓应不足，斯为养生之道也。

【原文】

"因于露风，乃生寒热。是以春伤于风，邪气留连，乃为洞泄。夏伤于暑，秋为痎疟。秋伤于湿，上逆而咳，发为痿厥。冬伤于寒，春必病温。四时之气，更伤五脏。"

【分析串解】

因于露风，乃生寒热。因于露风，雾露为阴邪，风为阳邪，如感之，则阴邪生寒，阳邪生热，可发作寒热病证。**是以春伤于风，邪气留连，乃为洞泄**。此指伏邪为病，风邪滞留体内，风属木，风木乘克脾土，脾虚失健，至夏季易生洞泄中寒病证（阳邪阴病）。**夏伤于暑，秋为痎疟**。暑热之邪，伏藏于内，至秋再感凉燥之邪，寒热交攻，发为疟病（阳邪阴病）。痎疟，虐病寒热之总称。

秋伤于湿，上逆为咳，发为痿厥。湿为阴邪，本应下注，如上逆侵肺，湿性腻滞，阻滞肺气，气机不利，上逆发为喘咳，此为病发于内。如湿邪外感，浸淫筋脉，郁久而化热，湿热不祛，则发作筋脉弛缓、痿废不用之痿厥证。即"湿热不攘，大筋缧短，小筋弛长，缧短为拘，弛长为痿"之意（阴邪阴病）。**冬伤于寒，春必病温**。冬伤于寒邪，即发病乃为伤寒。如不即发病，寒邪潜伏于内，至春季阳气发动之时，寒邪从阳而化热，则成温热之阳病（阴邪阳病）。

四时之气，更伤五脏。四时之气，此指不正之气也。如春温、夏暑、秋凉、冬寒各有偏胜，则不单纯导致阴阳失调，气化失常而发病，并可进一步损害人之五脏，即邪气内侵而发病。

【提要】

天有阴阳之邪，人有阴阳之气。在病变发生上，有从天之阴阳而发寒热，有因人之阴阳气化失调而生阴病、阳病，此皆因阴阳之气逆常所致。四时之气，寒、热、温、凉非单影响人之阴阳气化，其气候反常，亦能更迭损害人之五脏。五脏之气相生相克则得其平衡，相克太过、异常则伤而为病，此即时气伤脏而为病者也。亢则害，承乃制之阴阳关系，此之谓也。

【原文】

"阴之所生，本在五味；阴之五宫①，伤在五味。是故味过于酸，肝气以津②，脾气乃绝。味过于咸，大骨气劳，短肌，心气抑③。味过于甘，心气喘满，色黑，肾气不衡④。味过于苦，脾气不濡，胃气乃厚⑤。味过于辛，筋脉沮⑥弛，精神乃央⑦。是故谨和五味，骨正筋柔，气血以流，腠理以密，如是则骨气以精。谨道如法，长有天命。"

【词解】

① 五宫：即五脏。

② 津：溢也，有过盛的意思。

③ 大骨气劳，短肌，心气抑：张志聪注："过食咸则伤肾，故骨气劳伤。水邪盛侮土，故肌肉短缩。水上凌心，故心气抑郁也。"

④ 心气喘满，色黑，肾气不衡：《类经》："味过于甘，则滞缓上焦，故心气喘满。甘从土化，土胜则水病，故黑色见于外，而肾气不衡于内。"

⑤ 脾气不濡，胃气乃厚：高士宗解："濡，灌溉也。脾为湿土，胃为燥土，两土相济。今脾气不濡，则胃气过燥，故胃气乃厚。厚，燥实也。"

⑥ 沮：坏也。

⑦ 央：同"殃"。

【分析串解】

阴之所在，本在五味。五味，即酸、苦、甘、辛、咸五味，即饮食五味。阴精之产生、来源于饮食五味。**阴之五宫，伤在五味**。五宫者，藏阴精之五脏也。五味虽能养五脏，但藏精之五脏亦可因五味之太过而受损伤，下面则具体论述五味太过的情况。

是故味过于酸，肝气以津，脾气乃绝。津，溢也，有过盛之意。肝气以津，即肝气过盛，肝气实也。姚止庵曰："按酸入肝而益木，过酸则肝液盛而木旺。木旺则伤土，故脾气绝也。"

味过于咸，大骨气劳，短肌，心气抑。咸入肾，肾主骨，故咸又能软坚，过咸则伤骨与肌肉。肾水凌心，心气抑郁不畅也。张景岳曰："劳，困剧也。"大骨，指高骨。汪昂曰："高骨，腰间命门穴上有骨高起。"水邪侮土则肌肉短缩，故发作腰酸劳困之症。

味过于甘，心气喘满，色黑，肾气不衡。甘入脾，其性腻滞。味过于甘，则滞腻气机。气机壅塞，故发喘满。脾土胜而克水，故肾气不平而肾色外现也。

味过于苦，脾气不濡，胃气乃厚。胃气乃厚，一指燥实讲，一当胀满讲。脾充不濡，高士宗曰："濡，灌溉也。脾为湿土，胃为燥土，两土相济，令脾气不濡则胃气过燥，故胃气乃厚。"苦味过则伤心，心火不暖脾土，则致脾土失于濡润。脾不为胃行其津液，则胃之燥气过盛，故发生胀满之证。

味过于辛，筋脉沮弛，精神乃央。辛味太过则肺气盛，金盛克木，则肝受伤。肝主筋，筋失肝气所养，则沮弛不畅也。沮者，结而不舒。弛者，缓而不收也。央，殃字之讹也。肝伤筋病，则精神受殃。

是故谨和五味，骨正筋柔，气血以流，腠理以密，如是则骨气以精。谨道如法，长有天命。是说若能注意调和饮食五味之偏盛偏衰，则机体就会得到充足的营养来源。可使骨骼正常坚实，筋脉柔和，气血流通，腠理固密。如是则骨气精强，身健不衰。如能谨慎地严格遵守养生规律和方法，即可延年益寿，尊享其天赋之寿命。

【提要】

此文"味过于酸"以下内容，皆论五味太过之伤人种种。本篇专论阳气，惟此段单论阴，然又不言阴之所系轻重，而只言五味易于伤阴。其意是知五味之伤阴，则应知所以养阴。知所以养阴，则应知藏精，即所以生气不穷之理。

本篇小结

1. 人之生命与自然界有密切之关系，即天人相应理论。人体如能适应自然气候，则阳气固密，抗御外在致病因素的能力增高。相反，如由某种原因损害人之阳气时，其卫外能力降低，则易受六淫所侵或七情之害，发生种种病变。篇中以天和太阳，比喻人身阳气，说明人体阳气之功能和重要性。

2. 阴和阳的关系是：阴气主内，阳气主外，二者同时又是内外相应，相互依存，并能经常保持互相之间的平衡协调关系，此乃维持身体健康的必要条件。

3. 从气味两方面，说明气通乎天，可以养阳。味本乎地，可以养阴。但五味偏嗜又能伤害属阴之五脏。总之，四时气候与五味都能影响五脏。

思考题

1. 阳气在人体有何重要性？阳气失常可产生哪些病变？其病因如何？
2. 阳气在一日之中有何变化，人体应如何适应？
3. 阴与阳有何密切之关系？
4. 四时气候、饮食五味伤人之情况如何？试从病理、病证方面简述之。

阴阳应象大论篇第五

象，指形象而言，应，是相应的意思。阴阳应象，是说明阴阳的变化规律与天地万物的形象，是相应的变化规律，可从天地万物的形象变化上表现出来。如天地、上下、左右、水火、父母、男女、气血等无不包含阴阳两方面，此便是应象。另一方面也说明人体的阴阳变化，又与天地的阴阳变化是相应的，即自然界为一大天地，人为一小天地，内外相应，息息相关。马莳曰："此篇以天地之阴阳、万物之阴阳，合于人身之阴阳，其象相应，故名篇。"张志聪曰："此篇言天地水火，四时五行，寒热气味，合人之脏腑形身，清浊气血，表里上下，成象成形者，莫不合乎阴阳之道，至于诊脉、察色、治疗、针砭，亦皆取法于阴阳，故曰《阴阳应象大论》。"

本篇所讨论的内容，极为广泛，概括来讲，讨论了阴阳的基本概念、天人相应、五行归类等问题，以及运用阴阳五行的理论，来说明有关生理、病理、诊断、治疗等各方面的问题。此篇内容原则性强，理论性强，是包罗广泛的一篇文章，所以冠以"大论"二字。正如马莳曰："其义无穷，学者当熟玩之。"全篇共分为五部分。

一

阴阳从基本概念上讲，是指一个事物对立的两个方面，任何事物都具有对立的两方面，如表里、上下、内外、男女、天地之类。如没有对立的两方面，缺少任何一方则不成为事物，表象上如此。更重要的是阴阳对立的规律，存在于事物的内部，由于这两方面的内在联系及相互作用，推动了事物的运动和发展。因此说，一切事物都根源于阴阳，阴阳的规律，普遍存在于一切事物的发展变化之中，无阴阳之对立统一规律，事物就不可能有生长、变化和消亡的阶段。

所以说，阴阳学说是认识事物发展变化规律的学说，按照其原来的概念，是属于哲学范畴（朴素的辩证法和唯物论），是属于对事物的认识论。但自从它和医学结合起来以后，已成为医学本身所独有的东西。它丰富了医学的内容，提高了医学的理论，不但用它来解释天地之气的变化规律，还用其解释有关人体生理、病理一切现象和药物、诊断、治疗等一切方面，这样它就成了中医学术的指导思想方法。阴阳学说已和中医脏腑经络学说，紧密地结合在一起，并以脏腑经络为物质基础，成为医学上特有的阴阳学说。第一段是本篇的总纲，从总的方面申述阴阳学说的观点、思想内涵，及其在医学上的重要作用。

【原文】

"黄帝曰：阴阳者，天地之道也，万物之纲纪，变化之父母，生杀之本始，神明之府也，治病必求于本。"

【分析串解】

黄帝曰：阴阳者，天地之道也。天地，指宇宙间自然界。道，即规律。由于阴阳两方面的内在联系，相互作用，才能推动宇宙万物的运动和发展。故阴阳是宇宙间一切事物运动变化的规律。**万物之纲纪，变化之父母，生杀之本始**，纲纪，即纲领。张景岳曰："大者为纲，小者为纪"，纲举目张，有纲有目，条理清楚，有条不紊。故宇宙万物，皆离不了阴阳，所以又称之为变化之父母。父母，即根源义。万物的生和杀（生长和衰老毁灭），皆本于阴阳。生是阴阳的结合（对立的统一），杀是阴阳的离绝，所以阴阳是生和杀的本始。**神明之府也**，天地间千变万化的复杂现象，皆根于阴阳之规律，"变化不测谓之神"（李念莪语），阴阳是变化之所出，故称为神明之府。因此要认识与掌握宇宙间事物千变万化之规律，必须从阴阳入手，才能溯本求源，此亦神明之府之本意。**治病必求其本**。既然宇宙万物皆不离阴阳，人是自然界生物之一，故也不离阴阳。阴阳和调是正常的生理现象，阴阳失调，是反常的病理现象。阴阳偏盛、偏衰，则是病理变化的总的机制。因此，诊断与治疗疾病，亦必首先探求人体阴阳之偏盛、偏衰，施方、用药，方有根据，故谓之治疗疾病必求其本。本，即阴阳也。

【提要】

本文说明宇宙间万物的生长、发展和消亡，都是由于内在的阴阳变化规律所起作用。《内经》即是运用这些理论和方法来分析人体的生理，病理现象及诊断、治疗上的一切问题。进一步和医学结合起来，即是中医学阴阳学说的基本精神。

【原文】

"故积阳为天，积阴为地。阴静阳躁，阳生阴长，阳杀阴藏。阳化气，阴成形。寒极生热，热极生寒。寒气生浊，热气生清。清气在下，则生飧泄；浊气在上，则生䐜胀。此阴阳反作，病之逆从也。"

【分析串讲】

本节在前文基础上，进一步概括地讨论阴阳的性质、作用和转化。

故积阳为天，积阳为地。从形质方面来看，阳为气，是无形的、上升的，清阳之气聚于上而成为天，故称积阳为天。阴为质，是有形的、沉降的，故浊阴之气，聚于下而成为地，故称积阴为地。从阴阳的属性来分析，**阴静阳躁**，凡动的、积极的、兴奋的、热的、明亮的、无形的、向上的，皆属阳。凡静的、消极的、抑制的、寒的、昏暗的、有形的、向下的，皆属阴。

从阴阳总的作用来分析，**阳生阴长**，这是正常作用，阳是主生发，阴是主成长。阳为无形之气，是机能，故阳有生发之机。阴为有形之质，是凝敛的，故阴有成长之作用。**阳杀阴藏**，此是阴阳的反常作用。杀，是伤害之义。藏，是凝敛之义。故李念莪曰："阳之亢者为焦枯，阴之凝者为封闭，故曰阳杀阴藏。"另有一说，是指四时阴阳之气的变化规律和作用而言。一年之中，上半年为阳，但阳中分阴阳，故曰阳生阴长，即春生夏长。下半年为阴，但阴中亦分阴阳，故阳杀阴藏，即秋收冬藏。所以《素问·天元纪大论》说："天以阳生阴长，地以阳杀阴藏。"

阳化气，阳无形，主动，并主气化，故有化气之作用。气化，即指人体内之生化机能，即人体生理活动出于气化。具体则是指体内之动力或热能而言，热能属阳，古人称之为气化作用。**阴成形**。阴气有质而主静，能够凝聚而成形，故有成形的作用。从阴阳转化方面来分析，**寒极生热，热极生寒**。从四时气候来谈，冬寒之极，则生春夏之热。夏热之极，将生秋冬之寒。从病理现象而言，阴寒盛极可产生假热之象，临床上称作阴盛格阳，如少阴病戴阳证等。阳热盛极，亦可产生假寒之象，如热厥证。这说明阴阳两方面是对立统一的，又是相互转化的。**寒气生浊，热气生清**。寒气凝滞而下降，能产生浊阴。热气轻清而上浮，能产生清阳。这皆是阴阳生化的正常作用与状态。

反之，**清气在下，则生飧泄**；人体清阳之气不升而反下降，便会产生飧泄之证。飧泄，完谷不化。临床上脾阳下陷，而不上升，多生飧泄，治疗宜升举脾阳，李东垣补中益气汤证即属此类。**浊气在上，则生䐜胀**。若浊阴之气不下降反而上升，则会发生胸膈胀满之证。浊阴之气以下降为顺，不下降而上升，阻塞胸胁气机，故为胀满，临床上的脾胃病变，胃不消化，脾失健运，胸膈胀闷，便属此症。此浊阴当属不消化之秽浊之气而言，纯属消化不良，宜用消食化滞之药治之。如属脾虚而不健运，当在健脾之基础上消食化滞为治。**此阴阳反作，病之逆从也**。这是由于阴阳的作用反常，在病理上所发生的逆从变化。吴鹤皋曰："反作，倒置也"，顺者为从，反者为逆。

【提要】

一是阐明阴阳是事物运动变化之总纲。二是阴阳本身各具有不同之性质和意义，其关系又是相互对立、统一的。反常则产生不同之病理状态。

二

> 本部分经文主要内容：一是，讨论天地阴阳的升降理论；二是，讨论药食气味在人体之作用；三是，讨论阴阳盛衰的发病机制及病候；四是，讨论六淫外感、七情内伤引起发病问题。

【原文】

"故清阳为天，浊阴为地。地气上为云，天气下为雨；雨出地气，云出天气。故清阳出上窍，浊阴出下窍；清阳发腠理，浊阴走五脏；清阳实四支，浊阴归六腑。"

【分析串解】

故清阳为天，浊阴为地。清阳之气上升而为天，浊阴之气下降而为地。**地气上为云，**地阴之气可以上升至天空而为云。但地阴之气须赖天阳之气下交于地而蒸发，然后方能上升而为云，此阴无阳不升，是阳气下交作用于阴的结果。**天气下为雨；**天阳之气可以下降于地而为雨，但此天气之下降，须经地气之上升，然后方能下降为雨，此阳无阴则不降。所以总结为：**雨出地气，**雨虽从天而降，却出于地气之上升（地面之水，化气上升）。**云出天气，**云虽出于地气之上升（地面之水化气上升为云）但却依赖天气之下交蒸腾。比拟于人，同样人体之阴阳亦是如此，清阳之气上升，浊阴之气下降，**故清阳出上窍，浊阳出下窍**。马莳注："凡人身之物，有属清阳者焉，如涕、唾、气、液之类，则出于上窍，耳目口鼻之为七窍者，皆清阳之所出也；有属浊阴者焉，如污秽、溺之类，则出于下窍，前阴、后阴之为二窍者，皆浊阴之所出也。"此清阳、浊阴，不过相对而言，是从其物体之轻清精粹者为清阳，重浊、污秽为浊阴，由此看出，阴阳并非指固定的东西，而是泛指物质的两种状态和不同属性。而且又是代表着生物内部的运动变化规律及生化过程，是在物质基础上总结出来的概念。

清阳发腠理，清阳之气，惟其轻清，可向外敷布发泄于肌肉腠理之间。此指卫护于外之阳气而言。**浊阴走五脏；**五脏是主藏精气的，此指守于内之阴精而言。**清阳实四肢，**四肢为诸阳之本，所以饮食水谷所化生的清阳之气，可向外充实于四肢，四肢才能健强有力。相反，脾气虚者，四肢懈堕，乃由脾气不化，清阳之气不达于四肢。

浊阴归六腑。六腑是主传导的脏腑，饮食水谷所化生的精气可吸收入内，剩余的糟粕物，可向下通过六腑的传导而排出体外，故浊阴归六腑。

【提要】

本文讨论天地阴阳升降问题，清阳上升则为天，浊阴下降则为地，但天阳之气和地阴之气是上下交通的。同时以自然界阴阳升降之理，来比拟人身之阴阳升降。

【原文】

"水为阴，火为阳。阳为气，阴为味。味归形①，形归气②，气归精③，精归化④；精食气，形食味，化生精，气生形⑤。味伤形⑥，气伤精⑦；精化为气⑧，气伤于味。阴味出下窍，阳气出上窍。味厚者为阴，薄为阴之阳；气厚者为阳，薄为阳之阴。味厚则泄，薄则通；气薄则发泄，厚则发热⑨。壮火之气衰，少火之气壮⑩。壮火食气，气食少火。壮火散气，少火生气。"

【词解】

① **味归形**：《类经》云："归，依投也。五味生精血以成形，故味归于形。"按：归字有归结于、产生于之义，下均同。

② **形归气**：言形为气所生。《类经》云："形之存亡，由气之聚散，故形归于气。"

③ **气归精**：犹言气生于精。

④ **精归化**：化，就是化生。

⑤ **精食气，形食味，化生精，气生形**：此四句乃上四句之补充说明。食，音寺，仰求供养之意。气归精，故精食气；味归形，故形食味；精归化，故化生精；形归气，故气生形。

⑥ **味伤形**：李念莪云："味本归形。味或不节，反伤形也。"《生气通天论》云："阴之所生，本在五味；阴之五宫，伤在五味。"是其例。

⑦ **气伤精**：李念莪云："气本归精。气或不调，反伤精也。"

⑧ **精化为气**：《类经》注云："谓元气由精而化也。上文既云气归精，是气生精也；而此又曰精化气，是精生气也。二者似乎相反，而不知此正精气互根之妙。"

⑨ **味厚则泄，薄则通；气薄则发泄，厚则发热**：吴崑注云："阴气润下，故味厚则泄利，薄则通利；阳气炎上，故气薄则发散，厚则发热。"

⑩ **壮火之气衰，少火之气壮**：火指阳气，壮火即过亢之阳气，少火即和平之阳气。

【分析串解】

以水火分阴阳，**水为阴，火为阳**。《素问·天元纪大论》曰："水火者，阴阳之征兆也。"张景岳曰："水润下而寒，故为阴，火炎上而热，故为阳。"**阳为气，阴为味**。以药食气味分阴阳，则阳无形为气为阳，味有形有质故为阴。这是气味相对而言，气指气分药。气厚之品，指具有升散、温热作用的药物，由于其具有阳热之性能，如肉桂、附子之类，故称为气分药。味指阴分药，味厚之品，是指有敛降，滋补作用之药物，如熟地，苁蓉，天冬之属，其中含有浓厚的阴汁，可用于滋补阴精，称此为味厚之品阴分药。所以气分药、阴分药，不同于四气五味。**味归形**，饮食五味，可以化生精血以滋养形体。归，作滋养于彼或依赖于彼讲。**形归气**，形体的生成，又须赖气化的功能，形为气所生，真气充沛，阳气旺盛，始能生精化血，形体强健，故谓形归气。**气归精**，气化功能之产生，又须依赖于精，即气生于精，阳根于阴之意。然必须在精的物质基础上，才能产生气化作用和物质能量，故称精为气化之父母。**精归化**，指精之产生，又须依赖气化作用之化生，无气化，无论先天、后天之精均无以化生。马元台注曰："所谓精归化者，以化生此精也，化为精之母，故精归于化耳。"由此可见精与气两者是相互作用的，即质与能，体与用之不可分的关系。

　　精食气，精依赖气的供养。食，是指仰求、供养。张景岳曰："食如子食母气之义。"即上文气归精之义。**形食味**，指形体依靠饮食五味之滋养。**化生精**，精由气化作用所生化而成。**气生形**。阳气旺盛，形体强健，真气充沛，则生精化血而成形，故谓气生形。**味伤形**，以上是饮食五味对人体之作用，但如果饮食太过亦能损伤形体。即饮食五味虽能养人，但饮食不节，亦能伤人。**气伤精**；气虽能养精，如果偏盛，却又足以伤精。气有余便是火，阳热亢，则阴精必耗。**精化为气，气伤于味**。水谷精微可化生无形之气，气亦可因饮食五味之太过而受损伤。

　　阴味出下窍，味属阴而有形质，具敛降作用，阴气重浊而下降，故阴味在人体有沉降之作用，而趋向于下窍。**阳气出上窍**。气属阳而无形，阳气轻清而上升，故阳气如具有温热作用的之气分药具有升浮作用，而趋向于上窍。故其治疗作用也随之不同。**味厚者为阴，薄为阴之阳**；味有薄厚，味厚为纯阴（阴中之阴），味薄为阴中之阳。气属阳，但气亦有薄厚，气厚为纯阳（阳中之阳），气薄为阳中之阴。**味厚则泄**，因味属阴，其性沉降，故味厚者有泄下之作用。如大黄、芒硝性寒味厚，为阴中之阴，故有泄下之作用。**薄则通**；味薄之品，为阴中之阳，阴虽主沉下，阳主宣通，故此药品有通利之作用。如泽泻、木通之类，有通降利小便之作用。**气薄则发泄**，气薄之品有向外发泄作用。如麻黄之类，有向外宣透发散作用。**厚则发热**。气厚为纯阳（阳中之阳），故有助阳发热之作用。如附子、肉桂大热之品。

　　壮火之气衰，亢盛之火，则会消耗正气，使正气衰弱（壮，含有亢盛、太过之义），火即阳气也。朱丹溪曰："气有余便是火。"即指此壮火。天地万物，非火不能生，故欲其和平。若阳气太过，不但不能生物，反能害物。**少火之气壮；壮火食气，气食少火**；阳和之火（正常的火），则能助长正气，使正气壮盛。少，是代表和平、正常之义，即温和之火，天地万物均需此阳和之气以温养，人体亦不例外。因亢盛之壮火，能够消耗正气，所以壮火能够食气。食，与蚀通，侵蚀消耗之义。平和之火，则能够养气，所以气食少火（此食有受养，仰求之义）。最后归纳为**壮火散气**，亢盛之火能够耗散人体正气。**少火生气**。平和之火能够生养人体正气。

【提要】

本文前段讨论药食气味对人体的作用，以及人体内精与气的生化过程。通过本文的讨论，可以看出经文中所讨论的"气"，是指有温热、升散作用的气分药。"味"，是指具有降敛滋腻作用的阴分药。气是无形的，味属有形之品，故有升降、浮沉之不同。此与四气五味有其不同之处，四气五味皆有升降，如以味来说，辛之味主升，苦之味就主降，辛甘发散就为阳，酸苦涌泄就为阴。以气来说，温热性药物主升主浮，寒凉性药物主沉主降，是有其不同的。但可以看出，由药食的气味阴阳，推演到药物的四气五味、升降浮沉，是有其一定联系的。

本段最后，主要讨论壮火、少火问题。壮火，指亢盛之火。元阳，阳和之气，谓少火，这是讨论人体阳气亢盛与平和，对正气所起到的作用和影响。这一段内容正是为了说明阳气在人体的作用，但欲其和，而不欲其亢，和则生物，亢则害物。示人要注意培养此火。故朱丹溪曰："气有余便是火。"张景岳曰："气不足便是寒。"即是在此基础上发展出的理论。

【原文】

"气味辛甘发散为阳，酸苦涌泄为阴。阴胜则阳病，阳胜则阴病。阳胜则热，阴胜则寒。重寒则热，重热则寒。寒伤形，热伤气①；气伤痛，形伤肿②。故先痛而后肿者，气伤形也；先肿而后痛者，形伤气也。风胜则动，热胜则肿，燥胜则干，寒胜则浮③，湿胜则濡泻。"

【词解】

① **寒伤形，热伤气**：谓寒邪伤人形体，热邪耗人气分。

② **气伤痛，形伤肿**：李念莪云："气喜宣通，气伤则壅闭而不通，故痛；形为质象，形伤则稽留而不化，故肿。"

③ **寒胜则浮**：浮是浮肿。《类经》云："寒胜者阳气不行，为胀满虚浮之病。"

【分析串讲】

气味辛甘发散为阳，辛甘药物都有发散作用，如辛走气分而性散，甘虽不如辛之行散，但甘属中央土味，有补养而灌溉四旁的作用，其作用亦由中达外。辛甘均属由中达外。**酸苦涌泄为阴**。酸苦之味药物，一般都有涌泄作用（涌，吐也）。酸主收敛而降，苦有泄下作用，但有的苦味药，亦有上涌的作用（炎上作苦），如瓜蒂、藜芦之类。阴阳两者是相互协调的，任何一方失去协调则会产生偏盛偏衰，并使对方到损伤，**故阴胜则阳病，阳胜则阴病**。即一方亢盛则可使另一方相对衰弱而受病。

阳盛则热，即阳盛则产生热证。水不制火，阴不制阳，故产生热性病证。**阴盛则寒**。阴盛则产生寒证。阳气受制，不能温暖内脏肌肤，故发作寒性病证。应当指出，寒证、热证，是由阴阳偏胜的病理变化所引起的总的证候表现。证候千变万化，但不出寒热两端，这是一般的病理机转。**重寒则热，重热则寒**。另外，阴盛与阳盛到极点时，还可以向其反面转化，从而出现反常现象，故曰："重寒则热，重热则寒。"此为两极转化之病机变化。例如：阴气偏胜之虚寒证（下利清谷，四肢厥逆，小便清白，脉象沉迟），然病由阴盛之极，反出现面红，手足躁扰或口渴而不欲饮等热象，即内真寒而外假热病证，则为阴盛格阳所致。即阴盛于内，格阳于外，孤阳外越，外有浮热，内扪不热，体温不高，或反低下，或手足躁扰，此谓格阳证。若阴盛于下，格阳于上，颜面潮红，谓之戴阳证。又如，阳热实证，阳热亢极，则反出现手足厥冷之寒象。阳热内郁而不伸，此内真热而外假寒，亦称阳盛格阴。又如高热到极点，反而出现恶寒、战栗，如丧神守的火极似水之象。此为热证之常见者，即病机十九条"诸禁鼓栗，如丧神守，皆属于火"之义，白虎、承气均可用之。以上为阴阳偏盛偏衰所引起的病候反映。

寒伤形，热伤气；寒为阴邪，形亦属阴，寒邪太过，则伤人之形体。热为阳邪，气亦属阳，热气主散，所以热邪太过，则多耗伤人之气分。故马元台曰："寒则气收，故伤人之形，热则气散，故耗人之气。"**气伤痛**，气分受伤，气机受阻，痛者不通，故多发生疼痛。**形伤肿**。形质受伤，必外所见，故多发生肿胀病证。**故先痛而后肿者，气伤形也**；指所以先痛后肿的，乃由气分多先伤而后及形体所致。**先肿而后痛者，形伤气也**。先肿而后痛的病证，是先形体受伤而及气分所致。

下面经文，论及风、热、燥、寒、湿之邪胜所引起的主要病候，归纳来讲，六淫之邪，亦应属阴阳二气盛衰之所化。**风胜则动**，风为阳邪，善动而数变，内与肝木之气相应，肝主筋，故风邪太过，可发生动摇痉挛之病变，包括内外风，肝风内动。如热极生风，风火相煽，致肝风内动，宜清热泻肝。若热病久耗，伤及阴液，筋失所养，筋脉被灼以致内风妄动，应育阴潜阳，柔肝息风。暴怒太过，肝失条达，痰涌气升，以致昏厥抽搐，则应平肝祛痰息风。**热胜则肿**，指火热之邪太过，伤人阴分，营血煎灼，伤及血脉可发热红肿之症，如痈肿。**燥胜则干**，指燥气太过，则消耗津液，津液干枯，则肌肤失润。**寒胜则浮**，寒为阴邪，寒太过则伤阳，阳气温煦失职，不能温化水液，则可发生浮肿病证。临床之浮肿病，由于阳虚不能温化所致者，多用温肾化气利水之品。**湿胜则濡泻**。指湿气太过，湿胜则脾土被困，脾不运化水湿，故易发生濡泻之症（濡泻即水泻），应以健脾燥湿为治。湿胜之因，多为湿胜困遏脾阳，或脾虚而不能化湿所致。

【提要】

一是，讨论五味分属阴阳。二是，阐释人体阴阳偏盛偏衰的病理机转及其病候。三是，讨论风、热、燥、寒、湿之邪胜所引起的主要病候。

【原文】

"天有四时五行，以生长收藏，以生寒暑燥湿风。人有五脏化五气，以生喜怒悲忧恐。故喜怒伤气，寒暑伤形[①]；暴怒伤阴，暴喜伤阳[②]。厥气上行，满脉去形[③]。喜怒不节，寒暑过度，生乃不固。故重阴必阳，重阳必阴。故曰：冬伤于寒，春必温病。春伤于风，夏生飧泄。夏伤于暑，秋必痎疟。秋伤于湿，冬生咳嗽。"

【词解】

① 喜怒伤气，寒暑伤形：言五志生于内，故伤气；六淫袭于外，故伤形。

② 暴怒伤阴，暴喜伤阳：《类经》云："气为阳，血为阴，肝藏血，心藏神，暴怒则肝气逆而血乱，故伤阴；暴喜则心气缓而神逸，故伤阳。"

③ 厥气上行，满脉去形：气之逆行者，称为厥气；满脉去形，谓脉象浮大而无根。

【分析串解】

天有四时五行，以生长收藏，以生寒暑湿燥风。天之四时五行变化，反映于一年中方有春生、夏长、秋收、冬藏的四时变化规律，产生出寒、暑、燥、湿、风之不同气候。人与天地相应，**人有五脏化五气**，（即化生五脏之气），**以生喜怒悲忧恐**五志。这说明人之情志活动是发生于五脏的。六气反常（太过或不及），则为六淫，其伤人是由外及内。七情太过亦可引起病变，其伤人是由内及外，先伤及五脏，一为内因，一为外因。

所以**喜怒伤气**，七情太过伤及于里，引起气机不利，即《素问·举痛论》所说："怒则气上，喜则气缓，悲则气消，恐则气下，惊则气乱，思则气结"之义。**寒暑伤形**；寒、暑之邪外侵，由外及内，首先侵及肌肤，伤人形体。这说明二者引起发病，其部位、传变过程是有所不同的。**暴怒伤阴**，肝为阴藏而主藏血（血属阴，气属阳），若突然间大怒则肝气逆上而迫血妄升，使血逆于上，甚则呕血，故曰"暴怒伤阴"。**暴喜伤阳**。心为阳脏而藏神明。突然大喜，则气缓而散，故伤阳。

厥气上行，厥，逆也。厥气上行，言七情太过，使气逆于上。**满脉去形**。指脉满至极点，则使血迫离经脉，阴不敛阳，神气浮越，去离形体。（一说厥气上逆，是下元虚极，真气上越，满脉去形，谓脉象浮大无根，可致生命不久。故《脉经》曰："诸浮脉无根者死，有表无里者死，其斯之谓。"）所以，**喜怒不节，寒暑过度**，则皆能损伤人体天真之气，以致**生乃不固**。致使生命不能牢固。以上是谈的六淫、七情伤人所引起的病理变化。

重阴必阳，重阳必阴。此谈是阴阳转化问题，此即上文"重寒则热，重热则寒"之义，又一说，重者，重叠之义。如高士宗曰："天寒而受寒邪，是谓重阴，重阴必有阳热之病。天暑而受热邪，是谓重阳。重阳必有阴寒之病，此亢害自然之理，故举《生气通天论》之言，此是上文之义。秋伤湿而冬咳嗽，冬伤寒而春病温，即重阴必阳之意也。春伤风而夏飧泄，夏伤暑而秋痎疟，亦即重阳必阴之意也。"

冬伤于寒，春必温病；寒邪潜藏于内，至春生发之季，则邪从温化，发而病温。**春伤于风，夏生飧泄**；风气通于肝，肝木邪盛，乘克脾土，脾失运化，至夏，风行于外，内易生寒，故病多飧泄之证。**夏伤于暑，秋必痎疟**；暑邪潜伏体内，至秋暑热内郁，又感秋凉之气，寒热交争，故发为痎疟。**秋伤于湿，冬生咳嗽**。湿邪上逆迫肺，至冬又为寒邪所侵，则发作咳嗽。故马元台曰："秋伤于湿，则湿蒸而为热，热者火也，火乘肺金，而至冬寒与热相搏，当为咳嗽之证"。此重阴必阳之意。

【提要】

重点讨论六淫、七情引起发病之问题。外因是六淫所感，内因是七情所伤，由于内外不同。故所引起之病变亦有不同。

三

本部分经文主要讨论天人相应的问题。其内容是以五行归类方法，把自然界中有关事物与人体脏腑组织及一些生理、病理现象联系在一起，概括地分成五大系统，以便从生理、病理方面来说明它们之间的有机联系，此对指导临床实践，有莫大帮助。

【原文】

"帝曰：余闻上古圣人，论理人形，列别①脏腑，端络经脉②，会通六合③，各从其经，气穴所发，各有处名；溪谷属骨④，皆有所起；分部逆从，各有条理⑤；四时阴阳，尽有经纪⑥。外内之应，皆有表里，其信然乎？"

【词解】

① 列别：分解、排比谓之列，辨别、判明谓之别。列别，即比较、分辨的意思。

② 端络经脉：端，作"审察"讲。络，"往来联系"讲。端络经脉，即审查经脉之相互联系。

③ 会通六合：会，会合。通，贯通。六合，即十二经脉阴阳之配合。

④ 溪谷属骨：《气穴论》云："肉之大会谓谷，肉之小会为溪。"属骨，谓与骨相连属。

⑤ 分部逆从，各有条理：张志聪注云："分部者，皮之分部也。皮部中之浮络，分三阴三阳，有顺有逆，各有条理也。"

⑥ 经纪：指四时阴阳变化的常规。

【分析串解】

帝曰：**余闻上古圣人，论理人形，列别脏腑，端络经脉，会通六合，各从其经**，此说圣人，即对医学有修养之人。论理人形，即议论人体形态。列别脏腑，即辨别五脏六腑。审察十二经脉之联系。会通六合，即领会贯通手足三阴三阳经脉之表里六合关系，使其脏腑、经脉六合，各符合于经脉之循行路线。**气穴所发，各有处名；溪谷属骨，皆有所起**；气穴（穴位）发生，各有它一定部位和名称，肉之大会、小会之溪谷均连属于骨，均有一定之起止部位。（属骨，另一解释，如王冰曰："属骨者，为骨相连属处。"按：指关节而言。）**分部逆从，皆有条理**；皮肤分部，三阴之阳，其循行或逆或顺，皆有条理。张志聪注曰："分部者，皮之分部也。皮部中之浮络，分三阴三阳，有顺有逆，各有条理也。"**四时阴阳，尽有经纪**。其变化都有一定之规律（经纪：纲纪之意）。**外内之应，皆有表里**，人体之五脏六腑，经脉、溪谷，与外在四时阴阳的关系，皆有表里相应之关系。**其信然乎？**其理论是否真正如此呢？

【提要】

此段是本节一个总结，言人体之脏腑身形，与天地四时阴阳是内外相应的。圣人论述人形、脏腑，必须与天地相参。此段经文，概述了人形脏腑与天地相参之关系。

【原文】

"岐伯对曰：东方生风①，风生木，木生酸，酸生肝，肝生筋，筋生心②，肝主目。其在天为玄，在人为道，在地为化③；化生五味，道生智，玄生神。神在天为风，在地为木，在体为筋，在脏为肝，在色为苍，在音为角，在声为呼，在变动为握，在窍为目，在味为酸，在志为怒。怒伤肝，悲胜怒；风伤筋，燥胜风；酸伤筋，辛胜酸。"

【词解】

① 东方生风：东方，是春季的代名词；生，有生发和滋生之意；风，指天地之阳气。阳气生于春，故曰"东方生风"。下文南方、西方、北方仿此。

② 筋生心：张志聪注云："内之五脏，合五行之气而自相滋生也。"下同。

③ 其在天为玄，在人为道，在地为化：玄，即微妙深远的生化动力。道，是处理事物的思维方法。化，化生万物的物质基础。

【分析串解】

东方生风，生，有生发、资生之义，风指阳和之风。古人认为天体之运行（实际是地球在旋转）是由东到南至西而北，按照太阳的升降，面南而立，则左东右西，天南地北，因此方位以东为首，四时以春为首，而气候则以风为首。这里之风是代表春天风和日暖的气候，应与下文南方生热、中央生湿，联系起来看待。**风生木**，东方风阳之气能长养草木，故曰风生木（木：泛指一切有生机的植物）。**木生酸**，木之味为酸。**酸生肝**，酸味最能滋养肝气。酸味入肝，有养肝、敛肝之作用，如白芍、羊肉。**肝生筋**，肝能散其精以养筋，筋得其养而运动有力。《素问·经脉别论》说："食气入胃，散精于肝，淫气于筋。"**筋生心**，筋生于肝，肝属木，木能生火，心属火，所以说筋生心。**肝主目**。目为肝之窍。《素问·五脏生成》曰："肝受血而能视"。肝病多影响及目，如肝火上炎，面红目赤。肝血不足，每发生雀盲症。治肝，则首应清肝、养肝。此外，肝气壮则目有神采。故《灵枢·脉度》说："肝气通于目，肝和则目能辨五色矣。"

其在天为玄，木在自然界有深远微妙之作用，含有无穷之生机，故曰在天为玄，玄妙之意。**在人为道**，人若掌握木的理论，即能认识事物之发生、发展规律。**在地为化**；指大地有化生万物之功能。**化生五味**，五味由地而生，亦生于春而长于夏，春为阳生之始（指春阳生发作用），故曰化生五味。**道生智**，掌握了天人相应自然变化之理，就能产生出智慧。**玄生神**。玄，指深奥莫测。由于宇宙间五行之气其深远微妙的变化，从而产生出神明（神，即五行之气。其变化虽很微妙，但有其一定之规律，这种规律在于五行运动之本身，非人力所能左右）。即所谓"变化不测谓之神"。故《淮南子·泰族训》云："其生物也，莫见其所养而物长。其杀物也，莫见其所表而物亡，此之谓神明。"

神在天为风，在天化为风气。**在地为木，在体为筋，在脏为肝**，指大地之树木、植物属木。五体之筋属木，五脏的肝属木。**在色为苍**，苍，即青色，春阳发动，木叶色青。肝的病变严重时，亦可引起面目发青。肝肾阳虚，阴寒内盛，气血凝滞，亦现青色。如小儿急慢惊风之类。**在音为角**，角、徵、宫、商、羽五音配五行，木音为角。**在声为呼**，五声指呼、笑、歌、哭、呻，木声为呼。肝病多怒，怒则呼喊。肝风内动，痉挛抽挛，亦多精神失常而呼喊。**在变动为握**，指病理现象痉挛抽搐，两拳紧握而言。**在窍为目，**肝属木，开窍于目。**在志为怒**。五志，即怒为肝志，喜为心志，思为脾志，忧为肺志，恐为肾志。在病理情况下，肝气盛，多暴躁而动怒。反过来大怒发作，亦易伤肝。故怒为肝志，所以，**怒伤肝，悲胜怒；**悲的情绪，能够抑制怒的情志，此即金克木之关系。说明在生理过程中，情志的活动和变化也不是孤立的，有着相互制约关系，临床上也可以利用这种克制关系达到治疗目的，这种治疗活动在古代亦有病例可查。**风伤筋，**风气通于肝，肝主筋。风气太过，则伤筋。**燥胜风；**燥为西方金气，金克木，故燥能胜风。**酸伤筋，**指五味的太过，过食酸味能损伤肝。**辛胜酸**。指辛味可以抑制酸味，因此，临床上可以利用六气五味之间的生克关系来指导药物治疗。

【提要】

一是，肝在生理上的内在联系是：在体为筋、在脏为肝、在窍为目、在志为怒。

二是，肝与外界的联系为：在色为苍、在味为酸、五方为东、五时为春、五气为风、五音为角。

三是，肝在病理上之联系是：在声为呼、在变动为握、怒伤肝、悲胜怒、风胜筋、燥胜风、酸伤筋、辛胜酸。

这是以木为单位，所形成的人体与自然界有关事物的纵向联系（同类属性之纵向联系）以及根据五行之间的不同的属性及其生克制化关系所构成的横向联系。这些联系很自然的反映在生理、病理和临床实践方面。以下段落火、土、金、水的纵、横向联系亦是如此。

【原文】

"南方生热，热生火，火生苦，苦生心，心生血，血生脾。心主舌。其在天为热，在地为火，在体为脉，在脏为心，在色为赤，在音为徵，在声为笑，在变动为忧[1]，在窍为舌，在味为苦，在志为喜。喜伤心，恐胜喜；热伤气，寒胜热；苦伤气[2]，咸胜苦。"

【词解】

①在变动为忧：张景岳云："心藏神，神有余则笑，不足则忧。"《太素·遗文》注云："心之忧在心变，肺之忧在肺之志，是则肺主于秋，忧为正也。心主于夏，变而生忧也。"

②苦伤气：《类经》云："苦从火化，故伤肺气。"

【提要】

本文以火属性为单位，说明人体脏腑组织与自然界中有关事物之有机联系。

一是，心在生理上的内在联系为：在体为脉、在脏为心、在窍为舌、在志为喜。

二是，心与外界联系为：在色为赤、在味为苦、在方位为南、在五时为夏、在六气为热、在五音为徵。

三是，心在病理上联系为：在声为哭、在变动为忧、在喜伤心、恐胜喜、热伤气、寒胜热、苦伤气、咸胜苦。

【原文】

"中央生湿，湿生土，土生甘，甘生脾，脾生肉，肉生肺。脾主口。其在天为湿，**在地为土，在体为肉，在脏为脾，在色为黄，在音为宫，在声为歌，在变动为哕**[①]，**在窍为口，在味为甘，在志为思。思伤脾，怒胜思；湿伤肉，风胜湿；甘伤肉，酸胜甘。**"

【词解】

① 哕：即呃逆。

【分析串解】

本段经文是以土的属性为单位，来说明人体脏腑组织与自然界中有关事物之联系。**土生甘**，土可以生甘味，甘味为土气之所化（此味甘指一切庄稼五谷而言。五谷之味甘，《尚书·洪范》曰："土爰稼穑，稼穑作甘"。长夏季节，气候与土壤湿润，故庄稼生长而结实。**脾生肉**，《素问·痿论》曰："脾主身之肌肉"。**在声为歌**，张志聪曰："脾主思，思而得之，则发声为歌。"胃家实证，往往出现登高而歌症状。**在变动为哕**，哕，即干呕，无物而有声。另有说哕，呃逆也。**风胜湿**；木能克土，临床上湿在肌肤，多用散风药，亦可起到散湿作用，如羌活、防风，能散风除湿，即此理也。如羌活胜湿汤，以微汗为佳，使风湿俱去，如大发汗，则风去湿留。**甘伤肉**，《素问·生气通天论》曰："高粱之变，足生大丁。"

【提要】

一是，脾在生理上的内在联系是：在体为肉、在脏为脾、在窍为口、在志为怒。

二是，脾与外界的联系为：在色为黄、在味为甘、在五方为中央、在五时为长夏、在六气为湿、在五音为宫。

三是，脾在病理上的联系是：在声为歌、在变动为哕、思伤脾、怒胜思、湿伤肉、风胜湿、甘伤肉、酸胜甘。

【原文】

"西方生燥，燥生金，金生辛，辛生肺，肺生皮毛，皮毛生肾。肺主鼻。其在天为燥，在地为金，在体为皮毛，在脏为肺，在色为白，在音为商，在声为哭，在变动为咳，在窍为鼻，在味为辛，在志为忧。忧伤肺，喜胜忧；热伤皮毛，寒胜热；辛伤皮毛，苦胜辛。"

【分析串解】

金生辛，辛为金气所化。辛味药多燥，而金属多有辛味，故辛味属金，《尚书·洪范》曰："金曰从革，从革从辛。"孔颖达《注疏》曰："金之在火，别有腥气，非苦非酸，其味近辛，故辛为金之气。"王冰注曰："凡物之味辛者，皆金气之所生也。"**肺生皮毛**，《素问·痿论》曰："肺主身之皮毛。"说明肺与皮毛有联系，故肺气虚之人，每多自汗、盗汗。而皮表实的人，每多肺气不利。麻黄汤证之喘，即是此例。又如，伤风感冒的咳嗽，治其表证而咳自愈，亦说明此理。**皮毛生肾**，在生理上肾主水而肺为水之上源，肺气通利，则水气才能由三焦而下达于肾，肾阳才能蒸化气水。说明肺肾在生理上有相互资生、相互依存的关系。

【提要】

一是，肺在生理上的内在联系是：在体为皮毛，在脏为肺，在窍为鼻，在志为忧。

二是，肺与外界的联系是：在色为白，在味为辛，在五方为西，在五时为秋，在六气为燥、在五音为商。

三是，肺在病理上的联系是：在声为哭、在变动为咳、忧伤肺、喜胜忧、热伤皮毛、寒胜热、辛伤皮毛，苦胜辛。

【原文】

"北方生寒，寒生水，水生咸，咸生肾，肾生骨髓，髓生肝。肾主耳。其在天为寒，在地为水，在体为骨，在脏为肾，在色为黑，在音为羽，在声为呻，在变动为栗，在窍为耳，在味为咸，在志为恐。恐伤肾，思胜恐；寒伤血，燥胜寒；咸伤血，甘胜咸。"

【分析串解】

本段经文以水的属性为单位，用以说明人体脏腑组织与自然界有关事物的联系。**寒生水**，也可解作寒在天而无形，水在地而有形，无形生有形，故曰寒生水。**咸生肾**，咸入肾，如鹿茸、蛤蚧、桑螵蛸之味皆咸，均有补肾之功。**髓生肝**，肾主骨而生髓，肝属木，水能生木，故曰"髓生肝"。说明肾与肝有相互资生、相互依存的关系，且二者皆属下焦，有"乙癸同源"之称。在病理上，二者病变常互为影响。如肾水不足而每能引起肝阳上亢，即水不涵木，其治疗时，滋补肾水则肝之阳亢自降。故补肾的药，往往亦可以补肝，补肝往往必可以补肾，常称作平补肝肾，即是此理。**在变动为栗**，肾阳不足，阴寒内盛，常出现四肢厥逆、恶寒蜷卧而战栗。**燥胜寒**，燥，多含有热，常燥热并称。此非凉燥之燥。故燥热能胜寒，如具有燥热之性的药品桂、附等，皆有驱寒之作用。这是治疗用药原则。杨上善《太素》中说：燥作湿。即为湿胜寒，此是本五行生克中土克水之理。

【提要】

一是，肾在生理上的内在联系是：在体为骨、在脏为肾、在窍为耳、在志为恐。

二是，肾与外界的联系是：在色为黑、在味为咸、在五方为北、在五时为冬、在六气为寒、在五音为羽。

三是，肾在病理上的联系是：在声为呻、在变动为栗。恐伤肾、思胜恐、寒伤血、燥胜寒、咸伤血、甘胜咸。

【小结】

以上五段经文，是以天人相应为思想指导，以五行归类方法，具体地说明人与自然之关系，将与之有关事物与人体的脏腑组织、生理、病理、症状表现按五行的属性，归纳成为五大系统。这样即能正确的反映出生理、病理过程中，机体内外的有机联系和相互影响，也可以应用于临床治疗用药方面，这即是中医学说的整体观。其方法是以木、火、土、金、水五种不同属性为中心，而归纳为系统学说。即《尚书·洪范》所载之："水曰润下，火曰炎上，木曰曲直，金曰从革，土爰稼穑。"从革，《说文》注："从革，谓顺人之意以变更成器，虽屡改易而无伤也"。稼穑，《孔传》曰："种曰稼，敛曰穑，土可以种，可以敛。"从而概括地形成五大类：如五方、五时、五气、五味、五色、五声、五音、五脏、五体、五志、五液等，按五行生克规律，用以说明它们之间的内在之联系。显然这种系统分类方法，起了科学的分类联系作用，从而有助于了解与掌握人体与自然环境之间有机联系，及其对立统一性，对指导中医学的医疗实践是有所帮助的。

另外，需要说明一下五音配五行。古人认为音响的发生，与自然界的阴阳变化有关，所以古人根据五音的性质、五音的规律，把它分属于五行。角为木之音，角者，触也，触动之义。即代表春之阳气触动发生。其音出于舌，舌尖后缩而发，其音调而直，象征阳气之始发，故为木音。徵为火之音，徵者，止也，言物盛则止之意，即代表来复之阳所盛极则止，所以徵音是阳亢之音。其音出于齿，是舌尖点齿而出，其音和而美，故为火之音。宫为土之音，古代建筑中宫摆在房子之中央，故宫有中和之义。长夏属土，位居中央，所以宫是中和之音，其音发于喉，自喉发声，舌居中而不动，其音大而和，故为宫音。商为金之音，商者强也，商是坚强之音。五行中金最坚强，所以商代表金之音。其音出于腭，口大张而出音，其音轻而劲，故为金音。羽为水之音，羽者，舒也，言冬季寒水过盛，阴极而阳生，万物开始孳育而舒生。所以羽音，是阳气舒发之音，代表着水之音。其音出于唇，上下唇嘬聚而发，其音沉而深，故为水音。

【原文】

"故曰：天地者，万物之上下也；阴阳者，血气之男女也；左右者，阴阳之道路也；水火者，阴阳之征兆也；阴阳者，万物之能始① 也。故曰：阴在内，阳之守也，阳在外，阴之使也。"

【词解】

① **万物之能始**：据孙诒让《扎迻》以"能"为"胎"之借字。胎训始。能 │ 始，即原始的意思。万物之能始，言阴阳为万物生成之原始。

【分析串解】

故曰：天地者，万物之上下也；天居上为阳，地居下为阴。**阴阳者，血气之男女也；**阴阳二者，对人来说，即男女血气之相对而言。男为阳，气为阳，故男以气为主。女为阴，血为阴，故女以血为主。男女、气血，是即对立而又统一不可分离的。**左右者，阴阳之道路也；**天地之间，六合之内（六合：指左东，右西，天南，地北，加上与下），太阳自东升起，至南日中，从西方落下。故人取象自然，东方、南方，为左为阳，西方、北方，为右为阴（面南而立，左东右西）。阳气从左自东而升，从右自西而降，故曰左右是阴阳之道路。人体阴阳之气与天地之阴阳亦是相应的，左升右降，故诊脉之部位，肝胆在左关，肺在右寸，即根据天人相应之理，肝胆属木应于左，肺金应于右。

水火者，阴阳之征兆也；阴阳者，万物之能始也。徵兆，象征之义。能始，即原动力之义。**故曰：阴在内，阳之守也；阳在外，阴之使也。**人体之阴气（指营血津液等各种营养物质，有形质的为阴），之所以存在于内，而能发挥其营养作用，是由于阳气能守卫于外，发挥着卫护作用（卫阳）。阳气在外，之所以能够发挥其固密作用保护人体，使邪不得侵入，是由于阴气旺盛于内，为人体阳气之基础（即阴为阳之基，阳为阴之支使或表现）。由此可见，阴阳二者是密不可分的，亦不能单独发挥作用。

【提要】

进一步阐明阴和阳对立统一作用，说明阴阳是一个事物的对立的两个方面，如天地、男女、左右、水火等，没有这两方面就不能成其为事物，而这对立两方面之关系，是统一的、互根的、相互作用的。通过上述可以联想到，中医学的阴阳五行学说，不仅是方法论、认识论，而且也是中医学在脏腑经络基础上总结出来的理论概括，是人体与自然界气化规律的反映，如单纯将其看作是方法论或认识论，则会降低其理论价值。

四

用以讨论天人相应及取法阴阳，调摄阴阳的理论内涵。一是，讨论阴阳偏盛偏衰所引起的寒、热证候。二是，指出调摄阴阳是养生防病的重要方法。三是，讨论天人相应的阴阳升降理论。

【原文】

"帝曰：法阴阳奈何？岐伯曰：阳胜则身热，腠理闭，喘粗[1]为之俛仰[2]，汗不出而热，齿干以烦冤[3]，腹满，死，能冬不能夏[4]；阴胜则身寒，汗出，身常清，数栗而寒，寒则厥，厥则腹满，死，能夏不能冬。此阴阳更胜之变，病之形能[5]也。"

【词解】

①喘粗：言呼吸气粗而喘息也。

②俛仰：俛，同俯。俯仰，形容身体俯仰，呼吸困难。

③烦冤：冤，正字作"冤"。烦冤，即烦闷之甚。

④能冬不能夏：能，耐受的意思。

冬日得阴之助，故能耐受；夏日阳热亢盛，故不能耐受。

⑤病之形能：形，病之形证。胡校云："能，读为'态'。病之形能也者，病之形态也。"

【分析串解】

帝曰：法阴阳奈何？阳胜则身热，腠理闭，喘粗为之俛仰，阳实于表，腠理闭塞，不得疏泄汗出，以表受寒，郁而化热，谓之表实。以致热郁于内，上迫于肺，阻塞气机而出现肺气不利之证，如喘粗，气息不畅，严重时可出现连身体都跟着俯仰不安。**汗不出而热，齿干以烦冤**，汗不得出，则热不得泄，故热势愈来愈高，终至耗损津液，故齿干。热郁于内，上扰神明，则烦闷不安（烦宽，即烦闷。宽，张景岳注曰："宽，郁而乱也。"**腹满，死，能冬不能夏**：继则发生胀满，是脾土之气衰败之征。脾不运化，故腹满，阳明胃之燥土单独用事，阳盛阴虚，后天无继，故预后多是不良。因属于阳盛之病，所以能耐受冬天（冬天阴盛，相对能抑制偏盛之阳），而不能耐受夏天，两阳相合，则有危险。此是阳气偏盛所引起的症状及其病势发展情况。

阴胜则身寒，阴气偏胜，抑制了阳化气，以温养肌肤的作用，故可发生身体寒冷的症状。阴盛则身寒，体温可降低。**汗出，身常清**，阴盛则阳虚，阳气不能固密，故常腠理疏松而致汗出，身体经常清冷。**数栗而寒，寒则厥，厥则腹满，死，能夏不能冬**。连续不断的恶寒战栗，甚至由恶寒而引起四肢厥逆。如果由此继则发生腹满现象，亦是脾土阳气衰败之象。脾为后天阳气之本，夏季阳气相对旺盛，故能夏不能冬，冬季阴寒为重，阳虚衰败之病，多属危症。**此阴阳更胜之变，病之形能也**。此是阴阳互相胜负的病理变化。张景岳曰："更胜，迭为胜负也，即阴胜阳病，阳胜阴病之意。"形能，能，古通态。形态，即症状表现。

【提要】

1. 阴阳偏盛偏衰，可以发生寒证、热证，阴阳偏盛、偏衰是疾病发生的总的病机所在。而寒证、热证，则是症状表现的总的征象。

2. 根据阴阳相互抑制的原理，阴盛必然导致阳虚，阳虚不能抑阴，则阴必愈盛。阳盛必然导致阴虚，阴虚则不能制阳，则阳必愈亢。

3. 说明人体的阴阳变化，亦受自然界阴阳变化之影响，所以阳盛之病在夏天可能加重，阴盛之病在冬天，亦有加重之可能。

【原文】

"帝曰：调此二者奈何？岐伯曰：能知七损八益[①]，则二者可调；不知用此，则早衰之节也。年四十，而阴气自半也，起居衰矣；年五十，体重，耳目不聪明矣；年六十，阴痿[②]，气大衰，九窍不利，下虚上实，涕泣俱出矣。故曰：知之则强，不知则老，故同出而名异耳[③]。智者察同，愚者察异[④]。愚者不足，智者有余，有余则耳目聪明，身体轻强，老者复壮，壮者益治。是以圣人为无为之事，乐恬惔之能，从欲快志于虚无之守，故寿命无穷，与天地终，此圣人之治身也。"

【词解】

①**七损八益**：诸注殊义，综其大意，约有四说：一、七为阳数，八为阴数。损即消，益即长；阳不宜消，阴不

宜长，反之非死即病。故能知七损八益，察其消长之机，则阳长盛而阴不乘，二者可以调和（见《类经》及李念莪《内

经知要》)。二、与上说相反，谓阳常有余，故须损；阴常不足，故须益。然阳气生于阴精，知阴之不足而无使亏损则二者可调（见张志聪注）。三、七损者，女子月事贵乎时下；八益者，男子精气贵乎充满，反之则病（见王注、汪钞、高解）。四、《上古天真论》叙男女生长发育过程：女子七岁肾气始盛，经二七、三七至四七而极，是女子有四益；男子八岁肾气始盛，经二八、三八至四八而极，是男子亦有四益，四四合为八益。女子脉衰始于五七，经六七至七七而竭，是女子有三损；男子肾气衰始于五八，经六八、七八至八八而竭，是男子有四损，三四合为七损（见简素）。

② 阴痿：痿，与"萎"通，枯萎也。阴痿，言阴精衰惫也。

③ 故同出而名异耳：马莳注："阴阳之要，人所同然，而或强或老，其名各异。"

④ 智者察同，愚者察异：同，是指健康无病的正常情况。异，是指疾病衰老的异常情况。智者察同，就是在未病之时注意摄生；愚者察异，就是在疾病发生之后，才注意到调养。

【分析串解】

帝曰：调此二者奈何？岐伯曰：能知七损八益，则二者可调；调摄阴阳的办法，应怎样呢？无论男女，只要懂得了《素问·上古天真论》的七损八益的生长发育的理论，依此调摄人身阴阳，则二者可调。不知用此，则早衰之节也。如不知道运用此道理，则会发生早衰现象。如高士宗曰："节，犹候也。"如证候、火候，有现于外之意。七损八益，丹波元简曰："《天真论》云，女子五七，阳明脉衰，六七三阳脉衰于上，七七任脉衰，此女子有三损也。丈夫五八肾气衰，六八阳气衰于上，七八肝气衰，八八肾气衰齿落，此丈夫有四损也，三四合为七损矣。女子七岁肾气盛，二七天癸至，三七肾气平均，四七筋骨坚，此女子有四益也。丈夫八岁肾气实，二八肾气盛，三八肾气平均，四八筋骨隆盛，此丈夫有四益也，四四合为八益也。"

以下简述：年四十，而阴气自半也，起居衰矣；年五十，体重，耳目不聪明矣；年六十，阴痿，气大衰，九窍不利，下虚上实，涕泣俱出矣。年六十，近八八天癸衰竭之期。阴痿，气大衰，指阴精衰惫，所以阳痿不举，肾气大衰。九窍不利，下虚上实，指九窍功能迟钝，下部阳虚，上部阴实。涕泣俱出矣，五脏阳虚精衰，不能上达官窍，故涕泪失于控制而出。

知之则强，不知则老，故同出而名异耳。本来人体同是秉天地阴阳之气而生，但由于有的知道养生，有的不知道养生，故有长寿和早亡、强壮和衰弱等两种不同情况和结局。智者察同，愚者察异。聪明之人在身体尚未出现衰老异样变化时期，即作好养生，能同等寿域。愚人只有在衰老出现后才能发觉，故为时已晚。所以其结果是愚者不足，身体衰弱，气血不足。智者有余，考虑周到，能经常保持身体健康，气血有余。反映在症状上，**有余则耳目聪明，身体轻强，老者复壮，壮者益治**。身体轻捷而强壮，即使身体本已衰老，亦可复健为强壮。当然体壮之人，身体亦可更加强健。

是以圣人为无为之事，关于养生有高度修养之人，他们所作所为都是与人无争无夺，遵循自然规律，没有过分的物欲。故《庄子·至乐》曰："天无为以之清，地无为以之宁，故两无为相合，万物皆化……故曰天地无为也，而无不为也。"**乐恬惔之能**，即乐于保持恬惔虚无的状态。能，在此通"态"。胡澍云："恬惔之能，即恬惔之态也。"张景岳曰："人法地，地法天，天法道，道法自然，夫自然而然者，即恬惔无为之道也。"应指出以上理论包含有道家思想。从批判性角度来分析，道家思想人生观是消极的，《内经》的无为思想是接受了老庄的道家思想。从社会科学的角度来看，这种思想是消极的，但从养生防病的角度来看，在一定程度上它还有一定的积极作用，我们应该批判地接受这方面的内容，使其古为今用，为人民的健康服务。如张景岳说："但能于动中藏静，忙里偷闲，致远钩深，庶乎近矣。"（即道理虽深远，能如此作之，亦能达摄生目的）他引谭景昇话说："故镜以察物，物去而镜自镜，心以应事，事去而心自心，此养心之道也。"即是说我们在平素运用这些理念之时，应动静相合，以调摄精神，精神要乐观，意念要纯正，不要有资产阶级奢华、享乐思想，清静寡欲，在个人得失上，无贪无争，要善于调摄精神，有动有静，精神内守。**从欲快志于虚无之守**，指能够从心所欲，快其心志，谨守虚无、宁静的养生之道。张景岳曰："虚无之守，守无为之道也。"**故寿命无穷，与天地终，此圣人之治身也**。指如能这样养生，则能长寿。与天地终，形容寿命长久，可以到自然之寿数。

【提要】

调摄阴阳之关键，在于能知七损八益，顺应人体生理发展规律而进行养生。

【原文】

"天不足西北，故西北方阴也，而人右耳目不如左明也。地不满东南，故东南方阳也，而人左手足不如右强也。帝曰：何以然？岐伯曰：东方阳也，阳者其精并于上，并于上，则上盛而下虚，故使耳目聪明，而手足不便也。西方阴也，阴者其精并于下，并于下，则下盛而上虚，故其耳目不聪明，而手足便也。故俱感于邪，其在上则右甚，在下则左甚，此天地阴阳所不能全也，故邪居之。"

【分析串解】

天不足西北，故西北方阴也，而人右耳目不如左明也。指天在上为阳，是不足于西北方的（西北方阳不足，阴有余），所以西北方属阴。譬之于人，左为阳，右为阴，左为东南，右为西北。在人体阳气自左上升，故胜于左衰于右，故右耳目不如左明，即右侧耳目不如左侧聪明灵巧。

地不满东南，故东南方阳也，而人左手足不如右强也。 地在下为阴，是不足于东南方的（阴不足阳有余），所以东南方属阳。人是右为阴，左为阳，阴精积于下，胜于右，衰于左，所以人的左手足是不如右边的强而有力。

东方阳也，阳者其精并于上，并于上，则上盛而下虚，故使耳目聪明，而手足不便也。 东方属阳，阳自左升，故人体的阳精之气亦自左升而聚合于上部。张景岳曰："并，聚也"，聚合于上部偏胜于左，故上部阳有余，而使耳目聪明，下部则阳气虚弱（按此，指左侧而言，右不如左），所以使左边之耳目聪明，而左边的手足不便利。

阴者其精并于下，并于下，则下盛而上虚，故其耳目不聪明，而手足便也。 西方阴也，西方属阴，阴性向下，自右而降，所以人体的阴精之气，亦自右降而聚合于下部（聚于下而偏胜于右），则下部阴精之气充足而上部虚弱（亦指右而言），所以使右边的耳目不聪明而手足反而便利。

故俱感于邪，其在上则右甚，在下则左甚，此天地阴阳所不能全也，故邪居之。 所以，虽然左右同样感受了外邪，邪在人体上部，则会使上部右侧的病较甚（因天不足西北，右侧阳气不足，不足以抗邪）。其邪在人体下部时，则会使下部左侧的病情较甚（因地不满东南，左侧阴精不足，不足以抗邪），这是因为天地阴阳之气不能十全于上下左右，而有消长盛衰的不同，所以邪气就能乘虚而居留于人体。

【提要】

此文根据阴阳升降之理来说明耳目、手足的生理现象。指出天地间，阳自东方上升于南，自西方下降于北。故东南方为阳，阳有余则阴不足；而西北方为阴，阴有余则阳不足。天人相应，故人体之阴阳升降也是如此，阳气自左上升于头，左为阳右为阴，因此人之耳目左聪明，右不如左聪明。人体的阴气胜于右，而集于下，右为阴，左为阳。故手足右强而有力，左手足不如右强。这是以阴阳升降的道理，来说明人之耳目与手足的生理现象。但不应刻板地理解。说明两点：一是，天地阴阳升降之理与人体是相应的；二是，阴阳的分布，无论在人体或自然界，都不是均衡的、十全的，而有消长盛衰的不同情况。

【原文】

"故天有精，地有形；天有八纪，地有五里①，故能为万物之父母。清阳上天，浊阴归地，是故天地之动静，神明为之纲纪，故能以生长收藏，终而复始。惟贤人上配天以养头，下象地以养足，中傍人事以养五脏。天气通于肺，地气通于嗌，风气通于肝，雷气通于心②，谷气通于脾③，雨气通于肾。六经为川，肠胃为海，九窍为水注之气④，以天地为之阴阳，阳之汗，以天地之雨名之；阳之气，以天地之疾风名之。暴气象雷，逆气象阳⑤。故治不法天之纪，不用地之理，则灾害至矣。"

【词解】

① **天有八纪，地有五里**：立春、立夏、立秋、立冬、春分、秋分、冬至、夏至为八节之纪。里，通"理"。王注云："五里，谓五行化育之里。"

② **雷气通于心**：雷气，火气也。心为火脏，同气相求，故雷气通于心。

③ **谷气通于脾**：谷，《甲乙》《太素》均作"穀"。杨注曰："五谷滋味入脾，故谷气通脾也。"

④ **九窍为水注之气**：《类经》云："言水气之注也。如目之泪，鼻之涕，口之津，二阴之尿秽是也。虽耳若无水，而耳中津气湿而成垢，是即水气所致。"

⑤ **逆气象阳**：阳疑作"旸"。旸，久晴不雨，亦有升无降之意。

【分析串解】

本文以取类比象的方法，说明人体与自然界互相适应的道理。

故天有精，地有形；天在上为阳，能施布精气，以生化万物；地有形，地在下为阴，所谓有形，指能盛载万物。**天有八纪**，天有八节之纲纪（八纪：指立春、立夏、立秋、立冬、春分、秋分、夏至、冬至）。**地有五里**，地有生化之道理（里：古通理），即天有四时阴阳的变化，故有八节。**故能为万物之父母**。马莳注曰："故天以精，地以形，形气相感而化生万物，所以为万物之父母。"《素问·六微旨大论》曰："故高下相召，升降相因，而变作矣。"说明天地阴阳变化是相互通应的，不是单独进行的。

清阳上天，浊阴归地，是故天地之动静，神明为之纲纪，无形之清阳，上升于天，有形之浊阴，下归于地，所以天地动静之变化，乃由于一种非人力所能左右的阴阳变化规律为纲纪而运动变化。**故能以生长收藏，终而复始**。所以才能够使万物有春生、夏长、秋收、冬藏之发展规律，终而复始，循环不休。此指出自然界之阴阳变化与人之生命活动是息息相关的。

惟贤人上配天以养头，只有懂得这些道理之人，能够把人体上部的头配天阳之气，以养头部清阳之气，故张景岳曰："清阳在上，故头配天以养其清。"**下象地以养足**，象地阴精以养足阴。**中傍人事以养五脏**。中养五脏之精气，使之如人气之调和。傍，依附之义。傍人事，是法人事之和，如节饮食，慎起居，以养五脏之和。如张景岳曰："清阳在上，故头配天以养其清。浊阴在下，故足象地以养其静。五气营运于中，故五脏傍人事以养其和。此虽以头足五脏为言，而实谓上中下，无非法于天地人也。"

天气通于肺，地气通于嗌，在天之清气与肺相通，饮食五味则由嗌入胃，《甲乙经》作咽。此即《素问·六节藏象论》所说"天食人以五气，地食人以五味"之义，五味通咽而下行。**风气通于肝，雷气通于心**，风与肝相应，雷气通于心。雷者，火之气，与心相通。心火，称龙雷之火。**谷气通于脾，雨气通于肾。六经为川，肠胃为海**，六经为川，六经循环犹如自然界中之河川，川流不息。肠胃为海，肠胃为水谷之海。**九窍为水注之气**，九窍为水气贯注之处。如张景岳曰："言水气之注也，如目之泪，鼻之涕，口之津，二阴之尿秽皆是也。虽耳若无水，而耳中津气湿而成垢，是即水气所致。"

以天地为之阴阳，阳之汗，以天地之雨名之；以天之阴阳比拟人之阴阳，阴阳和，则人体阴液由阳气蒸发而为汗，地阴通过天阳之蒸发而变为雨，以人之汗比天之雨，其理皆同。故张景岳曰："汗出于阳而本于阴，故以天地之雨名之。雨即人之汗，汗即天之雨，皆阴精之所化。知雨之为义，则可与言汗矣。"人体之阳气，阳主动，可**以天地之疾风名之**。阳性动而敷布全身，而疾风乃通于大地，无处不达。**暴气象雷**，人体暴戾之气象雷之暴发。**逆气象阳**。人体亢逆之气，象由下而上之阳气之亢逆，逆气之阳亢，如久晴不雨，有升无降之意。**故治不法天之纪，不用地之理，则灾害至矣**。指不依天地阴阳变化之理养生、调理，则疾病就要发生。

【提要】

指出天地之阴阳五行之气与人体脏腑之气是内外相通的，中医养生防病、临床治病依此理论为指导，从而形成中医学术的整体观。要领会与掌握其精神实质，不要机械对待。

五

本部分内容总结如下。一是，讨论了外感病邪的传变规律，是由浅入深，由表及里，逐渐发展的，故其治疗的特点要早期诊断、早期治疗，掌握时机，杜绝病邪蔓延之路。二是，讨论了阴阳在诊断上的重要性。无论察色、按脉，皆需辨别阴阳，辨证正确，治疗立法用药才能准确无误，故阴阳为八纲之总纲。三是，在审证求因的基础上提出多种治疗方法。

【原文】

"故邪风之至，疾如风雨，故善治者治皮毛，其次治肌肤，其次治筋脉，其次治六腑，其次治五脏。治五脏者，半死半生也。故天之邪气，感则害人五脏；水谷之寒热，感则害于六腑；地之湿气，感则害皮肉筋脉。故善用针者，从阴引阳，从阳引阴，以右治左，以左治右，以我知彼，以表知里，以观过与不及之理，见微得过，用之不殆。"

【分析串解】

本节首先讨论外邪侵人体后之传变规律，其次讨论针刺治疗的方法问题。

故邪风之至，疾如风雨，故善治者治皮毛，其次治肌肤，其次治筋脉，其次治六腑，其次治五脏。治五脏者，半死半生也。虚邪贼风侵入人体，其传变之速，犹如疾风暴雨一般，所以善于临床之医生，当邪在皮毛尚未深入之时，就应给以及时的治疗，早期治愈。若治不及时，则邪内传肌肤，故其次则治肌肤。依次内传层次，其次治筋脉，其次治六腑，其次治五脏，说明病邪内侵，伤及五脏，病情已至严重阶段，其治疗已属不易。

天之邪气，感则害人五脏；水谷之寒热，感则害于六腑；地之湿气，感则害皮肉筋脉。天之六气所化生之六淫之邪，每多由外及内，由浅入深伤及五脏。由于饮食水谷之寒热不调，病生于肠胃，感则伤及六腑。地之湿浊邪气，侵入皮肉筋脉，留而不去，湿邪黏滞，阻塞气机，可使荣卫之气不行，皮肉筋脉失养，故损伤人之皮肉筋脉。发作如《素问·生气通天论》所说的"大筋缓短，小筋弛长"之类病变。

故善用针者，从阴引阳，从阳引阴，关于针灸治疗，病在阳分，故可从阴以诱导阳，使之和调。相反则从阳引阴。如**以右治左，**取右侧穴位，治左侧病变。**以左治右，**即左侧穴位，治右侧病变。**以我知彼，**以我所掌握之方法分析认识彼的病变情况。**以表知里，**从病人外在症状，以了解内在之病变。此即病在上，刺之下。病在里，刺之外。病在阳经，刺其阳经；病在阳经，刺其阴经。**以观过与不及之理，见微得过，用之不殆。**从观察病变的太过不及之病理，查其病变之变化，可知病之所在（微，指疾病初期。过，病也。指病变所在）。用之不殆，是指以此用于临床治疗，控制病情，则可使疾病不致发展至危殆。

【提要】

1. 说明邪侵人体的传变层次：即皮毛、肌肤、筋脉、六腑、五脏，从外至内，层层深入。故善治医生应能早期诊断、早期治疗，以防止疾病传变。

2. 外感风、寒、暑、湿、燥、火等无形之邪，其传变是通过肌表内侵，由浅入深，由表及里，终至内传五脏。饮食不节、寒热不调，此属有形之邪，由咽而入，故感之则害人肠胃。一属外感，一属内伤，发病不同，故当有别。

3. 论述了阳病治阴、阴病治阳的针刺大法，这些方法在临床实践中是行之有效的。其理乃为人之经络循行是左右、表里、内外相应的，阴脉可交于阳，阳脉可交于阴。上脉可达下，下脉可达上，左脉联右，右脉联左。如病变在头部，每在四肢远端取穴，或左部有病，每取之右，右部有病，每取之左。阳经的病每取阴经，阴经病每取阳经，其疗效是能获取的。

【原文】

"善诊者察色按脉，先别阴阳；审清浊而知部分；视喘息，听音声而知所苦；观权衡规矩①而知病所主；按尺寸，观浮沉滑涩，而知病所生。以治无过，以诊则不失矣。"

【词解】

① 观权衡规矩：指四时不同的脉象而言。即《脉要精微论》所说的"春应中规，夏应中矩，秋应中衡，冬应中权"之意。权，古代的秤砣，有下沉的意象。衡，古代的秤杆，有平衡的意象。规，圆润的器物，有圆润的意象。矩，为方形的器物有平盛的意象。

【分析串解】

本节经文是讨论阴阳在诊断上的运用。**善诊者察色按脉，先别阴阳；**指临床治病，必须首先辨别病人色泽及脉象的阴阳属性（如色赤而鲜明属阳，色白和晦暗属阴。脉浮、数、洪、滑为阳；沉、迟、涩、细为阴。一般情况是阳证见阳脉，阴证见阴脉）。

审清浊而知部分；即审查病人面部颜色之清浊，以测知患病部位及何脏何腑为病。清，即清明。清而明润者，病在阳，其病轻浅。浊，即浊暗。浊而晦暗者，病在阴，其病深重。故色泽部位与内脏部位是内外相应的。**视喘息，听音声，而知所苦；**即视查病人呼吸，听病人发出的声音，以知病人之痛苦情况。喘息是言呼吸，与喘逆之喘不同。

观权衡规矩而知病所主；即观察四时脉象的春规、夏矩、秋衡、冬权的变化，以测知病为何脏所主。四时之脉春弦、夏洪、秋毛、冬石，以权衡形容四脉之形态。如春应中规：规者，园也。言春天阳气始生，春气柔和如规，脉亦应之微弦，并有柔和之象，故春脉弦。弦者之象，即弱轻虚而滑，端直而长。夏应中矩：矩者，方也。言夏天阳气旺盛，夏气方刚似矩，脉亦应之，故脉洪。秋应中衡：衡者，平也。言秋气阴升阳降，高下必平，称"秋三月，此谓容平"，脉亦应之，故秋脉毛。毛者，浮也。毛脉之象，即如循落榆荚，轻浮和缓，浮而欲降。冬应中权：以权形容冬之脉象似权之沉，言冬天阳气居下，重镇似权，脉亦应之，故冬脉为石。石者，形容脉象下沉如石，但动而圆转，生机内存，阴中有阳。四时之脉合于五脏，故其反者可知何脏之病。

按尺寸，观浮沉滑涩，而知病所生。切按尺寸脉搏之变化，观察浮、沉、滑、涩的脉象表现，可测知病之发生。即查病之发生在表、在里、在气、在血。张志聪注曰："寸主在上为阳，尺主在下为阴，浮为在表为阳，沉为在里为阴，滑主气为阳，涩主血为阴。"**以治无过，以诊则不失矣**。如能运用上述理论进行治疗，则不会发生过错。

【提要】

诊察疾病，首先必须识别阴阳，唯有分清阴阳，才能掌握疾病发生的总的趋向。然后在这样的基础上进行更为细致的观察，才能准确无误，治疗方有依据，诊查阴阳，仍是为其总纲。在讲课中涉及四种脉象，暂作简要介绍。浮脉，指脉浮在皮肤表面，轻按即应于指下，举之有余，按之不足，主病在表为阳。沉脉，指脉沉在筋骨间，重按才显著，轻按不足，即举之不足，按之有余，主病在里，为阴。滑脉，即脉往来圆滑流利，如珠滚盘，主气病，为阳。涩脉，指脉往来艰涩，主血病，为阴。

【原文】

"故曰：病之始起也，可刺而已；其盛，可待衰而已。故因其轻而扬之，因其重而减之，因其衰而彰之。形不足者，温之以气；精不足者，补之以味。其高者，因而越之；其下者，引而竭之；中满者，泻之于内。其有邪者，渍形以为汗；其在皮者，汗而发之；其慓悍者，按而收之；其实者，散而泻之。审其阴阳，以别柔刚，阳病治阴，阴病治阳。定其血气，各守其乡。血实宜决之，气虚宜掣引之。"

【分析串解】

病之始起也，可刺而已；其盛，可待衰而已。病始起，邪当轻浅，故可刺之而愈。若邪气盛，必待其盛势稍退，然后刺之。《灵枢·逆顺肥瘦》曰："故曰方其盛也，勿敢毁伤，刺其已衰，事必大昌。"说明应掌握疾病发展的规律，邪盛勿迎其锐势，需待病之衰，顺其势而治之，必乃大昌。

故因其轻而扬之，病邪轻浅在表，可用发散宣扬之法，使邪从汗解。**因其重而减之**，病重而实于内者，可用削减之法。削减者，泄也。如攻泄之法。**因其衰而彰之**。因其气血衰弱，可用补益之法治之。彰，彰明显著，即使其气血由衰转盛之义。如张景岳曰："彰者，补之益之，而使气血复彰也。"**形不足者，温之以气**；指形体虚弱，多由阳气之衰，故用气分药以温养补益。**精不足者，补之以味**。味厚滋补药多用治疗精亏，如熟地、苁蓉之属。

其高者，因而越之；病邪在上部之表者，可因其势而发越之。邪在上部之里者，可因其势而涌吐之。如瓜蒂散证，多因痰饮积于胸膈，症见嘈杂懊侬。越，发扬之意，涌吐也。**其下者，引而竭之**；病邪积于下者，可用利导之法，如消导、攻下，通利小便等。张景岳曰："竭，祛除也。谓涤荡之，疏利之，可以治其下之前后也。"**中满者，泄之于内**。腹中痞满者，当攻泄于内。中满，指内有实邪，引起胀满。一指外感热证，一指饮食积滞。若外见浮肿而胀，不在内者，非中满也。妄行攻泄，必至为害。

其有邪者，渍形以为汗；表有邪，并且在表之深处者，可用汤药浴蒸浸渍方法以取汗，使令病邪从汗而解。溃，浸也。如临床多用汤药浴浸之法治疗风湿病证。**其在皮者，汗而发之**；邪在皮表轻浅之处，可用发汗法治之。**其慓悍者，按而收之**；病势急暴者，可用药制伏收敛之。慓，急也。悍，猛暴也。如肝气横逆，以白芍，或酸敛之剂，制伏之。**其实者，散而泻之**。病属实证，则用散法或泄法。一般表实应散，里实则泄，表里俱实，则散而泄，如表里双解法。

　　审其阴阳，以别柔刚，治疗疾病不外审查疾病的属阴属阳，辨别病情的急慢柔刚，柔为阴，刚为阳，从而确立正确的治疗方法。**阳病治阴**，阳病者，应治其阴。即阳胜为阴虚所致，补其阴，以使阴能抑阳，水能济火，从而阴阳恢复和调。如王冰云："壮水之主，以制阳光。"**阴病治阳**，阴胜为阳虚所致，故应治其阳，以使阳能抑阴，阴阳恢复和调。如以辛温、辛热散寒之剂驱寒，还应温补其阳，即如王冰所说："益火之源，以消阴翳。"**定其血气，各守其乡**。即安定其气血，使之各守其经，气血和调而不妄行。**血实宜决之**，血实瘀结者，宜用泄血之法。决，如决通水道，通泄之意。即去除壅塞，使血通行。临床上气血壅滞不通等病变，如外科痈肿，以和营活血治之。妇科血郁经闭，则宜调经治瘀。若为蓄血病证等，则宜活血、祛瘀、泄血，如抵当汤、桃仁承气汤之类。**气虚宜掣引之**。气虚者，气机必下陷，气宜上升而固于中，虚者必下陷。如脾气虚陷、大气下陷，宜用导引升举药物，升举其下陷之气，如补中益气汤之类。掣，牵引也。

　　【提要】

　　一是，因势利导之治疗法则，是中医临床的治疗特点。即因其病邪之部位趋向，顺其病势而驱除之。临床症状虽然复杂，其治疗亦多种多样，可使之有法可循。二是，证和治是密不可分的。论治必先辨证，在辨证的基础上施治，治法才能正确。三是，后世之治疗八法，即是在《内经》理论指导下而整理出来的。

▌本篇小结

　　1. 首先阐明了阴阳的基本概论，指出阴阳学说是认识自然界发展变化的规律，天地万物无不包含阴阳两方面。由于事物内部的这二方面内在联系，相互作用，推动了事物的运动发展。同时阐明了阴阳的属性、作用及转化等问题。这些内容都是原则性鲜明，理论性强，对临床实践有很大指导作用的理论。

　　2. 讨论了天人相应问题，即把自然界中与人们生活有关的事物，如五时、五方、五味、五气、五色、五音等，与人体的五脏、五体、五官、五志等作了有机的联系，进行了系统的归类，这就便于从生理、病理等方面阐述它们之间的关系，从而指导临床实践。

3.从病理、诊断、药物、治疗、摄生等各方面，讨论了阴阳的应用问题。

1.如何理解阴阳的基本概念，包括对立统一的规律，阴阳的属性作用和转化等？

2.如何认识饮食气味在人体的生化过程，以及气味厚薄和壮火、少火的理论？

3.阴阳之气偏盛偏衰产生何种病变？其病理机转如何？风、热、燥、寒、湿之邪胜主要引起何种病候？病理机转如何？

4.六淫外感和七情内伤引起发病有何不同，为什么？

5.请从生理方面和病理方面，说明自然界有关事物如五时、五气、五味、五色与人体脏腑组织如五脏、五体、五官、五志等相互联系的实际意义。

6.七损八益有几种说法？你如何理解？"天不满西北""地不满东南"，应如何理解？

7.阴阳在诊断、治疗、针刺等方面是如何应用的？如何理解"因其轻而扬之"等治疗理论？

灵兰秘典论篇第八

灵兰，是指灵台兰室，是古代帝王藏书之所。秘典，即秘藏典籍。本篇在隋·全元起注本名为《内经训解·十二藏相失》本名之《灵兰秘典》，王冰因篇末有藏"灵兰之室"语而改以篇名。本篇内容是讨论十二脏腑的生理功能及各脏腑间的相互联系，是中医对人体五脏生理功能认识的基本理论，是基础理论的重要内容，因此，要重点学习。教学要求：全文分二段，第一段背诵，领会精神实质，联系临床实践；第二段精读、熟读。

【原文】

"黄帝问曰：愿闻十二脏①之相使②，贵贱③何如？

岐伯对曰：悉④乎哉问也，请遂言之：**心者，君主之官也，神明出焉。肺者，相傅之官，治节出焉。肝者，将军之官，谋虑出焉。胆者，中正之官，决断出焉。膻中者，臣使之官，喜乐出焉。脾胃者，仓廪之官，五味出焉。大肠者，传道之官，变化出焉。小肠者，受盛之官，化物出焉。肾者，作强之官，伎巧出焉。三焦者，决渎之官，水道出焉。膀胱者，州都**⑤**之官，津液藏焉，气化则能出矣。**"

【词解】

① 十二脏：《类经》云："脏，藏也。六脏六腑，总为十二。分言之则阳为腑，阴为脏；合言之，则皆可称脏。"

② 相使：即相互使用之意。

③ 贵贱：即主、从的意思。

④ 悉：详尽也。遂言：遂，尽也，备也。遂言，即全面叙述之意。

⑤ 州都：州，通"洲"。《说文》云："本作州，后人加水以别州县字。"《尔雅·释水》："水中可居曰洲，小洲曰都。"都，或作"渚"，古通用，并为蓄水之地。

【分析串解】

本段主要说明十二脏腑的生理功能，是中医对脏腑生理功能的基本观点。十二脏的相互使用即相互作用及其主次、上下的分别。贵贱指主次。主为贵，次为贱。

悉乎哉问也，悉，详尽也。问得真详细。**心者君主官也，神明出焉**。心在脏腑中居于首要地位，主管着人之生命活动，为神明所出之处。神明出焉，指人的精神活动发之于心。张景岳曰："脏腑百骸，唯所是命，聪明智慧，莫不由之，故曰神明出焉。"即指：一是指精神意识发之于心；二是指脏腑组织的生理活动由心支配，说明心能起到高级中枢作用。

肺者，相傅之官，治节出焉。相傅，即古代皇朝宰相。官，职司也。张景岳注曰："肺与心皆居膈上，位高近君，犹之宰辅，故称'相傅之官'。"言肺有辅助心之作用。治节，调节之意。肺能帮助心脏治理调节血脉的循行。肺之所以能帮助心脏调节血脉运行，在于肺之宗气的推动。肺主气，血脉为心之所主，在宗气推出下血液才能循环不息。此即《素问》所谓"肺朝百脉"之意。所以气血二者是不能分离的。"气为血帅，气行则血行"，临床上治血必治气，气滞血瘀则调气治血。血虚则补气生血，气主气化，气充则自能生精化血，此无形生有形，阳生阴也，如当归补血汤，用黄芪一两、当归二钱半。血脱用独参汤，补气固脱生血，即是此理。

肝者，将军之官，谋虑出焉。肝脏的性能犹如智勇的将军一样，善于出谋划策，故谓谋虑出焉。因为将军其性刚勇而又善谋，刚柔相济才能防御外邪，考虑对策，此是形容肝之正常性能。肝为木脏，主春生少阳之气，在生理状态下，肝之性能不宜太亢而宜条达疏畅柔和，才能起到抵抗病邪之作用，故称肝性曲直。张景岳曰："木主发生，故为谋虑所出。"但是在反常情况下，将军之性则刚暴而易怒，故在病理则肝气易亢、易郁，如肝阳上亢，可见眩晕、头痛、面红、目赤；肝气横逆，或横逆乖张，暴躁易怒，或昏厥；肝风内动，可见强直拘挛，均出现亢急之证象。肝气亢的病人，其性情亦暴躁，易怒。同时大怒，亦容易伤肝。其治疗宜抑之，降之，制伏之，即上文所谈的"其剽悍者，按而收之"，即治以降肝抑木，平肝息风，或抑肝扶土等。但若水不涵木引起肝阳上亢，则应柔肝滋肾。

胆者，中正之官，决断出焉。胆之性中正而刚强，具有决断之作用。肝和胆皆属木，均为刚脏。但肝为阴中之阳脏，故虽勇而主谋，然遇事每多寡断，故必须得胆阳之气刚强果断的辅助作用，才能勇谋果断，相互为用。故张景岳曰："胆禀刚果之气，故为中正之官，而决断所出。"胆附于肝，相为表里，肝脏虽刚强，非胆不断。肝胆相济，勇敢乃成，故《素问·奇病论》曰："肝者，中之将也，取决于胆。"平时胆气壮的人，其性刚直果断，中正无私。

膻中者，臣使之官，善乐出焉。膻中，有两个意义，一指胸中气海，为宗气所积之处，即两乳间，称为膻中。二指心包络而言。本论指膻中而无心包。《灵枢·经脉》有心包而无膻中。故很多注家都认为此膻中当指心包络而言，这是对的。膻中（指心包络）的位置是最接近心脏，它的作用是保护心脏、代心行令的，故称臣使之官。心在志为喜，心主喜乐，必然由膻中传出。

脾胃者，仓廪之官，五味出焉。脾胃如同贮藏粮食的仓库。《礼记·月令》疏："谷藏曰仓，米藏曰廪。"饮食五味入胃，由脾胃消化吸收，输布水谷精微于全身以营养周身，故谓五味出焉。**大肠者，传道之官，变化出焉**。传道，通导变化，就是使糟粕变化成形。大肠是传送糟粕的器官，能传送废料，变化成粪便，经过肛门，排出体外。大肠的病变均系传道障碍，如泄泻、便秘等。

小肠者，受盛之官，化物出焉。小肠能变化加工消化过的食物，分别清浊，使其中的精微物质（清者）被吸收而转输全身，以营养全身，剩下之废料、糟粕其排出途径有二，其中的无用水分渗入膀胱，由前阴排出；糟粕之物下移大肠，经燥化成形，由后阴排出，谓化物出也。故张景岳曰："小肠居胃之下，受盛胃中水谷而分清浊，水液由此而渗入前，糟粕由此而归于后。脾气化而上升，小肠化而下降，故曰化物出焉。"可以看出，有的注家尚未认清小肠亦有吸收精微化物而上升之作用，这是应当提出的。正是由于小肠具分别清浊之作用，故小肠病变每产生"水谷不分"的症状，故治疗时不能单纯固肠止泻，必须加入利小便的药，使肠中的水分由小便排出，其粪便即能"由溏变硬"，此即所谓"利小便即是实大便"之理。

肾者，作强之官，伎巧出焉。作强，作用强力。伎，同技。此作强和伎巧，包括体力与脑力两方面，与肾气通于脑的作用有关。肾精充沛，则骨强、髓足、体健，在劳动中就会强劲有力，故谓作强。肾藏精，精有生长、发育的作用，故肾气旺盛，精力充沛之人必然身强力壮，工作有力。同时，肾气通于脑，肾又有生髓作用，而脑又为髓之会合，故肾精充沛，脑力精巧灵动，故能胜任艰巨的工作。

三焦者，决渎之官，水道出焉。三焦主气化，有疏通水道的作用，故说三焦是疏通水道的器官。三焦气化，则水道通利，水液经过三焦畅通而下行，故曰水道出焉。张景岳曰："决，通也，渎，水道也。"上焦不治，则水泛高原。中焦不治，则水留中脘。下焦不治，则水乱二便。三焦气化，则脉络通而水道利，故曰"决渎之官"。

膀胱者，州都之官，津液藏焉，气化则能出矣。膀胱为水液聚会之处。此津液，指水液（无用水液）。但是水液之能排出于体外，须经过肾的气化作用，即命门之火的温化作用，小溲始能通利，故云气化则能出矣。所以临床上的气虚小便不利，补其肾气，则小便自利。水肿，小便不利，亦应温肾阳。一是能蒸化水液，使水液不致停蓄；一是肾阳足，则小便自利。但是因湿热而导致的小便不利，则不宜温肾，应清热利尿。又如小溲失禁之症，多由肾虚引起，补肾可助其气化，则小便自能正常。此说明小便之通利与否，与肾之气化功能有关。故五苓散中加桂枝以助肾之气化，亦是此理。

【提要】

经上述可以认识到各脏之主要功能活动。这是中医生理学说的基本内容。

【原文】

"凡此十二官者，不得相失也，故主明则下安。以此养生则寿，殁世不殆①，以为天下则大昌。主不明则十二官危，使道闭塞而不通，形乃大伤，以此养生则殃，以为天下者，其宗大危②，戒之戒之。"

【词解】

① 殁世不殆：殁，通没。殁世，犹言终身也。殆，《说文》："危也。"

② 其宗大危：宗，指宗庙社稷。其宗大危，犹言统治地位有倾覆之危险。

【分析串解】

凡此十二官者，不得相失也，是说十二官是相互协调的，此种关系不能丧失。**故主明则下安。**心为君主之官，有主宰的作用，所以心的生理活动正常，则各脏腑的生理活动也就随之正常（即下安）。**以此养生则寿，殁世不殆**，以此协调关系，保养身体就可以长寿。殁世不殆，即终生不会有疾病。**以为天下则大昌。**以此英明来领导天下，则天下一定兴隆。

主不明则十二官危，如心的生理活动失常，则人体各个脏器的活动也就要受到危害。**使道闭塞而不通，形乃大伤，以此养生则殃**，如气血的道路闭塞而不通顺，形体就要大受损伤。以此养生，则身体就要遭受病殃。**以为天下者，其宗大危，戒之戒之。**主不明，气血不通，犹如宗庙、社稷大有危险，即身体易于患病，应以为戒。

【提要】

1. 各脏腑生理活动是在心的主宰领导下而起作用的。心在人体有高级中枢作用，这也是中医学说之特点。故凡遇精神性的疾病，均以此养心安神之法治之，亦是此理。但是古人是否对脑毫无认识呢？不然，古人已认识到脑与人体的知觉、运动等生理活动有关，故称"脑为精明之府"，但是并未把心之神明作用与脑联系起来。

2. 十二脏腑各有密不可分的联系，并相互协调作用，从而维持周身之生理活动。

【原文】

"至道在微，变化无穷，孰知其原！窘乎哉①！消者瞿瞿②，孰知其要！闵闵之当③，孰者为良！恍惚④之数，生于毫厘⑤，毫厘之数，起于度量，千之万之，可以益大，推之大之，其形乃制⑥。

黄帝曰：善哉！余闻精光之道⑦，大圣之业，而宣明大道，非斋戒⑧择吉日，不敢受也。黄帝乃择吉日良兆，而藏灵兰之室，以传保⑨焉。"

【词解】

① **窘乎哉**：窘，困难的意思。吴崑云："窘，穷也。乎哉，叹辞。"

② **消者瞿瞿**：瞿瞿，惊顾貌。《类经》云："谓十二官相失则精神日消，瞿瞿然莫审其故。"

③ **闵闵之当**：闵闵，忧愁貌。高士宗解云："当，切当也。深忧道之切当，而仍不知孰者之为良也。"

④ **恍惚**：王冰注云："恍惚者，谓似有似无也。"《类经》云："恍惚者，无形之始。"

⑤ **生于毫厘**：喜多村直宽引《贾谊新书》云："数度之始，始于微细；有

形之物，莫细于毫。故立一毫以为度始，十毫为发，十发为厘，十厘为分。"

⑥ **推之大之，其形乃制**：《类经》注云："积而不已，而形制益多矣。喻言大必由于小，著必始于微。"

⑦ **精光之道**：张志聪注云："精，纯粹也。光，光明也。精光之道，言道之精纯光明。"

⑧ **斋戒**：《类经》云："洗心曰斋，远欲曰戒。"

⑨ **传保**：高士宗注云："以传后世，而保守弗失焉。"

【分析串解】

至道在微，变化无穷，熟知其原！ 言医学之理论，非常微妙，掌握此理论对养生大有好处。**窘乎哉？** 困难得很。**消者瞿瞿，熟知其要！** 由于十二官功能相失而形体消瘦之人，显出鹭疑之象。瞿：音句，惊也。高士宗曰："瞿瞿，鹭顾貌。"张景岳曰："谓十二官相失，则精神日消，瞿瞿然莫审其故。"**闵闵之富，熟者为良！** 即深忧医道切当之人（闵，忧愁貌），但又不知道谁是良好的。**恍惚之数，生于毫厘，毫厘之数，起于度量，千之万之，可以益大，推之大之，其形乃制。** 比喻医道虽然深奥广博，但是应起于一。若能够从一处着手，精深钻研，自能全部掌握。故张景岳曰："喻言大必由于小，著必始于微，是以变化虽多，原则一耳。故但能知一，则无一不知也。不能知一，则无一之能知也。"高士宗云："所以承道之至微，而又叹道之至大也。"

下面经文从简：**黄帝曰：善哉，余闻精光之道，大圣之业，而宣明大道，非斋戒择吉日，不敢受也。黄帝乃择吉日良兆，而藏灵兰之室，以传保焉。** 张景岳曰："洗心曰斋，远欲曰戒。"古人祭祀之礼。高士宗曰："以传后世，而保守弗失焉。"

▎本篇小结

1. 阐明了人体各脏腑主要生理功能，是中医的基本理论。

2. 指出人体各脏腑是在分工合作情况下进行活动的，如果有一脏腑失职，则能影响整体的生理活动。此即原文"凡此十二官者，不得相失也"。

3. 指出心脏在人体起到主宰领导作用，各个脏器在心脏的主宰下进行着统一活动。如心失常，不能主宰，则其他各脏腑生理活动亦要失常，即"主明则下安，主不明则十二官危"。

（思）（考）（题）

1. 如何理解十二脏腑的生理功能，并从病理方面加以联系。

2. 如何认识心脏在人体之主宰作用？

六节藏象论篇第九

"节"，谓一定的度数。古人以甲子纪天度，六十日甲子一周而为一节，六节为一年，故称六节。本篇首论天度，继论藏象，以明人与天地相应之理，故篇名《六节藏象论》。本篇内容首先是讨论"六天之节"和"九九制会"的问题，属于运气学说。其次讨论脏腑功能，属于藏象学说。所以名属六节藏象论篇。

本篇分为七部分，第一部分至第四部分主要是讨论运气方面的问题，是后面运气学说七篇大论的基础。其中首先讨论了天度和气数问题，其中讨论了五运之气的盛衰。第五部分是讨论五气和五味在人体的作用。但五气五味是由自然界摄入的，故第五部分的精神实质还是试图说明人与自然的不可分割的关系。第六部分和第七部分，是讨论藏象方面的问题。其中第六部分是讨论脏腑的功能，第七部分是讨论切诊人迎、寸口脉的方法。因此，归纳起来看，第一部分至第五部分主要是讨论有关运气，第六部分至第七部分才是讨论藏象方面的问题。

篇解及中心大意

一

【原文】

"黄帝问曰：余闻天以六六之节，以成一岁，人以九九制会①，计人亦有三百六十五节②，以为天地③，久矣。不知其所谓也？岐伯对曰：昭④乎哉问也！请遂言之。夫六六之节，九九制会者，所以正天之度，气之数⑤也。天度者，所以制日月之行也；气数者，所以纪化生之用也。天为阳，地为阴，日为阳，月为阴，行有分纪⑥，周有道理⑦。日行一度，月行十三度而有奇焉。故大小月三百六十五日而成岁，积气余而盈闰⑧矣。立端于始⑨，表正于中⑩，推余于终，而天度毕矣。"

【词解】

① **人以九九制会**：制，正也。会，谓会通。九九，在人指九窍九脏。人以九九制会，言九窍和九脏是互相联系的。

② **三百六十五节**：节，指腧穴而言。《灵枢·九针十二原》云："节之交，三百六十五会。"又，"所言节者，神气

之所游行出入也。"

③ **以为天地**：即人与天地相应之意。

④ **昭**：明也。

⑤ **气之数**：高士宗解云："气数，二十四气之常数也。"

⑥ **分纪**：即天体所划分的区域和度数。

⑦ **周有道理**：周，指环周。道理，指轨道。周有道理，言日月的环周运行有一定的轨道。

⑧ **积气余而盈闰**：气，指节气。闰，谓置闰。古历月份以朔望月计，每月平均 29.5 日。节气以日行十五度左右计，一年二十四节气，正合周天 365.25 度，

一年十二个月共得 354 日，因此，月份常不足，节气常有余，余气积满 29 日左右，即置一闰月。故古历三年一闰，五年再闰，平均十九年中须置七个闰月，才能使节气与月份归一致。

⑨ **立端于始**：立，确立也。端，岁首之义。《左传》文元年："先王之正时也，履端于始。"注："步历者以冬至之日为岁首。"立端于始，即确定冬至节为一年节气之开始。

⑩ **表正于中**：表，圭表也，为古代天文仪器之一。表正于中，即以圭表测量日影的长短变形，计算日月的运度，来校正时令节气。

【提要】

本段所讨论的天度问题，即日月运行于天体，是有其一定的度数，之所以成月、成岁，即是根据日月运行的度数而定。由此可见，本文所讨论的天度问题，是有关古代运气和历法的学说，也可见我们现在所用的历法，是阴阳历混合并用的，是根据太阳的朔望亏盈定十二月，根据太阳的运行一周定二十四节气，再从推周之法计之，它是春秋战国时的日历。

二

【原文】

"帝曰：余已闻天度矣。愿闻气数何以合之？岐伯曰：天以六六为节，地以九九制会；天有十日①，日六竟而周甲；甲六复而终岁，三百六十日法也。夫自古通天者，生之本，本于阴阳。其气九州、九窍，皆通乎天气。故其生五，其气三。三而成天，三而成地，三而成人，三而三之，合则为九，九分为九野②，九野为九脏；故形脏四，神脏五，合为九脏以应之也。"

【词解】

① **天有十日**：天，指天干，即甲、乙、丙、丁、戊、己、庚、辛、壬、癸，

古以天干纪日，故曰"天有十日"。

② **九野**：谓九州之野。

【提要】

本文主要讨论气数的问题。天在阴阳的气化，有气则必有数，数出则序具，故天以六六为节，地以九九制会，此皆数也。由此可看出，天之六六，地之九九，皆气数问题，而人体亦与之相应。说明天地阴阳之气的变化不离乎数，而此数又是人与天地相应的，若能通晓气数之理，则运气阴阳、四时节序变化之道，自能为其所掌握矣。

三

【原文】

"帝曰：余已闻六六九九之会也，夫子言积气盈闰，愿闻何谓气？请夫子发蒙解惑焉！岐伯曰：此上帝所秘，先师传之也。帝曰：请遂闻之。岐伯曰：五日谓之候，三候谓之气，六气谓之时，四时谓之岁，而各从其主治①焉。五运相袭，而皆治之②，终朞③之日，周而复始；时立气布，如环无端，候亦同法④。故曰：不知年之所加⑤，气之盛衰，虚实之所起，不可以为工矣。"

【词解】

① **各从其主治**：谓四时各有当令之主气。如春木，夏火之类，故《类经》注云："岁易时更，故各有所主之气，以为时之治令焉。"

② **五运相袭，而皆治之**：五运，五行之气的运行。袭，承袭。《类经》云："此承上而言岁时气候，皆五运相承，各治其时。"

③ **朞**：音姬，一周称为朞，如一周年称为朞年。

④ **候亦同法**：《类经》注："不惟周岁之气为然，即五日为候，气亦迭更，故曰候亦同法。"

⑤ **年之所加**：马莳注："即《六元正纪大论》加临之加。"年之所加，即指各年主客气加临之期。

【提要】

一是对于气的问题有了比较清楚的了解，凡上述的"五日谓之候，三候谓之气，六气谓之时，四时谓之岁"，此皆气的变化。二是此气的变化又皆符合阴阳五行的变化规律。故原文又曰："五运相袭，而皆治之"，"候亦同法"。可见，气的变化，即阴阳五行之气的变化。

【小结】

本段内容主要讨论天度和气数，属于运气学说范畴。内容分为三段：第一段是讨论天度的问题。即日月运行在天体上有一定度数，所以成月成岁，即是根据日月运行的度数而定。第二段是讨论气数的问题。即天地阴阳四时的气候变化，是有其一定的至数的，并不是紊乱无章，故文内所讨论的"六六之节""九九制会"皆是气数的问题。第三段讨论了什么叫气，本段是后面七篇大论运气学说的基础。因此，要求背诵和领会其精神实质。

归纳一下前三部分经文，我们对于天度气数的问题有了概括性的了解，关于天度的问题，《内经》告诉我们：岁有三百六十五日，而周天有三百六十五度。天度，是计算日月运行快慢的。日行迟，故每昼夜日行周天一度，一年运行三百六十五度，即三百六十五日。月行速，故月每昼夜行十三度有余，二十九日有余。此是天度问题的大致情况。

关于气数问题，《内经》指出，凡天地阴阳气化，有气则必有数，数出而后始有节有序，形成有规律性的变化过程，故掌握数的问题，亦即是掌握气的变化规律，气化是无形的，而数是气化内在的规律性的反应。所以，上述的六六、九九之数等，此皆气数的变化，由此可以知道，气数的变化则是阴阳五行变化的规律反应。因此，气数的变化和阴阳五行的规律是密切联系着的，如天以六六为节的干支甲子，五运十干，即甲己化土，乙庚化金，丙辛化水，丁壬化木，戊癸化火。此五行也。五运分太少，此阴阳也。六气十二地支的变化亦不离于阴阳五行。所以阴阳五行，是万物生化的根源，是天地气化的本源。

四

本文内容，主要是讨论五运之气的盛衰问题。第一段是讨论五运六气的变化有太过、不及，更相交替的规律，是举四时五行之气的变化为例加以叙述。如春则木胜而土衰，夏则火盛而金衰，长夏土胜而水衰，秋则金胜而木衰，冬则水胜而火衰，即此道理。另外，从"气至"的早晚方面来论述太过、不及的问题。同时还以四时五行之气为例，讨论五运之气的内在联系过程。这些理论对指导临床实践可起一定作用。第二段的内容是指四时五行之气的变化不得反常，如果反常就要引起疾病。

【原文】

"帝曰：五运之始，如环无端，其太过不及何如？岐伯曰：五气更立①，各有所胜，盛虚之变，此其常也。帝曰：平气何如？岐伯曰，无过者也。帝曰：太过不及奈何？岐伯曰：在经②有也。帝曰：何谓所胜？岐伯曰：春胜长夏，长夏胜冬，冬胜夏，夏胜秋，秋胜春，所谓得五行时之胜，各以气命其藏②。帝曰：何以知其胜？岐伯曰：求其至④也，皆归始春⑤，未至而至，此谓太过，则薄所不胜，而乘所胜也。命曰气淫⑥；至而不至，此谓不及，则所胜妄行，而所生受病，所不胜薄之也，命曰气迫⑦。所谓求其至者，气至之时也。谨候其时，气可与期，失时反候，五治不分⑧，邪僻内生，工不能禁也。"

【词解】

① 五气更立：谓五运之气，更迭主时。即上文"五运相袭""时立气布"之义。

② 经：本指古医经而言。

③ 各以气命其脏：命，名也。张志聪注："春木合肝，夏火合心，长夏土合脾，秋金合肺，冬水合肾，各以四时五行之气，以名其脏焉。"

④ 至：《类经》注云："至，气至也。如春则暖气至，夏则热气至是也。"

⑤ 始春：王冰注云："谓立春之日也。"

⑥ 气淫：王冰注云："此皆五脏之气，内相淫并为疾，命曰气淫也。"按："气淫"下原有"不分邪僻内生，工不能禁"十字，王冰注云："此上十字，文义不伦，应古人错简。"王冰说甚是，今删。

⑦ 气迫：张志聪注云："为主气不及，而所胜所不胜之气，交相逼迫也。"

⑧ 失时反候，五治不分：失，谓失误。反，为违背也。五治，即五运之治。全句意谓历法不正，四时失误，气候颠倒，则五运之盛衰无法分别。

【提要】

本经文是以四时五行之气为例，来讨论五运之气的太过、不及和平气的问题，以及由于五运的关系反常而引起的乘侮问题。乘，是乘袭。侮，是欺侮。在正常的情况下，五运之气是太过不及，消长盛衰更相交替的，此是生克制化的正常规律。但如果其消长胜衰，一反其常即胜之太胜，衰之太衰，则要引起反常的变化。因而在其相互关系上，也引起乘侮的变化。

【原文】

"帝曰：有不袭乎？岐伯曰：苍天之气，不得无常也。气之不袭，是谓非常，非常则变矣。帝曰：非常而变奈何？岐伯曰：变至则病，所胜则微，所不胜则甚，因而重感于邪，则死矣。故非其时则微，当其时则甚也。"

【提要】

本节经文主要是讨论四时五行之气相互承袭之理，如果不相乘袭则气候反常便会使人发病。文中指出，四时五行之气是相互承接的，当其时而有其气，乃正常规律。如果气候反常，即非其时而有其气，就要使人易生疾病。

【小结】

首先，了解五运之气的变化，有太过不及、盛衰消长、更相交替的规律。如第一节经文所说："五气更立，各有所胜，盛虚之变，此其常也。"

一是，指每年的岁运之气有太过不及、更相交替的情况。如甲年是太宫土运太过，太生少，土生金，故第二年乙年，即为少商，金运不及，第三年丙年，又为水运太过。第四年丁年，又为木运不及。第五年戊年，又为火运太过。

二是，指一年之中，四时五行之气有太过、不及并为胜负的情况。如春木气当令而胜，土气受制而不足，夏则火气当令而胜，金气受制而不足。故曰："春胜长夏，长夏胜冬，冬胜夏，夏胜秋，秋胜春。"

三是，四时五气太过不及，是指时令气候未至而至，至而不至而言，即原文之"未至而至，此为太过"，"至而不至，此谓不及"。这说明对五运之气太过不及的问题，应该从这三方面去理解。

其次，讨论了五运六气的相互影响及相互作用问题。文章是从四时五行之气的变化及人体五脏之气的相互关系两个方面提出的，说明他们之间存在着根据五行生克规律运行的内在联系。这是中医学说的整体观，这种学术思想对临床指导意义很大。

再次，讨论了四时五行之气的变化不得反常，如果反常就要引起变异，发生疾病。

<h1 style="text-align:center">五</h1>

【原文】

"帝曰：善。余闻气合而有形，因变以正名①。天地之运，阴阳之化，其于万物，孰少孰多，可得闻乎？岐伯曰：悉哉问也！天至广不可度，地至大不可量，大神灵问②，请陈其方。草生五色，五色之变，不可胜视，草生五味，五味之美，不可胜极，嗜欲不同，各有所通③。天食人以五气④，地食人以五味。五气入鼻，藏于心肺，上使五色修明，音声能彰；五味入口，藏于肠胃，味有所藏，以养五气，气和而生，津液相成，神乃自生。"

【词解】

①**因变以正名**：变，变异。正名，辨定其名称。吴崑注云："气合而有形，谓阴阳二气交合，而生万物之有形者也。因变以正名，谓万物化生，各一其形，则各正其名而命之也。"

②**大神灵问**：言黄帝所提的问题，神灵、微妙难穷之意。

③**嗜欲不同，各有所通**：谓五脏对五色五味的嗜欲各有不同，五色五味对五脏也各有所通。如色青、味酸入通于肝，色赤、味苦入通于心，色黄、味甘入通于脾，色白、味辛入通于肺，色黑、味咸入通于肾等。

④**天食人以五气**：食，音义均同"饲"，以食与人也。吴崑注："五气，非徒臊、焦、香、腥、腐而已，此乃地气，非天气也。盖谓风气入肝，暑气入心，湿气入脾，燥气入肺，寒气入肾，当其不亢不害，则能养人，人在气交之中，以鼻受之而养五脏，是天食人以五气也。"

【提要】

一是说天地间的万物，虽其形各异，但皆由阴阳二气所化生。故天地万物皆禀有阴阳五行之气，不过孰多孰少有所不同。此是指万物而言，人为万物之灵，故其具阴阳五行之全，不过在其运行变化过程中，有消长盛衰的不同而已。二是说五气、五味在人体的作用。指出五气、五味源于自然界，由于五气、五味作用于人体，人体才能维持正常的生理活动。然而五气、五味所以能够化精化气，作用于人体，又需人体内部的制化能力，有以制之，故二者是互为作用的。

六

【原文】

"帝曰：藏象何如？岐伯曰：心者，生之本①，神之变②也；其华在面，其充在血脉，为阳中之太阳，通于夏气。肺者，气之本，魄之处也；其华在毛，其充在皮，为阳中之太阴，通于秋气③。肾者，主蛰，封藏之本，精之处也；其华在发，其充在骨，为阴中之少阴，通于冬气④。肝者，罢极之本，魂之居也；其华在爪，其充在筋，以生血气，其味酸，其色苍，此为阳中之少阳⑤，通于春气。脾、胃、大肠、小肠、三焦、膀胱者，仓廪之本，营之居也，名曰器⑥，能化糟粕，转味而入出者也；其华在唇四白⑦，其充在肌，其味甘，其色黄，此至阴之类，通于土气。凡十一脏，取决于胆也⑧。"

【词解】

① **生之本**：生谓生命，本谓根本。高解云："心为身之主，故为生之本。"

② **神之变**：吴崑注云："变谓宰其变也。"林亿校云："详神之变，全元起本并《太素》作'神之处'。"（见《太素·遣文》）按：作"处"为是，下文云"魄之处""精之处""魂之居""营之居"可证。处，即居处之义。

③ **阳中之太阴，通于秋气**：肺气王于秋，以太阴之气而居阳分，故为阳中之太阴，而通于秋气。林亿校云："按太阴，《甲乙经》并《太素》作'少阴'，当作少阴。肺在十二经虽为太阴，然在阳分之中，当为少阴也。"今查《甲乙》无此文，《太素》见《阴阳合篇》。《灵枢·阴阳系日月》"太"作"少"。可做参考。

④ **阴中之少阴，通于冬气**：张志聪注云："肾为阴脏而有坎中之阳，故为阴中之少阴，而通于冬气。冬主水也。"林亿校云："按全元起本并《甲乙》《太素》'少阴'作'太阴'，当作太阴。肾在十二经为少阴，然而在阴分之中，当作太阴。"可做参考。

⑤ **阳中之少阳**：《类经》注云："木王于春，阳气未盛，故为阳中之少阳。"林亿校云："按全元起本并《甲乙》《太素》作'阴中之少阳'，当作阴中之少阳。"可做参考。

⑥ **器**：吴崑注云："盛贮水谷，犹夫器物，故名曰器。"

⑦ **四白**：《类经》云："四白，唇之四际白肉也。"

⑧ **凡十一脏，取决于胆也**：王冰注云："胆者，中正刚断无私偏，故十一脏取决于胆也。"李东垣云："胆者，少阳春生之气，春气升则万化安，故胆气春升，则余脏从之，所以十一脏取决于胆也。"

【提要】

本段经文及下一段主要是讨论藏象问题。本段是讨论脏腑的功能，是从脏腑的内、外在联系方面讨论其功能活动，如肝脏则联系到筋、爪、味酸，通于春等问题。因这些器官不论在生理上或病理上均有不可分割之处，故《内经》把这些器官划归为一个系统，统属为肝，根据五行归类，又统属于木。这种在生理方面内在联系的分类方法，更便于指导中医的医疗实践，这是中医藏象学说的特点。

通过本段经文的讨论可以总结为如下两点：一是，《内经》对于脏腑功能的探讨，是着重在脏腑功能的内外联系上，不但脏腑要与体表的组织器官有联系，而且还要与四时气候等方面相联系，这就构成了中医藏象学说的整体观点。二是不要把各个脏器的功能活动仅仅看成是形态单位，应该把它们看成是机能单位。它是古代医家运用阴阳五行的思想方法，在整体观念指导下，对活着的人体进行观察研究，并通过临床实践所总结出来的一种学说，因此其有中医学的理论特点，不能完全以现代的解剖学、生理学来认识它，这是值得注意的。

七

【原文】

"故人迎一盛病在少阳，二盛病在太阳，三盛病在阳明，四盛以上为格阳①。寸口一盛病在厥阴，二盛病在少阴，三盛病在太阴，四盛以上为关阴②。人迎与寸口俱盛四倍以上为关格。关格之脉赢③，不能极于天地之精气，则死矣。"

【词解】

① 格阳：谓气血盈溢于三阳，与三阴格拒，不相交通。

② 关阴：谓气血盈溢于三阴，与三阳隔绝，不相交通。

③ 关格之脉赢：赢，通"盈"，有余之谓。全句谓关格之脉极度充盛也。

【提要】

本节经文主要讨论人迎、寸口两脉搏动的比较情况。一般说来，两脉搏动，应该保持正常的比例。若比例失调，出现独盛、独衰，便是病态。

人迎，是结喉两旁一寸五分的动脉，属足阳明胃经，脉道显露易切。寸口，是指桡动脉处，属手太阴肺经。两者一为阴经之脉，一为阳经之脉。阴就主里，阳就主表。两者平常是人迎略大，寸口略小，比例协调。如果出现比例失调或独盛独衰的情况，便是病态。人迎独盛，为病在三阳；寸口独盛，为病在三阴；两者均盛，为阴阳俱病。故通过人迎、寸口脉之盛衰，两相比较，即可以诊察病之在阴在阳，在表在里。

▎本篇小结

1. 讨论了天度和气数的问题，对天体运行的度数，指出岁有三百六十五日，而周天有三百六十五度。日行迟，故曰每昼夜行周天一度，运行三百六十五度而成一岁。月行速，故月行十三度有余，行二十九日有奇。对于气数问题，指出凡天地阴阳之气的变化，则有气必有数，数立而后节序见、规律定。故上述的六六、九九之数，皆是气数问题。同时，天度和气数，又是互有联系而不可分割的。

2. 说明五运之气的变化，有消长盛衰、更互交替的规律，逐年岁月的变化是如此，一年五时之气的变化也是如此。如其消长盛衰的规律反常，便会给人带来灾害。

3. 从人体的外在联系方面，讨论了脏腑的生理功能。指出内在的各个脏器与其体表组织器官，在功能上，是有机联系的，与时令的关系亦是如此，这是中医藏象学说的特点。

4. 讨论了人迎、寸口脉的搏动，应保持正常比例。若比例失调或独盛独衰，便是疾病的反映。

思考题

　　1. 如何理解天度和气数问题？

　　2. 如何通过正岁甲子、五时变化来理解五运之气的消长盛衰规律？对气至与不至所引起太过不及和相互乘侮问题，应如何认识？

　　3. 如何认识藏象学说？如何从生理上、病理上认识各脏的功能？

　　4. 各家对格阳、关阴、关格解释不一致，你是如何认识的？

五脏生成篇第十

本篇主要内容是从生理、病理、诊断等方面，论述五脏与五体、五味、五色、五脉之间的相互关系，并说明五脏之间的相生、相制关系。盖心肝脾肾肺五脏之精气生化于内，脉、色、筋、爪、肉、皮毛、骨、发等成形于外。内之生化与外之成形，既各有所合，又各有所主。合者，乃其本气之所生。主者，是其承其之所制。一生化一承制，内藏外形，生生之机得以不息。

藏者，藏精者也。其生成之机，首以精血为要。凡形之于色，充之于脉者，无一而非精血也。故篇中独以阐述血脉之用为多，犹《素问·生气通天论》之论气焉。两篇可互参而不可互歧视。互参则相得而益彰，互相歧视则顾此而失彼矣。全篇分五段七节。"承"，相克，如"火气之下，水气承之，亢则害，承乃制，即正常之关系所主，即所承制也。"

一

本部分主要讨论五脏和五体、五味之间的关系，以及五脏之间的制约关系。《素问·阴阳应象大论》曰："形不足者，温之以气；精不足者，补之以味。"故五脏之气，须五味所养。相反，五脏亦能由五味之过而所伤。

【原文】

"心之合脉也，其荣色也，其主肾也[①]；肺之合皮也，其荣毛也，其主心也；肝之合筋也，其荣爪也，其主肺也；脾之合肉也，其荣唇也，其主肝也；肾之合骨也，其荣发也，其主脾也。"

【词解】

① 其主肾也：主，谓生化之主，含有克制之意。

【分析串解】

本段叙述五脏与五体的相合关系，及其承制各有所主。

心之合脉也，其荣色也，其主肾也；合，是配合。心、肝、脾、肺、肾五脏在内，而筋、骨、脉、肌、皮五体在外。荣，是荣华，指五脏精华表现于外之色泽。五脏与形体是相合的。心主血，而血行于脉中，故血脉为心之合。血液充足则皮肤颜色润泽，故曰其荣在色。肾主水，其能制约心火，不使其偏胜，故曰肾为心之主。王安道曰："盖造化之常，不能以无亢，亦不能以无制。"

肺之合皮也，其荣毛也，其主心也；肺主气，并主人一身之毛窍，毛附于皮，故肺之合为皮，皮泽则毛荣，故曰其荣在毛。心属火，能制约肺金（火克金），故心为肺之主。

肝之合筋也，其荣爪也，其主肺也；肝藏血，血能养筋，故肝之合在筋。筋者，筋膜也。爪者，爪甲也。"爪为筋之余""发为血之余""齿为骨之余"，故以爪甲之荣枯可诊察肝气之盛衰（肝病患者，爪甲易脆折）。肺气肃降，肝气易上升。故金能克木，肺肃降之气，经常制约着肝气之上升亢逆。

脾之合肉也，其荣唇也，其主肝也；脾主运化，能吸收五谷之养以生肌肉。唇为肉之余，"唇为迎粮"，营养充足，则唇赤而色润，故曰其荣在唇。土之性位卑而湿，肝木为春阳之气，如阳气不贯注则更卑湿。木克土，故肝为脾之所主。

肾之合骨也，其荣发也，其主脾也。肾主藏精，精能生髓，髓充于骨，故曰其合为骨。凡精足者血盛，血盛则发荣，发为血之余，故曰其荣在发。脾土能制约肾水，不使其泛滥，故曰脾为肾之所主。

【提要】

论述五脏心、肝、脾、肺、肾与五体、筋、骨、脉、肌、皮之相互关系，及其与五脏之外荣，即色、毛、爪、唇、发之表现。五脏之所主，乃五行之相克关系之体现也。

【原文】

"是故多食咸，则脉凝泣而变色；多食苦，则皮槁而毛拔[1]；多食辛，则筋急而爪枯；多食酸，则肉胝皱而唇揭[2]；多食甘，则骨痛而发落，此五味之所伤也。故心欲苦，肺欲辛，肝欲酸，脾欲甘，肾欲咸，此五味之合五脏之气也[3]。"

【词解】

[1] **皮槁而毛拔**：多食苦则肺为心伤，肺合皮毛，肺伤则皮槁而毛拔。下"筋急而爪枯"等仿此。

[2] **肉胝皱而唇揭**：肉胝皱，皮肉坚厚皱缩。唇揭，即口唇掀起之意。

[3] **此五味之合五脏之气也**：原本"合"上有"所"字，"也"字在"合"字下。林亿校云："按全元起本云：'此五味之合五脏之气也'连上文，《太素》同。"今依改。张志聪注云："五味入口，

藏于肠胃，以养五脏气，故五味为五脏之所欲，无有偏盛，则津液相成，而神自生矣。"马莳注云："合者，犹所谓相宜也。"

【分析串解】

此承上文，言太过之为害也。五行相生相克，制之太过，又为生克之贼害。

是故多食咸，则脉凝泣而变色；味属阴，能补精，但必随脏气之所合而养之。若有所伤，则必由内生之变而及于外成之形。咸为肾味，肾水能制心火。咸能软坚，太过则伤荣血。脉色为心火之所主，心的功能正常则色泽红润。若咸味太过，血凝滞不行，阴盛于阳，则色泽改变也，如变为黧黑，则为肾之病色。

多食苦，则皮槁而毛拔；苦能益心而胜肺，苦为火之味。皮槁、毛枯而落，是指苦寒之药，化燥时多（除知母有润性外），多从燥化。化燥伤津，则见皮肤枯槁，津液敛涩而失润，故毛落似脱也。

多食辛，则筋急而爪枯；辛为金味，辛之味，散性为大（部分有润性），阳愈动则阴愈伤。肝木为阴中之阳脏，肝主筋，其荣在爪，如辛散伤津，营血不能养肝，则筋脉挛急而爪枯。

多食酸，则肉胝腸而唇揭；多食甘，则骨痛而发落，此五味之所伤也。甘能益脾而胜肾，酸能益肝而胜脾。肉胝腸，即皮肤枯燥，皮肤过厚，其上层变硬。腸者，肌肉萎缩谓之腸。唇揭者，人中满而唇翻也。此皆荣阴受伤，阴精不足之故也。木之味为酸，有两种情况，收敛易泄。如酸味太过则津泄而伤阴。甘能补土，土能克水，肾属水主骨，肾伤发生骨痛。发落，发为血之余，精亏血伤之故。

故心欲苦，肺欲辛，肝欲酸，脾欲甘，肾欲咸，此五味之合五脏之气也。所以五味各欲有所合，欲者，须要适应也。心苦，肝酸，肺辛，脾甘，肾咸，皆有所喜。相反，五脏亦须五味之所养也，本脏须要本脏之味以养之。苦味下降，以安心火之上炎。肺主气，气通于皮毛。肺主天，其气欲散，故用辛味药以散之。肝木味酸，酸为阴柔之味，能助其条达之性。甘味、淡味，能渗湿而不伤津。淡为土之味，最适脾土，不壅滞亦能渗湿。故此为五味之所合五脏之气也。

【提要】

本段主要讨论了五脏和五味的关系，指出五味各有所合，五味能够营养五脏。但五味偏食太过，同样会伤及所胜之，引发人之五体、筋脉、肌皮之病变。

二

　　本部分经文讨论五脏、五体、五色之间的关系。并指出五色有生色、死色及正常的色泽表现。所谓正常五脏之色应含蓄而不露，其青、黄、赤、白、黑，均以神彩如何为标准。如果失去含蓄，五脏之本色尽露于外，则表示脏真之气已衰竭于内，故称之为危象。

【原文】

　　"故色见青如草兹 ① 者死，黄如枳实者死，黑如炲 ② 者死，赤如衃 ③ 血者死，白如枯骨者死，此五色之见死也。"

【词解】

　　① 草兹：张志聪注："兹，蓐席也。草兹者，即死草之色，青而带白也。"

　　② 炲：音台，烟尘也；其色黑黄，晦暗无光。

　　③ 衃：《说文》曰："凝血也"。

【分析串解】

　　故色见青草兹者死，兹，蓐草、编草，其色青白。肝精伤而肺金克之。此即肝气之衰，非指死人。**黄如枳实者死**，枳实，黄中带青，木克土也，脾之病色。**黑如炲者死**，土克水也。**赤如衃血者死**，衃血，即瘀血，褐黑色，水来克火之色也。**血如枯骨者死**，干燥枯白，火克金，肺之病色也。**此五色之见死也**。说明病势发展恶化之象。

【提要】

　　本段经文说明五脏生气不荣之色，从而反映出机体内部病势恶化之象。

【原文】

　　"青如翠羽者生，赤如鸡冠者生，黄如蟹腹者生，白如豕膏者生，黑如乌羽者生，此五色之见生也。生于心，如以缟裹朱；生于肺，如以缟裹红；生于肝，如以缟裹绀；生于脾，如以缟裹栝楼实；生于肾，如以缟裹紫，此五脏所生之外荣也。"

【分析串解】

青如翠羽者生，赤如鸡冠者生，黄如蟹腹者生，白如豕膏者生，黑如乌羽者生，此五色之见生也。"翠羽"，青中见黑，水生木之色。"鸡冠""豕膏""蟹腹""乌羽"皆有生气润泽之色。为什么润泽呢？乃为精血充足之象，都是五脏机能正常充足之色也。但是并非是人身必须有青、黄、赤、白、黑五色皆见，主要在于"润泽"。

生于心，如以缟裹朱；生于肺，如以缟裹红；生于肝，如以缟裹绀；生于脾，如以缟裹栝楼实；生于肾，如以缟裹紫，此五脏所生之外荣也。上述应是五脏外现之生色。但赤、白、青、黄、黑应如何方为正常呢？当以缟裹喻之，"缟"，是很纯洁之绢类丝织物，说明其应有纯洁光泽之象。内裹以五色，即裹"朱"（红）、"绀"（深者而代赤）、栝蒌实、裹紫等，皆说明色隐于内而微似外现之象也。故望诊之望色，非真色露于外，乃隐于内，隐而不露之象也。

【提要】

本段经文言五脏外荣之生色。

【原文】

"色味当[①]五脏：白当肺，辛；赤当心，苦；青当肝，酸；黄当脾，甘；黑当肾，咸。故白当皮，赤当脉，青当筋，黄当肉，黑当骨。"

【词解】

① 当：作"合"字讲。

【分析串解】

此段把五脏、五色、五味、五体有机地联系起来，即：肺与白、皮、辛有关，心与赤、脉、苦有关，肝与青、筋、酸有关，脾与黄、肉、甘有关，肾与黑、骨、咸有关。

【小结】

诊察面部色泽之关键，是如下三点。一是，不谋其青黄赤白黑，皆以有神为准。色带明润光泽则生，失去神采明润则死，乃为脏真之气衰竭外露之象，临床难治；二是，五色之见，要含而不露，好像有如白绢裹护于内，隐约内见。如失去含蓄，则脏真之气衰于内，而危象见矣；三是，五脏、五体、五色、五味不能分割来看，应综合有机整体来分析对待。

三

> 本部分经文主要讨论脉、髓、筋、血、气之各有所属及血的作用，以及溪谷之会等问题。盖诸髓、诸筋、诸血、诸气、诸溪谷，均为五脏精气之所生成，而又各以之为用。

【原文】

"诸脉者，皆属于目①；诸髓者，皆属于脑；诸筋者，皆属于节②；诸血者，皆属于心；诸气者，皆属于肺，此四支八溪之朝夕也。"

【词解】

① 诸脉者，皆属于目：高士宗解云："五脏在内，气行周身。诸脉者，周身血气循行之脉道也。五脏精华，上注于目，故诸脉者，皆属于目。"

② 诸筋者，皆属于节：节，谓骨节。王冰注："筋气之坚结者，皆络于骨节之间也。《宣明五气》篇云'久行伤筋'，此明诸节者，皆属于筋也。"

【分析串解】

诸脉者，皆属于目；《灵枢·大惑论》曰："五脏六腑之精气，皆上注于目而为之精。"高士宗曰："五脏在内，气行周身，诸脉者，周身血气循行之脉道也。五脏精华，上注于目，故诸脉者，皆属于目。"**诸髓者，皆属于脑**；脑为髓海，通于督脉。髓通过督脉，可以上注于脑。**诸筋者，皆属于节**；节者，即骨节。骨之接合处也。筋虽络骨，而骨无节则不能联系，此指筋能约束关节，而屈伸运动之意。筋伤，则骨节屈伸不利。

诸血者，皆属于心；心主血，血行脉中而达四末，故诸血均属心统辖。**诸气者，皆属于肺**，肺主气，人身之气，如营气、卫气、宗气，皆靠肺来推动鼓荡。肺为相傅之官而主治节。治节者，调控节制诸气也。**此四支八溪之朝夕也**。四支，支同肢。即四肢。八溪，又名八虚。溪者，筋骨、分肉罅（xià，音夏）隙之处。八溪，谓肘、腋、髀、膝等处也。朝夕，张景岳曰："言人之诸脉髓筋血气无不由此出入，而朝夕运行不离也。"一说朝夕，即潮汐，言人身血气往来，如潮汐之消长。

【提要】

本段言脉、髓、筋、血、气、溪谷，在体之所属，而各司其用。

【原文】

"故人卧血归于肝，肝受血而能视，足受血而能步，掌受血而能握，指受血而能摄。卧出而风吹之，血凝于肤者为痹，凝于脉者为泣，凝于足者为厥。此三者，血行而不得反其空①，故为痹厥也。"

【词解】

①不得反其空：空与"孔"通。空穴为气血出入之门户。

【分析串解】

故人卧，则血归于肝，血为阴精，得少阳之气以为用，故于夜则归肝藏，以补充其春生少阳之气而为用。肝为阴中之阳脏，为罢极之本。故人卧肝须血之营养以柔润充养之。**肝受血而能视，足受血而能步，掌受血而能握，指受血而能摄**。目为肝之外窍，肝精气上通于目。故肝之窍，得营血之养而能视。以下"能步""能握""能摄"等皆血之为用。摄者，取也。

卧出而风吹之，血凝于肤者为痹，凝于脉者为泣，凝于足者为厥。《素问·生气通天论》曰："平旦人气生，日中而阳气隆，日西而阳气已虚。"平旦阳气未壮，卫阳不固，人卧而刚起则外出，易遭风寒外邪所侵。风寒伤于营血，营血运行滞涩，凝于皮肤则为痹证。外现身体不仁而现麻痹之证。如风寒之邪深入一层，侵至经脉，血行泣涩不通，而现疼痛之证。凝于足，则足失所养，足得血而能步，足失血养，则厥逆不温。当然，上述非为卧出受风之必然，然皆由于血行障碍，而不能返其空（空者，孔也），不能正常循行于经脉孔道之故也。

【提要】

本段承上文而言血液有营养全身之作用，内而五脏六腑，外而四肢百骸，以及一切组织器官，皆需要血液之滋养，才能发挥作用。

一是，可以看出肝脏具有调节血量之作用。"人卧则血归于肝""肝藏血"等，皆说明此种作用；二是，指出血液有全身之营养作用，如因某种原因，血液循行发生障碍，则会发生种种病变。

【原文】

"人有大谷十二分①，小溪②三百五十三名③，少十二俞④，此皆卫气之所留止，邪气之所客也，针石缘而去之。"

【词解】

① **大谷十二分**：《类经》注云："大谷者，言关节之最大者。节之大者，无如四肢，在手者肩肘腕，在足者踝膝髋，四肢各有三节，是为十二分。分，处也。"

② **小溪**：指小络所会，谓之小溪。

③ **小溪三百五十三名**：原本作"三百五十四名"。王冰注云："小络所会，谓之小溪也。然以三百六十五小络言之者除十二俞外，当三百五十三名，经言三百五十四者，传写行书误以三为四也。"王冰说是，今依改。

④ **少十二俞**：此四字，疑是后人旁注，误入正文者。

【分析串解】

人有大谷十二处。大谷为大的关节，有十二部分存在。即肩、肘、腕、胯、膝、踝等，经气之大会，又谓之谷。有小会353（原本作354，王冰改为353）之处，但仍少十二俞（五脏六腑之俞），共合365穴。会者，神气之所游行出入者也。谷和溪皆是气血聚会之处，亦是卫气流行出入之所。留止，留住也。因邪气易侵，故谷溪之处亦邪气之客处也。但可诊察病邪之所在，用针刺、砭石之法而治除之。

【提要】

本段此言卫气流行于溪谷中之作用，并指出卫气聚会之处。说明周身溪谷之处，骨节、肌肉之罅隙，亦像孔穴之分布一样，为卫气营血运行存留之处。同样易为邪气所侵，故针刺溪谷、经穴可以治疗全身之病变。

四

本部分经文开始强调诊察五脏之脉，首当辨别胃气，乃为诊脉之关键。其次，讨论表里两经，如肾与膀胱、肝与胆、脾与胃、肺与大肠、心与小肠所发生之主要病变，从而说明五脏六腑之相互关系。

【原文】

"诊病之始，五决为纪①。欲知其始，先建其母②。所谓五决者，五脉③也。是以头痛巅疾④，下虚上实，过在足少阴，巨阳，甚则入肾。徇蒙招尤⑤，目冥耳聋，下实上虚，过在足少阳、厥阴，甚则入肝。腹满䐜胀，支鬲胠胁⑥，下厥上冒⑦，过在足太阴、阳明。咳嗽上气，厥在胸中⑧，过在手阳明、太阴。心烦头痛，病在鬲中，过在手巨阳，少阴。"

【词解】

① 纪：谓诊病之纲纪。

② 先建其母：《类经》注："建，立也。母，病之因也。"

③ 五脉：《类经》注："五脉者，五脏之脉，各有其经也。又有肝脉弦，心脉钩，脾脉软，肺脉毛，肾脉石，皆所谓五脉也。"

④ 巅疾：即癫疾。巅，顶也。巅疾，言头部疾患，如头痛、目眩等证。

⑤ 徇蒙招尤：徇，作眴，古与"眩"字通。蒙与矇字通用，谓视物昏花。招尤，谓头部有振动不定之感觉。

⑥ 支鬲胠胁：支，支撑也。鬲，隔塞也。腋下为胠，胠下为胁。

⑦ 下厥上冒：下厥，指气血逆上而四肢厥冷。上冒，指浊气不降而胸腹膜胀。

⑧ 厥在胸中：即气逆于胸中。

【分析串解】

诊病之始，五决为纪。五决，谓以五脏之脉，以决生死之纲纪。**欲知其始，先建其母。所谓五决者，五脉也。**建，立也，母谓应时之旺气也。五脏之病先辨别其母，盖土为万物之母，察色按脉，均应看其纪气如何，即看其母气存在与否。察土气之虚实，故先建（着眼）其母，观察应时之旺气如何而后求邪正之气也。故五决者，言五脏之脉具有重要决定意义。故《素问·经脉别论》曰："五脏气少，胃气不平，"此之谓也。

是以头痛巅疾，下虚上实，过在足少阴、巨阳，甚则入肾。巅疾，头部疾患。过则为病，有过之脉，即是有病之脉。头痛巅疾是下部正气虚，上部邪气实之证候，当责之于足少阴肾与足太阳膀胱，足太阳膀胱之脉，上额交巅，络脑，故邪侵则头痛，重则下伤及肾。另一种说法，姚止庵曰："头痛巅疾，是为上实。然其实也，似乎外感风邪，而岂知由于下虚之所致。故归原于肾与膀胱，盖惟下虚，故上实也。"是以善治者不治标而治本也。

徇蒙招尤，目冥耳聋，下实上虚，过在足少阳、厥阴，甚则入肝。视物昏花，头部振动不宁，目眩瞑（眼黑冒金花），为上虚下实之证，应责之于足少阳与足厥阴（二经为表里），甚则伤于肝脏。姚止庵曰："目冥耳聋，上虚病也，虽似乎虚而非虚也，下实故也。肝胆二经相火寄焉，冲逆而上，故令冥聋……曰：冥聋之病，若非是火，则为精血亏损之候，是上下俱虚矣。今经言下实者，盖谓冥聋之病，不尽是虚，宜于肝胆求之。"

腹满膜胀，支鬲胠胁，下厥上冒，过在足太阴、阳明。满，饱闷也。膜胀，即内外胀满急迫也。支鬲胠胁，支，支撑也。鬲，隔塞也。腋下为胠，胠下为胁。下厥上冒，气血上逆，四肢厥冷，浊气不降，上逆胸腹，发作䐜胀。即腹部胀满，两胁隔塞疼痛之症。气上逆之令人昏冒症，乃是脾胃之气上逆之证。**咳嗽上气，厥在胸中，过在手阳明、太阴。**气逆上冲，逆阻于胸中，而发生咳嗽，应责之于肺与大肠也。咳者，有声无痰。嗽者，有声有痰。肺病必咳嗽者，肺主诸气故也。治其阳明者，阳明指手阳明大肠，疏其腑则脏自通矣。**心烦头痛，病在鬲中，过在手巨阳、少阴。**心火过盛，使人烦躁。火邪上炎，令人头痛。鬲中者，心所主治，故云病在鬲中。此乃属于手太阳小肠，手少阴心之病变。但为什么缺手少阳三焦与手厥阴心包呢？姚止庵曰："五脏之脉，专配五行，其为病也，确有指名。若夫三焦统括一身，包络辅佐心君，而总职在乎相火，游行无定，寄附各经。"

【提要】

本段经文主要是讨论五脏、五腑表里两经所发生的一些主要病变，并从其病理机制上加以分析，如下虚上实、下实上虚、下厥上冒等。主要是意图通过表里脏腑在病理上的相互影响，来说明脏腑之间的关系。应从病理方面体会生理关系。但本段经文亦可能有脱误之处。如第四、五、六句（肾、肝、脾），有下虚上实、下实上虚，下厥上冒等。而第七、八则无。第四、五又有入肾、入肝之文，第六、七、八则又没有。

五

本部分经文首先强调了望、闻、问、切综合诊断的重要意义，其次举出各种病变，从诊断、症状、病因等方面进行了分析探讨，最后明确指出望色须注意胃气之有无，乃是关键所在。

【原文】

"夫脉之大、小、滑、涩、浮、沉，可以指别；五脏之象，可以类推；五脏相音，可以意识①；五色微诊②，可以目察。能合脉色，可以万全。

赤，脉之至也，喘而坚，诊曰：有积气在中，时害于食，名曰心痹；得之外疾，思虑而心虚，故邪从之。白，脉之至也，喘而浮，上虚下实③，惊，有积气在胸中，喘而虚，名曰肺痹，寒热；得之醉而使内④也。青，脉之至也，长而左右弹，有积气在心下，支胠，名曰肝痹；得之寒湿，与疝同法；腰痛，足清，头痛。黄，脉之至也，大而虚，有积气在腹中，有厥气，名曰厥疝⑤，女子同法；得之疾使四支，汗出当风。黑，脉之至也，上坚而大⑥，有积气在小腹与阴⑦，名曰肾痹；得之沐浴清水而卧。"

【词解】

①五脏相音，可以意识：《类经》曰："相，形相也。音，五音也。相音，如《阴阳二十五人》篇所谓'木形之人，比于上角'之类。又如肝音角，心音徵，脾音宫，肺音商，肾音羽。若以胜负相参，臧否（即善恶）自见，五而五之，二十五变，凡耳聪心敏者，皆可意会而识。"

②微诊：微，精微也。微诊，言色诊极精微也。

③上虚下实：指脉象而言，谓脉虽浮而重按之则有坚实之象。浮主肺虚，坚主胸中有积气。

④使内：谓性交。

⑤厥疝：《类经》注云："中虚则脾不能运，故有积气在腹中；脾虚则木乘其弱，水无所畏，而肝肾之气上逆，是为厥气。且脾、肝、肾三经，皆结于阴器，故名曰厥疝。"

⑥上坚而大：高士宗解云："坚大之脉上浮而不沉也。"

⑦阴：指前阴。寒湿伤肾，肾主下焦，故有积气在小腹和前阴。

【分析串解】

夫脉之大、小、滑、涩、浮、沉，可以指别；脉搏之大、小、滑、涩、浮、沉、虚、实，可从指下来分别。**五脏之象，可以类推**；五脏在里而其象在外，其气象可以类推，如肝象木而曲直，心象火而炎上，脾象土而稼穑，肺象金则从革，肾象水而润下。**五脏相音，可以意识**；肝音角，心音徵，脾音宫，肺音商，肾音羽，此其常应也，但亦有互相胜负，耳聪心敏之上工可以意识出来，同样亦可反映内脏之情况。**五色微诊，可以目察。能合脉色，可以万全**。微诊，微，精微也。微诊，言色诊及其精微也。能参合脉诊、色诊，进行诊断，则能全面而正确。下面列举五种病，从病证、诊断、病因、治疗等方面进行了讨论。

心脏方面

病状：**赤，脉之至也，喘而坚**，赤脉，谓心脉。心脉之至，如卒喘之速，言快而坚劲之脉象也。心脏居于高位，病则脉为喘状。故外现赤色，同时脉搏急而坚结。

诊断：**诊曰：有积气在中，时害于食，名曰心痹**；乃由于病气积于中脘，且时常妨碍纳食。

病因：**得之外疾，思虑而心虚，故邪从之**。乃由于外邪侵袭所致，而又思虑伤心导致心虚，因之外邪乘虚而内侵之。王冰注曰："喘为心气不足，坚为病气有余，心脉起于心胸之中，故积气在中，时害于食。积谓病气积聚，痹谓脏气不宣行也。若思虑则心虚，故外邪因之而居止矣。"

肺脏方面

症状：**白，脉之至也，喘而浮，上虚下实，惊，有积气在胸中。喘而虚**，外现白色（㿠白无华），喘而浮，脉搏急疾而气喘兼见也。

其病理是上虚下实所致。上虚是肺虚，下实是心火实（因心在肺下），心火亢盛，扰动心神，心神不安，故惊悸不宁。火郁肺气，积于胸中，故现虚喘。气机不纳，不宣通也。

诊断：**名曰肺痹，寒热**（有把寒热当作症状，谓之虚喘寒热）。

原因：至病之因乃**得之醉而使内也**。即醉后入房（使内，指性生活）。因酒能助热，入房能耗气夺精，故造成肺虚之证也。

肝脏方面

症状：**青，脉之至也，长而左右弹，有积气在心下，支胠**。面色呈青。肝脉之至，长而左右弹。正常肝脉端直以长，脉来颇弦且左右弹指，谓其硬也，即为弦紧之象。紧为寒气夹湿。肝主两胁，虽曰有病气（但未指出何邪），结积于心下及两胁也。**腰痛、足清、头痛**。寒湿在下伤肾，故腰痛。清者，冷也。肝脉起于足，上行至头出额，与督脉会于巅，故寒湿之邪伤肝，则足冷而头痛也。痹则不通，不通则痛也。

诊断：**名曰肝痹**。

原因：**得之寒湿**，夫紧脉为寒，长脉（濡脉）为湿。而疝之为病，亦由寒湿所致，故曰**与疝同法**。

脾脏方面

症状：**黄，脉之至也，大而虚，有积气在腹中，有厥气**，外现黄色，脾土之色外现。大而虚，正气衰而病邪盛也。

脾主腹，故邪气盛则有病气积之于腹也。脾主运化，气逆不行，故有厥气于中（腹内有逆气上冲而撑痛）。厥，厥逆。疝，疝气（气不通而痛）。

诊断：**名曰厥疝，女子同法**；即妇女亦同样有这种情况。

原因：**得之疾使四支，汗出当风**。疾使，过使而致四肢疲劳。乃由于过劳伤脾，又汗出当风，盖风气通于肝，肝木乘脾，故腹中厥气上逆而成厥疝之证也。

肾脏方面

症状：**黑，脉之至也，上坚而大**。外见黑色（鬒黑），脉沉，寸脉坚硬而大。

诊断：**有积气在小腹与阴，名曰肾痹**；指有病气积于小腹与前阴，故病名肾痹（肾瘀而痹塞不通）。

原因：病因乃为**得之沐浴清水而卧**。清者，冷也。用冷水沐浴，又卧而当风受湿，此乃寒湿之邪中人之经也。寒湿之邪乘虚而入里，下归于肾，伤及肾主水功能，导致种种肾脏病变。故李东垣曰："身半以下，湿之中也。"（此段未谈及见症）

本段要点一是指出临床诊察疾病，必须色脉合参。望色、观形、切脉、闻声，均足以察知五脏生成之变。尤以望色、切脉二者，对脏气之诊察至关重要。二是以心痹、肺痹、肝痹、肾痹、厥证等病为例，从诊断、症状、病因等方面进行了探讨。

【原文】

"凡相五色之奇脉①，面黄目青，面黄目赤，面黄目白，面黄目黑者，皆不死也。面青目赤，面赤目白，面青目黑，面黑目白，面赤目青，皆死也。"

【词解】

① 五色之奇脉：王注："奇脉，谓与色不相偶合也。"高士宗云："以色为脉，故曰奇脉。"

本段经文之精神，是告诉我们在望面部气色时，其主要关键在于有无后天脾胃之色显现。面隐现黄色，即表示有胃气，病属易治。若面部无丝毫黄色谓之土气已败，胃气无存，多属难治之症。《淮南子》曰："得谷者昌，失谷者亡"，此之谓也。

【分析串解】

此段说明根据五官颜色，以预测病证预后之诸方面。凡观察五脏之颜色或色脉相参，若面带黄色，皆为不死之候。因尚有土气，后天之本未衰也。凡面无黄色，土气已败者，则属危候。

▌本篇小结

1. 五脏与其所合之筋、骨、脉、肌、皮及毛、色、发、爪、唇等，不论在生理上或病理上均有着密切的关系。临床可通过体表之形态，以测知内脏的病变。

2. 讨论了五脏之间的相互制约关系。五脏之间不仅相生，而且亦相制约。

3. 讨论了五脏与五味之关系。指出五味各有所入之脏，五味虽能养五脏，但过于偏食五味，则易引起五脏及其所属系统的一系列病变。

4. 关于五脏神色问题，指出神色是五脏精气上荣于面的表现。察色首当察神，其色明润、光泽，含蓄而不露，色具神采，此为正气。反之，晦暗枯槁，缺乏明润、光泽、含蓄之象，乃为脏真气衰，色失神采其病难治。

5. 讨论了脉、髓、筋、血、气各有所属，以及血之作用。

6. 强调色脉合参在临床诊断上的重要意义。并指出观察面色，应注意脾土后天之色的有无。面带黄色，为有胃气，病属易治。面无黄色，说明胃气已绝，则其病难治。

思考题

1. 如何从生理、病理上认识五脏与筋、骨、脉、肌、皮及色、毛、发、爪、唇之间的密切关系？

2. 五脏与五味有何关系？偏食五味，引起发病之机转是如何？

3. 对五脏之生色、死色，应如何理解？

4. 如何认识脉、髓、筋、血、气各有所属的理论？对"人卧则血归于肝"，你如何理解？

5. 请写出学习《五脏生成》的体会，对中医学之整体观你是如何认识的？

汤液醪醴论篇第十四

篇解及中心大意

汤液，是指用五谷熬煮而成之汤液，以作为五脏之滋养剂（五味养五脏）。醪醴，乃汤液再经发酵熬煮而成之酒剂，用以治疗疾病。今之煎剂、酒剂即由汤液醪醴发展而来。醪，音劳。《说文》徐灏注笺："醴一宿熟，味至薄。醪则醇酒味甘甜。"本篇首论汤液醪醴的制法和应用，其次说明治疗疾病，不能单纯地依靠药物，必须使患者在饮食做出相应的配合与医生密切结合，病方能速愈。最后讨论了水肿病的发病机制，症状与治疗方法。本篇第一、二部分从略，供同学们自学参考，我们仅讨论第三部分有关水肿病症状及治疗问题。

本部分经文主要是讨论水肿病的发病机制，症状及治疗方法。盖水肿病的发生，大多由于阴盛阳衰。阳虚不能蒸化水液所引起，并指出水肿的治疗方法，主要有开鬼门、洁净府等方法，同时还要维护与助长人体之阳气，以使之能蒸化水液。后世临床治疗水肿，如肝性水肿、肾性水肿、心性水肿等，皆以此理念为指导，因此，颇值得我们重视，并应结合以后临床课程去领会和验证其精神实质。

【原文】

"帝曰：其有不从毫毛而生，五脏阳以竭也，津液充郭，其魄独居①，孤精于内，气耗于外②，形不可与衣相保，此四极急而动中③，是气拒于内，而形施于外④，治之奈何？岐伯曰：平治于权衡⑤，去菀陈莝⑥，微动四极⑦，温衣⑧，缪刺⑨其处，以复其形；开鬼门，洁净府⑩，精以时服⑪，五阳已布，疏涤五脏⑫，故精自生，形自盛，骨肉相保，巨气乃平⑬。帝曰：善。"

【词解】

① 其魄独居：魄，指阴精。精得阳化，则气化水行。今阳气衰竭而不化，则阴精凝积，水液潴留，故曰其魄独居。

② 孤精于内，气耗于外：《类经》："精中无气，则孤精于内；阴内无阳，则气耗于外。"

③ 四极急而动中：四极即四肢。急，胀急也。动中，犹言变动于中。

④ 形施于外：顾校云："施即'弛'之假借。"

⑤ 平治于权衡：秤锤谓"权"，秤杆谓"衡"。平治于权衡，谓治疗时要权衡轻重，取舍恰当。

⑥ 去菀陈莝：菀，同"郁"，积也。莝，音锉，斩也。《类经》云："谓去其水气之陈积，欲如斩草而渐除之也。"

⑦ 微动四极：王冰注云："谓微动四肢，令阳气渐以宣行。"

⑧ 温衣：张志聪注云："温衣，暖肺气也。"《类经》云："欲助其肌表之阳，而阳凝易散也。"

⑨ 缪刺：刺治络脉而不刺经脉称为"缪刺"。详见《素问·缪刺论》。

⑩ 开鬼门，洁净府：鬼门，汗孔也。净府，膀胱也。全句谓发汗、利小便也。

⑪ 精以时服：王冰注云："五精之气以时宾服于肾脏也。"

⑫ 五阳已布，疏涤五脏：五阳，五脏之阳气。疏，疏通。涤，涤除。全句言五脏阳气布护，疏通水道，涤除五脏余邪。

⑬ 巨气乃平：巨气，大经脉气也。平，复也。此承上句，阐明精生形盛，骨肉相保，而大经脉气乃得平复。

【分析串解】

其有不从毫毛而生，五脏阳以竭也，有的病非邪从毫毛侵入而发生（此排除了外感病因），乃由于内在五脏之阳气衰竭，津液得不到阳气蒸化而停蓄于肌肤所致。**津液充郭，**郭者，廓也。城池谓郭，即周身皮肤也。张景岳曰："不从毫毛生，病生于内也。五脏阳已竭，有阴无阳也。津液，水也。郭，形体胸腹也。"又《灵枢·胀论》曰："夫胸腹，脏腑之郭也。"凡阴阳之要，阴无阳不行，水无气不化。故《素问·灵兰秘典论》曰："气化则能出矣。今阳气既竭，不能通调水道，故津液妄行，充于郭也。"

其魄独居，孤精于内，魄，指阴精、阴气而言。魄者，阴之属。形虽充而气则去，故其魄独居也（肺藏魄与皮毛相表里，皮为魄之居）。此因阴气独存于体内，故成为有阴无阳之孤精。**气耗于外，**独阴而无阳，无阳则不能化气，故卫气不固而耗散于外。上述主要谈的是水肿病之发病与病理。

形不可与衣相保，相保者，相称也。水肿病之形体肿胀以至不能与原来所穿之服装相称，此乃三焦闭塞，气化不行，水道不能通调，皮肤胀满，而实质身体羸败所致。**此四极急而动中，**四极者，四末、四肢也。四极急，四肢者，为诸阳之本。阳衰而气不行。急者，甚也。故四肢之肿势表现严重也。动中，是另一症状，水为阴邪，其胀由阴湿之滞所致。脾主运化，脾胃阳虚不能制水，又因水气迫肺，而肺肾俱病，故而发生喘促动中之证。动中，变动于中。上述说的是水肿病症状。**是气拒于内，而形施于外。**总之，水肿病，是阴气（水气、水邪）格拒于内，而肿胀之形表现于外所形成的疾患。

治之奈何？关于其治疗方法：**平治于权衡，去菀陈莝，微动四极，温衣，缪刺其处，**此种病主要应根据脉象，进行权衡气血以治疗。菀，音郁，积者，谓之菀。久者，谓之陈。腐者，谓之莝。去菀陈莝，即排除郁积腐败物质。故张志聪曰："为治之法奈何？此谓腐莝去而形复，形复而气布，气化而水行，水行而精生，精生而气平。所谓形归气，气归精也。平权衡者，平治其脉，即缪刺也。肺朝百脉，输精于皮毛，毛脉合精，而后行气于脏腑。故先平治其权衡，权衡已平，则气血和而水津散矣。"其法是先需微微活动一下四肢的阳气，然后用温热取暖，以恢复其阳气，然后再用缪刺法以导引其阳气，逐步使阳气得以补充而恢复于形体。此即温阳化气之法。现代临床治肾炎，常用金匮肾气丸即此意。缪刺，即刺络脉而不刺经脉，谓之缪刺。

盖脾主为胃行其津液，灌于四脏，行于四肢，充于肌肉。脾家实，则不能行其津液。而下输膀胱，当是腐莝（阴湿水邪）应去而后形复。微动四极，以运行脾之阳也，温衣暖肺也。缪刺，调气血也。肌肉血脉和调，则肿满消而复其旧日之形矣。多以左取右，以右取左，以去其大络之留滞。

开鬼门，洁净府，鬼门，即汗孔也，又称玄府。肺主皮毛，其藏魄，阴之属也。净府，膀胱也，上无入孔而下有出窍，渣秽所不能入，故曰净府。洁净府，即小便通利也。待身体之阳气稍复，水湿之邪在表者，当宣泄其汗孔。水邪在里，则当疏利其小便，使水湿之邪从汗与小溲中而排出，故《金匮要略》曰："水肿者，腰以下肿，当利小便。腰以上肿，当发汗乃愈。"如越婢汤治风水，五苓散利小便，即是此意。

至此，则**精以时服**（服者与复通），水邪去而真精恢复，阴邪除则五脏之阳敷布（**五阳已布**）。亦能够疏通、洗涤五脏之腐垢，即**疏涤五脏**，由是则精气自然复生，**故精自生**。形体则自然壮盛，即**形自盛**，当此则形神统一，骨肉能相互为用，此即**骨肉相保**，因此，张志聪曰："精主骨，气主肉，精气足则骨肉相保，而巨气乃平。巨气者，太阳主气也。夫膀胱精复而五脏布阳者，太阳为诸阳主气也，五脏精生，而巨气乃平者，州都之精，五脏之所生也。"此说明太阳之气恢复正常，则五脏功能正常，阳复而强盛，阳能化阴，三焦气化得以通调，故可肿消，健康也。善，是好的意思。

本篇小结

水肿病之发生，多由阴盛而阳衰，阳不化气，水湿之邪滞留于内所致。其治疗方法，主要在于温阳以化阴，阳复阴自平。其祛水湿之法，本段提出开鬼门（发汗，邪从汗解）、洁净府（利小便，使水从下出）等两大法门，在临床上具有极重要之实践意义，应予以足够之重视。

思考题

1. 如何理解水肿病之发病机制？
2. 对温阳化气、开鬼门、洁净府等治疗法你如何体会？

脉要精微论篇第十七

篇名脉要精微之含义，正如马元台所说："此篇论诊脉之要，至精、至微，故名篇。"

本篇内容不仅着眼于脉诊，而且还包括了望诊、闻诊、诊尺肤等内容在内。诊脉则包括诊脉时间、脉象主病、四时五脏脉。望诊则包括望色、察目、望形态等。因本篇理论性很强，对临床指导意义很大，要求很好地领会其精神实质。

一

本部分主要讨论诊断的内容，其中包括诊脉时间及切脉、望色、察目、察形等合参问题。

【原文】

"黄帝问曰：诊法何如？岐伯对曰：诊法常以平旦，阴气未动，阳气未散，饮食未进，经脉未盛，络脉调匀，气血未乱，故乃可诊有过之脉。"

【分析串解】

诊脉其着眼点应在气血未乱之上。平旦者，清晨也。诊脉当以清晨为宜，盖清晨乃阴阳交会之时，阴气尚未扰动，阳气尚未耗散，未进饮食而经络血气处于正常平调状态，故可诊出有病之脉。

【提要】

本文指出诊脉最好在早晨，因早晨环境安静，患者又经过一夜之休息，气血运行正常，脉搏跳动亦正常，故诊脉之结果较为准确。但亦不可过于拘泥，如早晨无时间，其他时间亦未尝不可。但关键问题主要应让患者之精神及身体安静下来，如行路之后、饮食之后，要休息片刻再进行诊脉。同时亦应有个安静的环境，这样方可避免对患者产生不良刺激，引起机体内在活动之反常现象。医生本身精神集中亦是很重要之一方面。

【原文】

"切脉动静，而视精明①，察五色，观五脏有余不足，六腑强弱，形之盛衰，以此参伍②，决死生之分。"

【词解】

① 精明：指两目。
② 参伍：以伍相类，有彼此相参互证之义。

【分析串解】

诊察脉搏之动静变化，观察两目之神采，察面部五色之青、黄、赤、白、黑的鲜明或晦暗，以诊断五脏与六腑之太过不及、有余不足、强盛衰弱，彼此互相参考印证，以预诊疾病之轻重、吉凶，由此可见，四诊合参在诊断中是重要的一环。

【提要】

通过本段讨论可以看出：一是，诊脉时，患者之精神及身体应平静下来，环境亦应安静；二是，切脉、诊色、察目等诊断方法，应相互结合进行全面诊断，不可偏执于一端。

二

本部分经文讨论切脉、望诊（包括望色、察目、望形态等）和闻诊之问题。一是讨论脉象主病问题。二是讨论望色和察目等问题。三是讨论闻诊问题。四是论望形态。

【原文】

"夫脉者，血之府也。长则气治，短则气病，数则烦心，大则病进，上盛则气高，下盛则气胀①，代则气衰，细则气少，涩则心痛，浑浑革至如涌泉，病进而色弊，绵绵其去如弦绝，死②。"

【词解】

① 上盛则气高，下盛则气胀：上，指上部之脉。下，指下部之脉。《类经》

注云："上盛者，邪壅于上也；气高者，喘满之谓。下盛者，邪滞于中，故腹为胀满。"

② **浑浑革至如涌泉，病进而色弊；绵绵其去如弦绝，死**：《脉经》作"浑浑革革，至如涌泉，病进而危；弊弊绰绰

其去如弦绝者，死。"按：浑浑革至如涌泉，即釜沸脉；绵绵其去如弦绝，即《金匮要略》"按之如索不来，或曲如蛇行"者。

【分析串解】

夫脉者，血之府也。言血之多少皆流行聚于经脉之中，故称"脉为血之府"。但血之循行须赖气之统帅，气为血帅，气帅血行。**长则气治**，气治者，气足也。长脉为气足之象（首尾端直，过于寸口本部曰长）。**短则气病**，脉短，为气不足之病（不满寸口本部）。**数则烦心，**数脉为热，热则心烦（脉一息超过五至）。**大则病进，**大脉为邪盛病进之脉（脉形大于常脉）。**上盛则气高，**上为寸口，下为尺部。上盛为寸口脉盛，为邪壅于上，上逆迫肺，故呼吸急迫而气高。**下盛则气胀，**尺部脉盛，为邪滞留于下，气下逆阻滞，影响肠胃气机，故为胀也。

代则气衰，脉来动而中止，称为代脉。脉中止不能返还，则为正气衰弱。"五十动而不一代"，则属正常。"四十动而一代"，则为脏绝。**细则气少；**血行细微（脉体细），为少气。**涩则心痛，**涩为脉往来滞涩而难，是为血行滞涩不畅所致。心主血，不通则痛，故为心痛。**浑浑革至如涌泉，病进而色弊。绵绵其去如弦绝，死。**浑浑，是泉水涌出盛貌。革，形容脉体坚硬如革。绵绵，指脉象软弱无力。是指脉来坚大实长，乃病势加重之象，面色必然枯败；若脉去软弱无力，如弦之将绝断者，是正气将绝，病危之候。

【提要】

说明经脉是气血运行之道路，脉象之变化，可以反映阴阳气血盛衰、虚实变化情况。故在一般情况下，有其脉就有其证。通过脉象之分析，可以诊断证候之性质及其轻重安危。

【原文】

"夫精明五色者，气之华也。赤欲如白裹朱①，不欲如赭；白欲如鹅羽，不欲如盐；青欲如苍璧之泽，不欲如蓝；黄欲如罗裹雄黄，不欲如黄土；黑欲如重漆色，不欲如地苍②。五色精微象见③矣，其寿不久也。夫精明者，所以视万物，别白黑，审短长。以长为短，以白为黑，如是则精衰矣。"

【词解】

① **白裹朱**：孙诒让云："白与'帛'同，白色之帛也。"以帛裹朱，谓隐然红润而不露。

② **地苍**：《类经》云："地之苍黑，

枯暗如尘。"按：《脉经》《甲乙》并作"炭"字，即黑而枯槁之意。

③ 五色精微象见：吴崑注："精微象见，言真无精微之气，化作色相，毕见于外，更无藏蓄，是真气脱也，故寿不久。"

【分析串解】

夫精明五色者，气之华也。精明见之于目，五色显现于面，此皆为气之精华反映。**赤欲如白裹朱，不欲如赭；白欲如鹅羽，不欲如盐；青欲如苍璧之泽，不欲如蓝；黄欲如罗裹雄黄，不欲如黄土；黑欲如重漆色，不欲如地苍**。地之苍黑，枯暗如尘。总之，上述五色之表现，必须有其润泽，不欲其枯槁而无神。因为其有神而润泽，是为元气充足之象。无神，则为元气衰败之征。所谓不欲之赤如赭石、白如盐、青如蓝、黄如黄土、黑如地苍，此皆五色枯槁而失润无神之象。**五色精微象见矣，其寿不久也**。指若五色之精微显露（即不欲之枯槁形象），若显露，则其寿不保也。

【提要】

望色、察目应润明而光泽，且含蓄不露为佳。若神气暴露，色见枯槁则为逆象。两目有神，视物清晰，为精充气足之表现。如视觉失常，黑白颠倒，则说明精气衰败。人之精明两目，之所以能观察万物，分别黑白，审查短长，乃为精气充实，为佳。反之，长短不分，黑白颠倒，视物模糊，则是精气衰退之象。

本段主要讨论望色和察目，指出面部五色之表现要明润光泽，且有含蓄之象。如神色暴露于外，则为逆象。两目有神，视物清澈为精气充足之表现，如视觉失常，黑白颠倒，则为精气衰败之征。

【原文】

"五脏者，中之守也。中盛脏满，气盛伤恐者，声如从室中言，是中气之湿也①；言而微，终日乃复言者，此夺气也；衣被不敛，言语善恶不避亲疏者，此神明之乱也；仓廪不藏者，是门户不要②也；水泉不止③者，是膀胱不藏也。得守者生，失守者死。"

【词解】

① 中盛脏满，气盛伤恐者，声如从室中言，是中气之湿也：《类经》注云："中，胸腹也。脏，脏腑也。盛满，胀急也。气胜，喘息也。伤恐者，肾受伤也。声如从室中言，混浊不清也。是皆水气上逆之候，故为中气之湿证。"

② 门户不要：《类经》注曰："要，约束也。幽门、阑门、魄门，皆仓廪之门户。门户不能固，则肠胃不能藏，所以泄利不禁，脾脏之失守也。"

③ **水泉不止**：王冰注云："水泉谓前阴之流注也。"水泉不止，即遗溺失禁之证。

【分析串解】

五脏者，中之守也。腑为阳属表，脏为阴属里，惟属里故曰中，五脏是藏精气而不泻的，故曰中之守也（守于中之意）。**中盛脏满，气盛伤恐者，声如从室中言，是中气之湿也**；此指病理：邪盛于中，脾气壅塞胀满。伤恐者，伤肾也。症状见其语声重浊，如在隔壁说话（言气闭而声不外达也）。病因乃中焦脾胃之气被湿邪蒙闭所致。**言而微，终日乃复言者，此夺气也**；症状：语言低微，气不连续，终日复言（谓之郑声）。夺气者，中气虚极也，气夺也。**衣被不敛，言语善恶不避亲疏者，此神明之乱也**。望诊：观其形乱而无规也。闻诊：语无伦次，不顾亲疏之分。此乃神明之乱，心主神明不规也。

仓廪不藏者，是门户不要也；门户主要指户门、幽门、阑门、肛门等失其约束也。脾胃失其运化之职而发生泄泻不止，乃肠胃等门户不能约束之故。**水泉不止者，是膀胱不藏也**。小便不禁而频数（水泉者，小便也），乃膀胱不藏之故。故《素问·灵兰秘典论》曰："膀胱者，州都之官，津液藏焉，气化则能出矣。"津液不藏，故小溲不禁或频数也（但究其根，则在于肾气虚而不能摄纳）。**得守者生，失守者死**。脏腑得守则生理功能得生，失其生理功能则危殆。所守者，脏之神也。神以脏藏，脏为神守，故可通过其得与失而调控其生危。

【提要】

本段经文主要讨论闻诊，即通过听取病人之声音、语言变化，以了解病情，最后几句经文亦概括了问诊之问题。广而言之，无论任何疾病，五脏之气守于中者则生，五脏之气失守于中者则危。而五脏之气则又以脾胃之气能否守于中为最关键。盖脾胃为后天之本，而主运化，脾气得守，则水谷之精微得以补充，故病虽殊尚可挽回。肾为先天之本，为生气之源，肾气内守则真元之气不绝，故亦有生机。故云"五脏者，中之守也"。

此外，凡呼吸、咳嗽、呕吐等声音变化亦均应包括在闻诊之内。如呼吸微弱，咳嗽，气短无力，则多属肺虚。呼吸粗迫，咳嗽声高，则多属肺实有余，临床亦应注意。

【原文】

"夫五脏者，身之强[①]也。头者，精明之府[②]，头倾视深[③]，精神将夺矣；背者，胸中之府[④]，背曲肩随[⑤]，府将坏矣；腰者，肾之府[⑥]，转摇不能，肾将惫[⑦]矣；膝者，筋之府[⑧]，屈伸不能，行则偻附[⑨]，筋将惫矣；骨者，髓之府[⑩]，不能久立，行则振掉[⑪]，骨将惫矣。得强则生，失强则死。"

【词解】

①身之强：身，形体也。《类经》注："此下言形气之不守而内应乎五脏也。脏气充则形体强，故五脏为身之强。"吴崑注本"五脏"作"五腑"，注云："下文所言五腑者，乃人身持之以健。"

②精明之府：《类经》云："五脏六腑之精气，皆上升于头，以成七窍之用，故头为精明之腑。"高士宗解云："人身精气上会于头，神明上出于目，故头者，精明之府。"精明之府，犹言精气神明之府也。

③头倾视深：《类经》注："头倾者，低垂不能举也；视深者，目陷无光也。脏气失强，故精神之夺如此。"

④胸中之府：五脏之俞皆系于背，故背为胸中之腑。

⑤背曲肩随：楼英《医学纲目》"随"作"垂"。背曲不能伸，肩垂不能举，为脏气衰败，不营于肩背之故。

⑥肾之府：马莳注云："肾附于腰之十四椎间，两旁相去脊中各一寸半，故腰为'肾之腑'。"

⑦惫：音备。吴崑注云："惫与'败'同，坏也。"

⑧筋之府：《类经》云："维络关节以立此身者，惟膝腘之筋为最，故膝为筋之府。"盖肝主筋，筋会阳陵泉故也。

⑨偻附：吴崑注："偻，曲其身也。附，不能自步，附物而行也。"林亿校云："按别本'附'作'俯'，《太素》作'跗'。"

⑩髓之府：《类经》注："髓充于骨，故骨为髓之府。"

⑪振掉：振，动也。掉，摇也。

【分析串解】

夫五脏者，身之强也。五脏为人身之根本，根本巩固，则身体强健。故张景岳曰："言形气之不守而内应乎五脏也。脏气充则形体强，故五脏为身之强。"姚止庵曰："脏安则神守，神守则身强。"

头者，精明之府，头倾视深，精神将夺矣；头藏脑，脑为髓海，五脏六腑之精气皆上注于头，灌注于目，故高士宗曰："人身精气上会于头，神明上出于目。故头者，精明之府。"髓海不足，则头为之倾。神气衰微，则视深而目陷，此皆精神虚夺之象也。

背者，胸中之府，背曲肩随，府将坏矣；五脏藏于胸腹中，五脏之俞在于背上。肩背为阳，胸腹为阴，故背为胸之府。背曲、肩随（随者，堕也），即肩塌，为胸中五脏将坏之兆。**腰者肾之府，转摇不能，肾将惫矣**；肾位于腰，若腰痛而不能转摇，是肾气虚败之象（惫者，败也）。**膝者，筋之府，屈伸不能，行则偻附，筋将惫矣**；偻，曲其身也。附，不能自步，附物而行也，即身现伛偻，不能独行，必倚附于物而行也（曲腰扶杖行路之象）。

筋，主骨关节之屈伸，膝为全身大关节之一。膝部屈伸不利，乃筋将疲惫之象，故曰筋之府也。**骨者，髓之府，不能久立，行则振掉，骨将惫矣**。肾主骨而生髓，髓藏于骨，故骨为髓之府。不能久立（肾虚之病人）、行则震颤（如脊髓痨），乃髓虚而骨将惫之象。故秦伯未老师治脊髓痨用地黄饮子为主方，以补肾之虚。**得强则生，失强则死**。能得五脏强健则生机旺盛，不得强健则衰亡。

【提要】

本段主要讨论望诊，以观察病人之形态变化。形态之含义，分开来讲，形，指形体；态，指动态。根据"有诸内必形诸外"之原理，内脏之病变必然要反映到体表形态上来。如形体方面，肥人多患中风，瘦人易患劳嗽。如肥人多食肥甘厚味，易化火生痰，或湿热盛而气虚，痰湿郁滞，阻塞气机，易发卒中暴厥；瘦人多阴虚而相火易亢，火刑肺金，而发挛嗽。动态方面，阳证，多出现躁动形态，如身体抽搐，神情躁动，甚则发狂等；阴证，多出现沉静之形态，如恶寒蜷卧，神息沉静，懒于见人，不愿多言等。可见望形态是非常重要之诊断内容。

三

> 本文主要讨论脉与自然界阴阳变化相适应的问题。

【原文】

"岐伯曰：反四时者①，有余为精②，不足为消③。应太过，不足为精④；应不足，有余为消⑤。阴阳不相应，病名曰关格。"

【词解】

①**反四时者**：指脉与四时阴阳相反者。

②**有余为精**：有余指脉大，精谓邪甚。《吕氏春秋·勿躬》："自蔽之精者也。"注："精，甚也。"

③**不足为消**：不足，指脉小；消，谓正气消沉。

④**应太过，不足为精**：谓阳盛者，阳脉应有余，若反见不足之脉，是邪气太甚。

⑤**应不足，有余为消**：谓阴盛者，阳脉应不足，若反见有余之象，是正气消损之征。

【分析串解】

反四时者，有余为精，不足为消。反四时，指脉与四时相反者。有余，指脉大。

精，指邪甚。另一说，是指邪气有余而胜精气。不足指脉小，消为正气消沉。另一说是指正气不足由于血气之消损。**应太过，不足为精**。谓阳盛者，阳脉（寸脉）应有余，反见不足之脉是邪气太甚。即脏气旺，脉应有余，反见不足，乃邪胜精气。**应不足，有余为消**。谓阴盛者，阳脉应不足，若反见有余之象，是邪气猖獗，正气消损之证。关于上述五句之解释，各注家解释有所不同，有的主张存疑待考，如丹波元简认为"疑是错简"。**阴阳不相应，病名曰关格**。指阴阳之气不相接用，病曰关格。此段可做参考。《伤寒论》曰："关则不得小便，格则吐逆。"

【提要】

本段经文是从脉证不相适应之情况来讨论关格病证。关于本段各家注释不一，有的说此段与前后文意不相顺接，疑为他篇之文错简。注文费解。

【原文】

"帝曰：脉其四时动奈何？知病之所在奈何？知病之所变奈何？知病乍在内奈何？知病乍在外奈何？请问此五者，可得闻乎？岐伯曰：请言其与天运转大也。万物之外，六合之内，天地之变，阴阳之应，彼春之暖，为夏之暑，彼秋之忿[1]，为冬之怒[2]。四变之动[3]，脉与之上下[4]，以春应中规[5]，夏应中矩[6]，秋应中衡[7]，冬应中权[8]。是故冬至四十五日，阳气微上，阴气微下；夏至四十五日，阴气微上，阳气微下。阴阳有时，与脉为期，期而相失，知脉所分，分之有期，故知死时。微妙在脉，不可不察，察之有纪，从阴阳始，始之有经，从五行生，生之有度，四时为宜[9]。补泻勿失，与天地如一，得一之情，以知死生。是故声合五音，色合五行，脉合阴阳。"

【词解】

①忿：王冰注："忿，一为'急'，言秋气劲急也。"按"忿"亦"躁急"之义。

②怒：气势充盈，不可遏抑曰怒。成无己注《伤寒例》云："秋忿为冬怒，从肃而至杀也。"王冰注云："秋忿而冬怒，言阴少而之壮也。"

③四变之动：《类经》云："春生夏长，秋收冬藏，是即阴阳四变之动。"

④上下：指应时变动之脉象。马莳注云："上下者，浮沉也。"杨上善注：

"春夏之脉，人迎大于寸口，故为上也；寸口小于人迎，故为下也。秋冬之脉，寸口大于人迎，故为上也；人迎小于寸口，故为下也。此乃盛衰为上下也。"

⑤春应中规：马莳注云："春时之脉，其应如中乎规。规者，所以为圆之器也。春脉软弱轻虚而滑，如规之象，圆活而动，故曰春应中规也。"

⑥夏应中矩：马莳注云："夏时之脉，其应中乎矩。矩者，所以为方之器也。夏脉洪大滑数，如矩之象，方正而

盛，故曰夏应中矩也。"

⑦秋应中衡：衡，求平之器。马莳注云："秋时之脉，其应如中乎衡。秋脉浮毛，轻涩而散，如衡之象，其取在平，故曰秋应中衡也。"

⑧冬应中权：权，计重之器。马莳注云："如权之象，其势下垂。"《类经》：

"冬气闭藏，故应中权，而人脉应之，所以沉石而伏于内也。凡兹规矩权衡者，皆发明阴阳升降之理，以合乎四时脉气之变象也。"

⑨四时为宜：《太素》"宜"作"数"，坚绍云："盖四时为数者，言从五行衰王而为准度者，必就四时为计数。"

【分析串解】

脉其四时动奈何？知病之所在奈何？知病之所变奈何？知病乍在内奈何？知病乍在外奈何？即根据脉搏在四时中的搏动现象，以知病变所在。乍者，忽也，即病位之忽在内，忽在外等情况应如何解释。**请言其与天运转大也。**天之转运无穷，五行之变化亦如是也。**万物之外，六合之内，天地之变，阴阳之应，**六合者，四方加上下也。万物之外，即六合之内。人生存在大自然中，必与天地四时之运化规律所相适应。即天地之变化，适应阴阳之道。**彼春之暖，为夏之暑，彼秋之忿，为冬之怒。**天地之变，阴阳消长，是逐渐推进演变的。

春气融和为暖，夏气酷热为暑，忿者言秋气劲急也。秋风肃起，有似于怒忿。冬气肃杀，有似于怒也。当然气因时变，脉则与之相应如是，故曰**四变之动，脉与之上下**，即暖、暑、忿、怒，脉与之上下而相适应也。

以春应中规，夏应中矩，春、夏为生长繁荣之时。规者，圆也。矩者，方也。春脉软弱而滑，如规之象，故以春应中规。夏脉洪大，兼之滑数，如矩之象，故以夏应中矩。**秋应中衡，冬应中权。**秋、冬为收敛闭藏之时。秋脉浮毛，轻涩而散，如秤衡之象，故曰秋应中衡。冬脉如石，兼沉而滑，下远于衡，故以冬应中权。

是故冬至四十五日，阳气微上，阴气微下；夏至四十五日，阴气微上，阳气微下。冬至一阳生，45 日以后立春，阳气微浮于上，而阴气微下。夏至一阴生，45 日以后立秋，阴气微上，而阳气微下。**阴阳有时，与脉为期，期而相失，知脉所分，**上述，即四时阴阳变化之一般规律，人之脉象亦与之相合。否则相失，相失即是病。**分之有期，故知死时。**就其相失的情况而究其属于何脏，再根据脏气之盛衰，即可预诊病之死期。

微妙在脉，不可不察，察之有纪，从阴阳始，始之有经，从五行生，生之有度，四时为宜。脉之微妙，需细心体察，方而有得。为要细心体察脉之变化，需掌握阴阳变化之理。从阴阳开始为经，再结合五行之相互关系，根据四时气候不同，进行全面考虑。即应结合弦、钩、代、毛、石等脉象来考虑。

补泻勿失，与天地如一，得一之情，以知死生。其治疗应补应泻，应与天地阴阳变化相协调、相统一，如能掌握此基本规律，则能预知疾病发展之良善。**是故，**总而言之。**声合五音**，即宫、商、角、徵、羽。**色合五行，脉合阴阳。** 即闻声、察色、切脉三者都需要阴阳五行相结合，方能确当。

【提要】

本段讨论四时之脉象。指出人体脉象之变化与四时阴阳之气的变化是相应的。春夏为阳，春夏气候由温转热，阳盛于外，人体阳气亦随之发泄于外。秋冬为阴，秋冬气候，由凉转寒，阴盛阳藏，人体阳气亦随之趋向于内。人体的气血活动也必随之发生相应的调节反应，因而引起四时不同的脉象。故而，有其时必有其脉。诊脉之时，需根据病情，结合四时脉之常度，来判断病情，方为可靠。此即是中医诊脉之特点。

【原文】

"是知阴盛则梦涉大水恐惧，阳盛则梦大火燔灼，阴阳俱盛，则梦相杀毁伤，上盛则梦飞，下盛则梦堕，甚饱则梦予，甚饥则梦取，肝气盛则梦怒，肺气盛则梦哭[1]，短虫[2]多则梦聚众，长虫[3]多则梦相击毁伤。"

【词解】

[1] 梦哭：按自"阴盛即梦大水恐惧"至此，与《灵枢·淫邪发梦》篇文重，故林亿校以为"乃《灵枢》之文，误置于斯"。

[2] 短虫：《说文》："蛲，腹中短虫也。"即蛲虫。

[3] 长虫：《说文》："蛕，腹中长虫也。"蛕即蚘，或作蛔。按：短虫、长虫二句，林亿校以为应是他经脱简文。

【分析串解】

是知阴盛则梦涉大水恐惧，阳盛则梦大火燔灼， 阴为水，阳为火。通过梦象而论阴阳盛衰。**上盛则梦飞，下盛则梦堕，甚饱则梦予，甚饥则梦取，肝气盛则梦怒，肺气盛则梦哭，** 肝盛易怒，昼夜不息，夜梦续怒。肺志为悲，终日悲伤，肺气失衡，故肺气盛而梦哭。**短虫多则梦聚众，** 疑似体内有寄生虫（蛲虫），使人心神不安，卧寐不宁也。**长虫多则梦相击毁伤。** 长虫疑似蛔虫，此段仅供参考。

【提要】

此承上文而言，指出不但脉应合阴阳，其人之夜间梦象，亦可反映人体之阴阳盛衰、脏腑虚实。由此可见，古人在二三千年前，已知道了睡眠时所出现的梦境与脏腑之气血盛衰有很密切之关系。梦幻虽由外界刺激所引起，但临床上多梦纷纭亦与病理之阴阳盛衰有关。此节在事实上不完全符合。且梦之产生某些地方亦讲解不完满。在学习时我们应着眼于阴阳之偏胜偏衰易患多梦上，不可过多的纠缠在梦象上，以免形成唯心的解释。

【原文】

"是故持脉有道，虚静为保。春日浮，如鱼之游在波；夏日在肤，泛泛乎万物有余；秋日下肤，蛰虫将去^①；冬日在骨，蛰虫周密，君子居室^②。故曰：知内者按而纪之^③，知外者终而始之^④。此六者^⑤持脉之大法也。"

【词解】

① **蛰虫将去**：蛰，虫藏也。蛰虫，指藏伏于土中越冬之虫。吴崑注："秋日阳气下降，故脉来下于肌肤，象蛰虫将去之象。"按："去"字当读区语反，义与"藏"同。《经典释义》引裴松之云："古人谓藏为去。"

② **蛰虫周密，君子居室**：李念莪注："冬令闭藏，沉伏在骨，如蛰畏寒，深居密处，君子法天时而居室，退藏于密也。"《太素》"周"作"固"。

③ **知内者按而纪之**：内，指五脏。按《玉机真脏论》谓四时不及之脉主"病在中"，中即内也。在内五脏之虚实，非重按之不能得其真，故曰"知内者按而纪之"。按，谓重按其脉。李念莪云："藏象有位，故可按而纪也。"

④ **知外者终而始之**：外，指经脉。终，谓沉取。始，谓浮取。吴崑注云："切脉之道，有终有始，始则浮取，终则沉取之，浮以候外，沉以候内。终而始之，为既取其沉，侦查于浮，浮沉相较，如病邪在外，则脉来浮盛，而沉不盛也。"

⑤ **六者**：指春、夏、秋、冬、内、外而言。

【分析串解】

是故持脉有道，虚静为保。保者，宝也。言医生诊脉之法，应以虚静使精神集中，所谓以不病而调病人是也。四时脉诊春、夏、秋、冬之脉象如何呢？

春日浮，如鱼之游在波；言春脉，应浮而和缓，似鱼在波上游。**夏日在肤，泛泛乎万物有余**；泛泛，平稳之态。夏脉应洪大而浮，阳气大盛，脉易取而洪大，似万物之有余。**秋日下肤，蛰虫将去**；蛰，虫藏也。蛰虫为藏于土中越冬之虫。言秋日阳气下降，故脉来沉下于肌肤，像蛰虫将去欲藏之象。言秋脉应沉而微涩，似虫将蛰不灵活之貌。**冬日在骨，蛰虫周密，君子居室**。言冬脉似沉潜于内，闭藏不出之象。李念莪曰："冬令闭藏，沉伏在骨，如蛰畏寒，深居密处。君子法天时而居室，退藏于密也。"

知内者按而纪之，纪者，察纪也。内，指五脏。在五脏之虚实，非重按不能得其真。按，谓重按其脉。张景岳曰："内言脏气，藏象有位，故可按而纪也。"**知外者终而始之**。外，指经脉。终谓沉取，始谓浮取。盖切脉有道，有终有始。始而浮取，终而沉取。浮以候外，沉以候内。终而始之者，即既取其沉，亦侦察其浮，浮沉相较，如病邪在外，则脉来浮盛，而沉不盛也。另有一说，即指能知道内脏者，按其部位而定其纲纪；知道经气者按其次序而定终始。**此六者，持脉之大法也**。六者，即指春、夏、秋、冬、内、外而言。大法，即基本原则。

【提要】

本段补充说明，人体脉象的变化与四时阴阳变化之规律是一致的。总之，通过本段讲解可看出如下两点：一是人体脉象之变化与阴阳四时变化规律相适应，诊脉之时，亦需与阴阳四时变化规律相适应；二是由于脏腑阴阳之偏盛、偏衰，亦可产生不同变化。

四

本部分经文主要讨论脉象之主病问题，并例举众多病证，从脉证方面进行了比较详细之分析。

【原文】

"心脉搏坚而长①，当病舌卷不能言；其软而散者，当消环自已②。肺脉搏坚而长，当病唾血；其软而散者，当病灌汗③，至今不复散发也④。肝脉搏坚而长，色不青，当病坠若搏⑤，因血在胁下，令人喘逆；其耎而散，色泽者，当病溢饮。溢饮者，渴暴多饮，而易⑥入肌皮肠胃之外也。胃脉搏坚而长，其色赤，当病折髀⑦；其耎而散者，当病食痹⑧。脾脉搏坚而长，其色黄，当病少气；其耎而散，色不泽者，当病足胻肿，若水状也。肾脉搏坚而长，其色黄而赤者，当病折腰；其耎而散者，当病少血，至今不复也。"

【词解】

①**搏坚而长**：搏坚，是脉来应指搏击而坚挺。长，指脉体而言。凡见搏坚之脉，皆主邪盛正虚。

②**当消环自已**：此句似有脱文，以下文为例，"当"下应有"病"字。又

"消环"《太素》《甲乙》均作"消渴"，于意为顺。

③**灌汗**：当从《脉经》作"漏汗"为是。

④**至今不复散发也**：《脉经》无

"也"字；注云："六字疑衍"。

⑤ 坠若搏：坠，倾跌也。搏，搏击也。即跌扑损伤之意。

⑥ 易：《甲乙经》注云："一本作

'溢'。"

⑦ 折髀：谓髀骨如折。

⑧ 食痹：即胸膈闭阻闷痛，饮食不下之证。

【分析串解】

心脉搏坚而长，当病舌卷不能言；其软而散者，当消环自已。 左寸为心脉。消环，《太素》《甲乙经》作"消渴"或作消耗、循环解。诊脉应根据五脏脉之太过不及，辨别疾病之盛衰。心脉搏坚而长，为心火太过，太过则火旺灼津，故舌卷不能言。脉搏软而散，是为心气不足，不足则精神消耗，必待气血循环恢复正气方能自愈。

肺脉搏坚而长，当病唾血；其耎而散者，当病灌汗，至今不复散发也。 右寸为肺脉。灌汗，《脉经》作漏汗，即汗出浸淫如灌如浇。肺脉搏坚而长为肺热太过，热则灼伤肺络而为唾血。肺脉软散为肺气不足。肺与皮毛相表里，卫气不固，故多汗伤津。至今，在此情况下，即使再感外邪，也不可再用散发之剂。

肝脉搏坚而长，色不青，当病坠若搏，因而在胁下，令人喘逆； 左寸口脉诊心、肝、肾。肝脉坚搏而长，为肝实证，色脉相应，其色当青，今色不青，故知其病非由内而生。其病因当由坠跌或搏击之外伤所致。其病理因瘀血滞于胁下，阻碍肺气，肺气上逆，故发为喘逆。**其耎而散，色泽者，当病溢饮。溢饮者，渴暴多饮，而易入肌皮肠胃之外也。** 肝脉耎散为不足，其色应无泽，今反光泽者（皮肤浮泽），是为暴渴多饮的溢饮病。暴饮，则水湿过多，脾不能及时吸收敷布，故湿邪泛溢而溢于皮肤、肌肤之中，肠胃之外，发为溢饮病。

胃脉搏坚而长，其色赤，当病折髀；其耎而散者，当病食痹。 髀，即股骨。胃脉太过，则邪气内盛化热，热盛则皮肤色赤，而髀病如折（胃脉通行髀部）。胃脉软散为不足，胃主受纳，不足则不能消化水谷，食入则痛，积久而为食痹。

脾脉搏坚而长，其色黄，当病少气；其耎而散，色不泽者，当病胕肿若水状也。 脾脉本宜平缓，反见坚长而搏击是脾自病也，太过则邪盛于脾，邪郁则热，又因脾主湿，湿热郁蒸，故色黄而少气。脾不足，则后天之气不足，色不光泽，乃气虚湿盛之象。气虚则不上升而下陷，水湿之邪亦因之而下行，所以足胕部肿如水状（乃虚不制水，水反侮土之象）。其治疗，当实土利水为要。胕，即足踝部。

肾脉搏坚而长，其色黄而赤者，当病折腰；其耎而散者，当病少血，至今不复也。 太过是邪盛于肾。色黄而赤是心脾干肾，土克水，火侮水也。腰为肾之府，肾病当腰痛如折。其耎而散不足者，肾受五脏六腑之精而藏之，不足则精血不能藏之，故血少而不易恢复。姚止庵曰："肾脉宜沉实，今反散，是精血内亏，真元何由得复。"

【提要】

本段讨论心、肝、脾、肺、肾诸脏之脉太过不及所出现的病证，指出了太过之脉出现太过之证，不足之脉出现不足之证。

【原文】

"帝曰：诊得心脉而急，此为何病？病形何如？岐伯曰：病名心疝，少腹当有形也。帝曰：何以言之？岐伯曰：心为牡脏，小肠为之使，故曰少腹当有形也。帝曰：诊得胃脉，病形何如？岐伯曰：胃脉实则胀，虚则泄。

帝曰：病成而变何谓？岐伯曰：风成为寒热，瘅成为消中，厥成为巅疾[①]，久风为飧泄，脉风成为疠。病之变化，不可胜数。

帝曰：诸痈肿筋挛骨痛，此皆安生？岐伯曰：此寒气之肿，八风之变也。帝曰：治之奈何？岐伯曰：此四时之病，以其胜治之愈也。"

【词解】

①厥成巅疾：厥，气逆也。气逆上而不已，故发为巅疾。

【分析串解】

诊得心脉而急，急者，紧也。**此为何病？病形如何？病名心疝，少腹当有形也**。疝者，凸也，高起之象。少腹部当有积聚之形状。**何以言之？**其原因为何？**心为牡脏，小肠为之使，故曰少腹当有形也**。牡脏，牡为阳，心属火而居膈上，故曰牡脏。心脉急，急脉为寒。心为阳脏而属火，寒热相搏，结而成形，心与小肠相表里，小肠居于少腹，故病形现于小腹。**诊得胃脉，病形如何？胃脉实则胀，虚则泄**。胃为阳腑，主腐化水谷。如热实亢盛，则腐化不行而发胀。如脉虚则胃气不足，不能运化水谷，发为泄泻。

病成而变何谓？疾病发作之变化如何？**风成为寒热**，风为阳邪，风邪致病当发寒热。**瘅成为消中**，瘅者，湿热也。湿热积于内，故为中消也。新校正曰："详王注以善食而瘦为消中，按《本经》多食而数溲为消中。"**厥成为巅疾**，厥者，谓气逆也。气逆上而不已，则为上巅之疾。**久风为飧泄**，风邪久病，风入胃形成木壅侮土之变，出现消化不良之飧泄病（慢性腹泻）。故姚止庵曰："风者木之化，久风不去，则木盛凌脾，故为飧泄。"**脉风成为疠**。风毒伤及血脉则成为疠病（一种皮肤病，近似麻风）。故《素问·风论》曰："风寒客于脉而不去，名曰疠风。"又曰："疠者，有荣气热附，其气不清，故使其鼻柱坏而色败，皮肤溃疡。"（又似梅毒）总之，病之变化非常复杂，发病甚多不可胜数。

诸痛肿筋挛骨痛，此皆安生？此指痛肿，筋挛，骨痛等证之发生。**此寒气之肿，八风之变也**。风寒伤血，使血脉凝泣不通而为痛肿。伤脉，则拘急而为筋挛。伤骨，则为骨痛，这都是八方风寒之气伤人所造成之病变。**治之奈何？**其治疗法则，因其是**四时之病**（即四时气候偏胜而发生之病变），应以其胜气治之，即利用五行之关系，**以其胜治之愈也**。如寒淫于内治以甘热之类。以其胜，制其亢，则能达痊愈之目的。

【提要】

论述了某些病之病机变化和症状，以说明病变发生之复杂，尤当详察。

【原文】

"帝曰：有故病，五脏发动①，因伤脉色，各何以知其久暴至之病乎？岐伯曰：悉乎哉问也！征其脉小色不夺者，新病也；征其脉不夺，其色夺者，此久病也；征其脉与五色俱夺者，此久病也；征其脉与五色俱不夺者，新病也。肝与肾脉并至②，其色苍赤，当病毁伤，不见血，已见血，湿若中水也③。"

【词解】

① 五脏发动：即病发动于五脏的意思。

② 肝与肾脉并至：肝脉弦，肾脉沉，肝与肾脉并至即脉见沉弦。

③ 已见血，湿若中水也：王冰注云："若已见血，则是湿气及水在腹中也。"张琦疑"不见血，已见血"六字为衍文。

【分析串解】

有故病，五脏发动，故病者，旧疾也。多由五脏而内动。**因伤脉色**，因而导致脉及颜色发生改变。**各何以知其久暴至之病乎？**又怎样能区别其是久病或新得之病呢？**悉乎哉问也！**悉者，详细也。问得真详细呀。**征其脉小色不夺者，新病也；**一般来说，征者，求取也。脉小而气色不变则是新病。脉小色正，气虽乏而神犹强也。**征其脉不夺，其色夺者，此久病也；**脉搏尚未发生变化，而其气色已然憔悴无华，此乃久病，即神虽持而邪凌其气也。当然关于气与神，应灵活看，不能拘泥。**征其脉与五色俱夺者，此久病也；**即神与气俱虚也。**征其脉与五色俱不夺者，新病也**。说明神气俱不虚。**肝与肾脉并至**，脉见弦沉。**其色苍赤**，外见色苍而赤之色。**当病毁伤，不见血**，此乃病有毁伤而产生瘀血之象。**若已见血，湿若中水也**。则不是有瘀血，而是为湿饮或为中水所致。本段主要讨论望色与诊脉之合参问题。

五

本部分分为二段，其主要内容为讨论诊察尺部的部位，及脉象之问题。

【原文】

"尺内两傍①，则季胁也，尺外以候肾，尺里以候腹②。中附上，左外以候肝，内以候鬲；右外以候胃，内以候脾。上附上③；右④外以候肺，内以候胸中；左外以候心，内以候膻中。前以候前，后以候后⑤。上竟上者，胸喉中事也；下竟下⑥者，少腹腰股膝胫足中事也。"

【词解】

①尺内两傍：王冰注："尺内谓尺泽之内也，两傍谓尺之两侧也。"

②尺外以候肾，尺里以候腹：尺部内侧（阴侧）前缘为尺外，后缘为尺里；即小指侧为尺内，拇指侧为尺外。下文凡言内外者仿此。

③中附上，上附上：从尺泽至鱼际，分为三段：中即中段，上即上段，上文尺外、尺里为下段。《类经》："中附上，

言附尺之上，而居乎中者，即关脉也；上附上，言上而又上，即寸脉也。"

④左，右：指左右手，下文仿此。

⑤前以候前，后以候后：简素云："前者，臂内阴经之分也；后者，臂外阳经之分也。"

⑥上竟上，下竟下：竟，尽也。上竟上，上段之尽端，即鱼际部；下竟下，下段之尽端，即尽于尺部。

【分析串解】

尺内两傍，则季胁也，王冰次注曰："尺内，谓尺泽之内也。"即是诊尺肤的部位。**尺外以候肾，尺里以候腹**。内外，以向心为准。里与表相对，手臂之外侧为表，内侧为里。**中附上……上附上**。从尺泽至鱼际分为三段。《类经》曰："中附上，言附尺之上，而居乎中者。"上附上，三部近鱼际部。中附上，左外以候肝，内以候鬲（膈，横膈也）。左右，指左右手。右外以候胃，内以候脾。上附上，右外以候肺，内以候胸中。左外以候心，内以候膻中。**前以候前，后以候后**。丹波元简曰："前者，臂内阴经之分也。后者，臂外阳经之分也。"**上竟上者，**竟，尽也。上段之尽端。候，诊胸喉中事。**下竟下者，**下端尽也。候，诊少腹腰股膝胫足中事也。

【提要】

本段经文主要讨论诊尺肤之部位。尺肤，是指从尺泽到寸口鱼际处之皮肤而言。诊察其皮肤寒温、滑涩变化，可以测知内脏之病变。《内经》根据人体内外相应，外以候内之原理，把尺肤划分为上、中、下三段落，上以候上，中以候中，下以候下，分属于五脏六腑，作为诊察尺肤之根据。

但必须指出，后世大多数医家皆认为此节经文是对诊脉部分之划分。下段指尺，中段指关，上段指寸，这也有一定之道理。但应该知道，寸口脉分寸、关、尺三部，分属于五脏六腑，是自《难经》而始。《内经》言寸口，是统寸、关、尺而言。寸口为手太阴之脉，故一般用作诊三阴经之病变，非统诊五脏六腑。人迎为阳明胃经之脉，一般用作诊三阳经之病变。《内经》言尺，是指尺内一尺的部分，一般是指尺肤而言，与《难经》所谓尺部之脉有不同之涵义。如《灵枢·论疾诊尺》说："余欲无视色持脉，独调其尺以言其病，从外知内，为之奈何？"可以明显看出视色、持脉、调尺是三种不同诊断方法。但亦应知道，《难经》把寸口划分为三部，分属于五脏六腑亦是根据此段经文之方法。因此，历代医家把此文解释为寸口脉的划分方法，亦有一定之道理。

【原文】

"粗大者，阴不足，阳有余，为热中也。来疾去徐，上实下虚，为厥巅疾。来徐去疾，上虚下实，为恶风①也。故中恶风者，阳气受也。有脉俱沉细数者，少阴厥也。沉细数散者，寒热也。浮而散者，为眴仆。诸浮不躁者，皆在阳，则为热；其有躁者在手②。诸细而沉者，皆在阴，则为骨痛；其有静者在足③。数动一代者，病在阳之脉也，泄及便脓血。诸过者，切之涩者，阳气有余也；滑者，阴气有余也。阳气有余，为身热无汗；阴气有余，为多汗身寒；阴阳有余，则无汗而寒。推而外之，内而不外④，有心腹积也；推而内之，外而不内⑤，身有热也；推而上之，上而不下⑥，腰足清也；推而下之，下而不上⑦，头项痛也。按之至骨，脉气少者，腰脊痛而身有痹也。"

【词解】

①恶风：恶厉之风邪也。

②诸浮不躁者，皆在阳，则为热；其有躁者在手：躁，躁急之象，为静之反。阳，指足三阳经。手，指手三阳经。《类经》曰："脉浮为阳，而躁则阳中之

阳。故但浮不躁者，皆属阳脉，未免为热；若浮而兼躁，乃为阳极，故当在手。在手者，阳中之阳，谓手三阳经也。"

③诸细而沉者，皆在阴，则为骨痛；其有静者在足：阴，指手三阴经。

足，指足三阴经。马蒔注云："诸脉皆沉细，而沉细中不静，其病当在手之阴经。盖沉细为阴，故属阴经。而不静者为阴中之阳，乃知其在手也。惟沉细为阴脉，病当在里骨痛。若沉细带静，则为阴中之阴，而寒入于下，其病不在手经，而在足经矣。"

④ 推而外之，内而不外：《类经》云："此下言察病之法，当推求于脉，以决其疑似也。凡病若在表而欲求之于外矣，然脉则沉迟不浮，是在内而非外，故知其心腹之有积也。推音吹，诸释作推展之推者，非。"

⑤ 推而内之，外而不内：《类经》注云："凡病苦在里而欲推求于内矣，然脉则浮不沉，是在外而非内，故知其身之有热也。"

⑥ 推而上之，上而不下：《类经》注云："凡推求于上部，然脉止见于上，而下部则弱。此以有升无降，上实下虚，故腰足为之清冷也。"

⑦ 推而下之，下而不上：《类经》注云："凡推求于下部，然脉止见于下，而上部则亏。此以有降无升，清阳不能上达，故为头项痛也。"

【分析串解】

粗大者，阴不足，阳有余，为热中也。粗大脉象，为阴虚阳盛。阳盛则热，故热中。阴不足阳有余。粗大谓洪大脉，脉洪为热。**来疾去徐，上实下虚，为厥巅疾。来徐去疾，上虚下实，为恶风也**。疾，急数也。徐，缓弱也。脉之至，谓来。回，曰去。来主上，去主下。实者，邪实也。虚者，正虚也。邪实于上，故病发逆于巅顶。气虚于上，风邪乘虚而入，故为恶风之证，阳虚不能抗邪之故。故风属阳邪，中恶风者，阳受之。

有脉俱沉细数者，少阴厥也。尺中有脉沉细数者，是肾少阴之气逆也。尺脉不当见数，有数故厥。沉细缓，肾之平脉也。数则为火，今沉细兼数，是阴虚水亏而火上逆。阴虚火动，名曰少阴厥。**沉细数散者，寒热也**。沉细为阴，数散为阳。阴阳相杂，故其为病，或寒或热也。**浮而散者，为晌仆**。脉浮为虚，散为不足。气虚而血不足，故头眩而仆倒也。

诸浮不躁者，皆在阳，则为热；其有躁者在手。脉浮而不躁急者，其病在表，则为发热，病在足三阳经。如浮而燥，则病在手三阳经。若脉沉而细者，是病在阴分，病在里，发为骨节疼痛。如果沉细而静，则病在足三阴经也。关于"其有躁者在手""其有静者在足"，张景岳曰："脉浮为阳，而躁则阳中之阳……若浮而兼躁，乃为阳极，故当在手。在手者，阳中之阳，谓手三阳经也。若沉细而静，乃为阴极，故当在足。在足者，阴中之阴，谓足三阴经也。"

数动一代者，病在阳之脉也，泄及便脓血。代者，止也。数动一代，乃病邪在阳，郁热结滞。代则气断续而血内壅，血内壅则大小便皆见脓血也。**诸过者，切之涩者，**

阳气有余也；诊得各种有过之脉，阳有余则病邪侵及阴分。阳有余则伤阴血少，故脉涩。**滑者，阴气有余也。**邪侵阴分，阴受其邪，阴气有余，故脉见滑象。

阳气有余，为身热无汗；阴气有余，为多汗身寒；阴阳有余，则无汗而寒。邪在阳分，表实则身热无汗。邪在里，阴盛阳虚，则自汗身寒。若阴阳俱受邪，则无汗而身寒。故姚止庵曰："身热无汗者，火盛而气闭，外感伤寒阳分病也。多汗身寒者，气虚自汗，治宜温补者也。阳盛无汗，阴盛身寒，治宜温散，仲景之用附子细辛汤是也。"

推而外之，内而不外，有心腹积也；内外，浮沉之脉也。上下，寸、尺之脉也。若见表证时，当见浮脉，而反见沉迟脉象，此乃里证，当心腹有积聚。**推而内之，外而不内，身有热也；**若见里证，当见沉脉，反见浮脉，此乃表证，为身有表热。**推而上之，上而不下，腰足清也；推而下之，下而不上，头项痛也。**推求寸脉，脉只见寸，而尺脉削弱，此上实下虚，阳虚于下之象，当见腰足清冷之下虚症状。推求尺脉，脉只见于下而上虚，此乃下实上虚，阳气不能上达之象，见头痛之证。故姚止庵曰："上谓寸，下谓尺也。寸主头项，尺主腰足。是故上推之，而病脉见于下，是下部虚寒；下推之，而病脉见于上，为火升头项。"**按之至骨，脉气少者，腰脊痛而身有痹也。**脉按至骨，即沉取也。脉气少，为沉弱之脉，是阳气虚极之象，故为腰脊痛而身有不灵活之征。故姚止庵曰："重按之而脉微欲绝者，是为阳虚无气，命门火衰。在腰脊则阴寒而痛。在身中必有不知痛痒处也。"

【提要】

本段承上文，指出从脉象可以诊断人体阴阳之盛衰及邪正之虚实，故诊脉是诊断学中重要之方法。

▌本篇小结

*1.*诊脉时间最好在平旦（早晨）。因早晨为阴尽阳始，阴阳平和之时，患者气血运行正常，故能诊有过之脉。但亦不可过于拘泥，其关键在于能使患者精神、身体平静下来。环境安静，方为适宜。

*2.*切脉要和望色、察目结合起来进行全面分析，才能使诊断更加精确。

*3.*举长、短、数、大、代、细、涩脉为例，说明各脉所主病证，并讨论了脉太过、不及所出现的不同病证。最后讨论了从不同脉象可以诊断人体之阴阳盛衰及邪正虚实。

*4.*面部五色之表现要明润、光泽，且要含蓄不露。如果神色暴露，则为逆象。

两目要精神充足、黑白分明。如视觉失常，黑白不分，则为五脏气衰之象。

5. 讨论了望形态问题。体表形态可以反映内脏气血之盛衰。

6. 从病者语言变化，可以辨析病情之寒热虚实。

7. 人体之脉象变化与四时阴阳之气是相互适应的，因而诊脉之时，须结合四时季节之变化而加以考虑，此是整体观念在脉诊中之体现。

8. 讨论了诊察尺肤的部位及脉象所主病证问题。

思考题

1. 如何理解"诊法常以平旦"的精神实质？

2. "赤欲如白裹朱"等体现了望诊何精神？望诊如何观察胃气有否以决死生？

3. 结合自己临床经验，谈谈从语言、声音之变化而了解病情的寒热虚实问题。

4. 望形态在临床上有何重要性？

5. 为什么人体脉象与四时相应，四时之脉规律如何？

6. 举例说明长、短、大、涩、代、细、上盛、下盛等脉象之病理。

7. 试解释"来疾去徐，上实下虚""来徐去疾，下实上虚"之病机，并说明其见症。

8. 如何理解尺肤的划分问题，历代注家对此有不同解释，你是如何认识的？

平人气象论篇第十八

篇解及中心大意

关于本篇题解，吴鹤皋说得很清楚，他说："平人，气血平调之人。气，脉气。象，脉形也。"因血不自行，随气而至，故谓脉气。脉气之至，必有形象，故谓脉象。

本篇的主要内容，高士宗说得亦很清楚，他说："平人气象者，无病患之脉气与脉象也。欲识平人之脉，当以病脉死脉参之。欲识病脉死脉，当以胃脉准之。五脏四时之脉，皆以胃气为本。"因此，本篇的主要内容：一是讨论平人、病人脉动至数的问题；二是讨论诊脉、按脉以胃气为本的问题，其中具体谈到四时五脏之平脉、病脉、死脉，以及诊察虚里的方法；三是讨论脉与四时相适，脉证相适的问题。本篇三部分四、五段，第四部分三段要求背诵，其余要求精读。

一

本部分分为二段，主要是讨论脉搏跳动的次数，包括平人和病人。

【原文】

"黄帝问曰：平人何如？岐伯对曰：人一呼脉再动，一吸脉亦再动，呼吸定息脉五动，闰以太息，命曰平人。平人者，不病也。常以不病①，调病人，医不病，故为病人平息以调之为法②。"

【词解】

① 常以不病：《甲乙》"病"下有"之人"二字。

② 平息以调之为法：平，匀也。平息，即均匀呼吸。调之，调病人之脉息也。《甲乙》无"为法"二字。

【分析串讲】

通过此段经文的讨论，可以看出，正常成年人的脉搏是一息四至，闰以太息时五至。西医以钟表来计算脉搏，若息五至则每分钟90次。人呼吸一分钟18次，脉来四至，则每分钟应为72次左右。呼吸一分钟，脉来72次左右，此符合正常脉动至数。小儿、妊娠脉数，运动家脉迟。古代没有钟表，故以医生的正常呼吸来计算病人的脉动至数，这是从医疗实践中总结出来的行之有效的方法。所以直至今天，中医临床仍用定息调脉的方法来诊病证。

【原文】

"人一呼脉一动，一吸脉一动，曰少气。人一呼脉三动，一吸脉三动而躁，尺热曰病温，尺不热脉滑曰病风，脉涩曰痹。人一呼脉四动以上曰死，脉绝不至曰死，乍疏乍数曰死。"

【分析串讲】

本段是讨论病脉的至数。常人之脉，一息四至，间有五至。如果超过或不足，则均为病脉。

二

本部分分为二段，主要是讨论切脉、按诊，皆须以诊察胃气为本。其一，指出四时五脏之脉皆具有胃气。有胃气者为平脉，胃气少者为病脉，无胃气者为死脉。不论春之弦、夏之钩、长夏平或代、秋之毛、冬之石，皆是如此。其二，讨论诊察虚里的方法。虚里为胃之大络，故诊察虚里的搏动情况，亦可判断胃气及血脉源流的变化情况。

【原文】

"平人之常气禀于胃；胃者，平人之常气也。人无胃气曰逆，逆者死。春胃微弦曰平，弦多胃少曰肝病，但弦无胃曰死；胃而有毛曰秋病，毛甚曰今病[①]。脏真散于肝，肝藏筋膜之气也。夏胃微钩[②]曰平，钩多胃少曰心病，但钩无胃曰死[③]；胃而有石曰冬病，石甚曰今病。脏真通于心，心藏血脉之气也。长夏胃微耎弱曰平，弱多胃少曰脾病，但代无胃曰死；耎弱有石曰冬病，弱甚曰今病。脏真濡于脾，脾藏肌肉之气也。秋胃微毛[④]曰平，毛多胃少曰肺病，但毛无胃曰死；毛而有弦曰春病，弦甚曰今病。脏真高于肺，以行荣卫阴阳也。冬胃微石[⑤]曰平，石多胃少曰肾病，但石无胃曰死；石而有钩曰夏病，钩甚曰今病。脏真下于肾，肾藏骨髓之气也。"

【词解】

① **胃而有毛曰秋病，毛甚曰今病**：《类经》云："毛为秋脉属金，春时得之，是为贼邪，以胃气尚存，故至秋而后病。春脉毛甚，则木被金伤，故不必至秋，今即病矣。"下文"有石曰冬病，石甚曰今病"，义仿此。

② **钩**：王冰注："前曲后居，如操带钩也。"即脉洪大，有来盛去衰如钩端微曲之象。

③ **但代无胃曰死**：代，是软弱的脉象，与动而中止的代脉不同。《类经》云："代，更代也。脾主四季，脉随时而更，然必欲皆兼和软，方得脾脉之平；若四季相代，而但弦、但钩、但石，是但代无胃，见真脏也，故曰死。"

④ **毛**：王冰注："秋脉也，谓如物之浮，如风吹毛也。"即脉来轻虚以浮，有如按在毛上之感。

⑤ **石**：王冰注云："谓如夺索，辟辟如弹石也。"

【分析串讲】

本段经文是讨论诊察四时五脏之脉以胃气为本的问题。为什么以胃气为本？因为人以水谷为本，而胃为水谷之海。水谷经过胃的消化腐熟，变成水谷精气，始能营养全身。故人身后天之气禀承于胃，因而称胃为五脏六腑之海。因此，无论辨证、察脉，注意胃气有无，是非常必要的。

由此可见，不论何时之脉，均以有胃气为顺。胃气少为病，无胃气则死。若脉不应四时，仍以胃气为重。有胃气，则发病缓慢。无胃气，则发病急剧。所谓有胃气者，是其脉象有一种从容和缓之象。其脉健旺者，按之而柔和。脉缓弱者，按之而应指。为什么脉一定要具有胃气呢？如上所述，因胃气为后天水谷之本，若脉无胃气，"但代无胃"者，则为后天生机已绝，即脾胃化源已绝，故病情发展多预后不良。

【原文】

"胃之大络，名曰虚里①，贯鬲络肺，出于左乳下，其动应衣②，脉宗气也。盛喘③数绝者，则病在中；结而横，有积矣④；绝不至曰死。乳之下，其动应衣，宗气泄也。"

【词解】

① **虚里**：位于左乳下，心尖搏动处。

② **其动应衣**：《甲乙经》作"其动应手"为是。

③ **盛喘**：谓搏动之甚。

④ **结而横，有积矣**：《难经·十八难》云："结者，脉来无常数，时一止。"吴崑注云："横，横格于指下也。言虚里之脉结而横，是胃中有积。"

【分析串讲】

本段经文是讨论诊察虚里动势的方法。虚里在左乳下，即心尖搏动处，为胃之大络。十五别络，并此共十六络。十二经及任督，都各有一支别络，连系其邻经。独脾与胃为后天之本，气血之源，足太阴脾经之络，本在足大趾侧之公孙穴。因其专为转输精微，故另外有个大络，名叫大包。足阳明胃经之络本为丰隆，因其作用与脾相似，故也有个大络，名叫虚里。因虚里为胃之大络，土为万物之母，人以胃气为本，故察虚里之动态，可以辨别疾病之轻重安危。又虚里之动，为宗气所推动，宗气是由胃所化之水谷之气，上输于胸中，与在天之清气相合而成，为血脉运行的动力。如《灵枢·邪客》曰："故宗气积于胸中，出于喉咙，以贯心脉，而行呼吸焉。"因此，虚里之动，又为十二经脉之所宗。故诊察虚里，又可诊察血脉源流的变化情况，以诊断疾病之吉凶安危。由此可见，诊察虚里是非常重要的。诊察虚里的方法，一是通过望诊，视其脉搏之微甚；二是通过按诊，从手掌之触觉察其跳动之微甚与节律如何。

通过以上二段经文的讨论可见，不论切脉和按诊，诊察胃气都是很重要的。切脉时，不论何时、何脏之脉，皆以胃气多少为依据。而按诊时，亦应注意到胃气的反应。虚里是胃之大络，故临证时诊察虚里之动态是非常重要的。后世忽略对虚里的诊察是不应该的。

三

本部分经文分为五段，第一段主要讨论寸口脉象病的问题。第二段讨论切脉与察尺肤合参，以诊断诸病的问题。第三段讨论五脏真脏脉的死期。第四段是讨论水病和黄疸病的体征和某些主要症状，以及妊娠的脉象。第五段讨论脉与四时相逆及脉证相逆的问题。

【原文】

"欲知寸口太过与不及，寸口之脉中手短者，曰头痛。寸口脉中手长者，曰足胫痛[1]。寸口脉中手促上击者，曰肩背病[2]。寸口脉沉而坚者，曰病在中。寸口脉浮而盛者，曰病在外。寸口脉沉而弱，曰寒热及疝瘕少腹痛。寸口脉沉而横，曰胁下有积，腹中有横积痛[3]。寸口脉沉而喘，曰寒热。脉盛滑坚者，曰病在外，脉小实而坚者，病在内。脉小弱以涩，谓之久病。脉滑浮而疾者，谓之新病。脉急者，曰疝瘕少腹痛。脉滑曰风。脉涩曰痹。缓而滑曰热中[4]。盛而紧曰胀[5]。脉从阴阳，病易已；脉逆阴阳，病难已。脉得四时之顺，曰病无他；脉反四时及不间藏[6]，曰难已。"

【词解】

① 中手长者，曰足胫痛：高士宗注："长者气盛，太过于下，故足胫痛。足胫痛，邪实于下也。"

② 中手促上击者，曰肩背病：高阳生《脉诀》云："促者，阳也。指下寻之极数，并居寸口曰促。"杨上善注云："脉从下向上击人手，如从下有物上击人手。"高士宗解云："促则内虚，上击则外实，太过于外故肩背痛，内虚外实也。"

③ 寸口脉沉而横，曰胁下有积，腹中有横积痛：《类经》云："沉主在内，横主有积，故胁腹有横积而痛。"按："横"与上文"结而横"之"横"同义，谓脉实有力也。《甲乙》《太素》"横"下均有"坚"字。

④ 缓而滑曰热中：王冰注云："缓谓纵缓之状，非动之迟缓也。"《灵枢·邪气脏腑病形》篇云："缓者多热。""滑者阳气盛，微有热。"与此同义。

⑤ 盛而紧曰胀：王冰注云："寒气否满，故脉盛紧也。"

⑥ 不间脏：《难经·五十三难》云："间脏者，传其所生也。"木火土金水五行顺次则相生，隔一则相克，间脏为传其所生，故不间脏为传其所克。

【提要】

本段主要讨论诊察寸口脉以诊断各种病变的问题。

【原文】

"臂多青脉曰脱血；尺脉缓涩，谓之解㑊① 安卧；脉盛，谓之脱血；尺涩脉滑，谓之多汗；尺寒脉细，谓之后泄；脉尺粗常热者，谓之热中②。"

【词解】

① 解㑊：懈怠之意。

② 脉尺粗常热者，谓之热中：《脉经》"脉尺"二字互倒。吴崑注云："尺粗，阴液不足也；常热，阴火有余也，故谓热中。"

【提要】

本讨论切脉与诊察尺肤合参，以诊断诸病的问题。

【原文】

"肝见庚辛死①，心见壬癸死，脾见甲乙死，肺见丙丁死，肾见戊己死，是谓真脏见皆死。"

【词解】

①**肝见庚辛死**：肝见，谓肝之真脏脉见。肝属木，庚辛属金，金克木，故肝见庚辛死。下仿此。张志聪注云："按此节当在篇末'辟辟如弹石曰肾死'之下，误脱在此也。"按：观上下文义，张志聪说可从。

【分析串讲】

本段经文是讨论五脏之真脏脉象，即按照五行生克规律，应死于其相克之日。本节所言之死期，不要机械看待。按照五行生克的规律虽然如此，但疾病的发展变化及死亡日期，还决定于内外各种因素，如病人的体质、病邪的盛衰、气候的影响、情志的变化等。因此，对于这样的经文，主要应从其精神上加以领会。

【原文】

"颈脉动喘疾咳，曰水。目裹①微肿，如卧蚕起之状，曰水。溺黄赤安卧者，黄疸。已食如饥者，胃疸。面肿曰风。足胫肿曰水。目黄者曰黄疸。妇人手少阴脉动甚者，妊子也。"

【词解】

①**目裹**：《类经》云："目裹者，目之下胞也。"

【分析串讲】

本段经文主要是讨论水肿病和黄疸病的体征和某些主要症状，以及妊娠的脉象。其中讨论了水肿和黄疸的一些特征和主要症状，此对后世临床的指导意义很大。应当指出，此段有些内容已被后世忽视，值得引起重视和学习。

【原文】

"脉有逆从四时，未有藏形①，春夏而脉瘦②，秋冬而脉浮大，命曰逆四时也。风热而脉静，泄而脱血脉实，病在中脉虚，病在外脉涩坚者，皆难治，命曰反四时也。"

【词解】

①**藏形**：即五脏的正常脉象。

②**脉瘦**：王冰注："脉瘦，谓沉细也。"按《玉机真脏论》"瘦"作"沉涩"。

【分析串讲】

本段经文主要讨论脉与四时相逆及脉证相逆等情况。脉与四时有逆、有从。脉与四时应相应，即春弦、夏钩、长夏平或代、秋毛、冬石等为顺，为从。反之脉与四时不相应者，则为逆。脉证亦有逆从。阴证得阴脉、阳证得阳脉、虚证得虚脉等为顺，为从。反之则为逆。从者，主病吉，预后良好。逆者，主病凶，预后多属不良。

脉证相逆，所以难治。总的说来，此由正气之虚，难以扼邪之故。故阳证而见阴脉，如阳热实证，脉反细小，是正气不足。虚证而见实脉，是正虚邪盛，预后均属不良。由此可见，临证时必须脉证合参，脉与四时合参，确是非常重要的。

四

本部分分为三段，进一步讨论脉见胃气的问题。首先，第一段讨论脉以胃气为本，脉无胃气则死。其次，第二段则讨论太阳、少阳、阳明之脉象。最后，第三段是进一步通过取类比象的方法，描述四时五脏平脉、病脉、死脉之脉象，指出仍应以胃气多少为进行区别之关键，即有胃气者为平脉，胃气少者为病脉，无胃气者为死脉。

【原文】

"人以水谷为本，故人绝水谷则死，脉无胃气亦死。所谓无胃气者，但得真脏脉，不得胃气也。所谓脉不得胃气者，肝不弦，肾不石①也。"

【词解】

① 肝不弦，肾不石：高士宗解云："至春而肝不微弦，至冬而肾不微石也。"

【分析串讲】

本段是讨论脉无胃气则死的道理，以及什么叫真脏脉。还讨论了脉无胃气的脉象，并涉及脉无胃气所以致死的病因。

【原文】

"太阳脉至，洪大以长；少阳脉至，乍数乍疏，乍短乍长；阳明脉至，浮大而短。"

【分析串讲】

本段是讨论三阳之脉象，以申明胃气不但行于三阴之五脏，亦行于三阳之六腑。所以，三阳脉见有胃气是正常脉象。

可以看出，以上的三阳脉象同四时五脏脉一样，仍是与四时季节相合的。有三阳则必有三阴。诸家疑为脱简，在《难经·七难》里，则三阴三阳之脉象俱全，可以参阅。然现在看来，实践意义亦不大。再就是三阳所应的节令，诸家见解不一，有谓少阳主二月，阳明主三四月，太阳主五六月亦通。

【原文】

"夫平心脉来，累累如连珠，如循琅玕，曰心平；夏以胃气为本；病心脉来，喘喘连属，其中微曲，曰心病；死心脉来，前曲后居，如操带钩①，曰心死。

平肺脉来，厌厌聂聂，如落榆荚②，曰肺平；秋以胃气为本；病肺脉来，不上不下，如循鸡羽③，曰肺病；死肺脉来，如物之浮，如风吹毛④，曰肺死。

平肝脉来，耎弱招招，如揭长竿末梢⑤，曰肝平；春以胃气为本；病肝脉来，盈实而滑，如循长竿⑥，曰肝病；死肝脉来，急益劲，如新张弓弦⑦，曰肝死。

平脾脉来，和柔相离，如鸡践地⑧，曰脾平；长夏以胃气为本；病脾脉来，实而盈数，如鸡举足，曰脾病；死脾脉来，锐坚如鸟之喙，如鸟之距，如屋之漏，如水之流，曰脾死。

平肾脉来，喘喘累累如钩，按之而坚，曰肾平；冬以胃气为本；病肾脉来，如引葛⑨，按之益坚，曰肾病；死肾脉来，发如夺索，辟辟如弹石，曰肾死。"

【词解】

① 前曲后居，如操带钩：吴崑注云："言脉之前至者，曲而不伸，后至者，居而不动，是洪大而不滑利，状如指下操持革带之钩，无复冲和胃气。"

② 厌厌聂聂，如落榆荚：吴崑注云："厌厌聂聂，翩翩之状，浮薄而流利也。"榆荚，俗名榆钱。马莳注云："如落榆荚，则有轻虚以浮之意。"《类经》云："轻浮和缓貌，即微毛之义也，是为肺之平脉。"

③ 不上不下，如循鸡羽：《类经》云："不上不下，往来涩滞也；如循鸡

羽，轻浮而虚也，亦毛多胃少之义。"马莳注云："鸡羽两傍虽虚，而中央颇有坚意，所以谓之病也。"

④ 如物之浮，如风吹毛：《类经》云："物之浮，空虚无根也；如风吹毛，散乱无精也，亦但毛无胃之义，故曰肺死。"

⑤ 耎弱招招，如揭长竿末梢：招招，犹迢迢，远貌。张志聪注谓："以手相呼曰招招，乍起乍伏之象，形容其初生之脉象也。"杨上善注云："揭，高举也，

如人高举竹竿之梢；招招，劲而且软，此为平也。"

⑥盈实而滑，如循长竿：《类经》云："盈实而滑，弦之甚过也；如循长竿，无末梢之和软也，亦弦多胃少之义。"

⑦急益劲，如新张弓弦：《脉经》《甲乙》"急"下有"而"字。《类经》云：

"动，强急也。如新张弓弦，弦之甚也，亦但弦无胃之义。"

⑧和柔相离，如鸡践地：《类经》云："和柔，雍容不迫也。相离，匀净分明也。如鸡践地，从容轻缓也。"

⑨引葛：葛，即葛藤。《类经》云："脉如引葛，坚搏牵连也。"

【提要】

本段是承上文第二段，进一步讨论四时五脏之平脉、病脉、死脉之脉象。并指出仍以胃气多少有无，为进行鉴别的主要关键。以上进一步说明了四时五脏之脉是以胃气为本的。有胃气者为平脉，胃气少者为病脉，胃气全无者为死脉。尤其本段，多以取类比象的方法，来形容各种平脉、病脉、死脉的脉象。故应该领会其精神。

▌本篇小结

1. 说明平人脉搏跳动的至数是一息四至，闰以太息时五至。超过或不及，均为有病之脉。诊脉的方法是医生应平定自己的呼吸，以诊断病人脉搏的至数。

2. 说明脉来应以胃气为本。有胃气者为平脉，胃气少者为病脉，无胃气者为死脉。人体与四时相应，故文内具体指出了四时五脏的平脉、病脉、死脉的脉象。

3. 虚里为胃之大络，故诊察虚里的搏动情况，亦可判断胃气及血脉源流的变化情况。

4. 讨论了水气病和黄疸病的体征和某些主要症状，以及妊娠的脉象及脉与四时相关脉证相逆的问题。

思考题

1. 平人与病人脉动至数如何？病人脉动至数太过、不及主何病症？

2. 为何诊脉以察胃气为本？如何理解四时五脏之平脉、病脉、死脉的脉象？何为真脏脉？

3. 诊察虚里的方法如何？在临床上有何意义？虚里之动太过、不及和节律不齐，皆主何病证？

4. 水病和黄疸都有哪些主要体征和症状？其病理机转如何？

5. 脉与四时、脉与证相从，以主病吉、相逆、病凶，其理为何？

玉机真脏论篇第十九

篇解及中心大意

"玉机"含有珍重之意，本篇命名之义，正如马莳所说"名曰玉机，内又论其脏脉，故名篇。"本篇共分八部分，其所讨论之内容包括如下四方面：一是论述四时五脏的脉象及真脏脉；二是论述五脏疾病传变的一般规律；三是论述形气脉证，脉与四时相逆与相从，主疾病的轻重安危；四是论述五虚五实。故姚止庵曰："名篇之意，单揭真脏。盖真脏之脉，以别死生。医家要务，玉机云者，即金匮名篇之意，皆珍重之辞也。"

一

本部分主要是讨论四时五脏脉的脉象及其太过、不及的反常变化，及其所主病证。

【原文】

"黄帝问曰：春脉如弦，何如而弦？岐伯对曰：春脉者肝也，东方木也，万物之所以始生也，故其气来，耎弱轻虚而滑，端直以长，故曰弦。反此者病。帝曰：何如而反？岐伯曰：其气来实而强，此谓太过，病在外；其气来不实而微，此谓不及，病在中。帝曰：春脉太过与不及，其病皆何如？岐伯曰：太过则令人善怒，忽忽眩冒而巅疾 [1]；其不及，则令人胸痛引背，下则两胁胠满 [2]。"

【词解】

[1] 善怒，忽忽眩冒而巅疾：原本"怒"误作"忘"，诸注并云"忘"当作"怒"。《气交变大论》云："岁木太过，甚即忽忽善怒，眩冒巅疾。"与诸注合，故改。《类经》云："忽忽，恍惚不爽也。冒，闷昧也。巅疾，疾在巅顶也。足厥阴之脉，会于巅上，故其为病如此。"

[2] 胸痛引背，下则两胁胠满：胠，音区，腋下胁也。马莳注云："肝脉自大敦上行章门、期门，故胸内作引及于背，下则两胁胠中亦皆胀满，由在内正气虚，故为不及之疾，有如是也。"

【分析串解】

春脉如弦，何如而弦？春脉者肝也，东方木也，万物之所以始生也，故其气来，**耎弱轻虚而滑，端直以长，故曰弦。反此者病。**肝主春，春属东方木，为天地万物初生，开始生长之时，似东方之阳。此时阳气尚微弱，故其脉来软弱，在脉象上呈现轻虚而滑，端直而长，如持长竿末稍之微弦。按秦越人曰："万物始生，未有枝叶，故其脉之来，濡弱而长。"盖惟长则为弦，惟濡弱则弦而缓，弦缓则无病，反此则病。

何如而反？如何是其反常的脉象。**其气来实而强，此谓太过，病在外；其气来不实而微，此谓不及，病在中。**其气者，脉气也。所谓反者，反春生阳气初生，其气尚微之常态。脉实而强，非弦缓之象，故曰太过。此乃阳有余而邪盛于外之象。春脉如不弦缓，不实而现微象，表示肝气不足，肝虚则病多生于内。

春脉太过与不及，其病皆何如？**太过则令人善怒，忽忽眩冒而巅疾；**忽忽，不爽也。弦谓目眩视如转也。阳有余，阴则不足。肝阳上升，上冲于脑，使人发生意识紊乱而善怒，恍恍惚惚、头目眩晕。何者？肝属木而主风，肝脉上出额与督脉会于巅，故发巅疾（头部疾病）。**其不及，则令人胸痛引背，下则两胁胠满。**肝气不足，则郁滞于内。肝木性喜疏达，今失疏泄，气血瘀滞于中，不通则痛，故发生胸痛牵引到背，两胁胀闷等证。盖肝脉布两胁，故两胁胠满也。胠，音区，即胁下部位。

【原文】

"夏脉如钩，何如而钩？岐伯曰：夏脉者心也，南方火也，万物之所以盛长也，故其气来盛去衰，故曰钩。反此者病。帝曰：何如而反？岐伯曰：其气来盛去亦盛，此谓太过，病在外；其气来不盛去反盛，此谓不及，病在中。帝曰：夏脉太过与不及，其病皆何如？岐伯曰：太过则令人身热而肤痛，为浸淫[①]；其不及则令人烦心，上见咳唾，下为气泄[②]。"

【词解】

① 浸淫：高士宗解云："心脉太过，则火气外浮，故令人身热而肤痛；热伤肤表，故为浸淫而成疮。"浸淫，疮名也。

② 烦心，上见咳唾，下为气泄：吴崑注云："夏脉不足，则心气虚，虚则不能自安，故令人心烦；虚阳乘于肺则咳，乘于脾则唾；阳虚下陷，则为气泄。"

【分析串解】

夏脉如钩，何如而钩？**夏脉者心也，南方火也，万物之所以盛长也，故其气来盛去衰，故曰钩。反此者病。**心主夏，夏属南方属火。夏季气候炎热，亦为万物生长旺盛之时，阳气亢极之时，故充满一片向外生发之象。其脉来呈现来盛去衰、似钩之象。故姚止庵注云："夏脉钩者，南方火也，万物之所盛，垂枝布叶，皆下曲如钩，故其脉来疾去迟。"

何如而反？其气来盛去亦盛，此谓太过，病在外；其气来不盛去反盛，此谓不及，病在中。阳热极，则见太过之脉。脉来不盛，为心胃火衰于内，故见中焦虚证。**太过则令人身热而肤痛，为浸淫；其不及，则令人烦心，上见咳唾，下为气泄。**阳盛则心胃之火有余（心主夏），心胃火旺则发越于肌表，热亢到灼烁皮肤而发肤痛。如持续过久，刺激皮肤，继而发生浸淫疮，故曰病生于外。心气不足于内，心神失守，产生虚烦。虚火上薰于肺，肺气失宣不利，则咳唾吐痰。母病及子，影响致脾，致脾病不振，消化不良，则为气泄，可见腹鸣、泄泻，故曰病在中。另一说法，姚止庵曰："浸淫者，汗也。火逼肺而为汗也，心虚则火动而烦，火动则上炎于肺而咳，下入大肠，转魄门而为屁矣……盖火病则无所制而乱动以刑金也。"

【原文】

"秋脉如浮，何如而浮？岐伯曰：秋脉者肺也，西方金也，万物之所以收成也，故其气来轻虚以浮，来急去散，故曰浮。反此者病。帝曰：何如而反？岐伯曰：其气来毛而中央坚，两傍虚，此谓太过，病在外；其气来毛而微①，此谓不及，病在中。帝曰：秋脉太过与不及，其病皆何如？岐伯曰：太过则令人逆气而背痛愠愠然②；其不及，则令人喘，呼吸少气而咳，上气见血，下闻病音③。"

【词解】

① 毛而微：张志聪注云："毛而微，是中央两傍皆虚。"

② 逆气而背痛愠愠然：肺系于背，故肺气逆则背痛。愠愠，郁闷不舒之意。

③ 上气见血，下闻病音：《类经》注云："气不归原，所以上气；阴虚内损，所以见血。"杨上善注云："下闻胸中喘呼气声也。"

【分析串解】

秋脉如浮，何如而浮？秋脉者肺也，西方金也，万物之所以收成也，肺主秋，属西方金，是万物收成之时，阳气逐渐下降，阴气逐渐上升。**故其气来轻虚以浮，来急去散，故曰浮。反此者病。**阳气虚，故脉来浮而轻虚。阳退阴进，故其脉来急而去散。此乃秋脉正常之象，反此脉象则为病。**何如而反？其气来毛而中央坚，两傍虚，此谓太过，病在外；**秋脉微毛，如毛指外柔而中央坚实，当系肺气亢盛，此属太过。中央坚，犹浮而中坚也。虚，犹散也。惟两旁散而中央不散。**其气来毛而微，此谓不及，病在中。**如脉来浮而无力，乃肺气不足于内之表现。

病证：**秋脉太过与不及，其病皆何如？太过则令人逆气而背痛愠愠然**；愠，音蕴。郁闷不舒之意。即肺气太过，则气逆而至，肺失输布作用。气逆不降，不通则痛，肺之俞穴在背部，故背痛，且伴有倦闷不舒之感。**其不及，则令人喘，呼吸少气而咳，上气见血，下闻病音**。肺气无力以司呼吸，故而咳喘（气机失宣也）。咳痰出血，同时在胸中可听见呼吸不畅之音。《类经》曰："气不归原，所以上气。阴虚内损，所以见血。"张景岳曰："谓喘息则喉下有声也。"关于秋脉，姚止庵曰："旁虚中坚，内实之象，故为太过。肺气内实，必挟邪有火，故上逆而背痛。背为阳，气盛则并于阳。愠愠者，气凝滞而不散也。肺虚则气浮散而急促，故为喘为咳。肺虚亦喘咳……见血者，气浮血动也。"

【原文】

"冬脉如营，何如而营^①？岐伯曰：冬脉者肾也，北方水也，万物之所以合藏也，故其气来沉以搏，故曰营。反此者病。帝曰：何如而反？岐伯曰：其气来如弹石者，此谓太过，病在外；其去如数者，此谓不及，病在中。帝曰：冬脉太过与不及，其病皆何如？岐伯曰：太过则令人解㑊，脊脉痛而少气，不欲言^②；其不及，则令人心悬如病饥^③，眇中清^④，脊中痛，少腹满，小便变^⑤。"

【词解】

① 营：《难经》作"石"，义同。

② 解㑊，脊脉痛而少气，不欲言：《类经》云："冬脉太过阴邪胜也，阴邪盛则肾气伤，真阳虚，故令人四肢懈怠，举动不精，是谓解㑊；脊痛者，肾脉之所至也；肾藏精，精伤则无气，故少气不欲言，皆病之在外也。"

③ 心悬如病饥：《类经》注："其不及则真阴虚，虚则心肾不交，故令人悬心而怯如病饥也。"

④ 眇中清：眇，miǎo，音秒，在季胁下，挟脊两傍虚软处。王冰注云："肾外当眇，故眇中清冷也。"

⑤ 脊中痛，少腹满，小便变：《类经》注："肾脉贯脊属肾络膀胱，故为脊痛腹满，小便变等证。变者谓或黄或赤，或遗淋或为癃闭之类，由肾水不足而然。是皆病之在中也。"

【分析串解】

冬脉如营，何如而营？冬脉者肾也，北方水也，万物之所以合藏也，肾主冬，冬属北方、属水。当冬令之时，为万物闭藏、收敛之季节。**故其气来沉以搏，故曰营。反此者病。**其脉来沉实而微搏（营，《难经》作石）。冬主闭藏，故脉象沉潜。与此相反则病。**何如而反？其气来如弹石者，此谓太过，病在外；其去如数者，此谓不及，病在中。**指脉现坚硬如指弹石之象，则表示为肾气过盛，如出现疾急无力而频数之象，则为不及。张隐庵注："动止疾促，营之不及也。盖数本属热，而此真阴亏损之脉，亦必紧数，然愈虚则愈数。原非阳强实热之数。"

病证：**冬脉太过与不及，其病皆何如？太过则令人解㑊，脊脉痛而少气，不欲言**；解㑊，㑊，即四肢懈怠，动作不精。肾为人体生气之原，本应闭藏。如肾气过盛不能闭藏，气反外泄，则使人元气受损不能支持全身，将发生全身功能懈怠无力之病变。肾之脉行于脊，肾气盛故脊中痛。心主语言，肾病则心肾不交，故气少而不欲言。**其不及，则令人心悬如病饥，䏚中清，脊中痛，少腹满，小便变**。䏚，音眇。即胁下夹脊，两傍虚软处。肾阳不足，则䏚处出现清冷寒觉。肾气不足，中气虚损，则出现心悬似饥饿感觉。肾合膀胱相表里，膀胱必借肾之气化方能行使其功能。今肾虚不能施化于膀胱，故膀胱通调失职，可发生小便变色，或癃闭，或遗尿等病变。因膀胱不能通调，故少腹亦随之而胀满不舒。

【原文】

"帝曰：四时之序，逆从之变异也，然脾脉独何主？岐伯曰：脾脉者土也，孤脏以灌四傍者也。帝曰：然则脾善恶可得见之乎？岐伯曰：善者不可得见，恶者可见①。帝曰：恶者何如可见？岐伯曰：其来如水之流者，此谓太过，病在外；如鸟之喙者，此谓不及，病在中。帝曰：夫子言脾为孤脏，中央土以灌四傍，其太过与不及，其病皆何如？岐伯曰：太过则令人四肢不举②，其不及则令人九窍不通③，名曰重强。

帝瞿然而起，再拜而稽首曰：善。吾得脉之大要，天下至数④，《五色》《脉变》《揆度》《奇恒》，道在于一，神转不回，回则不转，乃失其机⑤。至数之要，迫近以微，著之玉版，藏之藏府，每旦读之，名曰《玉机》。"

【词解】

① **善者不可得见，恶者可见**：杨上善注："善为和平不病之脉也，弦钩浮营四脉见时，皆为脾胃之气，滋灌俱见，故四脏脉常得和平。然脾脉以他为善，自更无善也，故曰善者不可见也。恶者，病脉也。脾受邪气，脉见关中，诊之得知，故曰可见也。"

② **四肢不举**：支，与"肢"同。张志聪注："经曰：'四支皆禀气于胃，而不得至经，必因于脾，乃得禀也'（按：见《太阴阳明论》）脾为湿土主气，湿行太过，故令人四支不举。"

③ **九窍不通**：《类经》注："不及病在中，故令人九窍不通，以脾气弱则四脏皆弱而气不行也。"

④ **至数**：杨上善注云："至理也。"即真理之意。

⑤ **神转不回，回则不转，乃失其机**：《类经》注："神即生化之理，不息之机也。五气循环，不愆其序，是为神转不回；若却而回反，则逆其常候而不能运转，乃失生气之机矣。"

【分析串解】

四时之序，逆从之变异也，然脾脉独何主？ 肝、心、肺、肾配合四时之顺逆变化，即如上述。脾脏之脉如何？**脾脉者土也，孤脏以灌四傍者也。** 脾属中央土，在四时之中，每一时有十八日为土寄旺之时，故脾不单主一时，名之曰"孤脏"。结合人体讲，脾与胃相为表里，同为仓廪之官，胃主受纳腐熟，脾主运化。外而营养四肢百骸，内而营养脏腑经络，故曰脾可灌溉四傍。如姚止庵曰："脾纳水谷，化津液，以灌溉于肝、心、肺、肾也。因其不正主四时，故谓之孤脏。"

然则脾善恶可得见之乎？ 善恶，即证象，病变之反应。**善者不可得见，恶者可见。** 即四时脉，皆见缓象，是谓不可见也。如杨上善曰："善，谓平和不病之脉，弦、钩、浮、营四脉见时，皆为脾胃之气滋灌俱见，故四脏脉常得和平。然则脾脉以他为善，自更无善也，故曰善者不可见也。恶者，病脉也。脾受邪气，脉见关中，诊之得知，故曰可见也。" **恶者何如可见？其来如水之流者，此谓太过，病在外；如鸟之喙者（音会，即鸟嘴），此谓不及，病在中。** 微软而弱是脾正常之脉象。如脉来似水之流，即濡滑之象，则为太过。如脉现坚硬似鸟之喙，则象征脾脉之不足。一般谓脾之死脉似鸟喙之坚硬。

病证：**其太过与不及，其病皆何如？太过则令人四肢不举**，脾属土而主四肢，又脾主湿而恶湿。湿盛则四肢凝重而举动不灵便。湿性重浊也。**其不及则令人九窍不通，名曰重强。** 脾与胃相为表里，脾气不足，则不能制约胃气，故可形成胃气亢盛失调。重强者，是指胃气过强。胃的消化水谷功能过于亢盛，则消谷善饥，因而各脏腑失掉营养之滋养，其气不能上达于九窍，故而发作九窍闭塞而不通。此以脾气弱则四脏皆弱而气不行也。

帝瞿然而起，再拜而稽首曰： 稽首，下拜首着地貌。瞿然，敬肃，惊悟貌。**脉之大要，** 脉诊之变化规律。**天下至数，《五色》《脉变》《揆度》《奇恒》，道在于一，** 奇恒，恒者，常也。奇者，变也。揆度者，衡量也。此指以天地阴阳至数和五脏神气互传之理（五色），来衡量其脉之正常与不正常。其道在于一，指规律是相同的。是说五脏之神气与五脏之功能相互贯通，其有密切关系，必须是在神气充足的情况下进行，才能维持其正常规律。如某一脏之神气偏盛或偏衰，则五脏之移传就不能正常。**神转不回，回则不转，** 五脏神气之互通，皆贯四时之序而传移。顺此序而传，谓之神转不回。即可保持生机。相反，逆此序而移传，则称之为回则不转。即不传移，**乃失其机。至数之要，** 是指极其重要之真理。至数，即至理。**迫近以微，** 往往迹象不明显而近似于微妙。**著之玉版，藏之藏府，** 把上述理论刻著于玉版之上，藏之于枢要内府。藏府，形容词，形容其处重要也。**每旦读之，名曰《玉机》。** 每日清晨诵读之，称之为玉机，以表示重视。

【提要】

通过上述四时五脏之脉的讨论，可以体会出春脉弦，脉欲其长，不欲其短，长则代表发生之机充足，短则是生机不足。故曰春脉端直以长。夏脉钩，欲其圆，不欲其方。圆者，柔润之象。形容夏季阳盛，脉应洪大，然洪大中应具柔润之象。此阳中有阴，实中有虚，乃为常脉。所谓方为太盛，乃阳中无阴，实中无虚，故为太过之脉也。

秋脉毛，欲其降，不欲其升。毛虽轻浮，但浮有下降之势，代表秋之阳气逐渐内敛。冬脉如营，欲其动，不欲其静。即沉中要有生动活泼之内涵。表示冬气虽主闭藏，然生机内存，阴中有阳，此四时五脏之脉象也。

脾居中央而不主正时，然寄旺于四季之内。故脾主冲和之气，蕴于四时脉象之中，称其脉象为代。四时五脏之脉无论太过、不及，皆为病态。本段列举各种不同之病证以供临床参考。总之，诊脉之时，应结合四时阴阳之气的变化，全面加以考虑，乃是非常重要之环节。

二

本部分内容主要是讨论五脏疾病传变的一般规律及其预后问题。指出，五脏疾病之传变，一般是依据五行之生克规律，其生死日期也是根据生克规律来推测的，但这也不是固定不变的规律，须要灵活对待，不能机械地看待。

【原文】

"五脏受气于其所生①，传之于其所胜②，气舍于其所生③，死于其所不胜④。病之且死，必先传行，至其所不胜，病乃死。此言气之逆行也，故死。肝受气于心，传之于脾，气舍于肾，至肺而死。心受气于脾，传之于肺，气舍于肝，至肾而死。脾受气于肺，传之于肾，气舍于心，至肝而死。肺受气于肾，传之于肝，气舍于脾，至心而死。肾受气于肝，传之于心，气舍于肺，至脾而死。此皆逆死也。**一日一夜五分之，此所以占死生之早暮也**⑤。"

【词解】

① 五脏受气于其所生：王冰注："谓受病气于己之所生者也。"

② 传之于其所胜：王冰注："谓传之于己之所克也。"

③ 所生：指生己之母脏也。

④ 死于其所不胜：王冰注："死于克己者之分位也。"

⑤ 一日一夜五分之，此所以占死生

之早暮也：《类经》云："五分者，朝主甲乙，昼主丙丁，四季土主戊己，晡主庚辛，夜主壬癸，此一日五行之次，而脏有不胜，即其死生之期也。"若以地支计时，则申酉属金主薄暮，寅卯属木主平旦，巳午属火主日中，亥子属水主夜半，辰戌丑未属土主平旦、日中、薄暮、夜半之交。

【分析串解】

五脏受气于其所生，传之于其所胜，气舍于其所生，死于其所不胜。若五脏逆传，已失其神转不回的次序和生机，所以遇到其所不胜之脏时则死。如五脏受邪气于其所生之脏（如肝病由肾传来，心病由肝传来），则能传变于其所胜（相克）之胜，如心病传肺，肺传肝。因而病邪能舍止于所从生之脏，如心病舍脾，脾病舍心。至其相克之脏则死，如金克木，木邪至金则死。即气舍于其所生，即病气留止于其母脏处，如肝病气舍于肾。故王冰曰："谓死于克己者之分位也。"不胜，指所克我者。死于其所不胜，就是最后传至克己者而死。如肝病传至肺而死。**病之且死，必先传行，至其所不胜，病乃死。此言气之逆行也，故死**。当病临危之时，必先传行于相克之脏。病者乃死，即是病气的逆传，故能死亡。

下面举例说明五脏疾病逆传的次序：**肝受气于心，传之于脾，气舍于肾，至肺而死。心受气于脾，传之于肺，气舍于肝，至肾而死。脾受气于肺，传之于肾，气舍于心，至肝而死。肺受气于肾，传之于肝，气舍于脾，至心而死。肾受气于肝，传之于心，气舍于肺，至脾而死**。如肝受病气于心，肝木生心火，为子病及母。传之于脾，肝木克脾土，为相乘。气舍于肾，肾水生肝木，为子病犯母。至肺而死，肺金克肝木，为相乘。如心受气于脾；脾受气于肺，肺受气于肾；肾受气于肝等四脏依此类推。这都是五脏病邪逆传而死的情况。故曰**此皆逆死也**。

一日一夜五分之，即把 24 时分为五个段，并配以天干。即早晨主甲乙，上午主丙丁，中午主戊己，傍晚主庚辛，夜半主壬癸。**此所以占死生之早暮也**。占，是指推测、预测。凡五脏之气逆传至其所不胜而死的时刻，在一昼夜之中即以此为时间推论准则。如脾传至肝而死，多死于早晨（甲乙属木）。肺传至心而死，即多死于上午（丙丁属火）。依此即可以预计病者应死亡时间是早晨还是晚暮之时。

另若以地支计算：则申酉属金主薄暮，寅卯属木主平旦，巳午属火主日中，亥子属水主夜半。辰戌丑未属土主，平旦、日中、薄暮、夜半之交时辰。通过这一段经文的讨论，可以说明两个情况：一是五脏疾病之传变，基本上是根据五行生克所阐明的规律而相互影响的；二是昼夜晨昏时间变化对疾病之影响，也是与五行生克规律分不开的，故依此亦可推测疾病的死亡时间。这在临床上亦有重要的实践意义。

但是我们亦应看到，这仅给我们指出了一般的规律。疾病的传变规律并不是一成不变的，各脏腑的盛衰有所不同，病邪性质亦异，故疾病传变亦复杂多变，故对此段经文应领会其精神实质，不可机械看待。

三

【原文】

"黄帝曰：五脏相通，移皆有次。五脏有病，则各传其所胜。不治，法三月，若六月，若三日，若六日，传五脏而当死^①。是顺传所胜之次。故曰：别于阳者，知病从来；别于阴者，知死生之期^②，言知至其所困而死。"

【词解】

① **法三月，若六月，若三日，若六日，传五脏而当死**：《类经》云："病不早治，必至相传，远则三月六月，近则三日六日，五脏传遍，于法当死。"

② **别于阳者，知病从来；别于阴者，知死生之期**：按此二语，又见于《阴阳别论》篇，云："所谓阴者，真脏也，见则为败，败必死也；所谓阳者，胃脘之阳也。别于阳者，知病处也；别于阴者，知死生之期。别于阳者，知病忌时；别于阴者，知生死之期。"据此则阴阳二字，应作胃气与真脏解释，谓能分别脉的胃气，则知病所从来；能分别真脏脉，则知死生期日。

【分析串解】

五脏相通，移皆有序。脏与脏其气相互贯通，病气之传变、转移亦有一定之序。如**五脏有病，则各传其所胜**。又如肝传脾、心传肺等。各传其所不胜，如肝传肺，心传肾等。最后死于其所不胜，如肝至肺，脾至肝等。如不能掌握治病之时机而进行治疗，则传遍五脏而当死。如半月移传一脏，则当三月死。如一月移传一脏，则六月当死。如昼夜各传一脏，则三日当死。如一天传一脏则六天当死。是顺传所胜之次，即五脏病变根据顺传之次序，即按其所胜之关系（相乘关系）而传变。

别于阳者，知病从来；别于阴者，知死生之期，阳者，指脉见冲和之象，如从脉象能分别哪脏脉象失去冲和之象，即胃气，则可知病发于何脏。阴者，是指真脏脉见也。即从脉象上能区别哪一脏出现了真脏脉，则可预决其死生之期。**言知至其所困而死**。所困者，被克也。即至其被克之日而死，如肝病死于庚辛，心病死于壬癸等。

【提要】

进一步讨论五脏疾病的传变及死期。

四

本文例举外感风寒之病例，叙述某脏患病，则依次各传其所胜之脏的基本规律，同时强调要早期进行治疗，以预防疾病向深处发展。

【原文】

"是故风者，百病之长也。今风寒客于人，使人毫毛毕直，皮肤闭而为热，当是之时，可汗而发也。或痹不仁肿痛，当是之时，可汤熨及火灸刺而去之。弗治，病入舍于肺①，名曰肺痹，发咳上气②。弗治，肺即传而行之肝③，病名曰肝痹，一名曰厥，胁痛，出食④，当是之时，可按若刺⑤耳。弗治，肝传之脾，病名曰脾风，发瘅⑥，腹中热，烦心，出黄⑦，当此之时，可按可药可浴。弗治，脾传之肾，病名曰疝瘕，少腹冤热⑧而痛，出白⑨，一名曰蛊⑩，当此之时，可按可药。弗治，肾传之心，病筋脉相引而急，病名曰瘛⑪，当此之时，可灸可药。弗治，满十日，法当死。肾因传之心，心即复反传而行之肺，发寒热，法当三岁死，此病之次也。"

【词解】

① **弗治，病入舍于肺**：张志聪注："皮毛者，肺之合，邪在皮毛，弗以汗解，则邪气乃从其合矣。"

② **肺痹，发咳上气**：痹，闭也。下"肝痹"义同。张志聪注云："邪闭于肺，故咳而上气。"

③ **肺即传而行之肝**：肺为金，肝为木，肺传肝，传其所胜也。下文"肝传脾""脾传肾""肾传心"均同此。

④ **一名曰厥，胁痛，出食**：《类经》云："肝气善逆，故名曰厥；厥在肝经，故胁痛。"盖肝脉布胁肋也。出食，食入即出，呕吐也。

⑤ **按若刺**：按，谓按摩导引。刺，谓针刺。

⑥ **脾风，发瘅**：王冰注云："肝气应

风木胜脾土，土受风气，故曰脾风。脾之为病，善发黄瘅，故为瘅也。"

⑦ **腹中热，烦心，出黄**：张志聪注云："湿热之气，上蒸于心则烦心，火热下淫则溺黄。"按："出黄"指二便色黄。王冰注云："出黄色于便泻之所"是也。《灵枢·师传》曰："肠中热则出黄如糜。"

⑧ **冤热**：即郁热。

⑨ **出白**：王冰注云："溲出白液也。"《类经》云："邪聚下焦，故小腹冤热而痛，溲出白浊也。"

⑩ **蛊**：音古。《类经》云："热结不散，亏蚀真阴，如虫之吸血，故亦名曰蛊。"

⑪ **瘛**：为筋脉抽搐之证。《类经》云："心主血脉，心病则血燥，血燥则筋脉相引而急，手足挛掣，病名曰瘛。"

【分析串解】

是故风者，百病之长也。凡一切新感之证，皆开始于风邪的侵袭，故曰："风为百病之长"。**今风寒客于人，使人毫毛毕直，皮肤闭而为热，当是之时，可汗而发也**。风寒之邪袭人，首先侵袭肌表，表寒束于肌腠，使人毛窍闭塞不通，汗毛毕直而立，肌表被寒所束，卫阳不能发越于外而郁于内，则体肤发热。当风寒之邪在表之时，应以辛温发汗之法治之，使风寒之邪排出体外，则能痊愈。**或痹不仁肿痛，当是之时，可汤熨及火灸刺而去之**。如风寒侵入于经络，血见寒则凝，血流滞涩，痹塞不通，进而出现麻木不仁之病变，多发于四肢关节，且常伴有肿痛。这主要是荣卫不和，血运失常所致。可用汤烫，如药浴及火灸之法，以疏通气血，则能痊愈。

弗治，治不及时。**病入舍于肺，名曰肺痹，发咳上气**。肺主皮毛，表邪不解，首伤其舍，则病入于肺。肺主气、司呼吸，被邪气所侵，肺气闭塞不畅，从而出现呼吸不利、咳嗽上气之病变，病名曰肺痹。故《素问·宣明五气》曰："邪入于阳则狂，邪入于阴则痹。"肺在变动为咳。咳则气上，故上气也。**弗治，肺即传而行之肝，病名曰肝痹，一名曰厥，胁痛，出食，当是之时，可按而若刺耳**。传其所胜之脏肝（金克木），使肝失去疏达作用。肝木之性喜条达，而恶抑郁，今被邪侵，肝气郁于两胁，则发生疼痛。气上逆，而呕吐食物。病名曰肝痹，又称为厥。可用按摩或针刺之法治之。肝气迫胆，胆气善怒，怒则气逆，故一名厥也。

弗治，肝传之脾，病名曰脾风，发瘅，腹中热，烦心，出黄，当此之时，可按可药可浴。木克土，肝风袭脾，名曰脾风。脾主湿，湿与热相蒸，则发生腹中热。或发消谷善饥之瘅证。湿热上熏于心，则发心烦。湿热下注，则小便黄赤。可用按摩、洗浴、内服汤药治疗。出黄，一说脾色见于外，凡身面发黄，谓之出黄。

弗治，脾传之肾，病名曰疝瘕，少腹冤热而痛，出白，一名曰蛊，当此之时，可按可药。土能克水，肾受脾克，致使肾功能失常。湿热郁于下焦，则可发作少腹郁热、疼痛不舒，小便白浊等症状，病名曰疝瘕或叫蛊。邪气入肾，聚而成形，故为疝瘕。蛊，音鼓，在久病情况下，病人日趋消瘦，如虫蚀一般。可用按摩、药物进行治疗。

弗治，肾传之心，病筋脉相引而急，病名曰瘛，当此之时，可灸可药。心受肾克。心主血，血能养筋。今血不能养筋，筋又被热煎灼，则可出现挛引拘急之瘛疭病证。可用灸法与药物治疗。肾不足则水不生，水不生则筋脉躁急，故相引也。

弗治，满十日，法当死。肾因传之心，心即复反传而行之肺，发寒热，法当三日死，此病之次也。如再不能控制，此时五脏之热传遍，满十日天干一周，五脏生机已尽，故当死。所谓说死，盖因心为君主之官，为五脏六腑之大主。心不受邪，现肾邪传心，则要反传其所胜之肺（火克金），又发为寒热（可能重复外感风寒），当三日死。

（原文"三岁"，与文义不合，按滑寿注曰："法当三日即死，可解。"）因肺金重复受邪，正气疲惫已极，故将于三日死也。

【提要】

本文通过一个病例，描述感受外邪从开始发病起直到死亡为止的全部发展过程。从其所反映的一系列症状可以看出，内脏病变基本上是按五行生克的规律在发展和变化着，这说明疾病的传变是有规律可循的，掌握其规律在临床上有其重要的实践意义。

五

【原文】

"然其卒发者，不必治于传；或其传化有不以次。不以次入者，忧恐悲喜怒，令不得以其次，故令人有大病矣。因而喜大虚，则肾气乘矣，怒则肝气乘矣，悲则肺气乘矣，恐则脾气乘矣，忧则心气乘矣，此其道也。故病有五，五五二十五变及其传化。传，乘之名也。"

【分析串解】

然其卒发者，不必治于传；如果暴发之急病，则不必按上述传变规律来进行治疗。如伤寒直中、中风之眩仆、杂病厥逆等。**或其传化有不以次。不以次入者，忧恐悲喜怒，令不得以其次，故令人有大病矣**。即有的病证虽然传移，但不按次序，如忧、恐、悲、喜、怒五志所内伤之病。上述两种情况多是直中于脏（直接犯内脏），或是危急之证，因病情暴急，故不能按次移传。如姚止庵曰："忧恐悲喜怒，发无常分，触遇则发，故令病气亦不次而生。"举例：**因而喜大虚，则肾气乘矣**，喜为心志，但过喜则伤心气。"喜则气缓"，心虚则心火弱，而水邪乘心。

怒则肝气乘矣，悲则肺气乘矣，张志聪注曰：将肝改肺，将悲改思，将肺改肝，则通。即怒则肺气乘矣，思则肝气乘矣。怒为肝志，过怒则伤肝，而为其所不胜之金气乘之。思为脾志，过思则伤脾，则为肝邪所乘，即木克土。**恐则脾气乘矣**，恐为肾志，恐则伤精，恐则气下，肾弱则水虚而土来制水。**忧则心气乘矣**，忧为肺志，过忧则伤肺，忧则气结，肺伤金弱，而心火将乘之矣。

此其道也。故病有五，五五二十五变及其传化。传，乘之名也。这是五脏伤于五志，而为其所不胜相乘之情况。故姚止庵曰："此五者，盖言卒发为病也。然细观五者又是不同，精气并而独盛，因而乘其所胜者，肝与肺也。过劳其气，以致虚极，因而见乘于其所不胜者，心与肾与肺也。"五脏疾病的传变，各有五种变化，总言则有二十五种病变传化。但其变化以胜相传，变化多端，临床须详审之。传，乘之也。以上临下，以强凌弱曰乘。邪之传也，正谓乘其所胜而侮之，以其势是相乘而后传也。

【提要】

本文进一步指出疾病的发生、发展是错综复杂的，往往其传变亦有不按上述规律之时，故举出七情内伤为例，予以说明此种变化。可见临床辨证，既要掌握五行生克的传变规律，又要根据其具体病进行辨证论治，方为妥善。

六

【原文】

"大骨枯槁，大肉陷下①，胸中气满，喘息不便，其气动形，期六月死；真脏脉见，乃予之期日②。大骨枯槁，大肉陷下，胸中气满，喘息不便，内痛引肩项③，期一月死；真脏④见，乃予之期日。大骨枯槁，大肉陷下，胸中气满，喘息不便，内痛引肩项，身热脱肉破䐃⑤，真脏见，十日⑥之内死。大骨枯槁，大肉陷下，肩髓内消，动作益衰⑦，真脏未见，期一岁死⑧；见其真脏，乃予之期日。大骨枯槁，大肉陷下，胸中气满，腹内痛，心中不便，肩项身热，破䐃脱肉，目眶陷⑨；真脏见，目不见人，立死，其见人者，至其所不胜之时则死。

急虚身中卒至⑩，五脏绝闭，脉道不通，气不往来，譬于堕溺⑪，不可为期。其脉绝不来，若人一息五六至⑫，其形肉不脱，真脏虽不见，犹死也。"

【词解】

①**大骨枯槁，大肉陷下**：《类经》云："大骨大肉。皆以通身而言，如肩脊腰膝，皆大骨也，尺肤臀肉，皆大肉也。"

②**真脏脉见，乃予之期日**：真脏脉详见下文，在此指肺之真脏脉而言。真脏脉见，乃予之期日者，如《平人气象论》所云："脾见甲乙死，肺见丙丁死，肾见戊己死"之类。

③**内痛引肩项**：杨上善注云："内痛谓是心内痛也。心腑手少阳脉从肩络心，故内痛引肩项矣。"

④**真脏**：王冰注云："此心之脏也。"后面的真脏，分别为脾、肾、肝。

⑤**身热脱肉破䐃**：䐃，音菌，筋肉结聚之处。王冰注云："阴气微弱，阳气内燔，故身热。䐃者肉之标，脾主肉，故肉如脱尽，䐃如破败也。"

⑥**十日**：原作"十月"。滑寿《素问钞》云："真脏见，恐当作未见，若见则十月之内，当作十日之内。"诸注均以为"十月"乃"十日"之误，今改。

⑦**肩髓内消，动作益衰**：张琦云：

"肩髓疑当作骨髓。"似是。骨髓内伤，动作益衰，是肾气衰败之证。

⑧ **真脏未见，期一岁死**："未见"原作"来见"。林亿校云："来，当作'未'，字之误也。"诸注均从林亿校。今改。

⑨ **目眶陷**：王冰注云："肝主目，故目眶陷及不见人立死也。"

⑩ **急虚身中卒至**：即暴虚而又卒中

于外邪的意思。高士宗解云："急虚，正气一时暴虚也。身中，外邪陡中于身也。卒至，客邪卒至于脏也。"

⑪ **堕溺**：堕，倾跌下坠也。溺，没于水也。

⑫ **若人一息五六至**：林亿校云："按人一息脉五六至，何得为死？必息字误。息，当作'呼'，乃是。"

【分析串解】

大骨枯槁，大肉陷下，胸中气满，喘息不便，其气动形，期六月死；真脏脉见，乃予之期日。 大骨，指人体肩、脊、腰、膝等较大的骨骼。大肉，指人体之腿、臂、臀等肌肉较肥厚之部位。《类经》曰："大骨大肉，皆以通身而言，如肩脊腰膝，皆大骨也，尺肤臀肉皆大肉也。"此指久病之人，因长期失其营养，所以全身组织呈现衰退现象，如大骨枯槁，不能支持身体，大肉似陷下样消瘦，肺之呼吸功能衰退，胸中觉得气满，呼吸困难而喘促不利。呼吸之时费力，甚而肩背煽动（肺气肿症状），此即肺气衰竭之象。将在六日后死亡。如果肺的真脏脉见，则即可预期其死亡之时日。不便，即大便不通。（关于真肺脉形象，见后）

大骨枯槁，大肉陷下，胸中气满，喘息不便，内痛引肩项，期一月死；真脏脉见，乃予之期日。 内痛者，心内痛也。前是肺已受伤，此病又进一步发展，患者感觉胸中疼痛，牵引到肩项也痛（或放散痛至肩项），其病已深，可预期一月后死亡。如真脏之心脉出现，即可预定其死时。如杨上善曰："内痛，谓是心内痛也，心腑手太阳脉从肩络心，故内痛引肩项也。"

大骨枯槁，大肉陷下，胸中气满，喘息不便，内痛引肩项，身热，脱肉破䐃；真藏脉见，十日（原文为月）之内死。（原文十月：当为十日。因为真脏脉见，不可能延续十月也。）此肺、心已伤，阴气因久病而渐趋衰弱，阴虚则阳盛，阳盛则身热。热伤于脾，脾主肌肉，脾病失去运化之职，肌肉失去营养，则形成破䐃脱肉（䐃，音菌，筋肉结聚之处也，王冰注："阴气微弱，阳气内燔，故身热。䐃者，肉之标，脾主肉，故肉如脱尽，䐃如破败也。"即肘、䐃、髀部位之肌肉形成破败，如果其真脏脾脉见，则将在十日内死亡。

大骨枯槁，大肉陷下，肩髓内消，动作益衰；真脏未见，期一岁死；见其真脏，乃予之期日。 此指若是肾也受伤，肾主骨而藏精，精能生髓。肾受伤，则骨髓失去来源，骨髓不足，则骨骼日趋衰退，所以两肩倾侧（肩塌），全身性动作也日益衰退无力。如真脏脉尚未出现，可预定其在一年内死亡。如果出现了真脏脉，则可以预定其死于所不胜之日。

大骨枯槁，大肉陷下，胸中气满，腹内痛，心中不便，肩项身热，破䐃脱肉，目眶陷；真脏见，目不见人，立死；其见人者，至其所不胜之时则死。指如肝又受病，肝脉循少腹，故少腹痛而心气不畅。肝主目（即开窍于目），肝病则目眶陷，如真脏脉出现，又目不见人，是神气已夺，将会很快死亡。若还能看见，则病势较轻微，还能延至其所不胜之时而死亡。所谓乃予之期日，即如《素问·平人气象论》所说："脾见甲乙死，肺见丙丁死，肾见戊己死"。即至其所不胜之时也。

急虚身中卒至，五脏绝闭，脉道不通，气不往来，譬于堕溺，不可为期。指若是突然发作虚脱，或卒中外邪者，由于病起仓促，正气一时虚脱或闭绝，因而导致五脏之气不行，脉道流通不畅，气机失去往来之能，如堕坠伤或溺死一样，当此之时则不能预期死日。**其脉绝不来，若人一息五六至，其形肉不脱，真脏虽不见，犹死也。**一息五六至何至于死？此息应作呼。脉绝，即已无脉，或脉一呼五六至（一息则应是十至十二至），当此之时形肉虽然不脱，真脏脉未见亦属死证。盖脉绝者，大气已脱而渴绝也。一息脉十至以上者，火热内燔，真阴耗损，亦将衰竭也。

以上是讨论观察病人形态变化，结合真脏之脉出现与否，以判断疾病之轻重安危。当然，其中之日数应灵活掌握，体会其精神实质，不能机械地看待。

【提要】

本文通过患者体态变化，并参合真脏脉之是否出现，可以断疾病之死亡日期（主要是提示其观察方法）。其主要关键是从大骨枯槁、大肉瘦削的程度，再结合其他症状及脉象加以诊断综合而定。由此可以看出望形态之重要性。

七

本部分经文主要讨论真脏脉的脉象及脉无胃气则死的道理。

【原文】

"真肝脉至，中外急，如循刀刃，责责然[①]，如按琴瑟弦，色青白不泽[②]，毛折乃死。真心脉至，坚而搏，如循薏苡子，累累然，色赤黑不泽[③]，毛折乃死。真肺脉至，大而虚，如以毛羽中人肤，色白赤不泽[④]，毛折乃死。真肾脉至，搏而绝，如指弹石辟辟然[⑤]，色黑黄不泽[⑥]，毛折乃死。真脾脉至，弱而乍数乍疏[⑦]，色黄青不泽[⑧]，毛折乃死。诸真脏脉见者，皆死不治也。"

【词解】

① 责责然：即弦细而硬之意。

② 色青白不泽：《类经》云："青本木色，而兼白不泽者，金克木也。"

③ 色赤黑不泽：《类经》云："赤本火色，而兼黑不泽者，水克火也。"

④ 色白赤不泽：《类经》云："白本金色，而兼赤不泽者，火克金也。"

⑤ 辟辟然：硬实之意。

⑥ 色黑黄不泽：土克水也。

⑦ 弱而乍数乍疏：《类经》云："弱而乍数乍疏，则和缓全无，而非微软弱之本体，脾脉之脏也。"

⑧ 色黄青不泽：木克土也。

【分析串解】

真肝脉至，中外急，如循刀刃，责责然，如按琴瑟弦，色青白不泽，毛折乃死。 肝之真脏脉，按之沉浮皆急，如循刀刃，或如按琴瑟弦，即责责然，弦细而硬之意。这是毫无胃气的肝脏脉。青是肝之本色，如再兼肺之白色（青白），此金克木之意，色且不润泽，无胃气，毛再焦折，乃是死候。

真心脉至，坚而搏，如循薏苡子，累累然，色赤黑不泽，毛折乃死。 真心脉，按之坚硬，搏手，如按薏苡子坚硬而短小，并又连串似珠，此即毫无胃气之心脏脉。赤是心的本色，又兼肾之黑色，肾水克心火，色再不润泽，毛易焦折，是死候。

真肺脉至，大而虚，如以毛羽中人肤，色白赤不泽，毛折乃死。 真肺脉，按之虚大，轻虚之感，似以毛羽触人肤，乃无胃气之象。白本肺色，如兼心之赤色，为火克金之象，色不润泽，毛再焦折，乃是死候。

真肾脉至，搏而绝，如指弹石辟辟然，色黑黄不泽，毛折乃死。 肾真脏脉至，按之搏手而硬，毫无柔和之意，硬坚如以手指弹石，乃无胃气之象。黑黄者，兼见脾土之象，土克水，毛再焦折，乃死候。

真脾脉至，弱而乍数乍疏，色黄赤不泽，毛折乃死。 脾真脏脉见，按之软弱，忽数忽疏，快慢不定，兼见肝之青色，木克土之脉象，故死也。关于"毛折"，吴崑注曰："皮毛得卫气而充，毛折则卫气败绝。" **诸真脏脉见者，皆死不治也。** 诸者，即指上述各脏也。

【提要】

本文讨论真脏脉象。五脏之脉，皆须具有胃气，方为常脉。如肝微弦，心微钩……脾微软等。所谓胃气，徐缓平和之象也。任何一脏失去胃气，即胃气不能随之俱见，而脏真之气独见于脉，便为真脏脉也。以上真脏脉之出现，皆是胃气告乏，精气衰竭的反映，故为死证。

【原文】

"黄帝曰：见真脏曰死，何也？岐伯曰：五脏者，皆禀气于胃，胃者五脏之本也；脏气者，不能自至于手太阴①，必因于胃气，乃至于手太阴也。故五脏各以其时，自为而至于手太阴也②。故邪气胜者，精气衰也。故病甚者，胃气不能与之俱至于手太阴，故真脏之气独见，独见者，病胜脏也，故曰死。帝曰：善。"

【词解】

① 手太阴：谓寸口脉也。胃气至于手太阴，则变见于寸口。吴崑注云："诸脏不得胃气，不能自致其气于寸口，得胃气始为冲和之脉，见于寸口。"

② 五脏各以其时，自为而至于手太阴也：高士宗解云："肝、心、脾、肺、肾五脏，各以其时，自为弦、钩、毛、石之脉，而至于手太阴也。"

【分析串解】

此段讨论见真脏脉即死之原因是因为胃气断绝。

五脏者，皆禀气于胃，胃者五脏之本也；胃为水谷之海，受纳腐熟水谷而化其精气。脾主运化，脾为胃行其津液，经胃分化出之精微，再经脾的运输作用，以敷布全身。所以脏腑和百骸，皆依赖胃气之营养而生存。因而把胃称之为五脏之根本。**脏气者，不能自至于手太阴，必因于胃气，乃至于手太阴也**。手太阴者，脉之气口，太渊部位，寸、关、尺也，五脏之气变化不能自达于寸口，必借胃气之循行，而按其旺时出现于气口（即寸口）。所以说，五脏各以其时，自为而至于手太阴也。故姚止庵曰："人非水谷不生活，故五脏必资胃气以为养，水谷之气行，而后五脏之得失，变见于寸口矣。甲乙经曰：'人以胃气为本，脉亦以胃气为本'。"姚又按曰："五脏分主四时，苟得胃气，则合于时而顺脉见。苟失胃气，则逆于时而死脉出也。"

故邪气胜者，精气衰也。指在邪气来侵之时，如果邪气亢盛，正气就衰退，邪正是相互消长的。**故病甚者，胃气不能与之俱至于手太阴，故真脏之气独见，独见者，病胜脏也，故曰死**。指病邪日益亢盛，正气日衰，胃不能行使其正常的消化腐熟功能，更不能和五脏之气一日行气于气口（寸口）。当此之时，脉象变化卓然可见，仅仅可以见到毫无胃气的真脏脉。真脏脉独见，说明了病邪亢盛而胜于脏气也，故为死候。姚止庵按："邪气胜故病甚，病甚则水谷不入于胃，而脉自无和缓之气，于是贼邪之形独见而为但代矣。"真脏脉，即无和缓之象的弦、钩、代、毛、石也。

【提要】

本文讨论真脏脉见而死之原理。可见诊察脉象首要注意胃气之有无。因胃气为五脏六腑之本，为水谷之海。胃气衰弱或告竭，则病趋危殆。故无论辨证查脉，皆须注意胃气，而治疗用药亦应护卫胃气，乃是重要之一环。

八

【原文】

"黄帝曰：凡治病，察其形气色泽，脉之盛衰，病之新故，乃治之，无后其时。形气相得①，谓之可治；色泽以浮，谓之易已②；脉从四时，谓之可治；脉弱以滑，是有胃气，命曰易治，取之以时③。形气相失①，谓之难治；色夭不泽，谓之难已；脉实以坚，谓之益甚；脉逆四时，为不可治。必察四难④，而明告之。

所谓逆四时者，春得肺脉，夏得肾脉，秋得心脉，冬得脾脉，其至皆悬绝沉涩⑤者，命曰逆四时。未有脏形⑥，于春夏而脉沉涩，秋冬而脉浮大，名曰逆四时也。

病热脉静，泄而脉大，脱血而脉实，病在中，脉实坚；病在外，脉不实坚者，皆难治。"

【词解】

①形气相得，形气相失：马莳注："气盛形盛，气虚形虚，谓之相得。其病可治。若形盛气虚，气盛形虚，谓之相失，则难治矣。"

②色泽以浮，谓之易已：《类经》云："泽，润也。浮，明也。颜色明润者，病必易已也。"

③取之以时：谓是根据不同时令选用不同治法也。

④四难：即上文"形气相失""色夭不泽""脉实以坚""脉逆四时"四难。

⑤悬绝沉涩：高士宗解云："悬绝无根或沉涩不起者，是无胃气，名曰逆四时也。"

⑥未有脏形：谓不见五脏应时脉象，如春不见弦，夏不见钩之类。

【分析串解】

凡治病，察其形气色泽，脉之盛衰，病之新故，乃治之，无后其时。即诊病治疗之时，一定要全面检查患者形体、神气、色泽、脉象的盛衰，是新病还是久病（旧病），经分析、综合，方给予适当治疗，无失其治疗之机。**形气相得，谓之可治**；即人在患病之时，形体与神气之变化应是一致，谓之相得，是可治之病。如气虚形虚，气盛形盛即为顺，容易痊愈。**色泽以浮，谓之易已**；即病者之色，润泽有华，表示津液未伤，其病易痊。姚止庵按："气色浮润，气血相营，故易已。"**脉从四时，谓之可治**；即脉象顺从四时为顺，病可治之。**脉弱以滑，是有胃气，命曰易治，取之有时**。所谓有胃气，指有软滑冲和有胃气之脉象，病易治疗。但应按时以治。但应是弱者无强急之形，滑者无苦涩之意。并须根据不同之时节而选用适当不同疗法。即"必先岁气，勿伐天和"，用热远热，用寒远寒。上述是相得情况。

形气相失，谓之难治；所谓形气相失，即形与气在病理变化上不一致，如形盛气衰、气盛形衰等，即为难治之证。**色夭不泽，谓之难已**；如色泽枯焦，表示津液已伤，故其治疗较难痊愈。**脉实以坚，谓之益甚**；脉见实坚者，指脉象强硬无柔和之气，纯阳无阴，其病必日进而甚。**脉逆四时，为不可治。必察四难，而明告之。**脉象与四时脉象相反，如春见毛脉，夏见石脉等为逆，其病较为难治。四难，是指"形气相失""色夭不泽""脉实以坚""脉逆四时"。必须对上述病情作周密检查，并详细告诉病家。

所谓逆四时者，春得肺脉，夏得肾脉，秋得心脉，冬得脾脉，其至皆悬绝沉涩者，命曰逆四时。春见毛脉，为金克木。夏见石脉，为水克火。秋见钩脉，为火克金。冬见缓脉，为土克水。故上述逆四时之脉象，皆是悬绝无根、沉涩不起之脉，表示胃气已绝，故称之为逆四时之象也。**未有脏形，于春夏而脉沉涩，秋冬而脉浮大，名曰逆四时也**。虽然五脏并未出现真脏脉，但都出现了与时令相反之脉象，如春夏阳气由始生而至旺盛之时，脉应浮大反而出现了沉涩。秋冬阳气由收敛而至闭藏之时，脉应沉涩，反而浮大，这都是逆于四时之脉象。

病热脉静，泄而脉大，脱血而脉实，病在中，脉实坚；病在外，脉不实坚者，皆难治。热性病人，脉应浮大或洪数，现反沉静。泄下脉应沉静，而反洪大。脱血则伤阴失液，脉应虚而反实。病在中，是里虚被邪所伤而内虚，脉应沉静而反坚实。病在外，邪盛，脉应坚实而反虚沉，此皆属脉证不相符。脉证相逆者，其病难治。

【提要】

本文主要讨论形气相得相失、脉与四时逆从、脉证逆从以及辨别胃气与色泽之诊病方法。凡相得、相从，则为病顺，相失、相逆，则病凶。可见临床诊查逆从是重要的一方面。

九

【原文】

"黄帝曰：余闻虚实以决死生，愿闻其情。岐伯曰：五实死，五虚死。帝曰：愿闻五实、五虚。岐伯曰：脉盛、皮热、腹胀、前后不通、闷瞀，此谓五实①。脉细、皮寒、气少、泄利前后、饮食不入，此谓五虚②。帝曰：其时有生者何也？岐伯曰：浆粥入胃，泄注止，则虚者活③；身汗得后利，则实者活④。此其候也。"

【词解】

①**脉盛、皮热、腹胀、前后不通、闷瞀，此谓五实**：张志聪注云："心主脉；脉盛，心气实也。肺主皮毛；皮热，肺气实也。脾主腹；腹胀，脾气实也。肾开窍于二阴；前后不通，肾气实也。肝开窍于目；闷瞀，肝气实也。"瞀，音茂，目不明也。闷瞀，即胸中窒闷，眼目昏花。

②**脉细、皮寒、气少、泄利前后、饮食不入，此谓五虚**：张志聪注："脉细，心气虚也。皮寒，肺气虚也。肝主春生之气；气少，肝气虚也。泄利前后，肾气虚也。饮食不入，脾气虚也。"

③**浆粥入胃，泄注止，则虚者活**：张志聪注云："五脏之气，皆由胃气之所资生；浆粥入胃，泄注止，胃气复也。"

④**身汗得后利，则实者活**：《类经》云："得汗则表邪解，得后利则里邪除，内外通和，故实者活也。"

【分析串解】

五实死，五虚死。诊察虚实能决死生，五实五虚皆属危候。**脉盛、皮热、腹胀、前后不通、闷瞀，此谓五实**；瞀，音茂，指目暗，目不明也。即五实证是邪气盛。脉盛，因心合脉，故脉盛为心气实。皮热，故肺合皮毛，故皮热肺实。腹胀，是指脾主中焦，腹胀，脾气实也。闷瞀，是指肝主目，昏闷，胸中窒闷，眼目昏花不明，肝气实也。肾开窍于二阴，大小便不通，二阴窍之病，肾实证也。**脉细、皮寒、气少、泄利前后、饮食不入，此谓五虚**。五虚，即正气虚也。脉细，心虚。皮寒，肺虚（卫阳虚，形寒）。气少，肝虚（少阳生气不足而阳虚）。泄利前后，肾虚不固。饮食不入，脾虚不纳也。其死亡原因乃正气衰竭也。

其时有生者何也？生死机转在于**浆粥入胃，泄注止，则虚者活；身汗得后利，则实者活。此其候也。**故五实、五虚者，虽是死证，但经治疗亦能回转。五虚之证，如能消化饮食，后天水谷能以吸收，其腹泻能止，则正气尚有逐渐恢复之机，故可以生（扶正祛邪）。五实之证，如用发汗法以排除外在之表邪，用泄下法祛除在里之实邪，邪去则正自安（祛邪扶正）。

通过上述，可看出，五实证乃由邪气盛而正气不虚所致。五虚证乃正气之虚，五脏之气衰竭，故两者皆属危险之候（不一定非死不可）。如实证邪有去路，虚证而精气得复，病情即可以好转，实者泄之，虚者补之，即此理也。

【提要】

本文主要讨论五虚、五实见证及其生死之机转。

本篇小结

1. 讨论了四时五脏的脉象及反常之变化。春弦、夏洪、秋毛、冬石是四季之常脉，然皆俱兼见脾土和缓之气。太过、不及，皆属病脉。

2. 阐明五脏疾病之传变，一般与五行生克规律是一致的。掌握其规律早期治疗，防止疾病向深处发展是重要一环。但七情内伤所引起之疾患，往往传不以次。说明临床应灵活掌握，不能泥古不化。

3. 望形态变化，以大骨枯槁、大肉陷下的消瘦程度为准，并结合真脏脉之是否出现，从而可以判断疾病预后之情况。

4. 五脏脉象皆须具有胃气，方为常脉。任何一脏之脉失去胃气，便为真脏之象显露。

5. 临床时应辨别其相得与相失，脉与四时之逆从。脉证逆从是非常重要之关键，相得、相从为病顺，相失、相逆为病凶。

6. 五实、五虚是危证。但指出实证邪有出路、虚证胃气得复，病情皆可以向好的方向转归。

思考题

1. 如何认识四时五脏之脉象？
2. 五脏疾病的一般传变规律如何？你如何体会？
3. 何谓真脏脉，真脏脉之脉象如何？
4. 为什么形气相得，脉与四时，病证相从主病吉？相逆主病凶？
5. 何谓五实五虚？为什么邪有去路，胃气得复能转危为安？

经脉别论篇第二十一

篇解及中心大意

本篇内容是讨论经脉的病变和饮食精微的运化输布，因其内容不同于经脉常论，故名经脉别论。正如吴鹤皋云："言经脉别有所论，出于常谈之外也。"本篇第二部分要求背诵。

一

【原文】

"黄帝问曰：人之居处动静勇怯，脉亦为之变乎？岐伯对曰：凡人之惊恐恚[1]劳动静，皆为变也。是以夜行则喘出于肾[2]，淫气病肺[3]；有所堕恐，喘出于肝[4]，淫气害脾[5]；有所惊恐，喘出于肺，淫气伤心[6]；度水跌仆，喘出于肾与骨[7]。当是之时，勇者气行则已，怯者则著而为病也。故曰：诊病之道，观人勇怯、骨肉、皮肤，能知其情，以为诊法也。

故饮食饱甚，汗出于胃[8]；惊而夺精，汗出于心[9]；持重远行，汗出于肾[10]；疾走恐惧，汗出于肝[11]；摇体劳苦，汗出于脾[12]。故春秋冬夏，四时阴阳，生病起于过用，此为常也。"

【词解】

① 恚：恨也，怒也。

② 夜行则喘出于肾：张志聪注云："肾属亥子，而气主闭藏，夜行则肾气外泄，故喘出于肾。"

③ 淫气病肺：淫气即气之妄行为逆者。《类经》云："肺肾为母子之脏，而少阴之脉上入肺中，故喘出于肾，则病苦于肺。"

④ 有所堕恐，喘出于肝：《类经》云："有所堕坠而恐者，伤筋损血，故喘出于肝。"

⑤ 淫气害脾：王冰注："肝木妄淫，害脾土也。"

⑥ 有所惊恐，喘出于肺，淫气伤心：张景岳注："惊恐则神气散乱，肺藏气，故喘出于肺，心藏神，故淫气伤之。"

⑦ 度水跌仆，喘出于肾与骨：《类经》注："水气通于肾，跌仆伤于骨，故

喘出焉。"

⑧ 饮食饱甚，汗出于胃：《类经》云："饮食饱甚，则胃满而液泄，故汗出于胃。"

⑨ 惊而夺精，汗出于心：精，指精神而言。谓因惊恐而扰乱人之精神，心神外越，故汗出于心。

⑩ 持重远行，汗出于肾：王冰注云："骨劳气越，肾复过疲，故持重远行，汗出于肾也。"

⑪ 疾走恐惧，汗出于肝：吴崑注云："肝主筋而藏魂，疾走而伤筋，恐惧则伤魂，肝受其伤，故汗出于肝。"

⑫ 摇体劳苦，汗出于脾：《类经》云："摇体劳苦，则肌肉四肢皆动，脾所主也，故汗出于脾。"

【提要】

本文主要是讨论由于体力、情志、饮食等过度，导致经脉气血失常，引起气喘、汗出等病变，提示人体强弱各有常度，若勉强过用，必损其真气而发生疾病。

二

【原文】

"食气入胃，散精于肝，淫气①于筋。食气入胃，浊气②归心，淫精于脉，脉气流经，经气归于肺，肺朝百脉，输精于皮毛。毛脉合精③，行气于府④，府精神明⑤，留于四脏，气归于权衡⑥，权衡以平，气口成寸，以决死生。

饮入于胃，游溢精气，上输于脾，脾气散精，上归于肺，通调水道，下输膀胱。水精四布，五经⑦并行。合于四时五脏阴阳，《揆度》以为常也。"

【词解】

① 淫气：浸淫滋养的意思。

② 浊气：张志聪注云："受谷者浊，胃之食气，故曰浊气。"

③ 毛脉合精：张志聪注云："夫皮肤主气，经脉主血，毛脉合经者，血气相合也。"

④ 行气于府：王冰注云："府为气之所聚，是为气海，在两乳间，名曰膻中。"

⑤ 府精神明：府精，指膻中之气；神明，指人的精神活动。

⑥ 留于四脏，气归于权衡：李念莪云："四脏之精，咸得其平，而归于权衡矣。"

⑦ 五经：五脏之经脉也。

【提要】

本文一是指出水谷之精，必须经过脉道而达于全身。因心主血，肺主气，故血脉的运行，亦与心肺作用有关。二是说明水饮在体内的升降代谢过程。水饮入胃，由脾吸收，上归于肺。由于肺气的作用，则通调水道，下输膀胱，水精四布，五经并行。水饮入胃，由脾吸收，上输于肺。肺主气而有肃降、宣达的作用。水饮之精，即清者，则由肺气的宣达作用而四布于四肢百骸、肌肉、皮肤、脏腑、经脉。肺主皮毛，肺气能散津，温润皮毛，即指此作用而言。水饮之浊者，则由肺气之肃降作用，通调水道，而下达于膀胱。故谓脾有运化水湿之功，肺为水之上源，就是这个道理。

三

【原文】

"太阳脏①独至②，厥喘虚气逆，是阴不足，阳有余也；表里当俱泻，取之下俞③。阳明脏独至，是阳气重并④也；当泻阳补阴，取之下俞⑤。少阳脏独至，是厥气也；跷前卒大，取之下俞。少阳独至者，一阳之过也。太阴脏搏者，用心省真⑥，五脉气少，胃气不平，三阴也⑦；宜治其下俞，补阳泻阴。一阳独啸，少阳厥也⑧，阳并于上，四脉争张，气归于肾；宜治⑨其经络，泻阳补阴。一阴至，厥阴之治也；真虚㾓心⑩，厥气留薄，发为白汗⑪，调食和药，治在下俞。"

【词解】

①脏：在此指六腑而言。高士宗解云："三阳主六腑，腑能藏物，亦谓之脏。"

②独至：张志聪注云："所谓太阳、阳明、少阳脏独至者，言三阳经脉之独盛也。"

③下俞：谓足部俞穴。

④阳气重并：按《生气通天论》云："阴不胜其阳，并乃狂。"王冰注云："并，盛实也。"据此，阳气重并，乃阳气盛实之意。

⑤跷前卒大，取之下俞：《类经》云："跷，跷脉也，属足太阳经之申脉。阳跷之前，乃少阳之经，少阳气盛则跷前卒大，故当取少阳之下俞。"

⑥用心省真：省，察也。真，真脏也。用心省真，谓用心省察是否为真脏脉。

⑦五脉气少，胃气不平，三阴也：王冰注云："三阴，太阴脾之脉也。五脏脉少，胃气不调，是亦太阴之过也。"

⑧一阳独啸，少阳厥也：王冰注云："啸谓耳中鸣如啸声也；胆及三焦脉皆入耳，故气逆上则耳中鸣。"

⑨治：主也。

⑩㾓心：㾓，音渊，心酸痛也。

⑪白汗：即魄汗，见《生气通天论》注。

本文是讨论三阴、三阳经气偏盛所引起的病变及针刺补泻之法。

四

【原文】

"帝曰：太阳脏何象？岐伯曰：象三阳而浮也。帝曰：少阳脏何象？岐伯曰：象一阳也，一阳脏者，滑而不实也。帝曰：阳明脏何象？岐伯曰：象大浮也。太阴脏搏，言伏鼓[①]也。二阴搏至，肾沉不浮也。"

【词解】

① 伏鼓：言脉沉伏而鼓指有力。

【提要】

本文是承上文讨论三阴、三阳偏盛所出现的脉象。

▍本篇小结

1. 说明环境、情志的变动和体力的劳逸，都会引起经脉、气血发生变化，示人以临床诊断必须结合观察病人的身体强弱、骨肉皮肤的形态等，才能正确地了解病情。

2. 指出水谷之精必须经过血脉之运行而达于全身。肺主气、心主血，血脉之运行，须赖肺气的推动，故百脉皆朝会于肺。且又说明血脉之运行，亦与心肺作用有关。

3. 说明水饮在体内的升降代谢过程。

4. 讨论了三阴三阳经气偏盛所发生的症状以及治法和脉象。

(思)(考)(题)

对水谷之精微和水饮在体内的运化过程，应如何理解？

脏气法时论篇第二十二

脏气，言五脏之气。法，谓取法。时，即时令。脏气法时，是言人之五脏之气必须法众于四时，即是说，随阴阳四时之变迁，人体生理活动必须亦相应的进行调节适应。因此，在治疗上亦当取法于天时，即根据四时节令的不同，对处方用药做出不同处理。故马元台曰："五脏之气必应天时，而人之治脏气者，当法天时，故名篇。"

本篇中心内容是根据五行生克规律，从生理、病理方面，论述五脏之气与时令的关系，以及治疗的一些基本原则。全篇分为四部分，第一部分及第二部分主要讨论五脏之气与时令之关系，指出在诊断上运用五行生克规律，可以判断疾病的发展走势。在治疗上提现出五脏所欲、所苦的理论原则。第三部分讨论五脏虚实的症状。第四部分讨论五味疗养问题。第一部分、第二部分省略，本书主要讨论第三、四部分。

一

【原文】

"肝病者，两胁下痛引少腹，令人善怒①；虚则目䀮䀮无所见，耳无所闻，善恐，如人将捕之②。取其经，厥阴与少阳③。气逆则头痛，耳聋不聪，颊肿④，取血者⑤。

心病者，胸中痛，胁支满，胁下痛，膺背肩甲间痛，两臂内痛⑥；虚则胸腹大，胁下与腰相引而痛⑦。取其经，少阴、太阳，舌下血者。其变病，刺郄中⑧血者。

脾病者，身重，善肌，肉痿⑨，足不收，行善瘛，脚下痛⑩；虚则腹满肠鸣，飧泄食不化⑪。取其经，太阴、阳明、少阴血者⑫。

肺病者，喘咳逆气，肩背痛，汗出⑬，尻、阴、股、膝、髀、腨、胻、足皆痛⑭，虚则少气不能报息，耳聋，嗌干⑮。取其经，太阴、足太阳之外，厥阴内血者。

肾病者，腹大，胫肿，喘咳⑯，身重⑰，寝汗出，憎风⑱；虚则胸中痛⑲，大腹、小腹痛，清厥⑳，意不乐㉑。取其经，少阴、太阴血者。"

【词解】

① **两胁下痛引少腹，令人善怒**：《类经》云："此肝之实邪也。肝脉布胁肋抵少腹，邪实则两胁下痛引少腹。"

② **虚则目䀮䀮无所见，耳无所闻，善恐，如人将捕之**：䀮音慌，䀮䀮，目不明貌。《类经》云："目为肝之窍，肝脉上入颃颡，连目系。肝与胆为表里，胆脉从耳后入耳中，故气虚则目无所见，耳无所闻也。肝虚则胆虚，故气怯而善恐。"

③ **取其经，厥阴与少阳**：《类经》云："取其经者，非络病也。取厥阴以治肝，取少阳以治胆。此承上文虚实二节而言，虚者当补，实者当泻也。下仿此。"

④ **气逆则头痛，耳聋不聪，颊肿**：吴崑注云："气逆而上，故上实，则头痛、耳聋、颊肿，亦以厥阴肝脉与督脉会于巅，下颊里，少阳胆脉入耳中，加颊车，病故若此。"

⑤ **取血者**：王冰注云："脉中血满，独异于常，乃气逆之诊，随其左右，有则刺之。"马莳注云："此亦是有余之证也，取其两经以出血而已。"

⑥ **胸中痛，胁支满，胁下痛，膺背肩甲间痛，两臂内痛**：马莳注云："手少阴心经之脉，其直者从心系却上肺，下出腋下。手厥阴心包络之脉，其支者循胸中，出胁下三寸，上抵腋下，下循臑内，行太阴少阴之间，入肘中，下循臂行两筋之间。又手太阳小肠经之脉，自臂臑上绕肩胛，交肩上，故胸中必痛，

胁支必满，胁下亦痛，膺臂肩胛间两臂内皆痛，此则邪气有余之证也。"

⑦ **虚则胸腹大，胁下与腰相引而痛**：《类经》注云；"胸腹腰胁之间，皆手少阴、厥阴之脉所及。心虚则阳虚而逆气不行，故为胸腹大；心主血脉，血虚则不能荣养筋脉，故腰胁相引而痛。"

⑧ **郄中**：郄，音隙。马莳注云："手少阴之郄曰阴郄穴者，在掌后脉中，去腕半寸。"另有一说：心合小肠，当取手太阳小肠腕骨原穴。两说均可参考。

⑨ **善肌，肉痿**：饥，原本作"肌"，今依《甲乙》改。吴崑注云："脾主消磨饮食，脾强则令善饥；脾主肌肉，脾病即令肉痿。"

⑩ **行善瘛，脚下痛**：《类经》注云："脾主四肢，故足不收、行善瘛；瘛者，手足掉掣也。脾脉起于足大趾，过核骨以上内踝，故为脚下痛。"

⑪ **虚则腹满肠鸣，飧泄食不化**：《类经》云："脾虚失其健运之用，而中气不治，故为此诸病。"《灵枢·口问》篇云："中气不足，肠为之苦鸣。"

⑫ **取其经，太阴、阳明、少阴血者**：《类经》云："脾与胃为表里，故当取足太阴、阳明之经，少阴肾脉也。脾主湿，肾主水，水能助湿伤脾，故当取少阴之血，以泄其寒实。如《厥病篇》治脾心痛者，亦取肾经之然谷、太溪，义犹此也。"

⑬ **喘咳逆气，肩背痛，汗出**：吴崑注云："肺主气，故病喘咳气逆；肺

系肩背，而俞在焉，故肩背痛；肺主皮毛，病则皮毛疏泄，故汗出。此肺之常候也。"

⑭ 尻、阴、股、膝、髀、腨、胻、足皆痛：按尻髀胻足等皆足少阴肾经之所过，今肺病连肾，气陷下部，为母病及子之候。

⑮ 虚则少气不能报息，耳聋，嗌干：《类经》注云："报，复也。不能报息，谓呼吸气短，难于接续也。"王冰注云："肺太阴之络会于耳中，故聋也。肺虚则肾气不足以上润于嗌，故嗌干也。"

⑯ 腹大，胫肿，喘咳：《类经》云："足少阴之脉，上腨内，夹脐上行，入肺中。阴邪上侵，故腹大、胫肿而喘咳也。"

⑰ 身重：王冰注云："肾病则骨不能用，故身重也。"高士宗解云："肾为生

气之原，生阳之气不周于身，故身重。"

⑱ 寝汗出，憎风：即盗汗、恶风。《类经》云："肾主五液，在心为汗，而肾邪侮之，心气内微，故为寝汗出。凡汗多者表必虚，表虚者阳必衰，故恶风也。"

⑲ 胸中痛：《类经》云："足少阴之脉从肺出络心，注胸中。肾虚则心肾不交，故胸中痛。"

⑳ 大腹、小腹痛，清厥：清厥，即清冷的意思。王冰注："足太阳脉，从项下行至足。肾虚即太阳之气不能盛行于足，故足冷而气逆也。"马蒔注云："其大腹、小腹亦从而痛，正以肾脉自小腹上行大腹至俞府而上也。"

㉑ 意不乐：张志聪注云："膻中者，臣使之官，代君行令，喜乐出焉。胸中之气不足，故意不乐也。"

【分析串解】

肝病者，两胁下痛引少腹，令人善怒；肝病实证，则胁痛和少腹痛。因肝脉布胁肋，抵少腹。肝在志为怒，其气实则善怒。《灵枢》曰："肝气实则怒。"即指肝气郁滞。**虚则目䀛䀛无所见，耳无所闻，善恐，如人将捕之。**肝开窍于目，血能养目，肝血虚，则目失血养，视物恍惚不明，或无所见。耳失血充，则耳鸣、耳聋。肝藏魂，肝虚则魂不安，故常惊恐，如有人将捕之一样。故《类经》曰："肝虚则胆虚，故气怯而善恐。"**取其经，厥阴与少阳。气逆则头痛，耳聋不聪，颊肿，取血者。**厥阴肝与少阳胆相为表里，脏病则腑病，故同取二经以通其气。厥阴肝脉与督脉会于巅，肝经气逆，故头痛，耳聋（胆火上冲）不聪。脾经循颊车，肝胆火盛而逆，故颊肿也（取厥阴少阳者，虚者当补，实者当泻也）。取血者，是指泻实证，则刺其经出血。王冰曰："脉中血满，独异于常，乃气逆之诊，随其左右，有则刺之。"马蒔曰："亦是有余之证也，取其两经以出血而已。"

心病者，胸中痛，胁支满，胁下痛，膺背肩甲间痛，两臂内痛；虚则胸腹大，胁下腰相引而痛。取其经，少阴、太阳，舌下血者。其变病，刺郄中血者。手少阴心经脉起心中，上挟咽，下循臑，下行肘中，循臂内后廉，至小指端。手太阳少肠经，上

手臂循臑内，出肩解，绕肩胛。如二经患实证，故能产生胸膺、背、肩胛、两臂等处疼痛。少阴之支脉络于胁，故病则胁下满痛。心气虚，阴邪上逆，则胸胀大。经气虚则胁痛，牵引腰部发作疼痛。心主血脉，血虚不养筋，故相引而痛也。郄中，指阴郄穴，在手掌后脉中去腕五分。少阴心与太阳小肠相为表里，故病则刺二经之脉。心脉上循咽喉，开窍于舌，故邪实则刺舌下出血，以泻其实。假若有变病，邪不在经络者，则刺其郄中，放血以治疗之。即阴郄穴，心经穴位，在神门上五分。

脾病者，身重，善饥，肉痿，足不收，行善瘈，脚下痛；虚则腹满肠鸣，飧泄食不化。取其经，太阴、阳明、少阴血者。 脾化湿而主肌肉，脾病实，湿壅滞，则现身重而困，肌肉痿弱无力。脾主四肢，脾病则四肢无力，足不能收，手足抽掣（即大筋瘈短，小筋弛长）。脾主运化水谷，脾虚则失其健运之职，故运化障碍，消化不良，发作则肠鸣飧泄，完谷不化也。阳明胃与太阴脾相为表里，故病则并取二经刺之出血，因少阴肾脉循行足心，有脚下痛之症状，故刺其出血，以泻其邪。

肺病者，喘咳逆气，肩背痛，汗出，尻、阴、股、膝、髀、腨、胻、足皆痛，虚则少气不能报息，耳聋，嗌干。取其经，太阴、足太阳之外、厥阴内血者。 尻，尾骨处。腨，腓肠肌，即小腿肚。髀，臀部大转子部位。肺主气，肺病则呼吸不利，而喘咳气逆。肺之俞在肩背，故气逆则肩背痛。肺主皮毛，肺病则毛皮疏泄而汗出。肺主治节，肺病则气机不利，清阳下陷而邪实于下。尻、阴、股、膝、髀、腨、胻、足，皆足少阴经循行之所，这些部位疼痛，此母病及子之所致也。肺虚则气衰，故少气而致呼吸不能接续。手太阴之大络会于耳中，故病则耳聋。肺脉又循喉咙，病则津液不能上输而嗌干。治当刺肺经，更取足太阳的外侧，厥阴内侧，即少阴经的部位，用刺血法治之。

肾病者，腹大，胫肿，喘咳，身重，寝汗出，憎风；虚则胸中痛，大腹、小腹痛，清厥，意不乐。取其经，少阴、太阴血者。 清厥，四肢厥冷。肾少阴之脉上腨内，挟脊循腹里入肺中。病则经络气逆，故腹大、胫肿而喘咳。肾为生气之原，肾病则阳气衰，故身重。阳气不能充实于表，卫表疏泄，故表虚恶风，卧则自汗出，或盗汗出。肾脉注胸中，循腹里，虚则经气不行，故胸中、大腹、小腹皆痛。四肢禀气于胸腹，胸腹现病，则阳气不能达于四肢，故四肢清冷。意不乐者，阳气衰，故令人抑郁不乐。张志聪注曰："膻中者，臣使之官，代君行令，喜乐出焉。胸中之心气不足，故意不乐也。"取其经少阴，太阴血者（别本作太阳），少阴太阳相表里，故可二者并取刺血治之。

【提要】

本文专论五脏疾病的虚实症状及针刺方法。

二

【原文】

"肝色青，宜食甘，粳米、牛肉、枣、葵皆甘。心色赤，宜食酸，小豆、犬肉、李、韭皆酸。肺色白，宜食苦，麦、羊肉、杏、薤①皆苦。脾色黄，宜食咸，大豆、豕肉、栗、藿皆咸。肾色黑，宜食辛，黄黍②、鸡肉、桃、葱皆辛。辛散，酸收，甘缓，苦坚，咸软。

毒药攻邪，五谷③为养，五果④为助，五畜⑤为益，五菜⑥为充，气味合而服之，以补精益气。此五者，有辛、酸、甘、苦、咸，各有所利，或散，或收，或缓，或急⑦，或坚，或软，四时五脏，病随五味所宜也。"

【词解】

①薤：豆叶也。

②黄黍：《类经》云："即糯小米也，可以酿酒，北人呼为黄米，又曰黍子。"

③五谷：粳米、小豆（麻）、麦、大豆、黄黍也。

④五果：即枣、李、杏、栗、桃也。

⑤五畜：即牛、犬、羊、豕、鸡也。

⑥五菜：即葵、韭、薤、藿、葱也。

⑦或急：按《太素》无此二字。

【分析串解】

肝色青，宜食甘，粳米、牛肉、枣、葵皆甘。肝青色，肝苦急，急食甘以缓之。**心色赤，宜食酸，小豆、犬肉、李、韭皆酸。**心苦缓，宜食酸以敛之。**肺色白，宜食苦，麦、羊肉、杏、薤皆苦。**肺苦气上逆，宜食苦味以泄之。**脾色黄，宜食咸，大豆、豕肉、栗、藿（豆叶）皆咸。**脾苦坚，宜食咸以软之。**肾色黑，宜食辛，黄黍、鸡肉、桃、葱皆辛。**肾苦燥，宜食辛味以散之。

辛散，酸收，甘缓，苦坚，咸软。散、收、缓、坚、软是五味之作用，用以调整五脏之偏盛、偏衰。当然治疗攻邪，尚须选用适当之药物，如金石、草木、鱼虫、鸟兽之类。**毒药攻邪，五谷为养，五果为助，五畜为益，五菜为充，气味合而服之，以补精益气。**五谷：即粳米、小豆、大豆、麦、黄黍（黄米）。五果：即桃、李、杏、枣、栗。五畜：即牛、羊、鸡、犬、豕。五菜：即葵（芹）、藿（豆叶）、韭、薤、葱。五谷能养五脏之正气，五果能助五谷以辅养，五畜为味厚肥甘之物，能补益五脏之精气，五菜能充实脏腑。谷肉果菜，皆有五气五味，宜适当配合而食之，以补益精气，无使偏胜。否则偏盛偏少，皆能诱发病变。

此五者，辛、酸、甘、苦、咸，各有所利，或散，或收，或缓，或急，或坚，或软，四时五脏，病随五味所宜也。四气五味各有一定之作用，在运用之时，应随四时之宜散、宜收，宜温、宜补，或随五脏之所苦、所欲，各随其所利而适当地进行配用。

【提要】

　　本文讨论五味、五脏各有所欲，各有所苦，故运用五味于治疗时，必随五脏之所宜而用之。并阐明了营养之互补作用。

▍本篇小结

　　1. 说明五脏合于四时五行，因此运用五行生克规律，可以推测疾病之发展趋势和轻重安危。
　　2. 在治疗上，阐明五脏所欲所苦之理论，对后世临床指导意义很大。
　　3. 阐明了五脏虚实的一般症状及针刺疗法。
　　4. 说明毒药有攻邪之作用，谷、果、肉、菜有补益营养的作用，应根据五时五脏的理论，各随所宜而用之。

思考题

　　1. 五脏虚实有何症状？其治疗规律如何？
　　2. 五脏与五谷、五果、五畜、五菜之关系如何？在营养疗法上如何应用？

宣明五气篇第二十三

篇解及中心大意

> 宣，发也，宣明，即发扬阐明之意。五气，指五脏五行之气。宣明五气，即在于阐明五脏功能活动之相互关系。本篇是根据五行归类的方法及其理论，阐发五脏、五神、五体、五脉、五液、五味、五时等理论内容，故称之为宣明五气。因无黄帝、岐伯问答之辞，故不名论而名篇。

【原文】

"五味所入：酸入肝，辛入肺，苦入心，咸入肾，甘入脾，是谓五入。

五气所病：心为噫[1]，肺为咳，肝为语[2]，脾为吞[3]，肾为欠、为嚏，胃为气逆、为哕、为恐，大肠小肠为泄，下焦溢为水，膀胱不利为癃，不约为遗溺，胆为怒，是谓五病。

五精所并：精气并于心则喜，并于肺则悲，并于肝则忧，并于脾则畏，并于肾则恐，是谓五并，虚而相并者也。

五脏所恶：心恶热，肺恶寒，肝恶风，脾恶湿，肾恶燥，是谓五恶。

五脏化液：心为汗，肺为涕，肝为泪，脾为涎，肾为唾，是谓五液。

五味所禁：辛走气，气病无多食辛[4]；咸走血，血病无多食咸；苦走骨，骨病无多食苦[5]，甘走肉，肉病无多食甘；酸走筋，筋病无多食酸，是谓五禁，无令多食。

五病所发：阴病发于骨，阳病发于血，阴病发于肉，阳病发于冬，阴病发于夏，是谓五发[6]。

五邪所乱：邪入于阳则狂[7]，邪入于阴则痹[8]，搏阳则为巅疾[9]，搏阴则为喑[10]，阳入之阴则静，阴出之阳则怒[11]，是谓五乱。

五邪所见：春得秋脉，夏得冬脉，长夏得春脉，秋得夏脉，冬得长夏脉，名曰阴出之阳，病善怒，不治，是谓五邪。皆同命死不治[12]。

五脏所藏：心藏神，肺藏魄，肝藏魂，脾藏意，肾藏志，是谓五脏所藏。

五脏所主：心主脉，肺主皮，肝主筋，脾主肉，肾主骨，是谓五主。

五劳所伤：久视伤血，久卧伤气，久坐伤肉，久立伤骨，久行伤筋，是谓五劳所伤。

五脉应象：肝脉弦，心脉钩，脾脉代[13]，肺脉毛，肾脉石，是谓五脏之脉。"

【词解】

① 噫：俗称嗳气。

② 语：多言也。

③ 吞：即吞酸之证。

④ 气病无多食辛：张志聪注云："肺主气，辛入肺，故走气。气病而多食之，反辛散而伤气也。"

⑤ 苦走骨，骨病无多食苦：张志聪注云："肾主骨，炎上作苦，苦走骨者，火气下交于肾也，骨病而多食之，则火气反胜矣。盖心肾水火之气，时相既济，故所走互更。"

⑥ 五发：高士宗解云："五脏阴阳之病，各有所发。肾为阴，其藏在骨，故肾阴之病发于骨；心为阳，其主在血，故心阳之病发于血；脾为阴，其主在肉，故脾阴之病发于肉；肝为阳，于时为春，冬失其藏，春无以生，故肝阳之病发于冬；肺为阴，于时为秋，夏失其长，秋无以收，故肺阴之病发于夏。"

⑦ 邪入于阳则狂：《类经》注云："邪入阳分，则为阳邪。邪热炽盛，故病为狂。"

⑧ 邪入于阴则痹：《类经》注云："邪入阴分，则为阴邪。阴盛则血脉凝涩不通，故病为痹。"

⑨ 搏阳则为巅疾：《类经》注云："搏，击也。邪搏于阳则阳气受伤，故为

癫疾。上文言邪入于阳则狂者，邪助其阳，阳之实也。"

⑩ 搏阴则为喑：《类经》注云"邪搏于阴，阴气受伤，故声为喑哑。阴者，五脏之阴也。盖心主舌，而手少阴心脉，上走喉咙，系舌本；手太阴肺脉，循喉咙；足太阴脾脉，上行结于咽，连舌本，散舌下；足厥阴肝脉，循喉咙之后，上入颃颡，而筋脉络于舌本；足少阴肾脉，循喉咙，系舌本，故皆主病喑也。"

⑪ 阳入之阴则静，阴出之阳则怒：张志聪注云："阳分之邪而入之阴，则病者静，盖阴盛则静也；阴分之邪而出之阳，则病者多怒，盖阳盛则怒也。"

⑫ 皆同命死不治：按：此六字，疑是后人旁注，传抄误入正文者。

⑬ 脾脉代：代脉之义非一。脉有歇止者，大小相间者，四时更代者，皆名为代。四时更代之代，为气候之代；歇止之代，为至数之代；大小强弱相间之代，为形体之代。此条所言乃气候之代。《类经》注云："代，更代也。脾脉和软，分王四季，如春当和软而兼弦，夏当和软而兼钩，秋当和软而兼毛，冬当和软而兼石，随时相代，故曰代也。此非中止之谓。"

【分析串解】

五味所入：酸入肝，辛入肺，苦入心，咸入肾，甘入脾，是谓五入。五味入胃，经消化，化为五气，其气各入其所合之脏。

五气所病：心为噫，噫，即饮食后逆气、嗳气。古人所说之心，在部位上包括胃上脘在内，所以本节所说的心，实质上是胃。心为噫，实质是胃气上逆所致。**肺为咳**，

肺失肃降，上逆为咳。姚按：聚金坚劲，扣之有声，邪击于肺。**肝为语，**语者，多言也。肝宜疏泄条达，其气郁极，则精神失常而多语。姚按：肝喜畅而恶郁，故为语以宣畅其气之郁。**脾为吞，**吞者，吞酸也。脾与胃相为表里，脾主为胃行其津液，脾病则胃气不和而吞酸。**肾为欠、为嚏，**嚏，音涕。欠者，张口舒气，呵欠也。嚏者，鼻中气喷作声。肾主藏精，为先天资生之原。肾气衰，则精神疲怠而为呵欠，同时阳气不能充实于表，易受外寒所侵，发为喷嚏之症。姚按："欠，呵欠也，神气昏惰之所致。盖肾藏精，精虚则神气昏惰而欠焉。嚏，喷嚏也，肺气外达之所致。肾乃寒水，气易冰凝。肾为肺子，上达于母，则发而为嚏。不独外感风寒为嚏也。"

胃为气逆、为哕、为恐，胃主纳，其气下降为顺。今胃病气不降而上逆为哕。哕者，呃逆，胸喉间呃呃作声而无物。土克水，水虚则恐。胃喜热而恶寒，寒入于胃，则气滞而为哕，是胃寒则哕也。其或胃火大炽，口必喜冷，或多食梨柿，或过用苦寒，以致火为寒抑，气乱而为哕，是热极过寒则哕也。胃本多气多血之经，其火最盛，火盛则烁水，水虚肾弱则恐，故胃病亦恐。

大肠小肠为泄，大肠为传道之府，小肠为受盛之府，主分化水谷，传送糟粕。受盛之气既虚，传道之功能失禁，水谷不化而出，则泄利。**下焦溢为水，**下焦主通调水道，水道不行则水溢而为肿。**膀胱不利为癃，不约为遗溺。**膀胱者，州都之官，津液藏焉，气化则能出矣。膀胱主排泄小便，但必在命火之作用下方能通调。今气化不利（气实），则为小便不通之癃闭证。若膀胱气虚，不能约束通调之道，则小溲不禁而为遗尿。**胆为怒，**肝胆相表里，其气相通，怒为肝之志，胆气郁而不舒，则气从其合而为怒矣。**是谓五病。**即上述之五气分类病证。

五精所并：精气并于心则喜，并于肺则悲，并于肝则忧，并于脾则畏，并于肾则恐，是谓五并，虚而相并者也。所并者，五脏之精气乘虚而并入一脏。并者，兼并、吞并之意。精气乘虚入并一脏，则其气反实而为病。心气有余则喜（喜为心志），肺气有余则悲（悲为肺志），肝木有余则克脾土而为忧思（思为脾志），脾气有余，则土克水为畏（肾志为恐，畏与恐同），若并于肾则恐（肾志为恐）。此虚而相并之意（表现：一是本脏之志，二是所胜脏之志）。姚按："悉而论之，精气并而自得其志者，心肺肾也。精气盛于所不胜以并其所胜者，脾也。精气盛于所胜，而反并其所不胜者，肝也。"（另说，木反侮金，忧为肺志。）

五脏所恶：心恶热，心主血脉，热甚则血脉伤，故恶热。**肺恶寒，**肺主皮毛，寒气易入，形寒饮冷则伤肺，肺主气，寒则气滞，故恶寒。**肝恶风，**肝主筋，风胜制筋，拘急挛缩，故恶风。**脾恶湿，**脾本湿土，而性喜燥。盖湿极则气滞而不能运化，湿胜则肌肤臃肿，故恶湿。**肾恶燥，**燥则津液竭。肾者水也，以湿为事。水虚则无以制火而病燥，必精血干槁而为患。肾主骨髓，燥则骨失髓养而无力，故恶燥。此乃五脏所恶之情况。

五脏化液：心为汗，肺为涕，肝为泪，脾为涎，肾为唾，是为五液。五脏各有所化生之液体。心主血，汗出于血（汗出则血少而行速），故汗为心液。涕出于鼻，鼻为肺窍，故涕为肺液。泪出于目，目为肝窍，故泪为肝液。涎出于口，口为脾窍，故涎为脾液。唾出于舌下，肾脉连舌本，故唾为肾液。

五味所禁，五味之性，各有所偏，偏则致病，故必有所禁。**辛走气，气病无多食辛**；辛善走气分，辛味主散，多食则耗气。**咸走血，血病无多食咸**；多食咸则血行凝滞，咸本入肾而性阴，故《素问·五脏生成》曰："多食咸，则脉凝泣而变色。"**苦走骨，骨病无多食苦**；苦善走骨，能助心火，骨生于肾，火盛则制肾水。**甘走肉，肉病无多食甘**；甘味善走肉，甘属脾，脾主肉，但甘味性滞腻，多食甘则肌肉壅满，故肉病勿多食之。**酸走筋，筋病无多食酸**。酸属肝，肝主筋，酸性收敛，多食则筋脉拘急。此乃五味之偏，多食则不利于病的治疗。

五病所发：阴病发于骨，阳病发于血，阴病发于肉，阳病发于冬，阴病发于夏，是谓五发。高士宗曰："五脏阴阳之病，各有所发……肾为阴，其主在骨，故肾阴之病发于骨。心为阳，其主在血，故心阳之病发于血；脾为阴，其主在肉，故脾阴之病发于肉；肝为阳，于时为春，冬失其藏，春无以生，故肝阳之病发于冬；肺为阴，于时为秋，夏失其长，秋无以收，故肺阴之病发于夏。"

五邪所乱：邪入于阳则狂，邪入于阴则痹，病邪入于阳（经），则阳偏性。阳盛则热，热极则神昏识乱而为狂。心藏神，热极则神乱矣。邪入于阴则阴偏胜，阴盛则寒，寒则血流凝涩不畅而为痹。姚止庵按："邪居于阳脉之中，则四肢热盛，故为狂；邪入于阴脉之内，则六经凝涩而不通，故为痹。"**搏阳则为巅疾，搏阴则为喑**：喑，音因，即失音。阳主气，邪搏于阳，则气上逆而为巅疾。阴主液，邪搏于阴，则津液不能上承而为喑。**阳入之阴则静，阴出之阳则怒**。邪从阳而入阴病静，邪从阴而出阳则病怒，发作烦躁易怒。《千金方》云："阳入之阴病静，阴出之阳病怒。"静则多凶，怒多吉，凡病多喜阳而恶阴，是为五乱。

五邪所见：五脏的克贼之气，互称为五邪，指五脏受克表现于脉象之上。即：**春得秋脉（毛），为金克木。夏得冬脉（沉），为水克火。长夏得春脉（弦），为木克土。秋得夏脉（洪），为火克金。冬得长夏脉（濡），为土克水。名曰阴出之阳，病善怒**。按新校正曰："按阴出之阳病善怒，已见前条，此再言之，文义不伦，必古文错简也。"**不治，是谓五邪**。皆同命死不治。本节所说之死症，可能为古人之一种认识方法，与临床不符，不可机械理解。

五脏所藏：心藏神，肺藏魄，肝藏魂，脾藏意，肾藏志，是谓五脏所藏。神，指神明，心为人体最高领导，故以神明藏之于心。心病，多心烦不寐，喜言不休，神昏妄语。魄，代表人体器官之功能，肺主气而主治节，周身活动能力生于气，故以魄藏于肺，肺病多喘满。魂，代表人精神和意识，肝主谋虑，故以魂藏于肝，肝病惊骇，肝风内动，则惊厥。意是思考之动机，脾志为思，故意藏于脾。意识坚定，思虑成熟，谓之志。肾主作强，故以志藏于肾。肾病则健忘。此即五脏所藏的五种精神作用。

五脏所主：**心主脉**，心司血液循环，而脉为血行之道。**肺主皮**，肺主诸气，而卫气卫护于皮肤，故肺主皮。**肝主筋**，肝司关节之活动，而筋为之用，故肝主筋。**脾主肉**，脾司营养。营养丰富，则肌肉坚实，故脾主肉。**肾主骨**，肾为生气之本，骨生于肾主之髓，故肾主骨（肾藏精，精生髓）。是为五脏所主。

五劳所伤：**久视伤血**，劳心伤心肝，久视则耗伤心肝之血。**久卧伤气**，劳肺伤气，久卧则肺气不畅而气虚。**久坐伤肉**，劳脾伤肉，久坐不动，肌肉所伤，痿软无力。**久立伤骨**，劳肾伤骨，久立则骨软乏力。**久行伤筋**，劳肝伤筋，久行筋亏，则腿软乏力。所谓五劳包括劳之太过与不及两方面，即过劳或过逸，此即所谓"劳则气耗"。

五脉应象：即五脏在寸口之脉象。**肝脉弦，心脉钩，脾脉代，肺脉毛，肾脉石，是谓五脏之脉**。脾分主四时，故其脉象随四时脉象而更代也。

▌本篇小结

本篇是根据五行学说，把人体脏腑组织有关的生理、病理现象，以及药味、脉象、诊断、四时气候等进行了分类，作为临床诊断和治疗的指导原则。此系统分类，对临床实践意义很大，值得我们重视。

思考题

如何从生理及病理方面，加深体会五气所病，五脏所恶，五脏化液，五脏所藏，五劳所伤等理论？

太阴阳明论篇第二十九

篇解及中心大意

"太阴""阳明"，均是经脉名。本篇从生理和病理方面，讨论足太阴脾和足阳明胃的表里关系，以及脾主四肢，脾不主时等问题，所以叫作太阴阳明论。

一

【原文】

"黄帝问曰：太阴阳明为表里，脾胃脉也，生病而异者，何也？岐伯对曰：阴阳异位 ①，更虚更实，更逆更从，或从内，或从外，所从不同，故病异名也。

帝曰：愿闻其异状也。岐伯曰：阳者，天气也，主外。阴者，地气也，主内。故阳道实，阴道虚 ②。故犯贼风虚邪者，阳受之；食饮不节，起居不时者，阴受之。阳受之则入六腑，阴受之则入五脏。入六腑则身热，不时卧，上为喘呼。入五脏则䐜满闭塞，下为飧泄，久为肠澼。故喉主天气，咽主地气 ③，故阳受风气，阴受湿气 ④。故阴气从足上行至头，而下行循臂至指端；阳气从手上行至头，而下行至足。故曰：阳病者，上行极而下；阴病者，下行极而上。故伤于风者，上先受之；伤于湿者，下先受之。"

【词解】

① 阴阳异位：太阴为阴，阳明为阳，阳在外，阴在内。故曰"阴阳异位"。

② 阳道实，阴道虚：杨上善注："阳为天气主外，故阳道实。阴为地气主内，故阴道虚也。"

③ 喉主天气，咽主地气：高士宗解云："喉司呼吸，肺气所出，故喉主天气。咽纳水谷，下通于胃，故咽主地气。"

④ 阳受风气，阴受湿气：《类经》注："风，阳气也，故阳分受之。湿，阴气也，故阴分受之。各从其类也。"

【分析串讲】

说明外感之邪内传，则必侵及阳明胃经出现阳明胃证。因阳明属土，土居中央，万物所归。阳明行气于三阳，故外感之邪传里，则出现阳明胃证，如《伤寒论》之阳明证、温病中三阳热证，均属此例。这几句话的意思是说由于阴经、阳经之气循行部位有所不同，故其发病及病理变化也有所不同。

【提要】

本文首先讨论了太阴、阳明两经的表里关系及所出现的不同病证。其次讨论了由于三阴三阳经脉的循行部位不同，其发病及疾病传变亦各异。

二

【原文】

"帝曰：脾病而四肢不用，何也？岐伯曰：四肢皆禀气于胃，而不得至经①，必因于脾，乃得禀也。今脾病不能为胃行其津液，四肢不得禀水谷气，气日以衰，脉道不利，筋骨肌肉，皆无气以生，故不用焉。"

【词解】

① 至经：《太素》作"径至"，于义为胜。

【提要】

本段经文是讨论脾与胃分工合作的关系，以及脾病可引起四肢病变的发生。

【原文】

"帝曰：脾不主时，何也？岐伯曰：脾者土也，治中央，常以四时长四脏，各十八日寄治，不得独主于时也。脾脏者，常著胃，土之精也。土者，生万物而法天地，故上下至头足，不得主时也。"

【提要】

此说明了天地之气，生养万物。所以本段经文主要说明脾不专主一个时季，而寄于四时的道理。

【原文】

"帝曰：脾与胃以膜相连耳，而能为之行其津液，何也？岐伯曰：足太阴者，三阴也，其脉贯胃属脾络嗌，故太阴为之行气于三阴。阳明者，表也，五脏六腑之海也，亦为之行气于三阳。脏腑各因其经而受气于阳明，故为胃行其津液。四肢不得禀水谷气，日以益衰，阴道不利，筋骨肌肉无气以生，故不用焉。"

【提要】

本段主要讨论脾胃的作用，胃主消化，脾主吸收和输布，二者必须分工合作才能完成消化和输布津液的过程。

▌本篇小结

1. 脾与胃相表里，脾为太阴，胃为阳明。由于阴主内，阳主外，阳道实，阴道虚，故发病亦异。外感虚邪贼风，则阳受之，内入六腑，则多犯阳明胃土而从阳化，发为热证、实证。饮食不节、起居不时之所伤，则阴受之，内入五脏多引起脾病，多从阴化，发为寒证、虚证。

2. 胃中所化的水谷精气，不能直接走于五脏六腑、四肢百骸，必须经过脾脏的转输，脏腑才得以禀气于胃。

3. 讨论脾不主时的问题。脾胃属土，位居中央，土能生化万物，为万物之本。所以脾不专主于一个时季，而是寄旺于四时之末，各十八日。

思考题

1. 如何理解"阳道实，阴道虚"的意义？脾与胃的发病有何不同特点？
2. 如何从生理和病理方面，领会脾与胃、脾与四肢的关系？
3. 如何理解脾不主时而寄旺于四时的观点？

热论篇第三十一

"热"，热病。本篇分为四部分，讨论多种热病的成因、证候、传变规律、治疗大法，以及预后和禁忌等，所以称为"热论"。主要内容包括如下方面：一是讨论热病的成因，指出凡伤寒、温病、暑病等均可由伤于寒邪所引起，为后世温病学新感、伏邪等理论的发展开辟了途径。二是讨论了伤寒病的六经传变、证候及两感发病等，为仲景伤寒论六经辨证奠定了理论基础。三是讨论了伤寒病的预后、治疗和禁忌等问题。四是提出了伏邪发病的概念。

一

【原文】

"黄帝问曰：今夫热病者，皆伤寒之类也①。或愈或死，其死皆以六七日之间，其愈皆以十日以上者，何也？不知其解，愿闻其故。

岐伯对曰：巨阳者，诸阳之属也②。其脉连于风府③，故为诸阳主气也。人之伤于寒也，则为病热，热虽甚不死④；其两感于寒⑤而病者，必不免于死。"

【词解】

① 今夫热病者，皆伤寒之类也：杨上善注云："寒极为热，三阴三阳之脉，五脏六腑受热为病，名曰热病，斯之热病，本因受寒。以本为名，故称此热病伤寒之类也。"

② 巨阳者，诸阳之属也：巨，大也。大、太，古相通也。《类经》注云："太阳为六经之长，统摄阳分，故诸阳皆其所属。"

③ 风府：穴名，在项后入发际一寸，属督脉。

④ 热虽甚不死：李念莪云："寒郁于内，皮肤闭而为热，寒散即愈，故曰不死。"

⑤ 两感于寒：一脏一腑，表里俱受寒邪，谓之两感。详见下文。

【提要】

此讲热病的成因及预后，是全篇的总纲，引证了《难经·五十八难》。

【原文】

"帝曰：愿闻其状。岐伯曰：伤寒一日，巨阳受之①，故头项痛，腰脊强。二日，阳明受之，阳明主肉，其脉挟鼻络于目，故身热目疼而鼻干，不得卧也。三日，少阳受之，少阳主骨②，其脉循胁络于耳，故胸胁痛而耳聋。三阳经络皆受其病，而未入于脏③者，故可汗而已。四日，太阴受之，太阴脉布胃中络于嗌，故腹满而嗌干。五日，少阴受之，少阴脉贯肾络于肺，系舌本，故口燥舌干而渴。六日，厥阴受之，厥阴脉循阴器而络于肝，故烦满而囊缩。三阴三阳、五脏六腑皆受病，荣卫不行，五脏不通，则死矣。"

【词解】

① **伤寒一日，巨阳受之**：《类经》注云："人身经络，三阳为表，三阴为里，三阳之序，则太阳为三阳，阳中之阳也，阳明为二阳，居太阳之次，少阳为一阳，居阳明之次；此三阳为表也。三阴之序，则太阴为三阴，居少阳之次；少阴为二阴，居太阴之次；厥阴为一阴，居少阴之次；此三阴为里也。其次序之数，则自内而外，故各有一二三之先后者如此。又如邪之中人，必自外而内，此所以邪必先于皮毛，经必始于太阳，而后三阴三阳五脏六腑皆受病，如下文之谓也。"

② **少阳主骨**：原本"骨"作"胆"。

林亿校云："全元起本胆作骨。"《太素》《甲乙》并作"骨"。顾校云："以上文'阳明主肉'证之，'骨'字是也。若此句作'胆'，则上文当作'胃'。"故改。

③ **脏**：林亿校云："按全元起云：'脏作腑'。元起注云：'伤寒之病，始入于皮肤之腠理，渐胜于诸阳，而未入腑，故须汗，发其寒热而散之。'《太素》亦作'腑'。"按《甲乙》《伤寒例》并作"腑"。但马莳注云："此所谓脏者，非内脏也。以三阴属五脏，故以'脏'字言。"则作"脏"亦无不可。

【分析串讲】

本文是讨论寒邪侵入人体后，由表入里的传变次序，亦即六经的传变次序及六经的证候，《伤寒论》的六经传变即由此发展而来。当然，《伤寒论》的六经症状与本节所云有其不同之处。《伤寒论》邪入三阴经之时，人体之正气已衰，病从寒化（虚寒），或从热化（虚热）。本文所云之三阴证，相当于伤寒阳明胃家实证。阴寒之证，本节没有言及。本篇之所以称热论，实际外感热病在临床过程中由热转寒证者，不太多见，即使有，也是病程较长，阳虚而转寒证。《伤寒论》三阴病，多为杂证。

通过本文的讨论可以看出，仲景《伤寒论》的六经传变，即是在此段经文基础上进一步发展而来，有人认为《黄帝内经》和仲景《伤寒论》，是两个体系不同的学派，没有共同之处，这是不对的。当然，《伤寒论》的六经与本节之所云亦有不同的特点。《伤寒论》的六经，是把其辨证范围无限地扩大了，形成了一套完整的理论体系，理、法、方、药俱全，辨证立法缜密周到。不但是治疗外感病的一本专书，而且还包括内伤杂病的辨证规律和治疗法则在内。其中包括了热证、实证，而且也包括了虚证、寒证。而本段经文，仅限于外感热病而言。

【原文】

"其不两感于寒者，七日，巨阳病衰，头痛少愈。八日，阳明病衰，身热少愈。九日，少阳病衰，耳聋微闻。十日，太阴病衰，腹减如故，则思饮食。十一日，少阴病衰，渴止，不满，舌干已而嚏。十二日，厥阴病衰，囊纵，少腹微下，大气①皆去，病日已矣。"

【词解】

① 大气：指邪气。

【提要】

本段讨论伤寒热病的恢复日期。

【原文】

"帝曰：治之奈何？岐伯曰：治之各通其脏脉，病日衰已矣。其未满三日者，可汗而已；其满三日者，可泄而已①。"

【词解】

① 其未满三日者，可汗而已；其满三日者，可泄而已：张义云："泄谓泄越其热，非攻下之谓。"顾校引程郊倩云："汗泄二字，俱是刺法。"按《灵枢·热病》篇云："热病而汗且出及脉顺可汗者，取之鱼际、太渊、大都、太白。泻之则热去，补之则汗出。"又云："热病三日而气口静、人迎躁者，取之诸阳以泻其热而出汗，实其阴以补其不足者。其可刺者急取之，不汗出则泻。"顾氏之说近是。盖《内经》所言治法，很多是指针灸而说的。此篇可汗可泄，亦指针法而言。注家不察，转以《伤寒论》汗下诸法释本经，则格格不入。如简素云："本经所论三阴病者，即仲景所谓阳明胃家实证，故云其满三日者可泄而已。仲景所谓三阴病者乃阴寒之证，此本经所未言及。"如此解释，实未有是处。

伤寒病治疗方法，应疏通其脏脉，可汗可泄。

二

【原文】

"帝曰：热病已愈，时有所遗者，何也？岐伯曰：诸遗者，热甚而强食之，故有所遗也。若此者，皆病已衰，而热有所藏，因其谷气相薄，两热相合，故有所遗也。帝曰：善。治遗奈何？岐伯曰：视其虚实，调其逆从，可使必已矣。帝曰：病热当何禁之？岐伯曰：病热少愈，食肉则复，多食则遗①，此其禁也。"

【词解】

① 食肉则复，多食则遗：《类经》注云："复者，病复作。遗则延久也。凡病后脾胃气虚，未能消化饮食，故于肉食之类皆当从缓，若犯食复，为害匪浅，其有挟虚内馁者，又不可过于禁制，所以贵得宜也。"

【分析串讲】

本段经文是讨论外感病在饮食上的护理，指出一般疾病在高热期间或是高热已退的恢复时期，不应食肉类等难以消化的饮食，或勉强给病人进食。应当酌情的给以稀粥等流食以调养，如饮食不当，亦可引起疾病复发或余热不退之证。

【提要】

本文是讨论热病已愈，或遗有余热不退，以及复发等病情。指出引发的原因，多由于饮食调理不当所引起，当加以注意。

三

【原文】

"帝曰：其病两感于寒者，其脉应与其病形何如？岐伯曰：两感于寒者，病一日，则巨阳与少阴俱病，则头痛口干而烦满。二日，则阳明与太阴俱病，则腹满身热，不欲食，谵言。三日，则少阳与厥阴俱病，则耳聋囊缩而厥，水浆不入，不知人，六日死。帝曰：五脏已伤，六腑不通，荣卫不行，如是之后，三日乃死，何也？岐伯曰：

阳明者，十二经脉之长也，其血气盛，故不知人，三日其气乃尽，故死矣。"

【提要】

本文是讨论两感病的成因、症状，及其预后。

四

【原文】

"凡病伤寒而成温者，先夏至日者为病温，后夏至日者为病暑，暑当与汗皆出，勿止①。"

【词解】

① 暑当与汗皆出，勿止：《类经》注云："暑气侵入，当令有汗，则暑随汗出，故曰勿止。"此指治疗暑热病，不能止汗。

【提要】

本段承上文讨论感受寒邪后，未立即发病，寒邪潜伏在体内，至暑季变为暑病，谓之伏邪发病。此即前文"今夫热病者，皆伤寒之类也"的正续，由此构成后世新感温病与伏邪温病的理论基础。

▌本篇小结

1.论述了伤于寒邪，可以成为多种热病发病之因。如冬季伤于寒邪，感而即发，寒邪外束，腠理密闭，阳气被郁而发热，此为伤寒，新感发病。若感受寒邪后，未即发病，寒邪潜伏于内，至春天，邪从温化，发为温病。至夏天，邪从热化，发为暑病，此即伏邪发病。

2.讨论了伤寒病的六经传变及证候，寒邪侵入人体后，在传变次序上，则一日太阳、二日阳明、三日少阳、四日太阴、五日少阴、六日厥阴。仲景《伤寒论》的六经传变即本于此。然所谓一日、二日、三日，仅言传变次序，非固定不变之日数。

3.讨论了伤寒病的恢复日期及汗下的治疗原则。

4.指出热病期间，如果在饮食上护理不当，如强食或食肉类等难以消化的食物，则可以引起遗热不退或疾病复发。

5.讨论了两感病的成因、症状及预后。

1. 为什么说伤于寒邪可以成为多种热病之因？对新感与伏邪的理论应如何领会？

2. 对伤寒的六经传变、证候、预后及治疗原则，是如何领会的？

3. 如何领会两感病的成因、症状及预后？

逆调论篇第三十四

逆，违逆也。调，和也，顺也。"逆调"，即失于调和之义。本篇讨论了里寒、内热、肉烁、骨痹、肉苛、逆气等几种病变。然这数种病变，都是由于体内的阴阳、水火、荣卫、上下等失于调和所致。即如张志聪所曰："言人之阴阳水火、荣卫气血、表里上下，皆当和调，逆调则为病矣。"故篇名曰《逆调论》。

全篇分二部分。第一部分讨论寒热、四肢热、骨痹、肉苛等几种病变。第二部分讨论逆气病变的症状和病理机制。

一

【原文】

"黄帝问曰：人身非常温①也，非常热也，为之热而烦满者，何也？岐伯对曰：阴气少而阳气胜也，故热而烦满也。帝曰：人身非衣寒也，中非有寒气②也，寒从中生者何？岐伯曰：是人多痹气也，阳气少，阴气多，故身寒如从水中出。"

【词解】

①非常温：王冰注云："异于常候，故曰非常。"张义云："非逢暑温之时而生烦满，是即所谓能冬不能夏者。"

②中非有寒气：寒气，指外来寒邪。中非有寒气，谓非有寒邪侵入体内。

【分析串讲】

本段经文是讨论内生寒热的病理机制，所论之寒热，非自外所感，而是由内所产生。是由内而生之即虚寒、虚热病症。

【原文】

"帝曰：人有四肢热，逢风寒，如炙如火者，何也？岐伯曰：是人者，阴气虚，阳气盛，四肢者，阳也，两阳相得①，而阴气虚少，少水不能灭盛火，而阳独治。独治者，不能生长也，独胜而止耳。逢风而如炙如火者，是人当肉烁②也。"

【词解】

① **两阳相得**：四肢为诸阳之本，其人阳气虚，盛阳实于四肢，故谓之两阳相得。

② **肉烁**：肌肉消瘦削也。

【提要】

本文是讨论四肢寒热的病理机制。其四肢寒热的病理机转，仍然要从阴阳盛衰的道理上去理解。

【原文】

"帝曰：人有身寒，汤火不能热，厚衣不能温，然不冻栗，是为何病？岐伯曰：是人者，素肾气胜，以水为事①，太阳气衰，肾脂枯不长②，一水不能胜两火。肾者，水也，而生于骨，肾不生，则髓不能满，故寒甚至骨也。所以不能冻栗者，肝一阳也，心二阳也，肾孤脏也③，一水不能胜二火，故不能冻栗，病名曰骨痹，是人当挛节④也。"

【词解】

① **以水为事**：《素问·痿论》云："有渐于湿，以水为事。"王冰注云："业惟近湿，居处泽下，皆水为事也。"

② **太阳气衰，肾脂枯不长**：高士宗解云："太阳气衰，则为孤阴，孤阴不长，故为肾脂枯不长。"

③ **肾孤脏也**：高解云："肾水生肝木，肝为阴中之阳，故肝一阳也；少阴合心火，心为阳中之阳，故心二阳也；肾为阴中之阴，故肾孤脏也。"

④ **挛节**：骨节拘挛也。

【提要】

本文仍然是从阴阳、水火的偏胜偏衰等方面来说明骨痹的病理机转。

【原文】

"帝曰：人之肉苛①者，虽近衣絮，犹尚苛也，是谓何疾？岐伯曰：荣气虚，卫气实也②。荣气虚则不仁，卫气虚则不用，荣卫俱虚则不仁且不用，肉如故也。人身与志不相有③，曰死。"

【词解】

① **肉苛**：苛，《广韵》："痹也。"《字汇》："手足麻痹也。"肉苛，即肌肉顽麻沉重之证。

② **荣气虚，卫气实也**：简素谓此七

字与下文"荣气虚，卫气虚，荣卫俱虚"不相冒，恐是衍文。

③人身与志不相有：人，身形也。志，意志也。来自身形的刺激，意志不能感觉，而意志也不能指使身形活动，是谓人身与志不相有。

【提要】

本段经文是讨论肉苛病的症状、病理及预后。肉苛，即手足肌肉麻痹病证，由于荣卫失调所致，病情是很严重的。

二

【原文】

"帝曰：人有逆气不得卧而息有音者，有不得卧而息无音者，有起居如故而息有音者，有得卧行而喘者，有不得卧不能行而喘者，有不得卧卧而喘者，皆何脏使然？愿闻其故。岐伯曰：不得卧而息有音者，是阳明之逆也。足三阳者下行，今逆而上行，故息有音也。阳明者，胃脉也。胃者，六腑之海，其气亦下行。阳明逆，不得从其道，故不得卧也。《下经》①曰：胃不和则卧不安②，此之谓也。夫起居如故而息有音者，此肺之络脉逆也。络脉不得随经上下，故留经而不行③。络脉之病人也微，故起居如故而息有音也。夫不得卧，卧则喘者，是水气之客也。夫水者，循津液而流也。肾者水脏，主津液，主卧与喘也。帝曰：善。"

【词解】

①《下经》：王冰注曰："上古经也。"

②胃不和则卧不安：不安，反复不宁之状。张义注云："阳明逆则诸阳皆逆，不得入于阴，故不得卧。"《类经》注云："今人有过于饱食，或病胀满者，卧必不安，此皆胃不和之故。按上文所问，不得卧而息无音者，义亦同，此故不复答。"

③故留经而不行：张志聪注云："络脉逆则气留于经，而不行于络矣。"马蒔注云："故留于本经而不行于别经。"按：马注较张注为胜。然上文明言络脉不得随经上下，则留经而不行者，留于本经之别络也。或"经"字乃"络"字之误。

【提要】

本段经文所讨论的逆气病变，主要关系到胃、肺、肾三脏的病变。在上为肺络气逆，在中为胃气上逆，在下为肾水之邪上迫于肺。在上为肺之络脉气逆，其病状为起居如故而呼吸有音，病较轻微。在中为胃气不能下行，其病状为不得卧，卧则喘，其病情亦重，上面有些经文未予解释，其义有概括在这里面。至于息有音与喘的区别，如张景岳所说："夫息有音者，即喘之渐，喘出于肾，则病在根本矣，故愈深者必愈甚。凡虚劳之喘，义亦犹此，有不可不察也。"

疟论篇第三十五

一

【原文】

"黄帝问曰：夫痎疟，皆生于风，其蓄作有时者，何也？岐伯对曰：疟之始发也，先起于毫毛，伸欠乃作，寒栗鼓颔①，腰脊俱痛；寒去则内外皆热，头痛如破，渴欲冷饮。帝曰：何气使然？愿闻其道。岐伯曰：阴阳上下交争，虚实更作，阴阳相移也。阳并于阴，则阴实而阳虚，阳明虚，则寒栗鼓颔也；巨阳虚，则腰背头项疼；三阳俱虚，则阴气胜，阴气胜，则骨寒而痛，寒生于内，故中外皆寒。阳盛则外热，阴虚则内热，外内皆热，则喘而渴，故欲冷饮也。

此皆得之夏伤于暑，热气盛，藏于皮肤之内，肠胃之外，皆荣气之所舍也。此令人汗空疏，腠理开，因得秋气，汗出遇风，及得之以浴，水气舍于皮肤之内，与卫气并居。卫气者，昼日行于阳，夜行于阴，此气得阳而外出，得阴而内薄，内外相薄，是以日作。"

【词解】

① **寒栗鼓颔**：张志聪注云："阳明之气主肌肉，而经脉交于颔下，是以寒栗鼓颔。"

【提要】

本文主要讨论疟疾的病因、症状、病理以及发病的季节性等问题。疟疾发病的原因，一般说来是由于感受风邪，从发病季节来说，多由于夏伤于暑，暑邪内伏致秋又感受风邪，风邪外闭，暑邪内郁，金火相争，而成疟疾。故疟疾多发季节为秋季，疟疾的症状，扼要言之，为往来寒热，病有间歇。其病机为阴阳交争所致。

二

【原文】

"帝曰：其间日而作者，何也？岐伯曰：其气之舍深，内薄于阴，阳气独发，阴邪内著，阴与阳争不得出，是以间日而作也。

帝曰：善。其作日晏^①与其日早者，何气使然？岐伯曰：邪气客于风府，循膂^②而下，卫气一日一夜大会于风府，其明日日下一节，故其作也晏。此先客于脊背也，每至于风府则腠理开，腠理开则邪气入，邪气入则病作，以此日作稍益晏也。其出于风府，日下一节，二十五日下至骶骨，二十六日入于脊内，注于伏膂^③之脉，其气上行，九日出于缺盆之中，其气日高，故作日益早也。其间日发者，由邪气内薄于五脏，横连募原^④也，其道远，其气深，其行迟，不能与卫气俱行，不得皆出，故间日乃作也。

帝曰：夫子言卫气每至于风府，腠理乃发，发则邪气入，入则病作。今卫气日下一节，其气之发也，不当风府，其日作者奈何？岐伯曰：此邪气客于头项，循膂而下者也，故虚实不同，邪中异所，则不得当其风府也。故邪中于头项者，气至头项而病；中于背者，气至背而病；中于腰脊者，气至腰脊而病；中于手足者，气至手足而病。卫气之所在，与邪气相合则病作。故风无常府，卫气之所发，必开其腠理，邪气之所合，则其府也。

帝曰：善。夫风之与疟也，相似同类，而风独常在，疟得有时而休者，何也？岐伯曰：风气留其处，故常在，疟气随经络，沉以内薄^⑤，故卫气应乃作。"

【词解】

①日晏：晏，晚也。"日晏"与"日早"相反，言疟作之时逐日推迟也。

②膂：《类经》注："膂、吕同，脊骨曰吕，象形也。一曰夹脊两旁之肉为膂。"简素云："据循膂而下语，其为脊骨者，于义为当。"

③伏膂：《甲乙》作"太冲"，《灵枢》作"伏冲"。简素云："太冲、伏冲、伏膂，皆一脉耳。"

④募原：王冰注："谓鬲募之原系。"林亿校云："按全元起本'募'作'膜'。"本经《举痛论》亦作"膜原"。《类经》云："膜，筋膜也。原，肓之原也。""肓者，凡腔腹肉理之间，上下空隙之处，皆谓之肓。""膜，犹幕也，凡肉理脏腑之间，其成片联络之薄筋，皆谓之膜，所以屏障血气者也。"

⑤沉以内薄：《甲乙》作"次以内传"。

【提要】

本段经文主要是讨论疟疾间日发作，以及日晏、日早等的病理机制。根据临床经验治疗疟疾针刺脊背部穴位，如大椎穴，效果甚佳。疟疾发作，有先从脊背部发生感觉者，这说明疟疾从其病理机转上讲是与脊椎及督脉、太冲脉有着内在联系的。应指出本段经文所提示的内容，似有牵强矛盾、不可理解处。故需要从精神上领会，不要死啃条文。但本段经文给我们提出了一条线索，给予我们一种启示，值得我们今后进一步挖掘整理和研究提高。

三

【原文】

"帝曰：夫《经》言有余者泻之，不足者补之。今热为有余，寒为不足。夫疟者之寒，汤火不能温也，及其热，冰水不能寒也，此皆有余不足之类。当此之时，良工不能止，必须其自衰，乃刺之，其故何也？愿闻其说。岐伯曰：《经》言无刺熇熇之热，无刺浑浑之脉，无刺漉漉之汗，故为其病逆，未可治也。夫疟之始发也，阳气并于阴，当是之时，阳虚而阴盛，外无气，故先寒栗也。阴气逆极，则复出之阳，阳与阴复并于外，则阴虚而阳实，故先热而渴。夫疟气者，并于阳则阳胜，并于阴则阴胜，阴胜则寒，阳胜则热。疟者，风寒之气不常也，病极则复至。病之发也，如火之热，如风雨之不可当也，故经言曰：方其盛时必毁，因其衰也，事必大昌，此之谓也。夫疟之未发也，阴未并阳，阳未并阴，因而调之，真气得安，邪气乃亡。故工不能治其已发，为其气逆也。

帝曰：善。攻之奈何？早晏何如？岐伯曰：疟之且发也，阴阳之且移也，必从四末始也。阳已伤，阴从之，故先其时坚束其处，令邪气不得入，阴气不得出，审候见之，在孙络盛坚而血者，皆取之，此真往 ① 而未得并者也。"

【词解】

① 真往：《甲乙经》作"其往"。《太素》作"直往"。按：《甲乙经》似是。

【提要】

本段经文主要讨论了疟疾病的治疗原则和一些具体治疗措施，指出其治疗之法勿迎其锐势，须治之于疾病未发之前，或已衰之后，此对后世临床的指导意义很大。并提出了刺络脉的具体方法，是值得重视的。其次，反复讨论了疟疾寒热症状的病机及寒热转化之理。

四

【原文】

"帝曰：疟不发，其应何如？岐伯曰：疟气者，必更盛更虚。当气之所在也，病在阳则热而脉躁，在阴则寒而脉静。极则阴阳俱衰，卫气相离，故病得休，卫气集，则复病也。

帝曰：时有间二日或至数日发，或渴或不渴，其故何也？岐伯曰：其间日者，邪气与卫气客于六腑，而有时相失，不能相得，故休数日乃作也。疟者，阴阳更胜也，或甚或不甚，故或渴或不渴。

帝曰：论言夏伤于暑，秋必病疟，今疟不必应者，何也？岐伯曰：此应四时者也。其病异形者，反四时也。其以秋病者寒甚，以冬病者寒不甚，以春病者恶风，以夏病者多汗……"

【提要】

一是，指出疟疾发作和休止的病机是：疟疾发作到极点，阴阳衰退，卫气与邪气相离，则病止；待卫气与邪气再度遇合，则病又发作。二是，进一步分析了疟疾病间隔数日发作的病机。三是，阐明了疟疾发病的规律性与季节性。但亦有与此规律相反的。

▌本篇小结

1. 本篇对疟疾的原因、症状、病理、治法等作了较详细的讨论和叙述。其中包括了一日发、间日发、数日发等不同类型，以及日晏、日早等各种情况。

2. 疟疾的发病原因，大都由于感受风寒或暑热之邪所引起，所以本篇开首即说："夫痎疟皆生于风"，又云"夏伤于暑，秋必病疟"。

3. 疟疾的发作，一般症状开始出现恶寒战栗，体温渐高，继则恶寒去而转为寒极，颜面潮红，口渴，病势到极点，则汗出而缓，进入休止期。但亦有先热而后寒，或但热不寒者（本篇称为温疟、瘅疟）。

4. 疟疾病，寒热症状的发生是由于阴阳二气相互交争所致。交争的结果，则是阴阳更替相胜，阳胜则热，阴胜则寒。

5. 疟邪在人体内必须和卫气相逢才能发病，病发作至极点，阴阳气衰，邪气和卫气相离，病乃休止。因为邪中人体有深浅，与卫气相合的时间有远近的差别，邪中深者，则道远行迟，故间隔日期长为难治。邪中浅者，道近行速，故间隔日期短，为易治。因而有日发、间发，或数日发，以及日晏、日早等不同病型。

6.疟疾多发生于夏秋季节，即所谓"夏伤于暑，秋必病疟"。这是与四时发病的规律相适应的。但亦有与此不同者。

7.治疗疟疾的原则，是勿迎其锐势，须治之于未发之前，或已衰之后，若正当邪盛气逆时而治之，恐邪不易去，而正气先伤。

思考题

1. 如何领会疟疾的病因、症状及寒热发作的病机？

2. 疟疾有日发、间日发、数日一发，以及日晏、日早等不同类型，如何领会其病机？

3. 疟疾的治疗原则如何？

咳论篇第三十八

篇解及中心大意

咳，即咳嗽，原文作欬。欬，通咳，即咳嗽也。讲义改。进一步分析，咳嗽二字，原来各家持有不同见解。如张子和《儒门事亲》云："嗽与咳，一证也。"吴鹤皋云："有声之谓欬，连声之谓嗽，不言嗽，省文也。"而《医宗金鉴》曰："有声曰咳有痰嗽，声痰俱有咳嗽名。"

本篇对咳嗽的成因、症状、分类、传变、治疗等问题进行了讨论。咳虽出于肺，但五脏六腑皆能令人咳。其病原非单独属于肺脏，示人在治疗时应根据病证，分别施治，对临床有很大实用意义。

一

【原文】

"黄帝问曰：肺之令人咳，何也？岐伯对曰：五脏六腑，皆令人咳[1]，非独肺也。帝曰：愿闻其状。岐伯曰：皮毛者，肺之合也，皮毛先受邪气，邪气以从其合也。其寒饮食入胃，从肺脉上至于肺，则肺寒，肺寒则外内合邪，因而客之，则为肺咳。五脏各以其时受病，非其时各传以与之[2]。人与天地相参，故五脏各以治时感于寒则受病，微则为咳，甚者为泄、为痛。乘秋则肺先受邪，乘春则肝先受之，乘夏则心先受之，乘至阴则脾先受之，乘冬则肾先受之。"

【词解】

①五脏六腑，皆令人咳：咳本属肺，五脏六腑之病变，均可影响肺之气机失调而为咳。

②非其时各传以与之：《类经》注云："如肝当受病于春，以其时也。然有非木令之时而肝亦病者，正以肺先受邪，而能传以与之也。凡诸脏腑之非时受邪者，其义皆然。"

【分析串解】

肺之令人咳，何也？五脏六腑，皆令人咳，非独肺也。咳本属肺，五脏六腑之病变，均可影响肺之气化而致失调为咳，同时咳嗽也可能影响到其他脏腑而产生不同的病变。古人根据这些不同之病变，分别划归于各个脏腑，故曰"五脏六腑皆能令人咳"。帝曰：愿闻其状。岐伯曰：皮毛者，肺之合也，皮毛先受邪气，邪气以从其合也。此是指外感风寒。肺合皮毛，风寒之邪中人，则皮毛先受邪气。皮毛受邪，则邪气从其所合而传于肺（皮毛之合，肺也）。故外感风寒，肺先受伤，乃是产生咳之原因。

其寒饮食入胃，从肺脉上至于肺，则肺寒，肺寒则外内合邪，因而客之，则为肺咳。此说寒冷之饮食，亦能入胃伤肺。盖因肺脉起于中焦，还循胃口，寒饮入胃，则冷饮之气循肺脉而入肺，导致肺寒，与外来之寒邪相合，因而令邪留止于肺，肺气上逆，则为咳嗽。故张志聪曰："肺主气而位居尊高，受百脉之朝会，是咳虽肺证，而五脏六腑之邪，皆能上归于肺而为咳。肺属阴，主秋金清肃之气，是以形寒饮冷则伤肺。皮毛者肺之合也，天之寒邪始伤皮毛，皮毛受邪，则邪气从其合而内伤肺矣。手太阴之脉，起于中焦，还循胃口，寒饮入胃，则冷饮之邪，从肺脉而上至于肺，外内之邪合并，因而客之，则为肺咳矣。此论咳属肺脏之本病也。"

五脏各以其时受病，非其时各传以与之。人是一完整机体，五脏是相互联系为用的，五脏各以其时受病，如春肝、夏心、秋肺、冬肾等，但非其时亦可因他脏影响而致病。如春天咳嗽是先受邪而传之肺，其他类推。这是疾病与脏腑配合四时之情况。但另有一说，谓"非其时各传以与之"，为由肺传他脏也。如姚止庵曰："时谓王月也，按王不受邪，五脏之常也。五脏不虚则已，虚则应王不王，邪乘虚入，是五脏之受病，反在应王之时，故云各以其时受病也。然此五脏之受寒邪也，非即始于五脏也，盖由寒入皮毛，由皮毛入于肺，肺受之而后乘各脏之虚以传之也。"

人与天地相参，故五脏各以治时感于寒则受病，微则为咳，甚则为泄、为痛。人体与天地四时相参，五脏各以其所主之时受病，感于寒邪，轻微则上乘于肺而为咳嗽，严重者则下而入里成为腹泻，或伤及肌肉而为周身疼痛。乘秋则肺先受邪，乘春则肝先受之，乘夏则心先受之，乘至阴则脾先受之，乘冬则肾先受之。在四时中，五脏各以其时受邪。至阴者，长夏也。虽然得以其时受邪，但继而则传之于肺，方以成咳，此即五脏令人咳之道理。

由上论述可以看出，咳嗽固然出于肺，但五脏六腑之邪皆能上归于肺，而引起咳嗽。因此引起咳嗽之因，不外二者，外感、内伤而已。形寒、饮冷则伤肺，基本上属于外邪所致。五脏六腑之病均可影响及肺，可发生咳嗽。正如《医宗金鉴》云："虽云脏腑皆咳嗽，要在聚胃关肺中。"

【提要】

本段主要讨论咳嗽的成因、症状，指出咳嗽固然属于肺之疾病，然五脏六腑之病，皆能影响及肺，引起咳嗽。其次讨论了五脏咳之症状。

二

【原文】

"帝曰：何以异之？岐伯曰：肺咳之状，咳而喘息有音，甚则唾血。心咳之状，咳则心痛，喉中介介如梗状，甚则咽肿，喉痹。肝咳之状，咳则两胁下痛，甚则不可以转，转则两胠下满。脾咳之状，咳则右胁下痛，阴阴引肩背，甚则不可以动，动则咳剧。肾咳之状，咳则腰背相引而痛，甚则咳涎。"

【分析串解】

肺咳之状，咳而喘息有音，甚则唾血。肺受寒邪，呼吸不利，喘息有声，咳甚伤损肺络则唾血。如姚止庵曰："肺藏气而应息，故咳则喘息，而喉中有声。按：甚则唾血者，气逆不已则血动，血随气而动也。"**心咳之状，咳则心痛，喉中介介如梗状，甚则咽肿、喉痹**。介介者，是谓强直之象，形容喉中如有物阻塞貌。心受病影响肺，因心脉起于心中，出属心系其支别上挟咽喉，故咳则心痛。喉又为肺窍，故肺机不利，喉中梗塞，甚则心火亢盛而烧灼肺津，因见喉痹咽肿之症。**肝咳之状，咳则两胁下痛，甚则不可以转，转则两胠下满**。肺咳由肝所传，肝脉布于两胁，故咳则引胁下痛，甚则邪阻经气使人不能转侧，而呈胁下胀满之症。

脾咳之状，咳则右胁下痛，阴阴引肩背，甚则不可以动，动则咳剧。阴阴者，隐隐也。脾脏居左而肺气行于右，故咳则右胁下满，脾气通肺，肺之俞在背，故咳则引动肩背，隐隐作痛。姚止庵按曰："脾气连肺，故痛引肩背也。按：右者肺治之部，肺主气，脾者气之母，脾病则及于肺，故令右胁下痛，肩背者，肺所主也，动则气愈逆，故咳剧。"据姚意，脾主右误矣。**肾咳之状，咳则腰背相引而痛，甚则咳涎**。肾脉贯脊而主腰，又腰为肾之府，故咳则腰痛相引而痛，肾主液，故咳甚则涎随之而出，肾主涎也。如姚止庵曰："肾主五液，化为五湿，入脾为涎，咳久则肾虚水泛，脾不受湿，反归于肾，故咳涎也。"

【提要】

本段主要论述了五脏之咳的症状，对临床进行五脏辨证有一定之参考意义。

【原文】

"帝曰：六腑之咳奈何？安所受病？岐伯曰：五脏之久咳，乃移于六腑。脾咳不已，则胃受之，胃咳之状，咳而呕，呕甚则长虫[1]出。肝咳不已，则胆受之，胆咳之状，咳呕胆汁。肺咳不已，则大肠受之，大肠咳状，咳而遗矢^②。心咳不已，则小肠受之，小肠咳状，咳而失气，气与咳俱失。肾咳不已，则膀胱受之，膀胱咳状，咳而遗溺。久咳不已，则三焦受之^③，三焦咳状，咳而腹满，不欲食饮。此皆聚于胃，关于肺，使人多涕唾，而面浮肿气逆也^④。"

【词解】

① **长虫**：杨上善注："长虫，蛕虫也。"《类经》注云："长虫，蛔虫也。"按：蛕、蚘、蛔并通。

② **遗矢**：矢，与"屎"同义。原本作"失"，义不可通，今从《太素》《甲乙》改。

③ **久咳不已，则三焦受之**：久咳者，乃泛指诸咳而言。三焦总司上下内外之气化功能，故久咳不已，皆可传入三焦也。

④ **多涕唾，而面浮肿气逆也**：张志聪注云："水聚于胃，则关于肺而为咳，咳则肺举，肺举则液上溢，故使人涕唾，水气上乘，故面浮肿而气逆也。"

【分析串解】

六腑之咳奈何？安所受病？五脏之久咳，乃移于六腑。姚止庵曰："按：脏腑本相配，病久则传变，日远日多，愈久愈重。移者蔓延之意，言脏病移及于腑也。"马莳曰："此言六腑咳状，由五脏所移而久咳则三焦受之，然合五脏六腑之咳而未有不聚于胃，关于肺者也。咳必以肺受邪，而后传之于五脏，故五脏咳甚，而后各传于六腑。"其传皆以表里关系而传也。

脾咳不已，则胃受之，胃咳之状，咳而呕，呕甚则长虫出。长虫、蚘虫、蛕虫、蛔虫并通。脾胃相表里，胃受邪则咳而气逆作呕，呕甚则寄居于胃肠中之蛔虫不能安居而上逆则出（有声有物谓之呕）。**肝咳不已，则胆受之，胆咳之状，咳呕胆汁**。肝胆相合，胆受邪则气逆而呕苦，甚则呕出胆汁。姚止庵按曰："肝胆，木也。木喜融和，得寒则气郁，郁极则呕吐。胆汁者，苦水也。"

肺咳不已，则大肠受之，大肠咳状，咳而遗矢。遗矢者，大便失禁也，失与矢同用，与屎同。姚止庵曰："按：大肠者，肺之合。肺主气，咳久则气虚而不能摄，故下脱而令二便遗失也，《甲乙经》作遗矢，是单指大便，偏矣，不若王本遗失为确。"**心咳不已，则小肠受之，小肠咳状，咳而失气，气与咳俱失**。失气者，矢气也，虚恭之谓。小肠受邪，咳则气下奔而为矢气，虚恭频多，其气因咳而失，发病咳嗽气短。姚止庵按曰："小肠为心之腑，亦火也，火盛气热，则闭涩而便溺不通；寒盛气衰，则滑泄而水火不禁。今心受寒而传之腑，寒为水气，火得水而灭矣，故失气也。失气者，气消散也。气与咳俱失者，气既消散，即欲咳嗽而不能出声。所以然者，咳久气散，乏竭而不能接续故也。"

肾咳不已，则膀胱受之，膀胱咳状，咳而遗溺。 姚止庵曰："膀胱主藏津液，咳久气虚，津不能藏，故寒气下流而遗溺也。" **久咳不已，则三焦受之，三焦咳状，咳而腹满，不欲食饮。** 久咳不止，则上中下皆病，而三焦受之。三焦主出纳而司升降，其功能均失于调和，故咳则腹胀而满，不欲饮食者也。**此皆聚于胃，关于肺，使人多涕唾，而面浮肿气逆也。** 马莳注曰："夫五脏六腑之咳如此，然皆聚之于胃，以胃为五脏六腑之主也。" 关于肺，言五脏六腑有病亦必影响到肺，才能发而为咳。咳则气逆而上，故使人多唾涕而面目浮肿也。

【提要】

六腑之病变亦可影响及肺而引起咳嗽。五脏六腑皆令人咳，不但是对咳嗽临床证候进行分类的一种方法，而且也是脏腑功能失调所引起的病理反映。因此，其对临床有一定之实践意义。但是，我们也应知道，《内经》对咳嗽五脏六腑之分类方法亦有一定的机械之处。因此，只有结合临床加以体会，方能更为深刻一些。

三

【原文】

"帝曰：治之奈何？岐伯曰：治脏者治其俞；治腑者治其合；浮肿者治其经①。帝曰：善。"

【词解】

①俞、合、经：吴崑注云："诸脏俞者，皆脉之所聚，由四末数起，阴经第三穴是也。诸腑合者，皆脉之所入，由四末数起，阳经第六穴是也。诸经者，皆脉之所起第五穴，若阴经则在第四穴也。盖一为井，二为荥，三为俞，四为原，五为经，六为合。阴经无原，以俞为原，故在第四。"

【分析串解】

治脏者治其俞；治腑者治其合；浮肿者治其经。 盖俞是脉之所注，合是脉之所入，经是脉之所行。病在脏，治其俞，是治其注入之邪（本脏直接受病）。病在腑，治其合，是治其传入之邪（由脏而入腑）。肢体浮肿，乃邪在经络，即治其经以疏通其络脉而去其邪。总之，无非根据不同情况，采取不同措施，因势利导，排除病邪而已。

▍本篇小结

1. 指出咳嗽病变，固属于肺，然五脏六腑之病变，皆能影响及肺，使之发生咳嗽。

2. 指五脏咳嗽，各有其不同兼症，日久不愈，亦可从其合而传移于六腑。

3. 提出针刺治疗咳嗽之总原则。

思考题

　如何理解五脏六腑咳嗽的症状、病机及其治疗原则？

举痛论第三十九

篇解及中心大意

"举"，列举也。"痛"，即疼痛症状。本篇重点讨论由于寒邪客于脏腑、经脉所引起的多种疼痛之辨证，以及怒、喜、悲、恐、寒、热、惊、劳、思对人体生理活动的影响及病理关系。

一

本文以寒性疼痛为例，首先阐明产生疼痛之因，乃是由于邪入经而稽迟，涩而不行，经气不通则痛之故。并论述了由于邪侵人体部位之不同而产生的不同性质之疼痛。至于客于何脏、何腑，则可由该脏、该经症状之出现而进行鉴别。

【原文】

"黄帝问曰：余闻善言天者，必有验于人；善言古者，必有合于今；善言人者，必有厌①于己。如此，则道不惑而要数②极，所谓明也。今余问于夫子，令言③而可知，视④而可见，扪⑤而可得，令验于己，而发蒙解惑，可得而闻乎？岐伯再拜稽首对曰：何道之问也？帝曰：愿闻人之五脏卒痛，何气使然？岐伯对曰：经脉流行不止，环周不休，寒气入经而稽迟⑥，泣而不行，客于脉外则血少，客于脉中则气不通，故卒然而痛。"

【词解】

①厌：即"餍"字，为饱足、满足之义。

②要数：即真理。杨上善注云："数，理也。"

③言：指问诊和闻诊。

④视：指望诊。

⑤扪：通"摸"，《通雅》云："古无'摸'字，即'扪'也。"扪指切诊。

⑥稽迟：《说文》云："稽，留止也。""迟，徐行也。"稽迟即留止而不行的意思。

【分析串解】

善言天者，必有验于人；善言古者，必有合于今；善言人者，必有厌于己。言天事自然变化之理，必能使之应验于人。言古事，必能把古事符合于现代。善言人者必有厌于己。厌者，即餍也。饱足，充足之意。姚止庵曰："按：厌为充足，言洞悉也。"即善于谈论人之形骸、皮肉、五脏六腑者，自己必定具有足够的认识。还有一种说法，即善于评论别人者，必能察自己之错误。如此，则道不惑而要数极，所谓明也。如是，方称为对医之道无所疑惑，得其真理（而数极其要）。此方可称为是明道之人。要数，即真理。今余问于夫子，令言而可知，视而可见，扪而可得，令验于己，而发蒙解惑，可得而闻乎？扪诊，相当于现代之触诊。言诊病之时，如何用问诊而知其病情，用望诊而见其病之变化，用触诊以知其病位。今上述方法对己有所体验，启发蒙昧，解除疑惑，欲听其见解？

愿闻人之五脏卒痛，何气使然？愿知道五脏之病使人突然疼痛是何原因。岐伯对曰：经脉流行不止，环周不休。寒气入经而稽迟，泣而不行，客于脉外则血少，客于脉中则气不通，故卒然而痛。盖人之经脉流行，周而复始，如环无端。当寒邪侵袭人体之时，如寒邪客于经脉之中，则迫使经脉之流行迟缓，乃至于凝涩而不行。如寒邪客于脉外，则迫使血流不畅而血少。血行脉中，气行脉外，如寒邪客于脉中，则不单纯是血行凝滞，且气亦将随之不通，气不通则痛，故突然发作疼痛。故张志聪曰："经气流转，如环无端，寒气客之则凝泣而不行矣。客于脉外，则脉缩踡而血少。客于脉中则不通，故卒然而痛。"姚止庵按曰："经脉者，气血营运之道路，故言流行不止，环周不休，无病之人常如是也。若寒气乘间而入于经脉之中，则气血为之凝滞而痛矣。此粗举痛之大概，多本于寒也。泣音涩。"

【提要】

本文首论引起五脏卒然疼痛之原因，因疼痛以属寒者为多，故举其病因属寒者为例，其病理多为寒邪侵袭经脉，以致经脉引急，或窜入脉中，经脉胀满，气血运行阻滞不通，不通则痛，而引起卒然疼痛。

【原文】

"帝曰：其痛或卒然而止者，或痛甚不休者，或痛甚不可按者，或按之而痛止者，或按之无益者，或喘动应手者，或心与背相引而痛者，或胁肋与少腹相引而痛者，或腹痛引阴股①者，或痛宿昔而成积者，或卒然痛死不知人，有少间复生者，或痛而呕者，或腹痛而后泄者，或痛而闭不通者，凡此诸痛，各不同形，别之奈何？

岐伯曰：寒气客于脉外则脉寒，脉寒则缩踡，缩踡则脉细急②，则外引小络，故卒然而痛。得炅③则痛立止。因重中于寒，则痛久矣。寒气客于经脉之中，与炅气相薄则脉满，满则痛而不可按也。寒气稽留，炅气从上，则脉充大而血气乱，故痛甚不可按也。寒气客于肠胃之间，膜原④之下，血不得散，小络急引故痛。按之则血气散，故按之痛止。寒气客于挟脊之脉，则深按之不能及，故按之无益也。寒气客于冲脉，冲脉起于关元⑤，随腹直上，寒气客则脉不通，脉不通则气因之，故喘动应手矣。寒气客于背俞之脉⑥则脉泣，脉泣则血虚，血虚则痛，其俞注于心，故相引而痛。按之则热气至，热气至则痛止矣。寒气客于厥阴之脉，厥阴之脉者，络阴器，系于肝，寒气客于脉中，则血泣脉急，故胁肋与少腹相引痛矣。厥气客于阴股，寒气上及少腹，血泣在下相引，故腹痛引阴股。寒气客于小肠膜原之间，络血之中，血泣不得注于大经，血气稽留不得行，故宿昔而成积矣。寒气客于五脏，厥逆上泄，阴气竭，阳气未入⑦，故卒然痛死不知人；气复反，则生矣。寒气客于肠胃，厥逆上出，故痛而呕也。寒气客于小肠，小肠不得成聚⑧，故后泄腹痛矣。热气留于小肠，肠中痛，瘅热⑨焦渴，则坚干不得出，故痛而闭不通矣。"

【词解】

①股阴：大腿内侧。

②绌急：绌，屈曲也。急，拘急也。《太素》"绌急"二字复出，诸家注本多同。按：据文义，当加"绌急"二字。

③炅：炅，同"炯"，热也。

④膜原：胸腹腔内肓膜的原系，见《疟论》注。

⑤关元：穴名，在脐下三寸。

⑥背俞之脉：指足太阳之脉也。

⑦厥逆上泄，阴气竭，阳气未入：杨注云："寒气入五脏中，厥逆上吐，遂令阴气竭绝，阳气未入之间，卒痛不知人，阳气入脏还生也。"

⑧小肠不得成聚：《类经》注云："小肠为丙火之腑，而寒邪胜之，则阳气不化，水谷不得停留，故为后泄腹痛。"

⑨瘅热：盛热也。

【分析串解】

首问疼痛症状。临床所见之不同形状，如下所述：**其痛或卒然而止者**，指疼痛能突然停止。**或痛甚不休者**，疼痛长久不能缓解。**或痛甚不可按者**，拒按。**或按之而痛止者**，喜按。**或按之无益者**，按之不见效或不能缓解。**或喘动应手者**，痛甚，因而喘咳动震动其手。如丹波元简："盖此指腹中筑动而言。"《灵枢·百病始生》曰："其著于伏冲之脉者，揣之应手而动。"**或心与背相引起痛者**，心与背牵引性疼痛。**或胁肋与少腹相引而痛者**，两胁与少腹牵引作痛。**或腹痛引阴股者**，少腹疼痛牵引阴股肌肉（大腿内侧）。**或痛宿昔而成积者**，宿者，张志聪曰："稽留久也。"疼痛日久而成积聚、癥块。**或卒然痛死不知人，有少间复生者**，指突然剧痛暂时性昏厥如死，不知人事，少停片刻方能甦醒。**或痛而呕者**，腹痛兼呕吐。**或腹痛而后泄者**，腹痛（多是坠痛）兼腹泻，如痢疾性腹痛。**或痛而闭不通者**，腹痛而兼大便闭塞不通。**凡此诸痛，各不同形，别之奈何？** 形状不同，其辨别如何。

寒气客于脉外则脉寒，脉寒则缩踡，缩踡则脉绌急，则外引小络，故卒然而痛。**得炅则痛立止。因重中于寒，则痛久矣。** 缩踡，拘缩不伸。绌急，绌音锥，又音出。绌者，屈曲也。急，拘急也。卒然而痛，突然疼痛，或卒然而止。或痛甚不休。此指人受寒气侵袭之时，如寒气客于脉外，可使脉寒，脉寒则血行凝滞而拘缩不伸，以致拘急而牵引到络脉。经脉在里，络脉在外，内外引急，故突然发作疼痛。炅者，音窘，热也，光也。当此之时如得热气之温煦，血得热则行，则血行畅而经络舒松，因而疼痛停止。如再度重受寒邪所伤，则更伤卫气，营卫两伤，因而痛久不止。故马莳曰："盖以寒气客于经脉之外，则经脉亦寒，遂致缩踡绌急，卫气不得流通，外则牵引小络之脉，故卒然而痛。偶得炅气或火或汤之类，则卫气行于外，故卒然而痛又止也。炅者，热气也。有等痛甚不休者，盖以寒气客于经脉之外，既中于前，而又中于后，则重中于寒，故痛之愈久也。"姚止庵按曰："脉，周身脉络也。寒自皮毛而入，皮毛居脉络之外，故云脉外。寒渐入内，筋脉缩急而痛者，肝之病也。肝为风木，治宜发散。得炅痛止者，寒气散也。寒则收引故缩急，热则气行故痛止也。""才止复中，痛自延绵"。

寒气客于经脉之中，与炅气相薄则脉满，满则痛而不可按也。寒气稽留，炅气从上，则脉充大而血气乱，故痛甚不可按也。 痛甚不可按者，是由于寒邪客于经脉之中，则经脉本身之热气（卫阳），起而与寒邪之气相搏争，故致经脉血运凝滞而积聚，脉道充满，气血逆行失常而紊乱，不通而痛，因而由于寒热实充于脉内，故满痛而不可按。如寒气稽留而不去，热气从而上迫，则经脉愈益充满益大，气血混乱于中，所以痛得更为厉害，从而不可按也。姚止庵按："内素有热，外适感寒，寒热交争，血气溃乱，此痛之实者。所宜分解者，一段两义，盖微甚之分也。注云：'脉既满大，血气复乱，按之则邪气攻内，故不可按'。内攻之解甚确。"

寒气客于肠胃之间，膜原之下，血不得散，小络急引故痛。按之则血气散，故按之痛止。 寒邪侵客肠胃之间，脏器相连系之黏膜之下，因血得寒则凝，血凝涩于此处而不散，小络拘急牵引而发生疼痛。若按柔其部位，凝聚之血可稍舒散流通，小络拘急收引亦得缓解，故而疼痛亦可稍微暂时缓解或停止。姚止庵曰："膜谓膈间之膜，原谓膈肓之原。按：血得热则行，得寒则凝，按之则气流动而血营运，故痛止，然不按则又复痛矣。注以血不得散，专指膈膜之中小络脉内血，误矣。"

寒气客于挟脊之脉，则深按之不能及，故按之无益也。 其按之痛而无益者，是寒气客于挟脊脉之深部。因寒气客侵部位较深，不是按所能及，故当疼痛之时，按之疼痛并不减轻。姚止庵按："按摩之力，但及浮浅，深则不能。挟脊者，背也。人身之中，惟背浓而深，故虽按无益也。"

寒气客于冲脉，冲脉起于关元，随腹直上，寒气客则脉不通，脉不通则气因之，故喘动应手矣。冲脉起于关元，循腹上行，寒气客之，则其脉不通。血不流通，气亦随之不通，则上逆，故循按其腹部则喘动（搏动应手）。姚止庵按："气因之，谓脉不通而气亦因之不行也。盖气随脉而动，潜移默运，无形无迹。今寒客冲脉，脉闭气壅，吸吸内动，有形可迹，故云喘动应手也。"

寒气客于背俞之脉则脉泣，脉泣则血虚，血虚则痛，其俞注于心，故相引而痛。按之则热气至，热气至则痛止矣。心与背相引者，乃因寒邪客于背俞之脉（背俞指心俞而言）。由于寒气能使血脉凝涩，脉凝涩则血虚，血虚则流行不畅而作痛。其俞内通于心，故背与心相引而痛。按之则腹中热气至（阳气复），热气至则寒邪散而痛止。

寒气客于厥阴之脉，厥阴之脉者，络阴器，系于肝，寒气客于脉中，则血泣脉急，故胁肋与少腹相引痛矣。此说胁肋与少腹相引作痛。厥阴为肝脉，其脉循阴股入毛中，环阴器，抵少腹，贯肝，布胁肋。如寒邪客于其脉，经脉受寒邪之影响，血凝涩而脉紧急，故胁肋与少腹相引而痛。

厥气客于阴股，寒气上及少腹，血泣在下相引，故腹痛引阴股。厥气，因寒气循厥阴脉上及少腹，故称之为厥气。此说明腹痛引阴股，乃寒邪客于厥阴经脉所致。因厥阴脉循阴股，上入少腹，寒气客之，以致血凝泣不行，在下相引，因而使腹痛牵引阴股。

寒气客于小肠膜原之间，络血之中，血泣不得注入大经，血气稽留不得行，故宿昔而成积矣。此说明痛久成宿积者。乃由于寒气客侵于小肠之系膜间络血之中，使络血凝涩不能流注于大经，血气被迫稽留，不能畅行，则邪气不能祛，日久凝聚而成形。

寒气客于五脏，厥逆上泄，阴气竭，阳气未入，故卒然痛死不知人；气复反，则生矣。此说明卒然痛死者，因当寒邪之气内迫五脏之时，五脏之气逆而上行，则五脏之气从上而泄，当此之时阴气已竭，而阳气又未入内，故突然痛死，不知人事。若阴阳之气得复，则即可苏甦。故姚止庵曰："言脏气被寒拥冒而不行，气复得通则已也。按：五脏本阴，更得寒气，阴凝之极，四肢逆冷，以致呕吐，故云厥逆上泄也。然是病也，纯阴无阳，阴气独治，而反言竭者，盛极气尽而无余也。气复则生者，人生于阳而死于阴也。"

寒气客于肠胃，厥逆上出，故痛而呕也。其痛而呕者，乃由寒邪客于肠胃之内，迫使胃肠之气逆而上行，因而痛兼呕吐。姚止庵按："寒入肠胃，抑阳于下，寒热交争，故痛。然寒入自外，不能久停，故又欲上出而呕也。"

寒气客于小肠，小肠不得成聚，故后泄腹痛矣。其痛而泄下者，是寒气客于小肠。因小肠是受盛之官，受寒邪的影响时，食物因虚寒而不能停留于小肠，故腹痛兼后泄也（受盛之腑，主泻而不藏）。

　　热气留于小肠，肠中痛，瘅热焦渴，则坚干不得出，故痛而闭不通矣。痛而闭不通是属热（单此一条属热）。因热邪停留于小肠，刺激小肠作痛。热气耗损津液而使人焦渴。肠中津液干枯，粪便坚硬，不得排泄，因而腹中痛兼大便闭塞不通。故姚按："以前十二则，皆言痛本于寒，而此一则，言热痛也。热气蓄于小肠，小肠者火之腑，火闭于内，二便不通，故云坚干。坚者，大便燥结；干者，小便癃涩也。此痛之实者，所当通利者也。"

【提要】

　　本文主要说明由于寒邪留止于不同部位，因此在疼痛性质及所兼证上亦有若干差别。

二

【原文】

　　"帝曰：所谓言而可知者也。视而可见，奈何？岐伯曰：五脏六腑，固尽有部①，视其五色，黄赤为热，白为寒，青黑为痛，此所谓视而可见者也。

　　帝曰：扪而可得，奈何？岐伯曰：视其主病之脉②，坚而血及陷下者③，皆可扪而得也。"

【词解】

　　① 固尽有部：谓面部本有一定之分部。

　　② 主病之脉：病邪所在之经脉。

　　③ 坚而血及陷下者：《类经》注云："脉坚者，邪之聚也。血留者，络必盛而起也。陷下者，血气不足，多阴候也。凡是者，皆可摸而得之。"

【分析串解】

　　所谓言而可知者也。视而可见，奈何？上述完全言而可知，然如何方能视而可见？**五脏六腑，固尽有部**，说明面上五脏六腑各有分部。五脏之色现于面，象征其本脏已患病。**视其五色**，从望其五色来谈（此指人整体而言，非单指面部）。**黄赤为热**，内热蕴盛，血行迅速，而充盈于肌表，故面及肤色赤黄也。**白为寒**，内寒导致血运迟缓，不能畅行肌表，面色㿠白也。**青黑为痛**，内有瘀血，瘀而不通则痛。血行凝滞见面青黑无华也。**此所谓视而可见者也**。姚止庵按："有诸内者形诸外，自然之理也。内热则色黄赤，然亦有阴虚阳浮而火上升于面者。内寒则色白，然亦有火郁于内而色反清冷者。内痛则色青黑，或亦有惊怒伤肝而色青，血动客忤而色黑，或不尽兼有痛者。岐伯所对，言其常而已。若夫病之变化，学人不可执一也。"

扪而可得，奈何？岐伯曰：视其主病之脉，坚而血及陷下者，皆可扪而得也。用手循按病体而知病情如何。在其病体部位，用手循按，如其处之脉坚实者，表示邪气有余。如其脉陷下者，表示正不足。此即用手循按（触诊），以知病情之诊断方法。"而血"二字有人认为难解，疑为错简。姚止庵按："坚谓脉强硬，不柔和也。血谓失血。陷下，气下脱也。失血气脱，皆大虚之候，而脉反强硬，是脉病不相应也。病脉甚多，此姑举其一二端耳。"

【提要】

简要说明望诊和触诊。一般观察面部之颜色，则黄赤属热，白为寒，青黑为痛。另外指出脉证相参，方能确保诊断正确。

三

【原文】

"帝曰：善。余知百病生于气也。怒则气上，喜则气缓，悲则气消，恐则气下，寒则气收，炅则气泄，惊则气乱，劳则气耗，思则气结，九气不同，何病之生？岐伯曰：怒则气逆，甚则呕血及飧泄[1]，故气上矣。喜则气和志达，荣卫通利，故气缓矣。悲则心系急，肺布叶举，而上焦不通，荣卫不散，热气在中，故气消矣。恐则精却，却则上焦闭，闭则气还，还则下焦胀，故气不行矣。寒则腠理闭，气不行，故气收矣。炅则腠理开，荣卫通，汗大泄，故气泄。惊则心无所倚，神无所归，虑无所定，故气乱[2]矣。劳则喘息汗出，外内皆越[3]，故气耗矣。思则心有所存，神有所归，正气留而不行，故气结矣。"

【词解】

① 怒则气逆，甚则呕血及飧泄：《类经》注云："怒，肝志也。怒动于肝，则气逆而上，气逼血升，故甚则呕血。"马蒔注云："肝木乘脾，则脾为木侮，故下为飧泄。"

② 气乱：《类经》注云："大惊卒恐，则神志散失，血气分离，阴阳破败，故气乱矣。"

③ 外内皆越：马蒔注云："喘则内气越，汗则外气越，故气以之而耗散也。"

【分析串解】

余知百病生于气也，姚止庵按："气之为用，虚实逆顺缓急，皆能为病。"**怒则气**

上，喜则气缓，悲则气消，恐则气下，寒则气收，炅则气泄，惊则气乱，劳则气耗，思则气结，九气不同何病之生？此九气为病，如何发生？

怒则气逆，甚则呕血及飧泄，故气上矣。肝藏血，在志为怒，怒则伤肝，致使肝阳之气上逆。怒甚则血不循规而妄行，故甚则呕血。肝气横逆，乘克脾土，使消化机能失常，以致脾不运化，纳化失司，可发生飧泄（完谷不化）。姚止庵云："怒则阳气逆上而肝气乘脾，故甚则呕血及飧泄也。何以明其然？怒则面赤，甚则色苍。"**喜则气和志达，荣卫通利，故气缓矣**。意志畅达，荣卫之气通利，其气舒徐而和缓。姚止庵按："心遂所欲，则气必通达，而不能矜慎，势且流于懈缓矣。"

悲则心系急，肺布叶举，而上焦不通，荣卫不散，热气在中，故气消矣。悲由心生（火克金），故悲甚则心系急。但悲为肺志，悲则伤肺，从而使肺脏扩大，其呼吸也就失常。上焦主呼纳如雾，故随之不通而闭塞。荣卫之气不能布散，热气郁闭于中，气不得正常流行，郁热又能耗气，故气逐渐消损。**恐则精却，却则上焦闭，闭则气还，还则下焦胀，故气不行矣**。却者，退却，衰退也。恐则伤肾。肾藏精，肾伤则精气衰退而不能上行，故上焦之气，闭塞不畅（命火蒸腾，方能如雾、如沤，今命火衰微，故上焦之气失常也），气郁于下，故下胀满。心肾不交，水火失济，故上下之气不得交通，其气不行也。

寒则腠理闭，气不行，故气收矣。风寒外邪，侵袭人体肌表，则使人肌腠闭塞，卫气不固，荣气不得行于外而闭于内，故其气收敛。姚止庵曰："腠谓津液渗泄之所，理谓文理逢会之中，闭谓密闭，气谓卫气，行谓流行，收谓收敛也。身寒则卫气沉，故皮肤文理及渗泄之处，皆闭密而气不流行，卫气收敛于中而不发散也。按：王本'气不行'，《甲乙经》作'荣卫不行'是也，从之。"**炅则腠理开，荣卫通，汗大泄，故气泄**。热则使人腠理开放，腠理开，则荣卫之气得以通行。汗大出，气随汗出而外泄也。

惊则心无所倚，神无所归，虑无所定，故气乱矣。心为君主之官，神明出焉。心藏神，惊则神乱，神不守舍，心气无所倚靠，心神失去归宿，谋虑无所决定，因而气乱。**劳则喘息汗出，外内皆越，故气耗矣**。劳则伤气，内气伤，则气短促而喘息。劳则卫气涣散而汗出，因而气为之损耗，故曰气耗。**思则心有所存，神有所归，正气留而不行，故气结矣**。思虑过多则精神集中，乃心有所存，神有所归。思久，则气留结而不畅行，因而气结聚不行，谓之气结。

【提要】

本文论述病因：怒、喜、悲、恐、惊、思、寒、热等引发气机失常之病理。说明多种疾病是发生于气的。由于气机失常，从而影响各部之机能紊乱，产生各种病状。

▌本篇小结

1. 首论五脏卒痛，其总原因乃为气血不通则痛。并举属寒之原因为例，乃寒邪侵袭经脉，以致经脉引急。或窜入脉中，经脉胀满，气血运行阻滞而引发。

2. 由于寒邪在人体留止部位不同，在痛的性质上，亦有若干差别。但大致为寒邪客于经脉之外者，一般得热熨则痛止。寒邪客于经脉之中者，多痛而拒按。客于肠胃之间，膜原之下和背脊之脉者，大抵得按而痛止。寒邪客于挟脊之脉者，因部位太深，虽按亦不能减其痛。至于客于何脏何经，则应参考其他症状之出现而确认。

3. 诊断方面提出黄赤属热，白为寒，青黑为痛等概括性很强之概念，临床上有一定之参考价值。

4. 从病理方面论述发生于气之疾病的原因及发病机制。其原因大多为属于精神刺激之怒、喜、悲、恐、惊、思等，属于气候者，则有寒、热，其他尚有体力过劳等。由于这些因素之刺激，可致病证气机失常或上逆，或下陷，或迟缓，或结而不行，或有泄无敛，或收而不泄。从而产生种种不同之病证。

思考题

1. 试举例说明疼痛产生之机制。

2. 五脏卒痛有几种情况，如何进行鉴别？

3. 九气为病之症状和病理如何？你如何体会？

风论篇第四十二

"风"为六气之一，百病之首，本篇是专门讨论风病之文，故称之为《风论》。篇内举出多种风病，讨论其原因，症状和病理，同时阐明了"风者，善行而数变"之特性，指出虽然都是感受风邪，但由于受邪之时间、邪中之部位、患者的体质，以及其他条件的差异，则会产生各种不同的风病。但本篇所论，仅限于外风，并未包括内风在内。

一

第一部分主要阐述风之特性，即"善行而数变"，因此风邪侵袭人体为病，可以引起各种病症，本文举例讨论了寒热、热中、寒中、疮疡与肌肉不仁、疠风、五脏之风、偏风、脑风、目风、内风、首风、肠风、泄风等各种风病之病因、症状和病机。

【原文】

"黄帝问曰：风之伤人也，或为寒热，或为热中，或为寒中，或为疠风，或为偏枯，或为风也，其病各异，其名不同，或内至五脏六腑，不知其解，愿闻其说。"

【分析串解】

风者六淫之一，诸邪之首也，故《内经》有"风为百病之长"的理论。本文首先提出论风病之不同。风邪中人，病为外感者，在病变上，有寒热、热中、寒中、疠风、偏枯、风等之不同。在侵入部位上，则有外侵肌表和内犯五脏六腑之区分。其病各异，其名不同。病变、病名虽有不同，但在病因上，则同是感受风邪为病。

【提要】

本文主要概括性提出，风邪为病，可引起各种疾患。此为专论之冒。

【原文】

"岐伯对曰：风气藏在皮肤之间，内不得通，外不得泄。风者，善行而数变，腠理开则洒然寒，闭则热而闷；其寒也，则衰食饮①，其热也，则消肌肉②，故使人怢栗③而不能食，名曰寒热。"

【词解】

① **其寒也，则衰食饮**：吴崑注云："寒则胃气凝滞，故衰少食饮。"

② **其热也，则消肌肉**：吴崑注云："热则津液燥涸，故消瘦肌肉。"

③ **怢栗**：王冰注云："卒振寒貌。"《类经》注云："寒热交作，则振寒，故为怢栗不食。"

【分析串解】

风气藏于皮肤之间，内不得通，外不得泄。风邪侵袭人体，乃乘人体腠理开泄之机而入。侵入后则潜藏于皮肤分肉之间，即腠理之内。由于风寒之邪刺激，则使人毛孔闭塞，因而卫表固密，气不得通。邪居腠理，造成内不能入而又不能外泄之病况。

风者，善行而数变，腠理开则洒然寒，闭则热而闷；风为阳邪，其性动摇不定，侵入人体，传行则急疾而数，病变多端，故称其为善行而数变。当风邪侵袭之时，如患者之卫气不固，或衰弱不强，则腠理开泄，阳气（卫阳）因而得以外泄，以致卫阳不能固护于肌表，患者身体感觉有洒洒然寒冷之感觉。如患者身体强盛，卫阳固密，则腠理闭密而不疏泄，则风邪内入，壅遏于内，阳气不得外泄，郁而发热。热蕴郁于胸内，则胸膈产生满闷之感。姚止庵曰："洒然，寒貌。闷，不爽貌。按：此言风邪中人，病之外感也。邪以汗解，内通则外达；惟内不得通，故外不得泄也。善行者无处不到，数变者证不一端，风之为邪，其厉矣哉。腠理开则风气外通而恶寒，闭敛则邪气内郁而热闷，是必表而发之乃安也。"

其寒也，则衰食饮，其热也，则消肌肉，病变属寒而阳虚之患者，则寒气内侵脾胃，阳虚不能进行消化，可使胃失去腐化水谷之正常功能，使脾不能为胃行其津液，因而食欲减退，不欲饮食。病变属阳盛而热之患者，则邪热煎灼津液，可使肌肉消瘦。**故使人怢栗而不能食，名曰寒热**。怢，音突或退。即如果寒热交作，并又互相搏争，则将使人寒战而不能食，此病名为寒热。故姚止庵按："寒风入胃，故食饮衰。热气内藏，故消肌肉。寒热相合，故怢栗而不能食，名曰寒热也。栗，卒振寒貌。"

【提要】

本文讨论风病所引起之寒热病发病机制。风性善动而数变，传行迅速，风为阳邪，但风之为病有兼寒，兼热之不同，故病机亦有寒热之不同，临床当予以区别。

【原文】

"风气与阳明入胃，循脉而上至目内眦。其人肥，则风气不得外泄，则为热中而目黄①；人瘦，则外泄而寒，则为寒中而泣出。"

【词解】

① 热中而目黄：《类经》注云："胃居中焦，其脉上系于目系，人肥则腠理致密，邪不得泄，留为热中，故目黄。"

【分析串解】

风气与阳明入胃，循脉而上至目内眦。风邪入里，留于阳明经，循行而入胃，再循其经脉而上行至目内眦（睛明穴）。**其人肥，则风气不得外泄，则为热中而目黄**；患者体质肥硕，肥胖之人腠理多属致密，腠理致密则风邪不易外泄。风邪蕴积于内，从阳而化热，湿热之气上蒸，则目黄，此病名为热中。**人瘦，则外泄而寒，则为寒中而泣出**。体质瘦弱之人腠理多为开泄疏松，腠理开则风邪易于外泄，风邪外泄，则人体卫阳亦随之外泄。如此则体内无热而寒，寒气上行，使人眼目流泪，此为寒中（即中寒，机能衰退之象）。张志聪注曰："此论风邪客于脉中而为寒热也。夫血脉生于阳明胃腑，如风伤阳明，邪正之气并入于胃，则循脉而上至于目，盖诸脉皆系于目也。其人肥厚，则热留于脉中而目黄。其人瘦薄，则血脉之神气外泄而为寒，脉中寒则精神去而涕泣出矣。"

【提要】

本段讨论由风邪引起之热中与寒中的症状和病机。从患者体质方面分析，虽同为风邪，但由于体质不同，故其病变亦有寒热、阴阳性质的差异。

【原文】

"风气与太阳俱入，行诸脉俞，散于分肉之间，与卫气相干，其道不利，故使肌肉愤䐜而有疡①，卫气有所凝而不行，故其肉有不仁也。"

【词解】

① 愤䐜而有疡：《类经》注云："风与卫气相搏，俱行于分肉之间，故气道涩而不利，不利则风邪搏聚，故肌肉肿如愤䐜而为疮疡。"

【分析串解】

风气与太阳俱入，行诸脉俞，散于分肉之间，与卫气相干，其道不利。太阳之气主人身之表，其经循背部，而五脏六腑之俞穴皆在背部，亦属于太阳经。如风邪由太阳而入，邪循其经脉则必行诸俞穴，并布散于全身分肉之间，而分肉之间是卫气走行之通路（卫气有温分肉之功能）。如风邪客留分肉肌腠，阻碍卫气的通行，因此卫气即与邪气相互搏争，如此则卫气循行之道路就不通利。故姚止庵按："分肉之间，卫气行处。风与卫气相搏，俱行于分肉之间，故气道涩而不利也。"

故使肌肉愤膜而有疡，卫气有所凝而不行，故其肉有不仁也。由于卫气通行不利，风邪被卫气凝留而结滞于分肉之间，致使肌肉愤膜（肿起之意），可使肌肉愤然肿胀而生疮疡（风邪从阳化热，腐肉化脓）。卫气由于风邪留滞所阻，不得行于周身肤表，亦可致使体表发生麻痹不知痛痒症状（即麻木不仁）。故姚止庵按："气道不利，风气内攻，卫气相持，故肉愤膜而疮出也。疡，疮也。若卫气被风吹之，不得流转，所在偏并，凝而不行，则肉有不仁之处也。"

【提要】

本文讨论由风邪所引起之疮疡与肌肉不仁的病机。说明风邪侵入到人体腠理肌肉之间，影响荣卫气血的运行，可以发生肿胀、疮疡和肌肉麻木不仁之证，此乃临床常见之症状。

【原文】

"疠者，荣气热胕[1]，其气不清，故使其鼻柱坏而色败，皮肤疡溃。风寒客于脉而不去，名曰疠风[2]，或名曰寒热。"

【词解】

[1] 胕：同腐。

[2] 疠风：《类经》注云："风寒客于血脉，久留不去，则荣气化热，皮肤胕溃，气血不清，败坏为腐，故《脉要精微论》曰：'脉风成为疠'也。"

【分析串解】

疠者，荣气热胕，其气不清，故使其鼻柱坏而色败，皮肤疡溃。风邪客于血脉之中，则荣气与邪气相搏，从阳而化热，热甚则使血脉腐坏而荣气不清。热胕者，热腐也。气乃肺之所主，荣气不清，则肺的治节功能失职（肺气亦不清）。肺主皮毛，开窍于鼻，故鼻柱坏而面色毁败。不清之，营血与热邪运行至皮毛，则使皮肤破而溃烂成疡也。

风寒客于脉而不去，名曰疠风，或名曰寒热。此乃由于风寒之邪，久留于脉中而不去所致，病名曰疠风。因本病在开始发病之时有寒热症状，故又名之曰寒热。故姚止庵曰："此则风入于经脉之中也。荣行脉中，故风入脉中，内攻于血，与荣气合，合热而血胕坏也。其气不清，言溃乱也。然血脉溃乱，荣复挟风，阳脉尽上于头，鼻为呼吸之所，故鼻柱坏而色恶，皮肤破而溃烂也。《脉要精微论》曰：'脉风成为疠。'"

根据疠风之症状与现代之麻风有相似之处，故《医学大辞典》曰："疠风，即俗称之大麻风也。"这虽然与梅毒有相似之处，但并非梅毒。因梅毒仅是近百年传入我国的（又有说是在宋、明时传入我国）。关于疠风之传染性与遗传性，此又把疠风当成了梅毒，因麻风虽有传染性但无遗传性。如姚止庵按："风病惟此为厉，故名疠风。令人有此病者，多是父母相传。盖精血秽浊，胶固不散，一气相承，终久必毙。若如经言风入脉俞，卫气凝涩，便为疠风，则似疠亦从外而入，气凝血热，鼻坏肤溃，几与父子相传者无辨矣。要而论之，得于外感者可治，得于父母者难治，学人不可不知也。疠音利。"这是把疠又分成了两种，一种得之外感者（传染者），可能即麻风。一种得之传染加遗传，则可能与梅毒相类似。

【提要】

本文主要讨论疠风的症状和病机。疠风发之原因，《内经》虽然未认识到由病毒或细菌之感染而发病，但其认为乃是由于外界风邪侵入血脉之所致，并认为此种风邪非同寻常之风，乃是恶疠之风，这种认识与现代医学有共同之处，中医临床治疗麻风病，即是此理（如辽宁麻风病院用散风和解毒的方法，治疗麻风病效果很好）。

【原文】

"以春甲乙伤于风者，为肝风。以夏丙丁伤于风者，为心风。以季夏戊己伤于邪者，为脾风。以秋庚辛中于邪者，为肺风。以冬壬癸中于邪者，为肾风。"

【分析串解】

以春甲乙伤于风者，为肝风。东方甲乙木主春，故春伤于风为肝风。**以夏丙丁伤于风者，为心风**。南方丙丁火主夏，故夏伤于风为心风。**以季夏戊己伤于邪者，为脾风**。中央戊己土主长夏，故长夏伤于风为脾风。**以秋庚辛中于邪者，为肺风**。西方庚辛金主秋，故秋中于邪者为肺风。**以冬壬癸中于邪者，为肾风**。北方壬癸水主冬，故冬中于邪者为肾风。

【提要】

本段说明由于风邪伤人之季节不同，所以病名也不同。说明风邪伤人应分析其季节性和风邪之性质，即兼寒、兼热、兼燥、兼湿之不同，从而进行全面的考虑。但亦不应拘泥，故姚止庵按："五脏应四时，一定之例也。若夫邪之所入，必于其虚，春何必肝而心何必夏，神而明之，存乎其人而已。"

【原文】

"风中五脏六腑之俞，亦为脏腑之风，各入其门户①，所中则为偏风。风气循风府而上，则为脑风②。风入系头，则为目风、眼寒。饮酒中风，则为漏风③。入房汗出中风，则为内风④。新沐中风，则为首风。久风入中，则为肠风飧泄。外在腠理，则为泄风⑤。故风者，百病之长也，至其变化，乃为他病也，无常方，然致有风气也。"

【词解】

① 门户：指五脏六腑之腧穴。

② 脑风：吴崑注云："脑痛也。"

③ 漏风：《类经》注云："酒性温散，善开玄府，酒后中风，则汗漏不止，故曰漏风。"

④ 内风：《类经》注云："内耗其精，外开腠理，风邪乘虚入之，故曰内风。"

⑤ 泄风：《类经》注云："汗泄不止，故曰泄风。"

【分析串解】

风中五脏六腑之俞，亦为脏腑之风，各入其门户，所中则为偏风。所谓俞穴，皆内通于脏。风如伤五脏六腑俞穴，顺俞而入其脏，故可发为脏腑之风。风随某一俞穴而偏中于某一脏，则为偏中，即是偏枯。如姚止庵按："脏腑之系附于背，故其穴在背。俞者，背穴也。脏腑之气不固，则风邪由俞而入，于是风之入于脏腑者，或由脏而发于阴，或由腑而发于阳，审脉辨证，可因类而施治也。俞音输。""若所入偏于一，则病在一偏矣。今之瘫痪者是也。"

风气循风府而上，则为脑风。风府穴为督脉、阳维之会穴，循风府而上则为脑户穴。脑户，为督脉、足太阳之会穴。故风邪从风府，入上循则为脑风。出现脑痛、头痛等症。姚止庵按："风府穴在项发际一寸，大筋内宛宛中。脑风者，风入于脑，触风则头晕微痛，时流清涕，与鼻渊相似也。"**风入系头，则为目风、眼寒**。足太阳之脉，起于目内眦，上额交巅，入络脑还出。故风邪侵入头中之目系，则发作眼痛、眼寒、畏风羞涩之目风证。

饮酒中风，则为漏风。酒为五谷之悍气，其性温散，善开毛窍，如饮酒后毛窍开放之时，风邪乘虚而侵入。此因汗漏出而风乘之，故名之为漏风。**入房汗出中风，则为内风**。"阳在外阴之使也，阴在内阳之守也。"入房之时，则耗损其阴精，而使阴精内亏，阳守丧失。汗出则阳气弛张于外，腠理开泄，故风邪内侵，乘虚直中于内，故名之曰内风。

新沐中风，则为首风。沐，当洗头讲。沐则头肤开泄。故风邪入于头之皮肤，病名首风。姚按："人身之窍，惟发最疏，热水沐之，则腠开而风易入。故凡病感风，其头必痛，似不独新沐为然也。"

久风入中，则为肠风飧泄。风邪长期客留于肌腠而不出，则传入于内。风邪侵入胃肠，从阳而化热，则为肠风下血。从阴而化寒，则为消化不良，完谷不化之飧泄病。故姚按："中者，脾胃也。脾胃者，土也。风久则木胜，木胜则入而伤土。是故风居肠脏，而令水谷不分也。"**外在腠理，则为泄风**。姚止庵按："风居腠理，则玄府开通，风薄汗泄，故云泄风。"

故风者，百病之长也，至其变化，乃为他病也，无常方，然至有风气也。长者，开始也，故风为百病之长。乃曰风邪侵袭，是由浅入深，待其变化之时，则为各种疾病，是百病之开始。但风之在体内，从阳、从阴，是寒化、热化、燥化等等并无一定规律，故曰无常方。然风所致之证，虽然变化多端，但其致病之源，仍是风气而已。故姚按："长，先也。先百病而有也。按：风有声而无形，有气而无质，乘间袭虚，人被中而猝不觉，诸邪病患，故当以风为长也。及其既入经络，则千变万化，随虚而入，无一定之所，几无风之可泥矣。然病本于风，虽无风之形，必有风之气。善诊者，察色按脉，自能辨之于微也。"病人，即病邪伤人。

【提要】

本文讨论偏风、脑风、目风、漏风、内风、首风、肠风、泄风等风病之原因，症状和病理。由此可见，风邪为病是变化多端的，在临床上可以引起各种各样之疾病。其变化多端，乃是由于风邪之善动、不居、变化无常等特性所决定的。

二

第二部分以五脏系统对风邪为病进行分类，主要讨论心风、脾风、肝风、肺风、肾风、胃风之症状，并兼及首风、漏风、泄风之症状。

【原文】

"帝曰：五脏风之形状不同者何？愿闻其诊及其病能[①]。岐伯曰：肺风之状，多汗恶风，色皏然[②]白，时咳，短气，昼日则差，暮则甚，诊在眉上，其色白。"

【词解】

① 病能：王冰注云："能，谓内作病形。"吴崑注云："能，犹形也。"

② 皏然：浅白貌。

【分析串解】

病能。王冰："能，谓内作病形。"能，犹形也。**肺风之状，多汗恶风，色皏然白，时咳，短气，昼日则差，暮则甚，诊在眉上，其色白。**肺在体合皮，其华在毛。肺受风邪皮腠开泄，故卫阳不固使人多汗。肺伤于风，而风迫于内，故恶风。皏然者，浅白色。眉上，是肺之在面部的外候部位。肺病，故眉上出现皏然白色。肺之变动为咳，肺受风邪，肺气不宣故咳。肺主气，肺受风邪，则气机不利，故短气（气塞不舒）。肺喜静而恶闭，昼属阳，则气舒故病瘥，夜属阴，气闭故病甚。眉上阙庭也，肺之部，见白色则知肺病也。

【提要】

本段讨论肺风之症状，主要表现为多汗恶风，色白，时咳短气等症。

【原文】

"心风之状，多汗恶风，焦绝①，善怒吓②，赤色，病甚则言不可快③，诊在口④，其色赤。"

【词解】

① 焦绝：《类经》注云："唇舌焦躁，津液干绝也。"

② 善怒吓：王冰注云："风薄于心则神乱，故善怒而吓人也。"《类经》注云："风薄于心则木火合邪，神志溃乱，故或为善怒，或为惊吓。"按：《甲乙》无吓字。

③ 言不可快：心开窍于舌，其脉系舌本，经络受邪，故舌本强而舌语不便。

④ 诊在口：《类经》注云："心和则舌能知味，故诊当在口。口者兼唇而言，色当赤也。"高士宗解本，"口"改作"舌"。

【分析串解】

心风之状，多汗恶风，焦绝，善怒吓，赤色，病甚则言不可快，诊在口，其色赤。多汗、恶风，乃是风病之共同症状。风气迫心，心属火属阳，故风邪从阳而化热，火热过盛，煎灼津液，故使舌、口焦裂而津液枯绝。热盛扰动心神，则心烦而善怒而恐惧。赤色，心火之色也。舌为心之苗，心火亢盛则舌本强直，故见语言不利或迟缓也。诊在口，其色赤，心之外候在口（指唇舌），心风之候，唇舌色赤。

【提要】

心风之症主要表现为多汗恶风，唇焦，舌赤。

【原文】

"肝风之状，多汗恶风，善悲，色微苍，嗌干，善怒，时憎女子，诊在目下，其色青。"

【词解】

① **时憎女子**：憎，嫌恶也。《类经》注云："肝为阴中之阳，其脉环阴器，强则好色，病则妒阴，故时憎女子。"

【分析串解】

善悲，风气迫肝，母病及子，心失所养则心虚，金反侮火，故悲也，姚止庵按："悲者肺志，肝何以悲？盖肝病则木虚而受制于金，故善悲。" **色微苍**，肝之青苍色见也。**嗌干，善怒**，肝脉循喉咙之旁，肝病则嗌干。怒为肝志，肝病则善怒。**时憎女子**，肝脉环阴器入少腹，肝气病则厌恶房室也。**诊在目下，其色青**。肝主目，外候在目下，故肝病则目下色见青色。

【提要】

肝风之症主要表现为多汗恶风，嗌干，善怒，目下色青。

【原文】

"脾风之状，多汗恶风，身体怠惰，四支不欲动，色薄微黄，不嗜食，诊在鼻上，其色黄。"

【分析串解】

身体怠惰，脾主周身之肌肉及四肢，又主后天水谷之运化。脾病则后天水谷失养，故使人身之四肢不欲动，全身倦怠也。**四支不欲动**，懒怠之象。**色薄微黄**，脾色外露也。**不嗜食**，脾气失职后天不运，脾不为胃行其津液，故纳化障碍而不欲食也。**诊在鼻上，其色黄**。脾居中央，属土，同气相求，故鼻色黄也。

【提要】

脾风之症，主要见多汗恶风，兼见体乏倦怠，色黄，不欲饮食之症。

【原文】

"肾风之状，多汗恶风，面疣然浮肿，脊痛，不能正立，其色炱^①，隐曲不利^②，诊在肌上，其色黑。"

【词解】

① 炱：王冰注"炱，黑色也。"
② 隐曲不利：杨上善注："谓大小便不得利。"

【分析串解】

面疣然浮肿，脊痛，不能正立，感受风邪则风邪犯肾，水气上升，因而面部疣然浮肿。疣者，浮肿状。肾主骨，肾病则脊痛不能正立。**其色炱**，炱者，音台。**隐曲不利**，大小便不利。**诊在肌上，其色黑**。脾主肌肉，水气上乘脾土，因而肌肉上出现肾之黑色。

【提要】

肾风之状，表现为多汗恶风，面肿，腰脊疼痛等症。

【原文】

"胃风之状，颈多汗，恶风，食饮不下，鬲塞不通，腹善满，失衣则䐜胀，食寒则泄，诊形瘦而腹大。"

【分析串解】

颈多汗，恶风，胃脉从大迎前，下人迎，循喉咙，所以胃风患者颈部多汗。**食饮不下，鬲塞不通，腹善满**，胃主受纳水谷，胃受风邪，则胃气上涌（风邪从阳而化热），故致食欲不振，隔塞不通，腹多胀满（消化失职）。**失衣则䐜胀**，若脱衣再受寒邪而中热更甚，因而使腹部䐜胀不舒。**食寒则泄**，原风邪迫胃，使胃气衰，今又再食生冷寒凉之物，则寒气搏胃，使胃气更衰。因之腐化水谷之职丧失，导致泄下，完谷不化也。

【原文】

"首风之状，头面多汗，恶风，当先风一日^①则病甚，头痛不可以出内^②，至其风日，则病少愈。"

【词解】

① 先风一日：《类经》注云："凡患着风者，止作无时，故凡于风气将发，必先风而病甚头痛，以阳邪居于阳位，阳性先而速也。"

② 头痛不可以出内：王冰注云："不可以出室屋之内者，以头痛甚而不喜外风故也。"按：不可以出门，谓头面未多汗而头内之"风"不得泄出。盖头面多汗则头痛即可稍愈，故下文云："至其风日，则病少愈。"

【分析串解】

头面多汗，恶风，风邪中于头面部，使头面之腠理疏泄而多汗恶风。头风之症为疼痛，发作无时，其痛程度尚可忍受，至风气将发之前一日，风气上攻，则痛甚加剧，故谓之**当先风一日，则病甚**。**头痛不可以出内**，头痛之厉害，甚至不敢到室外，因出外则受微风其痛更甚也。**至其风日，则病少愈**。头痛为阳邪客于阳分（头为诸阳之会），阳性善动而多变，故至风胜之日，胜极必衰，病气随风而散，故其头痛症状亦随之更减轻。

【提要】

首风之状在于头面多汗，以剧烈头痛为主症。

【原文】

"漏风之状，或多汗，常不可单衣，食则汗出，甚则身汗，喘息，恶风，衣常濡^①，口干善渴，不能劳事。"

【词解】

① 衣常濡：常，作"裳"解。濡，湿也，汗多之故。

【分析串解】

漏风之状，或多汗，常不可单衣，饮酒中风名为漏风，酒性温散，善开毛窍孔穴，故患者常多汗，穿单薄衣服则多恶风。酒则伤气，故饮酒多则气虚也。姚止庵按："此脾肺虚症也，肺虚则腠理疏泄，故多汗。肺虚畏寒，故不可单衣。"**食则汗出，甚则身**

汗，喘息，恶风，衣常濡，腠理虚，脾气不足，故饮食则汗出，甚则遍身出汗。汗出过多，甚则将衣服沾湿。喘息者，肺气虚也。口干善渴，不能劳事。汗出过多，虽致亡阳亦能伤阴。既津液亏乏，不能上承，故发作口干而渴也。不能劳事者，稍有劳动，则汗出更多，喘息更甚也。姚止庵按："脾虚则中气馁弱，故食则汗出，不能劳事也。脾虚则内不固，肺虚则外不密，故曰漏风也。"

【提要】

漏风之状在于多汗，食则汗出，或身汗，口干渴，稍动汗即出。

【原文】

"泄风之状，多汗，汗出泄衣上，口中干，上渍①，其风不能劳事，身体尽痛，则寒。"

【词解】

①上渍：以水浸物谓之渍。上渍，谓腰以上多汗。吴注云："上渍，半身以上如浸渍也。"

【分析串解】

多汗，汗出泄衣上，泄风之证，亦汗出为多，甚则衣服皆湿，如汗湿泄于衣上。口中干，汗出多则伤津，故多口中干。上渍，言上半身汗出，如水浸渍一般。其风不能劳事，为身半以上由于风湿相搏，汗出过多，则阳气受伤，故不能烦劳其事。身体尽痛，则寒。汗出过多则耗津液，而津能养筋，筋失所养，故全身酸痛。汗多亡阳，卫阳失固，故发身寒。

【提要】

泄风之状在于汗出过多，口干，身体酸痛。

▌本篇小结

总之，漏风、泄风均为多汗之证，不过其发病原因不同。漏风为饮酒中风而得，泄风为风邪客留于腠理而得。因风为阳邪，能开发腠理，所以均出现多汗之症。综观本段所讨论之各种风病，如肺风、心风等，汗出、恶风是其共同之特点，即由风邪所致。风为阳邪、其性宣发鼓动、能开腠理，皆由此一性质所决定。所以伤寒太阳中风，有汗出恶风，与此道理乃为一致。

　　风邪之性，善动而数变，所以临床之上可引起多种病变。如风邪侵入肤腠可引起外感之证，如文内所提之寒热。风邪散于分肉、血脉之间，可以引起外科疾病之疮疡、疠风及痹病肌肉不仁等证。风邪侵于皮肤，又可引起皮肤病，如皮疹、风癣之类。风邪侵入内脏，则可引发五脏之风。风中脏腑之俞，则可引起偏枯。上述仅指外风而言。另外，在病变过程之中，还可产生内风，不在本文讨论范畴。由此可说明风之为病是变化多端的。

素问节选　╲　风论篇第四十二

思考题

　　如何领会各种风病之症状和病机？

痹论第四十三

关于"痹"之解释。张景岳《景岳全书》说:"痹者,闭也,以血气为邪所闭,不得通行而痛也。"张景岳《类经》曰:"痹者,闭也……风寒湿三气杂至,则壅闭经络,血气不行而病为痹。"于此可见,痹者闭而不通也,因风寒湿三气侵入人体,以致荣卫经络壅闭不通而发病,故称痹病,此即痹病命名之义。

既然痹病之因乃由风寒湿三气杂至合而为痹,故病在肢体则有三痹五痹之分。肢体痹病不愈,则可向内传,而入于脏腑发而为内脏之痹。痹病之证状有肢节痛楚,麻木不仁,肢节抽搐不伸或弛纵不收,身寒或身热,多汗等等。传入内脏之发病者多有与各脏相应之证状出现。本篇专门讨论痹病,篇内对痹病之原因、症状、病理、分类、治法等作了系统的论述,故称之为痹论。

一

本文首先讨论痹病之病因与病名,指出痹病有三痹和五痹之分。三痹是指行痹、痛痹、著痹,是根据其发病的原因及症状特点而命名的。五痹是指筋痹、骨痹、脉痹、肌痹、皮痹,乃是根据发病季节性和邪犯部位而命名的。其次,讨论痹病之传变问题,指出肢体痹病久而不愈,可从其合而内传五脏,为五脏之痹。

【原文】

"黄帝问曰:痹之安生①?岐伯对曰:风寒湿三气杂至,合而为痹也。其风气胜者为行痹②;寒气胜者为痛痹③;湿气胜者为著痹④也。帝曰:其有五者何也?岐伯曰:以冬遇此者为骨痹⑤;以春遇此者为筋痹;以夏遇此者为脉痹;以至阴遇此者为肌痹;以秋遇此者为皮痹。"

【词解】

①痹之安生:之,助词,无义。《太素》无"之"字,《甲乙》"之"作"将"。

王冰注云:"安,犹何也,言何以生。"

②行痹:痹之酸痛游走而无定处者。

③痛痹：痹之疼痛剧烈者。

④著痹：痹之重著不移者。

⑤骨痹：楼英云："皆以所遇之时，所客之处命名，非此行痹、痛痹、著痹之外，又别有骨痹、筋痹、脉痹、肌痹、皮痹也。"

【分析串解】

痹之安生？ 痹病之病因如何？**风寒湿三气杂至，合而为痹也**。痹病之因，乃因外在的风、寒、湿三气乘人之虚兼杂侵入人体，使人之经络壅塞，气血凝滞，而发痹塞不通疼痛之痹证。**其风气胜者为行痹；寒气胜者为痛痹；湿气胜者为著痹也**。此说明根据三气之一偏胜而引起的行痹、痛痹、著痹三种类型。风气偏胜引起行痹。因风为阳邪，在其侵入人体之后，则阳经受之。风者善行其数变，故其发病之时，疼痛部位即游走无定，因而称之为行痹。寒气偏胜引起痛痹。寒为阴邪，侵入人体则阴经受之，寒气客留于肌肉筋骨之间，使气血凝滞不行而发疼痛。湿气偏胜引起著痹。著者，留著不行也。湿邪侵入人体则皮肉筋脉受之。湿性滞腻，留著不去，则使人肢体重著而不痛楚，故名之曰著痹。

关于行、痛、著三痹之发孰先孰后，《灵枢·周痹》曰："风寒湿气，客于外分肉之间，迫切而为沫，沫得寒则聚，聚则排分肉而分裂也。分裂则痛，痛则神归之，神归之则热，热则痛解，痛解则厥，厥则他痹发，发则如是。"可见是寒痹先发而他痹后发也。

其有五者何也？以冬遇此者为骨痹；以春遇此者为筋痹；以夏遇此者为脉痹；以至阴遇此者为肌痹；以秋遇此者为皮痹。五种痹病为何？此五种痹病，乃因季节不同而发病之类型不同，因而其发病有皮、肉、筋、骨、脉五种。皮、肉、筋、骨、脉五体，乃五脏之外合。若五脏内虚，则易受外邪所侵，从而使其外合受病。风寒湿三气侵犯人体，亦有季节之不同。肾主冬主骨，冬天因肾气衰而受邪成痹，则称之为骨痹。肝主春主筋，春季因肝气衰而受邪，则称之为筋痹。脾主长夏，主肌肉，当长夏之时，因脾气衰而受邪成痹，则为肌痹。心主夏主脉，夏季因心气衰而受邪成痹，则叫脉痹。肺主秋主皮毛，在秋季因肺气衰而成痹，为皮痹。

【提要】

本文主要讨论痹病之原因、症状，及其分类方法。痹病乃风寒湿三气侵入人体而致，其分类有三痹、五痹之分，但总体来说痹病在《内经》之中分肢体痹、内脏痹两种，本节主要是讨论肢体痹，即肢体关节受病，若肢体痹不愈进一步即可传入内脏，引起内脏之痹。

【原文】

"帝曰：内舍五脏六腑，何气使然？岐伯曰：五脏皆有合，病久而不去者，内舍于其合也。故骨痹不已，复感于邪，内舍于肾。筋痹不已，复感于邪，内舍于肝。脉痹不已，复感于邪，内舍于心。肌痹不已，复感于邪，内舍于脾。皮痹不已，复感于邪，内舍于肺。所谓痹者，各以其时，重感于风寒湿之气也。"

【分析串解】

五脏皆有合，病久而不去者，内舍于其合也。五脏其外合者，筋、骨、脉、肌、皮也。痹病在五脏所合之部位，日久不愈则将使脏气衰弱，逐步内虚，当此之时若重感风、寒、湿三气之邪，则就要内侵入脏，而留舍于内脏。**故骨痹不已，复感于邪，内舍于肾。筋痹不已，复感于邪，内舍于肝。脉痹不已，复感于邪，内舍于心。肌痹不已，复感于邪，内舍于脾。皮痹不已，复感于邪，内舍于肺**。

复感于邪者，即在其所主季节，重感风、寒、湿三气之邪，从而入其内脏而成内脏之痹也。此与现代医学风湿性关节炎经久不愈，风湿活动而入内侵犯心脏，而成风湿性心脏病有相似之处，可作参考。故曰：**所谓痹者，各以其时重感于风寒湿之气也**。

【提要】

本文说明内脏痹之发生，乃由于肢体痹日久不愈，而又重复感受风寒湿之邪，从而引起疾病反复发作以致邪重气深，脏气渐衰，因而邪气向内传入五脏，这是痹病内传之病理机制。不过《内经》认为痹病反复发作是重复感受邪气的过程，而现代医学则认为是疾病的再发作（如风湿性心脏病），此其不同之点，但总体说来，两者的认识基本是一致的。

二

【原文】

"凡痹之客五脏者，肺痹者，烦满，喘而呕。心痹者，脉不通，烦则心下鼓，暴上气而喘，嗌干，善噫，厥气上则恐。肝痹者，夜卧则惊，多饮，数小便，上为引如怀①。肾痹者，善胀，尻以代踵，脊以代头②。脾痹者，四支懈墯，发咳呕汁，上为大塞③。肠痹者，数饮而出不得，中气喘争④，时发飧泄。胞痹者，少腹膀胱按之内痛，若沃以汤，涩于小便，上为清涕。"

【词解】

① **上为引如怀**：马莳注云："上引少腹而痛，如怀妊之状也。"

② **尻以代踵，脊以代头**：尻，苦高切，脊骨尽处，即尾骨也。踵，足跟也。尻以代踵，谓能坐不能起也。脊以代头，谓头俯不能仰也。

③ **大塞**：按《太素》"塞"作"寒"。杨上善注云："胃塞，呕冷水也。"

④ **中气喘争**：指腹中攻冲雷鸣，即肠鸣而言。

【分析串解】

凡痹之客五脏者，五脏痹其症如何：**肺痹者，烦满，喘而呕**。肺主一身之气，肺痞塞不通则其气不畅，因而胸满而烦，气息不畅，故而喘息。肺其脉起于中焦还循胃口，肺痹则胃气不得下降，因而呕吐、上逆（胃气上逆所致）。

心痹者，脉不通，烦则心下鼓，暴上气而喘，嗌干，善噫，厥气上则恐。心主血脉，痹则脉不通而心火郁滞不宣，火郁则烦，烦则心下鼓动，动极则突发上气而喘息。心火能克肺金，心之血通于肺，心气逆则肺气不利，故现喘而呼吸急迫。心火郁则克制肺金，火郁亢盛则煎灼津液，因而出现嗌干即咽干口渴也。噫者，胃气因阻郁而上升有声也（《医学大辞典》），心胃之气上逆故噫。肾水主恐，心肾相交，水火既济则荣。因心气上逆不与肾交，故而现恐也。故姚止庵按："心合脉，受邪则脉不通利也。邪气内扰，故烦也……心主为噫，以下鼓满，故噫之以出气也。若是逆气上乘于心，则恐畏也，神惧凌弱故尔。"

肝痹者，夜卧则惊，多饮，数小便，上为引如怀。肝藏魂，夜卧则魂安而藏，现肝痹机能失常，卧则魂不能安宁，故而惊魂不定也。肝胆相为表里，肝痹则少阳相火郁结，火郁则多饮，因非肺胃之热津液大亏，故虽多饮，小便频数。肝主疏泄而性喜条达，肝失疏泄之功，肝气郁滞于内，因而腹部胀满如怀孕一般。上为引如怀者，马莳云："上引少腹而痛，如怀妊之状也。"

肾痹者，善胀，尻以代踵，脊以代头。踵者，足跟也。尻者，尾骨者。形容足跟无力，而以尾骨着地带行之状。脊以代头，颈骨下倾而脊骨上耸，头俯不能仰之伛偻之状。肾为先天之本还为阴阳之宅，肾痹者阴阳俱虚。肾阳虚衰，釜底之薪不足，胃阳腐化水谷之能亦衰，而致腹胀不能消化。精能养髓，髓能充足，肾阴亏损则肾精不藏。骨失所养，因而痿软不用，形成尻以代踵，脊以代头之状。

脾痹者，四支懈惰，发咳呕汁，上为大塞。大塞者，塞甚也，痞闷不舒之意。脾主四肢，主运化水谷精微，脾痹则水谷失养，故四肢懈惰无力。脾脉上膈、夹咽，故现气逆上膈而咳嗽。脾不能运化津液，胃气上逆则呕汁（燥湿不能相济也）。土能生金，今肺不得脾土之生，则肺气失去宣达通畅之能，气机不能通调，故而胸部痞闷不畅也。

肠痹者，数饮而出不得，中气喘争，时发飧泄。此肠指大小肠。小肠为心之腑，小肠能导火下行（心胃之火，导利小肠能愈）。今肠痹而小肠不能导火下行，因而火郁不能解，则煎灼津液，因而虽多饮水，而小溲仍少或小便不通也。大肠为肺之腑，能为肺行其气，现大肠痹为气机不通，则现中气喘争（腹中攻冲作痛，腹中雷鸣，即肠鸣之意）。大肠主津，吸收部分水液，今患痹病则吸收失常，故而飧泄，完谷不化也。

胞痹者，少腹膀胱按之内痛，若沃以汤，涩于小便，上为清涕。胞者，膀胱也，尿脬也。胞痹则膀胱之气闭，膀胱为州都之官，津液藏焉，气化方能出矣。今膀胱气闭，则水道不利，水道不能通调，因而小便涩而不畅通。膀胱之阳郁于下，故按之则热如沃以汤样（皮肤发热如浸热水般）。尿液蓄积于内，痹而不通。不通则痛，故按之则痛。上为清涕者，上虚下实，上寒下热者，膀胱阳郁于下而不能上达于巅顶，故头寒而流清涕也。故姚止庵按："膀胱居少腹之内，故云少腹膀胱。内痛若沃以汤者，火也，火盛故不可按也。膀胱为津液之器，热则癃，故小便涩。"

【提要】

本文主要讨论内脏痹的症状，其中包括肺、心、肝、肾、肠、胞等不同。痹病久而不愈，则能传入内脏可以生肺痹、心痹、肝痹等痹病，但从临床经验来看，肢体痹病不愈，则多传入心脏，往往发作风湿性心脏病，此与上述亦有相合之处。

三

【原文】

"阴气者，静则神藏，躁则消亡。饮食自倍，肠胃乃伤。淫气喘息，痹聚在肺[①]。淫气忧思，痹聚在心。淫气遗溺，痹聚在肾。淫气乏竭，痹聚在肝。淫气肌绝，痹聚在脾。诸痹不已，亦益内也。其风气胜者，其人易已也。"

【词解】

① 淫气喘息，痹聚在肺：淫邪指痹邪。皮肉筋骨之邪浸淫入里，若见喘息，则其邪聚于肺，即为肺痹。下仿此。

【分析串解】

阴气者，静则神藏，躁则消亡。阴气，指五脏之气（因五脏属阴）；神，指五脏之神。五脏属阴，阴喜恬静，故静则神藏于内而邪弗能侵犯，躁则神气消亡。所谓躁乃指过怒伤肝，过思伤脾，过悲伤肺，过喜伤心，过恐伤肾等等，谓神因情志躁动不能内藏而消散也。**饮食自倍，肠胃乃伤**。六腑者传化物而不藏，之所以成痹，乃由过用饮食而伤肠胃所致。因饮食固然能营养身体，但若饮食不节，反足以损伤肠胃。胃肠受伤，则足以给外邪内侵之机，外邪由六腑之俞而入于内，阻塞机能从而成痹。以上所述说明脏腑之痹，乃先由脏腑自伤为本，然后外邪内侵而发病。

淫气喘息，痹聚在肺。所谓淫气者，乃泛指风、寒、湿三气之杂至也。风寒湿三气浸淫而至喘息者，乃痹病聚于肺，肺气不藏，气机不畅，呼吸不利所致。**淫气忧思，痹聚在心**。心藏神而主思（思虑则伤心脾，故心亦主思）。此乃痹聚于心，心气不藏所致。**淫气遗溺，痹聚在肾**。痹在肾，肾与膀胱相表里，肾主气化，故膀胱不藏而遗尿也。**淫气乏竭，痹聚在肝**。因风寒湿而致阴血亏乏者，乃由痹在肝，肝气不藏所致。肝主血，肝气不藏，故阴血乏竭也。**淫气肌绝，痹聚在脾**。脾主肌肉，因风寒湿浸淫，脾气不运，肌肉之气阻绝者，乃痹在于脾也。**诸痹不已，亦益内也。其风气胜者，其人易已也**。日益深入于内，但惟风属阳邪，可以散而祛之。故风胜则易于痊愈，寒湿二痹为阴邪，留滞而不易行，故难愈。

【提要】

本文主要讨论脏腑成痹之原因，即是以内伤为本，而后邪气得以乘之。并进一步讨论五脏之痹的主症，以便见症知病，便于掌握。

【原文】

"帝曰：痹，其时有死者，或痛久者，或易已者，其何故也？岐伯曰：其入脏者死，其留连筋骨间者疼久，其留皮肤间者易已。

帝曰：其客于六腑者，何也？岐伯曰：此亦其食饮居处，为其病本也。六腑亦各有俞，风寒湿气中其俞，而食饮应之，循俞而入，各舍其腑也。"

【分析串解】

其入脏者死，风寒湿邪直中于脏，则脏虚而神气消亡，故死（如风湿性心脏病）。**其留连筋骨间者疼久**，淫气外邪留连于肌肉筋骨之间，则邪气外不得出，内不得入，阻塞气血之流通，故发生长久性疼痛。**其留皮肤间者易已**。外邪留连于皮肤之间，因邪侵部位尚浅，故易于治愈。

其客于六腑者，何也？此亦其食饮居处，为其病本也。六腑亦各有俞，风寒湿气中其俞，凡人之饮食居处，则易受外邪所侵，肠胃所伤。肠胃受伤，失去腐熟、吸收水谷功能，因而经俞失去营养而空虚，此乃致病之本。当此之时，风寒湿之气乘虚浸淫而入内，**而食饮应之**（肠胃之虚）。**循俞而入，各舍其腑也**。淫气之邪从俞穴而入客于腑，留舍于胆、肾、大小肠、膀胱而成六腑之痹，故曰各舍其腑也。

【提要】

主要讨论痹病之预后情况，并进一步阐述痹病侵入六腑之根本原因。

【原文】

"帝曰：以针治之奈何？岐伯曰：五脏有俞，六腑有合，循脉之分，各有所发，各随其过则病瘳①也。"

【词解】

①瘳：音抽，病愈也。

【分析串解】

以针治之奈何？五脏有俞，六腑有合，循脉之分，各有所发，各随其过则病瘳也。五脏各有其俞穴，六腑各有其合穴。针刺之时，痹在五脏，刺其俞穴。痹在六腑，刺其合穴（井、荥、俞、经、合）。根据脏腑经脉之循行途径，找其发病部位，各随其过，即随脉发之过失而施治，则病能自愈也。

【提要】

本文主要讨论痹病针刺之原则。

四

本部分主要内容有三：一是，指出痹病之发生与荣卫二气之失调有关，并进而讨论荣卫之来源、性质、作用和分布。二是，讨论痹病之各种症状，如疼痛、不仁、寒热，或燥或湿等之发生机制。三是，讨论痹病不痛之病理机制。

【原文】

"帝曰：荣卫之气，亦令人痹乎？岐伯曰：荣者，水谷之精气也，和调于五脏，洒陈于六腑，乃能入于脉也，故循脉上下，贯五脏，络六腑也。卫者，水谷之悍气也，其气慓疾滑利，不能入于脉也，故循皮肤之中，分肉之间，熏于肓膜，散于胸腹。逆其气则病，从其气则愈，不与风寒湿气合，故不为痹。"

【分析串解】

荣卫之气，亦令人痹乎？ 荣卫之气与风、寒、湿三气相合亦能成痹否？**荣者，水谷之精气也，和调于五脏，洒陈于六腑，乃能入于脉也，** 荣为水谷经胃消化而生的精华之气。水谷之精气，经脾转输，经肺之敷布和调、洒陈于五脏六腑，后入于脉，成为荣气。**故循脉上下，贯五脏，络六腑也。** 荣气入脉，循脉道而上下流通，再贯注营养于五脏六腑，这是荣气生成与循行周身之情况。

卫者，水谷之悍气也，其气慓疾滑利，不能入于脉也，故循皮肤之中，分肉之间，熏于肓膜，散于胸腹。 卫气亦是由水谷经胃消化而化生的，其气循行慓疾滑利，故其来浮盛而急促，故名之水谷之悍气。卫只能行于脉外，而不能入于脉中，其行动为循皮肤之中，分肉之间而熏蒸于五脏之中膜，并再散布于胸腹之中。

逆其气则病，从其气则愈，不与风寒湿气合，故不为痹。 荣卫之气，一行脉内，一行脉外。因行全身如环无端，顺其气则病能痊愈，逆其气则病生。但由于营卫循环不止，如不能与风寒湿邪相合，邪气不能侵入，故不能发生痹病。

【提要】

本文说明风寒湿邪侵入人体，须与荣卫二气相合始能为痹，不与相合则不为痹。并进而讨论荣卫二气之来源、性质、作用和分布。故姚止庵按："邪欲中人，必乘卫气之虚而入，入则由络抵经，由腑入脏。是风寒湿之为痹也，皆因卫虚，不能悍之于外，以致内入，初非与风寒湿相合而然，是故痹止于荣而不及卫也。"

【原文】

"帝曰：善。痹或痛，或不痛，或不仁，或寒，或热，或燥，或湿，其故何也？岐伯曰：痛者，寒气多也，有寒故痛也。其不痛不仁者，病久入深，荣卫之行涩，经络时疏，故不通[①]，皮肤不营，故为不仁。其寒者，阳气少，阴气多，与病相益，故寒也。其热者，阳气多，阴气少，病气胜，阳遭阴，故为痹热。其多汗而濡者，此其逢湿甚也，阳气少，阴气盛，两气相感，故汗出而濡也。"

【词解】

①**经络时疏，故不通：**《甲乙》"不通" 作"不痛"。《类经》注云："疏，空虚也，│ 荣卫之行涩，而经络时疏，则血气衰少，血气衰少则滞逆亦少，故为不痛。"

【分析串解】

痹或痛，或不痛，或不仁，或寒，或热，或燥，或湿，其故何也？ 痛者，寒气多

也，**有寒故痛也**。气血流行，得热则行，得寒则凝。凝则气郁滞而不通，不通则痛。风寒湿邪如寒气过胜，再遇阳虚阴盛之体质，两寒相遇，气血凝滞故发疼痛，是为痛痹。**其不痛不仁者，病久入深，荣卫之行涩，经络时疏，故不通，皮肤不营，故为不仁**。病久缠绵，邪气久留而不去，则损伤荣卫。荣卫之运行虽然迟滞而不畅，但经络尚疏通，非不通也，故不发痛楚。但荣气之运行失常，则不能外达肤表，故皮肤即现麻木不仁之感觉。

其寒者，阳气少，阴气多，与病相益，故寒也。人体质本阳虚而阴有余，阴气有余则生内寒，再感受外在之寒气形成正、邪俱寒，内寒助长寒邪，故其人身寒也。故姚止庵按："病生于风寒湿，故阴气益之也。"**其热者，阳气多，阴气少，病气胜，阳遭阴，故为痹热**。若人阳气有余而阴气不足，邪内侵而逢人之阳盛，阳遭阴（《甲乙经》遭作乘字）即寒邪可从阳而化热，故为痹热（身热）之症。**其多汗而濡者，此其逢湿甚也**。阳气少，阴气盛，两气相感，故汗出而濡也。体质为阳气不足，阴气有余，再感黏腻重滞之湿邪，则形成两阴相遇，阳虚则无力以卫固肌表，因而经常汗出而皮肤濡湿。

【提要】

本文主要讨论痹病各种症状发生之机理。

【原文】

"帝曰：夫痹之为病，不痛何也？岐伯曰：痹在于骨则重，在于脉则血凝而不流，在于筋则屈不伸，在于肉则不仁，在于皮则寒，故具此五者，则不痛也。凡痹之类，逢寒则虫①，逢热则纵。"

【词解】

①虫：《甲乙》《太素》均作"急"。急，谓拘急，与下句"纵"字相对。作"急"为是。

【分析串解】

痹在于骨则重，痹病在骨则身重，不能支持身躯。**在于脉则血凝而不流**，风寒湿入于血脉，则血流不畅，而凝涩。**在于筋则屈不伸**，筋痹塞不通，则屈伸障碍。**在于肉则不仁**，荣卫运行迟滞，不能达于肌表，故不仁。**在于皮则寒**，痹病在皮，卫气不固，阳虚而寒。**故具此五者，则不痛也**。上述五种皆未导致气血不通畅，故不发疼痛也。**凡痹之类，逢寒则虫**（《甲乙经》作急字，《太素》亦作急，拘急也），**逢热则纵**。痹病之患者，如再遇天气之寒冷，则筋脉拘急为甚。逢气候炎热之时，则可发现筋骨弛纵之症。故风湿性关节炎则得暖而舒，得寒而甚也。

【提要】

阐释痹病不痛之病理机制。

▌本篇小结

1. 痹病之因乃由风寒湿三气杂至合而为痹，其风气胜者为行痹，其痛游走不定。其寒气胜者为痛痹，其痛剧烈。湿气胜者为著痹，其痛重滞不移。此乃根据痹病之原因、症状及特点而命名者。

2. 五痹是根据发病季节和邪犯部位而命名，非三痹之外，另有五痹，仅分类不同而已。

3. 肢体痹久而不愈则内入其合，而传入五脏为五脏之痹，筋传肝，脉传心，皮传肺，骨传肾，肌传脾。此外尚可内传肠和膀胱，而为肠痹或膀胱痹。各脏之痹病均有与其脏相应之证状出现。内脏之痹，临床则以心痹为多见。

4. 痹病之预后为传入内脏者，预后不佳。痹在筋、骨、脉、肌、皮者为邪浅者易愈，邪深者难愈。

5. 指出痹病之发生，与荣卫气功能失调有关。并进而讨论了荣卫之来源、性质、作用和分布。

6. 讨论了痹病种种症状之病机。

思考题

1. 何谓三痹五痹，对其证状特点与治疗方法有何认识？

2. 痹病之传变何如？内脏痹之证状、病理、预后如何？

3. 对痹之症状痛、不仁、寒、热、湿、屈而不伸、弛纵其病理机制如何理解？

痿论篇第四十四

一

【原文】

"黄帝问曰：五脏使人痿，何也？岐伯对曰：肺主身之皮毛，心主身之血脉，肝主身之筋膜，脾主身之肌肉，肾主身之骨髓。故肺热叶焦，则皮毛虚弱急薄著[1]，则生痿躄[2]也。心气热，则下脉厥而上，上则下脉虚，虚则生脉痿，枢折挈[3]，胫纵而不任地也。肝气热，则胆泄口苦，筋膜干，筋膜干则筋急而挛，发为筋痿。脾气热，则胃干而渴，肌肉不仁，发为肉痿。肾气热，则腰脊不举，骨枯而髓减，发为骨痿。"

【词解】

①急薄著：诸注，皆在薄字断句，"著"字连下读。《甲乙》"著"字下，更有"著"字，似于文为胜。

②痿躄：四肢痿废不用。

③枢折挈：挈，提携也。四肢失养，关节运动不灵，不能提挈，如枢纽之折，故曰"枢折挈"。

【分析串解】

五脏使人痿，何也？ 五脏能够使人的四肢发生痿证，是何原因？**肺主身之皮毛，心主身之血脉，肝主身之筋膜，脾主身之肌肉，肾主身之骨髓。** 五脏各有所合，心合脉，肝合筋，脾合肌肉，肺合皮毛，肾合骨。五脏之所合，是支持人体举止行动的，但必须受五脏之气才能发挥作用。如五脏病发于内，则外在形体亦能发生痿病症状。

故肺热叶焦，则皮毛虚弱急薄著，则生痿躄也。 躄，音壁，即足痿不用。肺热则煎灼津液而干燥，肺主敷布津液，其津液不能外达皮毛，故皮毛虚弱而枯燥。急薄者，皮肤干燥而紧急也。如燥热久留而不去（留著）从皮肤开始，以至皮肉筋骨，皆相继失去滋养，因而发生足痿弱不能行之痿证。如姚止庵按："肺合皮毛，其质轻浮而主气，故虚则气弱促急，其形薄而着，金亏不能生肾水，肾亦虚惫而也。"

心气热，则下脉厥而上，上则下脉虚，虚则生脉痿，枢折挈，胫纵而不任地也。热则伤阴。心属火，心气热则火上炎，故下部之脉亦随心火厥逆而上行。脉逆于上则上盛下虚，形成下部脉痿。枢折挈者，四肢失养，关节运动不灵。脉为营养四肢百骸之通道，现下部脉痿不用，则下部皮肉筋骨因失去荣养而出现膝及足腕之关节及胫部筋脉弛纵而无力，不能站立之症。姚止庵按："心本火脏，火盛则热，热性炎上，气亦上行，周身之血脉皆逆而上矣。然上盛则下必虚，而痿弱之象当见于脉。脉痿之证维何？身不能运动，足不能践地，如枢折而胫挈也，然其所以折而且挈者，心虚少血，不能养筋，纵缓无力之故也。"胫者，骨也。

肝气热，则胆泄口苦，筋膜干，筋膜干则筋急而挛，发为筋痿。热则伤阴。肝胆相为表里，肝热则能致胆汁外泄而使人觉得口苦。肝主筋，肝热则灼津，而使筋膜失去滋养，因而筋膜干燥。筋干而燥则势必不润泽而挛急，因之形成筋痿。姚止庵按："肝为脏，胆为腑，阴阳本相应也。肝属木而生火，火上炎则胆汁上溢而口苦。肝又主筋，故热则筋膜干，惟干故又挛急而为筋痿也。痿之为义似属弛缓。挛急亦痿者，急则拘缩而不能伸，与弛无异，故亦能痿也。"

脾气热，则胃干而渴，肌肉不仁，发为肉痿。脾主输布。脾胃相表里，脾属湿土，胃属燥土，两者相互制约则燥湿相利。今脾热则失去湿化之能。脾胃一膜相连，热必使胃之燥化加甚，以至达干燥程度。胃干而热，则人必渴甚。脾主肌肉而主运化，热则荣养转运失职，不能荣养肌肉，从而发生麻木不仁之肌痿证。

肾气热，则腰脊不举，则枯而髓减，发为骨痿。肾精枯竭。肾主骨而藏精，肾气热则精液枯竭（真阴亏损）。腰为肾之腑，肾亏故腰脊不能伸屈而举起。肾主骨而精能生髓，今肾热精亏，当髓减而骨虚不充，形成骨枯，从而成骨痿之证。

【提要】

本节对痿病进行了分类，即分为痿躄、脉痿、筋痿、肉痿、骨痿等五种类型。并分别对各种痿病之原因、症状、病理等进行了讨论。指出痿病，是肢体痿软不用、失去运动能力的一种病证，其发病原因大多由于内脏有热，阴精被灼，筋骨肌肉失养所引起。

所谓痿病乃由五脏热而伤五脏之阴，五脏之阴不足，筋骨肌肉失养所致，这与痹病有不同之点有四。

一是，痿病之发，大多由于内脏有热，以致阴精被热所灼而虚亏，筋骨肌肉失养所致。其发病多由内而及外。因此在治疗上，因热甚伤津，肺肾阴虚不足者，应以清润养肺益胃之品治之，如清燥救肺汤。属于肝肾不足者（有遗精、腰酸、目眩、头昏之症）应滋补肝肾为主，如知柏地黄丸等。而痹病之生多由风、寒、湿外邪侵及筋骨、脉、肌、皮而成肢体之痹，若向内发展则可侵及五脏而成内脏之痹，故是由外而向内者。其治疗主要应以散风、祛湿、温寒为主，驱除外邪则病自愈，痹久而侵入内脏者亦可以调补之法治之。

二是，痿病其症是四肢痿软，不能行动，皮肤知觉消失，一般无疼痛之感。而痹病则多兼肌肉、关节疼痛或兼有麻木不仁之感觉。

三是，痹病一般都有发作性，而痿病则多为持续性。

四是，从虚实来看，痿病多虚，痹病多实。另外，痿病虽有五痿之分，然临床其主证并不是截然分开的，因此临床定病名只是痿病，其病变以在下肢者多见。

二

【原文】

"帝曰：何以得之？岐伯曰：肺者，脏之长也，为心之盖也。有所失亡①，所求不得，则发肺鸣，鸣则肺热叶焦。故曰：五脏因肺热叶焦，发为痿躄，此之谓也。悲哀太甚，则胞络绝②，胞络绝则阳气内动，发则心下崩，数溲血③也。故本病④曰：大经空虚，发为肌痹，传为脉痿。思想无穷，所愿不得，意淫于外，入房太甚，宗筋⑤弛纵，发为筋痿，及为白淫⑥。故《下经》曰：筋痿者，生于肝，使内⑦也。有渐⑧于湿，以水为事，若有所留，居处伤⑨湿，肌肉濡渍，痹而不仁，发为肉痿。故《下经》曰：肉痿者，得之湿地也。有所远行劳倦，逢大热而渴，渴则阳气内伐，内伐则热合于肾。肾者，水脏也。今水不胜火，则骨枯而髓虚，故足不任身，发为骨痿。故下经曰：骨痿者，生于大热也。"

【词解】

①失亡：指不如意的事情。

②胞络绝：绝谓阻绝不通，胞络即心包之络脉。

③心下崩，数溲血：王冰注："谓心包内崩而下血也，溲谓溺也。"

④本病：王冰注："本病，古经论篇名也。"

⑤宗筋：筋之聚集处。又，前阴亦称为宗筋。

⑥白淫：在男子为滑精、白浊，在女子为带下。

⑦使内：杨上善注云："使内者，亦入房。"

⑧渐：音尖，杨上善注云："渐，渍也。"

⑨伤：原本误作"相"，今依《甲乙》改。

【分析串解】

肺者，脏之长也，为心之盖也。有所失亡，所求不得，则发肺鸣，鸣则肺热叶焦。故曰：五脏因肺热叶焦，发为痿躄，此之谓也。肺为五脏之华盖，朝百脉而主五脏之气，故称肺为五脏之长。肺居人体上部，盖于心上，故似心之上盖一般。如人之情志，有所失意或者不能满足欲望之时（故曰有所失之，所求不得），心藏神，当此之时则心气不安。心不安，则心火上逆以灼肺，肺被灼而发喘鸣。由于心火上炎而致肺热叶焦，则不能把清肃之气行布于五脏，因而五脏皆热，故称五脏之痿病皆由肺热叶焦而得。

悲哀太甚，则胞络绝，胞络绝则阳气内动，发则心下崩，数溲血也。故本病曰：大经空虚，发为肌痹，传为脉痿。七情悲哀太甚，则伤肺，同时亦使心系急。包络为心包之络脉，心系急则包络之气阻绝，阳气不得外达，郁于内而动。内动则迫血妄行，故使心火下移小肠也，而使之经常溲血，崩漏淋漓不断。在本经七十三篇本病篇曾说：溺血多则大经脉血即空虚，经脉不能再去营养皮肉筋骨，因而先发生肌肉顽痹，日久则成为脉痿。故姚按："胞络，即心包络也。包络所以卫心，悲哀太甚，则气急迫，而胞络伤。络伤则心病。盖心属火而主血，心病火发，血不能静，遂下流于溲溺也。"

思想无穷，所愿不得，意淫于外，入房太甚，宗筋弛纵，发为筋痿，及为白淫。故下经曰：筋痿者，生于肝，使内也。人之欲望无穷而不能满足（此指非正常的欲望）则伤损肝气，若意淫于外则欲火内动；色欲房室太过则耗损阴精。因而宗筋弛纵，肝气亏损，致使筋无所养而发为筋痿。欲火妄动则发生精液自出之白淫证，故《下经》说：筋痿一病乃由肝气伤损和房劳过度等原因而发生。使内者，即房室也。姚止庵按："白淫，男女皆有之。男为游精，女为阴液。邪思妄想，意淫而已。虽无实事而精气已为之动摇，故遂与入房太甚者，并足以致筋痿也。然筋痿，肝之病也，何以并得之色欲？盖肾败精伤，水亏不能养木故也。"

有渐于湿，以水为事，若有所留，居处伤湿，肌肉濡渍，痹而不仁，发为肉痿。故《下经》曰：肉痿者，得之湿地。气过盛，外在湿邪渐入于内，或以水为事，经常接触水湿之邪，本身湿气偏胜（即脾为湿困运化不利），则外侵之湿留著于体内。倘若居处之地潮湿，经常受湿，则肌肉即被湿气侵袭浸渍，因而发生麻痹不仁之肉痿证。《下经》曰：肉痿证得之湿地。姚止庵按："业惟近湿，居处泽下，皆水为事也……肉属于脾，脾气恶湿，湿着于内，则卫气不营，故肉为痿也。"

有所远行劳倦，逢大热而渴，渴则阳气内伐，内伐则热舍于肾。肾者，水脏也。今水不胜火，则骨枯而髓虚，故足不任身，发为骨痿。故《下经》曰：骨痿者，生于大热也。走行远路而身体疲劳之时，时逢炎热，酷暑之季节，因而口渴，渴则阳气内盛而热气内攻，阴津竭乏于内，则热气乘而内侵于肾。肾为水脏，现肾水不能抵御入侵之热邪，水不克火，此之谓也。肾水既被克伐，则不能再生精气来营养骨和髓，因而逐渐骨骼枯痿，髓渐虚少，足不能承担身躯，形成骨痿之证。姚止庵按："水以制火，然火盛则烁水，而水愈虚火愈炽，是故劳倦热渴，阳火内炽，水不能胜而肾亏矣。肾主骨，骨借髓以强，身凭足以任。肾亏则髓虚，髓虚则骨枯而足无力以任身，是名骨痿也。"

【提要】

继上文讨论五痿的病因、症状及病机。上文所论五痿之证是由于五脏有热，阴精被灼，皮肉筋骨失养而成，而本文则更进一步论及肺脏之热是五脏痿病发生的主因，并进一步论及由于情志不节、纵情色欲或居处潮湿亦可引起痿病之发生。

三

【原文】

"帝曰：何以别之？岐伯曰：肺热者，色白而毛败；心热者，色赤而络脉溢；肝热者，色苍而爪枯；脾热者，色黄而肉蠕动；肾热者，色黑而齿槁。"

【分析串解】

何以别之？ 五痿之证如何鉴别。主要是以五脏之五色、五合来辨别。**肺热者，色白而毛败；** 面色㿠白，苍白无华，而兼毛焦败者，为肺热之证。**心热者，色赤而络脉溢；** 色赤，而浮于皮部之孙络有溢血者（心主脉），为心热之证。**肝热者，色苍而爪枯；** 色苍青而爪甲枯痿（肝主筋，爪为筋之余），为肝热之证。**脾热者，色黄而肉蠕动；** 色黄而肌肉轻微跳动（脾主肉），为脾热之证。**肾热者，色黑而齿槁。** 色黑而牙齿枯槁（肾主骨，齿为骨之余），为肾热之证。

【提要】

本文是讨论从病人的形色、体征借以鉴别五痿之证。

四

【原文】

"帝曰：如夫子言可矣。论言治痿者，独取阳明，何也？岐伯曰：阳明者，五脏六腑之海，主闰①宗筋，宗筋主束骨而利机关②也。冲脉者，经脉之海也，主渗灌溪谷，与阳明合于宗筋，阴阳揔宗筋之会③，会于气街④，而阳明为之长，皆属于带脉，而络于督脉。故阳明虚，则宗筋纵，带脉不引，故足痿不用也。帝曰：治之奈何？岐伯曰：各补其荥而通其俞⑤，调其虚实，和其逆顺，筋脉骨肉，各以其时受月⑥，则病已矣。"

【词解】

①闰：《太素》作"润"。吴崑注云："闰，润同。"润，养也。

②机关：乃统指关节而言。

③阴阳揔宗筋之会：揔同"总"。《类经》注云："宗筋聚于前阴。前阴者，足三阴、阳明、少阳及冲、任、督、跷九脉之所会也。九者之中，则阳明为五脏六腑之海，冲脉为经脉之海，此一阴一阳，总乎其间，故曰阴阳总宗筋之会也。"

④气街：穴名，又名气冲，在横骨两端，当脐中下5寸距前正中线2寸。

⑤各补其荥而通其俞：吴注云："十二经有荥有俞，所溜为荥，所注为俞。补，致其气也。通，行其气也。"《类经》注云："上文云独取阳明，此复云各补其荥而通其俞。盖治痿者，当取阳明，又必察其所受之经，而兼治之也。如筋痿者，取阳明厥阴之荥俞；脉痿者，取阳明少阴之荥俞；肉痿、骨痿，其治皆然。"

⑥各以其时受月：王冰注云："时受月，谓受气时月也。如肝王甲乙，心王丙丁……皆王气法也。"《太素》"月"作"日"。按：此即子午流注按时取穴之针法也。

【分析串解】

论言治痿者，独取阳明，何也？痿之病原在五脏，但其治疗则不在本脏而独取阳明，其理何在？**阳明者，五脏六腑之海，主闰宗筋，宗筋主束骨而利机关也。**阳明胃经其功能是吸收水谷之精气，以养五脏六腑四肢百骸，故称阳明为五脏六腑之海也。闰者，润也。宗筋者，诸筋聚于前阴者也，同样也是依靠阳明所化之气血以滋养之，故阳明充实则宗筋充分获得滋养而柔润，阳明虚则宗筋失养而弛纵。关节者属骨连筋，筋失润泽则关节屈伸不利，因而宗筋有主约束关节之作用。

冲脉者，经脉之海也，主渗灌溪谷，与阳明合于宗筋，冲脉为血海，亦为经脉之海也，其脉主渗灌于溪谷之间（肉之大会为谷，小者为溪）。且与阳明脉会于宗筋，**阴阳总宗筋之会，**会合后又循腹上行而相合于气街（气街即气冲穴，在阴毛两旁之动脉处）。

会于气街，而阳明为之长，皆属于带脉，而络于督脉。冲脉、阳明脉又都受带脉之约束。因带脉围腰一周，十二经脉与奇经之冲、任脉，皆经带脉而过，而络于督脉。督脉起于会阴，分三支与冲任一起上行，所以冲、任与少阴肾、阳明胃皆与督脉相络。**故阳明虚，则宗筋纵，带脉不引，故足痿不用也。**所以阳明虚，则宗筋弛纵不收，不能约束骨节之屈伸，带脉亦不能约束阳明经脉，则产生足痿不用，故曰"治痿独取阳明"。

各补其荥而通其俞，调其虚实，和其逆顺，筋脉骨肉，各以其时受月，则病已矣。除独取阳明之外，再根据病发生何脏，补其经之荥穴，通其经之俞穴。元气虚者补之，热邪盛者泻之，即谓调其虚实也。调整其逆气，使之和顺也。再根据脏腑所主季节之不同与筋骨肌肉受病之情况，适当予以针刺治疗。如姚止庵按："时受月者，五脏各有应王之月，如肝伤则筋病，欲治筋病，必于春月木王之时，因时以受王月之气则邪易去而正易复也。"故病易于痊愈。

【提要】

本文主要阐释如下。一是，五痿为肢体痿软不用，失去运动能力的病证。其病大多由于内脏有热、阴精被灼，筋骨皮肉失养而成。其病机由内而及外，非若痹病之由外而及内也。二是，五痿之生虽由五脏之热，但实以肺脏之热为主因，然胃为五脏六腑之海，主筋宗筋，束骨而利机关，若阳明无病，宗筋得润，关节滑利，虽有肺热不能成痿也，故有"治痿独取阳明"之理论。三是，情志不节，纵情色欲或居处潮湿亦可引起痿病。

思考题

1. 对五痿之病因，病理和主要症状如何领会？
2. 对"五脏因肺热叶焦，发为痿躄"和"治痿独取阳明"如何认识。
3. 痿与痹区别如何？治疗有何不同？

厥论篇第四十五

　　厥，《尔雅》作"瘚"，《说文》亦作"瘚"，云"逆气也"。这即是说厥病之发生，乃由于阴阳失调，气血逆乱所致。本篇主要讨论厥病，主要有寒厥、热厥、暴不知人、六经之厥和六淫厥逆等，并进而分别讨论了这些厥病的病因、病机、症状及治疗方法，故称之为《厥论》。故姚止庵按："厥凡三义：一谓逆也，下气逆而上也，诸凡言厥逆是也；一谓极至也，本篇之热厥、寒厥，盖言寒热之极也；一谓昏迷不省人事也，本篇之言阴盛阳乱是也。"

一

【原文】

　　"黄帝问曰：厥之寒热者，何也？岐伯对曰：阳气衰于下，则为寒厥；阴气衰于下，则为热厥。

　　帝曰：热厥之为热也，必起于足下者，何也？岐伯曰：阳气起于足[①]五趾之表[②]；阴脉者，集于足下而聚于足心，故阳气胜，则足下热也。

　　帝曰：寒厥之为寒也，必从五趾而上于膝者，何也？岐伯曰：阴气起于五趾之里，集于膝下而聚于膝上。故阴气胜，则从五趾至膝上寒。其寒也，不从外，皆从内也。"

【词解】

　　① 阳气起于足：林亿校云：《甲乙》"阳气起于足"作"走于足"。按：足之三阳从头走足，"起"当作"走"，唯查

今本《甲乙》仍作"起"。
　　② 表：指足趾之外侧。

【分析串解】

　　厥之寒热者，何也？ 厥，指寒厥、热厥。**阳气衰于下，则为寒厥；阴气衰于下，则为热厥。** 人体所以发生厥病，症见突然眩晕，昏仆不知人，主要是人之阴阳之气在发生阴阳不相顺接之时，气逆而上行，气逆则神乱，从而发生眩晕、仆倒、昏不知人事的厥证。此为厥病发生之总因。至于寒厥、热厥病因，即在于阴（足三阴）、阳（足

三阳）各有偏胜。若三阳脉衰于下，阳虚而阴盛，阳虚则生外寒，发为寒厥。相反，三阴脉衰于下，阴虚而阳盛，阴虚生内热发为热厥。

热厥之为热也，必起于足下者，何也? 热厥之证，热气从足下上逆而冲也。**阳气起于足五趾之表；阴脉者，集于足下而聚于足心，故阳气胜，则足下热也。** 起，根起也，应作终止讲。因足三阳经脉皆开始于头而终止于足。故"起"不应当开始讲。阴阳失调有所盛衰，皆随其经络循行之经路而发病。足三阳经终止于足五趾之端；足三阴经则聚集于足下之足心。如阳气偏胜则阴气虚，阴虚则生内热，发为热厥，因足三阴集于足心，故其热从足心始。姚止庵按："阴不敌阳，则阳盛，非真阳气有余也。"

寒厥之为寒也，必从五趾而上于膝者，何也? **阴气起于五趾之里，集于膝下而聚于膝上。故阴气胜，则从五趾至膝上寒。其寒也，不从外，皆从内也。** 寒厥之寒，为什么从足五趾上行于膝? 足之三阴起于足五趾之端，皆由足上行又从三阴交分歧上行至腹部，故曰集于膝下（三阴交）聚于膝上。当是之时如阴盛阳虚，阳虚则外寒，其厥冷亦从足始，逐步上行而使寒至膝上，因其寒因阳虚而内生，非外来之邪，故曰不从外，皆从内也。姚止庵按："阳虚则阴胜，阴盛则寒矣。然寒本于阳虚，故云从内。"

【提要】

本文主要内容归纳起来有如下二点：一是，说明厥病发生的总机制，包括昏厥，手足寒热乃由于阴阳之气衰于下，下虚上实，阴阳之气不相顺接而成；二是，说明寒厥、热厥症状。寒厥为手足逆冷，热厥是手足心热，此与《伤寒论》之寒、热厥有其不同之处。

二

【原文】

"帝曰：寒厥，何失而然也? 岐伯曰：前阴者，宗筋之所聚，太阴阳明之所合也。春夏则阳气多而阴气少，秋冬则阴气盛而阳气衰。此人者质壮，以秋冬夺于所用[1]，下气上争不能复[2]，精气溢下，邪气因从之而上也。气因于中[3]，阳气衰，不能渗营其经络，阳气日损，阴气独在，故手足为之寒也。"

【词解】

[1] 秋冬夺于所用：《类经》注云："质壮者有所恃，当秋冬阴盛之时，必多 | 情欲之用，以夺肾中之精气。"

[2] 下气上争不能复：争，《说文》：

"引也。"段玉裁注："凡言争者，谓引之使归于己也。"《类经》注云："精虚于下，则取足于上，故下气上争也。去者太过，生者不及，故不能复也。"

③ 气因于中：《太素》作"气居于中"。杨上善注云："寒邪之气因虚上乘，以居其中，以寒居中，阳气衰虚。"

【分析串解】

寒厥，何失而然也？ 失者，失常也，乃问由于何部失常所致。**岐伯曰：前阴者，宗筋之所聚，太阴阳明之所合也。** 前阴者，肾之外窍也，属肾，乃宗筋聚会之处（宗筋者，诸筋总汇处）。亦是太阴脾，阳明胃经脉循行会合之处。姚止庵按："宗筋挟脐下，合于阴器，故云前阴者宗筋之所聚也。太阴脾脉，阳明胃脉，脾胃之脉，皆辅近宗筋，故云太阴阳明之所合。"**春夏则阳气多而阴气少，秋冬则阴气盛而阳气衰。** 此乃四时阴阳消长之自然情况，应顺于自然而养生。

此人者质壮，以秋冬夺于所用，下气上争不能复，精气溢下，邪气因从之而上也。 若有人自持体格健壮，在秋冬阴盛阳衰之时纵欲不节，而夺其所用，则无疑损伤肾阳闭密机能，使精气妄泄，阴气妄动，因而导致阴气逆上而争，不能复其平衡协调。阴逆上争，肾精泄之于下，因而肾阳虚亏不足，阴虚则生内寒，虚寒之邪且从之而上行也。

气因于中，阳气衰，不能渗营其经络，阳气日损，阴气独在，故手足为之寒也。 虚寒从之，因而上行至于中焦，导致中阳虚损。寒甚，则脾胃不能化水谷之精气，以渗灌经络和营养四肢百骸。如此这般，则人体阳气日衰，而阴气独盛，最后形成阴气独在之局面。形成手足因得不到阳气温煦，而发生寒冷。姚止庵按："秋冬宜养其阴，过用则阴虚而阳上浮，故上争而精气泄，正亏邪动，真气因之而衰矣。四肢为诸阳之本，阳既衰则阴独盛，故手足不温而寒也。"

【提要】

本文主要讨论寒厥发生之因，乃秋冬阴寒当令之时，不能闭藏，精泄于外，精损气虚，阳虚阴盛，寒从中生所致。故寒厥之证，非由于外，而实发于内也。

【原文】

"帝曰：热厥何如而然？岐伯曰：酒入于胃，则络脉满而经脉虚，脾主为胃行其津液者也，阴气虚则阳气入，阳气入则胃不和，胃不和则精气竭，精气竭则不营其四支也。此人必数醉若饱以入房，气①聚于脾中不得散，酒气与谷气相薄，热盛于中，故热编②于身，内热而溺赤也。夫酒气盛而剽悍，肾气日衰③，阳气独胜，故手足为之热也。"

【词解】

① 气：指酒食之气。

② 徧：通"遍"。

③ 日衰：原本作"有衰"。今依《甲乙》改。

【分析串解】

热厥何如而然？ 热厥如何形成的？**酒入于胃，则络脉满而经脉虚**，酒者，水谷之悍气也，饮酒之后，悍然之液行于皮肤络脉之中，使络脉充盈而满，络脉满则经脉必然空虚，此乃经络之阳盛阴虚。**脾主为胃行其津液者也**，胃主纳化腐化水谷，脾主为胃输布津液。**阴气虚则阳气入，阳气入则胃不和，胃不和则精气竭，精气竭则不营其四支也**。脾为阴土湿土，胃为阳土燥土。脾阴虚则胃阳独亢，因而使胃气不和。胃气不和则不能受纳水谷而化生精气（后天），因而胃所化生之精气则逐渐衰少，致使营养虚乏不能营养四肢。上述乃经脉之阴虚阳盛，此乃脾胃之阴虚阳盛。

此人必数醉若饱以入房，气聚于脾中不得散，酒气与谷气相薄，热盛于中，故热遍于身，内热而溺赤也。数者，经常多次也。若人经常在酒醉和饱食情况下进行入房，则既伤脾胃又伤肾，从而导致脾肾两伤。脾伤不能输布津液，酒热之悍气再进而与谷气相结合（相薄者，交迫也），两热相逢从而热盛于内，散布于全身，故身热，小溲黄赤也。此脾肾之阴虚阳盛也。**夫酒气盛而剽悍，肾气日衰，阳气独胜，故手足为之热也**。本肾阴已虚，若酒液之悍热再乘虚而入，致使阴气益衰，阳气独盛，阳盛则热甚，故发手足为热，是为热厥。是为阴虚生内热之热厥。姚止庵按："醉饱入房，气何以聚于脾中耶？脾主运化，然必资气于命门，而后能营运而不滞。今醉饱入房，则肾大虚，命门无气以资脾，故气聚而不散也。气不散则热内壅而阳独胜，阳独胜则肾水枯而火用事，外走阳分，故又四肢尽热也。"

【提要】

热厥之因乃由醉饱入房，肾精耗损，阴虚阳盛而生内热；又兼酒食聚于脾胃，酝酿成热，故又成内热之证而发手足心热。由上述可知，寒热之厥皆由纵情色欲，精液妄泄耗伤肾气所引起。不过一由精损气亏，阳虚阴盛寒从中生；一由肾精亏耗，阴虚阳亢而生内热而已，两者可相互参考。

三

【原文】

"帝曰：厥，或令人腹满，或令人暴不知人，或至半日远至一日乃知人者，何也？岐伯曰：阴气盛于上则下虚，下虚则腹胀满。阳气盛于上，则下气重上而邪气逆，逆则阳气乱，阳气乱则不知人也。"

【分析串解】

厥，或令人腹满，或令人暴不知人，或至半日远至一日乃知人者，何也？ 此指出厥病，除手足寒热证状外，尚兼见腹满，或昏厥暴发、不知人事者，其病理为何。**阴气盛于上则下虚，下虚则腹胀满。** 腹胀而满之证，乃因厥逆之气紊乱不衡，人体之阴寒之气盛于上，则下部阳气必虚。下气虚则气逆聚于腹部，致使脾胃丧失运化功能，而发腹部胀满。此为腹胀之病机。**阳气盛于上，则下气重上而邪气逆，逆则阳气乱，阳气乱则不知人也。** 若阳气上盛，则下气必虚。下气虚，则气逆而并于上。迫使阳气紊乱，神明失守，故而昏厥，不知人也。姚止庵按："阳清阴浊，清上升，浊下降，气自顺而不逆矣。厥而腹满不知人者，是阴浊上升，阳气溃乱，故厥而不知人也。"

【提要】

本节指出厥病除上述手足寒热外，尚包括腹满、昏厥等病。本文主要讨论了腹满、昏厥之病理和症状。

四

【原文】

"帝曰：善。愿闻六经脉之厥状病能也。岐伯曰：巨阳之厥，则肿首，头重，足不能行，发为眴仆①。阳明之厥，则巅疾欲走呼，腹满不得卧，面赤而热，妄见而妄言。少阳之厥，则暴聋，颊肿而热，胁痛，胻不可以运。太阴之厥，则腹满䐜胀，后不利，不欲食，食则呕，不得卧。少阴之厥，则口干，溺赤，腹满，心痛。厥阴之厥，则少腹肿痛，腹胀，泾溲②不利，好卧，屈膝，阴缩肿，胻内热。盛则泻之，虚则补之，不盛不虚，以经取之。"

【词解】

① 眴仆：眴，目眩乱也。仆，猝倒也。

② 泾溲：简素云："泾溲即是小便。溲者，二便之通称，加'泾'字，别于大便。"

【分析串解】

凡阴阳之气不相顺接，则气逆而上，故凡六经皆有厥证。**六经之厥状病能也。**即六经厥病之形状。**巨阳之厥，则肿首，头重，足不能行，发为眴仆。**太阳经脉起于目内眦，上额，交巅，从巅络脑，还出别下项，其支脉下合腘中，循腨内而出外踝之后。故发厥病，如循经脉发病，则头肿、头重和足不能行。如厥气上逆，扰及神明，致使神气昏乱，发生昏倒之症（眴者，目眩也）。**阳明之厥，则巅疾欲走呼，腹满不得卧，面赤而热，妄见而妄言。**阳明经气本燥而标阳，故属燥热。故邪气内侵，及于阳明之时，则往往邪从阳而化热，成为阳实证。阳实热盛，则神明溃乱。神明乱，故出现呼叫、奔走、妄言、妄行等神经错乱症状。阳明经脉循腹里，属胃络脾，经气厥逆，故腹满不得卧。其病性属燥热，阳实为患，故发面赤而发热。**少阳之厥，则暴聋，颊肿而热，胁痛，骱不可以运。**少阳之脉循行起于目锐眦，经耳、下颊车、胸、胁、膝、足跗。病厥逆，则经络发病。故发耳聋突发，面颊肿，发热，胁痛，足胫不能运行症状。

太阴之厥，则腹满䐜胀，后不利，不欲食，食则呕，不得卧。太阴经脉入腹，属脾络胃。足太阴脾主运化水谷精微，经气逆，则腹满䐜胀。后不利者，便秘也。邪气实（阳实），故便秘、后不利也。脾失转输，胃气不下，脾气不升，因而不欲食、呕吐或卧不安。**少阴之厥，则口干，溺赤，腹满，心痛。**这是少阴经脉循行路径所发病，故发生口干、溺赤、腹满、心痛等症。**厥阴之厥，则少腹肿痛，腹胀，泾溲不利，好卧，屈膝，阴缩肿，骱内热。**少腹肿痛，大小便不利，阴囊肿缩，皆经脉循行之处，故亦有骱内热之证。肝主筋，肝病则筋失所养，是以常常屈膝而卧。

盛则泻之，虚则补之，不盛不虚，以经取之。六经之厥，皆为病在经络之变。故其总的治疗原则，乃为循经治疗为主。经气盛者，则用针泻之。经气衰者，则用针补之。不盛不衰，非受外邪所致，乃为本经所自病，应调节其本经之气而治之。故曰以经取之。

由上述可知，是六经经气厥逆、失调，所引起之病变。但此六经是指足三阴、三阳。因六经连于内脏，故所现之证，均是经脉循行线路上及与所联系之脏腑的病变。

本文主要讨论六经厥病之证状。

五

【原文】

"太阴厥逆^①，骱急挛，心痛引腹，治主病者。少阴厥逆，虚满呕变，下泄清，治主病者。厥阴厥逆，挛腰痛，虚满，前闭^②，谵言，治主病者。三阴俱逆，不得前后^③，使人手足寒，三日死。太阳厥逆，僵仆，呕血，善衄，治主病者。少阳厥逆，机关不利，机关不利者，腰不可以行，项不可以顾，发肠痈，不可治，惊者死。阳明厥逆，喘咳身热，善惊，衄，呕血。

手太阴厥逆，虚满而咳，善呕沫，治主病者。手心主少阴厥逆，心痛引喉，身热，死不可治。手太阳厥逆，耳聋，泣出，项不可以顾，腰不可以俯仰，治主病者。手阳明少阳厥逆，发喉痹，嗌肿，痓^④，治主病者。"

【词解】

① **太阴厥逆**：林亿校云："详从太阴厥逆至篇末全元起本在第六卷，王氏移于此。"

② **前闭**：前阴闭塞，即小便不通。

③ **不得前后**：大小便闭结不通也。

④ **痓**：音炽。杨上善注云："痓，身项强直也。"林亿校云："全元起本'痓'作'痉'。"

【分析串解】

太阴厥逆，骱急挛，心痛引腹，治主病者。足太阴经脉行骱后，故经气逆，则骱骨挛急。太阴经脉入腹后，其支者，复从胃别上膈，注心中。故经气逆，则心痛引腹。治疗之时，应取其本经主病之穴，而刺之。

少阴厥逆，虚满呕变，下泄清，治主病者。少阴属肾，少阴经气厥逆，则肾阳衰微。肾阳者，命门也。命门火衰，则五脏之火不盛。故而中焦阳虚，不能腐化水谷，转输津液，从而发生虚满而胀、呕吐，不能腐化水谷下泄清水等症。治疗亦应取其本经之俞穴。姚按："五脏之中，肾独有两，左为阴，右则阴中之阳也；左属水，右则水中伏火焉。为气之根，为命之门，为胃之关。是故肾气充盈，少火蓄于丹田，周身之气自和洽而无寒滞之患。今虚满，是气不能运也。呕变，是寒犯胃也。下泄清，是脾寒不摄也。总为肾虚命门火弱不能温养丹田之所致。"

厥阴厥逆，挛腰痛，虚满，前闭，谵言，治主病者。厥阴肝主筋，经气逆，则筋挛急。肝脉抵少腹，经气逆，则引及腰痛。肝脉挟胃，气逆则伤胃，故虚满。厥阴之脉环阴器，厥逆则前阴闭而不通。若侵及于心，木火相煽，则谵语、妄言。三阴俱逆，不得前后，使人手足寒，三日死。如三阴全部厥逆，则属阴阳离绝。阴气者主下也，今三阴之气俱绝，故二便闭而不通，及发手足寒冷。有此情况，则可能三日内死亡。姚按："凡病内寒，前后必自利。今反不利而手足厥冷，是阴凝痼闭，真气乏竭矣。"

太阳厥逆，僵仆，呕血，善衄，治主病者。太阳为诸阳主气。太阳厥逆，则诸气（经气）皆逆，故能发作突然性眩晕仆倒。血随厥气上逆而妄行，故发呕血、衄血。亦应取本经主穴治疗之。少阳厥逆，机关不利，机关不利者，腰不可以行，项不可以顾，发肠痈，不可治，惊者死。少阳属胆，与肝相为表里，肝藏血而主筋，故胆为筋之应。少阳经厥逆，则筋之关联会合部位动作不利，故腰不能活动，项（脖子）不能转顾。少阳为相火，如相火郁于肠内，则结为肠痈。当此之时不可治少阳经。盖因肠痈非少阳本经之病变，少阳之变证，火郁不解，蒸灼肠胃而得。故应急则治其标，清泄其肠热，若毒气内陷于脏，而发为惊骇者，则属死证。

阳明厥逆，喘咳身热，善惊，衄，呕血。阳明经脉循喉咙，入缺盆，故厥逆则喘息咳嗽。阳明主全身肌肉，阳明为多气多血之经，气逆则身热。热盛则能扰及神明而善惊。热迫血则妄行，发为鼻衄、呕血。姚止庵按："阳明多气多血，胃火盛则冲肺，故喘咳。走三阳故身热。火性动，故善惊而诸血为之不宁。此热厥也。"

手太阴厥逆，虚满而咳，善呕沫，治主病者。手太阴为肺经，肺气本主肃降，今肺气厥逆不能肃降，因而产生虚满咳嗽。肺气逆而不能输布津液，津液溢，久则呕沫。故应治本经之主穴。姚止庵按："肺受寒，故呕沫也。沫音末，痰水之轻浮白色者。"手心主少阴厥逆，心痛引喉，身热，死不可治。心主者，心包也。手少阴者，心也。心包为厥阴相火，少阴为君火。如心与心包两经之气均为厥逆，则势必易致热邪炽盛。其经脉循行又从心系上挟咽喉，因而出现心痛引喉和身热症状。心为君主之官，为五脏六腑之大主，邪侵之则十二官危，故现危殆不可治之证。

手太阳厥逆，耳聋，泣出，项不可以顾，腰不可以俯仰，治主病者。小肠之脉，从缺盆循颈上颊，至目锐眦，入耳中，出项等。故经气厥逆，则现耳聋、泣出、项颈不能转顾。手太阳厥逆，则牵引腰部不能俯仰。应取主病本经之火而刺之。姚止庵按："小肠属火，火上逆，故耳聋。"手阳明少阳厥逆，发喉痹，嗌肿，痓，治主病者。手阳明者大肠也，手少阳是三焦，二经之脉均从缺盆上项。其气厥逆，则发为喉痹、嗌肿、项强直等症。痓者，痉也，身体颈项强直也，为风病之一种。

【提要】

前面叙述六经之厥，本节叙述六经厥逆。厥与厥逆本无差异，但其所叙症状却有不同，其理张景岳云："按六经之厥，已具上文，此复言者，考之全元起本，自本节之下另在第九卷中，盖彼此发明，原属两篇之文，乃王氏类移于此者，非本篇之重复也。"

█ 本篇小结

1. 本篇讨论之厥病，有寒厥、热厥、昏厥、六经之厥、六经厥逆数种。除此之外，《内经》中尚载有薄厥、大厥、尸厥、煎厥等。可见厥病种类甚多，但从其发病机制及主要症状来论，所常见者不过阴阳之气不相顺接的手足寒热之厥，下气上逆暴不知人的厥病而已。

2. 厥病的发生其种类、证状虽有不同，然皆起于下，即"阳气衰于下则为寒厥，阴气衰于下则为热厥"。

3. 指出寒厥、热厥发生之因，多由于纵情色欲、耗伤肾精，导致肾之元阴、元阳盛衰失调所成。精损气虚，阳虚阴盛，寒从中生而为寒厥之证。肾精耗损，阴虚阳亢而生内热是为热厥。

4. 本篇尚讨论了六经之厥和六经厥逆的症状。

思考题

1. 如何理解阳气衰于下则为寒厥，阴气衰于下则为热厥的意义？

2. 如何理解寒厥、热厥的发病原因？

3.《内经》之厥病都有哪些？如何认识？

奇病论篇第四十七

篇解及中心大意

奇，异也。奇病，即异于寻常的疾病。因本篇所论各病，皆有异于常病，故称奇病论。本篇主要讨论了妇人重身而喑、息积、伏梁、疹筋、厥逆头痛、脾瘅、胆瘅、五有余二不足之病、胎生、癫疾、肾风等十余种疾病的原因、症状、病理和治法等。

【原文】

"黄帝问曰：人有重身^①，九月而喑^②，此为何也？岐伯对曰：胞之络脉绝也。帝曰：何以言之？岐伯曰：胞络者，系于肾。少阴之脉，贯肾系舌本，故不能言。帝曰：治之奈何？岐伯曰：无治也，当十月复。刺法曰：无损不足，益有余，以成其疹^③。所谓无损不足者，身羸瘦，无用镵石也；无益其有余者，腹中有形而泄之，泄之则精出，而病独擅中，故曰疹成也。"

【词解】

①重身：妇人怀孕，则身中有身，故曰"重身"。

②喑：读如音，声哑不能出也。

③疹：《甲乙》作"辜"。《类经》注云："疹，疾也。"原本"疹"下有"然后调之"句。今依林亿校删。

【提要】

本节是讨论妇人重身而喑的症状和治疗原则。子喑的病变无须给以治疗，分娩后其病自愈，若治疗则会伤害母体及胎气，反会造成疾病。

【原文】

"帝曰：病胁下满，气逆，二三岁不已，是为何病？岐伯曰：病名曰息积^①，此不妨于食，不可灸刺，积为导引服药^②，药不能独治也。"

【词解】

①**息积**：《甲乙》作"息贲"。张志聪注云："此肺积之为病也。肺主气而司呼吸定息，故肺之积曰息奔，在《本经》曰息积。"

②**积为导引服药**：高士宗解云："积，渐次也。须渐次为之导引而服药。导引，运行也。运行则经脉之亏者可复，若但服药，则药不能独治也。"

【提要】

本文是讨论息积的症状和治法。息积是积聚的一种，本文主要是讨论其症状和治疗法则。

【原文】

"帝曰：人有身体髀股胻皆肿，环脐而痛，是为何病？岐伯曰：病名曰伏梁，此风根也①。其气溢于大肠，而著于肓，肓之原在脐下②，故环脐而痛也。不可动之，动之，为水溺涩之病也。"

【词解】

①**此风根也**：即风寒之气是伏梁发病的根源之意。《类经》注云："风根，即寒气也。如《百病始生》篇曰：'积之始生，得寒乃生，厥乃成积。'即此谓也。"

②**肓之原在脐下**：《类经》注云："肓之原在脐下，即下气海也，一名下肓。"

【提要】

本文主要讨论伏梁的病因和症状。本节原文腹中痛伏梁一病，还见于《难经》，是五积之一。如说："心之积，名曰伏梁，起脐上，大如臂，上至心下，久不愈，令人病烦心"，因其积伏而不动，其大如臂，伏如屋舍梁栋，故名。

【原文】

"帝曰：人有尺脉数甚，筋急而见，此为何病？岐伯曰：此所谓疹筋①，是人腹必急，白色；黑色见，则病甚。"

【词解】

①**疹筋**：高士宗解注："疹，犹病也。筋急而见，其病在筋，此所谓疹筋。"

【提要】

本文是讨论疹筋的病变。这是对疹筋的病理和证候的分析，临床上见到抽风严重的病变，除全身筋肉拘急外，腹部肌肉亦拘挛抽搐。这往往为后世医家所忽略。可见，《内经》中有很多东西是值得挖掘的。

【原文】

"帝曰：人有病头痛，以数岁不已，此安得之，名为何病？岐伯曰：当有所犯大寒，内至骨髓，髓者以脑为主，脑逆[①]，故令头痛，齿亦痛，病名厥逆。帝曰：善。"

【词解】

① 脑逆：《类经》注云："髓以脑为主，诸髓皆属于脑也，故大寒至髓，则上入头脑而为痛，其邪深，故数岁不已，髓为骨之充，故头痛、齿亦痛。"

【提要】

本节是讨论厥逆头痛的病变。

【原文】

"帝曰：有病口甘者，病名为何？何以得之？岐伯曰：此五气之溢也，名曰脾瘅。夫五味入口，藏于胃，脾为之行其精气，津液在脾，故令人口甘也。此肥美之所发也。此人必数食甘美而多肥也，肥者令人内热，甘者令人中满，故其气上溢，转为消渴[①]。治之以兰[②]，除陈气也。"

【词解】

① 消渴：病名。其症状为口渴，善饥，尿多，多为内热伤阴所致。《甲乙》"渴"作"瘅"。

② 兰：《类经》注云："兰草性味甘寒，能利水道，辟不祥，除胸中痰癖，其气清香，能生津止渴，润肌肉，故可除陈积蓄热之气。"

【提要】

本文是讨论脾瘅的病变，所讨论的脾瘅即指消渴病而言，亦不能等同于现在的糖尿病。因糖尿病都有口干现象，发病与过食肥甘厚味有关。治疗方法应该以养阴生津止渴为主。究竟兰草的治疗效果如何，现在尚没有报道，值得我们通过临床观察进一步研究。

【原文】

"帝曰：有病口苦，取阳陵泉①。口苦者，病名为何？何以得之？岐伯曰：病名曰胆瘅。夫肝者，中之将也，取决于胆，咽为之使②。此人者，数谋虑不决，故胆虚，气上溢，而口为之苦。治之以胆募俞③，治在阴阳十二官相使④中。"

【词解】

① 阳陵泉：穴名。膝下一寸外辅骨陷中，属足少阳胆经。

② 咽为之使：王冰注云："咽胆相应，故咽为使焉。"《类经》注云："足少阳之脉上挟咽，足厥阴之脉循喉咙之后，上入颃颡，是肝胆之脉，皆会于咽，故咽为之使。"

③ 胆募俞：脏腑的募穴皆在胸腹部，脏腑的俞穴皆在背部。胆俞在第十椎骨下旁开一寸五分；胆募在期门穴下五分处，即日月穴。

④ 阴阳十二官相使：古经篇名。

【提要】

本文是讨论胆瘅的病变。通过上两段经文的讨论，可知口甘多见于脾虚，消渴之证。口苦多见于肝胆之火。脾热消渴，皆宜生津止渴，滋阴清热，宜甘寒之品。肝胆郁火，宜疏解肝胆之郁，以苦寒清肝胆之火。此其不同也。

【原文】

"帝曰：有癃者，一日数十溲，此不足也；身热如炭，颈膺如格①，人迎躁盛，喘息气逆，此有余也；太阴脉微细如发者，此不足也。其病安在？名为何病？岐伯曰：病在太阴，其盛在胃，颇在肺，病名曰厥，死不治。此所谓得五有余二不足②也。帝曰：何谓五有余二不足？岐伯曰：所谓五有余者，五病之气有余也；二不足者，亦病气之不足也。今外得五有余，内得二不足，此其身不表不里，亦正死明矣③。"

【词解】

① 如格：《类经》注云："如格者，上下不通，若有所格也。"

② 五有余二不足：所谓五有余者：一，身热如炭；二，颈膺如格；三，人迎躁盛；四，喘息；五，气逆。所谓二不足者：一，病癃数十溲；二，太阴脉微细如发。

③ 此其身不表不里，亦正死明矣：王冰注云："谓其病在表，则内有二不足，谓其病在里，则外得五有余，表里既不可凭，补泻固难为法，故曰，此其身不表不里，亦正死明矣。"

【提要】

本文是讨论五有余、二不足的病变。"亦正死明矣"，即说明此种病是比较难以治疗的，但并不是非死不可。因为临床上实中挟虚，虚中挟实之证，尚可攻补兼施，或攻中兼补，或是补中兼攻，或平补平攻，是可以灵活通用的。

【原文】

"帝曰：人生而有病癫疾者，病名曰何？安所得之？岐伯曰：病名为胎病，此得之在母腹中时，其母有所大惊、气上而不下，精气并居，故令子发为癫疾也。"

【提要】

本文是讨论癫疾的病变及形成原因。

【原文】

"帝曰：有病痝然有水状，切其脉大紧，身无痛者，形不瘦，不能食，食少，名为何病？岐伯曰：病生在肾，名为肾风。肾风而不能食，善惊，惊已，心气痿者死。帝曰：善。"

【提要】

本文是讨论肾风的病变。肾为水脏居于下焦，关门不利引起的水肿，理应腹部肿。但肾病之肿，亦浮肿现于面与皮下。此解释由肾自生之风，非外受风邪。此种论点是可取的，但从其文字上分析，只可顺文解释，最后之死亦随文解释。本文与《评热病论》之肾风，皆为面部浮肿。发病之因是相同的。但该篇是讲误刺后所引起的一些变证分析，因此此二者不必勉强联系。

▌本篇小结

本篇讨论了妇人重身而喑，息积等十余种疾病的原因、症状、病机、治法以及预防等，而这些都是异于寻常的疾病，故篇名《奇病论》。

思考题

如何领会本篇所论述疾病各证症状病理和治疗？

刺志论篇第五十三

篇解及中心大意

刺，言针刺法；志，记也。因篇内讨论有虚实之要及针刺补泻之法，当记之不忘故名篇。"刺志"，就是针刺疗法的辨证准则。

本篇的内容重点是讨论形与气、谷与气、脉与血相从，与相逆的问题，实者俱实，虚者俱虚，两者相应，是为相从，反者为相逆。相从为正常现象，相逆为反常现象。篇末结合针法讨论了针刺补泄的问题。

【原文】

"黄帝问曰：愿闻虚实之要？岐伯对曰：气实形实，气虚形虚①，此其常也，反此者病。谷②盛气盛，谷虚气虚，此其常也，反此者病。脉实血实，脉虚血虚，此其常也，反此者病。

帝曰：如何而反？岐伯曰：气盛身寒③，气虚身热，此谓反也。谷入多而气少，此谓反也；谷不入而气多，此谓反也。脉盛血少④，此谓反也；脉少⑤血多，此谓反也。

气盛身寒，得之伤寒⑥。气虚身热，得之伤暑⑦。谷入多而气少者，得之有所脱血，湿居下⑧也。谷入少而气多者，邪在胃及与肺也。脉小血多者，饮中热⑨也。脉大血少者，脉有风气⑩，水浆不入，此之谓也。

夫实者气入也，虚者气出也⑪。气实者，热也。气虚者，寒也。入实⑫者，左手开针空⑬也。入虚者，左手闭针空⑬也。"

【词解】

①气实形实，气虚形虚：马莳注云："气者，人身之气也，形者，人之形体也。气实则形实，气虚则形虚，此其相称者为常，而相反则为病矣。"

②谷：吴崑注云："谷，纳谷也，谓饮食。"

③气盛身寒：原本无此四字，今依《甲乙》补。

④血少，血多：简素云："血之多少，盖察面色而知之。"血少则面色㿠白，血多则红赤。

⑤脉少：下文云"脉小"，"少"当作"小"。

⑥气盛身寒，得之伤寒：王冰注云："寒伤形，故气盛身寒。"

⑦气虚身热，得之伤暑：王冰注云："暑伤气，故气虚身热。"

⑧湿居下：高士宗解云："湿邪居下

471

之病。"

⑨饮中热：高士宗解云："饮酒中热之病。"

⑩脉有风气：谓脉中客有风邪。《类经》注云："风为阳邪，居于脉中，故脉大。"

⑪实者气入也，虚者气出也：吴崑注云："言实者是邪气入而实，虚者是正气出而虚。"

⑫入实：即刺实证。下"入虚"仿此。

⑬开针空，闭针空：王冰注云："言用针之补泻也。"开针孔是泻法，闭针孔是补法。

本篇小结

一是，从形与气、谷与气、脉与血的相从、相逆，以分辨生理与病理现象。一般说来，形虚气虚，形实气实，谷虚气虚，谷实气实，脉虚血虚，脉实血实，此为相从，为正常现象。在疾病中它们的关系，相从者病吉，相逆为反常的现象者，病凶。

二是，进一步分析了造成这些反常现象的原因。

三是，指出凡邪从外入，多有余之证。病从内出，正气外泄，多为不足之证。气实者，多为热证。气虚者，多为寒证。

四是，指出针刺虚实的补泻大法。刺实证，则应开其针孔，使邪外出。刺虚证，则应闭其针孔，不使正气外泄。

思考题

1. 为何说形与气、谷与气、脉与血，相从为正常，相逆为反常？如何进一步分析反常的原因？

2. "实者气入也，虚者气出也"，如何认识？

3. 对"气实者，热也。气虚者，寒也"，有何进一步体会？

4. 对针刺的虚实补泻问题，如何认识？

调经论篇第六十二

篇解及中心大意

调，调治也；经，经脉也。因为篇内所论主要是阴阳虚实，气血交并的问题，而人体经脉是人体气血阴阳运行的道路，内通五脏六腑，外络三百六十五节。因此，调治经脉可以和气血，调阴阳，疗百病，故名《调经论》。正如高士宗所说："经，经脉也。十二经脉，内通五脏六腑，外络三百六十五节，相并为实，相失为虚，寒热阴阳，血气虚实，随其病之所在而调之，是谓《调经论》也。"

本篇的主要内容，共有如下几点：一是，讨论了五不足五有余的病症。二是，讨论了气血相关，形成虚实的病理机制。三是，讨论了内伤外感的致病因素及所发生的虚实之证。四是，讨论了阴阳偏胜、偏衰的病理机制及所引起的寒热证状。五是，讨论了针治的方法。

一

【原文】

"黄帝问曰：余闻刺法言，有余泻之，不足补之。何谓有余，何谓不足？岐伯对曰：有余有五，不足亦有五，帝欲何问？帝曰：愿尽闻之。岐伯曰：神，有余①有不足；气，有余有不足；血，有余有不足；形，有余有不足；志，有余有不足。凡此十者，其气不等也。帝曰：人有精、气、津、液、四肢、九窍、五脏、十六部②、三百六十五节，乃生百病。百病之生，皆有虚实。今夫子乃言有余有五，不足亦有五，何以生之乎？岐伯曰：皆生于五脏也。夫心藏神，肺藏气，肝藏血，脾藏肉，肾藏志，而此成形。志意通，内连骨髓，而成身形五脏。五脏之道，皆出于经隧，以行血气。血气不和，百病乃变化而生，是故守经隧③焉。"

【词解】

① **神，有余**：《甲乙》"有"字复出，下文"气有""血有""形有""志有"并同。

② **十六部**：张志聪注云："十六部

者，十六部之经脉也。手足经脉十二，跷脉二，督脉一，任脉一，十六部脉。"

③ **经隧**：即经脉，管道。

本文主要内容概括地指出百病之生，不外虚实两端，而有余有五，不足有五。有余者泄之，不足者补之，是辨证施治的基本道理。

二

【原文】

"帝曰：神有余不足何如？岐伯曰：神有余则笑不休，神不足则悲。血气未并，五脏安定，邪客于形，洒淅起于毫毛，未入于经络也。故命曰神之微①。帝曰：补泻奈何？岐伯曰：神有余则泻其小络之血出血，勿之深斥②，无中其大经，神气乃平。神不足者，视其虚络，按而致之，刺而利之，无出其血，无泄其气，以通其经，神气乃平。帝曰：刺微奈何？岐伯曰：按摩勿释，著针勿斥，移气于不足③，神气乃得复。"

【词解】

① 神之微：《类经》注云："洒淅起于毫毛，未及经络，此以浮浅微邪，在脉之表，神之微病也，故命曰神之微。"

② 勿之深斥：王冰注云："勿深推针。"

③ 移气于不足：林亿校云："按《甲乙》及《太素》云：移气于足，无'不'字。"

【提要】

本节是讨论神有余、不足的症状乃针治原则。

【原文】

"帝曰：善。气有余①不足奈何？岐伯曰：气有余则喘咳上气，不足则息利少气。血气未并，五脏安定，皮肤微病，命曰白气②微泄。帝曰：补泻奈何？岐伯曰：气有余，则泻其经隧，无伤其经，无出其血，无泄其气；不足，则补其经隧，无出其气。帝曰：刺微奈何？岐伯曰：按摩勿释，出针视之曰：我将深之，适人必革③，精气自伏，邪气散乱，无所休息，气泄腠理，真气乃相得。"

【词解】

①气有余："有"上原本无"气"字。度会常珍云："元椠本有上有'气'字。"吴崑注本并《太素》皆有"气"字，今从补。

② 白气：犹言肺气。

③ 我将深之，适人必革：《类经》注云："适，至也。革，变也。谓针之至人，必变革前说而刺仍浅也。"

【提要】

本文是讨论气有余、不足的症状及针治原则。

【原文】

"帝曰：善。血有余不足奈何？岐伯曰：血有余则怒，不足则恐。血气未并，五脏安定，孙络外溢①，则经有留血②。帝曰：补泻奈何？岐伯曰：血有余，则泻其盛经，出其血；不足，则视其虚经③，内针其脉中，久留而视④，脉大，疾出其针，无令血泄。帝曰：刺留血奈何？岐伯曰：视其血络，刺出其血，无令恶血得入于经，以成其疾。"

【词解】

① 孙络外溢："外"原本作"水"，今依《甲乙》改。

② 经有留血：《甲乙》作"络有留血。"

③ 视其虚经：视，《太素》作"补"。

④ 久留而视：《甲乙》作"久留之血至。"

【提要】

本文是讨论血有余、不足的症状及针治方法。

【原文】

"帝曰：善。形有余不足奈何？岐伯曰：形有余则腹胀，泾溲不利；不足则四肢不用。血气未并，五脏安定，肌肉蠕动，命曰微风。帝曰：补泻奈何？岐伯曰：形有余，则泻其阳经；不足，则补其阳络。帝曰：刺微奈何？岐伯曰：取分肉间，无中其经，无伤其络，卫气得复，邪气乃索①。"

【词解】

① 索：尽也。

【提要】

本文是讨论形有余、不足的症状及针治方法。

【原文】

"帝曰：善。志有余不足奈何？岐伯曰：志有余则腹胀飧泄，不足则厥。血气未并，五脏安定，骨节有动。帝曰：补泻奈何？岐伯曰：志有余，则泻然筋①血者；不足，则补其复溜②。帝曰：刺未并奈何？岐伯曰：即取之，无中其经，邪所乃能立虚。"

【词解】

① **然筋**：王冰注云："然，谓然谷。"林亿校云："详诸处引然谷者，多云然谷之前血者，疑少'骨之'二字，'前'字误作'筋'字。"按：然骨穴上有小骨名

然骨，然骨穴下有平筋名曰然筋，其位置恰与涌泉平。

② **复溜**：王冰注云："复溜足少阴经也，在内踝上二寸陷者中。"

【提要】

本文是讨论志有余、不足的症状及针治方法。

三

【原文】

"帝曰：善。余已闻虚实之形，不知其何以生？岐伯曰：气血以并，阴阳相倾，气乱于卫，血逆于经，血气离居，一实一虚。血并于阴，气并于阳，故为惊狂。血并于阳，气并于阴，乃为炅中①。血并于上，气并于下，心烦惋善怒。血并于下，气并于上，乱而喜忘。帝曰：血并于阴，气并于阳，如是血气离居，何者为实，何者为虚？岐伯曰：血气者，喜温而恶寒，寒则泣不能流，温则消而去之，是故气之所并为血虚，血之所并为气虚。"

【词解】

① **炅中**：即内热也。

【提要】

本文经文是讨论气血阴阳相并所引起的虚实病理变化。

【原文】

"帝曰：人之所有者，血与气耳。今夫子乃言血并为虚，气并为虚，是无实乎？岐

伯曰：有者为实，无者为虚。故气并则无血，血并则无气，今血与气相失，故为虚焉。络之与孙脉，俱输于经，血与气并，则为实焉。血之与气，并走于上，则为大厥，厥则暴死，气复反则生，不反则死。"

【提要】

本段承上文继续讨论气血相并的问题，并讨论气血并走于上，而为大厥的病证。此与《生气通天论》所说的"阳气者，大怒则形气绝，而血菀于上，使人薄厥"的发病机制是一致的。同为气血上逆之证，后世医家多用来解释中风昏厥的病理机制，这是切合临床实践的。因其病理机制为上实下虚，故应以降逆，或增补其下元之法治之。补其下，则免其阴脱和阴阳离绝。降其逆，则使其气血得以复反下行。这都是根本治法（对中风昏厥之证以散风辛燥治之，等于火上加油）。本文所论这内容，是承上文继续讨论气血相并的病理机制，即是在讨论九厥的病理机制。

四

【原文】

"帝曰：实者何道从来，虚者何道从去？虚实之要，愿闻其故。岐伯曰：夫阴与阳，皆有俞会[①]。阳注于阴，阴满之外[②]，阴阳均平，以充其形，九候若一，命曰平人。夫邪之生也，或生于阴，或生于阳。其生于阳者，得之风雨寒暑；其生于阴者，得之饮食居处，阴阳[③]喜怒。"

【词解】

①**俞会**：经气输注会和之处。

②**阳注于阴，阴满之外**：《类经》注云："阳注于阴，则自经归脏；阴满之外，自脏及经。"

③**阴阳**：坚绍注云："阴阳喜怒之阴阳，盖指房室。杨释以男女，其意为然。"

【提要】

本文的内容，一是，阐明阴经阳经气血的运行是内外贯注阴阳交通的，反者为病。二是，指出由于病邪性质不同，其犯人之部位及疾病变化也就不同，是病因学说的理论基础。把疾病产生的原因，概括地分为六淫七情、饮食、劳伤的三个方面，这是三因学说的理论基础。由于病因性质的不同，因而侵犯人体的部位也就不同，疾病的变化也随之各异。这又是对疾病进行内伤、外感大分类的理论基础。

《金匮要略》曰:"千般疢难,不越三条,一者经络受邪入脏腑,为内所因也;二者四肢九窍,血脉相传,壅塞不通,为外皮肤所中也;三者,房室、金刃、虫兽所伤。以此详之,病由都尽。"以邪犯部位,即以脏腑经络分内外。此种分类,不如《内经》概念清楚。宋代陈无择的《三因极一病证方论》,以六淫所感为外因,七情内伤为内因,饮食、房事、跌仆、金刃所伤为不内外因。这种分类方法的优点是,正确提出了三因学说。缺点是把饮食、房事列为不内外因,有违经旨。目前病因的分类与《内经》一致,六淫为外因,治宜发散,驱邪为主。七情为内因,从内治疗,调和脏气,补养脏气为主。六淫和七情致病,六淫致病多见实证,七情致病多见虚证。实证主攻,虚证主补,是不同的。

【原文】

"帝曰:风雨之伤人奈何?岐伯曰:风雨之伤人也,先客于皮肤,传入于孙脉,孙脉满则传入于络脉,络脉满则输于大经脉,血气与邪并,客于分腠之间,其脉坚大,故曰实。实者外坚充满,不可按之,按之则痛。帝曰:寒湿之伤人奈何?岐伯曰:寒湿之中人也,皮肤不收①,肌肉坚紧,荣血泣,卫气去,故曰虚。虚者聂辟②气不足,按之则气足以温之,故快然而不痛。"

【词解】

① 皮肤不收:收上原有"不"字,今依《甲乙》及《太素》删。
② 聂辟:吴注云:"言皮肤皱叠也。"

【提要】

本文的主要内容,一是,讨论外邪侵入人体的传变次序;二是,讨论外邪所感而引起的虚实之证。

【原文】

"帝曰:善。阴之生实奈何?岐伯曰:喜怒不节,则阴气上逆,上逆则下虚,下虚则阳气走之①,故曰实矣。帝曰:阴之生虚奈何?岐伯曰:喜则气下②,悲则气消,消则脉虚空,因寒饮食,寒气熏满③,则血泣气去,故曰虚矣。"

【词解】

① 下虚则阳气走之:杨上善注云:"阴气既上则是下虚,下虚则阳气乘之,故名曰阴实也。"《类经》注云:"阴逆于上则虚于下,阴虚则阳邪凑之,所以

为实。然则实因于虚，此所以内伤多不足也。"

② 喜则气下：《类经》注云："下，陷也。《举痛论》曰：喜则气缓，与此稍异。"杨上善注云："喜则气和志达，营卫之行通利，故缓而下也。"按：喜之为病，有程度不同，故有气缓气下之别。《淮南子·精神训》云："大喜坠阳。"坠，即下陷之义。

③ 熏满：《太素》作"熏脏"。

【提要】

本文讨论内伤的虚实之证。

五

【原文】

"帝曰：《经》言阳虚则外寒，阴虚则内热，阳盛则外热，阴盛则内寒，余已闻之矣，不知其所由然也。岐伯曰：阳受气于上焦，以温皮肤分肉之间，今寒气在外，则上焦不通，上焦不通，则寒气独留于外，故寒栗。帝曰：阴虚生内热奈何？岐伯曰：有所劳倦，形气衰少，谷气不盛，上焦不行，下脘不通，胃气热，热气熏胸中，故内热。帝曰：阳盛生外热奈何？岐伯曰：上焦不通利，则皮肤致密，腠理闭塞，玄府①不通，卫气不得泄越，故外热。帝曰：阴盛生内寒奈何？岐伯曰：厥气上逆，寒气积于胸中而不泻，不泻则温气去，寒独留，则血凝泣，凝则脉不通，其脉盛大以涩，故中寒。"

【词解】

① 玄府：即汗孔。

【本段大意】

本文是讨论阴阳偏盛偏衰所引起的内外寒热症状，及其发病机制。文章首先指出"阳虚则外寒，阴虚则内热，阳盛则外热，阴盛则内寒"的理论内容，继而从其症状及发病机制方面进行了系统的分析。

六

【原文】

"帝曰：阴与阳并，血气以并，病形以成，刺之奈何？岐伯曰：刺此者，取之经隧，取血于营，取气于卫，用形哉，因四时多少高下^①。帝曰：血气以并，病形以成，阴阳相倾，补泻奈何？岐伯曰：泻实者，气盛乃内针，针与气俱内，以开其门，如利其户；针与气俱出，精气不伤，邪气乃下，外门^②不闭，以出其疾，摇大其道，如利其路^③，是谓大泻；必切而出^④，大气乃屈。帝曰：补虚奈何？岐伯曰：持针勿置，以定其意^⑤，候呼内针，气出针入，针空四塞，精无从去^⑥，方实而疾出针^⑦，气入针出，热不得还^⑧，闭塞其门，邪气布散，精气乃得存；动气候时^⑨，近气不失，远气乃来^⑩，是谓追之^⑪。"

【词解】

① 用形哉，因四时多少高下：马莳注云："且人之形体，有长短肥瘦大小不同，天之四时，有寒热温凉不一，必用人之形，因天之时，以为针之多少高下耳。"多少，指灸刺之数。高下，指俞穴所在。

② 外门：指针孔。

③ 摇大其道，如利其路：吴崑注云："内针在肉，左右摇之者，乃大其孔穴之道，如利邪之出路也，是之谓大泻。"

④ 必切而出：王冰注："切，谓急也，言急出其针也。"《针解论》曰："疾而徐则虚者，疾出针而徐按之也。"

⑤ 持针勿置，以定其意：吴崑注云："持针勿便放置，以定病人之意，意定则真气亦定，而不摇夺。"杨上善注云："持针勿置于肉中，先须安神定志，然后下针。若医者志意散乱，针下，气之虚实有无，皆不得知，故须定意也。"

⑥ 针空四塞，精无从去：张志聪注云："气出而针入，针空勿摇，使精气无从而去。"吴崑注云："既入针之后，气至而实，针孔四塞，则真气无从散去，补虚之法也。"

⑦ 方实而疾出针：吴鹤皋注："实，气至而针下实也。所以必欲疾出其针者，不疾出之，则反泻出其真气也。"

⑧ 气入针出，热不得还：吴崑注云："热，针下所致之热气也。"《太素》"还"作"环"，义同。

⑨ 动气候时：动气，谓针下引动经气而至针处；候时，谓留针以候气至之时乃出针。

⑩ 近气不失，远气乃来：近气谓已至之气，远气谓未至之气。

⑪ 追之：即补虚之法。杨上善注云："已虚之气引令实，故曰追也。"

【提要】

本文承前文，论述气血相并、阴阳虚实之证，进而讨论针治的补泻手法。

七

【原文】

"帝曰：夫子言虚实者有十，生于五脏，五脏五脉耳。夫十二经脉，皆生其病，今夫子独言五脏。夫十二经脉者，皆络三百六十五节，节有病，必被①经脉，经脉之病，皆有虚实，何以合之？岐伯曰：五脏者，故得六腑与为表里，经络支节，各生虚实，其病所居，随而调之。病在脉，调之血；病在血，调之络；病在气，调之卫；病在内，调之分肉；病在筋，调之筋；病在骨，调之骨。燔针②劫刺其下及与急者；病在骨，焠针②药熨；病不知所痛，两跷为上；身形有痛，九候莫病，则缪刺③之；痛在于左而右脉病者，巨刺④之。必谨察其九候，针道备矣。"

【词解】

① 被：及也。

② 燔针，焠针：《千金翼方》谓之"火针"，《伤寒论》谓之"温针"。

③ 缪刺：刺络法，左痛刺右，右痛刺左。

④ 巨刺：刺经法，脉左痛者刺右，右痛刺左。

【提要】

本文首先讨论脏腑虚实之病相为表里，当随病之所在而调之，其次讨论燔针、焠针、缪刺、巨刺之法。

▌本篇小结

1. 说明百病之生，不外虚实两端，而有余有五，不足有五，进而讨论了神、气、血、形、志有余不足所产生的症状及针治之法。

2. 讨论了气血相并形成虚实的病理机制，气为阳，血为阴，在正常的情况下气血阴阳，使内外和调相互交通始得其平，若气血阴阳胜负交并，相互倾轧，便是虚实之所由来，不论气血夹并或各自为并或并于下，均属反常。

3. 讨论了外感内伤的发病因素，为后世病因分类奠定了理论基础，进而论述了不论外感内伤均可产生虚实症状。不过外感以实证为多，内伤以虚证为多。

4. 比较详细地讨论了阴阳偏胜偏衰所引起的内外寒热症状及其病理机制。

5. 讨论了针治法的补泻之法及燔针、焠针、缪刺、巨刺方法。

思考题

1. 如何理解气血相并形成虚实的病机？对大厥的病机如何认识？

2. 对气血阴阳胜负交并与气血阴阳内外交通有何理解？

3. 外感内伤的致病因素是什么？病邪的性质及其犯人的途径有何不同？外感内伤均可产生虚实之证，如何在其发病原因及症状上加以分析？

4. 如何理解《内经》针刺补泄手法，及其理论及燔针、焠针、缪刺、巨刺手法？

5. 对"阳虚则外寒，阴虚则内热……"发病机制如何理解？

至真要大论篇第七十四

"至真要"，即至为重要之义。如马莳云："此篇总括前八篇（指天元纪、五运行、六微旨、气交变、五常政、六元正纪和刺法本病）未尽之义，至真至要，故名篇。"吴崑《素问吴注》云："道无尚谓之至，理无妄谓之真，提其纲谓之要。"尚，加也。《论语》曰："好仁者无以尚之。"可以看出，本篇的内容是很广泛的，主要内容包括如下四个方面：一是，司天、在泉六气及胜气、复气为病的治疗规律；二是，标、本、中、见，从化之理及其治疗原则；三是，病机十九条；四是，制方问题，以及各种治疗原则。本篇所择之原文都是很重要的，要求精读，深入领会其精神实质。

一

【原文】

"帝曰：岁主脏害①，何谓？岐伯曰：以所不胜命之，则其要也。帝曰：治之奈何？岐伯曰：上淫于下，所胜平之，外淫于内，所胜治之。帝曰：善。平气何如？岐伯曰：谨察阴阳所在②而调之，以平为期，正者正治，反者反治。"

【词解】

①**岁主脏害**：岁主，谓主岁之运气。脏害，谓损害五脏。

②**阴阳所在**：指三阴三阳司天在泉之所在。

【分析串解】

岁主，是言司天之六气，分别主岁。如己亥之岁，厥阴司天为风化之气，内应于肝。子午之岁，少阴司天为热化之气，内应于心。丑未之岁，太阴司天为湿化之气，内应于脾。寅申之岁，少阳司天为火化之气，内应于心。卯酉之岁，阳明司天为燥化之气，内应于肺。辰戌之岁，太阳司天，为寒化之气，内应于肾，是谓主岁之六气。

天有岁气而人有五脏之气，内外是相应的。但有时岁主之气反常，能损害人之五脏（脏害），其原因为何？盖因六气和五脏，皆合于五行，其中存在着胜负克制的关系（以所不胜命之），之所以五脏受害，乃由于所不胜之气克制过甚所致，此即是五脏受害的要领。如张景岳曰："如木气淫则脾不胜，火气淫则肺不胜，土气淫则肾不胜，金气淫则肝不胜，水气淫则心不胜，是皆脏害之要。"**治之奈何?** 其治疗方法如何? 表现为如下方面。

上淫于下，所胜平之，司天之气淫胜而伤及在下的人体，所引起之病变，则应以所胜的药物之气来平治它。司天之气在上，人体在下，故谓"上淫于下"，淫，淫胜之义。张景岳曰："淫，太过为害也。上淫于下，谓天以六气而下病六经也。"即是以所胜药物之气，平治六气淫胜所引起之病变，如子午、寅申岁火，热气胜，平治以咸寒。又如马莳注："木气胜而以金制之者是也。"亦即"风淫于内，治以辛凉"之意。**外淫于内，所胜治之。**在泉之气淫胜而伤及人体所引起之病变（即外淫于内，人体对在泉之气而言，则为在内），则当以所胜之气来治其偏胜（所胜治之），使其气平治不偏。如张景岳曰："外淫于内，谓地以五味伤人之五宫也。淫邪为害，当各以所胜者平治之也。"

谨察阴阳所在而调之，以平为期。岁气平和而病者，乃由于本身阴阳之气不调和所致。应详细谨慎地观察人体阴阳偏胜偏衰所在，随其所在而调治，即僅察阴阳所在而调之。阴盛者制其阴，阳盛者制其阳，或补阳抑阴，或壮水制火，以达其阴阳平和之目的。**正者正治，**正者应正治（逆者正治）。如：阳病阳脉而见热象，阴病阴脉而见寒象，是谓正病，当用正治法来进行调治，即以寒治热，以热治寒，逆其病象而治，又称逆治。**反者反治。**即从者反治。如：阳病而见阴脉，阴证而见阳脉，是谓反病，当用反治法。即应从其脉而不从其证。因脉为本，症为标。所谓反治，从其现象，即是以热治热，以寒治寒，顺其病气而治，又称从治。亦可解为热病反见寒象，寒病反见热象，用反治法，顺从其表象而治。

【提要】

一是，讨论了六气淫胜所引起之病变及治疗原则。即以所胜之气平治之，这是其基本要领。二是，讨论根据人体阴阳盛衰之所在而调治之，以平为期。由此可见，六气淫胜为外在致病因素，虽对治疗用药有很大参考价值，而最终还当根据人体阴阳盛衰病理机转如何为转归。

二

本部分其主要内容有二点：一是讨论司天、在泉、六气淫胜所致病变的治疗原则；二是讨论随证施治的原则。

【原文】

"诸气在泉，风淫于内，治以辛凉，佐以苦，以甘缓之，以辛散之。热淫于内，治以咸寒，佐以甘苦，以酸收之，以苦发之。湿淫于内，治以苦热，佐以酸淡，以苦燥之，以淡泄之。火淫于内，治以咸冷，佐以苦辛，以酸收之，以苦发之。燥淫于内，治以苦温，佐以甘辛，以苦下之。寒淫于内，治以甘热，佐以苦辛，以咸泻之，以辛润之，以苦坚之。"

【分析串解】

诸气在泉，风淫于内，治以辛凉，佐以苦，凡在泉之气，风气太过而浸淫于体内，引起发病者如前所云，当以所胜之气味治之。故当以味辛、性凉的药物治之。此指风淫于内引起的表热证、风热证，风为阳邪，多从热化，因辛为金之味，金能克制风木之气。凉能泄热，故用之。如临床治疗风热表证，多以辛凉之品，散而清之，即辛以解表，凉以清热，如银花、桑菊之属。另因辛味主散，恐反伤其气，故佐以苦味，以防其疏散太过。盖苦性沉降，能抑辛味之散。尤以苦为火之味，火能胜金，诸注本"佐以苦"下皆有"甘"字。张景岳注："过辛，恐反伤其气，故佐以苦甘，苦胜辛，甘益气也。"**以甘缓之，**风木之性急，故以甘味药缓之。**以辛散之。**风木太过，郁而不舒，则以辛味药疏散之。《素问·脏气法时论》曰："肝苦急，急食甘而缓之……肝欲散，急食辛以散之。"上述不但用于在泉风淫所胜引起的病变，故凡风热之证或肝木之病变，皆可运用此法。

热淫于内，治以咸寒，佐以甘苦，即热气太过，侵入于体内，所引起的热性病证，当用味咸、性寒的药物治之，即治以咸寒，如元参、犀角之类。因咸为水之味，水能制火，寒能胜热，咸寒能育阴清热。故用之。为防咸之太过，甘胜咸，故佐以甘味。苦味有泄降的作用，能泄热实之邪，故佐以苦味，即佐以甘苦。**以酸收之，**因热能耗气，故用酸味药，以收敛之，防止气虚。**以苦发之。**热郁于内而不解者，以苦味药发泄之，因火郁结在内，则苦降以宣其郁，即所谓火郁则发。火热郁于内，阳气不得宣发，以苦降之，则郁热得解，而阳气宣通。此降，即所以发之也，非苦味有升散之功也。高士宗注："火邪胜而实，则以苦发之。苦性虽寒，本于火味，故曰发。发，犹散也。"

湿淫于内，治以苦热，佐以酸淡，即湿气太过，侵入于体内引起之病，当用味苦、性热的药物治之，即治以苦热。如苍术、厚朴之属。因湿为阴邪，性近于寒，苦为火之味，热为火之气，故用苦热之品以燥湿。酸从木化，木克土，故佐以酸淡能制湿土之气。淡有渗湿作用，故用淡味佐之。实际临床上湿邪为患，少用酸敛之品，如系肝木亢盛，脾不化湿则以酸味平木则可。**以苦燥之，**苦能燥湿（苦为火之味），故以苦燥之。**以淡泄之。**淡能渗湿，故以淡渗湿，如茯苓、猪苓之属。

火淫于内，治以咸冷，佐以苦辛，即火气太过，侵伤于体内所引起的病变。因火与热其气相同，故其治法基本相同。当用味咸性寒冷药味治之，即治以咸冷。因咸为水之味，水能制火，寒能清热，故用以治之。苦能泄火，辛能散火，故佐以苦辛。火郁在表则宜宣散。**以酸收之**，热能耗气，故用酸味药以收敛之。**以苦发之**。热郁于内而不解者，以苦味药发泄之。

燥淫于内，治以苦温，佐以甘辛，即燥气太过，侵伤于体内，引起发病，当用味苦、性温的药物进行治疗，即治以苦温。因燥乃清凉金气，苦从火化，火能胜金，燥凉者温之，故治以苦温。燥乃金之气，燥金气胜，则必克木，肝木受伤，故佐甘味以缓之（"肝苦急，急食甘以缓之"）。辛乃金之味，故佐之以辛。新校正云："甘字疑当作酸"。按下文，燥淫所胜，佐以酸辛，甘作酸为是。故佐以甘辛。有谓燥则气结于内，故以甘辛之药散之，因辛甘发散为阳，如张志聪云："燥则气结于内，故当佐以辛甘发散。"**以苦下之**。燥从热化，邪实于内，燥结不通，当以苦下之。如《脏气法时论》曰："肺苦气上逆，急食苦以泄之。"

寒淫于内，治以甘热，佐以苦辛，寒气太过，伤及体内，引起发病，当用味甘、性热的药物治疗。因甘为土之味，寒为水之气，土能制水，热能胜寒，故用为主治药，即所谓治以甘热。以下与《素问·脏气法时论》之"肾苦燥，急食辛以润之。肾欲坚，急食苦以坚之。用苦补之，咸泻之"是同一意义。高士宗谓："苦为火味，故能坚也。"吴鹤皋曰："盖苦物气寒以滋肾也。"王好古谓以知柏之类佐以辛者，因肾为水脏，主藏精气，为人体生化之根本，最忌干燥。干燥，则肾阴不足，当急用辛润之药以润其燥。因辛从金化，为水之母，辛能开腠理行津液，顺通五脏之气，使体内津液畅通四达，行濡润作用，故辛能润燥。如《素问·脏气法时论》云："肾苦燥，急食辛以润之，开腠理，致津液，通气也。"张景岳亦曰："以辛能通气也。水中有真气，惟辛能达之，气至水亦至，故可以润肾之燥。"**以咸泻之**，因咸能软坚，故以咸为泄。顺其胜者为补，反其性者为泻。肾欲坚，**以苦坚之**。故苦为补。咸能软坚，故咸为泄。王好古举泽泻为例，谓泽泻甘、咸，寒。其余同上。

【提要】

本文讲在泉六气淫胜所致病变的治疗原则，是根据五行生克规律以所胜之气味而治之。其理论有的指导意义很大，有的则是推论，应领会其精神。王好古之《汤液本草》颇有发挥，可供参考。

【原文】

"司天之气，风淫所胜，平以辛凉，佐以苦甘，以甘缓之，以酸泻之。热淫所胜，平以咸寒，佐以苦甘，以酸收之。湿淫所胜，平以苦热，佐以酸辛，以苦燥之，以淡泄之。湿上甚而热，治以苦温，佐以甘辛[①]，以汗为故而止。火淫所胜，平以酸冷，佐以苦甘，以酸收之，以苦发之，以酸复之。热淫同。燥淫所胜，平以苦温，佐以酸辛，以苦下之。寒淫所胜，平以辛热，佐以甘苦，以咸泻之。"

【词解】

① 湿上甚而热，治以苦温，佐以甘辛：《类经》注云："湿上盛而热者，湿郁于上而成热也。"

【分析串解】

司天之气，风淫所胜，平以辛凉，凡司天之气，风气淫胜所致的病变，则平治以辛凉。上文曾说："上淫于下，所胜平之，外淫于内，所胜治之。"在泉曰治，司天曰平。平，犹治也。本段原文解释，与上在泉之义相同，或有大同小异。**佐以苦甘**，上文佐以苦无甘字，乃恐辛散太过，反伤损其气，甘能益气。苦为火味，能胜辛也。苦性沉降，能抑辛味之散。**以甘缓之**，同上（肝木性急，故以甘缓之）。**以酸泻之**。（上文无，有以酸辛散之）肝木之气太过，则逆其升而不降，酸有敛降泄肝作用，故以酸泻之，如白芍之类。关于**热淫所胜**，俱与上文相同（但缺"以苦发之"一句）。

关于**湿淫所胜，平以苦热**，合上文。**佐以酸辛**，上文是佐以酸淡，稍异。盖酸从木化，能制湿土之气。辛能胜酸，所以用之，以防酸敛太过。张景岳曰："盖辛胜酸，所以防酸之过也，故当用以为佐。"**以苦燥之，以淡泄之**。同上文。如湿气郁于上而化热之病证，**湿上甚而热**，应**治以苦温**之药以燥之，且应**佐以甘辛**之品。因甘能补脾，脾健则自能化湿。而辛又能宣散湿滞，此即散湿用风药之理，达其汗出而散的目的，**故曰以汗为故而止**。汗出湿滞宣散，身体恢复常态则止。盖因湿为阴邪，其性黏腻，风湿郁于肌表，非宣透则其湿不化，临床常用芳香化湿，如木香、佩兰之属。辛温散湿，如防风、羌活、麻、桂之属，即是此理。

火淫所胜，平以酸冷，火淫所致病，当平治以酸冷之药。上文为"治以咸寒"，张、高、吴等注本皆将"酸"改作咸。因火热耗气，酸能敛之，寒能清热之故。**佐以苦甘**，（上文为"佐以苦辛"稍异），苦能泻火，甘能缓火之急。也可解作甘寒之品，能滋阴降火。**以酸收之，以苦发之**，同上。**以酸复之**。即以酸敛之品，恢复其耗散之正气。热淫所胜的治法，亦与此相同。

燥淫所胜，平以苦湿，燥邪所发生之病变，则应平治以苦温之药。《新校正》云："按上文燥淫于内，治以苦温。此云苦湿，湿当为温。"此苦湿之"湿"字也可解作燥从热化，即热病伤津化燥，故以湿润之品，以润其燥，如玄参、麦冬等品。**佐以酸辛**，上文云佐以甘辛稍异。燥从热化，则酸能敛阴滋液，辛能润燥。另一说法，佐酸以助木，因燥金气胜，则必克木；肝木受伤，故佐酸以助肝木之气。燥则气结于内，故佐辛以散其邪。**以苦下之**。同上。邪实于内，燥结不通，当以苦泻下之。

寒淫所胜，治以辛热，佐以甘苦，以咸泻之。寒淫所发生之病变，当平治以辛热之药（上文"治以甘热"）。因辛能散寒，热能回阳，故治之。佐以甘苦之药，甘为土之味，寒为水之气，土能制水，故佐以甘。苦能坚肾故佐以苦，以咸泻之，同上文义。

【提要】

讨论司天六气淫胜所引起病变的治疗原则，亦为根据五行相克之所胜关系而推论出的。

【原文】

"治诸胜复①，寒者热之，热者寒之，温者清之，清者温之，散者收之，抑者散之，燥者润之，急者缓之，坚者软之，脆者坚之，衰者补之，强者泻之，各安其气，必清必静，则病气衰去，归其所宗，此治之大体也。"

【词解】

①治诸胜复：诸，众也，泛指不定之多数。胜复，包括淫胜、反胜、相胜、相复等。司天、在泉之气病人，称淫胜。司天在泉之气不足，间气乘虚为邪，而反胜天地之脏位，称为反胜。六气互有强弱，相互乘虚为病者，称为相胜。由胜气导致的报复之气为病，称为相复。不论淫胜、反胜、相胜、相复为病，总不外乎以下治法，故曰"治诸胜复"。

【分析串解】

寒者热之，热者寒之，温者清之，清者温之，散者收之，抑者散之，燥者润之，急者缓之，凡病属寒证，当用热性药治疗。属热证者，当用寒性药治疗。属温证者（温为热之渐，温系热之次，又为次热），当用清凉药治疗。属凉证者（凉为寒之次，又谓次寒），当用温药治疗。如正气耗散者，宜收敛其气，收敛固涩，如五味子、山萸肉、金樱子之类。气血抑郁不畅者，宜疏散其郁即活血、行气、和营、散郁皆是。属燥证津液不足者，宜用润燥之品，如阿胶、龟甲、生地、麦冬之属。病气急迫者，如喘急、疼痛、痉挛，宜用缓急之药。如疼痛宜小建中之饴糖属甘味。痉挛宜柔肝，以甘寒剂，如石斛、麦冬、沙参、生地之属。

坚者软之，脆者坚之，衰者补之，强者泻之，病邪坚实，如燥粪，结实，则软其坚，如以芒硝，软坚泄下。又如海藻、昆布，软坚化瘰疬痰核。正气虚弱者，宜补益之，坚固其气。气血衰弱者，则补其不足，如中气不足，宜四君、归脾汤之类。肾气不足，宜肾气丸、右归之类。血不足，宜四物汤之类。病邪亢盛而体质强壮者，则宜泄其有余。**各安其气，必清必静，则病气衰去，归其所宗，此治之大体也**。如此治疗可使其气血各安其位，即《素问·阴阳应象大论》所谓"定其血气，各守其乡"。但必须清静善养，则病邪自然衰去而不复，气血阴阳各得其归所主之本位。故吴鹤皋曰："宗，主也。"张景岳曰："阴阳宗主，各有所归。"此即是治疗上之基本原则。

【提要】

本文讨论的是随证施治的原则，即临床施治用药，立法、处方还应以证为主。因为证代表了病变的性质，是综合主客观各种因素所得出的结论。本节所论属正治治法范围，即逆其病气而治，从而达到补偏救弊之目的。

三

【原文】

"帝曰：善。气之上下，何谓也？岐伯曰：身半以上，其气三[①]矣，天之分也，天气主之；身半以下，其气三[①]矣，地之分也，地气主之。以名命气，以气命处，而言其病[②]。半，所谓天枢也。故上胜而下俱病者，以地名之[③]；下胜而上俱病者，以天名之。所谓胜至，报气屈伏而未发也[④]。复至，则不以天地异名，皆如复气为法也。

帝曰：复而反病，何也？岐伯曰：居非其位，不相得也。大复其胜，则主胜之，故反病也。所谓火燥热也。帝曰：治之何如？岐伯曰：夫气之胜也，微者随之，甚者制之；气之复也，和者平之，暴者夺之。皆随胜气，安其屈伏，无间其数，以平为期，此其道也。"

【词解】

① 其气三：马莳注曰："帝疑六气之在人身，分为上下。伯言身半以上为天，其气有三：少阴君火应心与小肠，阳明燥金应肺与大肠，少阳相火应三焦与心包络，乃天之分也，而天气主之。身半以下为地，其气亦有三：太阴湿土应脾与胃，厥阴风木应肝与胆，太阳寒水应肾与膀胱，乃地之分也，而地之气主之。"

② 以名命气，以气命处，而言其病：

"名"，指三阴三阳。"气"，指六气。三阴三阳为六气之标，故"以名命气"。六气与人身脏腑相应，而人身脏气各有定位，察其气之上下左右，则病处可指而言之，故曰"以气命处，而言其病"。

③ 上胜而下俱病者，以地命之：谓上部之气胜而病及下部者，即以下部之名命其病处。如上部阳明之气胜，而下部厥阴之气病，则病处为风木肝胆。下文"下胜而上俱病者"，可以此反推。

④ **所谓胜至，报气屈伏而未发也：** "报气"即复气，谓上文"以地命之""以 天名之"，是指胜气为病，复气未发之时而言。

【分析串解】

气有上下之分，司天之气在上，而人身上半身以应之；在泉之气在下，而身下半身以应之。**身半以上，其气三矣，天之分也，天气主之；身半以下，其气三矣，地之分也，地气主之。**其原因在于身半以上阴气有三（即手之三阴），阳气亦有三（即手之三阳），总合谓手之六经。身半以上为阳，天为阳，与司天之气相应，故为天之分，由司天之气所主。身半以下为阴，气有三（足之三阴），阳气亦有三（足之三阳），总和是足之六经。身半以下为阴，地为阴，与在泉之气相应，故为地之分，由在泉之气所主。

以名命气者，以三阴三阳六经之名，故气为六气（人之六气与天之六气是相应的），六经为标，六气为本，六经之名即立，则六气各有所主（如经有厥阴之名，气有风木之气）。但是六经之气，内通脏腑，即脏腑居于内，而六经之气布于外，内外相应，即内外上下相互通应，故察其经气左右上下，而其病处自可掌握，故曰**以气命处，而言其病。**"处"指病所而言。故张景岳曰："以名命气，谓正其名，则气有所属，如三阴三阳者名也，名既立，则六气各有所主矣。以气命处，谓六经之气各有其位，察其气，则中外前后上下左右病处可知矣。"

半，所谓天枢也。所谓身半之半，指天枢穴而言（人身上下之半，正当脐部，脐旁二寸为天枢穴，故以天枢为准分身之上下），如《素问·六微旨大论》说："天枢之上，天气主之；天枢之下，地气主之；气交之分，人气从之。万物由之。此之谓也。"张景岳曰："枢，枢机也。居阴阳升降之中，是为天枢。"**故上胜而下俱病者，以地名之；下胜而上俱病者，以天名之。**所以，人体上部三气胜（手之三阴三阳），而致下部三气衰而俱病者，其病在下，故以下部之名，命其病处。盖以人身之上下，以应天地之上下，故在下者"以地名之"，在上者"以天名之"即相反则以天名之。应指出，此上胜下胜，乃指胜气为病而言。

所谓胜至，报气屈伏而未发也。复至，则不以天地异名，皆如复气为法也。以上所说的胜气至而为病，是在复气（即报气）尚屈伏而未发之时（下文云"有重则复，无胜则否"）。胜气、复气亦主天地、上下问题。胜气在上，复气在下。天为阳，阳常有余，故胜气归司天之气主之。发生于上半年，是由初之气至三之气。地为阴，阴常不及。故复气归在泉之气主之，发生于下半年。是由四之气至终之气。胜在前，复在后，张景岳谓："太过则胜其不胜。"胜气至时，则受克制之气被郁，郁极必来复之，是谓复气。《素问·五常政大论》曰："微者复微，甚者复甚。"即所谓郁极则发是也，故谓有胜则有复。复至，如报复之气已经到来，则司天、在泉之气亦随其气而变，就不能再以司天、在泉之气分别其名，而都是以复气的变化，以为疾病施治之法。故张景岳曰："复至则不以天地异名，皆如复气为法也。"

复而反病，何也？居非其位，不相得也，大复其胜，则主胜之，故反病也。所谓火燥热也。另外，有复气至而复气本身反自病者，乃是由于复气居非其位，客主之气不相得的缘故（复气为客，六步主岁之气为主）。若复气大复其胜，力极必虚则复气本身即虚。其主气必来乘而胜之，故反病也，此复气乃自病（如上述火气、热气之复，当太阳寒水终之气，复极则水气乘之，复反自病）。然此种复气被主气所制，复气反而自病，是指火、燥、热之气说。正如张景岳曰："火，少阳也。燥，阳明也。热，少阴也。少阳少阴在泉，以客之火气，而居主之水位，火气大复，则水主胜之。阳明司天，以客之金气，而居主之火位，金气大复，则火主胜之。余气胜复，则无主胜之反病，故曰所谓火燥热也。按：此以复气反病为言，然燥在三气之前，本非复之时也，但言复则胜可知矣。故胜气不相得者，亦当反病，天地之气皆然也。"

夫气之胜也，微者随之，甚者制之；气之复也，和者平之，暴者夺之。皆随胜气，安其屈伏，无问其数，以平为期，此其道也。其治疗方法：对于胜气所致的病变，因胜气有微甚，胜气微而病轻者，应顺其气而安定之，不使其发展。胜气甚而病重者，则以其所畏之药物（即所胜之气味）以制伏其气。对于复气所致病变治法，因复气有和暴，如其气尚和调而病微者，则平调其气，使更趋于和调。若其气暴而重病者，则以相胜之药，以夺其气（即泄其强盛之气）。总之，皆应随其胜气来治疗其被抑伏之气，胜气得治，则其抑伏之气自安。故张景岳曰："此言皆随胜气者，非单以胜气为言，而复气之至，气亦胜矣，盖兼言之也。"其用药亦不必问其治疗之数多少，高士宗曰："无问气味多寡之数"，以达到其气平和为目的，这是治疗胜复之气所致病变的基本原则。

【提要】

本文主要讨论司天、在泉之上下，以应人气之上下，和胜气、复气为病之理，及其治疗原则。

四

【原文】

"帝曰：气有多少，病有盛衰，治有缓急，方有大小，愿闻其约①，奈何？岐伯曰：气有高下，病有远近，证有中外，治有轻重，适其至所为故②也。《大要》曰：君一臣二，奇之制也；君二臣四，偶之制也；君二臣三，奇之制也；君二臣六，偶之制也。

故曰：近者奇之，远者偶之，汗者不以奇，下者不以偶，补上治上制以缓，补下治下制以急，急则气味厚，缓则气味薄，适其至所，此之谓也。病所远，而中道气味之者，食而过之，无越其制度也。是故平气之道，近而奇偶，制小其服也；远而奇偶，制大其服也。大则数少，小则数多。多则九之，少则二之。奇之不去，则偶之，是谓重方；偶之不去，则反佐以取之，所谓寒热温凉，反从其病也。”

【词解】

① 约：犹准则也。

② 适其至所为故：王冰注曰："脏位有高下，腑气有远近，病证有表里，药用有轻重。调其多少，和其紧慢，令药气其病所为故，勿太过与不及也。"

【分析串解】

气有多少，病有盛衰，治有缓急，方有大小，愿闻其约，奈何？ 天地阴阳之气，有太过不及的不同（如五运六气有太过不及），人感其气而病，则随之亦有盛衰之不同。因此治法亦有缓急，方剂亦有大小。简要而言，气有高下之不同，以天地言，则天阳之气在上，地阴之气在下。司天之气在上，在泉之气在下。以人体言，则宗气在上，元气在下。

气有高下，病有远近，证有中外，治有轻重，适其至所为故也。 疾病的所在，有高下、远近的不同，症状的表现则有内外表里的区别，故治疗方法亦有轻重缓急的不同（轻者宜缓，重者亦急）。但总之以使药力恰到疾病之病位所在为准则（故，事也）。

《大要》曰：君一臣二，奇之制也；君二臣四，偶之制也；君二臣三，奇之制也；君二臣六，偶之制也。《大要》说（张志聪注："大要者，数之大要也。"），一味君药，二味臣药（主病之谓君，佐君之谓臣），是奇方之制。奇，阳数，即单数也。君一臣二其数三，故为奇方。二味君药，四味臣药，是偶方。偶，阴数也，双数也。君二臣四其数六，为偶方。二味君药，三味臣药，其数五，单数也，故为奇。二味君药六味臣药，其数八，双数也，故为偶方。可见奇方、偶方的区别，药味合为单数的，为奇方，合为双数的，为偶方。**近者奇之，远者偶之，** 张景岳曰："奇方属阳而轻，偶方属阴而重。"因此病情较单纯者则用奇方，比较复杂的则用偶方。故病所浅而近者，则用奇方治之；病所深而远者，则用偶方治之。张景岳曰："君三臣三，误也，当作二，今改正之。《大要》，古法也。主病之谓君，君当倍用。佐君之谓臣，臣以助之。奇者阳数，即古所谓单方。偶者阴数，即古所谓复方也。故君一臣二其数三，君二臣三其数五，皆奇之制也。君二臣四其数六，君二臣六其数八，皆偶之制也。奇方属阳而轻，偶方属阴而重。"

汗者不以奇，但是，发汗的治法则不用奇方而用偶方。这是因为汗虽出于阳，透表而发，然汗为阴液是从阴而出。故发汗的方剂宜用偶方，以偶方居阴，能使药力从中达于外，从阴而出阳，以达表透汗，故曰"汗者不以奇"。**下者不以偶，**攻下的治法则不用偶方而用奇方。以奇方属阳，能使药力从上达下，从阳入阴，而行泄下之效。尤其奇方药单力专，故有泄下之功。此是从病所远近及汗下方面分析用奇方、偶方之理，但也不要机械地理解药味的奇偶，只是参考而已。

补上治上制以缓，补下治下制以急。如果病在上部，其病所近，或补或治，应制以缓方（即所用之药其性缓），欲其药力留于上也。病在下部，其病所远，或补或治，应该制以急方（所用之药其性急），欲其药力直达病所下焦也。**急则气味厚，缓则气味薄，**急则气味厚，制定急方，则宜用气味厚之品，因气味厚则沉降而易于下行。制定缓方，则宜用气薄、味薄之品，因气味薄则轻清，易留于上。正如《素问·阴阳应象大论》曰："味厚则泄，薄则通；气薄则发泄，厚则发热。"**适其至所，此之谓也。**制方适当，缓急得宜，使其药力恰到病所，这就是其原因。上述是七方中的缓方和急方的运用。一般来讲，缓方，是指药力缓和方剂，主治轻浅与虚弱之病。急方，是指药力峻烈方剂，主治危急重病。

关于服药进食的时间：**病所远，而中道气味之者，食而过之，无越其制度也。**病所远于中焦胃而在上部或下部，药物入口，气味先归于中道（中焦胃），而后行于上下，故张景岳曰："病所远，而中道气味之者，应食而过之。"过，作达讲。谓以进食之先后，使药之气味，由中道而达于上下。如病在上，则先食后药，使食载药而留上，气味自能达于上。如病在下，则先药而后食，使食堕药而下行，则气味自达于下。不要违犯这个制度。可见这几句原文，主要是说明服药进食时间，即后世之食前、食后，早晨空腹，临睡服药等方法，与此理论亦是分不开的。

是故平气之道，近而奇偶，制小其服也；远而奇偶，制大其服。所以，平调病气之道理，如张景岳曰："平气之道，平其不平之谓也。"其病所近，不论用奇方、偶方，应制小其服药之量，量大则恐过之。其病所远，不论用奇方、偶方，应该制大服药之量，小则恐不及病势。**大则数小，小则数多，多则九之，少则二之。**这是指七方中大方和小方，如何分别呢？大方是药味之数少而分量大，因数小量大则力专而气猛，可以远达病处，适用于重病及病所深远之病。小方是药味数多而分量小，数多量小则力分而气缓，故至近病能中止。味多则可至九味，味少则仅为二味。

由此可见，大、小方是根据药味的多少，药量的大小，作用的强弱来定的。一般来说，药味少、药量大、作用强，为大方。药味多、药量小、作用缓，为小方。关于奇方、偶方的运用，宜灵活掌握，交替应用。**奇之不去，则偶之，是谓重方；**奇之不去，是说开始用奇方治疗而病不去，必是与病未合，可改用偶方。奇方偶方的选用，或两方、数方合在一起用谓之重方，即后世之复方。**偶之不去，则反佐以取之，所谓**

寒热温凉，反从其病也。若用偶方病仍不去者，则可采用反佐之药物，从其病情而取之。所谓反佐即是采用寒、热、温、凉之佐药性味，反而顺从病情性质，亦即与疾病的寒热相同而用药。

【提要】

一是，上述主要讲的是七方：大、小、缓、急、奇、偶、复（重方）等方剂的组织形式（君、臣、佐、使是方剂的组方法则）。二是，说明七方在运用上的不同之点，及运用原则。三是，说明七方之服用，亦应根据病情，病变之所在而灵活掌握之。

五

【原文】

"帝曰：六气之胜，何以候之？岐伯曰：乘其至也。清气大来，燥之胜也，风木受邪，肝病生焉。热气大来，火之胜也，金燥受邪，肺病生焉。寒气大来，水之胜也，火热受邪，心病生焉。湿气大来，土之胜也，寒水受邪，肾病生焉。风气大来，木之胜也，土湿受邪，脾病生焉。所谓感邪而生病也。乘年之虚①，则邪甚也；失时之和②，亦邪甚也；遇月之空③，亦邪甚也；重感于邪，则病危矣。有胜之气，其必来复也。

帝曰：其脉至何如？岐伯曰：厥阴之至，其脉弦；少阴之至，其脉钩；太阴之至，其脉沉；少阳之至，大而浮；阳明之至，短而涩；太阳之至，大而长。至而和则平，至而甚则病，至而反者病，至而不至者病，未至而至者病，阴阳易④者危。"

【词解】

①乘年之虚：谓岁气不及，则邪气乘其虚。

②失时之和：谓六位之气主客不和。

③遇月之空：月之空即月廓空。《八正神明论》云："月始生，则血气始精，卫气始行。月廓满则血气实，肌肉坚。月廓空，则肌肉减，经络虚，卫气去，形独居。"

④阴阳易：如阳位见阴脉，阴位见阳脉，阴阳易位而见，故曰"阴阳易"。

【分析串解】

六气之胜，何以候之？六气的胜气如何观察？候，同望也，见《说文》。应在乘胜气至的时间观察之：一是，气胜时则气候反常，二是，气胜则为邪气，人感其气则要生病，从其发病情况可以看出。如清气胜而大来之时（清气即燥气，秋燥之气清凉，故谓清气），是燥气偏胜，燥为金之气，金克木，故风木之脏受邪，易生肝病。余以类推。

总之，即所谓感邪而生病也。因人生活在气交之中，感受了偏胜之邪而发生病变。故张景岳曰："不当至而至者，谓之邪气，有所感触则病生矣。"可见，六气偏胜引起发病之规律是：偏胜之气，按五行生克规律，每乘其所胜，而致所胜脏发生病变。如果逢岁气不及之年（为年虚），即乘年之虚，感受偏胜之邪而发病。则偏胜之邪乘年之虚，使病邪严重，如乙、丁、己、辛、癸年。如逢六位之气，客主不和之时，客主加临而感受了邪气（所谓失和，即四时失和），这样亦可使病邪严重。如果逢月廓空时感受了邪气，也会使病邪严重。

由此可见，对于六气偏胜所引起的病变，尚须结合年、月、时的情况加以考虑。所以《灵枢·岁露》说："黄帝曰：愿闻三虚，少师曰：乘年之衰，逢月之空，失时之和，因为贼风所伤，是谓三虚。故论不知三虚，工反为粗。帝曰：愿闻三实？少师曰：逢年之盛、遇月之满、得时之和，虽有贼风邪气，不能危之也。"

以上逢三虚而又重感邪气，病属危险，即之则病危矣。凡是有了偏胜之气，也就必然会有复气，其机转是互相为因的。以上是讨论六气淫胜所引起的病变，以及结合年、月、时等情况的问题。其次关于与六气相应的脉象问题。即如下所述：

厥阴之至，其脉弦；风木之气，其脉弦（弦脉端直以长，犹如弓弦）。**少阴之至，其脉钩**；君火之气，其脉钩（钩者，来盛去衰，外实内虚）。**太阴之至，其脉沉**；湿土之气，脉沉（沉者行于肌肉也）。**少阳之至，大而浮**；相火之气，脉洪大（脉浮于肌表之上）。**阳明之至，短而涩**；燥金之气，脉短涩（脉来不长而短，不滑而涩）。**太阳之至，大而长**。寒水之气，脉大而长（脉来洪大而长）。以上六脉之至，各无太过不及之象（至而和则平），是为平和之脉。

至而和则平，至而甚则病，至而反者病，至而不至者病，未至而至者病，阴阳易者危。六脉太过而失其中和之象，则是病脉。如六脉之至与四时相反，即反见胜已之脉，如脉应弦反涩，春得秋脉之类，是为病脉。若时气已至，而脉不应者，是脉气不相应，故为病脉。如时气未至而脉先应，这说明来气将为有余，故亦为病脉。若是阴阳交错更易者病就危险，即阴位见阳脉，阳位见阴脉，春夏得阴脉，秋冬得阳脉等。这是说的六气与脉之相应问题，其中包括了各种变化。

【提要】

一是，讨论了六气偏胜发病规律。二是，指出感邪后尚须结合年份之虚，时之失和，月之空满三方面加以考虑。三是，讨论了与六气相应的脉象问题，其中包括了平和、太过、不及、至而反、至而不至、未至而至等脉象表现。

六

【原文】

"帝曰：六气标本，所从不同，奈何？岐伯曰：气有从本者，有从标本者，有不从标本者也。帝曰：愿卒闻之。岐伯曰：少阳太阴从本①，少阴太阳从本从标②，阳明厥阴不从标本，从乎中③也。故从本者，化生于本④；从标本者，有标本之化；从中者，以中气为化也。帝曰：脉从而病反者，其诊何如？岐伯曰：脉至而从，按之不鼓，诸阳皆然。帝曰：诸阴之反⑤，其脉何如？岐伯曰：脉至而从，按之鼓甚而盛也。是故百病之起，有生于本者，有生于标者，有生于中气者。有取本而得者，有取标而得者，有取中气而得者，有取标本而得者。有逆取而得者，有从取而得者。逆，正顺也；若顺，逆也。故曰：知标与本，用之不殆，明知逆顺，正行无问⑥，此之谓也。"

【词解】

① 少阳太阴从本：少阳本火而标阳，太阴本湿而标阴，二者均属标本同气，故两经经病之化，皆从乎本。

② 少阴太阳从本从标：少阴本热标阴，而中见为太阳寒气；太阳本寒而标阳，而中见为少阴热气。二者均为标本异气，且互为中见，而有水火阴阳之悬殊，本标不得同化，故两经经病之化，或从标，或从本。

③ 阳明厥阴不从标本，从乎中：阳明之中见为太阴湿气，厥阴之中见为少阳火气。燥从湿化，木从火化，亦物理之常，故二者均不从标本，而从乎中气。

④ 化生于本：化生，谓病之化生。王冰云："化谓气化之元主也，有病以元主气用寒热治之。"

⑤ 诸阴之反：谓诸阴之脉从病反者。

⑥ 正行无问：《类经》注云："正行，执中而行，不偏不倚也。无问，无所疑问以资惑乱也。"

【分析串解】

帝曰：六气标本，所从不同，奈何？岐伯曰：气有从本者，有从标本者，有不从标本者也。帝曰：愿卒闻之。要讨论本段文字，首先应知道何谓"标本中气"及"标本中气"的临床意义。它是主要说明人之六气与天之六气的统一转化关系。临床上通过标本中气的分析，可以指导辨证施治、用药处方，因此它既是治疗法则之一，又属于病机方面之内容。风、热、湿、燥、寒、水，天之六气为本。少阳、太阳、阳明、少阴、太阴、厥阴，三阴三阳为六气之标。与标本互为表里者为中气。本气在上，本气之下为中见之气，中气之下，就是标气。因此其转化就有互相从化之关系。有从本而化，有从本又从标，有既不从本、又不从标而从乎中气。详见教材及伤寒课。

　　一般来讲，**少阳太阴从本**，因为少阳本火而标阳。中气为厥阴风木。太阴本湿而标阴，中气为阳明燥金。二者皆属于标本同气，故两经经病之化皆从乎本，而中气也就随之从本气之化。**少阴太阳从本从标**，因为少阴是本热而标阴（少阴证有寒化、热化），而中气为太阳寒水。太阳是本寒而标阳，而中气为少阴君火。二者均为标本异气，且互为中见。中气和标本之气，亦有水火阴阳的悬殊。故本、标、中气都不能同化。所以两经经病之化，或从标或从本。**阳明厥阴不从标本，从乎中也**。是因为阳明本燥而标阳，中见太阴湿土。燥以湿化（燥湿相遇，则燥从湿化），此物理之常，所以从乎中气也。厥阴本风而标阴，中见少阳相火，风从火化（风火相遇，则风从火化），此亦物理之常也，故从乎中气。

　　故从本者，化生于本；所以，从本的，由于标本同气（故从本者，化生于本），标气及中见之气皆从本气同化，所以其病化生于本，从本化者则治其本。**从标本者，有标本之化；从中者，以中气为化也**。是指从标本者，或从标，或从本者，是由于标本不同气，或标从本化，或本从标化，须视其所化之气而定。因而在六经病变的反应上，也是有的化生于本，有的化生于标，须根据具体病情而定。从本化者，治其本者。从标化者，治其标。从乎中者，治其中。于此可见，标本中气是在天人相应、形气相感的理论基础上，研究六经阴阳之气的转化关系，用以分析病证，指导临床用药的，后世医家对此颇有研究。如：张从正的《儒门事亲》，陆九芝的《世补斋医书》。

　　脉从而病反者，其诊如何？ 脉相从，即阳病得阳脉，阴病得阴脉。病反，乃指阳病反见阴寒之证，阴病反见阳热证。此种病的诊断方法怎样呢？**脉至而从，按之不鼓，诸阳皆然**。病在三阳，而脉来从阳，此谓脉至而从。如太阳、阳明之病，其脉至而浮，是脉之从也。但如按之不鼓，即按之不鼓动有力，此为太阳之病，从本化而为寒。阳明之病人从中见之阴化（从太阴湿化）。此病虽在阳经，脉亦相从，而其证有的从本，有的从中见之气，故其化不同。诸阳经的分析，皆是如此。

　　诸阴之反，其脉何如？ 至于诸阴经有脉从而病相反者，其诊断为何？病在三阴而脉来从阴，谓之**脉至而从**。如少阴、厥阴之病，其脉至而沉，是脉之从也。但如按之鼓甚而盛，即脉虽见沉，**按之鼓甚而盛也**。此为少阴之病，从本化而为热。厥阴之病，从中见之火化（从少阳相火）。此病虽在阴经，脉亦相从（脉从阴经，非阴脉），而其证则有从本化，有从中见之气化，故其化不同（根据张志聪注解）。这是说明对六经病变脉证的分析，应该结合标本中气的理论加以分析，脉证阴阳逆从问题，均应据此理论全面的掌握。

　　是故百病之起，即各种疾病的发生、总不出乎六气之化。故张志聪注曰："夫百病之生，总不出于六气之化，如感风寒、暑湿、燥火而为病者，病天之六气也。天之六气病在吾身，而吾身中又有六气之化，如中风，天之阳邪也，病吾身之肌表，则为发热，咳，嚏。在筋骨，则为痛痹拘挛。在肠胃，则为下痢、飧泄，或为燥结闭癃，或直中于内，则为霍乱、呕逆，或为厥冷阴寒，此表里阴阳之气化也。"**有生于本者，有生于标者，有生于中气者。有取本而得者，有取标而得者，有取中气而得者，有取标本而得者。**所以，六经之病，有生于本的，有生于标的，有生于中气的。在治疗上，有取本而得愈者，有取标而得愈者，有取之于中气而得愈的。因病有或生于本或生于标的，则可取本或取标而得愈。

有逆取而得者，有从取而得者。逆，正顺也。有的疾病，逆其病势而治（即逆取），病得痊愈。有的疾病，从其病势而治，病得治愈。逆，是逆病之情。正，顺也，在治疗上即正治、顺治。如以寒治热，以热治寒之类。故张景岳曰："于病似逆，于治为顺，故曰逆，正顺也。"**若顺，逆也。**如果是顺，是顺病之情，在治疗上为逆治。此逆，是反之义。从者反治。如热病而治以热药，寒病而治以寒药之类。张景岳注："病热而治以热，病寒而治以寒。于病若顺，于治为反。故曰若顺，逆也。"

正由于疾病的发生，不出于六气之化，所以其治疗方法，不外治标、治本、治中气，以及正治、反治等而已。**故曰：知标与本，用之不殆，明知逆顺，正行无问，此之谓也。**所以说，能理解标本理论（即知标与本），用于治疗疾病，则不致使疾病发生危殆。用之不殆，张景岳注："用，运用也。殆，危也。"即明确地了解了逆治、顺治的理论（即明知顺逆），则能正确及时的处理疾病。

【提要】

一是阐明六气标本，中见，从化之理。二是阐明取标、取本、取中气及逆治、顺治之法。

七

【原文】

"帝曰：善。夫百病之生也，皆生于风寒暑湿燥火，以之化之变①也。经言盛者泻之，虚者补之。余锡②以方士，而方士用之，尚未能十全，余欲令要道必行，桴鼓相应，犹拔刺雪汙③，工巧神圣，可得闻乎？岐伯曰：审察病机，无失气宜，此之谓也。

帝曰：愿闻病机何如？岐伯曰：诸风掉眩，皆属于肝；诸寒收引，皆属于肾；诸气膹郁，皆属于肺；诸湿肿满，皆属于脾；诸热瞀瘛，皆属于火；诸痛痒疮，皆属于心；诸厥固泄，皆属于下；诸痿喘呕，皆属于上；诸禁鼓栗，如丧神守，皆属于火；诸痉项强，皆属于湿；诸逆冲上，皆属于火；诸胀腹大，皆属于热；诸躁狂越，皆属于火；诸暴强直，皆属于风；诸病有声，鼓之如鼓，皆属于热；诸病胕肿，疼酸惊骇，皆属于火；诸转反戾，水液混浊，皆属于热；诸病水液，澄澈清冷，皆属于寒；诸呕吐酸，暴注下迫，皆属于热。故《大要》曰：谨守病机，各司其属，有者求之，无者求之，盛者责之，虚者责之。必先五胜④，疏其血气，令其调达，而致和平，此之谓也。"

【词解】

① 之化之变：气之正者为化，邪者为变。气之邪正，皆由风寒暑湿燥火，故曰"之化之变"。

② 锡：赐，给予的意思。

③ 汙：原本作"汗"，诸本作"汙"，作"汙"为是，今改。

④ 五胜：王冰注云："五胜，即五行更胜也。"

【分析串解】

夫百病之生也，皆生于风寒暑湿燥火，以之化之变也。 百病之生，是指凡一切疾病，皆发生于风、寒、暑、湿、燥、火等六气的化与变（即有的从本化，有的从标化，有的从中见而化），遂成为种种不同的疾病。**经言盛者泻之，虚者补之。** 其治疗方法：总纲为盛者用泄法，正气虚的用补法。**余锡以方士，而方士用之，尚未能十全，余欲令要道必行，桴鼓相应，犹拔刺雪汙，工可神圣，可得闻乎？** 意思是：我把这些方法教给了医士（方士：有方术之士也），而医工用之，尚不能收到十全的疗效。我想要使这些重要的理论普及开，收到桴鼓相应的效果（桴，鼓槌也，以槌击鼓，声响应之，谓之桴鼓相应）。其去病之易犹如拔刺、雪汙（汙，音污，污也）。雪汙，雪洗污垢。如《灵枢·九针十二原》曰："刺虽久犹可拔也，汙虽久犹可雪也。"使一般的医生的诊断技术皆能达到工、巧、神、圣的程度。如《难经·六十一难》曰："望而知之谓之神，闻而知之谓之圣，问而知之谓之工，切脉而知之谓之巧。"请讲给我听。**审察病机，无失气宜，此之谓也。** 主要之点即在于审察疾病的机转，不违背六气变化之所宜的道理。

如下病机十九条，每一条举出临床常见的某些重要症状，通过对证的分析以辨其病机与发病原因，故病机十九条是《内经》对临床病机的一种概括归类方式，有重要的实践意义。

诸风掉眩，皆属于肝； 掉，摇也，即摇动的意思。眩，眩晕也。诸，含有多种之意，但并不包括一切，皆指大多数而言。指凡由于风病所引起的身体震颤、抽搐、头目眩晕等症状，大多属于肝病的范畴。此风指内风，即内风妄动，系在病变过程中所产生的内风。在五脏方面是肝脏病理变化所产生。风病有内风、外内的不同。外感风邪，如风温、风热、风寒等属于外风。风从内而生，如肝风内动等，则属于内风。此言之风，各注家皆言"内风"。

为什么风属于肝，这是从天人相应的道理上分析的。肝为刚脏，在五行属木，而风为木之气，故风邪侵入五脏，则多易伤及肝经，故指外风。而肝脏病变，易于产生内风。内风化肝之理，是从病变的性质来论的，因风善行而数变，变动而不居。故内风之证主要可表现出抽搐、拘挛、眩晕不定的风动之象，故称此证候为"内风妄动"，又称"肝风内动"。

进一步从病理上分析，内风为什么会化生于肝？盖因肝为曲直之脏，肝主筋，开窍于目，肝又主藏血。故临床上肝阴不足，肝阳亢盛，此亦可由于水不涵木所引起，阴津不能濡养筋脉，肝血不足不能上荣于目，故可出现筋脉抽挛、头目眩晕之证。另外七情太过，暴怒伤肝，肝失条达，以致肝气亢逆太过，痰涌气升，以致眩晕昏厥。他如温热病后期以致肝肾之阴被灼，不能滋养筋脉，以致内风妄动。或燥热太过，风火相煽，热极生风等等，这是二实二虚，虚者应滋阴息风，实者清热泻火息风。不管其属虚、属实，然其风皆化于肝，故云"诸风掉眩，皆属于肝"。

诸寒收引，皆属于肾；收，敛也。引，急也，拘急之谓。即是指筋脉拘急，四肢屈伸不利而言。指凡因阴寒过盛所引起的筋脉拘急（收缩），四肢蜷缩（如少阴病之虚寒蜷卧）等皆属于肾病范畴。必须知道，因寒所致之收引，不同于诸风掉眩之抽搐、拘挛等证。此收引指寒盛阳虚所致，恶寒则肢体蜷卧。热证、阳证，则身肢舒展，阴证、寒证，则身体蜷缩。此自然之理。

为什么属肾？盖因肾在五行属水，与天之寒气相应，而又主于冬。肾虽为寒水之脏，但其中藏有真火（元阳），为人身化气之源。临床之阴寒证，皆由于肾阳之虚，命火不足，此即所谓"寒从中生"。故寒证大多属于肾病之范畴。肾阳不足，多为全身虚寒，手足厥冷，恶寒蜷卧，下利清谷，多属久病危症。至于阴寒气盛所引起的病理，乃由于肾阳不足，阴寒气盛。寒性收引而主凝泣，不能温煦经脉，可引起气血营卫凝滞不畅。阳气失布，不能温养四肢筋骨，故形成肢体筋骨蜷缩之象。其总的机制是由于肾阳不足，阴寒气盛所致。所谓"诸寒收引，皆属于肾"。临床上少阴证之恶寒蜷卧，四肢厥逆即属此病型。治疗应温阳散寒，可用四逆汤，其中附子温补肾阳，是为君药。还应指出此虚寒收引之证多由久病阳虚，命门火衰所引起，不论外感内伤皆可致之。《伤寒论》少阴病之恶寒蜷卧是外感病后期之病变，然内伤久病，亦可出现此象。

诸气膹郁，皆属于肺；膹，音愤，喘急也。郁，痞闷也。膹郁，指呼吸喘急，胸脘痞闷之义。凡在临床上所遇到之呼吸喘急，胸部痞闷之证皆属于肺病之范畴。因为肺司呼吸而主一身之气化，故《素问·六节藏象论》曰："肺者，气之本。"《灵枢·本神》曰："肺藏气"。故凡呼吸喘急、胸部痞闷之症，皆属肺之气机不利，失其肃降之职所致。临床上不论肺虚、肺实，虽均可出现喘急，痞闷之症，但尚须结合寒、热、虚、实等情况，灵活掌握。虚者补其肺气，实者泄其肺气，一补一泄，截然不同。

　　诸湿肿满，皆属于脾；肿，为周身浮肿。满，为腹部胀满。吴鹤皋曰："肿者，肿于外。满者，满于中，痞胀是也。"凡由于水湿之气不正常的输布和排泄所引起的周身浮肿和腹部胀满之症，多属水湿不化的脾病范畴。此是指内湿而言，可见内生之湿是生于脾的，其湿既可壅滞于内，出现胀满。又可溢于外而出现浮肿。

　　为什么属于脾？盖因脾在五行属土，土能制水。脾主为胃行其津液，有输布津液运化水湿的作用，因此脾之功能失常，不能运化水湿，水湿之邪外溢于四肢肌腠，可出现浮肿之证。脾不化湿，水湿之气困遏于中焦脾胃，可以出现腹中胀满之证，此都是由于脾的功能失调，不能运化水湿所致。所以其治疗应补脾祛湿，如参、术、茯苓之类。引发脾不化湿的因素，大致为：一是久病脾虚，脾阳不运，湿浊不化；二是过食生冷，脾阳受伤，水湿不化；三是外湿内侵，困遏脾阳，以致产生内湿。然总的都是由于脾阳受伤，虚不化湿而引起。

　　诸热瞀瘛，皆属于火；瞀，音茂，昏闷也，神志不清之意。瘛，或作瘈，筋脉挛急，抽掣也。凡由于热病进一步发展的神志不清，筋脉抽搐等病证，多属于火病范畴。

　　上面谈的是五脏病机（肝、肾、肺、脾），下面尚有心及上、下三条，共十条。以下是六淫病机，包括风、热、火、湿、寒（缺燥）共十二条。其中属火五条，属热四条，属风一条，属湿一条，属寒一条。在热性病的过程中，如温热病，往往由于热邪过盛，扰及神明，则会引起神志不清。或热甚灼伤阴血，血不养筋，而出现筋脉拘挛之症，或燥热过甚，热极生风，发为抽搐拘挛，此均属火病范畴。可以看出，所谓火证，是热证的进一步发展，以致出现了脑神经症状，如神昏谵语，痉挛抽搐等。但亦有因于寒而出现神昏抽搐之症者，如小儿慢惊风之类。此又当仔细辨认，不得混误，不过临床少见而已。

　　诸痛痒疮，皆属于心；凡有痛痒感觉的疮疡之证，皆属于心病范畴。痛与痒是疮疡的主要症状。如张景岳曰："热甚则疮痛，热微则疮痒。"由此可知，疮疡疼痛之证乃由火盛血热，肉腐溃脓气血受阻所致。为什么只属于心？盖因心属火而主血脉，心火盛，则血分有热，故生疮疡。因此心在这里是代表血与火热而言，非病在心脏本身。

　　此外，还须知道，疮疡亦有阴证、阳证之分。凡疮而兼痛痒者，多属阳证，不兼痛痒的多属阴证。因此本节所言之"诸痛痒疮皆属于心"，多是指疮疡的阳证，是心火亢盛，血热内腐所致，故属心病范畴。至于阴证也不是与心与血脉毫无关系，心阳不足，血脉凝泣，或寒邪侵入血脉，营卫失调，亦可致发生疮疡，此属阴性病证。因此凡属疮疡之证，不论寒证、热证、阴证、阳证，都与心及血脉有关，故有论及本节谓"诸痛痒疮皆属于心"。概括了寒证与热证之痒疮，于理亦通。但如包括寒证，则痒痛不好解释。不如单纯热证、阳证，明确易通。

　　诸厥固泄，皆属于下；厥，指昏厥和手足厥冷。固，即二便不通。泄，即二便不固。下，即下焦。是说凡在临床上所见到厥逆之证（包括昏厥和四肢厥冷），或二便不通，或二便不固等病，大多属下焦肾病范围。为何属下焦肾？以厥证而论，厥者，逆也。厥证，其发生之总机制，乃由阴阳失调，气血逆乱所致。昏厥之证，是由于阴阳之气衰于下，厥气逆上，下虚上实所致。阴虚于下，则阳实于上。阳虚于下，则阴实于上，其原因在下，故致昏厥。手足厥阴之证，是由于阴阳之气盛衰失调，不相顺接，其病因亦在下。故《素问·厥论》说："阳气衰于下，则为寒厥。阴气衰于下，则为热厥。"即是肾阳衰于下，而不达于四肢，可为寒厥之证。肾阴衰于下，以致阴虚内热，手足心热可为热厥之证，亦属于下。

此外，肾开窍于二阴，临床常见之二便不通（如便秘、癃闭之证）或二便不固（遗尿、腹泻之症），久则多由于肾虚（包括肾阳虚，肾阴虚）。故关于久病"固泄"的分析，则如下述。所谓固，包括两方面。一是肾阴虚损：津液干枯，可致大小便不利，是为热闭。大肠失调，大便结，膀胱水津亏，热有余，膀胱因热癃闭。治疗应滋肾，水足则二便自利，所谓增水行舟是也。二是肾阳虚损：阳不化气，二便排泄无权，可致大小便不利，是为寒闭。肾不化气，大肠传泄功能减弱，以及大肠因寒邪凝滞，可致寒结（久病或老年人），肾不化气不能作用于膀胱，故尿闭（亦因久病气虚）。其治疗应温补肾阳，肾阳足则气化自生，小便自利，大便自通。

所谓泄，亦包括两方面。一是肾阳不足：命门火衰，火不生土。阳虚而失于固摄，可致二便不固。如泄泻、遗尿，甚至二便失禁之证。治应温补肾阳，阳足则能温土暖胃，固摄有力，则二便自固。二是肾阴虚衰：阴不制阳，虚火内生，热迫泄注，是为虚热下泄。凡此皆属下焦肾的病变，故曰固泄皆属于下。但不能一概而论，如泄泻临床多由脾虚而起者，便燥亦多由胃之燥热所致者（如阳明胃家实）。肺为水之上源，肺气不宣，亦可导致小便不利（宣通肺气，则小溲自利）。脾胃属中焦，肺属上焦，又非概指下焦，亦当详审。

诸痿喘呕，皆属于上；是说凡是痿证（指肢体痿软，举动不能），喘逆，呕吐等病变，大多属于上焦肺病范畴。以痿证而论，肺居上焦有宣达之功，行营卫，散津液，肺气通调则水谷之津液始得布散于全身，以滋养皮肉筋骨，经脉肌肉筋骨得养，才能运动自遂。如《灵枢·决气》曰："上焦开发宣五谷味，薰肤、充身、泽毛，若雾露之溉，是谓气。"如肺的作用失调，不能输布津液以滋养全身，皮肉筋骨失养，就会发生肢体痿软不用的痿证。所以《素问·痿论》曰："五脏因肺热叶焦，发为痿躄。"于此可见，痿证的发生与肺脏有关，五脏之痿皆与肺热有关。其治疗属于肺胃津液伤的，则用清润养肺，益胃之品，如清燥救肺汤。所以《医宗金鉴》云："五痿皆因肺热生，阳明无病不能成。"喘、呕为何属上？因为肺主气，肺气以肃降为顺。肺气逆而不降，则发喘息。胃气上逆则呕。呕虽属胃，然究其因，皆由于肺气失降而致胃气逆上所致。治呕逆之症，病在胃口，胃口之上谓之上焦，故谓属上。临床治疗呕吐不离降肺利气，即是此理。

诸禁鼓栗，如丧神守，皆属于火；禁，同噤，即口噤，亦即咬牙之意。鼓栗，栗，音立。鼓是鼓颔，栗是身体战抖，如丧神守，即心神惶恐不安。是说凡是见到口噤，鼓颔，且恶寒战栗（即恶寒、牙战），或病寒战，精神不能自主持，出现心神惶恐不安症状，大多属于火证范畴。热病盛极，多出现此象。为什么属火？此即《阴阳应象大论》所谓"热极生寒，重阳必阴"，乃由于火热郁极于内，阳气阻绝，不得宣发，则反兼寒水之化（火极似水），故出现寒栗之象。热甚则扰乱神明，故身体寒战而精神不能自持，此皆热极火亢之症。即刘河间所谓"心火热甚，亢极而战，反兼水化制之"。即由身体自己本能，反兼水化以制火热。

临床上温热病在壮热亢极时候，往往有恶寒战栗、口噤鼓颔，精神不能自主持，继而出现神志朦胧，甚至昏迷症状，即属火证范畴。当然，口噤、鼓栗之证，亦并不完全属火，亦有阴盛阳虚而生寒栗者。如《素问·调经论》曰："阳虚则外寒。"亦有太阳伤寒之将解而战汗的，如张景岳曰："其人本虚，是以作战。"成无己曰："战栗者，皆阴阳之争也。"伤寒欲解将汗之时，正气内实，邪不能与之争，则使汗出而不发战。邪气欲出，其人本虚，邪与正争，微者为振，甚者则战。由此观之，诸噤鼓栗，虽属火，亦有属寒、属虚、属表者，应根据脉证，详加辨别。

诸痉项强，皆属于湿；痉，病名。主要症状为项部强直，口噤（牙关紧闭），角弓反张。项强，指后颈部强直，不能回顾转动，是痉病之主要症状。此指凡痉病而出现项部强直症状者，大多属于湿邪为病。痉病一般多由于风邪引起，如后文所谈之"诸暴强直，皆属于风"便是，然其他邪气亦可引发痉病。有人谈六淫皆可致痉，本条是仅限于湿邪所引之痉病。发病理由？湿为阴邪，其性黏滞，最能阻碍阳气之运行。而筋脉的柔和曲直，除须要阴血津液的灌溉滋养外，尚须要阳气的温煦作用，方能维持筋脉的柔润、曲直之性。故《素问·生气通天论》曰："阳气者，精则养神，柔则养筋。"今湿邪浸伤人体，留滞于肌肉、筋脉阻碍正常的血脉运行。阳气被遏，不能温煦筋脉，引起颈项强急。或湿阻气机，营卫失调，不能濡养于筋脉，因而痉挛项强。

但在临床上尚应区别风湿、寒湿、湿热之不同。不过以湿热所致之痉病为多，关于其发病机制，刘河间曰："故湿过极，则反兼风化制之。"即湿过极，则反兼胜己之化（因风能胜湿），但临床上湿邪为痉则少见耳。故后世有的医家认为此条非指痉病而言，乃是因湿所致的项强之症，也不无道理。

诸逆冲上，皆属于火；是说凡属于冲逆向上症状之疾病，如呕吐、噫气、呃逆、衄血、喘急等，大多属于火证范畴。病机何以属火？因火性炎上，火之性有冲上的作用，故为病临床上凡有冲逆向上现象者，如呕吐、噫气、呃逆、喘急、呕血、衄血等，大多属于火热为病之故，多以"泄火降冲"之法治之。例如，胃之火热盛，引发胃气上逆，可致呃逆、呕吐。肺之火热盛，肺气上逆，可致喘急。热迫血妄行，可致吐血、衄血等。

但亦非所有冲逆向上现象之疾患都属于火热之症。亦有因于寒，因于虚者，如胃热可致呕吐，胃寒亦可致呕吐。胃火上冲，可致呃逆。病久胃虚，亦可致呃逆。属于热者，应清之、降之。属于寒者、虚者，应温之、补之。此寒热实虚之间，辨证治疗，当须辨之。

诸胀腹大，皆属于热；是说凡腹部胀满之症，大多属于热病范畴。此由于壮热之气郁结在肠胃，热气不得宣通，肠胃之升降失调，因致腹部胀满。故巢元方《诸病源候论》曰："肿胀热胜于内，则气郁而为肿也。阳热气甚，则腹胀也。火主长而茂。形貌彰显，升明舒荣，皆肿胀之象也。"其病因、病机有二：一是饮酒无度，恣食肥甘厚味，致损脾胃，运化失职，湿热郁滞于中，致生胀满；二是由于里热燥实之症，燥粪阻结，大便不通，亦可致腹满胀大。故谓"诸胀腹大，皆属于热"。当然腹胀满亦并不完全属热，亦有属于寒者。属于热者，其病来势较急剧，大便燥结，或黏滞不爽，小便短赤，口渴，脉多滑数有力。属于寒的腹胀，来势较徐缓，大便稀溏，小便清长，口中和，脉沉细而迟。

诸躁狂越，皆属于火；躁，躁扰不宁，狂乱也。越，越于常规也，如登高而歌，弃衣而走之类。是说凡出现躁扰不宁，狂妄失常，行动越于常规的病证。其病因、病机为何？火为阳，阳主动，此就火之属性而言。故临床上，凡火热之症多现躁动之象，故凡属神志失常，肢体烦扰不宁，行动越规之疾患，多属火证范畴。其发病可能有二种情况：一是热病进一步发展，由轻转重，热极化火，上扰神明，形成烦躁不安，精神狂乱而失常。此是火亢于内的表现，如伤寒、温热病的阳明腑证，或热陷心包，多有此症出现，应属因热而致的躁动狂越病证。二是七情郁结，郁极化火，此为五志之火，可发生亢热之躁狂之病症。如暴怒伤肝，肝气抑郁不舒所致的情志暴躁易怒。其面红目赤，甚至精神狂妄失常，即肝火盛之兆。又如，七情太过，厥气逆上，上实下虚所致的癫痫昏厥，一般称此为痰火内盛，皆属火证范畴。但必须指出烦躁之症，有时阴寒证也可出现。从发病机制上讲，此属阴盛格阳，水极似火。伤寒少阴病证，多有此症。

诸暴强直，皆属于风；暴，猝也，突然之意。强直，筋脉劲强，肢体强直而不柔和。是说凡突然间发生筋脉拘急劲强，肢体僵直的病变，大多属于风病范畴。本节所言之风指内风而言。此条与前面所谈"诸风掉眩，皆属于肝"的发病机制是相同的，故亦属于肝风内动之证。因为肝主筋而藏血，其化为风。风者，善行而数变。所以在病理情况下，肝气横逆，木失条达，筋失所养，则风从内生。此多由精神因素所引起。症见突然发生筋脉、肢体的拘挛、强直等病变，此属于肝风内动，属内风范围。正如《素问·六元正纪大论》曰："木郁之发……善暴僵仆。"

诸病有声，鼓之如鼓，皆属于热；鼓之如鼓：前鼓字，动词，敲打之意；后鼓字，形容词，形容叩打之声，如鼓之空响。有声，指腹胀肠鸣之声。是说凡腹胀而内有响声者（肠鸣）者，叩击腹部则好像敲鼓一样空响（有气体），大多属于热病范畴。其病因、病机为何？多由积热郁滞肠胃，气不得宣，内多气体，故击之如鼓，或腹内积气奔迫，故有肠鸣。此证多见于恣食肥甘厚味，湿热郁滞不化所致，亦为临床所常见。但腹胀肠鸣，鼓之如鼓，不尽属热，亦有属寒者。如《灵枢·师传》曰："胃中寒则腹胀，肠中寒则肠鸣飧泄。"《灵枢·口问》曰："中气不足，肠为之苦鸣。"属寒、属热，应根据脉象及其兼证，细心体会。一般地说，凡伴有腹满，大便黏滞不爽，矢气恶臭，肠鸣，口唇干燥，脉见洪数之象者，属热证。

诸病胕肿，疼酸惊骇，皆属于火；胕，通跗，指足背也，亦解作足。另一说胕，通肤。胕肿，即浮肿。故凡见到足背局部肿起，酸疼非常剧烈，时常提防被别人触及而惊骇不安者，皆属于火病范畴。对本文历代各家有不同解释，如吴鹤皋曰："火郁于经，则胕肿，阳象之呈露也。疼酸者，火甚制金，不能平木，木实作酸也。火在内，则惊骇，火性卒动之象也。"张景岳曰："胕肿，浮肿也。胕肿疼酸者，阳实于外，火在经也。惊骇不宁者，热乘阴分，火在脏也。"

诸转反戾，水液浑浊，皆属于热；转，身体左右扭转也。反，角弓反张。戾，音丽，曲也，身体前曲也。水液，张景岳注："水液，小便也。"是说凡病肢体筋肉强直拘挛，而兼小便浑浊不清（小溲黄赤不清），大多属于热病范畴。由于热盛，灼伤津液，筋脉失去阴血津液的柔润滋养，以致肢体、筋脉扭转拘引，强直痉挛，属肝风内动之证，临床较为多见。如温热病后期，肝肾阴虚，筋脉被灼，出现拘挛抽搐，即属此证。又如燥热太甚，木火相煽，热极生风，亦属于热。

此病虽属肝风内动之证，因热而起，但必须与前面所谈之因于风、因于湿、因于寒等，加以区别，应从脉象及其他兼证上加以分析。其鉴别即在于"水液浑浊"句，凡因热而致之肢体拘挛等证，其小溲必浑浊不清。故张景岳曰："小便浑浊者，天气热则水浑浊，寒则清洁，水体清而火体浊故也。又如清水为汤，则自然浊也。"由此可见，小便黄赤不清是诊断热病重要之一环。

诸病水液，澄沏清冷，皆属于寒；水液，上下所出皆是，包括小便、涕、泪、痰、唾液，以及呕吐、泄泻的排出物等。澄沏清冷，水液澄沏透明而寒冷之意。是说凡一切病证检查其所上出、下出之水液，澄沏透明寒凉，大多属于寒病范畴。前条水液浑浊，皆属于热，本条澄沏清冷则属寒，可见分析人体排出水液的清浊，是区别寒热证的重要方法，有其重要的现实意义。如鼻流清涕为外感风寒。咳出痰液清稀，多为肺寒。下利便溏稀薄，多为肠寒。呕吐之物清稀寒冷，多为胃寒。外科所见，脓液色淡清稀，多为阴性疮疡。

诸呕吐酸，暴注下迫，皆属于热。暴，疾也，暴注，即急剧的腹泻，其泻如注（即喷射样腹泻）。下迫，逼迫也。形容下利时，肛门有窘迫感，即里急后重。是说凡呕吐腐酸的东西和急剧腹泻，里急后重者，大多属于热病范畴。因火性炎上，故胃膈热甚，可致胃气上逆，发生呕吐。但所吐皆多酸腐之物，此其主要鉴别。多由于饮食肥甘失节，湿热饮食积滞不化，因作酸腐（吞酸嗳腐），或者胃气逆上呕吐酸腐。胃寒之呕吐，其吐物多清冷，少有酸腐，此其鉴别。暴注下迫，多为肠内积热，因火性急迫迅速，故可导致湿热下注，传化失常，而成暴迫病证。当然临床尚须结合其他症如脘中灼热，渴思冷饮，口舌干燥等，诊断方能确诊热证无疑。

以上病机十九条主要是谈人体内六气之化，此属人之体内病理变化。从总的论述来看，好像是病机的总论。然其中尚缺燥之病机。故刘河间补上燥之病机，即如下：

诸涩枯涸，乾劲皴揭，皆属于燥。涩，涩滞也。如遍身中外涩滞，皆属燥金之化。枯涸干劲，刘河间曰："涩枯者，水液气衰少。血不荣于皮肉。气不通利。故皮肤皴揭而涩也。及甚则麻痹不仁。涸干者，水少火多。……水液干而不润于身，皮肤乃启裂。"是说凡病从燥化，以致体内津液不足，出现涩滞不利（皮肤或脉象），体内津液枯涸，症见口干舌燥，口渴，便燥结，且皮肤干涩之类病变，大多属于燥病范畴。燥病发生多为热盛伤阴，或热久伤阴。津液不足，在五脏病机，主要表现在三方面：一是肺胃津液不足；二是肝肾阴虚不足；三是属于阴先虚而后化热化燥，故燥必兼热。燥病宜甘寒凉润之品治之。如肺燥、虚劳病，火亢刑金，多从热化燥化，治宜甘寒润肺。胃燥者，阳明热病，胃家实，或久病热病，阴液亏损，肠津不足，则大便燥结，宜增水行舟。肾阴虚而燥，宜滋肾阴。

概括总结：总之，病机十九条是《内经》对一切疾病病理机转概括归类的一种形式。是临证时，分析证候属性，寻求发病机制，追求发病原因的重要逻辑方法，故其总结为：**《大要》曰：谨守病机，各司其属**。《大要》曰，张志聪注："大要者，数之大要也。"张景岳亦曰："大要，古法也。"指出要谨慎地遵守病机，用以观察与掌握各种疾病所属的病机类型。司，察也。《周礼·地官·媒氏》曰："司男女之无夫家者而会之。"

有者求之，无者求之，盛者责之，虚者责之。指有余的病证，应求之于此病机。不足之病证，亦应求之于此病机。亢盛的病证，要追求它所以盛之原理（责：求也，追求索取之义）。虚的证，要追求它所以虚的道理。故张志聪曰："有者，谓五脏之病气有余。无者，谓五脏之精气不足。盛者，责其太甚。虚者，责其虚微。如火热之太过，当责其无水也。"**必先五胜，疏其血气，令其调达，而至和平**。必先五胜，谓首先要掌握五气相胜的道理，即五行更胜之理。以五行相胜之药，以平治之。以疏通其气血，使之调达和畅，而归于平衡。就是所谓调理病证机制，使其重新恢复平衡，**此之谓也**。

【提要】

一是，病机十九条，主要是对疾病病理机转进行概括分类的一种归类形式。临床依此分析证候属性，寻找发病机制，探讨疾病原因，是重要之逻辑方法。以后在此基础上更概括的提出了八纲的内容。病机十九条与八纲二者方法性与目的性是一致的，不过八纲则更为概括一些而已。

二是，掌握疾病的病理机制，必须从分析证候入手，证是综合分散症状的集中表现，是医生通过临床证候的分析，综合内外各种因素所得出的结论。它反映着疾病的性质，因此把临床症状概括到证的阶段，则病机、病因亦蕴含其中。所以病机十九条，一条一条内容都是临床症状的高度概括。

三是，病机十九条，以五脏六淫分类。属于五脏的七条（包括上下），属于六淫的十二条，其中属风的一条，属寒的一条，属湿一条，属热四条，属火五条。由此可以看出火热之证在临床上最为常见。因为一切外感之邪，如风、寒、暑、湿、燥，皆可化火，即所谓五气化火。另外，五志亦可以化火，饮食积滞也可转化为火热之症。故火与热在十九条中占了九条，二分之一弱，可见其重要意义。

八

【原文】

“帝曰：善。五味阴阳之用，何如？岐伯曰：辛甘发散为阳，酸苦涌泄为阴，咸味涌泄为阴，淡味渗泄为阳。六者，或收，或散，或缓，或急，或燥，或润，或耎，或坚，以所利而行之，调其气，使其平也。

帝曰：非调气而得者，治之奈何？有毒无毒，何先何后？愿闻其道。岐伯曰：有毒无毒，所治为主，适大小为制也。帝曰：请言其制。岐伯曰：君一臣二，制之小也；君一臣三佐五，制之中也；君一臣三佐九，制之大也。寒者热之，热者寒之，微者逆之，甚者从之，坚者削之，客者除之，劳者温之，结者散之，留者攻之，燥者濡之，急者缓之，散者收之，损者温之，逸者行之，惊者平之，上之下之，摩之浴之，薄之劫之，开之发之，适事为故。

帝曰：何谓逆从？岐伯曰：逆者正治，从者反治，从少从多，观其事也。帝曰：反治何谓？岐伯曰：热因寒用，寒因热用，塞因塞用[①]，通因通用，必伏其所主，而先其所因，其始则同，其终则异，可使破积，可使溃坚，可使气和，可使必已。帝曰：善。气调而得者，何如？岐伯曰：逆之，从之，逆而从之，从而逆之，疏气令调，则其道也。

帝曰：善。病之中外何如？岐伯曰：从内之外者，调其内；从外之内者，治其外；从内之外而盛于外者，先调其内，而后治其外；从外之内而盛于内者，先治其外，而后调其内；中外不相及，则治主病。”

【词解】

① **热因热用，寒因寒用**：即以热治热，以寒治寒。原本作"热因寒用，寒因热用"，今据下文"塞因塞用，通因通用"之例改。

【分析串解】

五味阴阳之用，指五味阴阳之作用如下：**辛甘发散为阳**，阳者向上向外也，辛甘之味一般都有发散之作用，辛走气分而性散，甘虽不如辛之行散，但甘属中央土味，有补养而灌溉四旁之作用，其作用亦是由中达外者。故均属阳。**酸苦涌泄为阴**，涌者，吐也。泄，泻下也。阴者向下向内也，因酸苦之味药物一般皆有涌泄之作用，酸主收敛而降，苦有泄下作用，但有的苦味亦有上涌的作用，如瓜蒌、藜芦之类，此从中而上下也，故属阴。**咸味涌泄为阴，淡味渗泄为阳**。淡味药物一般都有渗泄作用（即渗泄小便），如茯苓、猪苓、通草、灯心草，所以为阳。这是五味分阴阳的情况。即药味辛、甘、淡为阳，酸、苦、咸为阴。可参考《阴阳应象大论》马莳注解。**六者，或收，或散，或缓，或急，或燥，或润，或耍，或坚，以所利而行之**，是说这辛、甘、酸、苦、咸、淡六者，有的收敛（酸收），有的发散（辛散），有的缓和（甘缓），有的急暴（酸主急，有的酸能敛急），有的燥湿（苦燥），有的濡润（辛润），有的柔软（咸能软坚、柔润），有的坚湿（苦坚，"肾欲坚，急食苦以坚之"）。肾主闭藏，肾气贵乎周密。坚者，固也。若肾病失其坚固时，则急用苦味以坚之。因而必须根据病情之所宜而使用之。所利，即病情之所宜而用之。如《脏气法时论》曰："肝苦急，急食甘以缓之。……心苦缓，急食酸以收之。……脾苦湿，急食苦以燥之。……肺苦气上逆，急食苦以泄之。……肾苦燥，急食辛以润之。"**调其气，使其平也**。调和其气血阴阳，使之归于和平，达其治愈疾病的目的。

非调气而得者，治之奈何？但是，有些疾病非单纯调气之法所能治愈，应如何治疗呢？**有毒无毒，何先何后？愿闻其道**。有毒无毒之药品，何先用何后用呢？**有毒无毒，所治为主，适大小为制也**。其关键总是应以所治之疾病为主，根据病情而定。方制的大小，以适合病情为标准。**君一臣二，制之小也；君一臣三佐五，制之中也；君一臣三佐九，制之大也**。一君药，二味臣药是方剂的小型。一味君药，三味臣药，五味佐药是方剂的中型。一君三臣九佐是大型方剂。这是以药味多少分方剂之大小。

寒者热之，热者寒之，微者逆之，甚者从之，其治疗规律是：寒病用热药，热病用寒药（正治法）。病轻者，要逆其病气而治。病重者，要从其病气而治。因病势重，可能出现寒极则热，热极则寒之假象。故要顺其假象而治。即以热治热，以寒治寒。另一说法，是在大队寒药内少佐以热药，或大队热药中少佐寒药以使其同气相求而免格拒，即所谓反佐法是也。

坚者削之，病变坚硬有块，可用削坚攻破之法，克伐推荡以治之，如鳖甲煎丸。**客者除之**，病邪客留体内，则用药驱除之。**劳者温之**，因劳伤而损耗气血者，可用温补之法治之，如四君、归脾、人参养荣等。**结者散之**，病属气血痰饮郁结的，如疮肿、瘀血、痰结等，应以消瘀散结的药物治之（如桃仁、红花、木香、半夏之品）。

留者攻之，病邪留积于内者（如痰饮、停食、蓄水、粪便燥结、妇科经闭等），可用攻下之药逐之，如十枣汤、抵当汤、大承气汤。**燥者濡之**，属体内津液干燥者（如热性病伤津，而致口干舌燥，皮肤皲裂，或肠津干枯，大便燥结），可用濡润之剂治之，如滋阴药元参、生地、花粉、麦冬之属。津亏便结，可增水行舟，如增液承气汤。

急者缓之，指强直痉挛之证或急剧疼痛之证，可以用有和缓作用的药物，如柔肝缓肝之首乌、枸杞。剧痛，治以白芍、甘草。**散者收之**，气血耗散，应以收敛之药物治疗。如张锡纯治气血耗散，善用山茱萸、牡蛎、龙骨、杭白芍之属，此即收敛之法。肺气不足，或肾气不足，则以五味敛之。又如盗汗，治以牡蛎散。滑精者，治以金锁固精丸。

损者温之，病属正气亏损，可用温补之剂治之。如中气不足，治以补中益气汤。张景岳曰："然实者多热，虚者多寒。如丹溪曰：气有余便是火。故实能受寒，而余续之曰：气不足便是寒，故虚能受热。"**逸者行之**，病属气血停滞，则以运行气血之药治之。张景岳曰："逸者，奔逸溃乱也。行之，行其逆滞也。"**惊者平之**，病属惊怯不安之症，如精神异常、心悸、失眠、小儿惊风抽搐等，以镇静之药平定其气。如朱砂安神丸、抱龙丸之类。

上之，病邪在上，使之上越吐之。**下之**，病积于下，使之下夺，即攻下。**摩之**，或用按摩法治疗。**浴之**，或用水浴之法治疗。**薄之**，或逼迫内邪外出。薄，迫也。张景岳注曰："薄之，迫其隐藏也。"吴鹤皋曰："薄之，谓渐磨也。如日月薄蚀以渐而蚀也。"**劫之**，或用劫夺之法。张景岳曰："劫之，夺其强盛也。"**开之**，用开泄之法。郁结者，开之。即舒解之法。**发之**，用发散之法。**适事为故**。但是，上述方法之应用，总以适合病情为宜，且皆属于正治法，属于逆其病气而治的范畴。

逆者正治，从者反治，从少从多，观其事也。逆，指逆其病气而治的方法。如以寒治热，以热治寒，即称正治法。从，指从其病气而治的方法。即以热治热，以寒治寒，叫作反治法。至于从治药物的或多或少，应视其病情而定。**反治何谓？热因热用，寒因寒用，塞因塞用，通因通用**，反治法，即热因热用，寒因寒用（原本作"热因寒用，寒因热用"，今据下文"塞因塞用，通因通用"改之），塞因塞用，通因通用。此四者都是顺其病气而治，因疾病在严重时出现假象，故治法亦不同。

热因热用：如颜面潮红，手足躁扰，口渴不欲饮。即《伤寒》通脉四逆汤证，此水极似火，阴盛格阳，叫作真寒假热。

寒因寒用：如临床上有些实热证的病人，因热极而反现寒冷的假象，如手中厥冷，此火极似水，阳极似阴，叫作真热假寒。

塞因塞用：即闭塞之病变，顺其病势补而塞之。如临床上因脾虚不能健运所出现之痞满，饮食不化等病症，从表面现象看，痞满腹胀属实象，从本质看乃是虚证。如妄用消导攻下，则势必脾愈虚而胀愈甚。故当顺其病象之塞，用补益脾土之药治之，如人参、白术等，使脾气振则能消运健全，胀满自除。当然脾虚积滞，亦可看情况在补脾基础上加入消导化滞之药，宜灵活掌握。故虽似顺其病势，但还是针对其本质而治。

通因通用：即通利的病变，不施固涩，反顺其势而用通利之药治之。如临床初患痢疾之病者，乃由肠中有实热积滞，留而不下，热性急迫，故有下利窘迫之征。如伤寒或温热病之热结旁流，均属因实而致的下利，即实证出现某些虚象，如妄用固涩，则势必火上加油，反使病邪无外出之路。应顺应其病象之通，用苦寒攻下药治之，则肠中积滞秽垢得出，实热解，则下利自止。故张景岳曰："寒热有真假，虚实亦有真假。真者，正治，知之无难。假者，反治，乃为难耳。"

必伏其所主，而先其所因，反治法的目的，从现象来看，虽然是顺从其病假象，但并不在于治疗其表面现象，而是以制伏其主要病根为目的。因此为了达到这个目的，就必须首先了解其病变的根本原因所在，透过症状表象而掌握其本质，或逆治，或从治，就不致为表面的假象所迷惑。**其始则同，其终则异**，反治法，开始所用药物与病情之假象似乎相同，但最终所起到的治疗作用，仍是针对疾病的本质，以热制寒，或以寒制热，虚者实之，实者虚之，从而达治愈之目的，故曰"其终则异"。**可使破积，可使溃坚，可使气和，可使必已**。反治法，可用来破除积聚，或溃破坚块，可调和气血，运用得当可使疾病痊愈。由此可见正治、反治均是很重要的治疗法则。

气调而得者，何如？ 调和其气，可以达到痊愈。张志聪曰："此论调气之逆从也。气调而得者，谓得其逆从之道，而使其气之调也。"**逆之，从之，逆而从之，从而逆之，疏气令调，则其道也**。逆治，逆其病气而治。正为了使其正气顺达，阴阳和调，故谓"逆而从之"。从治，从其病气而治。正为了逆从其病（于病象为从，于病本为逆），故谓"从而逆之"。逆治、从治之法，皆是以疏通其阴阳气机，使之和调，此即是调气的治法。

病之中外，何如？从内之外者，调其内；从外之内者，治其外； 关于病之内外，病从内生，而后至于外（之，至也），则内为本，治病求本，应该先调治其内。病从外入，而后至于内者，则外为本，所以应先调治其外。如张志聪曰："从内之外者，内因之病而发于外也，故当调其内。从外而之内者，外因之病而及于内也，故当治其外。"

从内之外而盛于外者，先调其内，而后治其外；从外之内而盛于内者，先治其外，而后调其内，若病由内生而至外，反盛于外者，病虽盛于标，仍当先治其本而后可愈，应先治其内而后调其外。相反病从外至内，而盛于内，当先治其本，应先治外而后治内。其理在于，外感之邪，由外而入内而盛于内者，仍应使其邪气有向外透发之机。此即温病透营转气，由气转卫之理。所以温病在清营、凉营的方剂中仍有透达气分之品，即此理也。《伤寒论》亦曰："太阳病，外证未解者，不可下也，下之为逆。欲解外者，宜桂枝汤主之。"可见伤寒表邪未解，邪虽入里，仍当先解其表，后攻其里，此亦源于《内经》理论。**中外不相及，则治主病**。如中外不相及，即病在内，或在外，内外不相传变者，在内者治其内，在外者治其外，故应治其主病为主。

【提要】

一是，列举了许多治疗法则，有的属于正治，有的属于反治，此是《内经》时代治疗方法的总结，对后世临床实践有很大的指导意义。

二是，关于标本治法，按疾病先后传变次序，则以先发病为本，后发病为标。标本既定，则本为主，标为次。故在一般情况下先治其本，后治其标。但在标病严重的情况下，又有急则治标的灵活法则，需参酌应用。

九

【原文】

"帝曰：论言治寒以热，治热以寒，而方士不能废绳墨而更其道也。其病热者，寒之而热；有病寒者，热之而寒。二者皆在，新病复起，奈何治？岐伯曰：诸寒之而热者取之阴，热之而寒者取之阳，所谓求其属也。

帝曰：善。服寒而反热，服热而反寒，其故何也？岐伯曰：治其王气，是以反也。帝曰：不治王而然者何也？岐伯曰：悉乎哉问也！不治五味属也。夫五味入胃，各归所喜，故①酸先入肝，苦先入心，甘先入脾，辛先入肺，咸先入肾。久而增气，物化之常也。气增而久，夭之由也。"

【词解】

①故：原作"攻"，张义本作"故"，查林亿校《宣明五气》篇引此文"攻"作"故"，"故"字是，今改。

【分析串解】

本文主要内容，首先讨论阴虚而热，阳虚而寒的治疗法则，指出对此等病证，不宜治其主气，而宜治其衰的一面，即所谓求其根本；其次，讨论五味与五脏各有所属，以及偏食五味导致脏有偏胜之问题。

而方士不能废绳墨而更其道也。废，废除，违背之义。绳墨，纠正曲直之具也。木工截木制器，皆先以绳染墨用划木上而后截之，即绳墨也，准则之谓。道，规律也。**其病热者，寒之而热；有病寒者，热之而寒。二者皆在，新病复起，奈何治?** 但有些热病用寒药治之，仍然发热，有病寒用热药，仍然身寒，二者皆在，即不但原有之寒热皆在，而且引起新病再起，即原病不但未愈，反而加重。如张景岳曰："以寒治热者，旧热尚在，而新寒生。以热攻寒者，旧寒未除，而新热起。"

诸寒之而热者取之阴，热之而寒者取之阳，所谓求其属也。诸寒之而热者，非火之有余，乃真阴不足，阴不足则不能以制阳（水不济火），则阳亢而为热，故当滋补真阴不宜制火，阴水足则能济火而热自退矣。即王冰所说之"壮水之主，以制阳光"。如虚劳骨蒸潮热即用此法，即取之阴。热之而寒者，非寒之有余，乃真阳不足，阳不足以制阴，致阴胜而为寒，故当温补真阳，补水中之火，阳气复而寒自消矣，即王冰所谓"益火之源，以消阴翳"是也，临床虚寒证即用此法。此即是所谓求其根本而治的治疗原则。其原因在于，但知治其旺气偏亢之方面，不知治疗其衰的一面所致。所以治反，故疾病反甚也。

例如：阴虚发热之证，见其热盛不知补阴，而专用苦寒之剂以制火之亢，岂知苦寒之性皆沉降，沉降则能伤阴。阴本不足而又伤之，故其热愈甚。说明阴虚发热之证，只宜治其衰的一面予以滋补，不宜治亢的一面清热降火。反者病则愈甚。相反，阳虚阴盛之虚寒症，只应温补其阳。另外，还有一说法，如张景岳曰："又如夏令本热，而伏阴在内，故每多中寒。冬令本寒，而伏阳在内，故每多内热。设不知此而必欲用寒于夏，治火之王，用热于冬，治寒之王，则有中寒隔阳者，服寒反热，中热隔阴者，服热反寒矣。是皆治王之谓，而病之所以反也，春秋同法。"

服寒而反热，服热而反寒，其故何也? 不治五味属也。夫五味入胃，各归所喜，故酸先入肝，苦先入心，甘先入脾，辛先入肺，咸先入肾。久而增气，物化之常也。乃由于五味之属治有不当所致。药物皆具有五味之偏，如药物之味使用不当，也可引起疾病之不愈或造成疾病反甚。因药味积久，则能增长各脏之气而起到治疗作用，此是物化之常规。即药物入胃起治疗作用之正常规律。物化，张志聪曰："凡物之五味，以化生五气。"**气增而久，夭之由也**。但过于偏食五味（药），长久地使某脏气增强，则脏气必有偏胜和偏衰，这也是导致危害的主要原因。夭，灾也。即《素问·生气通天论》所说的"味过于酸，肝气以津，脾气乃绝"之义。

【提要】

一是，讨论了虚寒、虚热证的治疗方法；二是，讨论了五味入五脏的偏胜，偏衰问题。

▌本篇小结

1. 讨论了六气淫胜所引起得病变及治疗原则。不论司天、在泉六气致病，基本是根据五行生克规律，以所胜之药物气味，平治偏胜之六气。此即原文所谓"以所不胜命之，则其要也。"

2. 指出司天、在泉之上下，以应人气之上下，此内外相应自然之理。又阐述了胜气、复气为病之理论，及其治疗原则。

3. 讨论了六气淫胜的发病规律，一般是淫胜之气乘其所胜，而致所胜之脏发生病变。又指出对六气偏胜所引起的病变，尚须结合年之虚（不及之年），时之失（客主加临，失和之时），月之空（月廓空时）三方面情况加以考虑。同时还讨论了脉与六气相应的问题。

4. 讨论了标、本、中气从化之理。指出标本中气各有其阴阳寒热的不同，因此就有相互从化之关系。有的从本而化；有的从标，又从本；有的不从标本，而从乎中气。因此治有取本而得者，有取标而得者，有取中气而得者。

5. 详细讨论了病机十九条。指出病机十九条是对某些疾病的病理机制进行概括归类的一种形式。是分析证候属性，寻找发病机制，追求发病原因的逻辑方法。

6. 讨论了制方问题。其中举出大、小、缓、急、奇、偶、重等七方，加以详细讨论。此是后世方剂分类的理论基础。

7. 对治疗原则提出了正治、反治两大法则。一般疾病采用正治法，如寒者热之、热者寒之等等。在某些复杂情况下，如热病寒之而反热，或寒病热之而反寒者，可使用反治法，如塞因塞用，通因通用等。

8. 讨论了阴虚而热、阳虚而寒的治疗法则。指出对此等病的治疗，不宜治其王气（亢盛方面），宜治其衰的方面，亦即所谓求其属也。同时还讨论了五脏各有所属、偏食五味、脏有偏胜等问题。

思考题

1. 深入体会病机十九条之精神实质。
2. 何谓正治、反治？

灵枢节选

本神第八

"神"者，乃指人体精神、魂、魄、心、意、志、思、智、虑等精神活动而言，凡针刺之法，必本于神，故名《本神》。

本篇主要阐述"神"的概念及作用，并兼及与养生的关系，具体指出七情太过，则能使精神活动发生异常，进而伤及五脏，形成各种病变。对于针刺治疗，提出应善于观察病人神志情况予于相应过程。最后讨论了神、魂、魄、意、志与五脏的关系。

一

【原文】

"黄帝问于岐伯曰：凡刺之法，必先本于神。血脉营气精神，此五脏之所藏也。至于其淫泆 ① 离脏 ② 则精失，魂魄飞扬，志气恍乱，智虑去身者，何因而然乎？天之罪与？人之过乎？何谓德气生精神魂魄心意志思智虑？请问其故。

岐伯答曰：天之在我者德也，地之在我者气也 ③，德流气薄而生者也 ④。故生之来谓之精，两精相搏谓之神，随神往来者谓之魂，并精而出入者谓之魄，所以任物者谓之心，心有所忆谓之意，意之所存谓之志，因志而存变谓之思，因思而远慕谓之虑，因虑而处物谓之智。故智者之养生也，必顺四时而适寒暑，和喜怒而安居处，节阴阳而调刚柔。如是，则僻邪不至，长生久视 ⑤。"

【词解】

① **淫泆**：水势溢满横流为淫。泆，音逸，水势奔放之意。淫泆，在此指七情太过，任意放恣之意。

② **离脏**：谓五脏所藏之精气离散失守。

③ **天之在我者德也，地之在我者气也**：《类经》注云："人禀天地之气以生，天地者，阴阳之道也。《易》曰：'天地之大德曰生。'《宝命全形论》曰：'人生于地，悬命于天。'然则阳先阴后，阳施阴受，肇生之德本乎天，成形之气本乎地。故天之在我者德也，地之在我者气也。"

④ **德流气薄而生者也**：言天德下流，地气上交（薄，交的意思），阴阳相错，升降互因，始有生化之机。所谓天有肇生之德，地有成形之气，即此之意。

⑤ **长生久视**：寿命延长，不易衰老的意思。《吕氏春秋·重己》注云："视，活也。"

【分析串讲】

凡刺之法，先必本于神。血脉营气精神，此五脏之所藏也。 神者，人的思想意识精神活动及一切生命活动。进行针刺的方法，必须从根本上了解病人的精神活动情况，因人之血、脉、营、气及思想意识等一切精神活动，皆是属于五脏所藏，是维持生命活动的物质基础和动力。故曰：血脉营气精神，此五脏之所藏也。**至其淫泆离脏则精失**，是说若过度放纵七情（喜、怒、忧、思、悲、恐、惊），则能导致五脏之精气耗散而失，此精又有注家言以解释为有生育繁殖作用之精为宜。**魂魄飞扬，志意恍乱，智虑去身者，何因而然乎？天之罪与？人之过乎？** 是说从而因精气耗散而致魂魄飞扬飘荡、意志亦恍惚迷乱，人体本身丧失智慧与思考之能力（神经衰弱）是何原因？是天然之病态还是人为的过失呢？

进一步提出问题。**何谓德气生精神魂魄心意志思智虑？请问其故。天之在我者德也，地之在我者气也。** 德者，可作大自然的气候、日光、雨露等解释，生物无日光、水分则不能生存。地之在我者，地气也，意即五行之气。上文即说天所赋予我者，乃是人体生存的自然气候，地之所赋予我者乃是五行之气，天地之气皆是人生存所不能缺少的部分。《类经》曰："人禀天地之气以生，天地者，阴阳之道也。"**德流气薄而生者也**。薄者，交迫也。我们生活在大自然之中，天地阴阳之气相交，上下交流，才会使万物化生成形。此言天德下流，地气上交，阴阳相错，升降互因，始有生化之机。生者，化生之机也。

故生之来谓之精，两精相搏谓之神，生命之来源乃基于阴阳两气相交而产生之物质，这种物质称之为精，万事万物无不以阴阳二气相交为基础，所成之精当然亦有阴精、阳精之区别。两精（阴精、阳精）结合，方能成为生命之活动力。这种生命活动叫神。**随神往来者谓之魂，并精而出入者谓之魄**，随从神之往来活动者，代表着精神意识谓之魂，俗语神魂并提，意即此也；与精依傍相并而出入者，能充养和主持内脏和肢体器官功能者，谓之魄。

所以任物者谓之心，心有所忆谓之意，担负发挥生命活动作用者，谓之心（神明之心），心里有所忆念而准备去做者叫作意。**意之所存谓之志，因志而存变谓之思**，主意已然打定，欲决心贯彻者，叫作志；为了实现其志而反复思考者，叫作思。**因思而远慕谓之虑，因虑而处物谓之智**。因思考由近而考虑得远（眼光远大），叫作虑。因考虑而有所决择，并能定出相应的处理方法，谓之智慧。**故智者之养生也，必顺四时而适寒暑，和喜怒而安居处，节阴阳而调刚柔**。故修养高而有知识之人进行养生，必定顺四时之节令，适应相应的寒暑变化，不过喜过怒，并能很好地适应周围的环境，节制人体阴阳之偏盛偏衰，调和柔刚，使之相济。**如是，则僻邪不至，长生久视**。如此，则病邪无从侵袭人体，能延长寿命，不易衰老。

【提要】

首先阐明神之来源与产生过程，指出乃由于两精相搏而成，并进而论述了精神意识思维活动的过程，即精、神、魂、魄、心、意、志、思、虑、智的变化情况。并且提出"和喜怒而安居处"乃是养生重要的一环，临床不可不予重视。

二

【原文】

"是故怵惕[①]思虑者则伤神，神伤则恐惧，流淫而不止[②]。因悲哀动中者，竭绝而失生[③]。喜乐者，神惮散[④]而不藏。愁忧者，气闭塞而不行。盛怒者，迷惑而不治。恐惧者，神荡惮而不收。

心怵惕思虑则伤神，神伤则恐惧自失。破䐃脱肉，毛悴色夭，死于冬。脾愁忧而不解则伤意，意伤则悗乱[⑤]，四肢不举，毛悴色夭，死于春。肝悲哀动中则伤魂，魂伤则狂忘不精，不精则不正[⑥]，当人阴缩而挛筋，两胁骨不举，毛悴色夭，死于秋。肺喜乐无极则伤魄，魄伤则狂，狂者意不存人[⑦]，皮革焦，毛悴色夭，死于夏。肾盛怒而不止则伤志，志伤则喜忘其前言，腰脊不可以俛仰屈伸，毛悴色夭，死于季夏。恐惧而不解则伤精，精伤则骨酸痿厥，精时自下。是故五脏主藏精者也，不可伤，伤则失守而阴虚，阴虚则无气，无气则死矣。是故用针者，察观病人之态，以知精神魂魄之存亡，得失之意，五者以伤[⑧]，针不可以治之也。"

【词解】

① 怵惕：怵，音出。《类经》注云："怵，恐也。惕，惊也。"

② 流淫而不止：《类经》注曰："流淫，谓流泄淫溢，如下文所云恐惧而不解则伤精，精时自下者是也。"

③ 竭绝而失生：谓内脏之气竭绝而丧失生命。《类经》注云："悲则气消，悲哀太甚则胞络绝，故致失生。竭者绝之渐，绝者尽绝无余矣。"杨上善注云："人之悲哀动中，伤于肝魂，肝魂泪竭，筋绝失生也。"

④ 惮散：惮，音但，惊畏也。散，涣散也。惮散，是形容神气耗散的现象。

⑤ 悗乱：悗，音义同"闷"。悗乱，即胸膈苦闷烦乱之意。

⑥ 魂伤则狂忘不精，不精则不正：《类经》注云："肝藏魂，悲哀过甚则伤魂，魂伤则为狂为忘而不精明，精明失则邪妄不正。"按：《脉经》《甲乙》"忘"均作"妄"。"忘""妄"古通。

⑦ 意不存人：《类经》注云："意不存人者，傍若无人也。"

⑧ 五者以伤：《太素》作"五脏以伤。"

【分析串讲】

是故怵惕思虑者则伤神，神伤则恐惧，流淫而不止。怵，怵恐也，惕惊也。即过分的恐惧，惊惕，思索，焦虑则会伤神（心神），心主神明，神伤则会在日常生活方面时时流露出惊恐和畏惧之情绪。另有一种解释言，流淫而不止者，谓恐惧不解则伤精，精时自下者是也。**因悲哀动中者，竭绝而失生。**即悲哀过度而动中者伤及内脏，则气血由于衰竭而尽，甚至会丧失生命。**喜乐者，神惮散而不藏。**惮，音诞，神气耗散之象。喜为心志，喜则气缓，过度之喜乐，则神气即会消耗涣散而不能内藏。

愁忧者，气闭塞而不行。忧则伤肺，肺主一身之气，愁忧过度则伤肺，使得上焦之气机闭塞而不能畅行，以致气不能敷布。盛怒者，迷惑而不治。治：即主治、平治。大怒则伤肝，肝藏魂，大怒则能致神魂昏乱而不能自主。**恐惧者，神荡惮而不收。**恐惧则伤肾，肾藏志，恐惧过度，神气则会流荡损耗而散失不收，精气散失而不收。上述是七情，喜、怒、忧、思、悲、恐、惊伤损人体所造成之病理改变。下面再分述七情内伤而产生之症状。

心怵惕思虑则伤神，神伤则恐惧自失，破䐃脱肉，毛悴色夭，死于冬。心主神明，心藏神，过度之惊惧，思索焦虑则会伤神，神伤则出现恐惧或畏惧，并使自己失去主张。久而久之，影响到人体正常之后天水谷精微之吸收，使䐃部，即隆起部位之肌肉，如肘、膝、髀部位高起的肌肉陷败，遍体肌肉消瘦，再进一步发展至毛发凋零，肤色枯而不润泽，则会死于冬季（水能克火）。

脾愁忧不解则伤意，意伤则悗乱，四肢不举，毛悴色夭，死于春。脾藏意，过度之愁忧不能解除，则会伤意，意伤则心胸苦闷烦乱。脾主运化，脾伤则运化失职，四肢肌肉失去后天之养，因此出现四肢举乏无力，再进一步毛悴色夭，则会死于春。（木克土）**肝悲哀动中则伤魂，魂伤则狂忘不精，不精则不正，当人阴缩而挛筋，两胁骨不举，毛悴色夭，死于秋。**肝藏魂，过度之悲哀则影响中气，影响内脏而伤魂，则使人产生癫狂健忘，失于精明，不能精明体察周围客观环境，继而出现不正常之言语行为，并将使人阴囊萎缩，筋脉挛急，两胁部位不能正常舒张（即胁肋憋闷）。如上述死于秋（金克木）。

肺喜乐无极则伤魄，魄伤则狂，狂者意不存人，皮革焦，毛悴色夭，死于夏。肺主藏魄，主一身之气，喜则气缓，故无限制之喜乐则伤肺气或伤肺魄，魄被伤则会形成癫狂，狂妄到意识丧失，旁若无人。体表皮肤干焦（因肺主皮毛），再如上述发展，则死于夏（火克金）。

肾盛怒而不止则伤志，志伤则喜忘其前言，腰脊不可以俛仰屈伸，毛悴色夭，死于季夏。肾藏志，大怒不止则伤肾志，志伤则记忆力衰退，常会忘记前言（即以前所说之话）。腰为肾之府，肾伤则腰脊常不可以任意俯仰屈伸，再如上述发展则死于季夏（土克水）。**恐惧而不解则伤精，精伤则骨酸痿厥，精时自下。是故五脏主藏精者也，不可伤，伤则失守而阴虚，阴虚则无气，无气则死矣。**过度恐惧不解，则伤精（肾精），精能生髓充骨，精伤则出现骨节酸痛，足部痿软无力厥冷，时发遗精、滑泄等症。

综上所证，由于五脏肾主藏精，每脏之气皆不可伤。精者，阴也，为阳之物质基础，五脏之功能如有损伤，则致精气散失而不能内守，以致成为阴虚。精失阴虚，缺少营养物质就无以维持气化之功能活动，继之没有气化之促进作用，则营养之吸收和转输都要发生问题，致使产生全身性衰弱，而趋于死亡。

是故用针者，察观病人之态，以知精神魂魄之存亡，所以运用针刺进行治疗之人，必须观察病人之全身形态，从而去了解他的精神魂魄等精神意识活动是否正常。**得失之意，五者以伤，针不可以治之也。**如发现五脏与其所联系之精、神、气、血、魂、魄、意、志等精神状态已有损伤，病情严重，则不可以妄用针刺之法治之。

由此可见，五脏藏精具有重要之意义，所谓藏精，即泛指：肝藏血，心藏脉，脾藏营，肺藏气，肾藏精之意。此五脏之精，产生了神、魂、魄、意、志等五脏之神，包括了一切气化及精神活动。故总的来说，本节指出精气不可缺失，失则阴虚，阴虚则无气，无气则死。反复的说明了精与气之间的相互生养之关系。

【提要】

本文扼要说明七情伤损人体的病理及所产生的症状，并提出五脏是主藏精气者，不可损伤之，伤之则预后不良。其中关于预后之"死于春""死于冬"等等，不可机械地理解。

三

【原文】

"肝藏血，血舍魂，肝气虚则恐，实则怒。脾藏营，营舍意，脾气虚则四肢不用，五脏不安，实则腹胀经溲不利[①]。心藏脉，脉舍神，心气虚则悲，实则笑不休。肺藏气，气舍魄，肺气虚则鼻塞不利，少气，实则喘喝胸盈仰息[②]。肾藏精，精舍志，肾气虚则厥，实则胀，五脏不安。必审五脏之病形，以知其气之虚实，谨而调之也。"

【词解】

①经溲不利：《甲乙》，经作"泾"。《类经》注云："经，当作'泾'。"《太素》作"经"，注云："实则胀满及女子月经并大小便不利。"《太素》注可参。

②喘喝胸盈仰息：《类经》注云："喘喝者，气促声粗也。胸盈，胀满也。仰息，仰面而喘也。"

【分析串讲】

肝藏血，血舍魂，肝气虚则恐，实则怒。肝有贮藏血液与调节血量之功能，代表神志意识精神活动之魂，寄附于血。肝气虚，肝血不足，则产生恐惧之症（恐为肾志，恐惧者水生木，子虚而盗母气也）。怒为肝志，肝气实则怒，肝气亢盛，肝阳之动，横逆而失疏泄条达之性。

脾藏营，营舍意，脾气虚则四肢不用，五脏不安，实则腹胀经溲不利。脾有贮藏营气之功能，精神活动之意念是寄附于营气的。脾主运化水谷精微，脾气虚弱，不能输布水谷精气于四肢，四肢失养，致使手足不能随意活动，五脏失养则五脏机能不能调和。脾气实者，脾机能壅滞不畅，则运化不利，从而能导致腹部发胀，小便不利。《素问·调经论》有："形有余则腹胀，泾溲不利。"

心藏脉，脉舍神，心气虚则悲，实则笑不休。心主血，即主宰人体血液在血脉中之运行。然代表一切思想意识活动之神，亦寄附于血脉之中，心气虚弱会产生悲忧的情绪（金反侮火也）。心主喜，其气实，则大笑而不休止。**肺藏气，气舍魄，肺气虚则鼻塞不利，少气，实则喘喝胸盈仰息**。肺主一身之气，真气上下运行代表着器官活动之魄，是寄附于真气之中的。肺气虚弱，气机衰弱无能，则现鼻孔阻塞，呼吸不利，气短。肺气壅逆，气机不宣（肺气实），则气促声粗而喘喝喝有声也，胸胁盈满而胀，甚则仰面而喘喝。

肾藏精，精舍志，肾气虚则厥，实则胀，肾主先天亦主后天，故肾为五脏六腑之精气贮存之所在，人之坚决的意志（精神活动）寄附于充足之精气。肾气虚，元阳不足，则手足厥冷。肾之病邪有余（邪实正虚），虚寒气盛则可发生腹胀而虚满。**五脏不安。必审五脏之病形，以知其气之虚实，谨而调之也**。是说如五脏功能失去协调所发生之病变，必须审慎的诊察五脏之病状，了解病情之虚实，小心谨慎地进行治疗，才能获得疗效。

【提要】

本文主要阐明五脏功能失调能产生各种病变，但从虚实两种不同病变所产生之症状，可以进行鉴别，从而谨慎进行调治，方能获得疗效。

▍本篇小结

从本篇可以看出，人体的一切功能活动均来自脏腑，且又禀受天地之气与五谷之气而生成，正是由于两者之结合，从而产生了精、神、魂、魄、心、意、志、思、虑、智等精神活动。其次，本篇亦指出，养生知识莫不顺从四时、适寒温、和喜怒、安居处、节阴阳、调柔刚等各方面去注意。相反不加注意，则病变从生。本篇叙述了七情内伤所产生之症状，并进一步指出对这些病变的诊断，可从虚实两方面去进行鉴别。这在临床上尤其对精神性疾患具有重要的指导意义，不可不晓。

> 思考题
>
> 1. 如何体会精神活动的产生及其发展过程？
> 2. 七情内伤的病理如何，各产生哪些主要症状？

胀论第三十五

篇解及中心大意

胀病有五脏胀和六腑胀。此外尚有脉用、肤胀之分。本篇讨论了这些胀病的发生机制、证候特征、诊断和治法，故名《胀论》。

课　题： 阐述胀病的病因、症状、病机、诊断和治疗原则。

目　的：
1. 说明胀病的成因。
2. 明确指出胀之部位，"皆在脏腑之外，排挤脏腑而郭胸胁"。
3. 叙述五脏、六腑胀病的不同症状。
4. 提出"无问虚实，工在疾泻"，"陷入肉肓，而中气穴者也"等胀病治疗原则。
5. 通过《胀论》学习使学生初步了解胀病的概貌，达到指导临床实践的目的。

提　纲：
1. 胀病的定义。
2. 胀病的成因及发病。
3. 胀病的病理。
4. 发病部位。
5. 发病机制。
6. 胀病的症状。
7. 胀病的脉诊。
8. 胀病的治疗。

复习题： 胀病的病理如何？无问虚实，工在急刺，其医理为何？

【原文】

"黄帝曰：脉之应于寸口，如何而胀？岐伯曰：其脉大坚以涩者，胀也[1]。黄帝曰：何以知脏腑之胀也。岐伯曰：阴为脏，阳为腑[2]。

黄帝曰：夫气之令人胀也，在于血脉之中耶？脏腑之内乎？岐伯曰：三者皆存焉^③。然非胀之舍也。黄帝：愿闻胀之舍。岐伯曰：夫胀者，皆在于脏腑之外，排脏腑而郭胸胁^④，胀皮肤，故命曰胀。

黄帝曰：脏腑之在胸胁腹里之内也，若匣匮^⑤之藏禁器^⑥也，各有次舍，异名而同处，一域之中，其气各异，愿闻其故^⑦。岐伯曰：夫胸腹、脏腑之郭^⑧也。膻中者，心主之宫城也者。胃者，太仓也。咽喉、小肠者，传送也^⑨。胃之五窍者，闾里门户也^⑩。廉泉、玉英^⑪者，津液之道也。故五脏六腑者，各有畔界，其病各有形状。营气循脉，卫气逆为脉胀^⑫。卫气并脉循分为肤胀。取三里而泻之，近者一下，远者三下^⑬，无问虚实，工在疾泻。

黄帝曰：愿闻胀形。岐伯曰：夫心胀者，烦心短气，卧不安。肺胀者，虚满而喘咳。肝胀者，胁下满而痛引小腹。脾胀者，善哕，四肢烦悗，体重不能胜衣，卧不安。肾胀者，腹满引背，央央然^⑭腰髀痛。六腑胀，胃胀者，腹满，胃脘痛，鼻闻焦臭，妨于食，大便难。大肠胀者，肠鸣而痛濯濯，冬日重感于寒，则飧泄不化。小肠胀者，少腹䐜胀，引腰而痛。膀胱胀者，少腹满而气癃。三焦胀者，气满于皮肤中，轻轻然而不坚。胆胀者，胁下痛胀，口中苦，善太息。

凡此诸胀者，其道在一，明知逆顺，针数^⑮不失。泻虚补实，神去其室，致邪失正，真不可定^⑯，粗之所败，谓之夭命。补虚泻实，神归其室，久塞其空^⑰，谓之良工。

黄帝曰：胀者焉生？何因而有？岐伯曰：卫气之在身也，常然并脉，循分肉，行有逆顺，阴阳相随，乃得天和，五脏更始^⑱，四时循序，五谷乃化。然后厥气在下，营卫留止，寒气逆上，真邪相攻，两气相搏，乃合为胀也。黄帝曰：善。何以解惑？岐伯曰：合之于真，三合而得^⑲。帝曰：善。

黄帝问于岐伯曰：《胀论》言无问虚实，工在疾泻，近者一下，远者三下，今有其三而不下^⑳者，其过焉在？岐伯对曰：此言陷于肉肓^㉑，而中气穴者也。不中气穴，则气内闭，针不陷肓^㉒，则气不行，上越中肉^㉓，则卫气相乱，阴阳相逐。其于胀也，当泻不泻，气故不下，三而不下，必更其道^㉔，气下乃止，不下复始，可以万全，乌有殆者乎？其于胀也，必审其脉^㉕，当泻则泻，当补则补，如鼓应桴，恶有不下者乎？"

【词解】

① 脉大坚以涩者，胀也：马莳注云："其脉大者，以邪气有余也；其脉坚者，以邪气不散也；其脉涩者，以气血涩滞也；故为胀。"

② 阴为脏，阳为腑：《类经》注云："涩而坚者为阴，其胀在脏；大而坚者为阳，其胀在腑。一曰，脉病在阴则胀在脏，脉病在阳则胀在腑，亦通。"

③ 三者皆存焉："三"下原注"一云二"。《甲乙》《太素》均作"二"。按：三者，一血脉，二五脏，三六腑也。若五脏与六腑合而为一，则为"二者"。

④ 排脏腑而郭胸胁：郭，古通"廓"字，《甲乙》作"廓"，扩也，大也。胀气含于脏腑之外，胸胁之内，故内排脏腑而外扩胸胁。

⑤ 匮：即藏物之匣也。大者为匣，小者为匮。

⑥ 禁器：泛指珍秘之器。

⑦ 愿闻其故：此下原本有"黄帝曰：未解其意，再问"九字。上下文义不属，《甲乙》《太素》均无，钱熙祚云："其为衍文无疑。"今删之。

⑧ 郭：谓外郭。与上文之"郭"不同义。

⑨ 咽喉、小肠者，传送也：《类经》注云："咽喉传送者，谷气自上而下；小肠传送者，清浊自下而出。"

⑩ 胃之五窍者，闾里门户也：《类经》注云："闾，巷门也。里，邻里也。胃之五窍，为闾里门户者，非言胃有五窍，正以上自胃脘，下至小肠大肠，皆属于胃，故曰闾里门户。如咽门、贲门、幽门、阑门、魄门，皆胃气之所行也，故总属胃之五窍。"

⑪ 廉泉、玉英：二穴均属任脉。玉英，即玉堂穴。

⑫ 营气循脉，卫气逆为脉胀：《类经》注云："清者为营，营在脉内，其气精专，未即致胀。浊者为卫，卫行脉外，其气慓疾滑利，而行于分肉之间，故必由卫气之逆，而后病及于营，则为脉胀。是以凡病胀者，皆发于卫气也。"

⑬ 近者一下，远者三下：《类经》注云："一下三下，谓一次、两次、三次也。盖邪有远近，故泻有难易耳。"

⑭ 央央然：《甲乙》作"怏怏然"，《太素》作"怏然"，义同。《类经》注云："央央然，困苦貌。"

⑮ 针数：数，术也。针数，即针术。

⑯ 真不可定：言真气动摇而不能守于内之意。

⑰ 久塞其空：马莳注云："久塞其空，虚则补之，其穴空皆正气充塞。"

⑱ 五脏更始：张志聪注云："谓营行于脏腑经脉，外内出入，阴阳递更，终而复始也。"

⑲ 合之于真，三合而得："三"当作"参"。合之于真，参合而得，谓胀病是邪气与真气相合，互相参错而形成的。

⑳ 不下：犹不退也。

㉑ 肉肓：肓，原本作"盲"，下同。今并改正。杨上善注云："肉肓者，皮下肉上之膜也。"

㉒ 针不陷肓：为进针太浅。

㉓ 上越中肉：上越，指针不陷肓而言，谓针入其皮，不透其肓。中肉者，指不中气穴而言，谓误中于分肉之间也。

㉔ 必更其道：杨上善注云："必须更取余穴，以行补泻。"

㉕ 胗：与"诊"同，《甲乙》《太素》并作"诊"。

【分析串讲】

（一）胀病的定义

《内经讲义》的胀病，是指皮肉膨胀而有胀满、排挤、压迫等感觉的病症。如《灵枢·胀论》第二段说："**夫胀者，皆在于脏腑之外，排脏腑而郭胸胁，胀皮肤，故命曰胀。**"郭，是城郭的意思。说明胀之为病，是在内能排挤、压迫脏腑器官，而外能向上压迫脏腑的外廓胸胁部分，或者能使皮肤发胀。这种病就叫作胀病，总结不外两种：一是排脏腑而发生胸腹胀满之症；二是皮肤肿胀之症。当然这两类也是相互联系的，也可同时并存。

（二）胀病的成因和发病机制

1. 卫气功能正常，则五谷乃化（生理）

黄帝曰：胀者焉生？何因而有？岐伯曰：卫气之在身也，常然并脉，循分肉，行有逆顺，阴阳相随，乃得天和，五脏更始，四时循序，五谷乃化。这是说的是正常生理情况（即黄帝问胀病的病因）。卫气就是出于上焦的卫气，经常是和血脉相并行的，循行于分肉之间，其走行是有一定的规律的。卫气行走的方向也有逆有顺，有条而不紊。阴阳相随，是说明卫气昼行于阳，而夜行于阴，各行二十五度于周身，这样才能使身体得以保持健康无病的正常状态，与天时环境相和谐。在这种情况下，营卫之气才能适应四时气候，循四时春夏秋冬，得五脏气之输注。故《素问·经脉别论》说"食气入胃，散精于肝，淫气于筋。食气入胃，浊气归心，淫精于脉，脉气流经，经气归于肺，肺朝百脉，输精于皮毛。毛脉合精，行气于腑，腑精神明，留于四脏……饮入于胃，游溢精气，上输于脾、脾气散精，上归于肺，通调水道，下输膀胱；水精四布，五经并行。合于四时五脏阴阳，揆度以为常也。"

四时之次序，每日的平旦、日中、日落、夜半四时，按顺序循环出入于脏腑经脉，开始到结束，往复不停地循行于五脏六腑之中。卫气在正常情况下，使脏腑功能和谐调匀，以便正常的摄取水谷之精华，以达到化生、营养形体的目的。

2. 卫气与厥气相搏，反常为胀

然后厥气在下，营卫留止，寒气逆上，真邪相攻，两气相搏，乃合为胀也。张志聪曰："此言卫气逆行，因下焦寒气之所致也。"厥气，厥逆之气，乃非平和顺畅之邪气也。说明在人体阴阳失调的情况下，厥逆之气在下，使正常营卫之气的运行失其常度、留止而不行、寒邪随厥气由下焦而上行，正邪相搏。正气与寒气因为相搏而阻滞在各部经脉，气血的逆乱，使营卫留止（包括脏腑、肌肉、皮肤等），而形成胀病。但

是血脉、脏、腑各种胀病如何分析呢？

黄帝曰：善。何以解惑？岐伯曰：合之于真，三合而得。帝曰：善。何以解惑，即是如何分析辨别的意思。三合，胀病之邪气，合于血脉，合于五脏，合于六腑，谓之三合。胀病虽然是由于胃气与厥而上逆之寒邪相搏而成，但是有合于血脉、合于五脏、合于六腑之不同。如果能将营卫和真气的功能以及发病的部位结合起来，则病邪究竟存于何处，属阴属阳，则可一目了然。能把三者分析清楚，便可很容易地找到厥逆成胀的原因。所以，张景岳说："胀虽由于卫气，然有合于血脉之中者，在经脉也；有合于脏者，在阴分也；有合于腑者，在阳分也。三合既明，得其真矣。"

通过胀病成因的学习，我们可以总结出下面几点：一是正常的卫气与血脉并行，按阴阳等一定规律循行于周身。二是寒厥逆气之邪由下而上，正邪相争，以致营卫滞涩不行，气血留止。在《内经讲义》中所涉及导致病胀的原因，有因于外感之邪，有因于饮食不节，有因于情志郁结，或因于寒，或因于热。但总不外营卫不利，气血搏结所致，而尤以气之郁滞为主要因素。

（三）胀病的病理

1. 发病部位

黄帝曰：夫气之令人胀也，在于血脉之中耶？脏腑之内乎？岐伯曰：三者皆存焉。然非胀之舍也。黄帝：愿闻胀之舍。岐伯曰：夫胀者，皆在于脏腑之外，排脏腑而郭胸胁，胀皮肤，故命曰胀。此先提出问题：即邪气而令人发作的胀病，其发病部位是在血脉之中？还是在脏腑之内？按其三者皆能相合（与寒逆之邪）来说，所以可以认为也可在血脉，也可在五脏，也可在六腑。因为如上所述，因于寒热外感之邪可发病；因于饮食劳伤可以伤及六腑而发病；因于七情失常可以伤及五脏而发病，所以说"三者皆存焉"。

但是由何脏、何腑开始？发病部位并不等于病理部位，所以虽然邪入血脉、脏腑，皆可发病，但是都不是"胀之舍"。舍，是房舍，是寄宿潜藏的意思。胀之舍是指病邪深入而留居于此，成为发胀的病所。我们说胀之舍，是在肌表之里，脏腑之外。能排挤脏腑而以胸胁为城郭，由于气胀之原因，能上迫胸胁使之发生胀满、气阻。又能使皮肤肿胀，气体阻塞，故其发病部位总结不外如下两方面：一是脏腑之外，胸胁肌表之里，如腹胀满，胸闷胁胀；二是半表半里，肌腠之间。见肤胀，脉胀。故张志聪指出："胀之舍，在内者皆在于脏腑之外，空郭之中；在外者，胀于皮肤腠理之间。"

2. 发病机制

如上胀病的成因中所述，胀病是由厥气上逆，营卫留止所成。但是，具体的胀病又有不同的名称。胀病既然是在脏腑之外，如何来区别各个脏腑之胀病呢？这主要是根据五脏六腑的位置及其各种不同的功能来分析的。

黄帝曰：脏腑之在胸胁腹里之内也，若匣匮之藏禁器也，各有次舍，异名而同处，一域之中，其气各异，愿闻其故。 黄帝提出了上面的问题。五脏、六腑都存在于胸腔、腹腔之里，因为五脏六腑是人体生命活动不可缺少的重要的器官，所以好像匣匮（匮同櫃）保藏着禁器（宝贵禁秘的器具）一样，虽有不同的名称，但是固定的按依次的部位，存在于胸腹之里，肺、心、肝、胃、脾、小肠、肾、大肠等脏腑，其功能（气）也不相同，愿意知道区别各脏各腑之道理，这是黄帝的问题。下面岐伯应有答话，但是紧接着又是黄帝的疑问，所以历代各注家，一般都认为这个地方似有脱简，特此提出供同学们注意。

岐伯曰：夫胸腹、脏腑之郭也。膻中者，心主之宫城也者。胃者，太仓也。咽喉、小肠者，传送也。胃之五窍者，闾里门户也。廉泉、玉英者，津液之道也。故五脏六腑者，各有畔界，其病各有形状。营气循脉，卫气逆为脉胀。卫气并脉循分为肤胀。

上述经文，进一步阐释有如下方面，一是，胸腹部是脏腑的外廓，如保护之城墙。二是，胸腔之膻中部位是心包之所居处，称其为保卫心脏之宫城。胃是贮藏饮食物的仓库，太仓，即仓库。胃是仓廪之官。如《素问·灵兰秘典论》说："脾胃者，仓廪之官，五味出焉"。三是，咽喉和小肠，咽喉在上传送饮食物而入胃，小肠在下能分别清浊、输送津液和输出糟粕，是上下出入传送的器官。故称"小肠者受盛之官，化物出焉"。四是，胃有五窍：即咽门、贲门、幽门、阑门、魄门等五个窍门，就像闾里（闾是街闾）的门户一样。五是，任脉的廉泉、玉英两个穴位，是津液运行的通路，属于任脉。冲、任，为人体津液、血脉的充足之经，女子二七天癸至，男子二八天癸至，皆由冲任充盈所致。

综上所述，脏腑虽然共同处于胸腹腔之内，但是各有界限，各有不同的功能，因而发病也就产生不同的症状。故张志聪曰："今胀气皆在于脏腑之外，何以分别某脏某腑之胀乎？伯言夫卫气生于胃腑水谷之精，日行于阳，夜行于阴，逆于阳则为脉胀肤胀；逆于阴则为空廓之胀，及五脏六腑之胀也。夫胸腹者，脏腑之郛郭；膻中者，心主之宫城。胀者皆在于脏腑之外，排脏腑而郭胸胁，此卫气逆于阴，而将为脏腑之胀矣。"营卫的循行有一定之规律，营行脉中，卫行脉外。如卫气循行逆乱，单纯营卫留止不行则为脉胀；如循行紊乱之卫气，并脉行于分肉、肌腠之内则为皮肤肿胀。厥逆寒邪与卫气相搏在于脏腑之外，肌表之里，则可发生胸腹胀满。

（四）胀病的症状

由于病邪所在之部位有所不同，所以胀病的症状也分为五脏、六腑两个范畴。

1. 五脏胀病

夫心胀者，烦心短气，卧不安。 心胀则神藏不宁。火能克金，心胀则影响肺气，肺气虚，故气短而烦躁。神不守舍，则睡卧不安。**肺胀者，虚满而喘咳**。肺主气，胀则气机不利，故胸中虚满、喘促，肺气不宣，则发作咳嗽。**肝胀者，胁下满而痛引小腹**。肝主两胁，故胀则痛引两胁。肝为厥阴之脏，少腹亦属厥阴。足厥阴肝经循行少腹，故痛引少腹。**脾胀者，善哕，四肢烦悗，体重不能胜衣，卧不安**。哕，有声无物。脾主运化水谷精微，脾胀则运化不行，故见呃逆之症。脾主肌肉、四肢，故可见四肢疲怠、烦滞、体重无力，不能穿衣。脾病胀则胃不和，故卧睡不安。**肾胀者，腹满引背，央央然腰髀痛**。腰髀，腰胯部位。央央然，张隐庵曰，困苦貌。肾胀之症表现为腹内胀满而不舒，引致腰背亦不舒畅，很觉困苦，且伴有腰髀疼痛。

2.六腑胀病

六腑胀，胃胀者，腹满，胃脘痛，鼻闻焦臭，妨于食，大便难。胃主腐化水谷，胃胀则腐化之能失职，故胃疼而胀满。焦臭属心、胃病则子病及毋而闻心之焦臭味。胃不能消化，故妨碍饮食，饮食不充则大便困难。

大肠胀者，肠鸣而痛濯濯，冬日重感于寒，则飧泄不化。大肠为传道之官，变化出焉。胀则肠鸣如水声。"濯濯"音浊，水之声，形容肠鸣咕噜有声，如下位肠不完全性梗阻等病即是。气滞挟食亦是。如在寒冷之冬季再感受寒邪则发作完谷不化之泄泻，称为飧泄。如《内经》所说："热则膹胀，寒则飧泄"，此之谓也。

小肠胀者，少腹䐜胀，引腰而痛。此言小肠如发生气胀，则小腹胀满，且能牵引腰部作痛。引，是指放射部位。**膀胱胀者，小腹满而气癃**。膀胱属肾，位于小腹，其经脉络肾。故其胀表现为少腹胀满。膀胱主气化作用。故《经》曰："膀胱者，州都之官，津液藏焉，气化则能出矣"。今胀病膀胱气化不利，故气化障碍而致癃闭，引起小便不利。**三焦胀者，气满于皮肤中，轻轻然而不坚**。三焦主一身之气化作用，三焦胀病，则气化不行，胀气散满于周身皮肤之中，则发作肤胀，但不坚硬，因内无水邪也。**胆胀者，胁下痛胀，口中苦，善太息**。胆属少阳，主半表半里，位于两胁，故胆胀，则胁下痛胀。胆汁味苦，故口中苦，且时常喜叹息。

总之，上述分别列举了五脏六腑之胀病的临床见症，但是并不是真的某脏某腑发生了胀病，而是泛指气血不利所引起的广义的胸腹胀满等证，只是利用临床所见各种不同症状，以五脏六腑进行的归类而已，在临床运用时，应该综合起来灵活地掌握。

3.脉象

如何运用脉诊来诊断胀病呢？黄帝曰：脉之应于寸口，如何而胀？岐伯曰：**其脉大坚以涩者，胀也**。此是胀病在寸口脉象上的表现，提出了脉大坚以涩为胀病的脉象，道理如何？列表9-2-1如下。

表 9-2-1　脉大、坚、涩

脉大	邪气有余。洪脉：指下极大，来盛去衰，来大去长。脉洪阳盛血应虚，相火炎炎热病居。《濒湖脉学》：胀满胃翻须早治，阴虚泄痢可踌躇。
脉坚	邪气不散（坚实有力）
脉涩	气血滞涩而不通畅，血少或伤精。《濒湖脉学》：胃虚胁胀查关中。

4.脉象的脏腑辨证

除了通过临床见症外，本篇又提出从脉象的阴阳而辨别在脏在腑。**黄帝曰：何以知脏腑之胀也。岐伯曰：阴为脏，阳为腑**。脉大坚涩是不同的脉象，亦能分别阴阳。脉大而坚，属阳脉，病在于腑。脉坚而涩，属阴脉，病在于脏。故马莳曰："然脉大而坚者，为阳脉，其胀在六腑。脉涩而坚者，为阴脉，其胀在五脏也。"

（五）胀病的治疗

1.胀病初起治疗原则

（1）无问虚实，工在急泻

取三里而泻之，近者一下，远者三下，无问虚实，工在疾泻。胀病初起之时，邪气过盛，所以应当无问其虚实。不管其属虚、属实都以疾泻之法，泻其邪实，祛邪扶正最为适宜。应当取足三里之穴位为宜（不管五脏六腑何种胀病）。因足三里为足阳明胃经穴位，胃为水谷之海，卫气之源，故取之。如胀病位浅且距三里近，则泻针一次即得。如病深，距三里远者，则须连续泻三次方可。《甲乙经》云："凡五脏六腑之胀皆取三里，三里者胀之要穴也。"

（2）初得胀病，泻之不去之理

一般初得胀病而泻其邪实，则能愈病，此是其常，亦有其变。故**黄帝问于岐伯曰：胀论言无问虚实，工在疾泻，近者一下，远者三下，今有其三而不下者，其过焉在?**此即首先提出了针刺不效的问题，虽然理论上说不管虚证、实证，作为医者应急速给以泻法。按其刺一、刺三之道理而胀病不祛，是何缘故？

正常针刺手法：**岐伯对曰：此言陷于肉肓，而中气穴者也**。肉肓，肓是肓膜。陷于肉肓，是指深刺至肌肉之间的空隙。张景岳说："肓者，凡腔腹肉理之间，上下空隙之处，皆谓之肓，不独以用胸膈为言。"气穴，指全身穴位的统称，是全身经脉、脏腑之气贯注之处。此是说明正常的疾泻胀病初起之邪的针灸手法，是指不管刺一下或刺三下之针刺手法，务须刺到肌肉之间的空隙，而且一定要刺中穴位，方能有效；如不然则不能达到取效目的。

错误的手法：一是未能刺中穴位。**不中气穴，则气内闭**，没刺到应刺的穴位，则邪气不能出，仍然留闭于内。二是未能深刺至病变部位。**针不陷肓，则气不行**，指若

手法粗略，针刺没有深入到肌肉之间的空隙，则阻滞的营卫之气仍不能畅行。

治疗错误结果：**上越中肉，则卫气相乱，阴阳相逐。**是说被阻滞之气，不能畅行，反而能导致邪气上越，等到邪气到了被妄加针刺的肌肉内，使之与卫气相乱，则阴阳之邪，相互争逐于内。则使卫气乱而失常，反使阴阳邪气相争而将异常。**其于胀也，当泻不泻，气故不下，**对于胀病来说，虽然进行治疗，因为没有刺中要害之穴位，应该泻之而不泻，所以邪气自己就不能祛掉。气机不下，胀故不消。

错误治疗处理：**三而不下，必更其道，气下乃止，不下复始，可以万全，乌有殆者乎？**不下复始，是指邪气不去再重复进行。是说假如刺中穴位，三次针刺而仍不能下者，说明所刺治的穴位不恰当，应另外更换穴位，重复再进行针刺，以至胀气消退为止。若胀仍然不消，则可再换穴位针之。这是很安全的治疗方法，可以放心进行治疗，并没有什么危险存在。

其于胀也，必审其朘，当泻则泻，当补则补，如鼓应桴，恶有不下者乎？恶，音乌。无有之意。当然，对于胀病还要注意其虚实的反映，辨别虚实。必审其脉：脉有两种解释，一作与朘，指口唇的溃疡；二为脉。张景岳说："唇疡曰朘，盖胀之微甚，必见于唇，故当审之于此，以察其虚实。然朘字未妥，必脉字之误也。"所以当脉字讲。作唇疡讲，当然也能讲通，盖脾主肌肉，胀则先反映于唇也，但不如脉恰当，因当泻当补在于查脉，而当审虚实也。

2. 胀病总的处理原则

明了病理，掌握手法。**凡此诸胀者，其道在一，明知逆顺，针数不失。**诸如上述，各种的胀病，其病理都是因为卫气逆乱所致，其治疗原则也是一致的。如能明确的了解了气血顺逆的运行关系，并能不失其针刺的次数，即适当地掌握针刺的次数和手法，就能治愈疾病。

粗工、良工之区别及不同预后如下。

粗工：实实、虚虚，留邪伤正。**泻虚补实，神去其室，致邪失正，真不可定，粗之所败，谓之夭命。**真不可定，真即真气。真不可定，是说真气不能稳定的内守而营养全身。虚则补之，实则泻之，这是正常的原则，反之泻虚补实则能留邪而徒伤正气，使神气不能内守，使真元之气不能营养全身。这都是由于医生的粗率的医疗作风所造成的严重的后果。甚则往往还能使人致死，当然也反映了粗工低劣的医疗技术。

良工：补虚泻实，祛邪留正。**补虚泻实，神归其室，久塞其空，谓之良工。**一般高明的医者，则是按大法，即虚则补之，实则泻之的原则，使正气、神气充沛而安守于内，皮肤、肌腠、孔窍经常能固密而不外泄，使卫阳固密于外，以防邪侵和深入。

总之胀病初起，邪盛当泻，而病久正虚，则临床又当以补虚为主。因此临床辨证治疗须要灵活掌握，不可拘泥于成法。

水胀第五十七

篇解及中心大意

　　本篇论述了水肿与肤胀、鼓胀、肠覃、石瘕等证，在病因证候方面的鉴别。其中以讨论水胀为主，故篇名《水胀》。

【原文】

　　"黄帝问于岐伯曰：水①与肤胀②、鼓胀、肠覃③、石瘕④、石水⑤，何以别之？岐伯答曰：水始起也，目窠上微肿，如新卧起之状，其颈脉动，时咳，阴股间寒，足胫瘇⑥，腹乃大，其水已成矣。以手按其腹，随手而起，如裹水之状，此其候也。

　　黄帝曰：肤胀何以候之？岐伯曰：肤胀者，寒气客于皮肤之间。鼞鼞然不坚，腹大，身尽肿，皮厚，按其腹窅⑦而不起，腹色不变，此其候也。

　　鼓胀何如？岐伯曰：腹胀身皆大，大与肤胀等也，色苍黄，腹筋起⑧，此其候也。

　　肠覃何如？岐伯曰：寒气客于肠外，与卫气相搏，气不得荣，因有所系，癖而内著，恶气乃起，瘜肉乃生。其始生也，大如鸡卵，稍以益大，至其成，如怀子之状，久者离岁⑨，按之则坚，推之则移，月事以时下，此其候也。

　　石瘕何始？岐伯曰：石瘕生于胞中，寒气客于子门，子门闭塞，气不得通，恶血当泻不泻，衃以留止⑩。日以益大，状如怀子，月事不以时下，皆生于女子。可导而下⑪。

　　黄帝曰：肤胀、鼓胀可刺耶？岐伯曰：先泻其胀之血络⑫，后调其经，刺去其血络也。"

【词解】

①水：就是指的腹水。

②肤胀：是皮肤发胀。

③肠覃：覃，通"蕈"，覃音寻。《玉篇》："蕈，地菌也。"肠中垢渣凝聚生息肉，犹湿气蒸郁，蕈生于土木，故谓"肠覃"。即生于肠外的恶肉如菌状，即是恶性赘瘤。

④石瘕：瘕、瘕、积、聚之一，表

现为少腹硬坚，月经闭止，生于妇女。

⑤ **石水**：是一种病症，在本篇无明文介绍，但在以往我们学过《灵枢·邪气脏腑病形》说："肾脉……微大为石水，起脐已下，至小腹睡睡然，上至胃脘，死不治。"《素问·阴阳别论》说："阴阳结斜，多阴少阳曰石水，少腹肿。"《金匮要略》说："石水其脉自沉，外证腹满不喘。"总起来说，石水是寒邪结滞，位脐下至小腹，按之硬痛满胀，脉沉细微的一种严重疾病。

⑥ **瘇**：音踵，肿足曰"瘇"。

⑦ **窅**：音杳。凹陷之意。

⑧ **腹筋起**：《太素》"筋"作"脉"。腹部有青色脉胀起如筋，故曰"腹筋起"。

⑨ **离岁**：《类经》注云："越岁也。"即经年的意思。

⑩ **衃以留止**：衃，败恶凝聚之血。《类经》注云："衃以留止，其坚如石，故曰石瘕。"

⑪ **可导而下**：可用导血下行之法治之。

⑫ **先泻其胀之血络**：《甲乙》"泻"作"刺"。

【分析串讲】

（一）篇名解释

本篇篇名为《水胀》，但是其中包括了腹水（水胀）、肤胀、膨胀、肠覃、石瘕等病症。这些病症都是寒水之邪为患。如余伯荣说："此篇论寒水之邪，而为水与肤胀鼓胀肠覃石瘕诸证。经云：太阳之上，寒水主之。寒者，水之气也。"五种病症虽有不同，但是临床见症却很相似，并且以水胀为主，故统以《水胀》名篇。

（二）五种病简述

1.病名介绍

《灵枢·水胀》说："黄帝问于岐伯曰：水与肤胀、鼓胀、肠覃、石瘕、石水，何以别之？"首先提出了腹水与肤胀、鼓胀、肠覃、石瘕、石水这几种病的鉴别诊断问题，这几个病名都比较生疏。水，就是指的腹水。肤胀，是皮肤发胀。肠覃，即生于肠外的恶肉如菌状，即是恶性赘瘤。石瘕，是癥、瘕、积、聚之一，表现为少腹硬坚，月经闭止，多生于妇女。石水，是一种病症，在本篇无明文介绍，但在以往我们学过《灵枢·邪气脏腑病形》说："肾脉……微大为石水，起脐已下，至小腹睡睡然，上至胃脘，死不治。"《素问·阴阳别论》说："阴阳结斜，多阴少阳曰石水，少腹肿。"《金匮要略》说："石水其脉自沉，外证腹满不喘。"总起来说，石水是寒邪结滞，位脐下至小腹，按之硬痛满胀，脉沉细微的一种严重疾病。

2. 腹水

（1）症状

水始起也，目窠上微肿，如新卧起之状，其颈脉动，时咳，阴股间寒，足胫瘇，腹乃大，其水已成矣。以手按其腹，随手而起，如裹水之状，此其候也。 此为腹水初起之时所见症。目窠上，指眼下之部位。马莳曰："目之下为窠，俗名卧蚕。"腹水初起，则先从上肿起，故眼下肿如晨刚起之状，且是久而不退。颈部的人迎脉象搏动明显。因寒水之邪属阴盛，故阴股（两腿之间）寒凉。继之小腿足踝皆肿，水势愈盛，则肚腹胀大，说明病已成，用手按其腹壁则凹陷地方随手而起之，如皮裹水之状，这就是腹水的外候。

（2）病因

此是阴寒之水邪为病，或受湿淋雨、过饮等。余伯荣说："此太阳膀胱之水，溢于皮肤而为水胀也。"

（3）病机

太阳主寒水，太阳之气运行于肌表，寒水之邪随太阳之气溢于肌肤，故为水肿。足太阳之脉起于目内眦、上额交巅，循颈而下，目窠上微肿者，水邪循经而溢之于上也。

其颈脉动， 水邪伤气而及于脉也，是人迎脉动。张志聪曰："阳明之脉，自人迎，下循腹里，而水邪乘之，故为颈脉动。" **时咳，** 余伯荣说："咳者，水邪上乘于肺也。" **阴股间寒，足胫肿，** 太阳之气虚而水邪流溢于下也。**腹乃大，其水已成矣。** 水邪泛滥而脾土虚也。**以手按其腹，随手而起，如裹水之状，此其候也。** 水在皮中，故按之随手而起，如裹水之状，但是皮泽而薄。丹波元简认为："《平人气象论》曰：颈脉动，喘疾咳，曰水，目窠微肿如卧蚕之状，曰水。"与本节之《水胀》有相同之处。

发病机制：《灵枢·五癃津液别》说："阴阳气道不通，四海闭塞，三焦不泻，津液不化，水谷并行肠胃之中，别于回肠，留于下焦，不得渗膀胱，则下焦胀，水溢则为水胀。"

3. 肤胀

（1）病因

肤胀何以候之？岐伯曰：肤胀者，寒气客于皮肤之间。 肤胀是寒气客于皮肤之间，阻滞阳气的运行，致使营卫留止而不行所致的病证。张志聪曰："寒气客于皮肤之间者，阳气不行，病在气分。"

（2）症状

鼕鼕然不坚，腹大，身尽肿，皮厚，按其腹窅而不起，腹色不变，此其候也。

鼝鼝：音空，就是鼓声，中空而有声。宫而不起，是形容按之深陷不起之意。但是丹波元简又引证了很多资料，认为按之起与不起亦是鉴别的一个重要方面。如《灵枢·论疾诊尺》篇说："按其手足上，宫而不起者，风水肤胀也。"《金匮要略》说："皮水其脉亦浮，外证浮肿，按之没指，不恶风"，"按其手足上，陷而不起者，风水。"巢氏病源亦有相同的记载，称为"燥水"。由此推断肤胀就是《金匮》所谓的皮水、风水，巢氏《病源》所谓燥水。

4. 鼓胀

（1）病因

鼓胀何如？岐伯曰：腹胀身皆大，大与肤胀等也，与肤胀等同，亦属寒气为病。余伯荣说："此寒气乘于空廓之中，所谓脏寒生满病也。脏寒者，水脏之寒气盛，而火土之气衰也。"

（2）症状

与肤胀等同，只多两个鉴别症状。**色苍黄，腹筋起。此其候也**。黄属脾土，肝主筋，此为木邪胜而乘虚克土之败象也。余伯荣说："色苍黄，腹筋起者，土败而木气乘之也。"因为此鼓胀的肚腹胀大与肤胀等症相同，所以肚腹之上有青筋暴露，是其主要鉴别点。如马莳说："按：鼓胀与肤胀等，不言按之起与不起，当亦是不起者，惟其腹筋起者为辨。"

这说明水肿和肤胀的临床见症，当是在临床上进行腹诊时，叩击腹部就像击鼓一样的中空而不实，是崩崩的有声，腹部膨大。若一身皮肤都肿起，皮肤厚而且皮肤颜色不变者为水肿（腹水）。其皮泽而薄，发亮。如用手按之，被按压凹陷的皮肤不能随之胀起，这就是肤胀的症状。

（3）病理

因肤胀本为气病，气本无形，所以虽然鼓之如鼓，但是中空而不实，因气无处不至，气胀亦腹大一身尽肿。寒气在于肌腠，故皮厚宫深。夫水在皮中，故按之则起，此病之为气胀。若按其腹宫而不起，腹皮不变者，为水胀，寒气在皮肤，而脾土未伤也。

（4）关于气胀与水胀的鉴别

在前两段中以按之陷起为水胀，按之凹而不起为气胀（肤胀），这种鉴别方法虽较为简单，但在临床上不能单以这一症状而进行诊断。前辈医家，也有这种意见。如张志聪说："然按气囊者，亦随手而起，又水在肌肉之中，按而散之，猝不能聚，如按糟囊者，亦宫而不起，故未可以起与不起为水气辨。"他认为应这样鉴别，如表 9-3-1 所示。

表 9-3-1　水胀与气胀的鉴别

气胀（肤胀）	皮厚	色苍	一身尽肿	自上而下
水胀	皮薄	色泽	肿有分界，半截	自下而上

5. 肠覃

（1）病因

肠覃何如？岐伯曰：寒气客于肠外，与卫气相搏，气不得荣，因有所系，癖而内著，恶气乃起，瘜肉乃生。此说寒邪之气之客于肠外，与卫气相搏结，而成瘜肉之状，名为肠覃。张志聪说："此寒气客于肠外而生覃也，夫卫气夜循脏腑之募原，行阴二十五度，寒气客于肠外，与卫气相搏，则卫气不得营行矣，因有所系，癖而内著者，此无形之气，相搏于肠外空郭之中，而着于有形之膏募也。"

从此段可以理解到，寒邪入腹存留于肠外与卫气搏争，如有条件存在，此条件即发作恶性病之条件，即所谓有所系，即有系留之处所，则寒邪癖留而内著，从而引起恶性增生性疾病的发生。丹波元简亦说："覃义未详，盖此与蕈同……蕈，地菌也。肠中垢滓，凝聚生瘜肉，犹湿气蒸郁，生蕈于土木，故谓肠覃。"

（2）症状

其始生也，大如鸡卵，稍以益大，至其成，如怀子之状，久者离岁，按之则坚，推之则移，月事以时下，此其候也。即是说肠覃之成病，刚发之时，小如鸡蛋大小，如不进行治疗，不久则见胀大，等到病已成的时候就好像怀孕一样大小。久者离岁，言肠覃为病的病程可以很长，可以超过一年，甚至二年、三年不等。

肠覃为病的特点是：按之则坚，推之则移，言可活动，不妨碍月经（此与石瘕坚硬的不同点）。

（3）病理

按之则坚，推之则移，且附于肠外而不在胞中，故**月事以时下**，是言其生于肠外，与子宫无关也。故张志聪曰："是以血肉之恶气乃起，瘜肉乃生，而成此覃。久则离于脏腑之脂膜，如怀子之虚悬，按之则坚，推之则移，不涉于脏腑，故月事以时下。"

6. 石瘕

（1）病因

石瘕何始？岐伯曰：石瘕生于胞中，寒气客于子门，子门闭塞，气不得通，恶血当泻不泻，衃以留止。石瘕病变发生的部位是在胞中（子宫），是说寒气之邪，客于子门，子门即产子之门，子门得寒则闭塞。月经本是人体正常的生理，然子门闭塞，气不得通于外，因此恶血当泻出不得泻出，恶血又名衃血，留止于胞中，瘀积而成块。

故余伯荣说："胞中，血海也，在少腹内。男子之血，上唇口而生髭须，女子月事以时下。寒气客于子门，则子门闭，而胞中之血，当泻不泻，留积而成衃块。"

（2）症状及病理

日以益大，状如怀子，月事不以时下，皆生于女子。由于瘀血日积月累的存留，所以腹胀大日益明显，甚至大到如怀孕之状，月经不调，不能按时而来（与肠蕈鉴别）。故马莳曰："盖石瘕生于胞中，而不在肠外，故月事不以时下。"余伯荣说："血留胞中，故月事不以时下。"因此病多为寒邪客于子门，所以石瘕为病皆为女子所生。

（3）治疗

可导而下。因石瘕是由瘀血所成，所以可以应用攻导之法而祛之。另外肠蕈亦为瘀积所致，故也可攻之。元代之罗天益所著之《卫生宝鉴》有晞露丸等方以治肠蕈、石瘕之二病。

（三）肤胀、鼓胀治法

黄帝曰：肤胀、鼓胀可刺耶？岐伯曰：先泻其胀之血络，后调其经，刺去其血络也。用针治疗肤胀、鼓胀。应该用针来泻有郁血的络脉，然后根据其虚实证候，再进行调理。虚则用补针，实则用泻针，但必须以刺出其血络上的瘀血为主。故余伯荣说："肤胀者寒气客于外，鼓胀者寒气客于内，故先泻其胀之血络，后调其经，刺去其血络。盖先泻其外，后调其内，而复治其外，外内之相通也。"任谷庵曰："肠蕈、石瘕，乃有形之血积，可从气分而导之。肤胀、鼓胀，乃无形之气胀，可从血络而泻之，血气之相通也。"

（四）五病鉴别表解

本篇所论之肤胀和鼓胀属于无形的气胀，肠蕈和石瘕属于有形的血积，腹水则是水邪潴留于体内。其病因、症状、治疗各不相同，应参考后代著作，以求得全面认识。如表9-3-2所示。

表9-3-2　水胀、肤胀、鼓胀、肠蕈、石瘕的症状和鉴别

病名	症状	鉴别诊断
水胀	初起目窠上肿，颈脉动，时欬，阴股间寒，足胫肿，腹大	按其腹，随手而起，如裹水之状
肤胀	鼕鼕然不坚，腹大，身尽肿，皮厚	按其腹，窅而不起，腹色不变
鼓胀	腹胀，身皆大，大与肤胀相等	色苍黄，腹筋起
肠蕈	始生大如鸡卵，稍以盖大，甚则如怀子之状	按之坚硬，推之移动，月经按时来潮
石瘕	生于胞中，日以益大，状如怀子	月事不以时下

▌本篇小结

1. 本篇论述水胀、肤胀、鼓胀、肠覃、石瘕等症的病因、症状及鉴别诊断。
2. 五病病因、症状及鉴别诊断。

(思)(考)(题)

对水胀、肤胀、鼓胀、肠覃、石瘕五病如何鉴别?

《灵枢》自学篇

一、《邪气脏腑病形第四》

原文

黄帝曰：邪之中人脏，奈何？岐伯曰：愁忧恐惧则伤心，形寒寒饮则伤肺。以其两寒相感，中外皆伤^①，故气逆^②而上行。有所堕坠，恶血留内；若有所大怒，气上而不下，积于胁下，则伤肝。有所击仆，若醉入房，汗出当风，则伤脾。有所用力举重，若入房过度，汗出浴水，则伤肾。黄帝曰：五脏之中风，奈何？岐伯曰：阴阳俱感，邪乃得往^③。黄帝曰：善哉。

词解：

① 中外皆伤：外，指形寒，即外感风寒。中，指寒饮，即食饮寒凉。因肺主皮毛，其脏畏寒，故中外感寒，两伤于肺。

② 逆：原本作"道"。今从《脉经》《太素》作"逆"。

③ 阴阳俱感，邪乃得往：谓阴经阳经俱感受了邪气，才容易侵入内脏。

黄帝问于岐伯曰：首面与身形也，属骨连筋，同血合于气耳。天寒则裂地凌^④冰，其卒寒，或手足懈惰，然而其面不衣，何也？岐伯答曰：十二经脉，三百六十五络，其血气皆上于面而走空窍。其精阳气^⑤上走于目而为睛。其别气走于耳而为听^⑥。其宗气上出于鼻而为臭。其浊气^⑦出于胃，走唇舌而为味。其气之津液，皆上熏于面，而^⑧皮又厚，其肉坚，故天气甚寒，不能胜之也。

词解：

④ 凌：积冰也。

⑤ 精阳气：《类经》注云"精阳气者，阳气之精华也。故曰五脏六腑之精皆上注于目而为之精。"

⑥ 别气走于耳而为听：《类经》注云："别气者，旁行之气也。气自两侧上行于耳，则气达窍聪，所以能听。"

⑦ 浊气：《类经》注云："浊气，谷气也。谷入于胃，气达于唇舌，所以知味。"

⑧ 而：《太素》作"面"。

二、《营卫生会第十八》

原文

黄帝问于岐伯曰：人焉受气？阴阳焉会？何气为营？何气为卫？营安从生？卫于焉会？老壮不同气，阴阳异位，愿闻其会。岐伯答曰：人受气于谷，谷入于胃，以传与肺，五脏六腑，皆以受气，其清者为营，浊者为卫，营在脉中，卫在脉外，营周不休。五十而复大会。阴阳相贯，如环无端。卫气行于阴二十五度，行于阳二十五度，分为昼夜，故气至阳而起，至阴而止[1]。故曰：日中而阳陇为重阳，夜半而阴陇为重阴。故太阴主内，太阳主外[2]，各行二十五度，分为昼夜。夜半为阴陇，夜半后而为阴衰，平旦阴尽，而阳受气矣。日中而阳陇，日西而阳衰，日入阳尽，而阴受气矣。夜半而大会，万民皆卧，命曰合阴[3]。平旦阴尽而阳受气，如是无已，与天地同纪。

① 气至阳而起，至阴而止：止谓睡眠，起谓醒寤。张注云："气至阳，则卧起而目张，至阴则休止而目瞑。"

② 太阴主内，太阳主外：《类经》注云："太阴，手太阴也。太阳，足太阳也。内言营气，外言卫气。营气始于手太阴，而复会太阴，故太阴主内。卫气始于足太阳，而复会于太阳，故太阳主外。"

③ 夜半而大会，万民皆卧，命曰合阴：《类经》注云："大会，言营卫阴阳之会也。营卫之行，表里异度，故尝不相值。惟于夜半子时，阴气已极，阳气将生，营气在阴，卫气亦在阴，故万民皆瞑而卧，命曰合阴。"

黄帝曰：老人之不夜瞑者，何气使然？少壮之人不昼瞑者，何气使然？岐伯答曰：壮者之气血盛，其肌肉滑，气道通，营卫之行，不失其常，故昼精[4]

而夜瞑。老者之气血衰，其肌肉枯，气道涩，五脏之气相搏，其营气衰少而卫气内伐，故昼不精，夜不瞑。

④ 精：指精神清爽的意思。

黄帝曰：愿闻营卫之所行，皆何道从来？岐伯答曰：营出中焦，卫出下焦[5]。

黄帝曰：愿闻三焦之所出。岐伯答曰：上焦出于胃上口，并咽以上，贯膈而布胸中，走腋，循太阴之分而行，还至阳明，上至舌，下足阳明，常与营俱行于阳二十五度，行于阴亦二十五度，一周也。故五十度而复大会于手太阴矣[6]。

黄帝曰：人有热饮食下胃，其气未定，汗则出，或出于面，或出于背，或出于身半，其不循卫气之道而出，何也？岐伯曰：此外伤于风，内开腠理，毛蒸理泄，卫气走之，固不得循其道。此气慓悍滑疾，见开而出，故不得从其道，故命曰漏泄[7]。

⑤ 营出中焦，卫出下焦：《类经》注云："营气者，由谷入于胃，中焦受气取汁，化其精微而上注于肺，乃自手太阴始，周行于经隧之中，故营气出于中焦。卫气者，出其悍气之慓疾，而先于四肢分肉皮肤之间，不入于脉，故于平旦阴尽阳气出于目，循头项下行，始于足太阳膀胱经，而行于阳分，日西阳尽，则始于足少阴肾经而行于阴分，其气自膀胱与肾，由下而出，故卫气出于下焦。"又云："卫气属阳，乃出于下焦，下者必升，故其气自下而上，亦犹地气上为云也。营本属阴，乃有中焦而出于上焦，

上者必降，故营气自上而下，亦犹天气降为雨也。"按：《太素》《千金》并作"卫出上焦"，疑"下"字为"上"字之误。然则《类经》之注，于理亦通。

⑥常与营俱行于阳二十五度，行于阴亦二十五度，一周也。故五十度而复大会于手太阴矣：《类经》注云："上焦者，肺之所居，宗气之所聚。营气者，随宗气以行于十四经脉之中。故上焦之气，常与营气俱行于阳二十五度，阴亦二十五度。阴阳者，言昼夜也。昼夜周行五十度，至次日寅时复会于手太阴肺经，是为一周。然则营气虽出于中焦，而施化则由于上焦也。"

⑦漏泄：马莳注云："此热饮食之气，慓悍滑疾，见腠理之开，而遂出为汗，不得从卫气之道也，名之曰漏泄耳。"

黄帝曰：愿闻中焦之所出。岐伯答曰：中焦亦并胃中，出上焦之后，此所受气者，泌糟粕，蒸津液，化其精微，上注于肺脉，乃化而为血，以奉生身，莫贵于此，故独得行于经隧，命曰营气。

黄帝曰：夫血之与气，异名同类，何谓也？岐伯答曰：营卫者，精气也。血者，神气也。故血之与气，异名同类焉。故夺血者无汗，夺汗者无血，故人生有两死，而无两生⑧。

⑧人生有两死，而无两生：两，指夺血、夺汗两者而言。有两死，谓既夺其血，又夺其汗，故是死症。无两生，谓夺血而不夺汗，夺汗而不夺血，尚有回生之机。

黄帝曰：愿闻下焦之所出。岐伯答曰：下焦者，别回肠，注于膀胱，而渗入焉。故水谷者，常并居于胃中，成糟粕而俱下于大肠，而成下焦，渗而俱下，济泌别汁，循下焦而渗入膀胱焉。

黄帝曰：人饮酒，酒亦入胃，谷未熟而小便独先下，何也？岐伯答曰：酒者熟谷之液也，其气悍以清⑨，故后谷而入，先谷而液出焉。

黄帝曰：善。余闻上焦如雾，中焦如沤，下焦如渎，此之谓也。

⑨清：《太素》《甲乙》《千金》作"滑"。

三、《口问第二十八》

岐伯答曰：夫百病之始生也，皆生于风雨寒暑，阴阳喜怒，饮食居处，大惊卒恐，则血气分离，阴阳破败，经络厥绝，脉道不通，阴阳相逆，卫气稽留，经脉虚空，血气不次，乃失其常。论不在经者，请道其方。

黄帝曰：人之欠者，何气使然？岐伯答曰：卫气昼日行于阳，夜半则行于阴。阴者主夜，夜者卧。阳者主上，阴者主下。故阴气积于下，阳气未尽，阳引而上，阴引而下，阴阳相引，故数欠①。阳气尽，阴气盛，则目瞑；阴气尽而阳气盛，则寤矣。泻足少阴，补足太阳②。

词解：

①阴阳相引，故数欠：《类经》注云："欠者，张口呵吸，或伸臂展腰，以阴阳相引而然也。夫阳主昼，阴主夜，

阳主升，阴主降。凡人之寤寐，由于卫气。卫气者，昼行于阳，则动而为寤，夜行于阴，则静而为寐。故人欲卧未卧之际，欠必先之者，正以阳气将入于阴分，阴积于下，阳犹未静，故阳欲引而升，阴欲引而降，上下相引，而欠由生也。"今人有神疲劳倦而为欠者，即阳不胜阴之候。

②泻足少阴，补足太阳：卫气之行于阳者，自足太阳始，行于阴者，自足少阴始，阴盛阳衰，所以为欠，故当泻少阴补太阳。

黄帝曰：人之哕者，何气使然？岐伯曰：谷入于胃，胃气上注于肺。今有故寒气与新谷气，俱还入于胃，新故相乱，真邪相攻，气并相逆，复出于胃，故为哕。补手太阴，泻足少阴③。

词解：

③补手太阴，泻足少阴：《类经》注云："手太阴，肺经也。足少阴，肾经也。寒气自下而升，逆则为哕，故当补肺于上以壮其气，泻肾于下以引其寒。盖寒从水化，哕之标在胃，哕之本在肾也。"

黄帝曰：人之唏④者，何气使然？岐伯曰：此阴气盛而阳气虚，阴气疾而阳气徐，阴气盛而阳气绝，故为唏。补足太阳，泻足少阴⑤。

④唏：音希，悲泣时哽咽抽息之声。

⑤补足太阳，泻足少阴：杨上善注

云："以腑膀胱太阳气绝，故须补之；肾脏少阴气盛，故须泻之。"

黄帝曰：人之嚏者，何气使然？岐伯曰：阳气和利，满于心，出于鼻，故为嚏。补足太阳荣眉本，一曰眉上也⑥。

⑥补足太阳荣眉本，一曰眉上也：《类经》注云："凡阳虚于下，则不能上达而为嚏，补足太阳之荣于眉本者，其名攒竹，一曰眉上，亦即此穴。盖太阳与肾为表里，所以补阴中之阳也。观《宣明五气》篇云：'肾为欠为嚏'，其义正与此通。"一说：眉上指眉冲穴。

黄帝曰：人之哀而泣涕出者，何气使然？岐伯曰：心者，五脏六腑之主也。目者，宗脉之所聚也，上液⑦之道也。口鼻者，气之门户也。故悲哀愁忧则心动，心动则五脏六腑皆摇，摇则宗脉感⑧，宗脉感则液道开，液道开，故泣涕出焉。液者，所以灌精濡空窍⑨者也。故上液之道开则泣，泣不止则液竭，液竭则精不灌，精不灌则目无所见矣，故命曰夺精。补天柱，经挟颈⑩。

黄帝曰：人之太息者，何气使然？岐伯曰：忧思则心系急，心系急则气道约，约则不利，故太息以伸出之，补手少阴心主、足少阳，留之也⑪。

⑦上液：是指出于头部诸窍的液体，如眼泪、鼻涕、口涎之类。

⑧宗脉感：感，谓感动。杨上善注云："脏腑既动，脏腑之脉皆动，脏腑宗筋摇动，则目鼻液道并开。"

⑨ **灌精濡空窍**：灌，渗灌之意。精，作"精微"解。空，与"孔"同。全句谓渗灌精微，以濡润全身孔窍。

⑩ **补天柱，经挟颈**：马莳注云："当补足太阳膀胱经之天柱穴，此经乃挟于后之项颈者是也。"

⑪ **补手少阴心主、足少阳，留之也**：《类经》注云："手太阴，心经也。心主，手厥阴经也。足少阳，胆经也。助木火之脏，则阳气可舒，抑郁可解。故皆宜留针补之。"

黄帝曰：人之耳中鸣者，何气使然？岐伯曰：耳者，宗脉之所聚也。故胃中空则宗脉虚，虚则下溜⑫，脉有所竭者，故耳鸣。补客主人，手大指爪甲上与肉交者也⑬。

⑫ **下溜**：即下流。《类经》注云："阳明为诸脉之海，故胃中空则宗脉虚，宗脉虚则阳气不升而下溜，下溜则上竭，轻则为鸣，甚则为聋矣。"

⑬ **补客主人，手大指爪甲上与肉交者也**：客主人，即上关穴。《类经》注云："客主人，是少阳经穴，为手足少阳、足阳明之会。手大指爪甲上者，手太阴之少商穴，肺气所出之井，故皆当补之，以助其阳气。"按：手太阴为手阳明之里，今阴阳气血皆虚，故并补之。

《海论第三十三》

黄帝问于岐伯曰：余闻刺法于夫子，夫子之所言，不离于营卫血气。夫十二经脉者，内属于府藏，外络于肢节，夫

子乃合之于四海乎？岐伯答曰：人亦有四海，十二经水⑭。经水者，皆注于海。海有东西南北，命曰四海。黄帝曰：以人应之奈何？岐伯曰：人有髓海，有血海，有气海，有水谷之海，凡此四者，以应四海也。黄帝曰：远乎哉！夫子之合人天地四海也，愿闻应之奈何？岐伯答曰：必先明知阴阳表里荥输之所在，四海定矣。黄帝曰：定之奈何？岐伯曰：胃者，水谷之海，其输上在气街，下至三里；冲脉者，为十二经之海，其输上在于大杼，下出于巨虚之上下廉⑮；膻中者，为气之海。其输上在于柱骨之上下⑯，前在于人迎；脑为髓之海，其输上在于其盖⑰，下在风府。

⑭ **十二经水**：《灵枢·经水》篇云："经水者受水而行之。"又云："经脉者外合于十二经水，而内属于五脏六腑。"

⑮ **其输上在于大杼，下出于巨虚之上下廉**：大杼，经穴名，属足太阳膀胱经，在一椎下旁开三寸。巨虚之上下廉，即足阳明经之上巨虚穴（膝下六寸）及下巨虚（膝下九寸）。《类经》注云："冲脉起于胞中，其前行者，并足少阴之经，挟脐上行，至胸中而散；其后行者，上行背里，为经络之海。其上行者出于頏颡，下行者出于足。故其输上在于足太阳之大杼，下在于足阳明之巨虚上下廉。"

⑯ **柱骨之上下**：柱骨，即项骨，柱骨上指哑门，下指大椎。

⑰ **盖**：张志聪注云："盖，谓督脉之百会。"

四、《五癃津液别》第三十六

黄帝问于岐伯曰：水谷入于口，输于肠胃，其液别为五。天寒衣薄，则为溺与气。天热衣厚，则为汗。悲哀气并，则为泣。中热胃缓，则为唾。邪气内逆，则气为之闭塞而不行，不行则为水胀。余知其然也，不知其何由生，愿闻其道。

岐伯曰：水谷皆入于口，其味有五，各注其海①。津液各走其道，故三焦出气②，以温肌肉，充皮肤，为其津，其流而不行者为液。

词解：

① 各注其海：《类经》注云："各注其海者，人身有四海，脑为髓海，冲脉为血海，膻中为气海，胃为水谷之海也。五脏四海，各因经以受水谷之气味，故津液随化而各走其道。"

② 三焦出气：《类经》注云："此津液之有辨也。宗气积于上焦，营气出于中焦，卫气出于下焦。"按：三焦，《甲乙》《太素》俱作"上焦"。

天暑衣厚，则腠理开，故汗出，寒留于分肉之间，聚沫则为痛③。天寒则腠理闭，气湿④不行，水下留⑤于膀胱，则为溺与气⑥。

词解：

③ 聚沫则为痛：《太素》"聚沫"二字互倒，义同。杨上善注云："寒留分肉之间，津液聚沫，迫裂分肉，所以为痛。"

④ 湿：《甲乙》《太素》均作"涩"。作"涩"为是。

⑤ 留：古通"流"字，《甲乙》《太素》均作"流"。

⑥ 则为溺与气：张志聪注云："气者，膀胱为州都之官，津液藏焉，气化而出者为溺，藏于膀胱者，化生太阳之气。"

五脏六腑，心为之主，耳为之听，目为之候⑦，肺为之相，肝为之将，脾为之卫⑧，肾为之主外⑨。故五脏六腑之津液，尽上渗于目。心悲气并，则心系急，心系急则肺举，肺举则液上溢。夫心系与肺，不能常举，乍上乍下，故咳而泣出矣⑩。

词解：

⑦ 心为之主，耳为之听，目为之候：候，伺望也，即视察之意。《类经》注云："心总五脏六腑，为精神之主，故耳目肺肝脾肾，皆听命于心。是以耳之听，目之视，无不由乎心也。"

⑧ 脾为之卫：卫，侍卫也。《类经》注云："脾主肌肉而护养脏腑，故为心之卫。"

⑨ 肾为之主外：《太素》"外"作"水"。张注云："肾主外者，肾主藏津液，所以灌精濡孔窍者也。"《师传》篇云："肾者主为外，使之远听。"是言肾开窍于耳，能使远听，于义亦通。

⑩ 故咳而泣出矣：《类经》注云："当其气举而上，则为咳为泣也。凡人之

泣甚而继以嗽者，正以气并于上，而奔迫于肺耳。"

中热则胃中消谷，消谷则虫上下作⑪。肠胃充郭⑫，故胃缓，胃缓则气逆⑬，故唾出。

词解：

⑪ **虫上下作**：作，动作。《类经》注云："胃热则消谷中空，虫行求食，故或上或下，动作于肠胃之间。"

⑫ **肠胃充郭**：郭，同"廓"，扩张之意。《类经》注云："充郭者纵满之谓。"

⑬ **故胃缓，胃缓则气逆**：《太素》无二"胃"字。肠胃之气以下行为顺，故肠胃扩充驰纵，则令气上逆也。

五谷之津液，和合而为膏者⑭，内渗入于骨空，补益脑髓，而下流于阴股⑮。

阴阳不和，则使液溢而下流于阴⑯，髓液皆减而下，下过度则虚，虚故腰背痛而胫酸。阴阳气道不通，四海闭塞，三焦不泻，津液不化，水谷并行肠胃之中，别于回肠，留于下焦，不得渗膀胱，则下焦胀。水溢，则为水胀。此津液五别之逆顺⑰也。

词解：

⑭ **和合而为膏者**：《类经》注云："此津液之为精髓也。膏，脂膏也。"

⑮ **而下流于阴股**：阴股指大腿内侧。《太素》无"股"字，注云："下流阴中，补益于精。"

⑯ **阴阳不和，则使液溢而下流于阴**：

《类经》注云："阴阳不和则精气俱病，气病则不摄，精病则不守；精气不相统摄，故液溢于下，而流泄于阴窍。"

⑰ **津液五别之逆顺**：五别，指由津液所分别出之溺、汗、泣、唾、髓五液而言。津液五别为顺，若津液之道壅闭不通而水胀，则为逆。

五、《天年第五十四》

黄帝问于岐伯曰：愿闻人之始生，何气筑为基？何立而为楯？何失而死？何得而生？岐伯曰：以母为基，以父为楯①；失神者死，得神者生也。

黄帝曰：何者为神？岐伯曰：血气已和，营卫已通，五脏已成，神气舍心，魂魄毕具，乃成为人。

黄帝曰：人之寿夭各不同。或夭寿，或卒死，或病久，愿闻其道。岐伯曰：五脏坚固，血脉和调，肌肉解利，皮肤致密，营卫之行，不失其常，呼吸微徐，气以度行②，六腑化谷，津液布扬③，各如其常，故能长久。

黄帝曰：人之寿百岁而死，何以致之？岐伯曰：使道隧以长④，基墙高以方⑤，通调营卫，三部三里起，骨高肉满⑥，百岁乃得终。

① **以母为基，以父为楯**：基，《说文》："墙始也。"筑墙必固其基，引申之，凡事物之本根皆曰"基"。楯，音义同"盾"，古时战具，执以蔽兵刃者。马莳注云："方其始生，赖母以为之基，坤道成物也；赖父以为之楯，阳气以为捍卫者也。"

②气以度行：杨上善注云："呼吸定量，气行六寸，以循度数，日夜百刻。"即气血运行的速度与呼吸保持正常的关系。

③津液布扬：杨上善注云："所谓泣、汗、涎涕、唾等布扬诸窍。"朱永年云："此言已生之后，借水谷之精气，资生营卫津液，资养脏腑形身，而后能长久。"

④使道隧以长：使道，是指鼻孔和人中沟。隧，是深邃之义。隧以长，是形容深而且长。杨上善注云："使道，谓是鼻孔使气之道，隧以长，出气不壅。"马莳注云："使道者，水沟也（俗云人中），其隧道以长。"

⑤基墙高以方：《类经》注云："基墙，指面部而言。骨骼为基，蕃蔽为墙。"按：方，广大也。《五阅五使》篇论面部色诊，有"方壁高基"之句，与此义同。

⑥三部三里起，骨高肉满：马莳注云："面之三里，即三部也。俗云三停，皆已耸起，其骨高，其肉满，所以百岁乃得终也。"按：三部三里，即额角、明堂（鼻）、地角三个部分。起，即高也。《五色》篇云："明堂骨高以起。"可证。

黄帝曰：其气之盛衰，以至其死，可得闻乎？岐伯曰：人生十岁，五脏始定，血气已通，其气在下⑦，故好走⑧。二十岁，血气始盛，肌肉方长，故好趋。三十岁，五脏大定，肌肉坚固，血脉盛满，故好步。四十岁，五脏六腑，十二

经脉，皆大盛以平定，腠理始疏，荣华颓落，发颇斑白，平盛不摇，故好坐⑨。五十岁，肝气始衰，肝叶始薄，胆汁始减，目始不明。六十岁，心气始衰，苦忧悲，血气懈惰，故好卧。七十岁，脾气虚，皮肤枯。八十岁，肺气衰，魄离⑩，故言善误。九十岁，肾气焦，四脏⑪经脉空虚。百岁，五脏皆虚，神气皆去，形骸独居而终矣⑫。

⑦其气在下：《类经》注云："天地之气，阳主乎升，升则向生，阴主乎降，降则向死。故幼年之气在下者，亦自下而升也。"马注云："其气在下，气盛于足之六经也。"

⑧走：《说文》段玉裁注云："《释名》曰：徐行曰步，疾行曰趋，疾趋曰走。"

⑨平盛不摇，故好坐：《类经》注云："天地消长之道，物极必变，盛极必衰，日中则昃，月盈则亏。人当四十，阴气已半，故发颇斑白，而平盛不摇好坐者，衰之渐也。"

⑩魄离：《甲乙》作"魂魄离散"四字。

⑪四脏：指肝、心、脾、肺四脏。

⑫形骸独居而终矣：形骸，即躯壳。终，终尽其天年也。

六、《五味论第六十三》

黄帝问于少俞曰：五味入于口也，各有所走，各有所病。酸走筋，多食之令人癃；咸走血，多食之令人渴；辛走气，多食之令人洞心①；苦走骨，多食

之令人变呕；甘走肉，多食之令人悗心。余知其然也，不知其何由，愿闻其故。

少俞答曰：酸入于胃，其气涩以收，上之两焦，弗能出入也。不出即留于胃中，胃中和温，则下注膀胱，膀胱之胞[2]薄以懦[3]，得酸则缩绻，约而不通，水道不行，故癃。阴者，积筋之所终也[4]，故酸入而走筋矣。

黄帝曰：咸走血，多食之令人渴，何也？少俞曰：咸入于胃，其气上走中焦，注于脉，则血气走之。血与咸相得则凝，凝则胃中汁注之。注之则胃中竭，竭则咽路焦，故舌本干而善渴。血脉者，中焦之道也，故咸入而走血矣[5]。

黄帝曰：辛走气，多食之令人洞心，何也？少俞曰：辛入于胃，其气走于上焦。上焦者，受气而营诸阳者也。姜韭之气蒸之，营卫之气不时受之，久留心下，故洞心[6]。辛与气俱行，故辛入而与汗俱出。

黄帝曰：苦走骨，多食之令人变呕，何也？少俞曰：苦入于胃，五谷之气，皆不能胜苦[7]，苦入下脘，三焦之道，皆闭而不通，故变呕。齿者，骨之所终也，故苦入而走骨。故入而复出，知其走骨也[8]。

黄帝曰：甘走肉，多食之令人悗心，何也？少俞曰：甘入于胃，其气弱小[9]，不能上至于上焦，而与谷留于胃中者，令人柔润者也。胃柔则缓，缓则虫动，虫动则令人悗心。其气外通于肉，故甘走肉。

词解：

① 洞心：马莳注云："洞心者，心内空也。"

② 胞：与"脬"通。《说文》："脬，膀胱也。"

③ 懦：《甲乙》作"耎"，《太素》作"濡"。按："耎"与"濡"，古字通，即"软"也。懦，柔弱之意。

④ 阴者，积筋之所终也：《甲乙》"终"下有"聚"字。《类经》注云："阴者，阴器也。积筋者，宗筋之所聚也。肝主筋，其味酸，故内为膀胱之癃而外走肝经之筋也。"杨上善注云："人阴器，一身诸筋终聚之处。"

⑤ 故咸入而走血矣：《类经》注云："血为水化，咸亦属水。咸与血相得，故走注血脉……然血脉必化于中焦，故咸入中焦而走血。"杨上善注云："肾主于骨，咸味走骨，言走血者，以血为水也。"

⑥ 久留心下，故洞心：马莳注云："姜韭之气，久留心下，则物在心下而气熏于上焦，上焦气凑，心内似空，故多食辛，必洞心也。"《类经》注云："过于辛则开窍而散，故为洞心。"

⑦ 五谷之气，皆不能胜苦：《类经》注云："味过于苦，则抑遏胃中阳气，不能运化，故五谷之气不能胜之。"

⑧ 故入而复出，知其走骨也：任谷庵云："夫肾主骨，肾为寒水之脏，苦性寒，故走骨，同气相感也。然苦乃火味，故入于下，而复出于上，以其性下泄而上涌也。"

⑨ 其气弱小：《甲乙》"小"作"少"，《太素》同。"小""少"义同。《类经》注云："甘性柔缓，故其气弱小，不能至于上焦。"

《百病始生第六十六》

黄帝问于岐伯曰：夫百病之始生也，皆生于风雨寒暑，清湿喜怒。喜怒不节则伤脏，风雨则伤上，清湿则伤下。三部之气，所伤异类，愿闻其会①。岐伯曰：三部之气各不同，或起于阴，或起于阳，请言其方。喜怒不节则伤脏，脏伤则病起于阴也；清湿袭虚，则病起于下；风雨袭虚，则病起于上，是谓三部②。至于其淫泆，不可胜数。

黄帝曰：余固不能数，故问先师，愿卒闻其道，岐伯曰：风雨寒热，不得虚，邪不能独伤人。卒然逢疾风暴雨而不病者，盖无虚，故邪不能独伤人。此必因虚邪之风，与其身形，两虚相得，乃客其形。两实相逢，众人肉坚。其中于虚邪也，因于天时，与其身形，参以虚实③，大病乃成。气有定舍，因处为名④。上下中外，分为三员⑤。

是故虚邪之中人也，始于皮肤，皮肤缓则腠理开，开则邪从毛发入，入则抵深，深则毛发立，毛发立则淅然，故皮肤痛。留而不去，则传舍于络脉，在络之时，痛于肌肉，其痛之时息，大经乃代⑥。留而不去，传舍于经，在经之时，洒淅喜惊。留而不去，传舍于输，在输之时，六经不通四肢，则肢节痛，腰脊乃强。留而不去，传舍于伏冲之脉，在伏冲之时，体重身痛⑦。留而不去，传舍于肠胃，在肠胃之时，贲响腹胀，多寒则肠鸣飧泄，食不化；多热则溏，出糜。留而不去，传舍于肠胃之外，募原之间，留着于脉。稽留而不去，息而成积。或著孙脉，或著络脉，或著经脉，或著输脉，或著于伏冲之脉，或著于膂筋⑧，或著于肠胃之募原，上连于缓筋⑨，邪气淫泆，不可胜论。

① 愿闻其会：杨上善注云："望请会通之也。"会通，即会合其理而通贯之。

② 三部：指上、中、下三部。杨上善注云："内伤五脏，即中内之部也。风雨从头背而下，故为上部之气；清湿从尻脚而上，故为下部之气。"《类经》注云："百病始生，非外感内伤，而复有上、中、下之分也。受病之始，只此三部。"

③ 参以虚实：参，参合也。马莳注曰云："可以见人之中于邪者，由于天时之虚，与其身形之虚，故参以虚实之法，则知大病之所由成也。"杨上善注云："虚者，形虚也。实者，邪气盛实也。两者相合，故大病成也。"

④ 气有定舍，因处为名：气，指邪气。定舍，即留止之处。杨上善注云："邪气舍定之处，即因处以施病名，如邪舍形头，即头眩等头病也；若舍于腹，即为腹痛泄利等病也；若舍于足，则为足悗不仁之病也。"

⑤ 上下中外，分为三员：员，《说文》："物数也。"即记数之量词，如言若干人称为若干员。马莳注云："三员，犹

言三部也。盖人身大体，自纵而言之，则以上中下为三部，自横而言之，则以在表、在里、半表半里为三部，故为上中下外之三员也。"

⑥ **大经乃代**：代谓代络受邪，《类经》注云："络浅于经，故痛于肌肉之间，若肌肉之痛时渐止息，是邪将去络而深，大经代受之矣。"

⑦ **体重身痛**：冲脉为血海，邪留冲脉，则血气不能充溢于身形，故体重身痛。

⑧ **膂筋**：《类经》注云："'膂''吕'同，脊骨也。脊内之筋曰'膂筋'。"

⑨ **缓筋**：即腹壁挟脐两旁之筋膜。

难经节选

绪　言

课　　题：《难经》简介及学习方法。

目　　的：1. 使学生明确《难经》是中医学的基础理论之一，是在《内经》的基础上，对中医学的基本理论的进一步阐发与补充，故《难经》也是学习中医必读之书，亦尊之为"医经"。

2. 使学生了解到，《难经》的理论是我国古代医学家长期与疾病做斗争，通过无数次临床实践验证的丰富经验和理论的总结。两千年来对于医疗实践有一定的指导价值，从而使学习者体会出中医药遗产的伟大，并通过《难经》的学习，培养与提高学生阅读古典医籍的能力，为学习中医其他各科打下基础。

3. 在学习《难经》前，首先使学生了解《难经》的内容及学术思想。其所具有的朴素的唯物主义思想，是临床指导的重要理论之一。

教学要求：1. 知道《难经》是中医学理论的基础之一，是经典理论。

2. 体会《难经》是《内经》的进一步发挥与补充，具有一定的重要性。

提　　纲：1. 何谓"难经"？

2.《难经》的成书时代。

3.《难经》的作者。

4.《难经》内容简介。

（二）学习方法

    1. 学习中医学为什么要学习《难经》？

      一是《难经》在中医学中的价值。在《内经》基础上对脉学、生理、病理均有补充与发挥。二是学习《难经》，为临床课及医疗实践开阔思路。

    2. 如何学习《难经》？

      一是掌握每难的基本理论，体会其精神实质。二是理论结合实践，可适当地结合诊断课的内容，如脉学。三是精读熟记。

思 考 题:《难经》在中医学术中有什么价值？

在绪言中，我们首先讨论三个问题：一、《难经》是什么？二、为什么要学习《难经》？三、如何学习《难经》？这三个问题是同学们在学习《难经》之前迫切需要知道的问题，同时认识这些问题，对《难经》的发展的来龙去脉有一定的正确见解，确实也很必要。

一、《难经》是什么？

《难经》是中医经典著作之一，是一部学习中医必读之书。它的内容包括了生理、病理、诊断、治疗等各个方面的理论，在《内经》的基础上对中医的理论有新的补充、创造和发挥。因此，在经典理论中，《难经》占有很重要的位置，对学习以后临床各学科课程均有指导意义，在临床治疗过程中《难经》的理论确有很高的指导价值，因此历代医家对《难经》均给予了很高的评价：如元代·滑伯仁说：《难经》"本《灵枢》《素问》之旨，设难释义，其间荣卫部位，脏腑脉法，与夫经络腧穴，辨之博矣，而阙误或多。愚将本其旨义，注而读之。即此本也。"

此说明《难经》不单总结了古代医家的实践经验，对我们临床实用更有指导意义，而且内容非常广泛，对于后世学者有重要启发作用。清·丁锦说："虽尺八十一条，而《内经》之全旨已具，其发明脉理证治针刺，率以一语该千百言之蕴，学者若致心研讨，自能悟千百言于一语之下。"

《难经》全书共包括八十一难，即是八十一篇文章，但我们要讨论的只是其中重要的、有代表性与临床应用的部分，共有二十九篇，并不是讲《难经》全文。

（一）何谓《难经》

为什么叫《难经》关于"难"字，历代医家大致有三种不同的看法。

第一种意见把"难"当作难易之难。即是说《难经》理论深奥不易了解，另一种说法是人体五脏六腑藏之于内，以脉测知不易，即难知之难。如杨玄操曰：（据《王翰林集注》，杨曾注解过《难经》）"名为八十一难，以其理趣深远，非卒易了故也。"又如黎泰辰序虞庶（字伯圭）《难经注》曰："谓之难者，得非以人之五脏六腑隐于内，为邪所干，不可测知，唯以脉理究其仿佛邪，若脉有重十二菽者，又有如按车盖，而若循鸡羽者，复考内外之证以参校之，不其难乎。"

另一种意见是把"难"当作"问难"的意思。如《史记·帝王世纪》云："黄帝命雷公、岐伯论经脉，旁通问难八十一为难经。"欧阳圭斋曰："《难经》先秦古文，汉以来答客难等作，皆出其后，又文字相质难之祖也。"清·丁锦曰："是经越人取经义之深微者，设为问难。"

第三种意见是"解释疑难"。即是对于《素问》《灵枢》经旨有疑难之处详加探讨，阐发古文经义。如徐灵胎说："夫素、灵之微言奥旨，引端未发者，设为问答之言，俾畅厥义也。"

总观以上历代注家各种见解，我们认为第二、第三种意见较为合适。从《难经》整个内容来看，并非因人体奥秘隐藏难知重加探索，更不是咬文嚼字的质难文章，而是在《内经》的基础上，对于其疑难问题、解释不够详尽的地方进行更进一步的探索与讨论，暂设以问答形式而已，所以把难字解释为"问难""解释疑难"是恰当的。

关于称"经"之意：胡应麟曰："考班志，扁鹊有《内经》九卷，《外经》十二卷或即今《难经》也。"但是日本丹波元胤认为这种说法也难信，《难经》虽本《内经》之精要，发其蕴奥，但与《素问》《灵枢》有所不同，所以他认为《难经》虽源自《内经》，不是所谓外经，而是"别一家言"，是另外一部著作。举例春秋三传（公羊、谷梁、左传），同样的记载当时春秋战国历史，可以三者并立。因此，素、灵、难三经亦可以并立，故此称其为经，言其与《内经》之《灵》《素》有同等之价值。经，是经纬，经典之意，就是中医学的经典理论。

二、《难经》的成书年代

关于《难经》的成书，目前尚无统一意见和最后结论，一般考究多从文字记载及文章结构上去找根据，未用历史发展现实去分析《难经》的思想实质及产生的历史条件，因此很难得出正确结论。

（一）成书于汉以前

首先肯定的是，《难经》的成书是在汉·张仲景以前。因为张仲景《伤寒论》序文中已提出："感往昔之沦丧，伤横夭之莫救，乃勤求古训，博采众方，撰用《素问》《九卷》《八十一难》《阴阳大论》《胎胪药录》，并《平脉辨证》，为《伤寒杂病论》合十六卷，虽未能尽愈诸病，庶可以见病知源，若能寻余所集，思过半矣。"可以看出在汉代已有《难经》的存在。关于其成书是在汉以前，还是在汉代，争论是比较大的，一般考证在汉以前成书，这是从历史发展现实及历史条件所分析的。

汉以前是秦，在秦始皇统一中国后，实行极端的中央集权，而秦始皇本身追求长生、推崇迷信，这样的社会条件不可能产生反迷信鬼神的《难经》。秦以前是春秋战国，春秋战国以前是夏、商、周。夏、商是奴隶社会，迷信鬼神，统治者利用天帝主宰一切的迷信来束缚奴隶。西周开始封建社会，也是以尊敬天帝、畏天知命作为统治人民的工具。另外，从经济、文化、科学等发展情况来看，含有唯物观点，具有能指导临床的《难经》也不可能产生于此一时代。

夏、商、周以后是春秋战国，从时代背景上来看，其成书于春秋战国是比较可靠的，当时已是封建社会。一是土地已经变为私有，生产积极性提高，铁器的广泛应用，手工业、商业繁盛，有了良好的经济基础。二是诸侯争霸，群雄纷起，各自为政，给百家争鸣形成了客观历史条件。三是在社会政治、经济变动的情况下，科学文化、学术思想有了很大发展，"诸子蜂起，百家争鸣"，著书立说形成了高潮。医学也不例外，随其他科学的发展，也有突飞猛进的发展，因此在这样的客观历史经济条件下，《难经》理论的完成或《难经》成书于春秋战国，一般是可信的。

（二）成书于汉代

另外一种意见认为《难经》成书于汉代。一般是通过《难经》的文字方面来考证的。如丹波元胤说："详玩其文，语气稍弱，全类东京，而所记亦多与东京诸书相出入者。"京：开封。咸阳是西京。如"元气"之称，始见于董仲舒《春秋繁露》和扬雄的《解嘲》，而至东汉则谈说者日多。又如秦越人的"男生于寅，女生于申"，《说文》段玉裁注、高诱《淮南子》注、《离骚章句》都有这种说法。"木所以沉，金所以浮"出于《白虎通》。"金生于巳，水生于申"又属于五行家之言。所谓《春秋繁露》（汉·董仲舒著）、《解嘲》（汉·扬雄著）、《白虎通》《淮南子》（汉·淮南王刘向撰）、《说文》（汉·许慎撰）等书都成书于汉。故丹波元胤说："且此经诊脉之法，分以三部，其事约易明，自张仲景、王叔和辈，执而用之，乃在医家，实为不灭之矜式。然徵之素灵，业已不同，稽之仓公诊籍，复又不合，则想其古法隐奥，以不遽易辨识，故至后汉或罕传其术者，于足时师据《素问》有三部九候之称，仿而演之，以作一家言者欤。"

当然，这种说法仅以文字上去推考，可信的程度也不太大，尚不能成为定论。但是《难经》其理论的系统完整化是在汉代以前，这也是无可质疑的，并且八十一难的名目可见于仲景自序，王叔和的《脉经》、皇甫谧的《甲乙经》也引证其经文，所以即使《难经》其成书不在春秋而在汉代，《难经》理论的价值和重要性也不失其为古典医经之一。因此一般现代医家认为《难经》成书于春秋战国。那么《难经》的著者是谁呢？

三、《难经》的作者

关于《难经》的作者，历来医家有三种意见，这三种意见所根据的文献不同，因此所得出的结论不同。现在把这三种意见介绍给大家。

（一）黄帝所著

如《太平御览》引《帝王世纪》说："黄帝有熊氏，命雷公、岐伯论经脉，旁通问难八十一为《难经》。"丹波元胤说："此经不详何人作，隋以上则附之于黄帝……《隋书·经籍志》云：《黄帝八十一难》二卷，盖原于《帝王世纪》之说也。"

（二）后人伪托之书

有一种意见认为是后人所作，伪托黄帝或扁鹊之名而成书，所根据的理由是书中一些名称提法多见于汉代，因此有人认为是汉代之人所作。如丹波元胤《难经疏证》说：谓之扁鹊所作，"唐而上无说，实为可疑矣。"《史记·扁鹊仓公列传》所载：扁鹊，战国时勃海郡，郑人也，得长桑君之传，治疗能洞见癥结，特假诊脉为名耳。

（三）秦越人所著

隋唐以后，大多数注家认为是春秋战国时代勃海卢国（郑国）秦越人所著。如唐·杨玄操说："黄帝八十一难经者，斯乃勃海秦越人之所作也，越人受长桑君之秘术，遂洞明医道，至能洞彻脏腑，刳肠剔心，以其与轩辕时扁鹊相似，乃号之为扁鹊。"其后，一般注解《难经》者，大多以杨玄操之看法为准，初步认为是秦越人所作。从古代史家的记载中更可以找到论据。如《旧唐书·经籍志》说："《黄帝八十一难》二卷，秦越人所撰。"

因此，根据自古以来大多数注家的看法，又参证了《旧唐书·经籍志》历史的记载，现代医学家一般认为《难经》是秦越人所作。如清·徐大椿《难经经释》说："云秦越人著者，始见于《新唐书·艺文志》，盖不可定，然实两汉以前书也。"所以认为作者是秦越人的这种说法，可信程度较大。

另外，除上述三种说法外尚有其他一些推测，如丁德用说："《难经》为华佗烬余之文，吴太医令吕广重编此经。"这是一种说法，认为作者是华佗。符合关于成书年代的第二种意见。王文洁说："扁鹊者，轩辕时扁鹊也，隐居岩岳，不登于七人之列，而自作八十一难经，以后秦越人注之。"这种说法不太可信，只是其自己的臆测而已，因为即使《灵枢》《素问》是假托黄帝、岐伯等之名，春秋时人所作，成书于春秋战国，其《难经》只能比《内经》之《灵》《素》晚而不可能比《内经》早，怎么能说《难经》就是轩辕时代之扁鹊所作呢？

四、《难经》内容简介

（一）《难经》的特点

一是，文章结构以条例形式分节分段清晰明了，很少发生文意矛盾，颠倒等弊病。二是，文章以问答体系为主，言简而言括，条理分明，有"知其要者，一言而终"（《素问·至真要大论》）之气势。三是，古代遗下之书，漏文错简者非常之多，唯独《难经》因是以数目字冠其篇首，所以尚存有原貌，是非常难得的。故丁锦说："传世之书，缮写多讹，独难经历三千年来，所误不过数字。"

（二）《难经》的内容

脉学：对于诊脉查病进行诊断方面，《难经》的论述有很强的系统性，关于"独取寸口"，确定关部等方面，后代医家有很高的评价。如张山雷誉为"后世不桃之祖"，有人称为这是"《难经》独得之秘"，另外对于劳损病的诊断治疗亦提出了独特的指导原则。

生理：在经络学说上，详尽说明了奇经八脉的循行及其生理功能，补充了《内经》之不足，并创造性的论述了阳络、阴络与阳跷、阴跷之关系，在临床上有很大的指导意义。

病理：对某些疾病之症状、病理、传变作了全面的说明，并对某些疾病之病理，作了切实的研究（如胃泄、脾泄、大肠泄、大瘕泄、中风、伤寒等）

治疗：对于补泻方面有独到的见解，如提出了"泻南补北"的理论。首先提出了"见肝之病，当先实脾"等理论，给后世医家有很大的启发，张仲景即是在此基础上完整与进一步阐明了这一重要的治疗理论。另外，又如对腧穴及针刺手法等，亦较前有具体的说明，更赋予了新的见解。

五、学习方法

（一）学习《难经》的重要意义

1. 正确理解《难经》在中医学中的价值

《难经》的成书在《内经》的基础上，总结了汉以前的医生和劳动人民的宝贵临床经验，并对《内经》作了进一步的补充与阐发。

《难经》理论是具体的实践经验的结晶，具有朴素的辩证唯物的原则，改变了迷信、符咒、巫术等治病的迷信方法，以朴素之辩证法指导了实践。

与《内经》之《灵》《素》一起奠定了中医学的理论基础，几千年来指导了人民的医疗保健事业，确有其临床实用价值。

2. 学习《难经》为临床各科及医疗实践开阔思路

《难经》的理论是从实践中产生的，又反复的通过实践的验证，因此中医学的临床各科无一不以《内经》《难经》理论原则为基础、为依据。学习《难经》不仅为其他各科开阔思路，而且因为它是中医学宝库的不可分割的一部分，学习它、研究它，对发掘中医学遗产，创建与发展中医学理论体系有很重要的意义。

（二）如何学习《难经》

掌握每难的基本理论，体会其精神实质。在学习中要全面灵活地看问题，不能机械地看问题，理解《难经》的理论，要辩证地来看《难经》的理论实质。

理论结合实践，适当地结合现学之功课，如诊断、方剂课程，如脉学等，从实际的举例中深入地去理解。

发挥主观能动性，精读熟记，多看、多想、多讨论。

《难经》是古典医经，文字文章结构都较深奥，但是"熟能生巧"，多读几遍，多读一些参考书，自能领会每难之实质精神。另外背诵一些章节，这也是很重要的。通过背诵，一方面能进一步深入体会与理解理论内容，另一方面对以后中医学术水平的提高能打下扎实的基础。

一　难

课　题：论脉取寸口原理及经脉荣卫循行度数。

目　的：1. 说明诊脉独取寸口的基本原理，为学生学习诊断切脉打下基础。

　　　　2. 从手太阴脉动的重要性，说明气血营卫循行及肺朝百脉与五脏六腑之关系。

　　　　3. 通过经脉营卫循行的讲解，使学生了解气血周行的度数及其终始。

要　求：1. 通过本难讲解，使学生了解脉取寸口的基本道理。

　　　　2. 一般理解，不要求背诵。

提　纲：1. 十二经皆有动脉的原理（包括全身性三部九候原理）。

　　　　2. 寸口脉为手太阴肺动脉，独取寸口之寸口与十二经脉、周身脏腑气血之关系。

　　　　3. 营卫、经脉在周身循行之理论。

讨 论 题：为什么脉诊独取寸口能诊断五脏六腑及全身气血之病变？

【原文】

"曰：十二经皆有动脉，独取寸口，以决五脏六腑死生吉凶之法，何谓也？然[①]：寸口者，脉之大会，手太阴之脉动也。人一呼脉行三寸，一吸脉行三寸，呼吸定息，脉行六寸。人一日一夜，凡一万三千五百息[②]，脉行五十度，周于身，漏水下百刻[③]，荣卫行阳二十五度，行阴亦二十五度，为一周也，故五十度复会于手太阴。寸口者，五脏六腑之所终始，故法取于寸口也。"

【词解】

① 然：滑义云："然者，答辞。"下仿此。

② 一万三千五百息：此乃按照练气功时调息之数约计而得，若在平时，则远不止此数。

③ 漏水下百刻：古代以漏壶盛水滴漏来计算时间，壶面共刻有一百刻数，百刻水尽，正好一日一夜，故曰"漏水下百刻"。

【分析串讲】

第一难，首先开篇提出了中医望、闻、问、切的脉诊，就是以脉象来诊断人体疾病的问题。在脉诊以决五脏六腑疾病之中，首先要搞明白的是为什么以"独取寸口"来代表脉诊（全身性脉诊）的基本理论。以"独取寸口"来进行脉象诊断，这是"难经"创造性的发展。详细内容如下所述。

（一）十二经动脉之分布及动脉之原理

人体周身有十二经脉，即手足三阴与手足三阳，周身气血按经脉的循行通路，循环不息的流通着，以营养周身筋骨、肌肉进行活动。在这十二经脉循行的不同路线上，气血在不同的俞穴位置，呈现搏动的感觉。用手按之搏动不止，每一经有每经之搏动点，这就是十二经的"动脉"，但是十二经为什么会呈现"动脉"呢？如丁德用说："故十二经通阴阳行气血。又经者，径也，递相灌溉，无所不通。所以黄帝云十二经处百病，次决死生，不可不通也，其言十二经皆有动脉者，即在两手三部各有会动之脉也。"径，道路。递相，依次。两手三部，即寸口之部位脉动。所以，由此看出，十二经有"动脉"，正是说明气血流行通畅的意思。只有十二经动脉，搏动不息，气血才能畅行无阻、灌溉周身。十二经脉之"动脉"在人体如何分布呢？

手太阴肺经：脉动中府、云门、天府、侠白。吕广注曰："手太阴脉动太渊。"杨玄操曰："又动尺泽。"手阳明大肠经：脉动合谷、阳溪。吕广说："手阳明动口边。"杨曰：口边，"地仓穴也。"手少阴心经：脉动极泉、神门。杨玄操说："又动灵道、少海。"手太阳小肠经：脉动天窗。吕广说："手太阳动目外眦。"杨玄操曰："瞳子髎穴也"。手厥阴心包经：脉动劳宫。手少阳三焦经：脉动禾髎。吕广说："手少阳动客主人。"

足太阴脾经：脉动箕门、冲门。足阳明胃经：脉动大迎、人迎、气街、冲阳。足少阴肾经：脉动太溪、阴谷。足太阳膀胱经：脉动委中。吕广曰："足太阳动委中。"足厥阴肝经：脉动太冲、五里、阴廉。杨玄操曰："按：厥阴脉动于回骨焉。"足少阳胆经：脉动听会、颔厌。吕广说："足少阳动耳前。"杨玄操注："下关穴也，又动悬钟。"

这是十二经动脉在人体的分布，虽然各家注解有所不同，但大致差不多，可以参考。因为周身十二经皆有动脉，所以在古代中医学产生了全身性的三部九候诊脉法。这与十二经是有联系的。如《素问·三部九候论》说："有下部，有中部，有上部，部各有三候。三候者，有天，有地，有人也……上部天，两额之动脉。上部地，两颊之动脉。上部人，耳前之动脉。中部天，手太阴也。中部地，手阳明也。中部人，手少阴也。下部天，足厥阴也。下部地，足少阴也。下部人，足太阴也。"

上部天：足少阳脉气。上部地：鼻孔下两旁，近于巨髎。足阳明脉气。上部人：耳前陷中，手少阳脉气。中部天：肺脉，经渠，动应于手，手太阴脉气。中部地：合谷之分，手阳明脉气。中部人：谓心脉，掌后锐骨，神门之分，手少阴脉气。下部天：肝脉，五里、太冲，足厥阴脉气。下部地：太溪之分，足少阴脉气。下部人：箕门之分，足太阴脉气。

这是古代三部九候的诊脉部位与方法，但是现在并不以此种方法切脉，而是用"独取寸口"的方法，因此接着讲第二问题。

（二）为什么脉要"独取寸口"？

后世发展认为全身性切脉法比较烦琐，全身上下都要切到，且男女不便。因此，《难经》发明以"寸口"来切脉的方法，其根据如下所述。

1. 寸口为周身气血经脉之大会

何谓"寸口"："寸口"就是寸、关、尺三部，位于掌后腕关节部位，也就是"掌后高骨之左右。"

"寸口"为手太阴动脉之所在。手太阴肺经的循行，是"起于中焦，下络大肠，还循胃口，上膈属肺。从肺系横出腋下，下循臑内，行少阴、心主之前，下肘中，循臂内，上骨下廉，入寸口，上鱼循鱼际，出大指之端。"（《灵枢·经脉》）入寸口，就是指"独取寸口"的寸口，即是手太阴肺动脉太渊穴、经渠穴的所在部位，所以寸口就是太渊、经渠等所在的部位。

手太阴肺与其他经脉存在密切的关系："肺朝百脉"为"脉之大会"，人身的营养经气、营血的循行都要归结于肺，因此肺能朝百脉。如《素问·经脉别论》说："脉气流经，经气归于肺，肺朝百脉，输精于皮毛，毛脉合精，行气于腑，腑精神明，留于四脏，气归于权衡，权衡以平，气口成寸，以决死生。"气口，即寸口。又如《素问·五脏别论》说："气口何以独为五脏主？……胃者，水谷之海，六腑之大源也，五味入口，藏于胃，以养五脏气，气口亦太阴也，是以五脏六腑之气味，皆出于胃，变见于气口。"

所以说，营养水谷之气经胃的腐熟消化，经脾的运化输布，归于经脉。经脉之气环行全身以养四肢百骸。但是这些经脉之气，都要经肺的调节，所以说总归于肺。肺为五脏之华盖，贯通诸脉，为百脉之要会，因此当五脏六腑及其相应的经脉发生病变时，皆能影响肺经。故吕广注说："太阴者，肺之脉也，肺为诸脏上盖，主通阴阳，故十二经皆会于手太阴寸口。"

现在我们了解了上面两个问题，即是十二经都有各自的动脉，及为什么临床诊疾病以独取寸口为主，难经第一难的原文就是谈这个问题。如《难经·一难》曰："十二经皆有动脉，独取寸口，以决五脏六腑死生吉凶之法，何谓也？然：寸口者，脉之大会，手太阴之脉动也。"决五脏六腑死生吉凶，可以诊断五脏六腑病变的轻重及预后的善恶。何谓也，为什么的意思。然，答问，是。脉之大会，言气血总的会聚之处所。

2. 寸口为周身五脏六腑气血循行的起止点

周身经脉的长短。根据《灵枢·脉度·五十营》之记载，手足三阴三阳加任督，阴阳两跷，左右共合二十八脉，环周全身，其总长度共为十六丈二尺（162 尺）。

气血日夜在全身循环之次数。人一呼脉行三寸，一吸脉行三寸，加起来呼吸一次脉行六寸。根据测定及《难经》的记载，人一日一夜共呼吸 13500 次，那么算一算在一日夜中气血经脉循行的长度：6 寸 ×13500=81000 寸＝ 8100 尺。经脉循环一周的长度是 162 尺。8100 尺 ÷162 尺＝ 50 周次。所以气血在人身体一昼夜循环五十周次，昼夜对半分，则白天 25 周次，夜间 25 周次。

经脉气血在一昼夜循环五十周次，终始于手太阴寸口。气血环行起于寸口，经循环五十周，又止于手太阴肺经。根据子午流注手足三阴三阳的主令时间，以十二地支计算为：肺寅大卯胃辰宫，脾巳心午小未中。申膀酉肾心包戌，亥焦子胆丑肝通。

因此，以子午流注来看，气血起于寅，而终于寅，气血循环十二经 50 周次而复会于手太阴寸口。所以，清·丁锦说："一日夜五十会于寸口，荣卫血气，一日夜会于寸口也……手太阴者，肺也，肺朝百脉，所以十二经统会于此，故曰寸口脉之大会也。"

《一难》第二小节即说明这个问题。原文说："**人一呼脉行三寸，一吸脉行三寸，呼吸定息，脉行六寸。人一日一夜，凡一万三千五百息，脉行五十度，周于身，漏水下百刻，荣卫行阳二十五度，行阴亦二十五度，为一周也，故五十度复会于手太阴。寸口者，五脏六腑之所终始，故法取于寸口也。**"定息，一呼一吸终了谓之定息。漏水下百刻，古代以铜壶滴漏记时，一百记刻度为一日夜。

▍本难小结

通过《第一难》讲解，首先使我们明白了诊脉独取寸口的重要意义，并且提出了"寸口是脉之大会"，是五脏六腑气血循环的起止点，这是《难经》在《内经》论述寸口的理论上的重要发挥，在诊断上具有重要地位。因此一定要很好地理解其内涵，为今后学习打下理论基础。

二 难

课　题：论寸、关、尺之长度及其阴阳属性。

目　的：1. 进一步说明尺寸部（气化）与经脉之密切关系。

2. 进一步说明寸、关、尺三部位置的划分及其阴阳属性，了解以把高骨作为分界点，关前寸、关后尺配属阴阳，使学生了解到这是依阴阳上下、阳浮阴沉，以及所候内脏的阴阳属性而确定。

3. 通过本课使学生了解寸、关、尺三部的具体长度，关前九分，关后一寸。

提　纲：1. 脉有尺寸即是寸口，是人体经脉气血汇聚之处。

2. 以关为分界点划分尺寸，及配属阴阳。

3. 寸、关、尺实际长度的确定。

讨 论 题：中医脉诊寸、关、尺是如何划分的，其阴阳配属为何？

【原文】

"曰：脉有尺寸，何谓也？然：尺寸者，脉之大要会也。从关至尺是尺内，阴之所治也。从关至鱼际是寸口内，阳之所治也。故分寸为尺，分尺为寸①。故阴得尺内一寸，阳得寸内九分②，尺寸终始一寸九分，故曰尺寸也③。"

【词解】

①分寸为尺，分尺为寸：徐大椿《难经经释》（下称《经释》）云："言关上分去一寸，则余者为尺。关下分去一尺，则余者为寸，此言尺寸之所以得名也。"

②阴得尺内一寸，阳得寸内九分：《经释》云："此二句又于尺寸之中，分其长短之位，以合阴阳之数。一寸为偶数，九分为奇数也。盖关以下尺泽皆谓之尺，而诊脉则止候关下一寸。关以上至鱼际皆谓之寸，而诊脉止候关以上九分。故曰：尺中一寸，寸内九分也。"

③尺寸终始一寸九分，故曰尺寸也：《经释》云："此又合尺寸之数而言。然得一寸不名曰寸，得九分不名曰分者，以其在尺之中，寸之中也。"

【分析串讲】

通过第一讲我们已经知道了为什么"脉独取寸口",但是怎么取呢?寸、关、尺如何划分呢,现在这一课就来解答这个问题。详细内容如下所述。

(一)尺寸与气口、寸口之关系

脉有尺寸,何谓也?然:尺寸者,脉之大要会也。大要会,五脏六腑相应经脉汇聚之处,各经病变都能有所反应的要会之处。脉有尺寸,尺寸即是"寸口""气口",与五脏六腑经脉有密切关系。我们所讲过的"独取寸口"已经确定了诊脉的部位,但是脉诊部位上不是只配属一脏一腑,因此又划分了尺寸不同的部位,统一起来配属五脏六腑。因此寸、关、尺是对立统一的,合起来称为"尺寸"。所谓尺寸,也就是我们所说过的寸口部位,又叫作"气口"。如《素问·五脏别论》说:"气口何以为独五脏主?"即称为气口,实质上也就是"寸口"和"尺寸"部位。

尺寸既然就是寸口或气口,因此尺寸也就是周身经脉气血汇聚之所,是经脉之气出入会合之处。故滑伯仁说:"人之一身,经络营卫,五脏六腑莫不由于阴阳,而或过与不及于尺寸见焉,故为脉之大要会也。"第二难共分三小节,第一小节即说明了这一点。

(二)以关为分界点,划分尺寸及配属阴阳

1.何谓"关"及其所在部位

关部,是诊脉寸、关、尺三部中之一部,在寸部与尺部的中间,也就是寸部与尺部的分界之处。它的具体位置,是在"掌后高骨"。

2.寸口与尺内的划分

既然清楚了关是划分尺寸的分界点,那么尺寸到底如何划分呢?《难经》已明白的给我们提出了**从关至尺是尺内,阴之所治也。从关至鱼际是寸口内,阳之所治也**。所谓从关至尺的"尺"指的是尺泽穴。尺泽穴,是手太阴肺经的穴位,"尺泽肘中肌腱处"。尺泽是在曲肘有横纹的地方。从关至尺是尺内,即是说从关的部位即掌后的高骨到尺泽穴,这是同身寸的一尺,是属于尺内的范围。

所谓从关至鱼际的鱼际,亦是手太阴肺经的穴位,"鱼际大鱼骨边中"。在拇指本节后桡侧赤白肉际,因该处肌肉丰富、厚实称为鱼,赤白肉际的边缘叫作鱼际。从关至鱼际为寸口,也是从掌后高骨至赤白肉际的边缘,是同身寸的一寸,称之为寸口,这种划分,"关部"没有具体部位,只是尺寸的分界点。

另外又有一种划分法:即是把关部划分有具体的部位。从关至尺是经关部前缘到

尺泽穴，为同身寸的一尺。从关至鱼际，是从关部后缘至鱼际穴（赤白肉际），是同身寸的一寸，称为寸口。关于第一种划分法符合于《难经》原文所述，一部分医家主张此说。第二种分法将关部划分有具体部位，这种分法符合后世寸、关、尺三部的划分，故有一些医家认为，后世寸、关、尺三部是在此基础上发展而来。

3.尺、寸配属阴阳

《难经》所说，尺内为阴之所治，寸口为阳之所治。故此尺内属阴，属于阴气所管理，可以候人体阴气的变化。寸口属阳，属于阳气所管理，可以候人体阳气的变化。之所以关前为寸属阳，关后为尺属阴，这是依据阳上阴下，阳浮阴沉，以及寸尺所候内脏的阴阳属性而划分的，如徐灵胎说："关以下为尺，主肾肝而沉，故属阴……关上为寸口，主心肺而浮，故属阳治理也。"心肺居上，心为阳中之太阳，肺为阳中之太阴，故位居于寸，属阳之所治。肝肾居下，肝为阴中之厥阴，肾为阴中之少阴，故位居尺内，为阴之所治。

另外根据阴阳的配属，一般注家未提脾的部位。笔者认为，根据脾为阴中之太阴，也位居于下，当亦位于尺内。因关是分界点，只是阴阳分界的界限，无确定之部位，所以提出脾属尺内的意见，不过这仅是笔者本人见解，供同学们参考。通过上述问题的探讨，我们对于原文，就可一目了然。即"从关至尺是尺内，阴之所治也；从关至鱼际是寸口内，阳之所治也"。

（三）寸、关、尺三部实际长度之确定："分寸为尺，分尺为寸"

既然寸口与尺内已然了解，但是我们现在脉诊并不是从鱼际一直摸到尺泽穴，那么实际寸、关、尺的长度是怎样计算呢？根据《二难》的提示**阴得尺内一寸，阳得寸内九分**的记载如下。

第一种意见：大部分医家认为，虽然经鱼际到尺泽是一尺一寸，但是切按寸口脉不需要这样的长度。因此下指切脉的部位，阴是取一尺内的一寸（关后一寸）。阳是取关部以上一寸内的九分。所谓阴、阳，是即是切按寸口脉的尺、寸部位。因此，由尺到寸的起止距离符合《难经》所规定的**尺寸终始一寸九分**，由此可见《难经》三难之意，**分寸为尺，分尺为寸**，就是除去了关以上的寸部，向下就是尺部。除去了关后到尺泽的一尺，向上就是寸部的一寸。按如此解释，很多医家遵从这种意见，例如：元·滑伯仁说："故自鱼际穴起一寸之后分为尺，自尺泽穴一尺之前分为寸也。"

第二种意见：是将寸、关、尺三部等分为6分，其尺、寸划分是上面的第二种划分法。例如，清·丁锦说："寸脉名曰一寸，实在九分……尺脉名曰一尺，实在取一尺中之一寸，分于部位……共长一寸九分"。这种尺寸划分法，即是从关后缘至鱼际为一寸，从关前缘至尺泽为一尺。实际寸口实得九分，尺内实得九寸九分。因此尺寸共长一寸九分，符合《难经》的规定数字。丁锦又说："分寸为尺者，分寸内之三分为关部；分尺为寸者，分尺内之四分为关部。则寸关尺每部应各得六分，三六一寸八分。余一分配在关前，即左名人迎，右名气口也。经但言尺寸而不言关者。关居尺寸之中，而受尺寸所分之地，故不言关而关在其中矣。"

　　这种分法就是寸、关、尺三等分，但是假如原来尺、寸之分是以关为分界点，关无具体部位，则寸给关三分，尺给关四分，则加起来，关就不是六分而是七分。所以原来尺寸之分即是尺、寸重叠有一分之范围，再加寸给三分（实际是二分），尺给四分（实际是三分），整为六分。三六一寸八分，尚余一分配于关前，左为人迎，右为气口。这种分法，符合于后世脉学切脉部位的分法，即左心、肝、肾，右肺、脾、命六部的分法，考虑这种分法是后世医家在《难经》基础上的发挥，并不完全符合难经的原文。因《难经》原文中并未明确提出关部的尺寸，如《二难》第三小节原文曰："故分寸为尺，分尺为寸，故阴得尺内一寸，阳得寸内九分。尺寸终始一寸九分，故曰尺寸也。"

三 难

课　　题：论脉之太过、不及与反常变化。

目　　的：1. 阐明尺寸脉太过、不及的复溢状态。

　　　　　2. 说明复溢脉之病理机转及预后良恶。

纲　　要：1. 何谓太过、不及、阴阳相乘、复、溢、关、格？

　　　　　2. 太过不及、阴阳相乘、复、溢反映的病理变化。

　　　　　3. 外关内格、外格内关之阴阳属性，病理改变。

　　　　　4. 复溢脉预后。

思考题：何谓外关内格，外格内关？

【原文】

"曰：脉有太过，有不及，有阴阳相乘，有覆有溢，有关有格，何谓也？然：关之前者，阳之动也，脉当见九分而浮。过者，法曰太过；减者，法曰不及。遂上鱼为溢，为外关内格，此阴乘之脉也。关以后者，阴之动也，脉当见一寸而沉。过者，法曰太过；减者，法曰不及。遂入尺为覆，为内关外格，此阳乘之脉也。故曰覆溢，是其真脏之脉，人不病而死也。"

【分析串讲】

（一）提出问题

尺寸的分法，寸为关前一寸（实占九分），尺为关后一尺，实取尺中一寸。其脉象是平和的，不快不慢，不洪不弱，这是正常的状态。但是反常之脉脉象如何呢？所以本难首先提出这个问题。如《难经·三难》说："脉有太过，有不及，有阴阳相乘，有覆有溢，有关有格，何谓也？"这是把反常的脉象从所见脉之尺寸长度上进行了初步的分类，即分为太过、不及、覆脉、溢脉四个类型。

（二）何谓太过、不及、阴阳相乘、覆溢、关格等脉象

1. 太过、不及

脉一呼再动，一吸再动，闰以太息脉一动为平人之脉。如脉搏次数超过常数，呼

吸脉跳 4~5 次，尺寸之脉位超过常位谓之太过之脉，此属数脉、长脉范畴。如不够常数、常位，则为不及之脉，迟、短之脉属此范畴。故《难经·三难》说："关之前者，阳之动也，脉当见九分而浮。过者，法曰太过；减者，法曰不及。"关之前，关前为寸，属阳之动脉，正常当九分而见浮象，今过于本位常数也。吕广曰："过者，谓脉过九分出一寸，名曰太过。减者，脉不及九分至八分七分六分也。"

2. 阴阳相乘

阴阳，指脉位的属性与脉象的属性。如寸属阳，尺属阴，浮数属阳，沉迟属阴。阴阳相乘，指脉象与部位出现反常现象。乘，是乘袭之意，如寸脉见沉迟之象，尺脉见浮大之象皆属阴阳相乘之范畴。亦有阴乘阳、阳乘阴之分，此说为病理。

3. 覆、溢

有覆有溢是形容阴阳相乘的两种不同脉象。覆是覆盖，自上向下谓之覆。寸脉移至尺部，寸部无脉，尺部有脉，是为覆脉。溢为满溢，自下而上谓之溢。寸脉太盛而上冲至鱼际，以至尺部无脉，寸部有脉，是为溢脉。故滑伯仁曰："覆如物之覆，由上而倾于下也，溢如水之溢，由内而出乎外也。"

4. 关格

关为关闭，格为格拒，皆指人体阴阳之气阻隔不通而言。如丁锦曰："关者，阴太盛，阳气不能交，故曰关阴。格者，阳太盛，阴气不能通，故曰格阳。此纯阴纯阳无和气之硬脉也，若一手得之，浮大名格，沉实名关。若两手得之，则名关格。"此亦说关格的是病理之机制。

（三）太过、不及，以及覆、溢脉之病理变化

人身阴阳是互相依赖，相互抑制，平衡协调的，如果阴阳失去平衡状态，产生偏胜偏衰，或孤阴独阳相互离绝等状态，人体则产生病态、乃至于死亡。

1. 太过、不及脉象是阴阳偏胜偏衰的特征

尺、寸两个部位皆可见太过与不及之脉象，皆是病象。如《难经·三难》说："关之前者，阳之动也，脉当见九分而浮。过者，法曰太过；减者，法曰不及……关以后者，阴之动也，脉当见一寸而沉。过者，法曰太过；减者，法曰不及。"滑伯仁注曰："关前为阳，寸脉所动之位。脉见九分而浮，九，阳数，寸之位浮，阳脉是其常也。过，谓过于本位，过于常脉；不及，谓不及本位，不及常脉，是皆病脉也。"又说："关后为阴，尺脉所动之位。脉见一寸而沉，一寸阴数，尺之位沉，阴脉是其常也。过谓过于本位，过于常脉。不及谓不及本位，不及常脉，皆病脉也。"

2.覆溢脉为阴阳格拒之危候

遂上鱼为溢，为外关内格，此阴乘之脉也。关以后者，阴之动也，脉当见一寸而沉。过者，法曰太过；减者，法曰不及。遂入尺为覆，为内关外格，此阳乘之脉也。 太过、不及，说明人体阴阳之太过、不及，虽为病脉，然未至危。脉见覆溢，则为危候。覆溢之脉，乃孤阴独阳之脉，是上下离绝不相顺接之象。溢脉，是由于阳气被邪格拒于外，阴气格拒于内，即是阴胜乘阳，阴气太为亢盛，从而促使寸脉之阳气冲溢上入鱼际，而尺部则无脉。覆脉，是阳气闭拒于内，阴气被格拒于外所致，即阳胜乘阴，从而造成阳气太为亢盛，逼使寸脉之气下移入尺而寸反呈无脉现象。所以覆溢脉之病理，乃是由于阴阳太为亢盛从而产生的孤阴独阳，阴阳离绝的危状，为医者不可不知。故滑伯仁曰："阴气太盛，则阳气不得相营也，以阳气不得营于阴经，遂上出而溢于鱼际之分，为外关内格也，外关内格，谓阳外闭而不下，阴从而内出以格拒之……阳气太盛，则阴气不得相营也，阳遂下陷而覆于尺之分，此阳乘阴位之脉，而成内关外格之证也。故曰覆溢，是其真脏之脉。"

3.覆溢脉之预后

覆溢之脉，由于是独阴独阳互相乘袭所致，所以其预后多属不良。故《难经·三难》曰："覆溢，是其真脏之脉，人不病而死也。"真脏脉乃由阴阳隔绝所致。脉无胃气谓之真脏脉。其脉象则如《素问·玉机真脏论》所说："真肝脉至，中外急如循刀刃，责责然如按琴瑟弦……真心脉至，坚而搏，如循薏苡子，累累然……真肺脉至，大而虚，如以毛羽中人肤……真肾脉至，搏而绝，如指弹石辟辟然……真脾脉至，弱而乍数乍疏……诸真脏脉见者，皆死不治也。"故知，覆溢之脉由于阴阳离绝逼迫所致，正如经曰："阴平阳秘，精神乃至，阴阳离绝，精气乃绝。"故知见覆溢之脉，则生气已绝，将死之象也。

（四）关于"关格"的不同见解

1.为纯阴纯阳无胃气之脉象

即脉浮数、沉实而硬。如丁锦注曰："此纯阴纯阳无和气之硬脉也，若一手得之，浮大名格，沉实名关。若两手得之，则名关格。""关格之义，不外乎阴阳相乘之为害也。"

2.关格是病理机制

说明阴阳之气阻隔不通，有阴阳离绝之趋势，是形成覆溢脉的机制。《难经译释》和《难经白话解》皆宗此说。

3. 关格是证候

关格是一种病，不是单纯脉象或病理。如清·叶霖《难经正义》曰："始举关之前后，申明阴阳之位，而以过之与减，解太过不及为脉之情势，以上鱼入尺，解覆溢为脉之现体，而后结其义。曰：是为关格之病之所成也……《素问·脉要精微论》云：阴阳不相应，病名曰关格。《六节藏象论》以人迎一盛至四盛以上为格阳，寸口一盛至四盛以上为关阴。而《灵枢》终始、禁服诸篇，亦以人迎四盛，且大且数，名曰溢阳，溢阳为外格。脉口四盛，且大且数，名曰溢阴，溢阴为内关不通，死不治。人迎与太阴脉口俱盛四倍以上，命曰关格……仲景《平脉篇》云：寸口脉浮而大，浮为虚，大为实，在尺为关，在寸为格，关则不得小便，格则呕逆。"

关于这三种论述，我们认为并无矛盾的地方，只是着重方面不同而已。无论从脉、从症都反映了阴阳阻隔不通的病理机制，只是从诊断、从病理、从病候上着眼而已。上三者，我们认为并无矛盾，可以统一起来进行理解。

▌本难小结

阐明了反常脉象之出现，是由于阴阳不能协调所致，从而根据其发展情况，出现了太过、不及乃至阴阳隔绝，孤阳独阴等复、溢脉象。

八　难

课　　题：论寸口脉平而死之原理。

目　　的：1. 说明肾间动气在生理上的重要作用，使学生了解它是元气之根本，是生命所宗之源。

2. 使学生了解本难所述为脉之变象，与《一难》独取寸口以决死生各有所指。

《一难》：寸口为脉之大会，言谷气充盈，泛指寸关尺三部而言。

《八难》：说明人之根本，当原气盛时则生，原气绝时则死。仅以尺与寸对比而言。

提　　纲：1. 原文串讲，名词注解。

2. 肾气在生理上、病理上的重要性。何谓生气之源？在生理上之功能、病理上的作用。

3. 寸口脉平而死的机制。对寸口脉平而死的理解、独取寸口与脉平而死的区别、寸口脉平而死的病理。

复 习 题：1. 对"寸口脉平而死应"如何理解？与"独取寸口以决死生吉凶"有否矛盾，你怎样理解？

2. 寸口脉平而死与独取寸口以决死生有否矛盾？

3. "脉不满五十动而一止"说明什么问题？

我们已经学过了为什么要独取寸口和如何取寸口。寸口脉是很重要的，它能反映人体脏腑气血的盛衰，决定人的生死及病变预后的吉凶这是其常。但是这也不是一成不变的，有其常则有其变，有的寸口脉没有多大变化亦能病危，这是什么道理呢？第八难就给我们解答了这个问题。

【原文】

"寸口脉平而死者，何谓也？然：诸十二经脉者，皆系于生气之原①，所谓生气之原者，谓十二经之根本也，谓肾间动气②也，此五脏六腑之本，十二经脉之根，呼吸之门，三焦之原③，一名守邪之神④。故气者，人之根本也，根绝则茎叶枯矣，寸口脉平而死者，生气独绝于内也。"

【词解】

① **生气之原**：就是元气的本原。

② **肾间动气**：《医学大辞典》注曰：肾所发生之气也。

③ **三焦之原**：三焦指上中下三焦而言，是水谷运行的道路，气血活动的终始。它的功用包括气血津液等循行周流于肌肤与脏腑之间。三焦之原，就是指三焦气化的发源地。

④ **守邪之神**：守，防御的意思。神，防御外邪的功能。丁锦注云："人有此原气，邪气不能伤其身，守于内而充于外，故曰守邪之神。"《医学大辞典》注曰："即肾气也，肾气盛则邪不能侵，故名。"

【分析串讲】

人体所有的十二经脉，皆连系于生气之原。而所谓生气之原，即是十二经的根本，即肾间动气。这是五脏六腑的基本，十二经脉之根源，呼吸之枢要，三焦气化作用的发源地，又是人体抗御病邪内侵的一种本能。生气是人体的根本，比喻说，如根本已绝就如根死茎叶就枯萎。所谓寸口脉与平时无大变化而死，即是生气已先绝于内之故。详细内容如下所述。

（一）肾气在生理、病理上的重要性

1. 生气之原的含义

什么是生气？生气就是元气，也就是春生之气，万物得春生之气而发，得秋收之气而敛。如《素问·五常政大论》曰："收气乃后，生气乃扬。"说明秋收之气与春生之气是相对的，收气不及时，生气则散。相反，收气过早也就能抑制生发之气。所以元气的升发（宣扬）、收敛都要适当。不可过早，也不可过迟。不可过甚，也不可不及。

何谓生气之原？原就是根源，万物没有根本则不能生长发展。生气之源，也就是十二经的根源，即十二经气血运行的根本动能发源地。人体的生命之源，就是指的肾间的"动气"，也就是命门，也就是人体的真阳真阴。肾间动气乃是全身气血脏腑机能的根本。肾间的动气，现在我们也称之为"肾气"。

2. 肾气在生理上的作用

肾气与冲、任、督脉的关系：肾间动气为冲、任、督脉发生之源。它的功能通过冲脉与上中下三焦、十二经络、五脏六腑起到连系的作用，进而发挥其功能，如叶霖说："夫肾间则冲脉所出之地，外当乎关元之分，而三焦气化之原也，十二经之气皆系于此，故曰根本也。"又如《素问·骨空论》曰："任脉者，起于中极之下。"《难

经·二十八难》曰："督脉者，起于下极之俞。"中极之下与下极之俞，皆是会阴部位，与肾间动气有密不可分之关系。

肾气的功能有四。一是，脏腑十二经脉之根。由于肾气的作用，推动了人体气血十二经脉的运行。二是，三焦气化之源。上焦如雾、中焦如沤、下焦如渎，三焦之气化作用全仗肾气的动力作用。三是，呼吸的关键。肺主呼气，肾主纳气，肾气与肺气上下呼应，从而鼓动呼吸，进行大气的交换循环。如肾气不充，纳气不足则直接影响人之生命，所以说是呼吸之关键所在。四是，人体抗邪之神。说明肾气强盛，则防御外邪的能力强健，则能抵抗外界病邪的内侵。

3. 肾气在病理上的作用

虽然病变表现多端，但尺脉不绝则肾气未有大损伤，病人表现虽重尚不致病危。正如《十四难》所说："上部无脉，下部有脉，虽困无能为害也。"两尺部属阴，属肾，肾是真阴的根源，其中又蕴藏着真阳，这些都是人体物质和机能的基础，即所谓生气之原。如肾元不足，或肾气将绝时，便会出现尺部脉微或无脉。如果这时即使寸脉无大变化，全身体征亦无危候，由于根本已坏，亦将发生危险，或短时期内虽不致死亡，但元真已坏，寿命亦不能长久。

（二）寸口脉平而死的病理

1. 寸口脉平的理解

寸口脉平，并不是寸、关、尺三部脉完全平和而无改变，而是相对来说，是寸、尺相对来看的，就是指尺部已经发生了严重的变化，如沉、细、微、弱等无力脉象。而寸部的脉象仍较平和之意，而且虽较平和也不是一点改变也没有，只不过是改变稍小而不易察觉而已。所以"寸口脉平"，只应理解为"寸部脉平"，否则，肾气先绝于内的严重病机就无表征可察了。

2. 独取寸口与脉平而死的区分

在《一难》中，我们学过"独取寸口"以决生死吉凶，那么这与寸口脉平而死有否矛盾呢？是不是理论前后抵触呢？我们说这是不矛盾的，脉"独取寸口"与本难之"脉平而死"都是相对的来说的。"脉平而死"与《一难》"独取寸口以决死生吉凶"是各有所指：《一难》的寸口是包括寸、关、尺三部，是与全身经脉气血相对而言。所说为脉之大会是指谷气充盛，人体气血充足。本难之寸口仅是指寸部，是与寸、关、尺之尺部相对而言，肾脉位于尺内，说明人的根本在于元气（肾气）盛时则生，元气（肾气）绝时则死。所以两者不可混淆，应分清"寸口"也有狭义与广义的不同。

3.寸口脉平而死的道理

通过上述我们知道，寸、关、尺三部与脏腑配属，两手尺部属肾。肾属人体元气之本，所以甚为重要。肾脉病甚，尺脉微或将无脉，为人之先天之本肾元不足或肾气将绝的象征，也就是生命力将要衰微的表现。而此时人之余阳或将绝之微阳，虽仍暂能鼓动寸脉，但已是无根之火和将朽之木，而不能长久了。所以这时虽然寸部脉平，但根元已衰，尺部将绝，故是危险的象征。但是从理论上这样说，并不等于寸部脉不重要，而且也不等于在临床上寸部脉就一点病象也没有，必须两者互相参酌，并结合望、闻、问三诊临证所见，方能准确的预诊病情的善恶吉凶。

十 一 难

课　　题：论述歇止脉与肾脏病变的关系。

目　　的：使学生了解脉搏五十动而一止，是属于脏气衰竭在脉象上的反映。
其原因是肾气衰竭不能随诸脏之气上行，所以五十动而中止。

提　　纲：1. 人之呼吸与脉搏的次数有一定的比率

2. 呼吸与内脏有密切的关系。《四难》说："呼出心与肺，吸入肾与肝。"

3. "脉不满五十动而一止"，一脏先绝是属于肾气先尽。

复 习 题：1. 为什么脉不满五十动而一止是肾气先绝？

现在我们来谈谈歇止脉与肾脏病变的关系问题，上节课已谈到寸口脉平而死是由于肾气先绝于内的缘故，那么肾脏发生病变在脉象上有何表现呢？第《十一难》给我们作了解答。

歇止，是说脉搏跳动的中止现象，与五十动而不代的"代"字同义。肾脏是人之五脏之一，位居最下部（上部心与肺，下部肾与肝）。病变：呼吸之气运行于周身脏腑，反映在脉搏的跳动上，五脏有所病变，则脉搏反映出不正常的现象。以至数之多少，来测知某脏受病及机能失调。（除了脉象的改变以外，通过中止亦能反映某脏病变）

【原文】

"曰：经言脉不满五十动而一止①，一脏无气者②，何脏也？然：人吸者随阴入，呼者因阳出③。今吸不能至肾，至肝而还，故知一脏无气者，肾气先尽④也。"

【词解】

① 止：脉搏的歇止。

② 无气者：指内脏无生气。

③ 人吸者随阴入，呼者因阳出：如《四难》说："呼出心与肺，吸入肾与肝。"心肺居上属阳，肝肾居膈下属阴，故"人吸者随阴入，呼者因阳出"，是指四脏所居位置上的阴阳。

④ 尽：衰竭。

【分析串讲】

人的呼吸亦有上下先后的关系。**人吸者随阴入**，说明在人吸气时是由上而至下。

虽然说呼吸主要是充满于肺，但是五脏的机能活动也起着作用。人之呼吸与脉搏存在有一定的比例关系，肾居于隔膜之下的最下部，因此，以五十脉跳为标准，未到五十至者，则说明肾气先衰，已丧失吸收能力，或有病邪的阻隔而使气不能下达于肾。**呼者因阳出**。这是说人之呼气由下而向上，由内向外，因阳气的鼓动而呼出。详细内容如下所述。

（一）人之呼吸与脉搏次数存在一定的比率

在了解为什么肾气先绝时，先要知道呼吸与人的脉搏存在有一定的比率关系。一般是"一息四至五次"，一息是一呼一吸，如《素问·平人气象论》说："人一呼脉再动，一吸脉亦再动，呼吸定息，脉五动，闰以太息，命曰平人。"所以一分钟，人之呼吸为14~16次，脉搏跳动为70~80次/分。

（二）呼吸、脉搏与内脏的密切关系

关于呼吸与内脏的关系，《四难》曰："呼出心与肺，吸入肾与肝。"因为心肺居上、属阳，肝肾居下、属阴。所以本难所谓"吸者随阴入，呼者因阳出"，即是指四脏所属部位的阴阳而言。呼出为心肺所主，吸入应深纳于肝肾，所以呼吸愈纳深越好，如此则不病。脉搏与内脏亦有相同的关系，如《灵枢·根结》说："一日一夜五十营，以营五脏之精，不应数者，名曰狂生。所谓五十营者，五脏皆受气，持其脉口，数其至也。五十动而不一代者，五脏皆受气；四十动一代者，一脏无气；三十动一代者，二脏无气。"狂生，指精神失常，有生命危险之病态。

这说明人之脉搏与内脏之生气有密切关系，脏气的衰竭会直接影响到脉搏，脉搏的动而中止是脏气发生衰竭的反映。因此，脉搏搏动中，中止的次数越多，则说明脏气衰竭也越大。

（三）"脉不满五十动而一止"由于肾气先尽

既然在脉跳五十动中，没有一次歇止，则为五脏健全，精气充足，所谓"五十动而不一代者"的"代"字与"止"字含有相同的意义。在《灵枢》中所说，四十跳一次歇止为一脏无气，三十跳一歇止为二脏无气，依此类推，到不满十跳而一止，则为五脏都已无气，故发生危殆之象。那么所说的一脏无气，二脏无气，三脏无气等，所指为何呢？

本难则首先阐明了这个问题，说明五十动而一止的首先是肾气衰竭。如吕广曰："人吸者随阴入，呼者因阳出，今吸不能至肾，至肝而还，故知一脏无气者，肾气先尽也。"又如滑伯仁说："按五脏肾最在下，吸气最远。若五十动不满而一止者，知肾无所资，气当先尽，尽犹衰竭也。衰竭则不能随诸脏气而上矣。"吸气最远，是指呼吸深远。

通过上述，我们可以知道五十动而首先出现歇止的是肾气首先衰竭，后人按着五脏的排列次序上下的部位，以"心、肺、脾、肝、肾"推之，四十动而一止属于肝、三十动而一止属于脾、二十动而一止属于肺，不满十动而一止，是五脏气绝。又有这样分法：以不满四十动而一止为肝肾气竭，以不满三十动一止为脾、肝、肾气竭，这是后人的分法，仅供同学们参考。

至于如何理解五十动、四十动、三十动等数字问题，我认为不要用具体数字眼光去看，应该理解为在脉搏的跳动过程中，中止的次数越多，则证明脏气衰竭的领域与程度也愈大。建立了这样的思维，通过脉诊可以给临床见症以很有力的参考。实质上临床脉诊，代脉也不是以数学来计算病危程度的。凡见代脉即属危候，应密切给以注意。能这样理解本难的精神实质也就足够了，千万不要形成机械的形而上学的概念。

附一　四难

> 课　　题：以阴阳来区别脉象。
>
> 目　　的：1. 阐明从尺寸的部位和脉象之浮沉来辨别脉象之阴阳。
>
> 　　　　　2. 阐明脉象浮沉，长短，滑涩六种脉象之阴阳属性。浮、滑、长属阳，沉、短、涩属阴脉，并且其中又有相互兼见，即所谓阳中有阴，阴中有阳之脉象。
>
> 提　　纲：1. 脉诊如何区别阴阳。
>
> 　　　　　2. 心肺、肝肾分属浮沉、阴阳何谓也。
>
> 　　　　　3. 脉象阴阳兼见的错综现象，反映了阴阳的偏胜、偏衰。

【原文】

"曰：脉有阴阳之法，何谓也？然：呼出心与肺，吸入肾与肝，呼吸之间，脾受谷味也，其脉在中。浮者阳也，沉者阴也，故曰阴阳也。心肺俱浮，何以别之？然：浮而大散者心也。浮而短涩者肺也。肾肝俱沉，何以别之？然：牢而长者，肝也；按之濡，举指来实者，肾也。脾者中州，故其脉在中，是阴阳之法也。脉有一阴一阳，一阴二阳，一阴三阳；有一阳一阴，一阳二阴，一阳三阴。如此之言，寸口有六脉俱动耶？然：此言者，非有六脉俱动也，谓浮沉长短滑涩也。浮者阳也，滑者阳也，长者阳也；沉者阴也，短者阴也，涩者阴也。所谓一阴一阳者，谓脉来沉而滑也；一阴二阳者，谓脉来沉滑而长也；一阴三阳者，谓脉来浮滑而长，时一沉也；所言一阳一阴者，谓脉来浮而涩也；一阳二阴者，谓脉来长而沉涩也；一阳三阴者，谓脉来沉涩而短，时一浮也。各以其经所在，名病逆顺也。"

【分析串讲】

（一）如何依脉诊断阴阳

关于诊脉有寸、关、尺部位之不同，有浮、沉、滑、涩、长、短之不同。故分辨其阴阳属性，乃是首要的关键问题。本难首以浮沉来区别阴阳。**脉有阴阳之法，何谓也？然：呼出心与肺，吸入肾与肝，呼吸之间，脾受谷味也，其脉在中。浮者阳也，沉者阴也，故曰阴阳也。** 呼出属阳，吸入为阴，呼出与心肺有关，而吸入则与肝肾有关。在呼出与吸入之间，是脾脏受承水谷精微之气的时候。因此脾之脉气居于呼吸脉动之中，即说明在心肺与肝肾之浮沉脉中，都存在有脾之脉气。浮属阳脉，而沉属阴脉，故能分为阴阳。

呼出属心肺，吸入属肝肾：为什么呼出属心肺，吸入属肝肾，脾气在中？这是从脏器之部位高下而推断的。如叶霖按："《经》言呼出者，非气自心肺而出也，为肾肝在膈下，其气因呼而上至心、至肺，故呼出心与肺也。心肺在膈上，其气随吸而入至肾、至肝，故吸入肾与肝也。夫呼者因阴出，吸者随阳入，其呼吸阴阳，相随上下，经历五脏之间，乃脾胃受谷气以涵养之也，故言其脉在中。读此节不得刻舟求剑，谓呼出之气为阳，吸入之气为阴也。"但这只说明了脏器的阴阳属性，由其在膈上、膈下之不同位置而决定，并未解释呼出与吸入配属心肺、肝肾之理。《难经·十一难》曰："人吸者随阴入，呼者因阳出。"丁锦曰："经言呼出者，非气自心肺而出也，为肾肝在膈下，主内，因呼而出至心至肺，故呼出心与肺也。又心肺者在膈上，主外，故吸即随阴而入至肾至肝。"徐大椿《难经经释》曰："心肺在上部，故出气由之，属阳；肾肝在下部，故入气归之，属阴。"

参合经意，我认为丁德用的解释还是恰当的，呼出心与肺，吸入肾与肝，只是反映了心肺、肝肾之上下，外内不同而已。如丁锦所说："言脉之阴阳虽在于尺寸，然阴阳之气又在于浮沉，如心肺居上，阳也，呼出必由之；肝肾居下，阴也，吸入必归之；脾受谷味而在中，则呼出吸入无不因之，故诊脉之法，浮取乎心肺之阳，沉取乎肾肝之阴，而中应乎脾胃也。"

脉以脾胃之气为本：脉象无论浮、沉、迟、数，皆以脾胃之气为本。盖脾胃为后天之本，人之生气皆赖后天水谷精微之气所养。所谓脉有胃气，即脉来和缓之意。所以虽然浮主心肺、沉主肝肾，正常情况下必见浮缓、沉缓等脉象，方为正常。所以本难说虽然呼出、吸入应于心肺、肝肾四脏，但呼吸之间必见脾受水谷精微之气的反映，即在心肺、肝肾之脉气中，必然兼有和缓之脾胃脉气，**此即呼吸之间，脾受谷味也，其脉在中。** 故滑伯仁曰："呼吸定息，脉五动，闰以太息，脾之候也，故曰呼吸脉动之间，脾受谷味也，其脉在中。在中者，在阴阳呼吸之中，何则？以脾受谷味灌溉诸藏，皆受气于脾土、主中宫之义也。"

（二）心肺、肝肾分属浮、沉、阴、阳之区别

1.心肺

心肺俱浮，何以别之？然：浮而大散者心也，浮而短涩者肺也。心肺属阳，但心为阳中之阳，故其脉浮而大散。肺为阳中之阴，其脉故浮而短涩。如丁德用说："心者南方火也，故脉来浮而大散，其大者是脏，散者是腑也。肺者西方金也，金主燥，其脉浮涩而短，短者脏也，涩者腑也。"

2.肝肾

肝肾俱沉，何以别之？然：牢而长者肝也，按之濡，举指来实者肾也。肝肾属阴，故俱现沉脉。肝为阴中之阳，故其脉沉实之中兼有长象。肾为阴中之阴，故其脉按之濡，举指来实，外柔内刚。如丁德用说："肝者东方木也，其脉牢而长，牢者脏也，长者腑也。肾者北方水也，主寒，其性濡沉，濡者脏也，沉滑者腑也。"

关于上述四种脉脉象，浮而大散，浮而短涩，脉牢而长，沉濡而实，如何体会？杨玄操说："按之有余，举之不足，故曰沉……按之不足，举之有余，故曰浮；细而迟，来往难且散或一止，名曰涩也……按之但觉坚极，故曰牢……实脉，大而长微强，按之隐指，幅幅然者。"

3.脾

脾者中州，故其脉在中，是阴阳之法也。脾居心肺之下，肝肾之上，所以称为中州。关于其脉在中的解释，如叶霖说："脾属土居中，旺于四季，主养四脏，其脉来从容和缓，不沉不浮，故曰其脉在中也。"这是指四脏赖后天水谷精微所养。由上述可以明显看出，以脉象辨阴阳之法，即在于取其浮沉及兼象，并看其脉象有无胃气。

（三）阴阳兼见的错综脉象，反映了阴阳的偏胜、偏衰

脉有一阴一阳，一阴二阳，一阴三阳。有一阳一阴，一阳二阴，一阳三阴，如此之言，寸口有六脉俱动耶？是说脉象反映病情的变化，而病情千变万化，错综复杂。故诊断中之脉象，亦非单纯的单一脉象出现。其阴阳之不同脉象，有兼见的可能性，即所谓阴兼阳，阳兼阴之象。

1.六脉阴阳配属

然此言者，非有六脉俱动也，谓浮沉长短滑涩也。浮者阳也，滑者阳也，长者阳也；沉者阴也，短者阴也，涩者阴也。此说明寸口脉象仅是兼见，而非六脉俱现，关

于六脉解释，《脉经》有明确的阐述：浮脉，"举之有余，按之不足"；沉脉，"重手按至筋骨乃得"；长脉，"过于本位谓之长"；短脉，"不及本位谓之短"；滑脉，"往来流利，辗转替替然，谓之滑"；涩脉，"涩脉细而迟，往来难，短且散，或一止复来"；关于其属性，浮、长、滑为阳，沉、短、涩为阴。

2.错综脉象的具体反映

以浮沉两脉为纲来诊察六脉，反映了阴阳的内外、上下互相袭乘。如在浮部见到三阴之脉，则为阴上乘于阳；于沉部而见到三阳脉，则是阳下乘于阴。**所谓一阴一阳者，谓脉来沉而滑也。**沉主里，沉滑为内有痰湿之象。**一阴二阳者，谓脉来沉滑而长也。**沉主里，长脉属气血旺盛。长脉多现实热病中，沉滑而长说明里有痰热。**一阴三阳者，谓脉来浮滑而长，时一沉也。**浮主表，滑长主实热之象，时一沉者说明表热之邪有里侵之势也。**所谓一阳一阴者，谓脉来浮而涩也。**浮涩说明表病侵肺，肺气不利，滞涩不畅，或邪气在表，气血不足，环流不畅。**一阳二阴者，谓脉来长而沉涩也。**长为阳脉，为气血俱实，沉主里，涩主气滞血凝。**一阳三阴者，谓脉来沉涩而短，时一浮也。**沉主里，涩主血少或气血凝滞，短主正气不足、血流不畅。浮短主血流涩滞，沉短主里有瘀块，阻滞血运。时一浮者，病邪有外达向愈之势也。

3.兼见脉反映阴阳盛衰，了解疾病逆顺

各以其经所在，名病逆顺也。由上述可以看出，阳乘阴为病邪里传，病情有恶化趋势，阴乘阳则是疾病好转或向愈的反映。所以如能掌握上述各种错综复杂的脉象所在部位，即可以确定疾病的善恶转归，有助于临床治疗。也即可通过这些脉象，反映人体阴阳的偏盛偏衰。正如滑伯仁说："夫脉之所至，病之所在也，以脉与病及经络脏腑参之，某为宜，某为不宜，四时相应不相应，以名病之逆顺也。"

附二　五难

课　题：论诊脉指法的轻重。
目　的：1. 阐明诊脉基本要点，先轻手浮取，后重手沉取，由轻而重，并根据五脏之位置和其所主，以候五脏之反映。
　　　　2. 以菽之多少轻重，阐明诊脉下指取脉轻重手法。

【原文】

"曰：脉有轻重，何谓也？然：初持脉，如三菽①之重，与皮毛相得②者，肺部也。

如六菽之重，与血脉相得③者，心部也。如九菽之重，与肌肉相得④者，脾部也。如十二菽之重，与筋平者⑤，肝部也。按之至骨，举指来疾⑥者，肾部也。故曰轻重也。"

【词解】

①菽：关于"菽"历来有两种解释：一是菽为小豆。《脉经》注曰："菽者，小豆，言脉轻如三小豆之重。"《伤寒论》注：菽，小豆。二是菽为大豆。《难经疏证》："吕氏作大豆，据此，集注所句误脱大字也。考《说文》曰，尗，豆也，象尗豆生之形也。诗采菽。"郑玄注曰：菽，大豆也。《释文》曰叔，或作菽，音同，大豆也。盖古人未以菽为小豆。但不管大豆或小豆，对菽的注释，《辞源》曰：豆之总名，可以总称为豆。所谓三、六、九、十二，至骨者，只是程度的差别，从而说明按脉进行切诊须按指由轻

至重，逐步诊断之意。

②与皮毛相得：相得，是取得之意。即是轻取皮毛所得之脉象。

③与血脉相得：在比皮毛深按，即在血脉之间所取得的脉象。

④与肌肉相得：在肌肉之间所取得的脉象。

⑤与筋平者：即相当于在筋之间所取得之脉象。

⑥按之至骨，举指来疾：此指肾脉在最深之处，须按之触骨，再微按其指上举，而脉来疾速有力者，方为肾脉。

【分析串讲】

（一）以菽之轻重不同说明诊脉指法之轻重

初持脉，如三菽之重，与皮毛相得者，肺部也。如六菽之重，与血脉相得者，心部也。如九菽之重，与肌肉相得者，脾部也。如十二菽之重，与筋平者，肝部也。按之至骨，举指来疾者，肾部也。 关于菽数在寸关尺三部上之数目，向有两种论说，因经文仅提出"初持脉"并未言寸关尺之区别，所以两理论莫衷一是，姑且并存。

1. 寸关尺三部统一来看，即寸关尺三部各以3、6、9、12等轻重取法

虞庶曰："今举一例为式，假令左手寸口如三菽得之，乃知肺气之至。如六菽之重得之，知本经之至。如九菽得之，知脾气之至。如十二菽得之，知肝气之至。按之至骨得之，知肾气之至。"

2. 以三部分属之，非一部之上各有3、6、9、12菽重取法

即肺脉：寸、关、尺，各以一菽之重取之，即为三菽。心脉：寸、关、尺，各以二菽之重取之，即为六菽。脾脉：寸、关、尺，各以三菽之重取之，即为九菽。肝脉：寸、关、尺，各以四菽之重取之，即为十二菽。故丹波元胤说："盖三部之上各有一菽

之重，故合三部，而称之菽，非一部之上，若有三菽之重也。以三乘之，则若六菽之重者，三部各有二菽之重也。九菽之重者，三部各有三菽之重也。十二菽之重者，三部各有四菽之重也。按之至骨，则其深至矣。"

3. 肾脉菽数：按数推之，肾之脉应是 15 菽

吕广曰："肺如三菽之重是谓轻，肾脉按之至骨，如十五菽之重，是谓重也。"滑伯仁说："肾不言菽，以类推之，当如十五菽之重。"总之，以菽（豆）之数目多寡，来分别三部九候之轻重不同。其指法轻重 3、6、9、12、15 菽虽分为五部，但实际自《难经》以后，脉学发展即为浮、中、沉三部。滑伯仁总结说："今按此法，以轻重言之，即浮中沉之意也，然于《枢》《素》无所见。将古脉法而有所授受耶？抑越人自得之见耶？"

（二）由轻而重取脉，以候心、肺、脾、肝、肾五脏的反映

以五种由轻至重的脉法来诊五脏之病变，这主要是根据五脏上下不同位置及所主机体深浅而决定的。如肺位在上，为五脏之华盖，又主皮毛，故以三菽之重，轻而取之。心在肺下，主血脉，故稍重以六菽之重而取之。脾在心下，主肌肉，位又稍里，故再稍重以九菽之重而取之。肝在脾下，主筋，较脾再重以十二菽之重取之。肾在肝之下，而主骨，为先天之本，故重按至骨，再微举其指，脉来数疾于指下则为肾脉。虞庶、滑伯仁皆宗此说，最后虞庶总结曰："夫如是乃知五脏之气更相溉灌，六脉因兹亦有准绳，可以定吉凶，可以言疾病。"

说明：附一《四难》、附二《五难》，是根据同学要求增加的课程，补充了脉学的内容，收到较好课堂效果。

十 三 难

课　　题：论色脉尺肤合参在诊断上之运用。

目　　的：1. 说明诊断时必须以色、脉、尺肤合参，"知其常以测其变"，从而达到分析疾病轻重，预后之良恶的目的。

　　　　　2. 明确指出五脏之色脉合参中，可以结合五行生克制化理论。

　　　　　3. 使学生了解临床诊断，必须结合五脏所主之声音、嗅味，以全面了解病情，确定诊断。

提　　纲：1. 问题的提出。

　　　　　2. 色与脉相应。

　　　　　3. 脉与尺肤表现相应。

　　　　　4. 五脏之声色嗅味与脉、尺肤应相适应（总结）。

　　　　　5. 色脉不合，相胜则死，相生则病好转。

　　　　　6. 作为医者本人应努力提高自己全面的诊断技术。

讨 论 题：在诊断时如何参合色、脉、尺肤？对色脉相生相胜如何理解？

【原文】

"曰：《经》言见其色而不得其脉，反得相胜之脉者即死，得相生之脉者，病即自己，色之与脉，当参相应，为之奈何？然：五脏有五色，皆见于面，亦当与寸口尺内相应。假令色青，其脉当弦而急；色赤，其脉浮大而散；色黄，其脉中缓而大；色白，其脉浮涩而短；色黑，其脉沉濡而滑。此所谓五色之与脉，当参相应也。脉数，尺之皮肤亦数[①]；脉急，尺之皮肤亦急；脉缓，尺之皮肤亦缓；脉涩，尺之皮肤亦涩；脉滑，尺之皮肤亦滑。

五脏各有声色臭味，当与寸口尺内相应，其不相应者病也。假令色青，其脉浮涩而短，若大而缓为相胜；浮大而散，若小而滑为相生也。《经》言：知一为下工，知二为中工，知三为上工。上工者十全九，中工者十全八，下工者十全六。此之谓也。"

【词解】

① 数：丁锦云："'数'字当作'热'字解。"

【分析串讲】

（一）问题的提出

前文学习《灵枢·邪气脏腑病形》篇中曾有这样一段，阐明了色脉应该相得：即"见其色而不得其脉，反得其相胜之脉则死矣；得其相生之脉，病即已矣。"即是说在临床上，看到病人所显现的色泽，其脉诊并得不到与之相应的脉象，发现色脉相克则死，若发现色脉相生则会逐渐痊愈。

总体来说，色脉应该相得，也就是应该互相参合，但是具体到如何运用呢，本难第一小节即提出了这个问题：**《经》言见其色而不得其脉，反得相胜之脉者即死，得相生之脉者，病即自已。色之与脉，当参相应，为之奈何？**当参相应，参是参合。相应，是相互适应，即两相符合的意思。在某一脏有病时，而该脏所特有之颜色与脉象同时出现于面部与寸口。例如：肝脏色青，其脉弦急，心脏色赤，其脉浮大而散等等，即谓之色脉相应。病即自已，已，好转之意，病能自然好转。

（二）色与脉相应：脉与尺肤相应

五脏有五色，即青、黄、赤、白、黑，其配属为肝（青）、脾（黄）、心（赤）、肺（白）、肾（黑）。这五脏之色，皆可见于面部。但是应与寸口脉象，与尺内的肌肤相适应。所以《难经·十三难》原文首先给我们明确指出，**然：五脏有五色，皆见于面，亦当与寸口尺内相应。**但是怎样相应呢？五脉配五色：肝，其色青，其脉当弦而急。心，其色赤，其脉浮大而散。脾，其色黄，其脉中缓而大。肺，其色白，其脉浮涩而短。肾，其色黑，其脉沉濡而滑。

这与《灵枢》所学五脏之脉急、大、缓、涩、小是相符合的，但是对五脏所见脉象，后人亦有不同的见解。如清·费伯雄说："夫心为君火，火性炎上，故脉宜浮，君火柔和，故浮大而不洪数，但用浮大二字，状心脉最佳，若兼散象，则气血虚脱，疾不可为矣。散字宜节去。肺主气，故脉亦浮。其兼涩者，气多血少故也。若兼短，则气病而为肺害，短字宜节去。肝脉沉弦，固也。若长脉，当候于寸尺，不当候于关上，长字宜节去。又云肾脉之沉，沉实而濡。濡脉之象，浮而且小，与沉实相反，断不能相兼，濡字更宜节去。"

关于脉与尺肤的相应问题亦是如此：尺肤，指气口关部到尺泽穴一段皮肤而言，即前臂内侧皮肤。如何相应：即（心）脉数，尺之皮肤亦数。（肝）脉急，尺之皮肤亦急。（脾）脉缓，尺之皮肤亦缓。（肺）脉涩，尺之皮肤亦涩。（肾）脉滑，尺之皮肤亦滑。此是说明寸口脉象有所变化，而前臂的皮肤外表亦应有所相应的改变，但是尺肤之数、急、缓、涩、滑如何理解呢？如清·丁锦曰："数，即心也，所以臂内皮肤热也。"**脉急，尺**

之皮肤亦急；丁曰："急者，臂内经络满实，所以坚急也。"**脉缓，尺之皮肤亦缓**；丁曰："缓者，肌肉消，故皮肤亦缓弱也。"**脉涩，尺之皮肤亦涩**；丁曰："肺主燥，所以臂内皮肤亦涩也。"**脉滑，尺之皮肤亦滑**。丁曰："肾主水，其脉滑，所以臂内皮肤亦滑也。"

我们认为丁锦这样的理解还是确切的，但是皮肤与脉象的相应在某些方面并不是绝然准确的。脉象的变化，有时亦可以出现突然改变（一般来讲也是渐进的）。但是，皮肤的改变，则随着全身气血盛衰来改变，是整体的改变。一般来讲，则是一个渐进的过程，没有突然改变的情况（除了虫兽、金刃所伤以外）。所以我们对此段亦不要机械的去理解，应该结合色、脉去体会诊查尺肤的精神实质。

（三）五脏之声、色、臭、味与脉、尺肤相适应（总结）

在本难中提出五脏各有声、色、臭、味，当与寸口尺内相应，也就是把寸口、尺内之变化与五脏所主声、色、臭、味总结起来，建立起统一的概念。如表10-7-1所述。

表10-7-1 （《难经·十三难》） 五脏之声、色、臭、味与脉、尺肤相适应关系

五行		木	火	土	金	水
五脏		肝	心	脾	肺	肾
色脉相应	色	青	赤	黄	白	黑
	脉	弦而急	浮大而散	缓而大	浮涩而短	沉濡而滑
脉尺相应	脉	急	数	缓	涩	滑
	尺	急	数	缓	涩	滑
五声		呼	笑	歌	哭	呻
五嗅		燥	焦	香	腥	腐
五味		酸	苦	甘	辛	咸

（四）色脉不合，相胜则死，相生则病好转

色脉不合之所谓相胜则死。相生则生，是按五行之生克制化规律而推得的，相胜即是相克。因为五脏配五行，相互制约、相互促进，如见其色而得相克之脉，则病脏被克，生气无复甦之机，故可病危致死。如得相生之脉，则说明病变虽重，但母子相生，由于相生之脏的促进，病脏之生气仍可回苏，故能生还。即如原文所说**假令色青，其脉浮涩而短，若大而缓为相胜。浮大而散，若小而滑为相生也。**

这说明假如色青，而诊脉浮涩而短或大而缓，则为相胜（相克）之脉。如诊得脉见浮大而散或小而滑，则为相生之脉。色青，属肝。浮涩而短，属肺。大而缓，属土。肺与肝之关系，金克木，很容易理解，土与肝如何？大而缓为脾土之脉，见肝病色而

见脾土脉象是为木贼克土。脾胃为后天之本、生气之源，胃气已衰，则五脏生气不充，当为危象。

相胜之脉：色青，属肝。浮大而散，属心。小而滑，属肾。心为肝之子：色青肝病而见心脉，则说明母子相生之关系并未失调，子尚能依母气之滋养而有生气。所以虽肝病而见色青，尚能逐渐痊愈。肾为肝之母，肝病而见肾脉，则说明母气不败，尚能有滋养子脏的能力，所以子脏肝虽病，但因见肾脉，尚有生还的希望。以上是以肝为例的说明，但是它脏如何呢？总结如表10-7-2所示。

表 10-7-2　五脏相胜脉象和相生脉象

五色	五脏	相胜脉象	相生脉象
青	肝（木）	浮涩而短（金），大而缓（土）	浮大而散（火），小而滑（水）
赤	心（火）	小而滑（水），浮涩而短（金）	大而缓（土），弦而急（木）
黄	脾（土）	弦而急（木），小而滑（水）	浮涩而短（金），浮大而散（火）
白	肺（金）	浮大而散（火），弦而急（木）	小而滑（水），大而缓（土）
黑	肾（水）	大而缓（土），浮大而散（火）	弦而急（木），浮涩而短（金）

（五）作为医者本人应努力提高自己全面的诊断技术

临床诊断方法是多种多样的，但归纳之不外望、闻、问、切四诊。本难提出了望色、切诊（包括切寸口、诊尺肤）等方法，重点阐述了两诊之间互相印证的关系，所以，《灵枢·邪气脏腑病形》篇说："夫色脉与尺之相应也，如桴鼓影响之相应也，不得相失也。"

作为一个医生不能单靠某一种诊查方法，应该全面的掌握望色、诊寸口、诊尺肤等三种方法（特别更应该全面的掌握四诊望、闻、问、切），而且应懂得色、脉、尺肤相参，从五行相生相克规律中去预诊疾病的进退和预后的善恶。如不能达到这样水平，则说明医疗技术不高，尚不能成为一个合乎标准的医生。《难经》给我们标定了上、中、下三个级别。如《难经·十三难》说：**经言知一为下工，知二为中工，知三为上工。上工者十全九，中工者十全七，下工者十全六，此之谓也。**知一，说明能掌握色、脉、尺肤三种诊法中之一种。全，同痊，使疾病痊愈。

当然，正如前面所说，诊断方法多种多样，非只色、脉、尺肤三种，因此上、中、下三工在，具体临床上也不能这样机械地去划分。只不过，通过本难应该使我们了解到中医学是非常丰富多彩的，我们应该努力的全面的理解与掌握这些祖先遗留下来的宝贵知识。应该积极进取，全面的提高我们的理论水平与医疗技术，争取成为上工，也就是争取成为符合祖国要求的、全心全意为我们广大人民服务的医务工作者。

十 四 难

课　　题： 论损、至脉为病及其治法。

目　　的： 1. 说明损、至之脉在诊法上的区别。

2. 说明损脉为病是从上而下，由肺及肾的；而至脉为病则是由下而上的，即由肾而及肺。

3. 阐明五种虚损病的治疗原则。

4. 说明从脉诊中可以得知病情的轻重与病程的长短，并能决定预后之生死吉凶。

5. 重点指出脉诊中尺部脉搏的重要性。

提　　纲： 1. 脉有损、至具体名称及上下传变之别。

2. 结合五体来看，损、至脉病变之具体表现。

3. 虚损病治疗之原则。

4. 从呼吸与脉搏比例可决定人之生死吉凶。

5. 尺脉的重要性。

讨 论 题： 学完本难后你对劳损病的诊断治疗有哪些体会？

【原文】

"曰：脉有损至①，何谓也？然：至之脉，一呼再至曰平，三至曰离经②，四至曰夺精③，五至曰死，六至曰命绝，此至之脉④也。何谓损？一呼一至曰离经，再呼一至曰夺精，三呼一至曰死，四呼一至曰命绝，此损之脉也。至脉从下上，损脉从上下也⑤。

损脉之为病奈何？然：一损损于皮毛，皮聚⑥而毛落；二损损于血脉，血脉虚少，不能荣于五脏六腑也；三损损于肌肉，肌肉消瘦，饮食不为肌肤；四损损于筋，筋缓不能自收持；五损损于骨，骨痿不能起于床。反此者，至脉之病也⑦。从上下者，骨痿不能起于床者死；从下上者，皮聚而毛落者死。

治损之法奈何？然：损其肺者，益其气；损其心者，调其荣卫；损其脾者，调其饮食，适其寒温；损其肝者，缓其中；损其肾者，益其精。此治损之法也。

脉有一呼再至，一吸再至；有一呼三至，一吸三至；有一呼四至，一吸四至；有一呼五至，一吸五至；有一呼六至，一吸六至；有一呼一至，一吸一至；有再呼一至，再吸一至；有呼吸再至。脉来如此，何以别知其病也？然：脉来一呼再至，一吸再至，不大不小，曰平。一呼三至，一吸三至，为适得病，前大后小⑧，即头痛目眩；前小后大，即胸满短气。一呼四至，一吸四至，病欲甚，脉洪大者，苦烦满；沉细者，腹中痛⑨；滑者伤热，涩者中雾露。一呼五至，一吸五至，其人当困，沉细夜加，浮大昼加，不大不小，虽困可治，其有大小者，为难治。一呼六至，一吸六至，为死脉也；沉细夜死，浮大昼死。一呼一至，一吸一至，名曰损，人虽能行，犹当着床，所以然者，血气皆不足故也。再呼一至，再吸一至⑩，名曰无魂，无魂者，当死也，人虽能行，名曰行尸。

上部有脉，下部无脉，其人当吐，不吐者死。上部无脉，下部有脉，虽困无能为害。所以然者，譬如人之有尺，树之有根，枝叶虽枯槁，根本将自生。脉有根本，人有元气，故知不死。"

【词解】

① 损至："损"为减之意，"至"为进之意，实际是指脉搏之迟数而言。《经释》云："少曰损，多曰至。"

② 离经：滑义云："离经者，离其经常之度也。"

③ 夺精：滑义云："夺精，精气衰夺也。"

④ 此至之脉：原本"至"作"死"。滑义本"死"作"至"。"至"字是，今改。

⑤ 至脉从下上，损脉从上下也：丁锦云："至脉从上下者，从肾而上也；损脉从上下者，从肺而下也。"吕广云："至脉从下上者，谓脉动稍增，上至六，至多而呼七；损脉从下上者，谓脉动稍减至一，呼多而至少也。"按：据下文，

丁注为是。

⑥ 皮聚：胤疏云："皮聚者，皮肤皱腊失润，故毛脱也。"

⑦ 至脉之病也：原本作"至于收病也"。滑义云；"当作'至脉之病也'，'于收'二字误。"今依改。

⑧ 前大后小：《经释》云："前指寸，后指尺。"

⑨ 腹中痛：原本"腹"误作"胸"。《经释》云："沉细为阴邪内陷，故腹痛。"

⑩ 再吸一至：原本作"呼吸再至"。虞庶云："寻此至数，与前义相违，亦恐错简也。"胤疏据《脉经》及滑义本改作"再吸一至"。今从之。

【分析串讲】

（一）脉有损、至

1. 何谓"损""至"？

关于"损"与"至"两字的名词解释：损，是减损，有退的含义；阴独盛而脉搏

次数减少的谓之损（如迟脉）；至，是增至，有进的含义，阳独盛而脉搏至数增多的谓之至（如数脉）。

2. 损、至脉所反映的病变

通过第一段原文，我们可以明确地掌握至为太过，损为不及的脉象变化。**脉有损至，何谓也？然：至之脉，一呼再至曰平，三至曰离经，四至曰夺精，五至曰死，六至曰命绝，此至之脉也。何谓损？一呼一至曰离经，二呼一至曰夺精，三呼一至曰死，四呼一至曰命绝，此损之脉也。**命绝，是指必死无疑，较死脉尤重。故虞庶曰："阳气乱，故脉数。数则气耗，耗则精无所归，独加夺去，故曰夺精。""其人气耗血枯，神惨色夭，精华犹如夺去。"

从这里给我们提出了一些问题，即由至数的不同而产生了离经、夺精、死、命绝等病理变化，其理何在？如表 10-8-1 所示。

表 10-8-1　离经、夺精、死、命绝等脉象的至与损

脉象名称	至（数）	损（迟）
平人之脉	呼吸四至（不大不小）	呼吸四至（不大不小）
离经之脉	呼吸六至	呼吸二至
夺精之脉	呼吸八至	呼吸一至
死脉	呼吸十至	三呼一至
命绝之脉	呼吸十二至	四呼一至

由此，我们知道古代医生治病是以医生的呼吸次数，来测定患者的脉搏次数的。如《素问·平人气象论》说："医不病，故为病人平息以调之为法。"病变虽然多种多样，但总之不外太过与不及两种情况，太过则病，不及亦病。且太过与不及之中又有程度的差别，所以反映到脉搏上就表现为至数与呼吸的比率有多少的区别。至损两类即是数、迟两类，反映了阳盛和阴盛的不同方面，所谓二至、三至、四至或相反的一至、1/2 至、1/4 至等，即反映了阴阳亢盛的不同程度。故所谓离经、夺精、死、命绝等亦表现了疾病的程度和轻重。

3. 至、损脉反映了疾病上下传变的方向

至脉从下上，损脉从上下也。这是从脉象上来论述疾病开始的所在及其传变过程的方法。至脉之病，是从肾开始，顺次传肺。损脉之病，是从肺顺次相传至肾。但至、损其中都无有实象，至脉也虚数，损脉也是虚迟，即是阴虚的虚数及虚寒的虚迟脉象。如果兼有了实象，则其传变方向就不是至损之脉，而成了相反的方向了，所以这两种脉象都是虚象之脉。至脉，按照肾、肝、脾、心、肺的方向传变。损脉，按照肺、心、

脾、肝、肾的方向传变。

（二）结合五体看损、至脉病变之具体表现

1.损脉之病，从肺至肾

一损损于皮毛，皮聚而毛落。病理机制：肺与皮毛相表里。见症：皮聚而成结块，毛发脱落。**二损损于血脉，血脉虚少**。病理机制：心生血，心主血脉，血脉虚少，不能荣养五脏六腑。见症：脉见虚数或虚迟。**三损损于肌肉，肌肉消瘦**。病理机制：脾主肌肉四肢，脾主运化，营养于肌肤，脾虚饮食不能充养肌肤，中气不足，运化机能衰弱，营养不达于肌肤。见症：肌肉消瘦，失于丰满润泽。**四损损于筋，筋缓不能自收持**。病理机制：肝主筋，肝藏血，血虚不能养筋。见症：筋脉迟缓、不能收引持物。**五损损于骨，骨痿不能起于床**。病理机制：肾主骨，肾虚精亏，不能养育。见症：骨痿无力，不能起床。

2.至脉之病，从肾至肺

从肾至肺，与损脉的传变成反向。关于至脉为病的具体病理与见症，本难从略。仅提出**反此者，至脉之病也**。有的版本是"反此者，至于收病也。"关于本句解释，滑伯仁说："'至于收病也'当作'至脉之病也'，'于收'二字误。"应该当作至脉之为病解释。

3.预诊损、至脉病变的吉凶

从上下者，骨痿不能起于床者死。从下上者，皮聚而毛落者死。这说明损脉、至脉为病，在脏器方面一般有两种常见的传变过程。损脉为病其形成是由肺先病而后及肾；至脉为病，是由肾先病而至肺。这只是说明损、至脉为病，由浅入深、由外到里的传变过程，但在实际上亦不能这样机械地去理解，然如见到骨痿不能起床或皮聚而毛落，则亦说病势危重，应当给予密切的注意。

（三）虚损病的治疗原则

损其肺者，益其气；肺主气，为呼吸之主要脏腑，肺虚久病或年老体弱，则使肺气虚。益其气，是指补益肺气。**损其心者，调其营卫**；是指心主血，七情忧愁思虑则伤心血，气血不能顺行，则发生失调。调其营卫，营卫，即气血。即是调和与运化气血，同时要解除思愁忧闷之因素。**损其脾者，调其饮食，适其寒温**；是指脾为胃行其津液，输布营养，饮食劳倦，则伤脾。调其饮食，是指吃饭需适当，不可过饥过饱。适其寒温，是指饮食物要冷热适宜，春夏食凉，秋冬食热，不可忽冷忽热。痢疾、霍乱等流行病，皆可由冷热不调所诱发。**损其肝者，缓其中**；是指肝藏血，性喜条达，如肝郁不舒，抑郁成病，则能伤肝。缓其中，如《素问·脏气法时论》说："肝若急，

急食甘以缓之"。所以缓其中之原则，包括有"疏肝""柔肝"等法在内，与以甘药缓之有同义。**损其肾者，益其精**。是指肾主藏精，肾精不足，则不能涵育肾阳。益其精，即是补益肾精，且补精之法以后天营养为主，所以《素问·阴阳应象大论》说："精不足者，补之以味。"

（四）呼吸与脉搏之比例，以断人之生死吉凶

1. 正常脉象

脉来一呼再至，一吸再至，不大不小，曰平。平，是指正常脉象，一息四至。

2. 至脉之病

适得病脉：**一呼三至，一吸三至，为适得病**，至数为一息六至，开始得病之脉象。病理变化：**前大后小，即头痛目眩**；前，是指寸。后，是指尺。头痛目眩是为阳病。头为诸阳之会，为神气往来之门户，故而病在阳分，关前属阳，阳病反映于阳部脉象，脉症一致。**前小后大，即胸满短气**。后大说明以尺部为主，胸满短气是为阴病，故脉症亦相符。

病欲甚：病势将要加剧。至数：**一呼四至，一吸四至**，一息八至，说明了热势转剧，病势发展。病理变化：**病欲甚，脉洪大者，苦烦满**；洪大兼见浮象。《濒湖脉学》说"浮大者洪"，心烦闷满为一般阳热病之见症。病在上也。**沉细者，腹中痛**；沉细脉主里，主气血衰少，虚寒性腹痛，脉以沉细者居多，病在下也。**滑者伤热**；伤于热邪。《素问·平人气象论》说："缓而滑曰热中。"滑伯仁曰："热伤气而不伤血，血自有余，故脉滑也。"**涩者中雾露**。伤于寒湿之邪，滑伯仁说："雾露之寒，伤人荣血，血受寒，故脉涩也。"

其人当困，病属危候。至数：**一呼五至，一吸五至**，一息十至，热势已甚，热伤阴液，阴虚阳亢，循环不止，故属危候。病理变化：**其人当困，沉细夜加，浮大昼加**，沉细属虚寒，阴邪为病，夜属阴，以阴遇阴，则病势加重。浮大属阳热为病，昼为阳候，以阳遇阳，病势故为加重。**不大不小，虽困可治**，说明一息十至热势虽深，但不见沉细或浮大之虚阳亢盛之脉，病虽属危，尚可为治。**其有大小者，为难治**。有大小者，即现沉细或浮大之象，且又脉数十至，说明阴竭，虚阳独亢，已成脱势，难以为治也。

一呼六至，一吸六至，为死脉也；此是死脉之至数。一息十二至，虚阳外脱，阳气乱极，三倍于常。病理变化：**沉细夜死**，病阴候阴。**浮大昼死**。病阳候阳。

3. 损脉之病

着床之脉，气血比较虚弱。至数：**一呼一至，一吸一至，名曰损**，是指一息二至。

病理变化：**血气皆不足，故也**。临床表现：**人虽能行，犹当着床**，虽能行走，仍是卧床不起之病。

当死之脉：至数：**再呼一至，再吸一至，一息一至**。病理：**无魂者，当死也**。无魂，生气已绝。表现：**人虽能行，名曰行尸**。人虽能行走（勉强行走），但生机已绝，濒于死亡，实际上等于行尸走肉一样。

（五）尺脉之重要性

上部有脉，下部无脉，其人当吐，不吐则死。上部（寸）有脉而至下部（尺）无脉，是由于邪实壅阻于周身气血的周流，从而使下部脉道不通所致。吐，是指邪当上越，吐之。《素问·阴阳应象大论》曰"其高者，因而越之"。壅者则通，故下部之脉自现。假如无吐证，或吐不出，则说明下部无脉，当非壅阻所致，乃为元气衰竭之象，故属危死之候。

上部无脉，下部有脉，虽困无能为害。这是说明尺脉之重要，犹如"树之有根"，为人元气之根本。从下部脉象来看，说明人之元气尚属充足。所以虽然上部无脉，病症虽属困重，但元气未败，犹不足以为害也。

十 六 难

课　　题：论五脏疾病的症状。

目　　的：1. 阐明脉诊虽有不同方法，但某部脉必定要有某脏的内外症状，
　　　　　　方能确定其病变之所在，并指出临床诊断"舍脉从证"的原则，
　　　　　　开辟后世临床以症为主之途径。

　　　　　2. 具体说明五脏病变的内外症状。

提　　纲：1. 脉诊应注意之方法。

　　　　　2. 五脉与五脏见症之合参。

　　　　　3. 舍脉从症之重要性。

复 习 题：1. 见到五脏脉应见到哪些内外症，为什么？以一脏为例说明之。

　　　　　2. 你对舍脉从症有什么认识？

【原文】

"曰：脉有三部九候，有阴阳，有轻重，有六十首①，一脉变为四时，离圣久远②，各自是其法，何以别之？然：是其病，有内外证。

其病为之奈何？然：假令得肝脉，其外证：善洁、面青、善怒。其内证：脐左有动气，按之牢若痛。其病：四肢满闭③，淋溲，便难，转筋④。有是者，肝也，无是者，非也。

假令得心脉，其外证：面赤，口干，喜笑。其内证：脐上有动气，按之牢若痛。其病：烦心，心痛，掌中热而口㘅⑤。有是者心也，无是者，非也。

假令得脾脉，其外证：面黄，善噫，善思，善味。其内证：当脐有动气，按之牢若痛，其病腹胀满、食不消，体重，节痛，怠堕嗜卧，四肢不收。有是者，脾也，无是者，非也。

假令得肺脉，其外证：面白，善嚏，悲愁不乐，欲哭。其内证：脐右有动气，按之牢若痛，其病喘咳，洒淅寒热。有是者，肺也，无是者，非也。

假令得肾脉，其外证：面黑，喜恐欠，其内证：脐下有动气，按之牢若痛。其病：逆气，小腹急痛，泄如下重，足胫寒而逆。有是者，肾也，无是者，非也。"

【词解】

① 六十首：丁德用云："六十首者，是《十难》经一脉变为十是也。"

② 离圣久远：丁锦云："此越人谓去古轩岐既久，医者各执己见，各立成法，将何以别其是非耶？"

③ 四肢满闭：指四肢满胀而运动呆滞。

④ 转筋：原作"转节"，今从诸本改。

⑤ 哕：读如宛。滑义云："哕，干呕也。心病则火盛，故哕。"

【分析串讲】

（一）脉诊应注意之方法

脉取寸口可以决断五脏六腑之病态及预后，但是应注意哪些方面呢？所以《难经·十六难》首先提出：**脉有三部九候，有阴阳，有轻重，有六十首，一脉变为四时，离圣久远，各自是其法，何以别之？** 离圣久远，是指离开古人久远。各自是其法，是指各以自己的诊法为是。此段广泛地把脉诊所应注意的方面都提出来了，但是如何具体理解？

三部九候：三部指寸、关、尺三部，每部中各有浮中沉三候。寸为上部法天，主胸及头上之疾；关为中部法人，主膈至脐之疾；尺部为地，主脐至足之疾。浮为阳，主病在表，沉为阴，候病在里，中在阴阳之间，主病在中。

阴阳：三部寸属阳，主心肺；尺属阴，主肝肾。脉象：浮、长、滑、数，属阳，主表、热、实证。沉、短、迟、涩，属阴，主里、寒、虚证。

轻重：以浮中沉来看，有轻、重按取的不同。按照肺、心、脾、肝、肾顺序，由轻到重。

六十首：滑伯仁说："六十首，按《内经·方盛衰篇》曰：圣人持诊之道，先后阴阳而持之，奇恒之势乃六十首。王注：谓奇恒六十首今世不存，则失传者由来远矣。"这是医经名已失传。但是丁德用说："六十首者，是十难，经一脉变为十是也。"此说有理，左右寸关尺六部每脉十变，则为六十脉象。

一脉变为四时：以弦、钩、缓、毛、石，为四时春夏秋冬之脉，但以胃气为本，有胃气则生，无胃气则死也。

（二）五脉与五脏见症之合参

一是其五脏见症是以五脏之面色、情志、腹诊、问诊等综合而成。二是本难释义及列表归纳很系统，可做参考，故下面讲述从略。

假令得肝脉，其外证善洁、面青、善怒，肝与胆合，胆为清净之府，青为木之色，肝病面见青色。其内证：脐左有动气，按之牢若痛，其病四肢满闭，淋溲，便难，转

筋。左肝右肺，肝郁气滞胁肋疼痛，肝主筋，风淫及四末故转筋。**假令得心脉，其外证面赤，口干，喜笑**，心火上炎而发口干。**其内证：脐上有动气，按之牢若痛，其病烦心，心痛，掌中热而哕**。脐上为心之部，心包代心受邪则发心烦，滑伯仁说："掌中、手心主脉所过之处，盖真心不受邪，受邪者手心主尔，哕，干呕也。心病则火盛，故哕。经曰：诸逆冲上皆属于火。诸呕吐酸，暴注下迫，皆属于热。"

假令得脾脉，其外证：面黄，善噫，善思，善味。喜噫者，嗳气也。《灵枢·口问》说："寒气客于胃，厥逆从下上散，复出于胃，故为噫。"脾主思，开窍于口，味觉变化属脾。**其内证：当脐有动气，按之牢若痛，其病腹胀满，食不消，体重，节痛，怠堕嗜卧，四肢不收**。脾位中，故动气在中。脾主运化，主肌肉四肢。若健运失调，肌肉失养。《素问·痿论》曰："阳明者，五脏六腑之海，主润宗筋，宗筋主束骨而利机关也……故阳明虚，则宗筋纵，带脉不引，故足痿不用也。"

假令得肺脉，其外证：面白，善嚏，悲愁不乐，欲哭。肺气通于鼻，《灵枢·口问》曰："阳气和利，满于心，出于鼻，故而嚏。"肺在志为忧，故悲愁不乐。在声为哭。**其内证：脐右有动气，按之牢若痛，其病喘咳，洒淅寒热**。脐右为肺气下降之地，肺主气，气逆则喘咳。肺主皮毛，故洒淅寒热。

假令得肾脉，其外证面黑，善恐欠。肾在志为恐，肾气不足则恐。阴阳相引则为欠。**其内证：脐下有动气，按之牢若痛，其病逆气，小腹急痛，泄如下重，足胫寒而逆**。脐下为肾之位，肾气不足则上逆而为奔豚之气。肾脉循腹，故少腹急痛。肾者，胃之关，气虚则泄利下重。肾脉循内踝之后，别入跟中，以上腨内，故病足胫寒而逆也。外证者，腑之候。内证者，脏之候也。动气、真气不能藏而发现于外。牢，是指气结而坚。痛，是指气郁而滞所致。

（三）舍脉从证之重要性

在本难五脏之所见症前后皆有如下字句：假令得某脉……有是者，某也，无是者非也。说明假如在临床上你得到，即诊到五脏某脏之脉，但必有该脏所主症状，方能作为诊断该脏病变之根据。若无该脏症状，则不能确诊其为某脏之病变。当是之时即要"舍脉从证"，暂时不管脉证的不符，依证而治疗，这是临床诊断上重要的法则之一，同学们不可不知。

十 八 难

课　　题：论脉法三部与脏腑之配合。

目　　的：1. 以五行相生说明三部配合脏腑之意义（即起于金，互相生养，往复循环）。

　　　　　2. 阐明三部九候之意义，候察上中下三焦之病变。

　　　　　3. 简述结脉的主病。

提　　纲：1. 脏腑配合三部之理论基础。

　　　　　2. 三部九候所主人体病变之划分。

　　　　　3. 何谓结脉？与积聚之关系。

复 习 题：1. 对三部配属脏腑之理论有何认识？

　　　　　2. 对结脉诊断积聚与痼疾如何理解？

【原文】

"曰：脉有三部，部有四经[①]，手有太阴、阳明，足有太阳、少阴，为上下部，何谓也？然：手太阴、阳明金也，足少阴、太阳水也。金生水，水流下行而不能上，故在下部也。足厥阴、少阳木也，生手太阳、少阴火，火炎上行而不能下，故为上部。手心主、少阳火，生足太阴、阳明土，土主中官，故在中部也。此皆五行子母更相生养者也。

脉有三部九候，各何所主之？然：三部者，寸关尺也。九候者，浮中沉也。上部法天，主胸以上至头之有疾也；中部法人，主膈以下至脐之有疾也；下部法地，主脐以下至足之有疾也。审而刺之者也。

人病有沉滞久积聚，可切脉而知之耶？然：诊在右胁有积气，得肺脉结[②]，脉结甚则积甚，结微则气微。

诊不得肺脉，而右胁有积气者，何也？然：肺脉虽不见，右手脉当沉伏。

其外痼疾同法耶？将异也？然：结者，脉来去时一止，无常数，名曰结也。伏者，脉行筋下也。浮者，脉在肉上行也。左右表里，法皆如此。假令脉结伏者，内无积聚；脉浮结者，外无痼疾；有积聚脉不结伏，有痼疾脉不浮结，为脉不应病，病不应脉，是为死病也。"

【词解】

① 部有四经：两手各有三部，部各有二经，兼左右而言之，故部有四经也。

② 结：结脉，详见下文。《经释》云："结为积聚之脉，《平人气象论》云'结而横有积矣。'"

【分析串讲】

（一）脏腑配合三部之理论基础

脉有三部，部有四经，手有太阴、阳明，足有太阳、少阴，为上下部，何谓也？然：手太阴、阳明金也，足少阴、太阳水也。金生水，水流下行而不能上，故在下部也。足厥阴、少阳木也，生手太阳、少阴火，火炎上行而不能下，故为上部。手心主、少阳火，生足太阴、阳明土，土主中宫，故在中部也。此皆五行子母更相生养者也。 三部，是指寸、关、尺。四经，是指每部四经共十二经。在了解五脏配属三部之前，先了解下面几个问题。

1. 左升、右降之规律

在《内经》中学过，地气上为云，天气下为雨。左肝右肺。所以就包含有：左为升阳散发之气，右为清肃泻降之气。火为炎上的物质，水为润下流行的物质。其道理很易明白，太阳光热普照大地，蒸腾水气而使之上升。上升之水气，在天空遇清肃之气，复凝结而为雨，下降于地。如此循环作用，往复不息，形成了人体整体的活动。

2. 二火之意义

在上面的原文中提出了少阴火、少阳火，两种火的问题。少阴火：是指少阴君火。太阳之光热，照于大地，主宰一切是君火。少阴为手少阴心。少阳火：是指少阳相火。大地接受光与热，蒸腾水气上升，这个活动称为相火。起化生万物之作用。在人体，命门相火，为动力之源，三焦气化之源。厥阴心包相火，心为火脏，为动力，输送血液于全身。心包能协助心脏起鼓荡之作用，又称膻中。少阳相火，即胆为阳木，含有少阳春生之气。

3. 为什么小肠又称君火，厥阴称相火

小肠，属于太阳，与心相表里。其作用是"分别清浊"，使水分归膀胱，糟粕归大肠。其经络有提炼营养，归于心血之作用，即"络心"。且临床上心径有热，通常则清利小肠而能愈，如导赤散。

包络，属厥阴，与少阳三焦相表里。其作用鼓荡膈膜，三焦才能进行气化作用，《灵枢·经脉》说："心主手厥阴心包络之脉，起于胸中，出属心包络，下膈，历络三焦。"所以包络阳气亦是相火之一种。根据相生规律，寸、关、尺三部脏腑的配属，即如表10-10-1所示。

表10-10-1　寸、关、尺三部脏腑的配属

	左			右		
寸	手少阴心	手太阳小肠	火	手太阴肺	手阳明大肠	金
关	足厥阴肝	足少阳胆	木	足太阴脾	足阳明胃	土
尺	足少阴肾	足太阳膀胱	水	手厥阴心包	手少阳三焦	火（相火）

首先由于金能生水，水不能上行而流下，木生火，火上炎而不能下，故先定水与火在于尺、寸两部。根据左升右降之理则肾水居于左尺，心火居于左寸，但是厥阴心包相火为何居于右尺，肺金何居于右寸呢？故《难经疏证》说："水生于金，而性不同于金，故金居右寸部，而水居左下部也。"既然金水已定，心与小肠为君火，心包与三焦为相火，君火位尊而居上，故主于左寸，相火位卑而居下，故主于右尺，相火为君火所生，这样就形成一个循环无端、互相生养之整体。

（二）三部九候所主人体病变之划分

三部九候是寸关尺和浮中沉，三部分属于人身上中下之疾病。故《难经·十八难》曰：**上部法天，主胸以上至头之有疾也**（属寸）；**中部法人，主膈以下至脐之有疾也**（属关）；**下部法地，主脐以下至足之有疾也**（属尺）。可见人体上中下是按膈以上为寸，膈脐之间为关，脐以下为尺来分的。历代医家寸关尺三部所属，列表10-10-2如下。

表10-10-2　历代医家寸关尺三部所属脏腑

		王叔和	李东垣	滑伯仁	李时珍	张景岳	喻嘉言
左	寸	心、小肠	心、小肠	心、小肠	心、膈中	心、心包	心、小肠
	关	肝、胆	肝、胆	肝、胆	肝、胆	肝胆	肝胆
	尺	肾、膀胱	肾、膀胱	肾、膀胱	肾 小肠 膀胱	肾 膀胱 大肠	肾 膀胱 大肠
右	寸	肺、大肠	肺、大肠	肺、大肠	肺胸中	肺胸中	肺 大肠
	关	脾、胃	脾、胃	脾、胃	脾胃	脾胃	脾胃
	尺	命门、三焦	命门、三焦	心包、三焦	肾 大肠	肾、小肠	肾 三焦 小肠

这是后世医家在《难经》三部基础上对脏腑配属的发展，虽见解大同小异，但基本精神仍是相同的。后世一般遵从王叔和的配属方法，因为脏腑表里配属已定，则以腑配脏，分属六部比较合理。

（三）何谓结脉？与积聚之关系如何？

1. 何谓结脉？

结者，脉来去时一止，无常数，名曰结也。无常数，为无一定的规律，时有一歇止也。有规律则是代。故《濒湖脉学》说："体状诗：结脉缓而时一止，独阴偏盛欲亡阳；浮为气滞沉为积，汗下分明在主张。""主病诗：结脉皆因气血凝，老痰结滞苦呻吟；内生积聚外痈肿，疝瘕为殃病属阴。"所以结脉主积聚，癥疾。

2. 结脉的变化及主病

结脉虽为缓而时一止，但亦有沉、浮的区别。故《难经·十八难》亦说：**伏者，脉行筋下也**。需要沉取。**浮者，脉行肉上行也**。需要浮取。**左右表里，法皆如此**。此即说明，根据结脉之浮沉与左右，亦可诊断其内外左右之病。如：脉现结伏，则病在内。脉现结浮，则病在外。脉现左结，则病在左。脉现右结，则病在右。

3. 以肺脉结为例进行说明

诊在右胁有积气，得肺脉结，脉结甚则积甚，结微则气微。肺主右胁，肺见结脉则气血结滞不通，故现歇止之脉，但无规律，脉甚则病甚，脉微则病微。又说：**诊不得肺脉，而右胁有积气者，何也？然：肺脉虽不见，右手脉当沉伏。其外癥疾同法耶？**

即是说明虽然有时肺部脉不见结象，但右胁之积存在，当是之时右手脉象亦应属沉伏范畴。其有癥疾之脉诊，亦是如此，即当见浮结之脉象。故病状诗云：结脉皆因气血凝，老痰结滞苦呻吟；内生积聚外痈肿，疝瘕为殃病属阴。

4. 脉结病不应则为死候

如《十八难》原文说：**假令脉结伏者，内无积聚；脉浮结者，外无癥疾；有积聚脉不结伏，有癥疾脉不浮结，为脉不应病，病不应脉，是为死病也**。癥疾，是指日久不愈之病。脉与症不符，或症与脉不符，则说明真气已败，故为死候，意即难以医治之疾。

二十二难

课　　题：阐明是动、所生病之意义。

目　　的：1. 阐明是动、所生之意义。认为经脉之病变中，气先病为是动病，血后病是所生病。

　　　　　2. 使学生明了气主温煦，血主濡养，血随气行是人体正常生理作用，其发病之先后亦以此为基础。

提　　纲：1. 是动病、所生病之定义。

　　　　　2. 气主煦之，血主濡之，血随气行，为人体正常生理活动。

　　　　　3. 气先病为是动，血后病是所生之理论价值。

复 习 题：你对气主煦之，血主濡之有哪些体会？

【原文】

"曰：经言脉有是动，有所生病，一脉变为二病者，何也？然：经言是动者，气也；所生病者，血也。邪在气，气为是动；邪在血，血为所生病。气主呴①之，血主濡之。气留而不行者，为气先病也；血壅而不濡者，为血后病也。故先为是动，后所生病也。"

【词解】

① 呴：音许，在此作"煦"，熏蒸的意思。

【分析串讲】

（一）是动病、所生病之定义

经脉是气血运行之通路，有是动病、有所生病之病证。在学习《灵枢·经脉》时亦曾学过，但到底是动与所生之病的定义为何呢？是动病，即是指本经经脉因外邪的引动而发生的疾病，伤于气分。是经脉发生异常变化所表现的各种有关病症。如张隐庵注曰："夫是动者，病因于外。"即说明因外邪侵犯而发病。所生病，是指与本经相连属的脏腑所发生的疾病。如张隐庵注说："所生者，病因于内。"即说明是"内因"所发生之疾病。《难经·二十二难》说：**经言是动者，气也；所生病者，血也**。所以又把邪在气分，谓之是动，即只在经脉气分未伤及血。邪在血分，已入于内，谓之所生病。

（二）气主煦之，血主濡之，血随气行，为人体正常的生理活动

气主煦之：煦，煦也，是温煦的意思，也当熏蒸解。因阳气之功能主要运输精气，输送营养以温煦全身，熏蒸于肌肤腠理。

血主濡之：濡是滋濡、润养之意。因为血液周流全身，其功能主要能濡润筋骨，滑利关节，滋养人体之五脏六腑，使其保持正常之生理活动。

血随气行，气为血之帅，脉者血之府。因血之循行必借气之鼓动，方能流行不息，循环于全身，故名之血随气行。注：本难原文有**一脉变为二病者**，滑伯仁注曰："此脉字非尺寸之脉，乃十二经隧之脉也。"其所指二病，即每经之是动与所生病也。

（三）气先病为"是动"，血后病为"所生"之理论价值

本难以气血先后，解释是动与所生病之区别。认为是动，是气病；所生，是血病。而且指出先为是动，后为所生。如原文所说：**邪在气，气为是动。邪在血，血为所生病……气留而不行者，为气先病也。血壅而不濡者，为血后病也。故先为是动，后所生病也。**

关于其气血先后的病理，各注家亦有不同之解释：如元·滑伯仁曰："先后云者，抑气在外，血在内，外先受邪，则内亦从之而病欤？"丁锦曰："气者血之帅也，脉者气之充也，气先病，脉即应之，故经言是动者，气也，血后病，病可验之，故曰所生病者血也……气留不行，故血壅不濡，其气先病，名曰是动。血壅不濡后病，名曰所生。此是一脉辄变为二病也。"这是说，气在先而血在后，气在外而血在内，脉为气所充。当病发之时先反映于脉上，故经脉首先发生异常，而后及血，则方是所生脏腑之病。这种理论虽然能解释通，但仍为机械的看法，各家颇有不同的意见。即：一是气在经与外因、内因之别，二是一经之病，涉及他经之关系；三是络病与经病。

我们说这些意见虽然在《难经》基础上都创造性的作了发挥，但确都有一定的片面性存在，考《灵枢》原文之意，是动、所生病两者是互为补充的，如果把两者对立的区分为气血、先后、内外、脏腑、经络等，就难以说明一致的病症了。且人体生理，气为血之帅，气行则血行是不可分割的整体。外因、内因，邪之所凑，其气必虚，也是密切相关的，绝不是将其分开而得病。故滑伯仁也说："然邪亦有只在气，亦有只在血者，又不可以先后拘也。"学古而不能泥古不化，故关于是动、所生之先后气血理论，仅供参考而已。

二十四难

【原文】

"曰：手足三阴三阳气已绝，何以为候？可知其吉凶不？然：足少阴气绝，则骨枯。少阴者，冬脉也，伏行而温于骨髓。故骨髓不温[①]，即肉不着骨，骨肉不相亲，即肉濡而却，肉濡而却，故齿长而枯，发无润泽者，骨先死。戊日笃，己日死。

足太阴气绝，则脉不营其口唇。口唇者，肌肉之本也。脉不营，则肌肉不滑泽，肌肉不滑泽，则肉满[②]，肉满则唇反，唇反则肉先死。甲日笃，乙日死。

足厥阴气绝，即筋缩引卵与舌卷。厥阴者，肝脉也。肝者，筋之合也。筋者，聚于阴器而络于舌本。故脉不营，则筋缩急，筋缩急即引卵与舌，故舌卷卵缩，此筋先死。庚日笃，辛日死。

手太阴气绝，即皮毛焦。太阴者，肺也，行气温于皮毛者也。气弗营则皮毛焦，皮毛焦则津液去，津液去即皮节伤，皮节伤则皮枯毛折，毛折者则毛先死[③]。丙日笃，丁日死。

手少阴气绝，则脉不通，脉不通则血不流，血不流则色泽去，故面色黑如黧[④]，此血先死。壬日笃，癸日死。

三阴气俱绝者，则目眩转，目瞑。目瞑者，为失志，失志者则志先死。死即目瞑也。

六阳气俱绝者，则阴与阳相离，阴阳相离，则腠理泄，绝汗[⑤]乃出，大如贯珠[⑤]，转出不流，即气先死。旦占夕死，夕占旦死。"

【词解】

①**骨髓不温**：胤疏云："按下文例，骨髓不温，当作脉不温。"

②**肉满**：滑义云："谓肌肉不滑泽，而紧急膜膝也。"

③**毛先死**：《脉经》"毛"作"气"。

④**黧**：按"黧"与"梨"通，黑而黄也。

⑤**绝汗，贯珠**：杨玄操云："绝汗，乃汗出如珠；汗出着肉，如缀珠而不流散，故曰'贯珠'也。"

【分析串讲】

（一）篇名题解

本难是论述阳经、阴经气绝的症状及预后。《灵枢·经脉》说："五阴气俱绝，则目系转，转则目运。目运者，为志先死。志先死，则远一日半死矣。"所以本难即是论述三阴三阳经脉气绝时之症状，并根据其症预诊其凶吉生死。

（二）五阴经气绝之症状及预后

五脏气绝之证，按照《难经》内容，所述表 10-12-1 所示。

表 10-12-1　五脏气绝鉴别

经名	五脏	生理	病理	症状	诊断	时间
足少阴	肾	"伏行而温于骨髓"内行而养骨,宜潜藏蛰伏,不宜泄露亏耗	"骨髓不温,即肉不着骨;骨肉不相亲,即肉濡而却"	"故齿长而枯,发无润泽"	"骨先死"（即骨枯）	"戊日笃,己日死"（中央戊己土）
足太阴	脾	"口唇者,肌肉之本也"脾之窍为口唇	"脉不营其口唇""肌肉不滑泽"不能荣养肌肉	"肉满""唇反"肿胀(虚)	"肉先死"脾不荣养口唇	"甲日笃,乙日死"（东方甲乙木）
足厥阴	肝	"肝者,筋之合也""筋者,聚于阴器而络于舌本"	"脉不营,则筋缩急"	"即引卵与舌,故舌卷卵缩"	"筋先死"	"庚日笃,辛日死"（西方庚辛金）
手太阴	肺	"行气温于皮毛者也"肺主一身之气,温分肉,肥腠理	"气弗营""皮毛焦,则津液去""则皮节伤"肺气不足,不能输送津液营养,皮肤关节损伤	"皮毛焦""皮枯毛折"	"毛先死"	"丙日笃,丁日死"（南方丙丁火）
手少阴	心	心主血脉,流通全身以营养	"脉不通,则血不流""色泽去",血不荣肌肤	"面色黑如黧"水克火无华	"血先死"	"壬日笃,癸日死"（北方壬癸水）

肉濡而却：是柔软、退缩之意。**筋者**：聚于阴器的筋，主要是经筋，如《灵枢·经筋》曰："足阳明之筋……上结于髀，聚于阴器。""足太阴之筋……上循阴股，结于髀，聚于阴器。""足少阴之筋……上循阴股，结于阴器。""足厥阴之筋……上循阴股，结于阴器，络诸筋。"关于各经症状的分析，元代滑伯仁有详细的论述可供参考。

　　三阴气绝总合之证，如《难经·二十四难》曰："三阴气俱绝者，则目眩转，目瞑。目瞑者，为失志，失志者则志先死，死，即目瞑也。"**目眩转，目瞑**：意即头晕目花，视物旋转，以致闭目方止。表示神志已丧，死期将临。因人之五脏皆属于阴，三阴之气已绝，五脏之志已失，故为死症。

（三）六阳经生气绝之表现

　　又如《灵枢·经脉》说："六阳气绝，则阴与阳相离，离则腠理发泄。"故《难经·二十四难》说："绝汗乃出，大如贯珠，转出不流，即气先死。旦占夕死，夕占旦死。"相互依存是阴阳二气之根本关系，阳为阴之外使，阴为阳之内守。如阴阳之气相离，则阳气脱，无以固腠理，则毛孔大开而汗大泄。汗在皮肤如珠而不散者，汗粘而稠也，说明阴精外泄也，故这是气已脱绝，先死之证候。如《难经疏证》，丹波元胤说："绝汗者，乃汗出如珠，言身体汗出着肉，如缀珠而不流散，故曰贯珠也。"旦占夕死，夕占旦死，言出现之时与死亡之时也。如早上出现则晚上死，晚上出现则早上死，总之说明病已危重极矣，不可不予注意。

　　总之通过上述在临床上根据患者反映之情况，可以测知何经何脉病变，这是随症求因之诊断方法。至于何日重，何日死，这虽然是按五行之生克而推论得出的，也只是反映了病势已属极危而已，不能机械地去对待，这点不可不知。

三十一难

课　　题： 论三焦的部位与功能。

目　　的： 1. 通过本难，扼要地论述了三焦的部位及功能主治。

　　　　　2. 通过对后世医家的论点介绍，使学生对三焦的争论有进一步的理解。

提　　纲： 1. 问题的提出。

　　　　　2. 三焦的部位。

　　　　　3. 三焦的功能及治法。

　　　　　4. 三焦争鸣简介。

复 习 题： 1. 学完三焦对其部位有何体会？

　　　　　2. 三焦有何功能，你有哪些体会？

【原文】

"曰：三焦者何禀何生？何始何终？其治常在何许？可晓以不？然：三焦者，水谷之道路，气之所终始也。上焦者，在心下下膈，在胃上口，主内而不出，其治在膻中，玉堂①下一寸六分，直两乳间陷者是。中焦者，在胃中脘，不上不下，主腐熟水谷，其治在脐旁。下焦者，当膀胱上口，主分别清浊，主出而不内，以传导也，其治在脐下一寸。故名曰三焦，其府在气街，一本曰冲。"

【词解】

① 玉堂：任脉经穴名。

【分析串讲】

（一）问题的提出

三焦者，何禀何生？何始何终？其治常在何许？可晓以不？ 在《素问·灵兰秘典论》中我们曾经学过"三焦者，决渎之官，水道出焉。"但是其所禀所生，所始所终为何，在《内经》中并无明确的说明，本难首先提出这个问题来讨论。禀，当受字讲。其治常在何许，历代注家解释不同，有的主张做施治解。

（二）三焦的部位

关于三焦部位的记载，最早见于《灵枢·营卫生会》所说："上焦出于胃上口，并咽以上，贯膈，而布胸中……中焦亦并胃中，出上焦之后……下焦者，别回肠，注于膀胱，而渗入焉。"这种理论虽然把三焦划出了大致的分界，但还没有做出三焦境界的具体说明，本难在《内经》的基础上，对三焦上、中、下之部位做了较为具体的阐述，如《三十难》原文：**上焦者，在心下下膈，在胃上口……中焦者，在胃中脘，不上不下……下焦者，当膀胱上口。**

这样就使我们可以明确地认识到上、中、下各部所连属的脏腑，如上焦包括心肺，中焦包括脾胃，下焦包括肝肾。也就是说三焦就是上连于肺，下连于膀胱，其外壳为躯壳，其内为脏腑，位居胸胁腹腔之内，包容五脏六腑的一个大腑。

（三）三焦的功能及治法

1. 总的功能

《三十一难》原文指出：**三焦者，水谷之道路，气之所终始也。**吴天锡说："三焦者，禀元气以资始，合胃气以资生，上达胸中而为用。往来贯通，宣布无穷，造化出纳，作水谷之道路，为气之所终始也。"这就说明了三焦是禀受肾气而始生，又依靠后天胃气即水谷之气而生化。其作用为宣布贯通于周身，是饮食物出纳运化的道路，是人体气化活动起始终止之所在。故滑伯仁说："三焦相火也，火能腐熟万物，焦从火，亦腐物之气，命名取义，或在于此。"丹波元胤说："夫三焦者，焦字从火从佳，乃火之巂物。火之性自下而上，三焦皆始于元气，游于中脘，散于膻中，亦如火自下而上也。"所以说，三焦之气，即是气化蒸腾之气。三焦之部位即是气化运行之道路。

2. 上、中、下三焦之功能

三焦总功能虽是气化之原，其每焦亦有不同的主要功能，并与所属脏腑功能相关：上焦，**主内而不出**，是指心肺的功能。中焦，**主腐熟水谷**，是指脾胃的功能。下焦，**主分别清浊，主出而不内，以传导也**，是指膀胱（肝肾）功能。腐熟水谷，是指消化水谷，吸取营养。分别清浊，是指下焦有泌别清浊，排泄大小便之功能。它把经消化之后食物，分清泌浊，其清者即水谷精华输于五脏起贮藏作用；将糟粕传导于大肠；将浊混之水液沿下焦渗入于膀胱。通过其功能运用也可以看出三焦与脏腑心肺、脾胃、肾肝（膀胱）有密切关系。

3. 三焦治疗主穴

上焦，**其治在膻中，玉堂下一寸六分，直两乳间陷者是**。为脾、胃、三焦、小肠四经会穴。中焦，**其治在脐旁**。足阳明天枢是胃与大肠二经之募穴。下焦，**其治在脐下一寸**。属于任脉的阴交穴是任、冲、肾三脉之会穴。为什么大多都是会穴，这也正说明了三焦与脏腑的密切关系。

4.结语

故名曰三焦，其府在气街，一本曰冲。总结上中下三部，合称为三焦。气街为整个三焦之气所聚集之处。府，即是舍，为聚藏的意思。气街，亦作气冲，是足阳明经之穴位。列表 10-13-1 如下。

表 10-13-1　上焦中焦下焦的部位、功能等

名称	位置	主要功能	主治腧穴
上焦	在心下，下膈，在胃上口	主纳而不出	膻中
中焦	在胃中脘，不上不下	主腐熟水谷	脐旁（天枢）
下焦	当膀胱上口	主分别清浊，主出而不纳，传道也	脐下一寸（阴交）

（四）三焦争鸣简介

关于三焦争鸣，历代各家其说不一，主要争论在有名无形与有形等问题上。一是认为三焦有名无形，只有功用而无实质。如《脉诀》《中藏经》《医学正传》《中医学概论》《中医学入门》等皆此观点。二是认为三焦有名有形。张景岳、李士材、徐灵胎、唐容川等认为三焦是脂膜、膜原、腔子等。三是认为三焦既有形也无形。如孙思邈、张隐庵认为气化三焦，有名无形；府三焦，有名有形。四是认为三焦是生理上体现平衡系统。近人夏涵、程家正认为三焦是由各解剖部位及其部分所构成，按功能是有名无形；按解剖系统则是有名有形。五是认为三焦为胸腹膜，如刘继安（成都中医学院 62 级）。以上各论点自有道理，但亦有一定之缺陷。但是完整的解释尚未得出，还有待同学们以后进一步努力钻研。

三十六难

課　　題：论肾与命门。

目　　的：1. 说明肾有两脏之理由。

　　　　　2. 重点阐释命门的功能：为男子以藏精，女子以系胞。

提　　纲：1. 篇名解释。

　　　　　2. 肾何以有左右之分。

　　　　　3. 命门主要功能。

复习题：命门在人体有何重要性？

【原文】

"曰：脏各有一耳，肾独有两者，何也？然：肾两者，非皆肾也，其左者为肾，右者为命门。命门者，诸神精之所舍，原气之所系也；男子以藏精，女子以系胞，故知肾有一也。"

【分析串讲】

（一）篇名解释

本难是论述肾与命门。肾，即是五脏心、肝、脾、肺、肾之"肾"。《素问·灵兰秘典论》曰："肾者作强之官，伎巧出焉"。《难经·四十二难》有"肾有两枚，重一斤一两，主藏志。"这说明肾有藏精的功能，是人体先天之本。《难经·三十六难》曰：**肾两者，非皆肾也，其左者为肾，右者为命门**。既然肾为两枚，不应再有左右不同的名称。后世医家说命门在于两肾中间，如赵养葵等人。认为命门即是肾系，横连两肾之筋。中贯脊骨，内窍通脊髓。上达气管，外通于鼻。生精化气为人体生命之根，故称为生气之原。故《难经·三十六难》说："故男子以藏精，女子以系胞。"

（二）肾何以有左右之分

本难虽提出以左为肾，右为命门，但是所说的左右不应是人体的部位左侧右侧来看，应该从肾功能之两方面去理解。肾脏应该包括肾阴、肾阳两方面的功能。肾为水脏，主藏精，精为元阴；命门为元气之所系，为元阳。元阳是先天的真火，元阴是先天的真水。所以，命门与肾的关系即是水火既济、阴阳互根、相互为用的关系。它们虽因名称的不同而有不同，划分为左右。

其实在功能上，命门的作用与肾气是相同的。肾阴、肾阳两者对人体来说是统一的。正如《三十六难》原文所述："脏各有一耳，肾独有两者，何也？然：肾两者，非皆肾也，其左者为肾，右者为命门。"即应如上理解。其功能上亦有左升、右降之意。左之真阴不应亏乏而应常满，右之真火不能相对亢盛，亢则害而能致虚火妄动。在治疗上，肾与命门亦有不同。如张景岳说：左则肾精亏，火必盛。心烦、舌干，多用左归丸以滋阴，重用龟板胶加牛膝。右则命门火衰，阴必胜（便溏泄泻）。重用鹿角胶加肉桂以回阳，以达到阴阳平衡之目的。所以左右二者实质上是指阴阳两功能而言，不应机械地理解为单纯部位的划分。

（三）命门的主要功能

命门者，诸神精之所舍，原气之所系也，故男子以藏精，女子以系胞，故知肾有一也。 原气，是指肾气，肾间动气，生命之根本。系，系存，连系。胞，即子宫。命门，即为肾间动气。因之人体精神气血皆生发于此。原气，是人生命活动的根本之气，包括元阴、元阳，统称为元气。如张景岳说："然命门为元气之根，为水火之宅，五脏之阴气，非此不能滋；五脏之阳气，非此不能发。"

男子以藏精，女子以系胞。 元·滑伯仁说："男子于此而藏精，受五脏六腑之精而藏之也。女子于此而系胞，是得精而能施化，胞则受胎之所也。"这是从男女两性在病理上的反映与治疗的效果，来体会出肾藏精和系胞的功能的。故男子遗精，属虚者，治以固肾涩精之法。属火者，治以清肾泻命门之火。女子胎动不安，或流产滑胎者，在治疗固胎之药中，亦多着重于固肾。

关于其生理方面：**男子以藏精**，肾为水府，主藏精液。《灵枢·刺节真邪》说："茎垂者，身中之机，阴精之候，津液之道也。""津液内溢，乃下留于睾"。《素问·骨空论》又说："腰痛不可以转摇，急引阴卵。"所以，命门乃是男子制造精液的处所。关乎生育，繁衍后代。**女子以系胞**，《素问·奇病论》说："胞络者系于肾。"若妇女重身九月而喑，是因少阴之脉，贯肾系舌本，妊娠九月，胞之络脉绝，故不能言，胎下病即愈。所以说，肾与女子胞确有密切的生理上的联系。

▌本难小结

无阴则不涵阳，无阳不育阴，命门乃元阴元阳、生精化气之所，实为人身生命之根，故名之曰命门。

三十八难

【原文】

"曰:脏唯有五，腑独有六者，何也? 然:所以腑有六者，谓三焦也。有原气之别焉，主持诸气，有名而无形，其经属手少阳。此外腑 [①] 也，故言腑有六焉。"

【词解】

① 外腑:《经释》云:"言其在诸腑之外，故曰外腑。"

【分析串讲】

(一) 问题的提出

本难首先给我们提出了一个问题，即《难经·三十八难》说:"脏唯有五，腑独有六，何也? "脏五，所指的即是心、肝、脾、肺、肾五脏。腑六，即胃、大肠、小肠、膀胱、胆、三焦六腑。所以，所谓腑有六者，即多了三焦。

(二) 三焦主持诸气

既然六腑是言多出来三焦，所以原文明确地说出。**所以府有六者，谓三焦也，有原气之别焉，主持诸气**。所谓原气之别，即理解此段应与《八难》与《三十六难》"肾内动气""命门为原气之所系"的道理联系起来理解。通过前文，我们知道，肾间动气系三焦之气的根源，十二经之根本，五脏之本等，而肾间动气也就是原气。所以三焦与原气 (元气) 亦发生了间接的关系，所说其能主持诸气的气，也是多方面的。气指机能活动，主持诸气，即主管五脏六腑之气、十二经脉之气和肺呼吸之气。

关于三焦之功能：《灵枢·营卫生会》《灵枢·本脏》《灵枢·五癃津液别》《素问·灵兰秘典论》《难经·三十一难》，俱有解释，同学们可做参考。三焦为中清之府，调和内外，营养左右，导宣上下。其根在两肾之间，有油膜一条，贯于脊骨，名曰命门，是为焦原，经此分为三部分。即：上焦，上循胸中入心包络，连肺系，上咽。其外出为平背胸前之腠理。中焦，著于小肠，其外出为腰腹之腠理。下焦，后连大肠，前连膀胱，中为胞室。

总之，三焦与周身之脏腑经络均有联系，肠胃中水液均由三焦输送至膀胱。决渎通畅则周身安适。如三焦闭塞，则成肿胀。故三焦和，则内外俱和，逆则内外俱逆。故滑伯仁说："三焦主持诸气，为原气别使者。以原气赖其导引，潜行默运于一身之中，无或间断也。"所以说三焦能导引原气，使之循环周行于全身。

（三）称为外腑，经属少阳

三焦有名而无形，其经属手少阳，此外腑也，故言腑有六焉。关于三焦有名无形之说，历来争论很大，这主要是指三焦的功能而言，即有其作用而不得见其形体，故言有名而无形。关于外腑的解释，如滑伯仁说："盖三焦则外有经而内无形。"这亦主要是指三焦之功能而言，与本难上文有名无形可以入扣。但别亦有说法，如丁锦说："所以能统摄乎外，故曰外腑也。《二十五难》予注三焦乃护于诸脏腑之一大囊。"此种说法称三焦为外腑，是为有名有形之脏腑。有名无形，只言其功能无形。所谓一大囊，即是三焦争鸣中，认为是胸腹膜的重要依据之一。对于此种理论同学们可以参考理解。经属手少阳者，三焦是命门原气之别使，原气为少阳春升之气，故经属少阳也。

三十九难

课　　题：论腑五脏六之意义。

目　　的：1. 说明当时对五脏六腑在数字上的两种不同看法。其关键在于：
言六脏者以肾脏分而为二，言五腑者除去不与五脏相配之三焦。

2. 继《三十六难》，进一步论述命门在人体之重要性，并把它列为
一脏，合称为六脏，借以引起人们对命门的重视。

提　　纲：1. 原文串解。

2. 脏六之两种解释。

3. 进一步说明命门之重要性。

4. 五脏五腑表里相配。

复习重点：本难对脏六之数字争论仅供参考，但应重视命门之重要性。

【原文】

"曰：经言腑有五，脏有六者，何也？然：六腑者，正有五腑也。五脏亦有六脏
者，谓肾有两脏也，其左为肾，右为命门。命门者，谓精神之所舍也，男子以藏精，
女子以系胞，其气与肾通，故言脏有六也。腑有五者何也？然：五脏各一腑，三焦亦
是一腑，然不属于五脏，故言腑有五焉。"

【分析串讲】

（一）原文串解

经言腑有五，脏有六者，何也？ 医经上说过，属腑之器官有五个，属脏之器官则
有六个，则如何解释呢？原文说：**然：六腑者，正有五腑也。** 一般所说之六腑，其实
正式的只有五腑，即所谓胃、大小肠、胆、膀胱是也。

**五脏亦有六脏者，谓肾有两脏也，其左为肾，右为命门。命门者，精神之所舍也，
男子以藏精，女子以系胞，其气与肾通。故言脏有六也。** 五脏也有称其为六脏的，其
理由就是因肾可以称为两脏。在左边者为肾，在右边者称为命门。命门是全身精气与
精神（神气）所居住的地方，男子用以贮藏精气，女子用以维系胎胞（子宫），命门是
人身原气（元气）与肾是相通的。五脏心、肝、脾、肺、肾，再加上命门一脏，在内

即称为六脏了。

腑有五者，何也。然：五脏各一腑，三焦亦是一腑，然不属于五脏，故言腑有五焉。至于六腑何言有五之道理，在于五脏各有其表里相合之一腑，三焦虽称为一脏，但无表里相合之脏所配，称为外腑，故说正式的只有五腑。

通过本难之经文之串解，告诉我们脏六的不同解释，着重说明命门的重要性、五脏五腑相配之关键等几个问题。

（二）脏六的两种解释

一般关于内脏有两种数字的解释：一是脏六，是指肾有两枚。左为肾脏，右为命门，乃为两脏，即心、肝、脾、肺、肾、命门六脏。以上是《难经》的说法，肾之两枚，划为两脏，且名称不同，功能各异。称命门为脏者，进一步说明命门之火，宜藏而不宜泻。命门之火，宜平和不亢不衰，则为常也。另一种说法，脏六为五脏之外又多一心包络，合为六脏也。即心、肝、脾、肺、肾、心包。因为手足三阴经之划分关系，以心包属于手厥阴之经脉。此种说法，出于《灵枢·邪客》曰："故诸邪之在于心者，皆在于心之包络。包络者，心主之脉也。"其络上通脑顶，外布一身，主血液之往还。

（三）进一步说明命门之重要性

在经文中又重复的提出，命门为精与神之藏舍，男子藏精，女子系胞，其气与肾相通。并且将命门列为内脏之一，主藏而不泄。实际上争论脏腑的数字，原无深刻的含义，只不过是重申命门为人体生命之根本的重要性，以引起对命门的重视。

（四）五脏五腑表里相配

如滑伯仁说："肾之两虽有左右命门之分，其气相通，实皆肾而已。腑有五者，以三焦配合手心主也。合诸篇而观之，谓五脏六腑可也，五脏五腑亦可也，六脏六腑亦可也。"实际应再加上六脏五腑亦可也。但是一般来讲，是五脏与五腑表里相配即：肺与大肠相表里，心与小肠相表里，脾与胃相表里，肝与胆相表里，肾与膀胱相表里。而三焦为六腑，无所配，故称外腑。心包络为臣使之官，但不称脏。然心包经，历络三焦，合三焦有气化作用，汗液之出纳，必须通过三焦。故心包与三焦亦有表里之关系。

四十四难

课　　题：论七冲门。

目　　的：1. 介绍七冲门为古代解剖部位的名称。

　　　　　2. 了解七冲门在生理上的作用。

提　　纲：1. 何谓冲门？

　　　　　2. 七冲门详解。

重　　点：中医学在数千年前就对人体整个消化系统有精深的研究。

复 习 题：何谓七冲门？

【原文】

"曰：七冲门①何在？然：唇为飞门②，齿为户门③，会厌④为吸门，胃为贲门⑤，太仓下口为幽门⑥，大肠小肠会为阑门，下极为魄门⑦，故曰七冲门也。"

【词解】

①七冲门：冲，冲要之意。七冲门，是言消化系统中有七个冲要所在。

②飞门：飞，古与"扉"同。扉，户扇也。盖齿为户门，唇为之扇，故曰"飞门"。一说：唇为飞门者，取飞动之义。

③户门：丁德用云："齿为户门者，为关键开合，五谷由此摧废出入也。"

④会厌：滑义云："会厌，谓咽嗌会合也。厌，犹掩也，谓当咽物时，合掩喉咙，不使食物误入，以阻其气之嘘吸出入也。"

⑤贲门：在胃上口。《释经》云："贲，犹奔也。物入于胃，疾奔而下太仓也。"

⑥幽门：在胃下口，胃与小肠衔接之处，屈曲幽隐，故曰"幽门"。

⑦下极为魄门：下极，指消化道的最下端。"魄"通"粕"。魄门，即是肛门。

【分析串讲】

（一）何谓冲门

七冲门何在？ 本难之原文首先给我们提出：七冲门何在的问题，但"冲门"是什么？如何理解呢？七冲门为要道口，冲要之道。人体之七冲门，是说明消化道系统中七个重要部位。元·丁锦说："人一身之内，凡出凡入共七处，皆为要冲，故曰冲门。"《中国医学大辞典》说："人身冲要之门有七，为消化系统中的重要之处。"

（二）七冲门详释

唇为飞门，齿为户门，会厌为吸门，胃为贲门，太仓下口为幽门，大肠小肠会为阑门，下极为魄门，故曰七冲门也。

飞门，唇为飞门。飞如两翅扇张，门如两扇扉门，唇为口腔之最外部分，犹如两扉之开阖。扉，门板。叶霖说："飞，古与扉通。扉，户扇也。盖齿为户门，唇为之扇。故曰扉门。"**户门**，齿为户门。户为按置门扉之关键，户光整扉才能开阖适宜。牙齿为食物入口后起咀嚼作用，然后才能入喉下咽。如丁德用说："齿为户门者，为关键开合，五谷由此摧废出入也。"**吸门**，会厌为吸门。呼吸纳气之门户。**会厌**，《中国医学大辞典》说："会厌，气管上窍之盖也，其质似皮似膜。发声则开，咽食则闭，故为声音之门户。"《灵枢·忧恚无言》说："会厌者，音声之门户也。"会厌之所谓称吸门，实质是当食物下咽时，会厌下盖气管以防食物入于气管之内也。如丁德用说："会厌为吸门者，咽喉为水谷下时，厌按呼吸也。"由此可看出，古人对消化系统的生理作用了解的是非常准确的。

贲门，指胃上口。贲与奔同，胃上口为食物之纳入处。贲是沸起或奔动的意思，胃气由此而出，上传至肺，如水气的上蒸。故杨玄操曰："贲者膈也，胃气之所出也，胃出谷气以传于肺。"**幽门**，太仓下口为幽门。即胃之下口为幽门，太仓为胃之别名。《灵枢·胀论》说："胃者太仓也。"胃是容纳水谷，腐化水谷之脏器，故称太仓。滑伯仁曰："太仓下口，胃之下口也，在脐上二寸下脘之分。"

阑门，大肠小肠会为阑门。是大肠、小肠之衔接处，即回盲部。滑伯仁说："在脐上一寸水分穴。"丁德用说："大肠、小肠会合之处，分阑水谷，精血各有所归，故曰阑门也。"**魄门**，下极为魄门，即消化道的最下端，名之为下极，即肛门。魄门，乃糟粕转出体外之处。魄门亦是肛门的别名。

▌本难小结

饮食物经人体的纳入、消化、吸收，把其精微输布于全身，其残渣经肛门排出而为粪便。此纳入、消化、吸收、排泄的过程，包括了人体整个消化系统，经过了六腑之胃、小肠、大肠，入口之唇齿，出口之肛门等部分，这些部位在消化过程中都是非常重要之部门，故名之为七冲要之门，为医者不可不晓。

四十五难

【原文】

"曰: 经言八会者, 何也? 然: 腑会太仓①, 腑会季胁②, 筋会阳陵泉③, 髓会绝骨④, 血会膈俞⑤, 骨会大杼⑥, 脉会太渊⑦, 气会三焦外一筋直两乳内⑧也。热病在内者, 取其之气穴也。"

【词解】

① **太仓:** 在此指中脘穴而言。中脘穴在脐上四寸。

② **季胁:** 本系软胁部的统称, 此处系指章门穴。穴在十一肋端, 平脐。

③ **阳陵泉:** 足少阳胆经穴名, 在膝下一寸, 外辅骨陷中。

④ **绝骨:** 穴名, 外踝上三寸。

⑤ **膈俞:** 穴名, 在第七椎两旁各一寸五分。

⑥ **大杼:** 足太阳经穴名, 在第一胸椎两旁各一寸五分。

⑦ **太渊:** 穴名, 掌后内侧横纹头陷中, 近寸口处。

⑧ **两乳内:** 指两乳中的膻中穴。

【分析串讲】

(一) 何谓八会?

"会"是会聚的意思。所谓八会, 即是全身中脏、腑、筋、骨、血、脉、气、髓的精气在运行过程中的会聚点，故名之为"八会"。这八个会聚点，都是经脉中的腧穴，因此也是针灸疗法中的八个重要部位。其穴位，即是中脘、章门、阳陵泉、绝骨、膈俞、大杼、太渊、膻中等八个穴位。八会穴不仅是治疗热性病的重要穴位，而且治疗内伤性疾患，其疗效也是非常显著的。

（二）八会生理详释

腑会太仓，脏会季胁，筋会阳陵泉，髓会绝骨，血会膈俞，骨会大杼，脉会太渊，气会三焦外一筋直两乳内也。热病在内者，取其会之气穴也。

腑会太仓，太仓本是胃的别名，在这里所指的是中脘穴，如《针灸甲乙经》说："中脘一名太仓。"属于任脉，位于脐上四寸，为手太阳、手少阳、足阳明、任脉之会穴。如滑伯仁说："太仓一名中脘，在脐上四寸，六腑取禀于胃，故为腑会。"因此，凡关于腑病，例如霍乱、心脾胃病、腹胀痛、赤白痢等多针取此穴。

脏会季胁，季胁是侧胸部最下最短之肋骨处，亦称软肋。此处指章门穴（脐上二寸，旁开六寸），是足少阳、厥阴的会穴，又是脾之募穴。如滑伯仁说："季胁，章门穴也。在大横外，直脐季肋端，为脾之募，五脏取禀于脾，故为脏会。"一般脏病多取此穴，如厥逆、少气、心痛、奔豚、积聚、腹肿如鼓、胸胁满痛、伤饱、溺频、白浊等症。

筋会阳陵泉：此穴属足少阳胆经，在膝下一寸胻外廉陷中。如滑伯仁说："足少阳之筋，结于膝外廉，阳陵泉也……又胆与肝为配，肝者筋之合，故为筋会。"凡筋脉为病，如半身不遂、髀枢膝骨冷痹、脚气、足筋挛急等病皆可用之。

髓会绝骨：在外踝上三寸，一名悬钟，属足少阳胆经，为足三阳之大络。按之阳明脉绝乃取之。如虚劳寒损，腰胻痛、筋骨挛痛等症。

血会膈俞：此穴属足太阳，在七椎下，去脊旁开各一寸半。太阳多水，血乃水象，故为血会。其如周痹、骨蒸、自汗、膈胃寒痰、嗜卧等症皆可用之。

骨会大杼：此穴属足太阳经，项后一椎下旁开一寸五分陷中，为督脉别络，手足少阳、太阳之会。如项强不能俯仰、身倦不能久立、僵卧膝痛不能屈伸、骨病，多取以此穴。

脉会太渊：此穴属手太阴肺，在掌后内侧横纹头动脉中。凡人之平旦，气血经此而始，故寸口者为脉之大会，诸气之病多取此穴以治之，如呕哕、吐血、咳嗽、掌中热等症。

气会三焦外一筋直两乳内：即膻中穴。此穴属任脉，位居两乳间肉陷中，为足少阴、太阴，手太阳、少阳之会，厥阴络于膻中。滑伯仁说："气会三焦外一筋直两乳内，即膻中，为气海者也。"膻中为宗气之海，故凡气病多取膻中，如上气、短气、欬逆、噎气、咳嗽、胸中如塞皆取此穴，但又有说法，曰此穴宜灸不宜针。

（三）在治疗上八会穴之运用

热病在内者，取其会之气穴也。关于热病在内，取其会穴，有两种解释：一是，一般因热邪所引起的脏、腑、血、筋、脉、骨髓等病变，都可以相应地取其所会聚的穴位进行治疗，如杨玄操、滑伯仁、近代之陈璧琉、南京教材等，皆宗此说；二是，指针刺期门穴，如清·丁锦说："热病在内者，取其会之气血针刺之，此即期门穴也，仲景治少阳热入血室，刺期门本于此。"即《伤寒论》197 条少阳病篇："妇人中风，发热恶寒，经水适来，得之七八日，热除而脉迟身凉，胸胁下满，如结胸状，谵语者，此为热入血室也，当刺期门，随其实而泻之。"此为热入于内，瘀血内乘之证。期门为肝之募穴，刺之泻肝实，热随血去，血室得清，诸证自愈。

总之，此八个会穴在针灸治疗上是非常重要的，不仅是治疗热病的要穴，同时也是治疗内伤性杂病的重要穴位。如针刺中脘治疗胃脘痛，针章门治疗胁痛，艾灸之治脾虚不运，针阳陵泉、绝骨治风湿痹痛，针膈俞治疗血病。针灸膻中治疗气病，如胸闷不舒，呼吸不畅等。

四十八难

课　　题: 论脉、病、诊候之三实三虚。

目　　的: 1. 试从三方面举例说明虚证、实证的不同概念，即脉之虚实、疾病之虚实、诊候的虚实。但应明确，脉象及诊候的虚实，又均属于疾病的虚实之中。

2. 虚实对举，都是相对而言的，若再细加分析则虚实之中尚有虚实的区别。

提　　纲: 1. 何谓三实、三虚?

2. 脉象的虚实。

3. 病变的虚实。

4. 诊候的虚实。

复 习 题: 何谓脉、诊、病之三实三虚?

【原文】

"曰: 人有三虚三实，何谓也? 然: 有脉之虚实，有病之虚实，有诊之虚实也。脉之虚实者，濡者为虚，紧牢者为实。病之虚实者，出者为虚[①]，入者为实[②]; 言者为虚[③]，不言者为实[④]; 缓者为虚，急者为实。诊之虚实者，濡者为虚，牢者为实; 痒者为虚，痛者为实; 外痛内快，为外实内虚; 内痛外快，为内实外虚。故曰虚实也。"

【词解】

① 出者为虚: 滑义云: "出者为虚，是五脏自病，由内而之外，东垣家所谓内伤是也。" 按: 内伤疾病系七情郁结，饮食劳伤为患，则正气多虚，病由内生，由内及外，故谓之 "出"。

② 入者为实: 原本 "入" 上多一 "实" 字，今删。滑义云: "入者为实，是五邪所伤，由外而之内，东垣家所谓外伤是也。" 按: 六淫外感，发病急速，正气尚未大虚，故多实。以病由外入，由外及内，故谓之 "入"。

③ 言者为虚: 滑义云: "言者为虚，以五脏自病，不由外邪，故惺惺而不妨于言也。"

④ 不言者为实: 滑义云: "不言者为实，以人之邪气内郁，故昏乱而不言也。"

【分析串讲】

（一）何谓三实三虚

人有三虚三实，何谓也？然：有脉之虚实，有病之虚实，有诊之虚实也。 此即本难首先给我们提出了这个问题。虚和实是属于中医诊断中八纲阴阳表里虚实的内容之一，用以辨别疾病邪正之盛衰，决定治疗原则的或补或泻，所以虚和实的辨证在临床上最为重要。所谓三虚三实，即是从脉、病、诊三个方面来论述虚实。虚指的是正气已虚，实指的是邪气盛。如《素问·通评虚实论》说："邪气盛则实，精气夺则虚。"

（二）脉象的虚实

脉之虚实者，濡者为虚，紧牢者为实。 一是人身脉搏的强弱是气血盛衰的外部表现，并与邪气的盛衰亦有密切之关系。凡气血两虚，正气不足，则脉见细弱无力或浮而迟细（脉象虚软无力，应手细数），所以称之为"濡者为虚"。如《濒湖脉学》曰："濡形浮细按须轻，水面浮绵力不禁，病后产中犹有药，平人若见是无根。"

二是气血充足，同时邪亦较盛，邪正相搏，激烈交争，则出现实证。脉见坚紧有力，出现牢脉、紧脉。紧脉，是指数而弦急，为风寒搏急伏于营卫之候。如《濒湖脉学》曰："举如转索切如绳，脉象因之得紧名。总是寒邪来作寇，内为腹痛外身疼。"牢脉，沉而有力，按之动而不移，为里实表寒，劳伤痿极之候。如《濒湖脉学》曰："弦长实大脉牢坚，牢位常居沉伏间，革脉芤弦自浮起，革虚牢实要详看。"

（三）病变的虚实

病之虚实者，出者为虚，入者为实；言者为虚，不言者为实；缓者为虚，急者为实。

1.病邪之传变

出者为虚， 出者，为病属虚。七情内伤，积久而不愈，则正气多虚。以病由内生，由内及外，故谓之"出"。如滑伯仁说："出者为虚，是五脏自病，由内而之外，东垣家所谓内伤是也。"

入者为实； 入者，为病属实。六淫为病，多属暴发。正气未虚，多实。以病由外入而及内，故谓之"入"。如滑伯仁说："入者为实，是五邪所伤，由外而之内，东垣家所谓外伤是也。"

2.症状之虚实

言者为虚， 指慢性病尚未影响言语者。如《素问·四时刺逆从论》说："中肝三日死，其动为语。"这可以理解为肝虚则多言语。

不言者为实；多为急性病，邪甚郁结于内。如肝郁症，则多不言语。如滑伯仁说："以人之邪气内郁，故昏乱而不言也。"

3. 病势之虚实

缓者为虚，慢性疾病，经久不愈，正气多虚。如滑伯仁说："言内之出者，徐徐而迟，非一朝一夕之病也。"

急者为实；邪盛刚至，正气未虚，故多实。故滑伯仁说："急者为实，言外邪所中，风寒、温热等病，死生在五六日之间也。"

（三）证候的虚实

濡者为虚，牢者为实；痒者为虚，痛者为实；外痛内快，为外实内虚；内痛外快，为内实外虚。故曰虚实也。

1. 触诊之虚实

濡者为虚，触诊柔软者为虚，指腹部柔软而言。**牢者为实，**指触诊腹部坚牢者属实。

2. 患者反映之虚实

痒者为虚，是指虚邪搏于皮肤之间，淫气往来，则为痒。故《灵枢·经脉》曰："虚则痒瘙。"

痛者为实，是指内外皆痛，按之拒按，表里内外皆实。**外痛内快，**是指外拒按而内喜按，**为外实内虚，**邪盛于外也。**内痛外快，**是指内拒按而外喜按，**为内实外虚，**邪盛在内也。

通过上述，可以了解虚实的不同方面，有邪盛正不虚、邪盛正虚、正虚邪留等不同。所以临床必须结合多方面情况，方能正确进行诊断与治疗。故《医学心悟》说："一病之虚实，全在有汗与无汗、胸腹胀痛与否、胀之减与不减、痛之拒按与喜按、症之新久、禀之厚薄、脉之虚实以分之。假如病中无汗，腹胀不减，痛而拒按，病新得，人禀厚，脉实有力，此实也。假如病中多汗，腹胀时减复如故，痛而喜按，按之则痛止，病久禀弱，脉虚无力，此虚也。"

四十九难

【原文】

"曰：有正经自病①，有五邪所伤，何以别之？然：忧愁思虑则伤心，形寒饮冷则伤肺，恚②怒气逆、上而不下则伤肝，饮食劳倦则伤脾，久坐湿地、强力入水则伤肾，是正经之自病也。

何谓五邪？然：有中风，有伤暑，有饮食劳倦，有伤寒，有中湿，此之谓五邪。

假令心病，何以知中风得之？然：其色当赤。何以言之？肝主色，自入为青③，入心为赤，入脾为黄，入肺为白，入肾为黑。肝为心邪④，故知当赤色也。其病身热，胁下满痛，其脉浮大而弦。

何以知伤暑得之？然：当恶焦臭⑤。何以言之？心主臭，自入为焦臭，入脾为香臭，入肝为臊臭，入肾为腐臭，入肺为腥臭。故知心病伤暑得之当恶焦臭。其病身热而烦，心痛，其脉浮大而散。

何以知饮食劳倦得之？然：当喜苦味也。虚为不欲食，实为欲食。何以言之？脾主味，入肝为酸，入心为苦，入肺为辛，入肾为咸，自入为甘。故知脾邪入心，为喜苦味也。其病身热而体重嗜卧，四肢不收，其脉浮大而缓。

何以知伤寒得之？然：当谵言妄语。何以言之？肺主声，入肝为呼，入心为言，入脾为歌，入肾为呻，自入为哭。故知肺邪入心为谵言妄语也。其病身热，洒洒恶寒，甚则喘咳，其脉浮大而涩。

何以知中湿得之？然：当喜汗出不可止。何以言之？肾主湿⑥，入肝为泣，入心为汗，入脾为涎⑦，入肺为涕，自入为唾。故知肾邪入心为汗出不可止也。其病身热而小腹痛，足胫寒而逆，其脉沉濡而大。此五邪之法也。"

【词解】

① 正经自病：谓病在本经，而非由他经传来者。

② 恚：恨也。

③ 自入为青：丁锦云："肝邪入心，谓之自入。"

④ 肝为心邪：意即肝邪入心，即为心病之邪。

⑤ 当恶焦臭：原本作"当恶臭"三字。从上下文推之，当有"焦"字。今补。

⑥ 湿：一本作"液"。

⑦ 入脾为涎：原本"涎"作"液"，今据诸本改。

【分析串讲】

（一）何谓正经和五邪？

有正经自病，有五邪所伤，何以别之？ 正经自病，是指和十二经脉相连之内脏发病。自病为本脏之原发病，为病邪直接侵袭或本脏机能受伤，或病邪转变而来，并非受他脏影响而得。故吕广说："此皆从其脏内自发病，不从外来也。"五邪所伤，指风、寒、暑、湿及饮食劳倦五种病邪而言。正如本难所说**何指五邪？然：有中风，有伤暑，有饮食劳倦，有伤寒，有中湿。此之谓五邪**。五邪所伤，指上述五种病邪侵伤本脏与他脏而言。但是在临床上，正经自病与五邪所伤如何区别呢？

（二）正经自病

然：忧愁思虑则伤心，形寒饮冷则伤肺，恚怒气逆、上而不下则伤肝，饮食劳倦则伤脾，久坐湿地、强力入水则伤肾，是正经之自病也。恚，即恨的意思。上而不下，是指气逆上而不能下。入水，即入房，汗出如流水。兹如下分述。

1. 伤心

病因：**忧愁思虑则伤心**，长期的忧思、发愁则伤心神。

病理：《素问·灵兰秘典论》说："心者，君主之官也，神明出焉。"吕广说："心为神，五脏之君，聪明才智，皆由心出。忧劳之甚，则伤其心，心伤神弱也。"

上述可以看出，心本主愉快，若因思虑太过，则抑制心气。心之功能，主于神明。其功能活动受到抑制，则聪明才智不能发挥而导致神志失常。

症状：精神失常，愚呆不聪，抑郁寡欢。

2. 伤肺

病因：形寒饮冷则伤肺，形寒者，皮毛肌肤受风寒也。饮冷者，过饮寒凉也。

病理：肺为清肃之脏，喜暖而恶寒。如形寒，皮肤受风寒之邪所侵，则肺阳不达于皮毛，饮食寒凉之物，则亦可使肺机能受伤。

症状：产生咳嗽。张世贤注释说："肺主气而宜温，形寒者，皮毛寒也。形寒于外，而饮冷于内，则气机不利，而肺受伤矣。"《素问·咳论》说："皮毛者肺之合也。皮毛先受邪气，邪气以从其合也。其寒饮食入胃，从肺脉上至于肺则肺寒，肺寒则外内合邪，因而客之，则为肺咳。"

3. 伤肝

病因：恚怒气逆，上而不下则伤肝，恨怒交加不能平息。

病理：肝主谋虑，主于疏达，性喜条达舒畅，如春阳之气升发，不宜抑郁，不宜发怒太过。如太怒则使肝气抑郁不发，从而伤肝，使其气阻于胁而不下。如《灵枢·邪气脏腑病形》说："若有所大怒，气上而不下，积于胁下，则伤肝。"

症状：胁下胀痛。

4. 伤脾

病因：饮食劳倦则伤脾，是指饥饱劳碌。

病理：脾主运化，乃饮食入胃后，经消化由脾脏帮助其输送津液、营养，使之周行于全身。若饮食饥饱无节，劳倦过度，则伤脾，影响脾之运化。如吕广说："饮食饱，胃气满，脾络恒急，或走马跳跃，或以房劳、脉络裂，故伤脾也。"

症状：脾虚腹胀，不能食。

5. 伤肾

病因：久坐湿地、强力入水则伤肾，久坐湿地，包括起居之地潮湿；强力入水为病因。

病理：肾藏精而属水脏，肾主骨为全身之支柱，柱强则力强。又《素问·灵兰秘典论》说："肾者，作强之官，伎巧出焉。"久坐湿地，则外湿内侵于肾而伤肾。强力入水，一般有两种解释：一是力不胜任，勉强去作。用力汗出之后，又渡水或洗浴，从而伤肾。如《素问·经脉别论》说："持重远行，必伤于肾。"又说："度水跌仆，喘出于肾与骨也。"二是指房劳过度，汗出浴水而言。房劳则伤肾，再汗出腠理泄，浴水感受外湿，则肾更伤矣。故《灵枢·邪气脏腑病形》说："有所用力举重，若入房过度，汗出浴水，则伤肾。"

（三）五邪所伤

所谓五邪所伤，重点在于说明五种病邪都能影响五脏而致病，其中又结合了四时、五行、五色、五嗅、五味、五声、五脏等理论。本难是以心病为例而言，余以类推。如徐灵胎说："此以心一经为主病，而以各证验其所从来，其义与《十难》诊脉法同。明乎此，不特五脏互受五邪，凿然可晓，即百病见症，莫不皆可类测。"

关于学习此段落，有些基础理论让我们再复习如下：一是，五脏以配色、臭、味、声、液。如《难经·四十难》说："经言肝主色，心主臭，脾主味，肺主声，肾主液。"二是，在《素问·五脏生成》《素问·金匮真言论》《素问·阴阳应象大论》和《素问·宣明五气》中对于五脏之五味、五嗅、五声、五液等皆有明确地交待。即如表 10-20-1 所示。

表 10-20-1 五脏之五味、五嗅、五声、五液等

五脏	肝	心	脾	肺	肾
五味	酸	苦	甘	辛	咸
五嗅	臊	焦	香	腥	腐
五声	呼	笑	歌	哭	呻
五液	泪 或 泣	汗	涎	涕	唾

关于论述五邪所伤，除其中"在声为笑"衍化成"入心为言"以外，其他都是相同的。三是，五邪风、寒、暑、湿、饮食劳倦，亦可归属于五脏五行。即如下表 10-20-2。

表 10-20-2 五邪归属于五脏五行

五脏	心	肝	脾	肺	肾
五行	火	木	土	金	水
五邪	暑	风	饮食劳倦	寒	湿

（四）五脏与五邪之关系

如表 10-20-3 如下。

表 10-20-3 五脏与五邪关系

病邪	属性	何脏病	特征	病理	症状	脉象
风	木	肝主色，自入为青，入心为赤，入脾为黄，入肺为白，入肾为黑				
		心	其色当赤	肝为心邪	身热，胁下满痛	浮大而弦
		肝	其色当青	肝自为肝邪	身热，胁下满痛而甚	弦而急
		脾	其色当黄	肝为脾邪	身热而体重嗜卧，四肢不收，胁下满痛	中缓而弦
		肺	其色当白	肝为肺邪	身热，洒洒恶寒，甚则喘咳，胁下满痛	浮涩而弦
		肾	其色当黑	肝为肾邪	身热而小腹痛，足胫寒而逆，胁下满痛	沉濡而弦

病邪	属性	何脏病	特征	病理	症状	脉象
暑	火	心主臭，自入为焦臭，入脾为香臭，入肝为臊臭，入肾为腐臭，入肺为腥臭				
		心	当恶焦臭	心病伤暑	身热而烦，心痛	浮大而散
		肝	当恶臊臭	肝病伤暑	胁下满痛，身热	弦而大
		脾	当恶香臭	脾病伤暑	体重嗜卧，四肢不收，身热	中缓而大
		肺	当恶腥臭	肺病伤暑	洒洒恶寒，甚则喘咳，身热	浮濡而大
		肾	当恶腐臭	肾病伤暑	小腹痛，足胫寒而逆，身热	沉濡而大
饮食劳倦	土	脾主味，入肝为酸，入心为苦，入肺为辛，入肾为咸，自入为甘				
		心	当喜苦味	脾邪入心	身热而体重嗜卧，四肢不收	浮大而缓
		肝	当喜酸味	脾邪入肝	胁下满痛，体重嗜卧，四肢不收	弦而缓
		脾	当喜甘味	脾邪入脾	体重嗜卧，四肢不收	中缓而大
		肺	当喜辛味	脾邪入肺	洒洒恶寒，甚则喘咳，体重嗜卧，四肢不收	浮濡而缓
		肾	当喜咸味	脾邪入肾	小腹痛，足胫寒而逆，体重嗜卧，四肢不收	沉濡而缓
寒	金	肺主声，入肝为呼，入心为笑，入脾为歌，入肺为哭，入肾为呻				
		心	当谵言妄语	肺邪入心	身热，洒洒恶寒，甚则喘咳	浮大而濡
		肝	当呼叫不休	肺邪入肝	胁下满痛，洒洒恶寒，甚则喘咳	弦而濡
		脾	当歌唱不已	肺邪入脾	体重嗜卧四肢不收，洒洒恶寒，甚则喘咳	中缓而濡
		肺	当愁哭恐思	肺邪入肺	洒洒恶寒，甚则喘咳	浮濡而弦
		肾	当呻吟痛苦	肺邪入肾	小腹痛，足胫寒而逆	沉濡而涩
湿	水	肾主液，入肝为泪，入心为汗，入脾为涎，入肺为涕，自入为唾				
		心	当喜汗出不止	肾邪入心	身热，小腹痛，足胫寒而逆	沉濡而大
		肝	当哭泣流泪不止	肾邪入肝	胁下满痛，小腹痛，足胫寒而逆	沉濡而弦
		脾	当流涎不止	肾邪入脾	体重嗜卧，四肢不收，小腹痛，足胫寒而逆	沉濡而缓
		肺	当流涕不止	肾邪入肺	洒洒恶寒，甚则喘咳，小腹痛，足胫寒而逆	沉濡而涩
		肾	当唾流不止	肾邪入肾	小腹痛，足胫寒而逆	沉濡而滑

▌本难小结

通过上述我们不难看出，五脏之病不论由何种病邪所引起，都有其各脏的共同特征。如心病身热，脉大；肝病胁下满痛，脉弦；脾病体重嗜卧，脉缓；肺病洒洒恶寒，喘咳，脉濡；肾病小腹痛，足胫冷逆，脉沉濡等症状。但是由于病因之不同，其各脏特征及兼证则有所区别，并且与病因的性质及所影响之内脏发病后的特有症状有密切的关系。举例如心病身热，肝病胁下满痛，风邪伤心则见身热兼有胁下满痛等症状，从而就使我们对五邪五病之关系构成了完整的认识。

但是对这种理论在临床运用时，切忌生搬硬套，应结合临床见症，辨证论治，方能理论联系实际，使此理论行之有效。

五 十 难

课　　题：运用五行理论阐述五邪传变。

目　　的：1. 阐明区分为虚邪、实邪、贼邪、微邪、正邪等五种的理由，并
　　　　　　　以五行理论加以说明。

　　　　　2. 举心病为例，说明五邪传变的不同情况，体会其用五行学说分
　　　　　　　析疾病传变，是以病变实际情况为依据的。

提　　纲：1. 何谓虚、实、贼、微、正之五邪？

　　　　　2. 心病五邪之分析。

复 习 题：何谓正、虚、实、贼、微五邪？其传变为何？

【原文】

"曰：病有虚邪，有实邪，有贼邪，有微邪，有正邪，何以别之？然：从后来者
为虚邪，从前来者为实邪，从所不胜来者为贼邪，从所胜来者为微邪，自病者为正邪。
何以言之？假令心病，中风得之为虚邪，伤暑得之为正邪，饮食劳倦得之为实邪，伤
寒得之为微邪，中湿得之为贼邪。"

【分析串讲】

（一）何谓虚、实、贼、微、正五邪

所谓虚邪、实邪、贼邪、微邪、正邪之分为五种，是根据邪气的性质与发病的轻
重而给予的不同名称。此五种之病反映了五行规律在疾病传变过程中的体现，所以原
文首先提出这个问题。如《难经·五十难》说："病有虚邪，有实邪，有贼邪，有微邪，
有正邪，何以别之？然：从后来者为虚邪，从前来者实邪，从所不胜来者为贼邪，从
所胜来者为微邪，自病者为正邪。"五脏疾病的传变以五行来分析，不外相乘、相侮、
母病及子、子病及母、本脏自病五种不同的情况，所谓"后来""前来"就是生我、我
生的传变关系，"所不胜来""所胜来"是克我、我克的关系，即相乘与相侮的关系，
自病为病邪直中本脏，非他脏所传。现按照原文总结如表 10-21-1 所示。

表 10-21-1　五脏疾病的传变

五邪	五行规律	病变	病势
虚邪	母病及子	居后者生我，从后来者，邪挟生气而来，虽进而易退	病势较轻
实邪	子病及母	居前者我生，其气旺势盛，邪进而不易退，生气衰微故也	病势较重
贼邪	相乘（相克）	所不胜克我，残削必甚，故称残贼	病邪严重
微邪	相侮（反侮）	所胜者我克之，邪气不能深入	病势轻微
正邪	自病	病邪直中本脏	可轻可重

由此我们可以看出，五邪之性质及病变之轻重有所不同。贼邪伤人最严重，实邪次之，以下则是虚邪、微邪。正邪为本脏直中，故可轻、可重，随其邪势而定。

（二）心病五邪之分析

假令心病，中风得之为虚邪，伤暑得之为正邪，饮食劳倦得之为实邪，伤寒得之为微邪，中湿得之为贼邪。根据上述理论分析列表 10-21-2 如下。

表 10-21-2　心病五邪传变规律

病因	属性	病脏	五行规律	病变	病势	邪名
中风	木（肝）	心（火）	母病及子，往后来者，生我者	邪挟生气而传来，进而易退（肝邪入心）	较轻	虚邪
伤暑	火（心）	心（火）	自病	邪直中本脏，无他脏干扰之邪	可轻可重	正邪
饮食劳倦	土（脾）	心（火）	子病及母	脾邪入心，因火能生土气旺势盛	较重	实邪
寒	金（肺）	心（火）	相侮，金反侮火	肺邪入心，所胜者克之，邪气不能深入（因其气既受制于我，则不能深入）	轻微	微邪
湿	水（肾）	心（火）	相乘（相克），水克火	所不胜者克我，邪势残削	严重	贼邪

关于上述以心病为例之解释，在南京中医学院之教材上所引叶霖注释分析甚详，可做参考。以心脏为例，可以体会出根本是由于心脏衰弱，因而才引起五邪之传变为病，假如本脏机能或抵抗力强盛，则五邪虽盛，亦不致引起上述症状的出现，《内经》所说"邪之所凑，其气必虚"即是此理。另外，上述仅以心病为例，其他脏腑病变之传变，亦以此类推。

五十二难

课　　题：脏病与腑病的根本不同。

目　　的：说明疾病的症状上，根据脏腑之阴静阳动性质来区别其属性，此种区别主要是针对积聚病而言。

提　　纲：1. 问题的提出。

2. 脏病与腑病形质的区别。

【原文】

"曰：腑脏发病，根本等不？然：不等也。其不等，奈何？然：脏病者，止而不移，其病不离其处；腑病者，仿佛贲响①，上下行流，居处无常。故以此知脏腑根本不同也。"

【词解】

① 贲响：贲，奔也。响，有声也。徐灵胎云："为贲动有声。"

【分析串讲】

（一）问题的提出

关于积聚的根源与证状，本难首先提出来讨论，如**腑脏发病，根本等不？然：不等也，其不等，奈何？**根本，指有形质之病，如癥积之类。即是提出人体脏腑发病在形质上是相同的吗？不是相同的。但其区别在于何处呢？如清·丁锦《古本难经阐注》将《五十一难》与《五十四难》及《五十五难》论述积聚章节并列。他说："此问脏腑发病，根本等否者，乃言发积聚之源，以起下章之意也，根本者，积有根本也，不等者，聚无根本也。"由此可以看出，所谓脏腑发病之有无根本，乃指积之有根，而聚之无根也。因积属阴发于脏，聚属阳而发于腑，故言之脏腑也。

（二）脏病、腑病之形质区别

脏病者，止而不移，其病不离其处；腑病者，仿佛贲响，上下行流，居处无常。故以此知脏腑根本不同也。是说脏病多见静止不移动，病变部位不离其处。腑病为无形之气，奔走发声，上下流动，居处不定，故其病变部位无有定处。之所以这样区别，是由于病变的属性而定，脏病属阴，腑病属阳。故丁德用说："脏病为阴，阴主静，故止而不移；腑病为阳，阳主动，故上下流行，居处无常。" 贲响，即奔响，即贲动有声。如《灵枢·寿夭则柔》说："气痛时来时去，怫忾贲响。" 又《灵枢·百病始生》说："虚邪之中人也……留而不去，传舍于肠胃，在肠胃之时，贲响腹胀，多寒则肠鸣飧泻，食不化。" 关于本难所说积聚的根源和症状，可与后面之第《五十五难》合参。

五十三难

课　　题： 以五行生克规律，推论疾病之传变和预后。

目　　的： 1. 以五行代表五脏，用五行生克规律说明其预后之良恶。

2. 相乘次序传者，预后较差。

3. 相生次序传者，预后较好。

提　　纲： 1. 何谓七传？何谓间脏？

2. 五行生克规律在疾病传变上之应用。

复 习 题： 心脏机能衰弱为什么遇肾病则死？

【原文】

"曰：经言七传①者死，间脏②者生，何谓也？然：七传者，传其所胜也。间脏者，传其子也。何以言之？假令心病传肺，肺传肝，肝传脾，脾传肾，肾传心，一脏不再伤，故言七传者死也。假令心病传脾，脾传肺，肺传肾，肾传肝，肝传心，是母子相传，竟而复始，如环无端，故曰生也。"

【词解】

① 七传：指依相克之次序传变者。吕广云："七，当为次序之误也。"按：吕说甚是，次传与间脏相对为文，即不间脏者。

② 间脏：吕广云："间脏者，间其所胜而相传也。心胜肺，脾间之；肝胜脾，心间之；脾胜肾，肺间之；肺胜肝，肾间之；肾胜心，肝间之。此谓传其所胜也。"

【分析串讲】

（一）何谓七传？何谓间脏？

本难首先给我们提出了这样一个问题，七传与间脏到底是指什么而说的呢？《难经·五十三难》提出：**经言七传者死，间脏者生，何谓也？然：七传者，传其所胜也。间脏者，传其子也。**

1. "七传"历代注家有两种不同的解释

以 "七" 字作 "次" 字讲。如吕广说："七，当为次字之误也，此下有间字，即知上当为次……此盖次传其所胜脏，故其病死也。"纪天锡说："自心而始，以次相传，至肺之再，是七传也。"这与《素问·玉机真脏论》所说："至其所不胜，病乃死"之理论基本上是一致的。

根据十天干所属五行，隔七相传。天干，是指甲、乙、丙、丁、戊、己、庚、辛、壬、癸。天干配五行，即甲乙为木，丙丁为火，戊己为土，庚辛为金，壬癸为水。由此可以看出，从第一个天干所属之五行、顺序数到第七位，两者必然是相克之一对。例如，甲木为庚金所克，乙木为辛金所克，丙火为壬水所克，丁火为癸水所克，戊土为甲木所克，己土为乙木所克，依此类推。因其相克间隔七个天干，故名之为"七传"。

2. 间脏

间脏是指在五行相克的两脏之间，间隔一脏相传的意思。例如：肝木克脾土，在木土之间是心火，心即是间脏，有了此间脏，就把木土相克之关系，形成木生火，火生土之五行相生关系，其余可依此类推。故叶霖说："间脏者，传其所生也。"

（二）五行生克规律在疾病传变上的应用

1. 相乘传变（七传）

假令心病传肺，肺传肝，肝传脾，脾传肾，肾传心，一脏不再伤，故言七传者死也。一脏不再伤，指相乘传变，受传之脏正气损伤，若久而不愈，不能再受损伤。第二次受病，说明病势危重，预后多属不良。

五行相克：火克金，金克木，木克土，土克水，水克火。由于病邪一脏传及一脏，则该脏之气必然受伤，若久而不愈，继续传变，使正气愈虚，邪气愈盛，疾病加重。同时脏器不能再次受邪，受邪后病变更加危重，预后多属不良。这与《五十难》中之虚邪、贼邪有相同的含义，且作了进一步之发挥。贼邪，即按相克规律所传，故邪势猖獗，带有残贼之性。本难之七传非只一脏的相克，而是按五脏相克规律。使五脏皆受到病邪的传变侵袭，往复循环，久而不愈，病体正气大衰，预后当然不良。如《素问·玉机真脏论》说："病之且死，必先传行，至其所不胜，病乃死，此言气之逆行也，故死。"说明严重之病，必由克脏而传及本脏，即至其所不胜。如心病发展到肾病，水克火，气之逆行，即言次传之意。

2. 相生传变

假令心病传脾，脾传肺，肺传肾，肾传肝，肝传心，是子母相传，竟而复始，如环无端，故曰生也。子母相传，即是按相生次序之传变方式，如火生土，土生金，金生水，水生木，木生火。竟而复始，周而复始，循环相生，这是预后良好之关键。

按相克关系间一脏而传，实际上是相生关系传变。间脏是相克的次序，间隔一个相克之脏，逆而推之，则传变符合五行相生之规律，即母病及子。竟而复始，即是如环无端之意。故此种传法一般比次传（相克）为好。即《五十难》所说之从后来者为虚邪，一般邪势较轻微，即使接连相传，病情也不致发展至严重地步。当然根据"次传""间脏"两种传变方法，能够推测预后之良恶。然而也必须结合临床具体证候，方能最后确诊。

五十四难

> **课　题：** 论脏腑病证治疗之难易。
> **目　的：** 说明脏病难治，腑病易治之原理，在于疾病传变时相乘与相生的
> 　　　　区别。相乘者难治，相生者易治。
> **提　纲：** 1. 问题的提出。
> 　　　　2. 脏腑病治疗难易之原理。
> **复习题：** 结合四十九、五十、五十三、五十四各难总结写出心得。

【原文】

"曰：脏病难治，腑病易治①，何谓也？然：脏病所以难治者，传其所胜也，腑病易治者，传其子也。与七传、间藏同法也。"

【词解】

①藏病难治，腑病易治：滑义云："藏病难治者，以传其所胜也。腑病易治者，传其所生也。虽然，此特举一偏而言耳，若脏病传其所生亦易治，腑病传其所胜亦难治也。"

【分析串讲】

（一）问题的提出

上面对病症的表现、疾病的传变及预后等运用五行理论依次作了详尽地论述，但是在治疗方面其情况如何呢？本难首先提出了这个问题。**脏病难治，腑病易治，何谓也？** 脏病是指五脏心、肝、脾、肺、肾之病。腑病是指胃、胆、膀胱、大小肠、三焦之病。所谓难治、易治，是指临床上不易取得疗效和容易取得疗效之意，并不是指不能治。

（二）脏腑病治疗难易之原理

脏病所以难治者，传其所胜也，腑病易治者，传其子也。与七传间脏同法也。 通过经文可以知道，脏病之所以难治，是因为病邪可传变至所克之脏的关系。腑病治疗

容易，亦是因为按五行母子相生，由母腑传变至子腑的关系。此与《五十三难》所述隔七相传与间隔一脏传变是同一理论，也可以说是上述理论的继续与补充。

《五十三难》的其中心思想是突出在疾病传变上相乘、相生的区别。本难突出在于说明治疗之难易。凡相乘（克）传变，其病势一般较重，治疗也较困难，因此预后亦多属不良。凡相生传变，其病势一般较轻，故治疗一般亦较容易，预后亦较良好。当然所谓轻重、难易、良恶这都是相对而言的，不是死板的规定。学完本难关于脏腑疾病治疗难易问题，我们要掌握原文的基本精神，切不可机械地去理解。正如，滑伯仁所说："脏病难治者，以传其所胜也。腑病易治者，以传其所生也。虽然，此特各举其一偏而言耳，若脏病传其所生亦易治，腑病传其所胜亦难治也。"所以我们不能机械地把脏病都当作相克而难治，把腑病都当作相生而易治，只有灵活地掌握相生相克两个对立的规律在脏腑疾病传变上的反映，这样才不致使自己偏于一面，如再结合临床具体见症加以分析归纳，则更为全面。

关于脏腑相乘、相生治疗难易问题举例如下：如心悸，证属肾水上泛，凌及心阳，心神失守而致，即水气凌心（水克火）。其治疗须治肾之水气，又须强心方能奏效。如用药稍错，则变证、危症从生，故曰难治。如肠胃蕴热，症见头眩，前额痛，口干咽燥，齿痛龈肿，大便干燥。此乃母病及子，胃腑蕴热，传于肺与大肠之故。土能生金，因其相生，故可用攻下泻其大肠、胃腑蕴热，则病能霍然而愈。

五十五难

课　　题：论积聚的症状及鉴别。

目　　的：1. 阐明积聚疾病的鉴别。

　　　　　2. 指出积聚之为病，主要是在症状上的不同，所谓称其属腑、属脏只是区别其阴阳属性而已。

提　　纲：1. 积聚为病之症状与鉴别。

　　　　　2. 介绍补充资料，以做参考。

复习题：积与聚之鉴别为何？

【原文】

"曰：病有积、有聚，何以别之？然：积者，阴气也。聚者，阳气也。故阴沉而伏，阳浮而动。气之所积名曰积，气之所聚名曰聚，故积者五脏所生，聚者六腑所成也。积者，阴气也，其始发有常处，其痛不离其部，上下有所终始，左右有所穷处[①]；聚者，阳气也，其始发无根本，上下无所留止，其痛无常处，谓之聚。故以是别知积聚也。"

【词解】

① 穷处：即边际的意思。

【分析串讲】

"积聚"属于后世所称之痞块、癥瘕一类疾病。本难主要指出其症状，并以脏腑阴阳属性来区分积聚的属性。认为六腑属阳，阳性浮动，其气虽滞涩而不甚，其症状特点为无一定的形迹，痛无定处，是为无形之气聚。

五脏属阴，阴性沉伏，故其气滞结较六腑为甚，其症状特点为有一定的形迹，且积之痛有定处，是为有形之积滞。这与第《五十二难》之"脏病者，止而不移，其病不离其处；腑病者，仿佛贲响，上下行流，居处无常"的理论基本上是一致的，可以相互参考。现在我们来看《五十五难》原文，**病有积，有聚，何以别之？然：积者，阴气也。聚者，阳气也。故阴沉而伏，阳浮而动。气之所积名为积，气之所聚名曰聚，故积者五脏所生，聚者六腑所成也。积者，阴气也，其始发有常处，其痛不离其部，**

上下有所终始，左右有所穷处；聚者，阳气也，其始发无根本，上下无所留止，其痛无常处，谓之聚。聚者，合聚成病，谓之聚。是指阳气也。其始发无根本，上下无所留止，其痛无常处，谓之聚，故以是别知积聚也。聚，是合聚之意。积者，是蓄的意思，指积蓄而成之病。穷处，是指边际。积和聚鉴别如表10-21-3所示。

表10-21-3　积、聚的鉴别

病名	属性	病理	脏腑	症状
积	阴	阴沉而伏，气之所积	五脏	始发有定处，其痛不离其部，上下有所终始，左右有所穷处
聚	阳	阳浮而动，气之所聚	六腑	始发无根本，上下无所留止，其痛无常处

关于积之病因：《灵枢·百病始生》说："积之始生，得寒乃生，厥乃成积也。"又说，"虚邪之中人也……传舍于肠胃之外，募原之间，留著于脉，稽留而不去，息而成积。"又说："厥气生足悗、悗生胫寒，胫寒则血脉凝涩，血脉凝涩则寒气上入于肠胃。入于肠胃则䐜胀，䐜胀则肠外之汁沫迫聚不得散，日以成积。"张景岳说："寒逆于下，故生足悗，谓肢节痛滞，不便利也。"总之积聚病的根源，主要是脾胃机能虚弱，消化力不强，影响致气血两衰、正气不足。内因不足，外因才能侵袭于内，邪气才能盘踞。只不过因盘踞的部位及性质不同，而分为积与聚而已。

区别：积病有块不离其处，按之疼痛，属脏。聚病无根，无块，痛无常处，上下移动。

治疗步骤：在治疗上，积聚多混同治疗。亦可分以阴阳气血。积属阴，治疗多偏活血消瘀；聚属阳，治疗应多偏于理气化滞。治疗分三步骤进行：一是，病之初起。正气抗病力尚强，邪浅宜攻，病见心腹绞痛，小腹胀满。如痛无定处，移动不止，宜大七气汤。如痛有定处，积而不散，宜可选用攻积丸为主治疗（清·沈金鳌）。二是，病入渐久，邪气渐深，正气较弱，宜攻补兼施。三是，病程经久，邪盛侵凌，正气消残，应纯用补正祛邪之法，宜补中益气汤、十全大补汤为主。

五十六难

课　　题：论五脏积病之症状与病机。

目　　的：1. 列举五脏积病的症状并进行鉴别。

2. 进一步分析了五脏积病缠绵不愈所引起之继发病变。

3. 以五行相乘规律说明五脏积液的传变，并结合时日来说明五脏之积形成的机制。

提　　纲：1. 关于五脏积病分述。

2. 五脏、五行、时日配合表。

3. 关于病理机制，时日之参考意见。

复习题：五脏之积有哪些主要症状？

【原文】

"日：五脏之积，各有名乎？以何月何日得之？然：肝之积，名曰肥气，在左胁下，如覆杯，有头足，久不愈，令人发咳逆，痎疟，连岁不已，以季夏戊己日得之。何以言之？肺病传于肝，肝当传脾，脾季夏适王，王者不受邪，肝复欲还肺，肺不肯受，故留结为积，故知肥气以季夏戊己日得之。

心之积，名曰伏梁，起脐上，大如臂，上至心下，久不愈，令人病烦心，以秋庚辛日得之。何以言之？肾病传心，心当传肺，肺以秋适王，王者不受邪，心复欲还肾，肾不肯受，故留结为积，故知伏梁以秋庚辛日得之。

脾之积，名曰痞气，在胃脘，覆大如盘，久不愈，令人四肢不收，发黄疸，饮食不为肌肤，以冬壬癸日得之。何以言之？肝病传脾，脾当传肾，肾以冬适王，王者不受邪，脾复欲还肝，肝不肯受，故留结为积，故知痞气以冬壬癸日得之。

肺之积，名曰息贲，在右胁下，覆大如杯，久不已，令人洒淅寒热，喘咳，发肺壅，以春甲乙日得之。何以言之？心病传肺，肺当传肝，肝以春适王，王者不受邪，肺复欲还心，心不肯受，故留结为积，故知息贲以春甲乙日得之。

肾之积，名曰贲豚，发于少腹，上至心下，若豚状，或上或下无时，久不已，令人喘逆，骨痿，少气，以夏丙丁日得之。何以言之？脾病传肾，肾当传心，心以夏适王，王者不受邪，肾复欲还脾，脾不肯受，故留结为积，故知贲豚以夏丙丁日得之。此五积[①]之要法也。"

【词解】

① 五积：肥气、伏梁、痞气、息贲、贲豚，为五脏之积，故名"五积"。

【分析串讲】

（一）五脏积病分述

1. 问题的提出

关于积聚病因，两者之区别，治疗的步骤，已在五十五难有所说明。现进一步论述五脏之积的症状，故首先提出了这个问题。如**五脏之积，各有名乎？以何月何日得之？**并提出了名称与发病时日问题。

2. 肝之积

肝之积，名曰肥气，在左胁下，如覆杯，有头足。

名称：名曰肥气，肥气，如肉之肥盛。

病机：**肺病传于肝，肝当传脾，脾季夏始王，王者不受邪，肝复欲还肺，肺不肯受，故留结为积。**杨玄操曰："然五脏受病者则传其所胜，所胜适王则不肯受传，既不肯受则反传所不胜，所不胜复不为纳，于是则留结成积，渐以长大，病因成矣。肥气者，肥盛也。言肥气聚于左胁之下，如覆杯突出，如肉肥盛之状也。"

肺先病传肝为金克木，肝传脾则为木克土。但是脾土王于长夏之时（阴历六一月），脾胃气不衰，则肝脏之逆气与瘀结之荣血相并，留于胁下，而发病。

病状：**在左胁下，如覆杯，有头足，**肝主胁下，左肝右肺，故于左胁见之，覆杯状如扣杯，似龟有头及足尾也。脉弦细，《灵枢·邪气脏腑病形》说："（肝脉）微急为肥气，在胁下若覆杯。"微急，即弦细之象也。

继发病变：**久不愈，令人发咳逆，疟疾，连岁不已，**肝木为病长久不愈，则逆传于肺而发咳逆。滑伯仁说："咳逆者，足厥阴之别，贯膈上注肺，肝病故胸中咳而逆也……《内经》五脏皆有疟，此在肝为风疟也，以疟为寒热病，多属少阳。"

发病时日：**以季夏戊己日得之。**季夏为脾土当令之季，中央戊己土为脾土当令之日，故在长夏戊己日，脾旺不受邪，邪不能传，逆传又不受，则瘀结成积也。

治疗，宜和肝散结，可用《三因极一病证方论》之肥气丸（归术青皮蛇含石，三棱莪术铁孕粉）。

3. 心之积

心之积，名曰伏梁。

名称：名曰伏梁，是指伏而不动，状如屋舍栋梁。

病机：**肾病传心，心当传肺，肺以秋适王，王者不受邪，心复欲还肾，肾不肯受，故留结为积**。是指水克火，火当克金，此相乘之传，但秋属燥金当令，金旺则邪传，逆传肾，而肾不受，则郁结积聚成病。即心经气血结滞所致。

病状：**起脐上，大如臂，上至心下**，脐上至心下，突起如臂。脉微缓，或沉而有力。《灵枢·邪气脏腑病形》说："心脉微缓为伏梁，在心下、上下行，时唾血。"

继发病变：**久不愈，令人病烦心**，是指气滞血瘀不畅，则心烦不宁。另外，夜眠不安，股胫皆肿，不可移动，环脐而痛。

发病时日：**以秋庚辛日得之**。是指肺金秋季当令，西方庚辛属金，故庚、辛之日，肺金为主时之令，秋之庚金肺气最旺，故不受邪而使之逆传，则发病。

治疗：伏梁丸（东垣方）（乌桂姜参朴连芩，菖蔻甘参豆霜神）。

4.脾之积

脾之积，名曰痞气，在胃脘，覆大如盘。

名称：**名曰痞气**，是指痞塞而不通。此病名也。

病机：**肝病传脾，脾当传肾，肾以冬适王，王者不受邪，脾复欲还肝，肝不肯受，故留结为积**。是指木克土，土克水，但冬为水之令，水旺不病，邪反乘则留结，滞留在脾，乃伤于饮食，脾胃机能亏损，气不得通，邪与痰食气血相搏，逆结成块。

病状：**在胃脘，覆大如盘**，大如盘，扣覆于胃脘。

继发病变：**久不愈，令人四肢不收，发黄疸，饮食不为肌肤**，是指脾主四肢，脾主湿，脾病则四肢不用。湿郁则发黄疸，又脾主运化，脾又主肌肉，脾病不能运化营养，肌肉失于营养，故虽食多而羸瘦也。

发病时日：**以冬壬癸日得之**。是指冬为肾水主令，北方壬癸水，故壬癸肾旺不受邪而逆结为积也。

治疗：宣健脾化滞，痞气丸主之（椒姜桂附乌石脂，朱砂为衣，桐子大，每次三十粒）。

5.肺之积

肺之积，名曰息贲，在右胁下，覆大如杯。

名称：**名曰息贲**，是指呼吸迫促。

病机：**心病传肺，肺当传肝，肝以春适王，王者不受邪，肺复欲还心，心不肯受，故留结为积**，是指火克金，金当克木，但春以肝木当令，肝木旺不受邪侵，邪欲反乘，心火又不受，则逆结滞，瘀于肺而成积。

病状：**在右胁下，覆大如杯**，《素问·阴阳别论》说："二阳之病发心脾，有不得隐曲，女子不月；其传为风消，其传为息贲者死不治。"传入肺，为喘息而气逆上奔。肺脉滑甚，《灵枢·邪气脏腑病形》说："肺脉……滑甚，为息贲，上气。"

继发病变：**久不已，令人洒淅寒热，喘咳，发肺壅**，是指肺主皮毛，故病则寒热发作，卫表不固也，肺气机不利，故发喘咳不已。《素问·大奇论》说："肺之壅，喘而两胁满。"张隐庵注曰："壅者，谓脏气满而外壅于经络也。"

发作时日：**以春甲乙日得之**。春季肝木当令，东方甲乙属木，故春之甲乙日肝木之令最旺，故邪不能传之，而逆结于肺，为积也。

治疗：通利肺气，开痰散结，宜息贲丸（参苓乌桂桔棱冬，黄连，姜朴菀椒蔻陈青。豆霜），调息丸（陈蔻桔菀射陈皮，石盐旋覆海浮石）。

6. 肾之积

肾之积，名曰贲豚。

名称：名曰贲豚，是指其证似脉之行走，上冲与心，与奔豚气不一样。杨玄操说："又有奔豚之气，非此积病也，名同而疾异焉。"

病机：**脾病传肾，肾当传心，心以夏适王，王者不受邪，肾复欲还脾，脾不肯受，故留结为积**，是指土克水，水当克火，但夏为心火当令，故心火旺而不被邪侵。邪还肾，则肾又强实不虚，故邪气留结于肾，即肾气虚弱，脾家湿邪乘之，伤肾也。

病状：**发于少腹，上至心下，若豚状，或上或下无时**，是指病起于少腹，少腹属肾，邪气上冲，如小猪上攻之状上下奔窜，发作无一定之规律和时间。肾脉微急，或沉滑，肾湿为甚。《灵枢·邪气脏腑病形》曰："肾脉……微急为沉厥，奔豚。"

继发病变：**久不已，令人喘逆，骨痿，少气**，喘逆，是指肾气上冲也。《素问·逆调论》说："肾者水藏，主津液。"盖肺，肾上下二脏，肺主呼而肾主纳，今纳气衰少，故短气也。肾主骨，肾虚，骨痿软无力，故欲卧。

发病时日：**以夏丙丁日得之**。是指夏季心火当令，南方丙丁属火，故夏之甲乙时日，心火最旺，而不易被邪传侵，故邪逆传，结滞于肾而为积也。

治疗：宜补气健脾，辛温散结，宜奔豚丸。（朴连苦楝茯苓泽，乌附菖独蝎桂霜。气闷减桂，积大加牡蛎。）

（二）五脏、五行、时日配合表

见表 10-26-1。

表 10-26-1　五脏、五行、与四时天干关系

五行	五脏	四时	天干
木	肝	春	甲乙
火	心	夏	丙丁
土	脾	长夏	戊己

五行	五脏	四时	天干
金	肺	秋	庚辛
水	肾	冬	壬癸

（三）关于病理机制、发病时日之参考意见

关于五病积病之名称，远在《内经》即有所记载，其命名主要根据其主症而定。本难在《内经》基础上，把五行、五脏与时日配合，联系起来按五行相克规律的传变过程，作为阐述病机的一种方法，并以天干记时之属性，作为得病时间的根据。因此对其理论和计算必须灵活对待，因为这只是一种说理的论述方法，临床上这些疾病之发生，并非都由传变而来，而且这些病也不能机械地认为只在某季、某时、某日因寒而得。实质上五积病之发生，既不限于季节，也不限于时间，任何时间皆可得之。故学习本难主要领会其精神，且必须结合具体病证灵活地去理解。

五十七难

课　　题： 论五泄之名称及症状。

目　　的： 1. 阐明五泄病证及与内脏之联系。

　　　　　　2. 对五泄主症进行鉴别。

　　　　　　3. 五泄实质皆可包括在腹泻与痢疾两范畴之中。

提　　纲： 1. 五泄之名称。

　　　　　　2. 五泄主症、病机及治法。

　　　　　　3. 五泄鉴别诊断。

复 习 题： 1. 五泄之症在临床上如何鉴别？

　　　　　　2. 腹泻、痢疾在临床如何鉴别？

【原文】

"曰：泄凡有几？皆有名不？然：泄凡有五，其名不同。有胃泄，有脾泄，有大肠泄，有小肠泄，有大瘕泄[1]，名曰后重。胃泄者，饮食不化，色黄；脾泄者，腹胀满，泄注，食即呕吐逆；大肠泄者，食已窘迫，大便色白，肠鸣切痛；小肠泄者，溲而便脓血，少腹痛[2]；大瘕泄者，里急后重，数至圊[3]而不能便，茎中痛。此五泄之要法也。"

【词解】

①**大瘕泄：** 即后世所称的痢疾。

②**少腹痛：** 原本"腹"作"肠"，今 据诸本改。

③**圊：** 音清，厕也。

【分析串讲】

（一）五泄之名称

泄凡有几？皆有名不？然：泄凡有五，其名不同。有胃泄，有脾泄，有大肠泄，有小肠泄，在大瘕泄，名曰后重。 泄，是指广义的腹泻而言。腹泻，包括有胃泄、脾泄、大肠泄、小肠泄、大瘕泄等五种。前四种直接以脏腑之名名之。大瘕泄，杨玄操说："瘕，结也，少腹有结又下利者是也。"陈瑞孙《难经辨疑》说："大瘕泄，即肠澼也。"就是后世所称之痢疾，名曰后重，即是指大瘕泄而言，是大瘕泄的别名。

（二）五泄主症、病机、治法

胃泄者，饮食不化，色黄；是指脾胃属土而色黄。盖因胃受寒凉，消化机能失职，故食入之物皆完出而不消化，呈现肠鸣泄泻，食谷不化之症。治疗：宜用枳术平胃散（陈、苍、厚、草、枳、术、茯苓加生姜）。

脾泄者，腹胀满，泄注，食即呕吐逆；注者，即无节度也。言下利如水之下注而不可禁之。脾病虚寒而不能化谷，故上逆呕吐而逆出也。滑伯仁说："有声无物为呕，有声有物为吐。"脾受病，故腹胀泄注，食即呕吐而上逆也。治疗：宜参苓白术散（参苓白术扁豆陈，山药甘莲砂苡仁）。

大肠泄者，食已窘迫，大便色白，肠鸣切痛；切痛，如刀切之痛。此证身冷，溲清，脉沉迟。杨玄操曰："窘迫，急也。食讫即欲利。迫急不可止也。白者，从肺色焉。肠鸣切痛者，冷也。切者，言痛如刀切。其肠之状也。"宋·虞庶注曰："大肠气虚，所以食毕而急思厕。虚则邪传于内，真邪相击，故切痛也。"治疗：宜附子理中汤，加肉豆蔻。

小肠泄者，溲而便胀血，少腹痛；杨玄操说："小肠属心，心主血脉，故便脓血，小肠处在少腹，故小腹痛也。"溲而便脓血，是谓小便不利，大便里急后重，而兼杂脓血也，此乃湿热浸淫所致。治疗：初宜承气汤下之（硝、黄、实、朴）。次宜黄连解毒汤调之（连、芩、柏、栀）。终以芍药柏皮丸止之（归、芍、柏、连）。

大瘕泄者，里急后重，数至圊而不能便，茎中痛。滑伯仁说："瘕，结也，谓因有凝结而成者。里急，谓腹内急迫。后重谓肛门下坠，惟其里急后重，故数至圊（厕所）而不能便，茎中痛者，小便亦不利也。"此乃湿邪食滞化热，湿热下注所致。谢坚白说："小肠大瘕二泄，今所谓痢疾也。"治疗：治宜白头翁汤、木香槟榔丸、枳实导滞汤等。

（三）五泄之鉴别诊断

五泄虽都是下利腹泻，但根据其临床特点分属于腹泻与痢疾两大范畴。如表 10–27–1 所示。

表 10–27–1　腹泻与痢疾的鉴别

病名	包括范围	病理特点	临床鉴别
腹泻	胃泄 脾泄 大肠泄	寒湿之邪，饮食不节，伤于脾胃，故使脾胃运化腐熟功能减弱所致	大便稀薄为特点兼有消化不良或轻度里急后重，很少有兼杂脓血者
痢疾	小肠泄 大瘕泄	湿热积滞 湿热下注	下利赤白，兼有脓血，甚至有发热，小便黄赤，里急后重，欲下不畅

五十八难

課　　題：论伤寒病之类型及其主脉。

目　　的：1. 阐明广义伤寒类型为中风、伤寒、湿温、热病和温病等五个
　　　　　　　类型。

　　　　　2. 论述五病之脉象，以便临床鉴别诊断。

　　　　　3. 以伤寒之治疗为例，说明应随其阴阳表里之盛衰，适当予以汗、
　　　　　　　下等法治疗。

　　　　　4. 阐明外邪所感寒热之证，发病层次之不同。

提　　纲：1. 广义伤寒包括五种类型。

　　　　　2. 五病脉象之鉴别诊断。

　　　　　3. 伤寒病汗下之宜忌。

　　　　　4. 外感病症发病层次及临床之诊断。

复习题：1. 广义之伤寒包括哪几个类型？

　　　　　2. 对于伤寒，汗、下之治疗方法应如何运用？

【原文】

"曰：伤寒有几？其脉有变不？然：伤寒有五，有中风，有伤寒，有湿温，有热病，有温病，其所苦各不同。

中风之脉，阳浮而滑，阴濡而弱。湿温之脉，阳濡而弱，阴小而急。伤寒之脉，阴阳俱盛而紧涩。热病之脉，阴阳俱浮，浮之而滑，沉之散涩。温病之脉，行在诸经，不知何经之动也，各随其经所在而取之。

伤寒有汗出而愈，下之而死者；有汗出而死，下之而愈者，何也？然：阳虚阴盛，汗出而愈，下之即死；阳盛阴虚，汗出而死，下之而愈。

寒热之病，候之如何也？然：皮寒热者，皮不可近席，毛发焦，鼻槁，不得汗；肌寒热者，皮肤痛，唇舌槁，无汗；骨寒热者，病无所安，汗注不休，齿本槁痛。"

【分析串讲】

（一）广义伤寒包括五种类型

伤寒有几？其脉有变不？然：伤寒有五，有中风，有伤寒，有湿温，有热病，有温病，其所苦各不同。首先给我们提出这样一个问题：即有广义伤寒，又有狭义伤寒。广义伤寒有几种？脉有无变化的问题。

广义伤寒：《中国医学大辞典》说："即伤寒有五之伤寒，兼包括风寒、温热、湿温，为外感病之总称，如《素问·热论》、仲景《伤寒论》等名称。"《素问·热论》说："今夫热病者，皆伤寒之类也。"所以广义伤寒之中，又包括有中风（中者，伤也）、伤寒、湿温、热病、温病等不同类型疾病。其所苦各有不同，是说此五种病之症状及痛苦各有不同。

狭义伤寒：为伤寒五种其中之一，仅指寒邪外袭之病。如太阳病或已发热或未发热，必恶寒，体痛，呕逆，脉阴阳俱紧。

（二）五病脉象之鉴别诊断

1. 中风脉象

中风之脉，阳浮而滑，阴濡而弱。

病理：**中风之脉**，中风，为风邪伤于肌腠之太阳表虚证。风为阳邪，善行而数变，偏寒则为风寒之邪，偏热则为风热之邪。杨玄操说："中风之脉，关以前浮滑，尺中濡弱者也。"滑伯仁说："阴阳字皆指尺寸而言。"

脉解：**阳浮而滑，阴濡而弱。**《灵枢·邪气脏腑病形》说："滑者阳气盛，微有热。"《伤寒论》说："太阳之为病，脉浮。"《素问·平人气象论》说："尺不热，脉滑，曰病风。"滑伯仁说："阳盛则阴虚，故阴脉濡而弱也。"由此可见，阳浮而滑，阴濡而弱，为寸脉浮滑，尺脉濡弱之谓。故《伤寒论·辨脉法》说："寸口脉浮而紧，浮则为风，紧则为寒，风则伤卫，寒则伤营。"风邪由表首先伤卫，致使寸部阳脉呈现浮滑阳象之脉。卫虚不能固营，致令汗出而使营虚，故现尺脉濡而弱。这与《伤寒论》之"太阳中风，阳浮而阴弱"是一致的。

2. 湿温脉象

湿温之脉，阴濡而弱，阴小而急。

病理：**湿温之脉**，湿温，为湿邪与暑邪交蒸而致之疾患。湿为阴邪，滞腻留著，能阻遏阳气。暑为阳邪，暑热郁遏内蒸，能伤阴津。

脉解：**阳濡而弱**，谓寸脉濡弱。**阴小而急**。谓尺脉小急也。濡脉主湿邪所伤。小急、细数之脉也，谓湿中包热，津亏阴虚而内热蕴盛也。正如叶霖所说："先受暑，后受湿，热为湿遏者，则其脉阳濡而弱，阴小而急。濡弱见于阳部，湿气搏暑也。小急见于阴部，暑气蒸湿也。"

3. 伤寒脉象

伤寒之脉，阴阳俱盛而紧涩。

病理：**伤寒之脉，**伤寒，是指为寒邪客于太阳之表，搏于肌肤，伤于营卫，致令头项强痛，体痛呕逆，恶风寒，无汗等症丛生。脉阴阳俱紧而涩，是风寒之邪侵于人体之表实证。

脉解：**阴阳俱盛而紧涩，**谓寸尺俱浮紧而涩也。徐大椿说："寒邪中人，营卫皆伤，故阴阳俱盛。紧者阴脉之象，《伤寒论》云脉阴阳俱紧者名曰伤寒。又云：诸紧为寒。涩者，血气为寒所凝，不和利也。"《灵枢·邪气脏腑病形》说："涩者多血少气，微有寒。"涩主肺脉，肺与皮毛相表里，寒邪伤于肌表，抑遏营气，故现表实无汗、气血运行不畅，脉见浮紧兼涩象，正如《伤寒论》之麻黄汤证。

4. 热病脉象

热病之脉，阴阳俱浮，浮之而滑，沉之散涩。

病理：**热病之脉，**热病，是夏令暑热旺盛时，人体感受温热之邪而发之疾患。暑为热邪属阳，暑热又多脱汗亡阳而伤阴液。

脉解：**阴阳俱浮，浮之而滑，沉之散涩。**脉见浮滑，是因暑热为阳邪，邪正相争亢盛，热势熏蒸于外逸。沉之散涩，为阳气散脱，营阴衰损于内也。如叶霖说："脉阴阳俱浮者。《金匮要略》云：'浮脉则热，阳气盛故也'。浮之而滑，沉之散涩者，滑则阳盛于外，涩则阴衰于内也。"关于涩脉，丹波元胤有不同的看法，他说："沉之散涩，涩字恐衍，盖热病之脉，重按则散大，轻按则滑利也，滑涩相反无并见之理。"所说轻重取按，即浮取沉取之谓也。这种看法，可供参考。

5. 温病脉象

温病之脉，行在诸经，不知何经之动也，各随其经所在而取之。

病理：**温病之脉，**温病，亦属于温热病范畴，是指春季所见的温热病。因此应把温与热包括在一起来研究其病理。《素问·生气通天论》说："冬伤于寒，春必病温。"又有"冬不藏精，春必病温"之说。又《素问·热论》说："凡病伤寒而成温者，先夏至日者为病温。"

人体表里内外与自然环境是平衡协调的，体外环境不同的变异，机体不适应则产生疾病。四时不正之气、环境处所秽浊之气多由口鼻而入，若体质平素肾阴亏损，相火亢盛，又待春阳之气诱发而发温病。所以温病发作，病因较多，其发病症状不同，其脉象也就不同。

脉解：**各随其经所在而取之**。即说应随所现病证之表现，而取某经之脉象。滑伯仁引庞安常《伤寒总论》说："据《难经》温病，又是四种伤寒感异气而变成者也，所谓王叔和云：阳脉浮滑，阴脉濡弱，更遇于风，变成风温。阳脉洪数，阴脉实大，更遇湿热，变为温毒。温毒为病最重也。阳脉濡弱，阴脉弦紧，更遇湿气，变为湿温。脉阴阳俱盛，重感于寒，变为温疟，斯乃同病异名，同脉异经者也。"所以随其经之所在而取，即应如此理解。

又如《温病条辨・上焦》篇说："太阴之为病，脉不缓不紧而动数或两寸独大，尺肤热，头痛，微恶风寒，身热自汗，口渴或不渴而咳，午后热甚者，名曰温病。"这也说明随其不同之脉象，亦有不同之症状表现，且必须注意上、中、下三焦所反映的脉象亦有不同。这是温病之特点，在学习温病学时应再详细加以体会。

（三）伤寒病汗下之宜忌

说明伤寒外感病之治疗原则。**伤寒有汗出而愈，下之而死者；有汗出而死，下之而愈者。何也？然：阳虚阴盛，汗出而愈，下之即死；阳盛阴虚，汗出而死，下之而愈**。广义之伤寒，即外感病，其治疗，邪在表当汗，邪在里当下，如用之颠倒，则预后不良。因在表、在里，其病理相反。

1. 阳虚阴盛、阴虚阳盛

关于其解释各注家稍有不同，但不外邪正虚实之在表在里也。如《难经本义》滑伯仁引《外台》说："即《外台》所谓表病里和，里病表和之谓……表病里和，汗之可也。而反下之，表邪不除，里气复夺矣。里病表和，下之可也，而反汗之，里邪不退，表气复夺矣，故云死。所以然者汗能亡阳，下能损阴也。"朱肱《南阳活人书》曰："以内外俱热，为阳盛阴虚；内外俱寒，为阳虚阴盛。"王安道《医经溯洄集》说："则以寒邪在外，为阴盛可汗。热邪内炽，为阳盛可下。"

总结上述各家所说如下：**阳虚阴盛，汗出而愈，下之即死**；为寒邪侵袭肌表之太阳表实证。肌腠为风寒所闭，营卫滞涩。因为卫阳不固，阴寒所侵，邪势蕴盛，即邪气实，故可用汗解而散其表邪。反之若用下法，乃泄其正气，虚其虚，反而有助邪气内侵之势。所谓下之则死，即指病势加重而言。**阳盛阴虚，汗出而死，下之而愈**。为阳热之邪乘里之虚而内侵。结滞于阳明腑实，是指阳明腑实证一类疾患。因为热邪在里，灼液耗津，大便燥结，应急用承气硝黄之类以"急下存阴"。内之结热既出，病自然而愈。若仍用汗法，是亡其津液，反助其热势，病势必然加重。

2. 关于广义伤寒汗下法之我见

广义伤寒既然包括中风、伤寒、湿温、热病、温病，而伤寒与温病又是两大范畴。

中风、伤寒为风寒之邪所侵，故伤寒汗不嫌早，下不厌迟。因阴寒之邪侵于肌表，表实当散解之。正气不虚，阴寒之邪不易入里，故下不厌迟，下之过早而徒伤正气。温病、湿温、热病，多属温热之邪内侵。温热之邪多易化燥伤津，阴虚津伤，内热亢盛，又助热势猖獗，燔煎阴津，如此往复循环，病势必然危重，故"温病下不厌早"。使用急下存阴之法，使人保得一分津液，则有一分生机。热从下而出，虽有表邪，内外不得相感，则不能为害。这是余对汗、下法之一般见解，仅供参考。

（四）外感病症发病之层次及临床之诊断

寒热之病，候之如何也？然：皮寒热者，皮不可近席，毛发焦，鼻槁，不得汗；肌寒热者，肌痛，唇舌槁，无汗；骨寒热者，病无所安，汗注不休，齿本槁痛。槁，即枯槁，干而无津。

1.何谓寒热之病

寒热之病，恶寒，是指人体皮表之阳气虚弱，不能抗拒外邪之侵袭。发热，是指外邪与卫气相搏，邪正交争，从而发热，进而恶寒，甚则寒战。本难言寒热病候，历代注家有两种不同的解释。

一是，认为寒热之病是虚劳寒热之谓。滑伯仁、丹波元胤等持此理论。如滑伯仁引《灵枢》说："《灵枢二十一篇》曰：皮寒热者……不得汗，取三阳之络……肌寒热者，肌痛……取三阳于下，以去其血者……骨寒热者，病无所安，汗注不休……取其少阴于阴股之络；齿已槁，死不治。"二是，认为所指寒热之病，为伤寒中风之总名。丁锦持此理论，主要根据是贯穿上下文意。如丁锦说："首节先定其名……次节明风湿寒热温五证之脉，三节言伤寒表里自有一定汗下之法……此节明当汗当下之义，寒热病者，即伤寒中风之总名也。"

我们认为虽然各有其理，但是宗丁锦之说似更能贯穿全难之文意。虽然伤寒包括症状很多很广泛，而且仲景伤寒论也非单治外感表证。但就本难来说，还是指广义伤寒发病之不同层次，所以宗外感病之三个不同类型，似较为妥当。

2.三种发病类型分析

皮寒热者，皮不可近席，毛发焦，鼻槁，不得汗；外邪中人，首先侵及皮毛，皮毛为人之最浅层。肺又主皮毛，开窍于鼻，故邪中皮毛则皮肤邪正相搏而发热。不能着席，毛发不润泽。热邪伤津，鼻中干枯。腠理密实，汗不得通畅而出，故症见皮不得近席，毛发焦，鼻槁不得汗等。

肌寒热者，皮肤痛，唇舌槁，无汗；外感之邪，中于肌肉，较之上述为深一层也。脾主肌肉，脾与足阳明胃相表里，故阳明亦主肌肉。《素问·皮部论》说："皆阳明之络也，其色多青，则痛。"又《灵枢·经脉》也说："阳明脉，还出挟口环唇。"故邪热中于阳明，则见皮肤肌肉作痛，唇舌干燥等症。不得汗出者，阳明腑实证，表邪亦未解也。

骨寒热者，病无所安，汗注不休，齿本槁痛。若病邪再进一步深入，则中于骨。肾主骨，肾又藏精而主液，齿为骨之余。故寒热之邪在骨，则伤肾耗精煎液也。精虚液亏，故见病重不安状态。肾液大泄为多汗。骨痿津液不能荣齿，故牙齿枯槁而疼痛。

丁锦对三类型根据《伤寒论》又作了具体说明，可供参考。他说："皮寒热者即仲景所谓太阳之表，风用桂枝汤，寒用麻黄汤，汗之而愈。肌寒热者，即仲景所谓邪在半表半里，用小柴胡汤，和解而愈。骨发寒热者，里发寒热也。即仲景谓正阳阳明里证，用承气汤下之而愈也。"

六十九难

课　　题： 论补母泻子的治疗原则。

目　　的： 本难根据虚补、实泻之原则，结合五行之规律，提出了虚则补其母，实则泻其子的治疗原则，并提出本经自病联系本经的治疗方法。

提　　纲： 1. 治疗原则的确立。

2. 治疗原则的具体应用。

（1）虚则补其母。

（2）实则泻其子。

（3）不虚不实，以经取之。

复 习 题： 何谓虚则补母，实则泻子？

【原文】

"曰：经言虚者补之，实者泻之，不实不虚，以经取之，何谓也？然：虚者补其母，实者泻其子，当先补之，然后泻之。不实不虚，以经取之者，是正经自生病，不中他邪也，当自取其经，故言以经取之。"

【分析串讲】

（一）治疗原则的确立

在学习《素问》时，我们学过的许多治则，如《素问·至真要大论》所说："治诸胜复，寒者热之，热者寒之，温者清之，清者温之，散者收之，抑者散之，燥者润之，急者缓之，坚者软之，脆者坚之，衰者补之，强者泻之。"等等，这对表、里、虚、实、寒、热等都提出了原则性的治法，最后一对衰者补之，强者泻之，实质上都是虚则补之、实则泻之的方法。

所谓虚，指的正气之虚，包括气血、津液、精气之虚，是人体慢性病或其他因素所造成的。因为正气不足，机体抗病能力就低下，外邪则易于内侵。故当此之时，须补益其正气之虚，以达到扶正祛邪之目的。

所谓实，指的是邪实，包括六淫、食滞、邪热等方面。当此之时，虽然邪势猖盛但正气未虚。故用祛邪之法以泻之，邪祛则正安。泻邪即是攻伐之法，使其邪实速去，不致耗伤正气。

但是临床虚补、实泻，以及如既不虚亦不实如何具体应用，《难经》首先就给我们提出了这个问题：**经言虚者补之，实者泻之，不实不虚，以经取之，何谓也？**

（二）治疗原则的具体应用

1.子母补泻法

虚则补其母，实则泻其子，当先补之，然后泻之。所谓子母补泻，母与子，是指按照五行具有相生关系的两脏而言。徐灵胎说："母，生我之经，如肝虚则补肾经也，母气实则生之益力。""子，我生之经，如肝实则泻心经也，子气衰则食其母益甚。"所以子母补泻法，是根据人体各经相互之间存在有密切的生养关系，并且根据五行学说中"母能令子实，子能令母虚"的理论而制定的。因此，只有采用"虚者补母，实者泻子"的方法，方能调节人体阴阳平衡，达到治愈疾病的目的。

例如：痰喘，结胸证：肺气虚不能起气化作用，水湿之气不能蒸化而成痰。如痰湿过盛，亦阻滞肺气，气机不畅，肾水再上泛，亦能成痰喘、结胸。此即一虚一实也。肺属金，肺为娇脏，为清肃之腑，喜温而不喜寒。

肺之阳气虚，痰湿不能温化而成之痰喘。以补母之法治之，首先健脾燥湿。脾属土，土能生金，因肺之湿痰，皆由脾运化失职而成。补脾则脾阳足，能运化湿痰，则减少肺之湿痰壅阻。

痰涎壅盛，阻滞肺气，肺气不利之痰喘，则治宜利水渗湿，泻肾脏之水气，使水邪不再上泛。更在渗湿利水药中加桂枝以通阳，助气化之作用，湿痰之邪下行，则病自愈。

另外"虚则补母，实则泻子"在针灸配穴治疗中的运用一般有两种方法，即：一是，本经井、荥、俞、经、合补泻法。即井、荥、俞、经、合，配金、木、水、火、土，有相生之规律。二是，十二经五输补泻法，以十二经为基础，按五行相生规律来进行补泻。列表 10-29-1 说明如下。

表 10-29-1　十二经五腧补泻法

经别	母子所属			虚者补其母		实则泻其子	
经	属性	母	子	本经母穴	母经母穴	本经子穴	子经子穴
肺	金	土	水	太渊（土）	脾太白（土）	尺泽（水）	肾阴谷（水）
大肠	金	土	水	曲池（土）	胃足三里（土）	二间（水）	膀胱通谷（水）
肾	水	金	木	复溜（金）	肺经渠（金）	涌泉（木）	肝大敦（木）

经别	母子所属			虚者补其母		实则泻其子	
膀胱	水	金	木	至阴（金）	大肠商阳（金）	束骨（木）	胆足临泣（木）
肝	木	水	火	曲泉（水）	肾阴谷（水）	行间（火）	心少府（火）
胆	木	水	火	侠溪（水）	膀胱通谷（水）	阳辅（火）	小肠阳谷（火）
心	火	木	土	少冲（木）	肝大敦（木）	神门（土）	脾太白（土）
小肠	火	木	土	后溪（木）	胆足临泣（木）	小海（土）	胃足三里（土）
心包	相火	木	土	中冲（木）	肝大敦（木）	大陵（土）	脾太白（土）
三焦	相火	木	土	中渚（木）	胆足临泣（木）	天井（土）	胃足三里（土）
脾	土	火	金	大都（火）	心少府（火）	商丘（金）	肺经渠（金）
胃	土	火	金	解溪（火）	小肠阳谷（火）	厉兑（金）	大肠商阳（金）

当先补之，然后泻之。即说明在治疗步骤上应先补后泻，以防其伤正留邪。

2. 不实不虚与以经取之

不实不虚，以经取之之者，是正经自生病，不中他邪也，当自取其经，故言以经取之。所谓不实不虚，并非无有病象，其虚与实是与上面的虚实相对而言，说明其病变不是由他经传变而来。其"母""子"两方面亦无虚实的变化，而只是本经自病，即本经发生虚实的病证变化而已。在所谓不实不虚本经自病之时，根据本经的虚实情况，使用补泻方法，同样能达到治愈之目的。如肺气素虚，偶感风寒之邪，寒邪外束，首先侵肺，则当用麻黄汤治之。麻黄汤中用麻黄、杏仁，乃肺本经主药，"以经取之"即可以此理解。在针灸配穴上，亦可按病之虚实循经取穴。

七十五难

课　　题：论肝实肺虚运用补水泻火法之原理。

目　　的：1. 以五行生克之规律来说明肝实肺虚的病证和泻火补水的治疗方法，并且分析其机理。

　　　　　2. 说明五行相互克制的意义，五脏之间必须互相生成、互相制约，才能维持平衡。失去平衡，则为病态。

提　　纲：1. 问题的提出。

　　　　　2. 五脏相互依存、相互制约，得以使人体维持平衡状态。

　　　　　3. 泻南补北原理之分析。

　　　　　4. 掌握治虚要领的重要性。

复 习 题：治疗虚证应注意哪些问题？

【原文】

"曰：经言东方实，西方虚，泻南方，补北方[1]，何谓也？然：金木水火土，当更相平。东方，木也；西方，金也。木欲实，金当平之；火欲实，水当平之；土欲实，木当平之；金欲实，火当平之；水欲实，土当平之。东方，肝也，则知肝实。西方，肺也，则知肺虚。泻南方火，补北方水。南方火，火者，木之子也；北方水，水者，木之母也；水胜火，子能令母实，母能令子虚，故泻火补水，欲令金不得平木[2]也。经曰：不能治其虚，何问其余，此之谓也。"

【词解】

① 东方实，西方虚，泻南方，补北方：谓肝木实肺金虚之病，用泻心火补肾水之法治之。

② 欲令金不得平木：滑义云："'不'字疑衍。"

【分析串讲】

（一）问题的提出

经言东方实，西方虚，泻南方，补北方，何谓也？ 这里所指的是肝实肺虚的病证。

东方属木，属肝。东方实，即是肝脏病实。西方属金，属肺。西方虚，即是肺气虚。南方属火，属心。泻南方，即是泻心火。北方属水，属肾。补北方，即是补肾水。肝实、肺虚，按一般的治疗方法应是实则泻其子，肝木生心火，则是泻心火，这与泻南方是统一的。虚则补其母，肺金之母为脾土，则应是补脾土，这与补北方水之理论相矛盾，其道理为何呢？

（二）五脏相互依存、相互制约，使人体得以维持平衡状态

金木水火土，当更相平。东方，木也；西方，金也。木欲实，金当平之；火欲实，水当平之；土欲实，木当平之；金欲实，火当平之；水欲实，土当平之。金、木、水、火、土是五脏之属性，其相互之间的关系不仅相互依存而且是相互制约的。当更相平：张世贤说："更，互也，平者去其有余也。金木水火土，当互相平，否则虚实见焉。"此即五脏之间互相制约以保持平衡状态。滑伯仁说："木火土金水之欲实，五行之贪胜而务权也。金水木火土之相平，以五行所胜而制其贪也。经曰：一脏不平，所胜平之。"

肝木要是亢盛，则肺金克制之；心火要是亢盛，则肾水来制约；脾土要是亢盛，则肝木克制之；肺金要是亢盛，则心火克制之；肾水欲亢，则脾土制约之。这样就形成了一个相互制约，既矛盾又统一的平衡整体，使人体处于无虚无实的不病的平衡状态。

（三）泻南补北原理之分析

东方，肝也，则知肝实。西方，肺也，则知肺虚。泻南方火，补北方水。南方火，火者，木之子也；北方水，水者，木之母也；水胜火，子能令母实，母能令子虚，故泻火补水，欲令金不得平木也。泻南补北是泻心火，补肾水。肝实、肺虚即木实、金虚。火为木之子，水为木之母，水又能克火，火能克金。肺金为肾水之母，子能让母实，而母又间接的能使子虚。肝木为肾水之子，其泻火补水，欲令金得以平木，达其平衡也。故滑伯仁说："金不得平木，不字疑衍也。"

1.肺虚

补北方，即补肾水，使肾水充足，子能令母实，肺为肾之母，故肺得实；火能克金，肺虚则火再克之则愈虚，但水能制火，补肾水以制心火，使火不能克金，肺金之气得伸，则能克制木之实也。**泻南方**，即泻心火，则火衰不能克金，使肝木得平。

2.肝实

泻南方火，即泻心火，子能盗母气，火衰则能制其肝实，而使肝实将平。火能克金，肝实火旺，金受克而衰，则金不能制木，更使肝实盛亢也。今泻心火使金气得伸，

以制肝木，则肝木得平也。**补北方水**，即补肾水，肝木为肾之子。母能令子虚，是间接的补水以制火，以达到火盗木气及金克木之目的也。

这种学说与虚则补母、实则泻子有否矛盾呢？是不矛盾的。泻南补北是心肝之火有余（阳有余），肺肾之阴不足（阴不足）。所以补阴泻阳，正符合"损有余，益不足"的调节阴阳的法则。若有肺虚脾弱之证，当然应以补土生金之法治之。

另外，虚则补母，今肝实而反补水，是因为肝实是肝火亢盛，补肾水正是以阴制阳、涵肝潜阳之意。子能令母实，母能令子虚，这只是事物的一方面。另外，子亦能令母虚，母亦能令子实，所以临床除应用虚则补母、实则泻子之外，亦可应用虚则补子，实则泻母的治疗法则，应由疾病的根本及传变的情况来决定。例如，如临床木火刑金之咳嗽吐血，用泻火补水法，能收到很好的疗效，而用补土生金，则每不济事。

（四）掌握治虚要领的重要性

经曰：**不能治其虚，何问其余，此之谓也**。是说医经上明白告诉我们，不能掌握治虚的要领，怎么能治疗其他疾病呢。这充分强调了治虚之法在临床上的重要性。也贯穿了中医学治病必求其本的基本精神。至于虚实的关系，不能单纯地理解为母病累子或子盗母气，或本难的子能令母实，母能令子虚。应联系起来理解，即"母实子亦实，母虚子亦虚，子实母亦实，子虚母亦虚"。只有这样才能把五行规律——我生、生我之关系统一连贯起来，形成治疗上的整体观点。

七十七难

課　　題：论预防为主的治疗方针及上中工的治病技术。

目　　的：1. 指出上工、中工处理疾病的不同办法：一是治未病，一是治已病。

　　　　　2. 主要说明上工是见病知源，以预防为主，并举肝病传脾为例，突出上、中工治疗技术的优劣。

提　　纲：1. 何谓上工、中工？

　　　　　2. 何谓未病、已病？

　　　　　3. 治疗上当是病知源，预防为主。

复 习 题：作为医生应如何掌握预防为主的治疗精神？

【原文】

"曰：经言上工治未病，中工治已病者，何谓也？然：所谓治未病者，见肝之病，则知肝当传之与脾，故先实其脾气，无令得受肝之邪，故曰治未病焉。中工者，见肝之病，不晓相传，但一心治肝，故曰治已病也。"

【分析串讲】

（一）何谓上工、中工，未病、已病

经言上工治未病，中工治已病，何谓也？ 首先给我们提出了上工、中工、未病、已病几个问题。工，是指医者而言。上工，是指医生对病机认识透彻，能预防疾病的发展，缩短病期，提高疗效。中工，是指一般的医生，见何病即治何病，并不能预知病之来源、传变、发展和预后的善恶。未病，为某脏有病，而知道病势的发展，必然妨害其他脏腑，或继续传变而为某病，因此在治疗上应先治未病之脏，预防其病邪传变。已病，是指某脏已经发病，并在体外反映出某脏病的症状，中工治已病者，即如现在所说"头痛治头，脚痛治脚"。指不推究其源的专以治标的治疗方法。

（二）以肝病传脾为例说明见病知源，预防为主的重要性

所谓治未病者，见肝之病，则知肝当传之于脾，故先实其脾气，无令得受肝之邪，

故曰治未病焉。现将"肝病传脾"分析于下。

按五行相传规律，推测疾病的发展：肝属木，脾属土，木盛则必然克土。

生理上：脾为胃行其津液，所有水谷必经胃腐熟后，经肠吸收之营养精华，必经由脾之运化方能转输出来，化而为血，储备于肝，肝藏以备用。

病理上：即肝脏受邪而病实，肝性喜条达，病则郁结多怒，木盛则必克脾土，阻滞脾之运化，津液输送受阻，脾病则不欲饮食，后天之源断绝，病势焉能不深。

治疗上：当先实脾，即指在病邪未传至脾之时，即用药加强脾之功能，增强其运化转输能力，再与泻肝之法配合，以祛肝之邪实，两者同用，取效当应良好。

继之，原文又曰：**中工者，见肝之病，不晓相传，但一心治肝，故曰治已病也**。指医疗技术平庸之医，见肝病之外表症状，不了解其将传脾的五行传变规律，仅仅专心着眼于治疗肝病，因此就控制不了疾病的传变，不能打主动仗，而只是处于被动地位，随病之传变而治。

通过上述告诉我们，在治疗上亦要根据中医学预防为主的精神，防微杜渐，及早控制疾病的发展。如丁德用说："人之五脏，有余者行胜，不足者受邪，上工先补不足，无令受邪，而后泻有余，此是治未病也。"叶霖说："凡病皆当预图于早，勿待病成方治，以贻后悔也。"前辈医家之感言心得，作为医者不可不知。

附一 《内经》教学大纲（草案）1963年9月～1966年5月内蒙古医学院中医系本科应用

《内经》教学大纲（草案）（中医专业教学用）

北京中医学院内经教研组 1963 年 7 月修订

甲、说 明

本大纲是根据卫生部 1962 年 10 月修订的"中医专业教学计划培养目标"的要求，结合本课程在整个教学过程中应完成的任务，以及其他有关课程间的相互联系而制定的。

一、课程的范围、性质和目的

本课程包括《内经讲义》《内经》和《难经》原文选读两个部分。《内经》是中医学现存文献中最早的古典医籍，内容极为丰富，它总结了古代劳动人民在长期医疗实践中对人体生理、病理，以及诊断、治疗、养生防病等规律的客观认识。《难经》是在《内经》的基础上，对中医的基本理论有所阐发和补充，是一部羽翼《内经》的古代名著。《内经》和《难经》的理经是中医学的基础。通过本课程的教学，使学生掌握中医的这些基本理论知识，并培养提高阅读古代医籍的能力，为学习其他中医课程打下基础。

二、对学生的基本要求

①了解《内经》的学术思想、理论原则，及其在中医学里的重要地位。②掌握十二经脉、奇经八脉的主要功能，及其循行路线的一般概况。③理解和熟记脏腑的基本功能及其相互关系。④掌握疾病发生、发展的一般规律。⑤熟记中医治病的基本原则。在全面理解的基础上，熟读和背诵《内经》和《难经》的重要原文，阅读有关的参考书籍。

乙、内 容

上篇 《内经》概论

系统、概括地讲述《内经》的基本内容；酌量介绍《难经》的主要理论。

一、绪言

1. 说明《内经》是春秋战国时期的著作，是古代劳动人民与疾病做斗争的经验总结。《难经》则是在《内经》的基础上对某些重要理论作了进一步的阐发和补充。

2. 说明《内经》的学术思想和理论原则，二千多年来一直有效地指导着临床实践。

教师在讲解绪言课时，应结合个人经验体会，指出学习《内经》《难经》的重要意义和学习方法。至于《内经》的沿革、历代的注释，以及版本等等，应当在"读书指导"课内解决。

二、导论

第一章　人与自然

第一节　自然变化对人体生理的影响

自然界是人类生命的源泉，人生活在自然界中，必然会受着自然界变化的影响。从四时气候、昼夜晨昏，以及地理环境等方面，举例阐明人体生理活动与自然变化的关系。

第二节　自然变化与疾病的关系

自然变化对人类疾病的关系，从外感发病的基本规律、季节性多发病、地方病，以及疾病早轻暮重等现象，说明了解自然变化与疾病的关系具有重要意义。

第三节　自然环境与治疗

以同病异治为例，阐明外在环境与病理变化的有机联系。指出治疗疾病，不能把病人看成与外在环境毫无关系，而只是孤立地去对待疾病。注意外在环境与人体的统一性，是治疗上的一项重要原则。

第二章　阴阳五行

阴阳五行学说是中医学认识和说明人体一切生理现象和病理变化的理论概括。

第一节　阴阳

1. 阴阳的基本概念：说明阴阳是事物的两种属性，任何事物都具有对立而又统一的阴阳两方面。阴阳学说是建筑在事物运动变化的认识基础上的阴阳的相互对立、相互制约、相互联系、相互依存、相互为用、相互转化关系。乃是事物生长变化和消亡的根源。要求熟记。

2. 阴阳的具体应用：①说明人体的组织结构及其生理功能。②说明病理机制。③作为诊断总纲。④确定治疗原则。⑤归纳药物性能。

通过以上五个方面，扼要介绍阴阳的具体应用，但应避免与藏象、病机、诊法、治则等篇发生过多的重复。

第二节　五行

1. 五行的基本概念：说明木、火、土、金、水五行也是事物的属性。一切事物在其变化发展过程中，不但有阴阳对立统一的规律，而且事物的彼此之间又是相互影响和相互联系的。着重阐明五行的事物归类方法及其意义。五行生、克、制化、乘侮的关系及其精神实质。要求熟记。

2.五行的具体应用：①说明体内与体外、局部与整体的生理关系。（注意避免与藏象、诊法等篇重复）②说明疾病的传变和预后。③综合四诊推断病情。④指导辨证立法。

三、藏象

第一章　脏腑

第一节　五脏　五脏的主要功能

1.心：心为君主之官，主神明。心主血脉，其华在面。（附）心包络与膻中的功能。

2.肝：肝为将军之官而出谋虑，肝藏血，肝主筋，其华在爪。

3.脾：脾主运化（运化水湿，运化水谷精微），脾主肌肉，其荣在唇，脾主四肢，脾统血。

4.肺：肺主气。肺为相傅之官而主治节，肺主肃降、通调水道，肺主皮毛。

5.肾：肾藏精，与生长发育密切相关，肾为先天之本。肾生髓主骨，其华在发。肾为作强之官出伎巧，肾主水液。（附）命门：命门的意义、命门的功用，命门与各脏腑的关系。

着重阐明五脏的生理功能，有关五脏的病理则列入病机篇中讨论。必要时可以列举病理现象来反证其生理功能，但应注意避免重复。要求熟记。

第二节　六腑　六腑的主要生理功能

1.胆：胆贮藏胆汁。胆为中正之官，主决断。胆既属六腑，又属奇恒之腑的意义。

2.胃：胃分上中下三部，胃主纳食。脾胃为后天之本。

3.小肠：小肠为受盛之官，主分别清浊。

4.大肠：大肠为传道之官，主济泌别汁，排泄粪便。

5.膀胱：膀胱为州都之官，主藏津液和排泄小便。

6.三焦：三焦为决渎之官，为水谷津液之道路，主气、主水，总司人体的气化。上中下三焦分部的功能，与其相关脏腑的关系。

着重阐明六腑的生理功能，并说明六腑的共同性质。要求熟记。

第三节　奇恒之府

1.脑、髓、骨的功能，着重说明三者之间的密切关系。

2.脉的生理功能，约束和促进气血循着一定的轨道和一定的方向运行，运载气血，输送饮食精微荣养全身。说明切脉所以能诊断疾病的原理。

3.女子胞的主要功能，女子胞与心、肾（命门）、冲脉、任脉的联系。要求熟记

第四节 脏腑间的互相关系

1.从生理、病理方面举例说明五脏之间的相互依赖、相互制约的关系。

2.从饮食物的消化、吸收、津液的输布，废料的排泄等生化过程，说明六腑之间分工合作的联系关系；从病理传变说明六腑间的相互影响。

3.脏与腑：从生理、病理方面举例说明脏腑表里相合的关系。

第五节 脏腑与身体五官诸窍

说明脏腑与皮、脉、筋、肉、腠理、毫毛，均有相互联属贯通的关系。五官九窍分属脏腑的意义。要求熟记。

第二章 精、气、神

第一节 精

1.精的来源及其意义。先天之精与后天之精的关系，精的功能，着重说明精是生命的基础，以"冬不藏精，春必病温"进一步阐明精的盈亏与人体适应能力和抗病能力的关系。

2.血：血的生化来源、血的功能、以血行障碍的病证为例，说明血有营养全身组织之功。

3.津液：津、液的来源与功用、津与液的区别、津液的还流。说明津与液均源于饮食。津在表能温润肌肤，液在里能滑利关节、补益脑髓。津液之余排出体外则为汗为溺。渗入孙络，则还归经脉之中，是仍为血液的组织部分。并着重指出，津液代谢障碍和亡津失液造成的病变。要求熟记。

第二节 气

气的含义：一是指流动着的微小观见的物质，二指人体脏腑组织的活动能力。

1.原气：说明原气禀受于先天，发源于肾（命门），为人身生化之源泉。

2.营气：说明营气源于饮食，为血液主要组成部分。有营养全身之功，营气出于中焦，注于手太阴肺经，循十四经之道，昼夜不息的营运于周身内外上下各部分。

3.卫气：说明卫气亦源于饮食，其性游走窜透，不受脉道约束，行于脉外，散于胸腹之内，肌肉之间。卫气有温养内外一切组织，主司汗孔启闭，保卫肌表，抗拒外邪之功能。卫气虽行于脉外，仍依傍脉道而行，但其运行方向与营气不完全一致。卫气的运行与昼夜及寤寐有关，白昼醒寤则行于阳，黑夜入寐则行于阴。

4.宗气：说明源于饮食所化的营卫之气和吸入之大自然之气，相结合而积于胸中，称为宗气。宗气的功用是司呼吸、行血气。要求熟记。

第三节 神

1.神：神的意义。神的物质基础，神的功能，及其在生命活动中的重要意义。

2.魂：魂的意义。魂的功用及其病理。魂与神的关系。

3. 魄：魄的意义。魄的功能及其病理。魄与精的关系。

4. 意、志：意志的意义、功能及其病理。

5. 思虑与智：思虑与智的意义。

6. 魂、魄、意、志、思、虑等精神活动的主宰，及其与五脏的关系。要求熟记。

四、经络

第一章　十二经脉

简述经络的概念、经络的生理功能、经络在病理上的作用，经络与诊断治疗的关系。

说明手足三阴三阳经脉的走向规律和循行部位。经脉与内脏、体表组织的联系。气血在十二经脉中的流注次序。十二经脉表里络属。十二经脉气血多少的临床意义。要求背诵十二经脉循行路线、表里络属和气血多少。

第二章　奇经八脉

说明奇经八脉的功能、奇经八脉与十二经的关系、奇经八脉的循行部位。要求熟记。

五、病机

说明病机的概念和内涵。

第一章　发病

1. 疾病的发生发展的两个因素。正气与邪气间的相互关系。从人与自然密切相关的认识基础上，说明正气虚是形成疾病的内在原因，邪气侵害乃是构成疾病的外在条件。

2. 举例说明正气的强弱、病邪的性质、受邪的轻重、邪中的部位等与疾病发展的关系。

3. "伏邪"发病的意义。

第二章　病因

说明不同病因的一般发病规律，及其对于临床诊断治疗的重要意义。

1. 六淫的概念。六淫为病的一般规律。

2. 七情的概念。七情与内在脏器的关系，七情致病的一般机理。七情发病的一般规律。

3. 饮食劳伤的概念。饮食不节、饥饱不时、寒温失中、过食肥甘厚味、饮食偏嗜等与疾病发生的关系。劳役过度，形成疾病的机理。要求熟记。

第三章　病理

1. 表里出入、上下升降、寒热进退、邪正虚实、阴阳盛衰等一般变化机理。

2. 在疾病演变过程中脏腑功能活动的变化机理及其所呈现的证候。

3. 疾病过程中，由于内脏机能和物质的异常变化而形成的化风、化燥、化热、化火、化寒、化湿等病理状态。

4. 疾病过程中，十二经脉、奇经八脉的功能异常，及其所呈现的证候。要求熟记。背诵十二经脉病候。

六、诊法

第一章 望诊

1. 简述辨别面部神色的意义和方法。说明五色与五脏的关系，五色主病的一般规律。

2. 简述面部划分色诊部位的意义与方法。说明五官的异常表现与五脏疾病的一般关系。

3. 简述察目诊病的原理及其一般应用。说明目色与面色在诊断上的意义。

4. 简述辨经络色变的方法及其诊断意义。

5. 简述望形态的一般内容及其诊断价值。

6. 阐述望舌诊病的原理，说明观察舌苔和舌质的变化在诊断上的意义。

第二章 闻诊

简述闻诊的内容、方法和意义。

第三章 问诊

简述问诊的重要意义及问诊的范围。

第四章 切诊

第一节 切脉

1. 介绍独取寸口、人迎寸口、三部九候等三种切脉部位，及其应用和意义。

2. 简述切脉的方法。说明切脉应注意脉的形象、至数及动势等方面的变化。要求熟记。

3. 简述四时五脏脉（包括平脉和病脉）的脉象，并说明脉与四时的关系及其诊断意义。要求熟记

4. 简述辨别胃气之有无与真脏脉的脉象。说明平脉、病脉、死脉等与胃气多少、有无的关系。要求熟记。

5. 简述脉与病证的关系。说明脉象的变化与疾病发生、发展的关系。介绍缓、急、大、小、滑、涩六种脉象所主的病证。着重阐明"脉证逆从"在临床上的意义。要求熟记。

6. 简述辨别孕脉的方法。

第二节 按诊

简述按诊的内容（包括诊胸腹和诊尺肤）及方法。并举例说明按诊的意义。

七、治则

第一章　治未病

简述治未病的概念、摄生的方法和意义。阐明预防疾病的传变，早期治疗，控制传变在治疗上的重要意义。

第二章　因时因地因人制宜

简述天时、地理、人体体质和生活环境等各方面与治疗的关系。说明治疗疾病，不应孤立地看病，而应当看到整个病人。应当看到人与自然不可分割的关系。

第三章　标本

简述标本的概念。着重阐明"治病必求其本""急则治其标、缓则治其本"，以及"标本兼顾"等治疗规律的意义及其具体应用。

第四章　正治、反治

简述正治、反治的概念。着重分析"热因热用""寒因寒用""塞因塞用""通因通用"的内涵，并进一步阐明反治法的意义和具体应用。要求熟记。

第五章　辨证立法

辨证与立法的关系。举例说明立法处方，均应根据不同病情来决定。着重介绍协调阴阳、发表攻里、越上引下、寒热温清、补虚泻实等法则的具体应用。并说明必要时可以综合运用。要求熟记。

第六章　制方

第一节　药物性能

说明掌握药物四性（四气）、五味和升降浮沉的理论是制方的基本要求。在明确寒热温凉、酸苦甘辛咸的不同作用的基础上，进一步阐明药物治疗疾病的原理，并说明药物过用、久用的害处。简述热药冷服，寒药热服的意义。

第二节　配伍方剂

阐明君臣佐使的意义。七方的内容、意义和应用。说明方剂的药味虽有多少，应用范围亦有不一，但方剂的组织必须要有一定的法度。

第三节　制约适宜

说明制方给药，应以具体病情为依据。选用适应的方剂，应注意掌握剂量，规定服药的方法和时间。

第七章　饮食宜忌

着重阐明"毒药攻邪、五谷为养、五果为助、五畜为益、五菜为充、气味合而服之，以补益精气"的精神实质。指出药疗、食养是治疗过程中不可或缺的两个重要环节。并说明食养的注意事项。

第八章　精神治疗

举例说明利用精神情志刺激，用以调整不正常的情志活动，以及某些功能性疾病的治疗方法。着重阐明教育病人，安定病人情绪，减轻病人思想负担，增强治愈的信心，取得病人合作的重要意义。

第九章　针刺大法

简述静志候气、补泻寒热、调治阴阳、针刺宜忌等一般法则。并着重说明运用针刺治病不仅要掌握各种刺法，尤须熟习经络腧穴、洞悉病机、审证明确，方能获得良好的效果。

八、附：五运六气（学术报告）

简述五运六气的基本内容。介绍十干统运、主运、客运，十二地支配六气、主气客气、客主加临、太过不及、运气同化等一般规律。并概述运气与疾病发生发展及治疗的关系。

下篇　原文选读

在学生系统掌握和理解《内经》基本理论的基础上，讲授《内经》《难经》原著的重要原文。讲授时应根据原文，逐字逐句详细讲解。分析段落大意和文章结构。同时尤应抓住各篇原文的主要理论，讲深讲透。重要章节，必须指令学生背诵。以达到培养学生阅读古典医籍的能力，巩固提高医经理论水平。

一、素问

1.《上古天真论》：着重讲述养生之道的积极意义。根据"人与天地相应"的观点和"正气存内，邪不可干""邪之所凑，其气必虚"，以及病因病机理论，进行分析讨论，突出养生方法的精神实质。肾气盛衰对于人体生生长衰老过程，以及生育机能的重要意义。要求熟读。

2.《四气调神大论》：简述适应四时阴阳的养生方法。着重讲述"春夏养阳、秋冬养阴"的意义。突出"治未病"的重视预防的先进思想。要求精读。

3.《生气通天论》：阐明"生气通天"的含义。通过外感、内伤等各种原因而致阳气、阴精受损的病变的讨论，在突出人身阳气的重要性的同时，着重阐明阴阳互根，阴阳必须保持相对平衡的意义。要求精读、择要背诵。

4.《阴阳应象大论》：阐明"阴阳应象"的含义。重点讨论阴阳五行的理论在人身生理、病理、诊断和治疗等各个方面的应用。阐明人与自然的密切联系。要求精读、择要背诵。

5.《灵兰秘典论》：详述十二官的功能，说明"主不明则十二官危"的意义。要求背诵。

6.《六节藏象论》：简述"正天之度，气之数"的意义。着重阐明藏象的内容。要求精读，择要背诵。

7.《五脏生成论》：着重阐明五脏、五体、五色、五脉之间相生相克、相制相成的关系。要求熟读。

8.《汤液醪醴论》：简述汤液醪醴的制造和应用。神气在治疗中的作用和情志病难治的原因。重点讨论水肿病的治疗大法。

9.《脉要精微论》：着重阐明"切脉动静而视神明、察五色、观五脏有余不足、六腑强弱、形之盛衰、以此参伍、决死生之分"的意义及其具体内容。扼要说明脉与四时、五脏、形体病变的关系。要求熟读。

10.《平人气象论》：主要叙述平脉、病脉、死脉的脉象。根据"以不病调病人"之法，着重阐述四时五脏的平、病、死三种脉象的比较分析。突出脉从四时和脉以胃气为本的重要意义。要求熟读。

11.《玉机真脏论》：主要讨论四时五脏的脉象及其太过、不及所主的病变，以及疾病传变的一般规律和预后。真脏脉出现是死亡之兆的原理，以及五实、五虚证状和预后等问题。要求精读，择要背诵。

12.《经脉别论》：着重阐明"惊恐恚劳动静"对经脉脏腑的影响。从饮食物的消化、吸收、输布过程，说明诊寸口以决死生，以及脉合四时五脏阴阳的原理。简介六经气逆所致的病状、治法。六经脉象的区别。要求同上。

13.《脏气法时论》：从五脏的病情变化、补泻食养所宜，具体说明"合人形以法四时五行而治"的法则。简述五脏虚实的一般证候，以及针刺、药饵的补泻宜忌。要求同上。

14.《宣明五气》：简述五味所入、五气所病、五精所并、五脏所恶、五脏化液，五味所禁、五病所发、五邪所乱、五邪所见、五脏所主、五劳所伤、五脉应象等内容，并举例说明其应用。要求熟读。

15.《太阴阳明论》：从生理、病理方面阐明太阴阳明两经的表里关系。

16.《热论》：系统讲述热病的概念、热病的原因、六经主证、传变规律（包括两感），治疗大法、禁忌和预后等有关热病的一般理论。要求熟读。

17.《评热病论》：分别论述"阴阳交""风厥""劳风""肾风"等四种不同热病证候的原因、病理、治法和预后。着重阐明疾病的过程即是邪正斗争的过程，邪胜病衰则病进易死，正胜邪却则病退而愈。要求背诵。

18.《逆调论》：着重分析内热、里寒、肉烁、骨痹、肉苛、逆气等病变机制，阐明人体阴阳、水火、营卫、气血、表里、上下必须保持平衡协调的道理。要求精读。

19.《疟论》：叙述疟之病因、病机、证候、诊断和治疗原则等。要求精读。

20.《咳论》：叙述咳的成因、传变、证候所属的治疗原则。着重阐明"五脏六腑皆令人欬，非独肺也"的论点。要求熟读。

21.《举痛论》：举内脏诸痛为例，说明问诊、望诊、切诊在临床上的运用。阐明"百病生于气"的意义和内容。要求熟读。

22.《风论》：通过寒热、热中、寒中等等各种不同风病的病候分析，着重指出由于受邪部位、患者体质，以及其他条件之差异，同一种邪气可以发生各种不同的病变。阐明"风为百病之长"和"风者，善行而数变"的意义。要求精读、择要背诵。

23.《痹论》：系统叙述痹病的原因、病理、症候分类、传变及预后。结合治疗法则，阐明营卫之气"不与风寒湿气合，故不为痹"的含义。要求背诵。

24.《痿论》：分析痿证的原因，病理、证候分类、诊断治疗大法。阐明"治痿独取阳明"的意义。要求背诵。

25.《厥论》：着重讨论寒厥、热厥的原因、病理、症状和治法。简述六经厥证的症候区别和治法。要求精读，择要背诵。

26.《奇病论》：讨论子喑、息积、伏梁、疹筋、脑逆、头痛、脾瘅、胆瘅、五有余二不足、癫病、胎病、癫疾、肾风等证的原因和症状、病理、治疗及预后。要求熟读。

27.《刺志论》：主要阐述邪正虚实与针刺补泻的运用。要求背诵。

28.《调经论》：简述经络内属脏腑、外连肢节形身，既是气血流行的轨道，也是外邪侵入脏腑的通路。因此，调治经络，不仅可以防止外邪入脏，同时也可以调治五脏虚实。着重阐明外邪侵入人体引起阴阳失调，气血相并的虚实病理机制和治疗大法。要求精读。

29.《至真要大论》：重点讲述司天在泉淫胜、六气相胜、六气之复的病变、病机和治疗原则，以及有关处方用药的基本知识。简述六气与脉象的关系。要求择要背诵。

二、灵枢

1.《九针十二原》：主要叙述各种针刺手法的操作要领及注意事项。九针的形状和用途、五腧十二原穴。要求精读。

2.《邪气脏腑病形》：叙述邪气中人的部位和原因。凭色脉以别五脏病变之病形，并根据不同脉象确定针刺原则。六腑之合的部位和取穴法。六腑病的主要见证和针刺原则。着重讲解"中阴溜腑、中阳溜经"和五脏六腑病的主要见证。要求择要背诵。

3.《本神》：论述精、神、魂、魄、心、意、志、思、虑、智等活动的由来。七情致病的病证与病理。从精神状态以测五脏精气之虚实。着重说明养生、治病必本于神的意义，要求择要背诵。

4.《营卫生会》：着重阐明营卫阴阳之气的生成、运行与会合。

5.《五邪》：简述邪在五脏之不同证候与治法。要求背诵。

6.《周痹》：着重讲解周痹的病理和治疗。周痹与众痹的区别。要求精读。

7.《口问》：简述奇邪走空窍所致的欠、哕、唏、振寒、噫、嚏、泣涕出、太息、涎下、耳中鸣、自啮等病的病理和治疗方法。要求熟读。

8.《决气》：简述精、气、津、液、血、脉六气的区别及其在生成、功用、病理等方面的相互关系。

9.《海论》：着重说明髓、血、气、水谷四海的气血输注出入之重要穴位。四海有余不足的病理、生理现象。

10.《胀论》：着重叙述胀病的病因、病理、五脏六腑胀的证候区别。治胀的大法。要求择要背诵。

11.《五癃津液别》：着重讲述津液"五别之逆顺"，即生理和病理。

12.《论痛》：叙述人体体质与疼痛、毒药的耐受力关系。

13.《天年》：叙述寿命与体质的关系。人体自少而壮而老以至于死亡的各个阶段，在生理、体态、行动与性情上的变化。

14.《水胀》：讨论水胀、肤胀、鼓胀、肠覃、石瘕等病证的病因、证候，着重讲这些病证的鉴别要点。要求熟读。

15.《玉版》：论述痈疽的成因、治疗原则及痈疽的各种逆证。要求熟读。

16.《动输》：阐明在十二经脉中何以唯有手太阴、足少阴、足阳明三脉常动不休，以及在四肢络脉阻绝的情况下，何以仍能维持气血的循环运行。

17.《五味论》：论述五味入口，各有所走，五味偏嗜过食，各有所病。

18.《百病始生》：论述多种病的发病原因和条件，病邪侵袭的部位，病邪由表入里的层次及其证候表现。要求精读。

19.《大惑论》：简述登高所以会神迷眩惑之理，重点阐明目之生理，以及善饥、善忘、失眠、目闭不开、多卧、少卧等证的病理。要求精读，择要背诵。

20.《痈疽》：简述各种痈疽的发生部位、形状、预后和治法。着重阐明痈疽的病因、病机、痈与疽在发病机制、症状、预后等方面的区别。要求择要背诵。

（三）难经

1.《一难》：阐明独取寸口以决死生之意义。

2.《二难》：说明寸口脉分尺寸的意义。

3.《八难》：通过对寸口脉平而死的讨论，阐明肾间动气与寸口脉的关系。要求熟读。

4.《十一难》：阐明歇止脉与肾气的关系。要求熟读。

5.《十三难》：举例说明五脏声色臭味与脉象、尺肤合参的诊断意义。要求熟读。

6.《十四难》：着重阐明至脉与损脉的概念。至脉、损脉为病及其传变、预后和治疗原则。简述诊脉以断病情轻重、新久、凶吉的一般法则。重点说明"上部有脉，下部无脉，其人当吐，不吐则死"的原理。要求熟读。

7.《十六难》：简述五脏病的内外症状。着重说明脉证合参的意义。要求熟读。

8.《十八难》：重点说明寸关尺三部配合脏腑的意义。简述结脉与积聚的关系。要求熟读。

9.《二十二难》：简述是动病与所生病的意义。

10.《二十四难》：简述三阴三阳经气绝的证候和预后。要求背诵。

11.《三十一难》：简述三焦的部位与功能。要求背诵。

12.《三十六难》：简述肾与命门的关系，以及命门的功用。要求熟读。

13.《三十八难》：简述腑有六的缘故。说明三焦的功能。

14.《三十九难》：简述五脏五腑、五脏六腑、六脏六腑等不同说法之缘由。

15.《四十四难》：简述七冲门的位置。说明七冲门的意义。

16.《四十五难》：说明脏、腑、筋、骨、血、脉、气、髓，与八个会穴在生理上与治疗上的特定关系。要求背诵。

17.《四十八难》：从脉、病、诊三方面阐明虚、实的概念。要求熟读。

18.《四十九难》：简述正经自病与五邪所伤的区别，并以心病为例做出具体说明。要求熟读。

19.《五十难》：简述虚邪、实邪、贼邪、微邪、正邪的区别，并以心病为例加以说明。要求熟读。

20.《五十二难》：说明脏腑积聚为病的主要区别。

21.《五十三难》：说明"七传者死，间脏者生"的概念。

22.《五十四难》：说明脏病难治与腑病易治的意义。

23.《五十五难》：简述积与聚的区别。

24.《五十六难》：简述五脏积病的证候。阐明积病形成一般机制。要求熟读。

25.《五十七难》：简述五泻的证候，五泻与内脏的关系。要求熟读。

26.《五十八难》：简述伤寒有五的概念、五类伤寒的脉象区别及治疗原则。寒热在皮、在肌、在骨的不同证候。要求熟读。

27.《六十九难》：阐明"虚者补之、实者泻之、不实不虚，以经取之"的治疗原则。

28.《七十五难》：以肝实肺虚应用补水泻火疗法为例，说明五行生克规律在治疗上的应用。要求熟读。

29.《七十七难》：以肝病为例，阐明上工治未病，在临床上的意义。

丙、教学时间分配

一、《内经》概论：126 学时（包括讨论及读书指导）

内容	学时	内容	学时
绪言	1学时	病机	28学时
导论	17 学时	诊法	10学时
藏象	26学时	治则	16学时
经络	16学时	附篇	12学时
合计	126学时		

一、医经选读：288 学时（包括讨论及读书指导）

课堂讲授	学时	讨论及指导
素问	144学时	26学时
灵枢	70学时	16学时
难经	24学时	8学时
合计	238 学时	50学时
总合计	288学时	

丁、主要参考书

1.《补注黄帝内经》（包括王冰释文及林亿等新校正）、《素问集注》《灵枢集注》（张志聪），或《素问注证发微》《灵枢注证发微》（马莳），或《类经》（张景岳）。

2.《难经集注》（王惟一校正），或《难经本义》（滑伯仁）、《难经经释》（徐灵胎）。

附件：大纲使用说明

一、本大纲概述部分的内容是最基本的，讲解时必须阐述到一定深度，且必须按其内容的性质、与其他课程的联系，分别轻重主次讲解，以避免不必要的重复。各篇章节的次序，教师在讲授时可以适当移动。附篇医经选读中的内容可以根据情况酌量讲授。也可以不讲。

二、讲义的教学目的，在于使学生明确医经基本理论的概念，为学习《内经》《难经》原书打基础。教材宜以现代语为主，适当引用《内经》《难经》原文。讲解力求简明扼要，不宜过多的介绍不同的学说见解。但对于原文文字、名词术语等，应适当的加以解释。

三、原文选读所选录《内经》《难经》原文，应加以必要的注释。注释可以用现代语，也可以选用各家旧注。有关经文主旨的问题，可以介绍各种不同见解，以活跃学生的思想，引导学生读书研究的兴趣。但在讲解中，教师应表明自己的观点，并防止前后矛盾，使学生无所适从。对于一般问题，则不宜旁征博引。

四、讲解原文，应当既讲医理，又讲文理。讲文理是为了提高学生阅读古书的能力，同时也是为了加深对医理的理解。文理与医理是相辅相成的。教师应尽可能利用图表分析，以提高教学效果。

五、本大纲中所列"背诵""熟读"等要求，教师可以适当增减。可以令学生全篇背诵，也可以背诵其中若干段。背诵的范围，不宜过少，也不宜太多。既要保证教学质量，又要考虑学生的负担，以及与其他课程的相互影响。

六、在讲授过程中，教师必须指导学生读书。要求在课堂讲授的同时，安排必要的读书指导（课堂辅导）时间，其中包括指导做笔记、指出阅读重点参考书、工具书的范围和方法等等，以培养学生的自学能力。同时应加强学习辅导，指导学生课前预习，课后复习。并把抽查读书笔记、背诵、默写经文等作为督促和考查学生学习的重要方法之一。

七、本大纲的教学时间分配表，仅供教师参考。

1963 年 7 月

附二　引用各家书目简称表

杨注　　　杨上善《黄帝内经太素》

王注　　　王冰《重广补注黄帝内经素问》

林校　　　林亿等《黄帝内经素问》新校正

滑义　　　滑伯仁《难经本义》

滑钞　　　滑伯仁《读素问钞》

汪钞　　　汪机《读素问钞》

《类经》　张景岳《类经》

吴注　　　吴鹤皋《素问吴注》

张注　　　张志聪《黄帝内经素问集注》《黄帝内经灵枢集注》

高解　　　高士宗《素问直解》

马注　　　马元台《黄帝内经素问注证发微》《黄帝内经灵枢注证发微》

张义　　　张琦《素问释义》

胡校　　　胡澍《黄帝内经素问校义》

经释　　　徐大椿《难经经释》

周评　　　周学海《内经评文》

顾校　　　顾观光《素问校勘记》，顾尚之《灵枢校勘记》

简素　　　丹波元简《素问识》

简灵　　　丹波元简《灵枢识》

坚绍　　　丹波元坚《素问绍识》

胤疏　　　丹波元胤《难经疏证》

　　上述内容，即引用各家书目简称表，摘自中医学院试用教材重订本《内经讲义》。此讲义为北京中医学院（现北京中医药大学）主编，全国中医教材会议审定，上海科学技术出版社出版，1964 年 2 月。本讲稿的《素问》《灵枢》《难经》的原文和大多注释均来自此本《内经讲义》。

附三 课堂介绍书目用稿

一、《内经》源流（课堂简介）

1.《内经》的名字首见于《汉书·艺文志》。载有"《黄帝内经》18卷""《外经》37卷""《白氏扁鹊内外经》"之目录。

2.后汉张仲景著《伤寒论·序》有"撰用《素问》《九卷》"，无《内经》之名。

3.黄以周《黄帝内经九卷集注》叙"《汉书·艺文志》《黄帝内经》十八卷，医家取其九卷、别为一书名为《素问》，其余九卷，无专名也。汉张仲景叙《伤寒》，历编古医经，于《素问》外称曰《九卷》。不标异名，存其实也。晋王叔和《脉经》亦同。皇甫谧叙《甲乙经》，遵仲景之意，以为《黄帝内经》十八卷即此《九卷》及《素问》，而又以《素问》亦《九卷》也。无以别此经，固取其有篇之文谓之《针经》，而《针经》究非名也。故其书《内经》称《九卷》。隋杨上善注《太素》亦同。唐王冰注《素问》据当时有九灵之名称，称为《灵枢》。"

4.注《灵枢》者少。

二、现存注疏概略（版本）

历史年代	作者	书名	内容特点
春秋战国	秦越人	《难经》	参证新理，多有发明，并有异同，可羽翼内经。
晋	皇甫谧	《针灸甲乙经》	将《素问》《名堂》《针经》，三部归级比例、纲举目张、全书中心注重针灸。
隋	杨上善	《黄帝内经太素》	名归其类，与《甲乙经》同，其文为唐以前本，可校考文之错误。
	全元起	《内经素问训解》	亡佚。目录可见林亿新校正。
唐	王 冰	《重广补注黄帝内经素问》	注解多根据全元起训解。注重气运生化。补天元纪大论、五运行大论、六微旨大论、气交变大论、六元正纪大论、至真要大论、五常政大论等七篇。其论运气与六节藏象718字，别是一家之言。（王冰注哲学色彩过于浓厚，有导医家玄学之弊。关于刺法、本病二篇，林亿有内经补注，至宋嘉佑本以刘温舒《素问入式运气论奥》内之刺法论、本病论两篇附刊于正本之后称"素问遗篇"）。

历史年代	作者	书名	内容特点
南宋	史崧	《灵枢经》	
宋	林亿	《黄帝内经素问》新校正	
明	马莳	《黄帝内经素问注证发微》《黄帝内经灵枢注证发微》	
	吴昆	《素问吴注》	
	张景岳	《类经》	
	李念莪	《内经知要》	
清	汪昂	《素问灵枢类纂约注》	
	胡文焕	《灵枢心得》	
	张志聪	《黄帝素问集注》《黄帝灵枢集注》	
	高世栻	《素问直解》	
	黄元御	《素问悬解》《灵枢悬解》	
	薛雪	《医经原旨》	
日本	丹波元简	《素问识》《灵枢识》《素问绍识》	